DIE GASBEHANDLUNG BÖSARTIGER GESCHWÜLSTE

VON

DR. BERNHARD FISCHER-WASELS

O. Ö. PROFESSOR DER ALLGEMEINEN PATHOLOGIE UND
PATHOLOGISCHEN ANATOMIE AN DER UNIVERSITÄT, DIREKTOR
DES SENCKENBERGISCHEN PATHOLOGISCHEN INSTITUTS
ZU FRANKFURT AM MAIN

UNTER MITWIRKUNG VON

PRIV.-DOZ. DR. W. BÜNGELER, DR. J. HEEREN, DR. S. HEINSHEIMER, DR. G. JOOS

MIT 82 ZUM TEIL FARBIGEN ABBILDUNGEN
IM TEXT UND ZAHLREICHEN TABELLEN

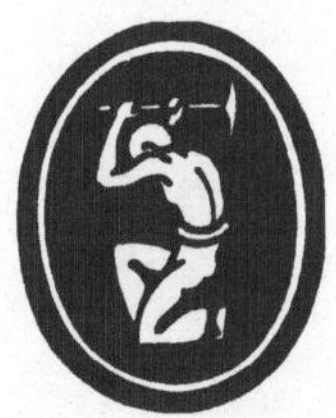

MÜNCHEN

VERLAG VON J. F. BERGMANN

1930

Sonderausgabe der „Frankfurter Zeitschrift für Pathologie",
herausgegeben von Bernhard Fischer-Wasels, 39. Band.

Druck von Carl Ritter G. m. b. H. in Wiesbaden.

ISBN-13: 978-3-642-89186-1   e-ISBN-13: 978-3-642-91042-5
DOI: 10.1007/978-3-642-91042-5

Vorwort.

Die folgenden, hier in ein äusseres Ganze zusammengefassten Arbeiten sollen eine Gesamtdarstellung der Untersuchungen bringen, die in den letzten drei Jahren (1927—1929) über die Gasbehandlung bösartiger Geschwülste am Senckenbergischen Pathologischen Institut der Frankfurter Universität ausgeführt wurden.

Wie jede wissenschaftliche Arbeit bauen sich auch diese Untersuchungen auf bestimmten Grundvorstellungen auf, und zwar hier dem Thema entsprechend auf Grundvorstellungen über das Wesen der Geschwulstkrankheit, die in zwanzigjähriger Beschäftigung mit diesem Problem gewonnen wurden, und die ihren Niederschlag in meiner Darstellung der „Allgemeinen Geschwulstlehre" im Handbuch der normalen und pathologischen Physiologie Band XIV/2 Berlin 1927 gefunden haben. Das Ergebnis dieser Arbeiten ist auch in mehreren Vorträgen und Aufsätzen[1] für den ärztlichen Praktiker, der keine Handbücher eingehend durcharbeiten kann, kurz zusammengefasst worden.

Unsere Arbeiten über die Gasbehandlung der Geschwülste bauen sich aber weiterhin auf auf den grundlegenden Arbeiten von *Otto Warburg* über den Stoffwechsel der Geschwulstzelle. Alle unsere Fragestellungen und experimentellen Untersuchungen gehen letzten Endes von diesen Grundlagen aus und alle im folgenden mitgeteilten Arbeiten gehen in ihren Fragestellungen hierauf zurück. So different diese Fragestellungen daher auch auf den ersten Blick erscheinen mögen, so sind sie doch tatsächlich überall durch ein inneres Band verbunden. Auch unsere Untersuchungen über die Beeinflussung der Gewebsatmung und Gewebsgärung durch die parenterale Reiztherapie habe ich geglaubt in diesem Band aufnehmen zu sollen, da eben nur die Bearbeitung des ganzen Fragenkomplexes und gerade der Beziehung zwischen Funktion, Aktivierung (Reizung) und Geschwulstbildung uns einen tieferen Einblick in das biologische Geschehen vermitteln kann.

Dieses Buch stellt eine Zusammenfassung unserer gesamten Arbeiten über die Gasbehandlung der bösartigen Geschwülste dar und enthält auch die beiden Vorträge, die schon vor einiger Zeit zu der gleichen Frage von mir veröffentlicht wurden und zwar in der Klinischen Wochenschrift vom Januar

---

[1] Die Entwicklung der Geschwulstzelle, Klin. Wschr. 1927 Nr. 22 und 23. — Krebsbildung und Regeneration, Schweiz. med. Wschr. 1928 Nr. 19, S. 473. — Experimentelle Erzeugung von Mammakarzinomen, Münch. med. Wschr. 1928 Nr. 2, S. 73. — Das Geschwulstproblem, Dtsch. med. Wschr. 1928 Nr. 28.

1928 Nr. 2—4 und im Verhandlungsbericht des 40. Kongresses für innere Medizin zu Wiesbaden April 1928. Diese beiden Aufsätze sind mit geringen unwesentlichen Änderungen hier wiedergegeben; auf ihren wiederholten Abdruck konnte ich nicht verzichten, weil nur hieraus der Weg zu erkennen ist, der zu dieser Gasbehandlung geführt hat und ich auch in dieser Wiedergabe unserer Gesamtarbeiten Wert auf das einheitliche Ganze lege.

Die Notwendigkeit, die Gasbehandlung des Karzinoms zur Erzielung einer vollen Wirkung am Spontantumor mit anderen Methoden zu kombinieren, zwingt mich in diesen Arbeiten auch auf die anderen bisher bekannten Versuche einer nicht operativen Geschwulstbehandlung näher einzugehen. Ich möchte aber ausdrücklich bemerken, dass es weder Aufgabe noch Absicht dieses Buches sein soll, eine lückenlose Zusammenstellung oder kritisch-historische Übersicht dieser Methoden zu geben und verweise besonders auf die neueren monographischen Darstellungen von *Watermann*[1]) und *Lewin*[2]) sowie auf die Handbücher und Referate über Strahlenbehandlung der Geschwülste. Auch die Literaturangaben dieses Buches erstreben weder Vollständigkeit noch eine historische Analyse der Entwicklung unserer Kenntnisse auf diesen Gebieten, sondern beabsichtigen nur das für unsere Probleme Wichtige herauszugreifen. Sie beschränken sich zudem möglichst immer auf die Arbeiten der allerletzten Jahre, von denen aus leicht die wichtigen früheren Arbeiten zu finden sind.

Niemand weiss besser als ich selbst, dass trotz reichlich geleisteter Arbeit in den folgenden Mitteilungen viel mehr neue Probleme gestellt als gelöst werden. So manches, das zuerst in der Wissenschaft einfach und leicht zu klären erscheint, erweist sich um so schwieriger und komplexer, je tiefer wir in die Lebensvorgänge einzudringen vermögen. Ähnlich dürfte es mit dem Stoffwechsel und der Beeinflussung der Geschwulstzelle sein. Auch hier sind noch zahlreiche wichtigste Fragen zu lösen und jeder Fortschritt bringt an Stelle einer gelösten zehn neue Fragen. Wenn wir trotzdem glauben, im folgenden über neue Wege berichten zu können, die auch für die Therapie der menschlichen bösartigen Geschwülste Fortschritte zu erhoffen gestatten, so wissen wir sehr wohl, dass das alles erst Anfänge sind, die noch vieler weiterer Arbeit bedürfen, ehe das Ziel erreicht ist.

Auch für uns ist dieses ganze Buch in allererster Linie *Arbeitsprogramm*. Schon in meinem 1. Vortrag im Dezember 1927 sagte ich: „Die Fragen, die sich jetzt ergeben, sind so ungeheuer zahlreich, die Kombinationsmöglichkeiten so verschiedenartig, dass ein einzelner, selbst wenn er mit viel besseren Arbeitsmöglichkeiten ausgestattet ist als unser Institut, bei dem besonders tier-

---

[1]) *Watermann*, Der heutige Stand der chemotherapeutischen Karzinomforschung. Berlin 1926 bei Springer.

[2]) *Carl Lewin*, Die Aetiologie der bösartigen Geschwülste. Berlin 1928 bei Springer und die Chemotherapie der malignen Geschwülste, Ztschr. f. Krebsf. 27. Bd. 1928.

experimentelle Untersuchungen nur in bescheidenem Maße möglich sind, hier nicht alle Möglichkeiten erschöpfen kann. Das ist auch ein wichtiger Grund mit dafür, weshalb ich heute schon unsere Versuchsergebnisse veröffentliche, obwohl ein Erfolg beim krebskranken Menschen noch fehlt"[1]). Hoffentlich wird jetzt durch unsere neuen Arbeiten und durch die ermutigenden Erfolge am menschlichen Karzinom auch eine rege klinische Mitarbeit auf dem durch unsere Arbeiten eröffneten Gebiete nicht ausbleiben. Diese ist um so notwendiger, als uns selbst bisher die Möglichkeit, ausgedehntere und systematische Untersuchungen an nicht operablen menschlichen Tumoren zu machen, nicht gegeben war.

Das Gesagte erklärt, warum in diesen Aufsätzen auch Methoden zur kurzen Erörterung kommen, über die wir keine eigene Erfahrung besitzen. Es geschah dies mit voller Absicht, da wir alle Beobachtungen, die für die physiologischen Grundlagen unserer Methode, für unser Vorgehen und für das Weiterarbeiten in physiologischer Richtung von Bedeutung sein konnten, zusammenfassend besprechen und für unser weiteres Programm kritisch sichten wollten. Den Hauptnachdruck dieser Arbeiten legen wir aber nicht auf klinische Gesichtspunkte, sondern zunächst auf die von uns beigebrachten physiologischen Grundlagen, wie wir überhaupt davon ausgegangen sind, dass jeder Fortschritt auf diesem Gebiet nur mit biologischen Methoden und auf dem Boden physiologischer Durcharbeitung des Problems erreicht werden kann. Ich bin fest überzeugt, dass nur die Vertiefung unserer Kenntnisse von der pathologischen Physiologie der Geschwulstzelle uns wirklich vorwärts bringen wird.

Neben den neuen Tatsachen, die von uns in diesen Aufsätzen beigebracht werden konnten, ging also mein Bestreben in allererster Linie dahin, neue Gesichtspunkte und Richtlinien für die weitere Arbeit auf diesem auch für die praktische Medizin heute so wichtigen Gebiete herauszuarbeiten. Und ich kann nur wiederholen, was ich bereits im Festvortrag zum 50jährigen Stiftungsfest des Ärztevereins *Nahegau* in Kreuznach 1928 gesagt habe: „Auch wenn der neue hier gefundene Weg für das menschliche Karzinom noch keine endgültigen Resultate ergibt, darf der hier erbrachte Nachweis, dass die Geschwulstzelle auch ohne Anwendung von Schädigungen und Giften vom Allgemeinorganismus aus beeinflusst werden kann, doch besonderes Interesse erwecken und die Freude an unserer Arbeit steigern. Denn was erscheint bisher trostloser und wird pessimistischer beurteilt, als die Frage der Heilung inoperabler und metastasierter bösartiger Geschwülste? Pessimismus lähmt, Optimismus aber befördert den Fortschritt, und die Ergebnisse unserer Arbeiten können die Arbeitsfreudigkeit selbst an diesem schwierigsten Problem der praktischen Medizin nur steigern. Wir sehen, es gibt noch neue Wege und Möglichkeiten, und wir dürfen daher hoffen, dass es durch systematische Arbeit gelingen wird,

---

[1]) Klin. Wschr. 1928 Nr. 4.

auch einmal den Weg zum Ziele zu finden. Auch die praktische Heilwissenschaft wird am raschesten vorwärts kommen, wenn sie sich immer wieder auf die Ergebnisse kritisch-wissenschaftlicher Arbeit stützen kann, wenn Naturwissenschaft und Heilwissenschaft, theoretische Medizin und ärztliche Kunst, beide in streng kritischer Verwertung ihrer Ergebnisse, Hand in Hand gehen zum Heile der Kranken" [1]).

Diese Zeilen kann ich nicht schliessen ohne denen zu danken, die durch ihre Unterstützung unsere Arbeiten wesentlich gefördert haben. Der *Stadt Frankfurt a. M.* habe ich zu danken dafür, dass sie selbst in diesen Zeiten der Not uns die Mittel für eine wesentliche Verbesserung unserer Tierstallungen bewilligt hat. Wenn diese Verbesserung auch erst im Bau ist und daher erst in Zukunft zur vollen Auswirkung kommen wird, so sind dadurch doch die Bedingungen für die Grundlage all unserer Arbeit, die Durchführung systematischer Tierversuche wesentlich günstiger geworden. Der *Frankfurter Universität*, Rektor und Senat, habe ich für wertvollste moralische Unterstützung bei jeder Gelegenheit zu danken, insbesondere bin ich den Rektoren der beiden letzten Jahre, den Kollegen *Drevermann* und *Heimberger* hierfür zu besonderem Danke verpflichtet. Der tiefste Dank aber gebührt der „*Gesellschaft zur Förderung der Krebsforschung an der Universität zu Frankfurt a. M.*", insbesondere ihrem unermüdlichen Schatzmeister Herrn *Otto Goldmann*. Ohne diese grosszügige Hilfe hätten wir unsere Arbeiten in dem Umfange, wie es unbedingt notwendig war, überhaupt nicht durchführen können [2]).

Meine Mitarbeiter haben ihre volle Kraft eingesetzt, um die gestellten Aufgaben zu lösen. Wer die Grösse der täglichen Anforderungen, die an ein grosses pathologisches Institut (mit 1700 Sektionen und 4000 Untersuchungen im Jahr) kennt, weiss, dass nur die äusserste Anspannung aller Kräfte und eiserner Fleiss daneben auch noch ausgedehnte wissenschaftliche

---

[1]) Deutsche med. Wschr. 1928, Nr. 28.

[2]) *Nachtrag bei der Korrektur:* Der Vollständigkeit wegen erwähne ich noch, dass ich über die Ergebnisse der in diesem Bande vereinigten Arbeiten kurze, zusammenfassende Vorträge gehalten habe an folgenden Stellen:

1. Über die ersten Ergebnisse unserer Arbeit am 5. Dezember 1927 im Frankfurter ärztlichen Verein (Referat Münch. med. Wschr. 1928, S. 328, siehe Aufsatz I, S. 1 ds. Bd.) und vor einem weiteren Kreise, nämlich der „Gesellschaft zur Förderung der Krebsforschung an der Frankfurter Universität", am 9. Dezember 1927. Dieser letztere Vortrag ist wörtlich erschienen in der „Umschau" 1928, Nr. 1 u. 2, S. 1 u. 25.

2. Über unsere Untersuchungen zur Geschwulstdisposition habe ich in einem Vortrag auf dem 13. internationalen Physiologen-Kongress zu Boston am 21. August 1929 berichtet (Referat American Journal of Physiology Vol. 90, Nr. 2, Oktober 1929). Der Vortrag selbst „Die physiologischen Grundlagen der allgemeinen Geschwulstdisposition" erscheint in Virch. Arch. Bd. 275, S. 723, Jan. 1930.

3. Über die Gesamtergebnisse habe ich kurz zusammenfassend berichtet in Boston (Harvard-Medical-School) am 5. September, in der Mayo-Klinik (Rochester-Minn.) am 9. September und in Madison Wisc. (88. Jahresversammlung der State-Medical-Society of Wisconsin) am 11. September 1929.

Arbeiten möglich machen können. Nur durch das vorbildliche Zusammenarbeiten meiner sämtlichen Mitarbeiter und durch das Einsetzen ihrer ganzen
Kraft für alle unsere Aufgaben und für die seit zwei Jahren durchgeführte
grundlegende Neuorganisation des Instituts (mit Einrichtung einer Krebsabteilung, einer Gewebszüchtungsabteilung und einer besonderen chemischen
Abteilung — ohne Bewilligung neuer etatsmäßiger Mittel und Stellen) gelang
es, dieser Arbeit Herr zu werden. Für all das muss ich allen Mitarbeitern und
allen Hilfskräften am Institut auch an dieser Stelle meinen herzlichsten Dank
aussprechen.

Für die rege Mitarbeit und Durchsicht der Literaturnachweise und
Korrekturen bin ich endlich meinen Assistenten Dr. *W. Büngeler* und Dr.
Gerh. Schmidt besonders zu Dank verpflichtet.

Frankfurt a. M., im Oktober 1929.   *Bernh. Fischer-Wasels.*

Inhaltsverzeichnis.

Arbeiten aus dem Senckenbergischen Pathologischen Institut
der Universität zu Frankfurt a. M.

I.

Die Behandlung bösartiger Geschwülste mit Sauerstoff-Kohlensäuregemischen in Verbindung mit Eisen und Eisenfarbstoffen[1].

Von

Prof. **Bernh. Fischer-Wasels**, Frankfurt a. M.

Mit 10 Abbildungen im Text.

Inhaltsverzeichnis.

A. Die grundlegenden Vorstellungen über das Wesen der Geschwulstzelle[2].

Wir wissen heute mit Bestimmtheit, dass das *Wesen der Geschwulst* nicht in Einwirkungen von aussen her *sondern in der Geschwulstzelle selbst* gegeben, an die lebende Zelle gebunden ist, dass die Theorie eines spezifischen Krebserregers völlig und restlos widerlegt ist, dass die Geschwulst-

---

[1] Demonstrationsvortrag im ärztlichen Verein zu Frankfurt a. M. am 5. Sept. 1927, mit unwesentlichen Kürzungen und geringen Änderungen abgedruckt aus der Klin. Wschr. Jahrg. 7, **1928**, Nr. 2—4.

[2] Vgl. hierzu später S. 51 ds. Bd.

zelle eine ganz eigenartig erkrankte, eine abgeartete Zelle ist. Sie unterscheidet
sich von den normalen Körperzellen, obwohl sie aus ihnen hervorgeht, durch
eine Reihe typischer Eigenschaften, die wir unter dem Begriffe der *Kataplasie*
zusammenfassen. Diese Kataplasie besteht in einem Verlust an morphologischer und physiologischer Differenzierungsfähigkeit, in einer immer
stärker werdenden Selbständigkeit und Individualität gegenüber dem Gesamtorganismus. Schliesslich ordnet sich die Geschwulstzelle weder dem normalen
noch regenerativen, weder dem funktionellen noch dem Stoffwechselbauplan
des Organismus ein. Die Kataplasie der Tumorzelle tritt am deutlichsten in
ihrem gesamtbiologischen Verhalten zutage: Autonomes Wachstum bis zur
Metastasenbildung, Mangel an Regulation und Anpassungsfähigkeit, geänderte
Widerstandsfähigkeit selbst gegen grobe äussere Schädigungen (Hitze, Kälte,
Strahlen), leichter Zerfall und Neigung zur Autophagozytose. Am stärksten
dokumentiert sich diese biologische Abartung in der Transplantierbarkeit
der Geschwulstzelle, die der normalen Körperzelle, selbst der embryonalen,
vollkommen fehlt. Auch die Methode der Gewebszüchtung zeigt die Eigenart
der Geschwulstzelle in sehr sinnfälliger Weise: Lebhaftere Eigenbeweglichkeit,
Verflüssigung des Kulturplasmas, relativ kurze Lebensdauer (*Carrel*), und
ganz besonders ihre Lebensfähigkeit in heterologem Medium und ohne Zusatz
von Embryonalsaft, wobei im Gegensatz zu allen normalen Zellen Karzinomzellen auch homologe Fibroblasten und embryonales Gewebe überwuchern
und zugrunde richten (*Albert Fischer*). Keine normale Zellart ist imstande,
bösartige Geschwulstzellen zu überwuchern. Die Sarkomzellen aber greifen
in der Kultur normale Zellen an und zerstören sie, sie infiltrieren zugesetzte
lebende und tote Muskelstückchen, sie zeigen überall lebhafte Phagozytose,
woraus auch die Neigung zur Autophagozytose zu erklären ist. Vor allem
können die Geschwulstzellen, im Gegensatz zu den normalen, ihre Körpersubstanz aus den Bestandteilen des Serums, ja aus toten Gewebsstücken
und artfremden Proteinkörpern aufbauen. Eine Kultur aus Mäusekrebszellen behält auch bei Züchtung im Hühnerplasma ihre volle Virulenz.
Die Geschwulstzelle ist bisher die einzige Zellart, bei der sich — im
Gegensatz zu allen anderen Gewebsarten — eine Gewebskultur auch aus
einer einzelnen Zelle züchten lässt (*Alb. Fischer*), wodurch auch der
experimentelle Beweis für die Autonomie und Unabhängigkeit der Tumorzelle vom Gesamtorganismus erbracht ist, die sich dadurch in ihrem Wesen
dem echten Parasiten nähert.

Diesen biologischen Tatsachen entsprechen charakteristische, wenn
auch nicht spezifische morphologische, chemische und physikalische Differenzen der Geschwulstzelle gegenüber der Körperzelle und besondere Stoffwechseleigentümlichkeiten, auf die wir gleich näher eingehen werden. Alle
diese Erscheinungen der Kataplasie dürfen wir bisher als koordiniert ansehen,
es besteht kein Grund, einzelne davon als das ·einzig Wesentliche, als „die
Ursache der Malignität" herauszustellen.

Diese erwiesenen Tatsachen lassen heute besondere Hoffnungen auch für die Bekämpfung der bösartigen Geschwulstzelle als nicht ganz unberechtigt erscheinen. Bei dieser besonderen Abartung der Tumorzelle ist es denkbar, auf diese Geschwulstzelle durch besondere Methoden und Mittel einzuwirken, die die normalen Körperzellen intakt lassen. Wäre die Art der Zellstörung in der Geschwulst physikalisch und chemisch restlos aufgeklärt, so würden sich wahrscheinlich nicht so schwer Wege zur Erreichung des Zieles auffinden lassen. Die besonderen Arten der Fermentwirkung in der Tumorzelle könnten z. B. Hinweise hierfür schon abgeben. Ermunternde Ansätze zu einer erfolgreichen Chemotherapie der bösartigen Geschwülste sind daher auch heute bereits vorhanden. Gerade die theoretischen Fortschritte der letzten Jahre fordern zu einem energischen Weiterarbeiten auf diesem Gebiete dringend auf und lassen die Erreichung des Zieles gar nicht so aussichtslos erscheinen.

B. Der Stoffwechsel der Geschwulstzelle[1]).

Da das Wesen des Lebendigen im Stoffwechsel gegeben ist, so lag es nahe, in der besonders abgearteten Geschwulstzelle auch Besonderheiten des Stoffwechsels anzunehmen. Es ist das grosse und bleibende Verdienst von *Otto Warburg,* zum ersten Male die Frage eines besonderen Stoffwechsels der Geschwulstzelle systematisch geprüft und hier sofort wichtiges Neuland erschlossen zu haben. *Warburg* zeigte, dass der energieliefernde Prozess bei der Geschwulstzelle in erster Linie die Gärung ist, d. h. die anaërobe Milchsäurebildung aus Zucker und nicht die Atmung, die Oxydation, wie bei der normalen Körperzelle. Gärungen anderer Art treten in der Tumorzelle nicht auf, sondern nur die Zuckerspaltung zu Milchsäure (*Negelein*). Die glykolytische Fähigkeit der Geschwulstzelle ist 124mal grösser als die des Blutes (*Kulikow*).

Wenn auch die Tumorzelle durch Atmung ohne Gärung leben kann, so können doch vor allem im Gegensatz zur normalen Körperzelle die Geschwulstzellen lange Zeit ausschliesslich auf Kosten der Gärung existieren. Bei der Strömung des Blutes durch eine Geschwulst entnimmt diese etwa 57 % der im Blute vorhandenen Glykose, z. B. 70 mg aus 100 ccm Blut (gegenüber 2—16 mg des normalen Gewebes). Bei den gutartigen Geschwülsten ist die Gärung geringer und steht etwa in der Mitte zwischen normalem Gewebe und bösartigem Tumor. Die Tumorzelle kann auch atmen, aber diese Atmung ist herabgesetzt, und *Warburg* stellte bei einem Sarkom fest, dass 66 % der Glykose für die Gärung, 34 % für die Atmung verbraucht wurden. Bei tierischen und menschlichen Geschwülsten hat sich dementsprechend auch in dem aus der Geschwulst abfliessenden venösen Blut eine starke Erhöhung des Milchsäurespiegels nachweisen lassen. Auch die normale Körperzelle hat die Fähigkeit, bei Sauerstoffmangel den Zucker zu Milchsäure zu vergären, aber

---

[1]) Vgl. hierzu später S. 55 ds. Bd.

das Zuckerspaltungsvermögen der normalen Körperzelle wird bei reichlicher Zufuhr von Sauerstoff fast völlig aufgehoben, durch die Atmung unterdrückt. Im Gegensatz dazu bleibt die Gärung in der Geschwulstzelle auch bei Sauerstoffzufuhr zum grössten Teil erhalten und ist z. B. 70—80mal so gross als bei der normalen Leberzelle. Es ist seit *Pasteur* bekannt, dass die Atmung die Gärung hemmt, und viele Tatsachen weisen darauf hin, dass die Zunahme der anaëroben Gärung als das erste chemische Zeichen einer Schädigung des Gewebes gelten kann.

Diese Gärung bedingt also eine verstärkte und nachgewiesene Vermehrung der Milchsäurebildung in jeder Geschwulst. Der Milchsäuregehalt im Gesamtblut steigt bei malignen Tunoren deshalb nicht, weil die Milchsäure rasch in der Leber zu Zucker synthetisiert wird (*Embden*). Nur bei Erkrankung der Leber z. B. durch Metastasen steigt auch der Milchsäuregehalt im Blute der Krebskranken (*Schumacher, Büttner*).

Die Annahme, dass durch diese Besonderheiten des Stoffwechsels der Tumorzelle das Wesen der Geschwulstbildung, insbesondere der Malignität erklärt werden könnte, lässt sich allerdings nicht aufrechterhalten. Es gibt auch normale Gewebszellen (z. B. Erythrozyten, Lymphozyten, die Zellen der Warmblüterretina, *Warburg*; die Plazenta, *Murphy* und *Hawkins, Loeser*), die ein sehr starkes glykolytisches Vermögen besitzen und bei denen ebenfalls diese Glykose durch die Atmung nicht völlig aufgehoben wird. Ferner unterscheidet sich das Geschwulstgewebe weder durch den Gehalt an Kohlehydraten noch durch die Pufferungsbreite wesentlich vom normalen Gewebe (*Fahrig*). Auch produziert ja der Muskel anaërob sehr viel mehr Milchsäure aus Zucker als bei Sauerstoffzufuhr. Immerhin hat *Warburg* eingewandt, dass die normalen Gewebe im lebenden Organismus auch dann nicht Milchsäure bilden, wenn sie dies in Ringerlösung tun. Trotzdem ist es wohl sicher, dass auch die Geschwulstzelle in der Verwertung der Kohlehydrate keinen prinzipiell neuen Weg einschlägt (*Fahrig*). Wir haben also in dem Gärungsstoffwechsel der Geschwulstzelle keine absolut spezifische Eigenschaft, und es verhält sich hier so wie mit allen anderen Besonderheiten der Geschwulstzelle, soweit wir sie bis heute kennen: auch die morphologischen, physikalischen und biologischen Besonderheiten der Geschwulstzelle haben nichts völlig Spezifisches, qualitativ Eigenartiges an sich, sondern zeigen nur in ihrer Gesamtheit und in den quantitativen Eigenschaften einwandfrei die Besonderheit der Geschwulstzelle an.

Da wir aber im Stoffwechsel den Mittelpunkt des Lebendigen, das Zentralproblem aller Lebensvorgänge erblicken, so muss für uns auch dieser besondere Gärungsstoffwechsel der Tumorzelle in jedem Fall als eine sehr wichtige Äusserung des abgearteten Lebens, der besonderen Kataplasie und Metastruktur der Geschwulstzelle gelten. Wenn wir uns auch die Entstehung der Geschwulstzelle nicht einfach durch lokalen Sauerstoffmangel erklären können, so ist doch schon die Tatsache von grösster Wichtigkeit, dass gerade die Zellen, deren engste Beziehung zur Bildung der *Geschwulst-*

keimanlage erwiesen ist, nämlich die embryonalen Zellen und die regenerierenden Zellen[1]), ebenfalls einen lebhaften Gärungsstoffwechsel zeigen (*Warburg, Pentimalli*).

C. Versuche, den Gärungsstoffwechsel der Geschwulstzelle zu ändern.

Ist aber dieser besondere Gärungsstoffwechsel für die Geschwulstzelle so wichtig, so liegt der Gedanke nahe, durch chemische Beeinflussung in diesen Gärungsstoffwechsel einzugreifen, ihn zu ändern und dadurch vielleicht die Geschwulstzelle als solche zu vernichten.

1. Versuche mit Atmungs- und Stoffwechseldrosselung[2]).

Man kann auch Tumorzellen durch Verhinderung der Energieproduktion abtöten. In Sauerstoff bleiben sie lebendig und transplantabel, ohne Sauerstoff bleiben sie es nur dann, wenn Glukose für die Gärung vorhanden ist (*Okamoto*). Schaltet man beides aus, unterbricht man also Atmung und Gärung, so ist die Hauptmenge der Tumorzellen nach 4 Stunden abgetötet. Insulin hemmt das Wachstum, Glukosezufuhr beschleunigt das Wachstum (*Warburg*). *Warburg* zeigte weiter, dass die Versorgung der Geschwulst mit Glukose schlecht ist, die Versorgung mit Sauerstoff noch schlechter und nahm daher an, dass Senkungen des arteriellen Sauerstoff- und Glukosegehaltes die Tumorzelle schon dann schädigen könnten, wenn die besser versorgten normalen Körpergewebe noch nicht bedroht sind.

Von all diesen Tatsachen ausgehend, hat *Warburg* bereits am lebenden Tier eine Schädigung der energieliefernden Prozesse der Tumorzelle dadurch versucht, dass er die Krebsmäuse ein Gasgemisch von 5 % Sauerstoffgehalt mit einer kleinen Menge Ammoniak, um die Azidose zu verhindern, atmen liess. Nach 40stündiger Behandlung wurde der Stoffwechsel der Tumoren in vitro gemessen, und es zeigte sich, dass die Hauptmenge der Tumorzellen abgetötet war, nur ein dünner äusserer Rand zeigte noch Stoffwechselvorgänge.

Von ähnlichen Erwägungen ausgehend, hat man eine *Stoffwechseldrosselung* durch Zyankali versucht, das ja die Gewebsatmung herabsetzt. *Karczag* berichtet über günstige Resultate damit, ebenso *Auler* in Verbindung mit Pflanzenfermentgemischen. Weiterhin hat man durch Exstirpation der Nebenniere (*Joannowicz, Flörcken*) den Zuckerstoffwechsel zu beeinflussen versucht.

2. Versuche mit Gärungssteigerung[3]).

Auch durch Gärungs*steigerung* wollte man die Tumorzellen vernichten und *Jacubson* gibt an, durch Injektion von stark gärenden Hefepräparaten Tiergeschwülste zum Schwinden gebracht zu haben. Endlich hat man durch

---

[1]) S. meinen Aufsatz über experimentelle Erzeugung von Mammakarzinomen in der Münch. med. Wschr. Januar 1928.

[2]) Vgl. hierzu später S. 84 ds. Bd.

[3]) Vgl. hierzu später S. 94 ds. Bd.

Injektion von freiem Wasserstoff in die Geschwülste (Aktivierung von Fermenten und Oxydationsvorgängen) weitgehende Nekrosen von Tiergeschwülsten erzielt.

3. Versuche mit Verstärkung der Zellatmung).
a) Versuche mit Sauerstoff-Überdruck[1]).

Einen anderen und, wie ich glaube, aussichtsreicheren Weg ist der bekannte Kopenhagener Forscher *Albert Fischer* gegangen, dem wir ausgezeichnete Arbeiten über die Gewebszüchtung, insbesondere die Züchtung der Geschwulstzellen, verdanken. Dass die Geschwulstzelle durch reinen Sauerstoff nicht abgetötet wird, geht schon aus den Versuchen von *Warburg* hervor, der Geschwulstgewebe längere Zeit in einer Atmosphäre von reinem Sauerstoff mit Zusatz von 5 % CO_2 hielt und hierin zwar ein Herabgehen der Glykolyse, aber doch ein gutes Erhaltenbleiben der Tumorzellen beobachtete, die noch nach Tagen übertragbar waren. *Albert Fischer* aber fragte sich, ob nicht durch eine starke Erhöhung des Sauerstoffdruckes die Geschwulstzellen geschädigt, sozusagen verbrannt werden könnten. Zunächst wurde dieser Gedanke an Gewebsexplantaten, an gezüchteten Geschwulstzellen geprüft. Es wurden Kulturen von Hühnersarkomzellen einem erhöhten Sauerstoffdruck von 3—6 Atmosphären ausgesetzt, und es zeigte sich, dass Kulturen von Sarkomzellen durch einen solchen Druck rascher und sicherer abgetötet wurden als Kulturen von normalen Fibroblasten. Stickstoffeinwirkung unter demselben Atmosphärendruck blieb völlig wirkungslos. Aus Mischkulturen von Sarkomzellen und Fibroblasten konnte durch eine nach Zeit und Druckhöhe abgestimmte Sauerstoffbehandlung eine Reinkultur von normalen Fibroblasten erhalten werden, da die Geschwulstzellen restlos abgetötet waren. Damit ist bewiesen, dass man bei passender Wahl von Sauerstoffdruck und -zeit die malignen Zellen töten kann, während die normalen Zellen in derselben Kultur überleben. Kräftige Oxydationsmittel, und dazu gehört ja reiner Sauerstoff von mehreren Atmosphären Druck, töten aber lebende Zellen leicht und rasch und können sogar Bakterien abtöten.

Es war darum immer noch die Frage, ob ein erhöhter Sauerstoffdruck bei Einwirkung auf den lebenden Organismus ähnliche Wirkungen haben könnte. Das arterielle Blut ist durchschnittlich zu 96 % mit Sauerstoff gesättigt. Es ist nachgewiesen, dass selbst bei einer Erhöhung des Sauerstoffdruckes der Luft auf das dreifache nur eine kleine Erhöhung der Sauerstoff-*menge* im Blute eintreten kann, eine Erhöhung, die nur $1/_{10}$ der noch im venösen Blut des Menschen vorhandenen Sauerstoffreserve beträgt. Der Grund liegt darin, dass die Hauptmenge des Blutsauerstoffes an das Hämoglobin chemisch gebunden ist und nur ein im Verhältnis dazu winziger Teil im Blute physikalisch gelöst ist. Selbst stark erhöhte Sauerstoffzufuhr kann daher, da die chemische Bindungsfähigkeit des Hämoglobins fast völlig gesättigt ist, nur

---

[1]) Vgl. hierzu später S. **73** ds. Bd.

eine Zunahme des im Blute, besonders im Plasma, physikalisch gelösten Sauerstoffes herbeiführen.

Aber *Albert Fischer* hat mit Recht darauf hingewiesen, dass für die Wirkungen des Sauerstoffes im Organismus nicht allein die Frage der Sauerstoffmenge im Blut, sondern vor allem die des Sauerstoffpotentials, also der Spannung und des Spannungs*gefälles* von Wichtigkeit ist. Dieser erhöhte Sauerstoffdruck in der äusseren Atmosphäre überträgt sich aber nach physikalischen Gesetzen auf das gesamte Blut und kann infolgedessen sehr wesentliche Änderungen in den Reaktionsgeschwindigkeiten der Gewebe beim Stoffwechsel hervorrufen. Der Sauerstoff geht in den Kapillaren aus dem Hämoglobin der Erythrozyten ins Blutplasma und aus diesem durch die Kapillarwand hindurch in das Gewebe. Bei diesem letzten Austausch muss der Partialdruck des Sauerstoffes im Plasma und damit sein Druckgefälle vom Plasma zum Gewebe für die Wirkung ausschlaggebend sein, und dieses Druckgefälle muss bei vermehrtem allgemeinem Partialdruck des O_2 grösser sein. Ist das Gaspotential in den Kapillaren erhöht, so muss nach dem Massenwirkungsgesetz das Gaspotential auch im umliegenden Gewebe überall gesteigert sein. „Blut, das in den Lungen mit Sauerstoff von $^3/_5$ Atm. Druck gesättigt ist, wirkt auf die Gewebe wie Sauerstoff von $^3/_5$ Atm. Druck, selbst wenn die Sauerstoffmenge nur unbedeutend grösser ist als unter normalen Verhältnissen" (*Alb. Fischer* und *Buch-Andersen*).

Die seit 50 Jahren in der Physiologie herrschende *Pflügersche* Lehre, dass vermehrtes O-Angebot keinen wesentlichen Einfluss auf die Lebensvorgänge habe, da gewöhnlich überall im Gewebe Sauerstoff im Überschuss vorhanden ist, ist vielleicht doch einer Korrektur zu unterziehen. Zunächst gibt es sicher pathologische Zustände von Sauerstoffmangel im Gewebe, wozu vielleicht vor allem die Tumorbildung zu zählen ist. Sodann kennen wir in der modernen Lehre von der Muskeltätigkeit die Sauerstoffschuld als Ausdruck der Ermüdung und ihre Ursache, die Anhäufung der Milchsäure. Nach angestrengter Arbeit wird die angehäufte Milchsäure durch vermehrte Sauerstoffzufuhr und vermehrten Sauerstoffumsatz beseitigt, d. h. zum Teil verbrannt, zum anderen Teil zu Zucker synthetisiert. Zugleich wird der Stoffwechsel auf die normale Grösse herabgesetzt, so dass wieder weniger Milchsäure gebildet wird.

Erhöhen wir aber den Partialdruck eines Gases in der Atmosphäre, so erhöht sich auch das Gaspotential im ganzen Organismus, also an allen Stellen im Gewebe, wo das Gas verbraucht wird. Für den Gesamtorganismus gilt, dass je besser die Durchlüftung in der Lunge ist, um so mehr sich das Gaspotential der Alveolarluft dem Gaspotential der Atmosphäre annähern wird, und dass ein erhöhter Sauerstoffpartialdruck der Luft vielleicht bewirken wird, dass sich der Organismus auf langsamere und weniger tiefe Respirationen einreguliert, ein Gesichtspunkt, der für unsere späteren Ausführungen sehr wichtig ist. Selbstverständlich hängt der Gasverbrauch auch von der Per-

meabilität der Membranen und der Kreislaufgeschwindigkeit ab, die ja häufig
in Geschwülsten recht schlecht ist. In jedem Falle aber wird der Sauerstoffverbrauch im Gewebe — natürlich nur in bestimmten Grenzen — wachsen,
wenn das Sauerstoffpotential gesteigert ist. Für die Geschwulstzelle kommt
vielleicht noch ein anderer Punkt in Betracht. Systematische Untersuchungen
(s. bei *Warburg*) haben ergeben, dass erhebliche Änderungen der Oxydationsgeschwindigkeit durch Erhöhung der Sauerstoffkonzentration bisher nur bei
den Zellen niederer Tiere beobachtet wurden. Es wäre aber durchaus denkbar,
dass die Kataplasie, die Entdifferenzierung in dieser Hinsicht gerade bei der
Tumorzelle ähnliche Verhältnisse schaffen würde. Auch dann, wenn das
Hämoglobin mit Sauerstoff gesättigt ist, wird man also durch erhöhten
Sauerstoffdruck zwar nur eine sehr kleine Vermehrung der Sauerstoffmenge
erreichen, das ist aber für die Aktivität des Blutes als Oxydationsmittel nicht
das allein Entscheidende.

Dass diese Anschauungen von *Albert Fischer* über die Bedeutung erhöhten
Sauerstoffpartialdruckes zutreffen, ergibt sich aus einer Reihe neuerer Unter-
suchungen, besonders aber aus den Ergebnissen der Geschwulstversuche von
Albert Fischer selbst[1]). Es gelang ihm und seinen Mitarbeitern, auf diesem
Wege Geschwulstzellen im lebenden Tier zu vernichten und in einigen Fällen
Mäusekarzinome durch Behandlung der Tiere in einer Sauerstoffatmosphäre
von erhöhtem Druck zur Heilung zu bringen. Unter 318 Fällen, die mit
Sauerstoffüberdruck behandelt waren, erzielte er in 2 % völlige Heilungen.
Diese Resultate wurden verbessert, wenn die Karzinommäuse gleichzeitig
mit sogenannten tumoraffinen Substanzen (Kupfer- und Selenverbindungen)
behandelt wurden, Substanzen, die als „Atmungskatalysatoren" wirken
können. Hier stiegen die Heilungen auf 4 %. Da die in den Kulturversuchen
als notwendig erwiesenen Drucksteigerungen von 3—6 Atmosphären vom
lebenden Tier schlecht oder gar nicht vertragen wurden, so wurden die Tiere
in diesen Versuchen nur unter einem Druck von 1,6—2,0 Atmosphären Sauerstoff gehalten, und zwar 18—24 Stunden lang.

Diese letzteren Ergebnisse von *Albert Fischer* waren uns noch nicht
bekannt, sondern lediglich seine Erfolge an den Sarkomkulturen, als wir mit
unseren eigenen Versuchen begannen. Ich ging dabei von vornherein von der
Annahme aus, dass eine Behandlung des lebenden Organismus mit reinem
Sauerstoff von erhöhtem Atmosphärendruck als viel zu schädlich nicht in
Betracht komme. Viele Erfahrungen bestätigen, dass in einem Sauerstoffdruck von mehreren Atmosphären Lungenbeschädigungen eintreten und bei
3—4 Atmosphären die Tiere unter Vergiftungserscheinungen sterben (Sauer-
stoffvergiftung), obwohl auch hierbei der Sauerstoffgehalt des arteriellen
Blutes nur um etwa 15 % grösser ist als normal. Aber auch geringere Erhöhungen des Sauerstoffdruckes sind auf die Dauer für den normalen Organis-

---

[1]) Vgl. hierzu auch S. 73 ds. Bd.

mus schädlich, insbesondere werden die Lungen geschädigt. Bekannt ist ja die Sauerstoffpneumonie in der pneumatischen Kammer. *Green* betont, dass mehrstündiges Atmen eines über 60% sauerstoffenthaltenden Gasgemisches eine Reizung des Alveolarepithels verursache, dass längeres Atmen von sauerstoffreichen Gasgemischen selbst bei Anämien und Zirkulationsstörungen nutzlos, ja schädlich sei. Wir werden auf diese Frage noch zurückzukommen haben. Trotz alledem hat *Auler* die Methode von *Albert Fischer* auch beim Menschen angewandt und menschliche Krebskranke 80—100 Stunden lang in einer reinen Sauerstoffatmosphäre unter einem Überdruck von ½—1½ Atmosphären gehalten. Er will geringe klinische Besserungen gesehen haben, scheint aber die Methode wieder aufgegeben zu haben, schon wegen der Kostspieligkeit, da 27—34000 Liter Sauerstoff verbraucht wurden.

b) Versuche mit reiner Sauerstoffatmung.

Meine eigenen Versuche gingen von vornherein darauf aus, dem Organismus reinen Sauerstoff anzubieten, *ohne* Erhöhung des atmosphärischen Druckes. Da ja die Luft nur $^1/_5$ Atmosphären Sauerstoff enthält, so ist durch Einatmung von reinem Sauerstoff der Partialdruck des Gases trotzdem auf das mehrfache erhöht und es müssen für die Sauerstoffspannungen im Blut auch hier schon im wesentlichen, wenn auch in geringerem Grade, die von *Albert Fischer* angegebenen Folgen eintreten. Wenn auch auf diesem Wege die Sauerstoffsättigung des arteriellen Blutes von etwa 92—96%, die des venösen von 72—80% (*Stewart*) auf höchstens 100% erhöht werden kann, so können trotzdem durch die Erhöhung des Gefälles wesentliche Änderungen der physiologischen Gewebsatmung eintreten. Gegenüber der alten Lehre: das Gewebe sei überall so reichlich mit Sauerstoff versehen, dass eine Erhöhung des Sauerstoffgehaltes der Inspirationsluft bedeutungslos sei, verweise ich besonders auf eine Reihe experimenteller Arbeiten von *Campbell*. Diese Arbeiten zeigen, dass durch eine Zunahme der O_2-Spannung in der Inspirationsluft, durch vermehrte physikalische Lösung im Blut, die Sauerstoffspannung in der Bauchhöhle beträchtlich erhöht ist und dass auch bei völlig gesättigtem Hämoglobin der Sauerstoffgehalt der Gewebe dabei ansteigt. Mit der Abnahme der O_2-Spannung in der Inspirationsluft sinkt diese auch im Körper und gleichzeitig sinkt hier auch die CO_2-Spannung.

Auch eine dreifach erhöhte O_2-Spannung wurde von den Tieren sehr gut vertragen und ergab eine beträchtliche Steigerung der O_2-Spannung der Gewebe. Aber schon nach einem Aufenthalt von einigen Tagen in der Sauerstoffatmosphäre nahmen Hämoglobin und rote Blutkörperchen erheblich ab — ein Punkt, der von grosser Wichtigkeit ist und uns später noch beschäftigen wird. Eine Überventilation dagegen (die zur Tetanie führt) verursacht stets eine *Erniedrigung der Sauerstoffspannung im Gewebe* wie eine Abnahme der CO_2-Spannung (*Gollwitzer-Meier*, *Duza*, *Hollo* und *Weiss*). Nach *Loewy* hat erhöhte Sauerstoffzufuhr in der Atemluft eine stärkere Ausscheidung der Kohlensäure zur Folge, so dass das Blut ärmer an freier Kohlensäure wird.

In einer neueren Arbeit hat *Anthony* experimentell gezeigt, dass sich der respiratorische Gasaustausch weder bei höherem Sauerstoffgehalt der Einatmungsluft noch bei Überdruckatmung ändert. Es ergab sich auch weder eine Veränderung des Gasstoffwechsels noch der Atemfrequenz, des Atemvolumens oder der Vitalkapazität. *Anthony* fasst seine Ergebnisse als Anpassung des Organismus durch Änderung seines Atmungsmechanismus auf. Aber aus seinen kurzfristigen Versuchen kann noch nicht geschlossen werden, ob bei langdauernden oder wiederholten Einwirkungen nicht doch Veränderungen des Gasstoffwechsels eintreten. Die Darlegungen von *Albert Fischer* über die Bedeutung des Sauerstoff-Druckgefälles und die tatsächlichen Ergebnisse seiner Sauerstoff-Überdruckbehandlung beweisen die Wirksamkeit längerer Sauerstoffatmung.

Mit alledem glaube ich die Anwendung reinen Sauerstoffs ohne erhöhten Atmosphärendruck in unseren Versuchen genügend begründet zu haben. Es war aber klar, dass wir hiermit allein genau wie in den Kulturversuchen von *Albert Fischer* nicht zum Ziele kommen würden. Obwohl die Wirkungen im Stoffwechsel des Gesamtorganismus natürlicherweise ganz andere sein werden als in der Gewebskultur, haben doch auch unsere Erfahrungen gezeigt, dass im Tierexperiment deutliche Wirkungen selbst wiederholt angewandter reiner Sauerstoffatmung nicht zu erzielen sind. Wir gingen aber von dem Gedanken aus, nicht eigentlich wie *Albert Fischer* die Geschwulstzelle in einem Sauerstofffeuer zu verbrennen, sondern lehnten uns an die Vorstellungen von *Pasteur* und *Warburg* an, die zeigten, dass eine starke Zellatmung die Gärung unterdrückt. So stellten wir uns vor, dass eine verstärkte Zellatmung den Gärungsstoffwechsel der Tumorzelle schädigen und damit vielleicht die Geschwulst vernichten könne. Die Idee, die unseren ganzen Versuchen zugrunde liegt, geht also zunächst darauf aus, die Geschwulstzelle zu stärkerer Atmung zu zwingen. Der *erste* Weg dazu war die periodisch angewandte Atmung von reinem Sauerstoff.

c) Verstärkung der Zellatmung durch Katalysatoren[1]).

Zweitens konnten hier Atmungskatalysatoren weiterhelfen. *Albert Fischer* fasste die unterstützende Wirkung seiner Kupfer- und Selenpräparate als Förderung der Atmungskatalyse auf. Auch von anderer Seite sind schon ähnliche Versuche gemacht worden; so berichtet *Auler* über günstige Wirkungen von Atmungskatalysatoren, die er aus dem Zentralnervensystem von Tieren gewonnen habe.

Es steht fest, dass der Atmungsvorgang als Oxydationskatalyse[2]) aufzufassen ist und dass der wesentliche Bestandteil der Oxydationsfermente

---

[1]) Vgl. hierzu S. 76 ds. Bd.

[2]) Bei dieser Oxydationskatalyse spielen auch die Vitamine eine wichtige Rolle. So konnten Hart und Mitarbeiter schwere Anämien im Tierexperiment nur beseitigen, wenn sie ausser dem anorganischen Eisen noch frischen Kohl oder Extrakte daraus verfütterten. Ich erwähne dies, weil auch bei Avitaminosen die Atmungsvorgänge offenbar gestört sind und sich aus alldem zahlreiche Fragestellungen für weitere experimentelle Bearbeitungen auch des Geschwulstproblems ergeben.

das zweiwertige Eisen ist (s. bei *Lipschitz*). Ich selbst habe daher vor allen Dingen eine Reihe von *Eisen*verbindungen in zahlreichen Tierversuchen benutzt. Dabei hat sich ergeben, dass der Zusatz von Eisenpräparaten zum Futter auch in Verbindung mit Sauerstoffatmung keinen Einfluss auf das Geschwulstwachstum erkennen lässt. Führten wir dagegen die Eisensalze intravenös zu, so ergab sich in Kombination mit unserer Gasatmung eine wesentliche Verbesserung der Resultate, über die unten näher berichtet wird.

Ein weiterer Weg, die Oxydationsvorgänge im Körper zu steigern, schien in der Anregung des Gesamtstoffwechsels zu liegen. Besonders die *Schilddrüse*, das Thyroxin, ist als ein Stimulator des Stoffwechsels (s. besonders bei *Biedl*) anerkannt, und bei Basedow ist der totale Arbeitsverbrauch wie auch der Nachverbrauch an Sauerstoff um ein Vielfaches grösser als beim Normalen (*Kisch*). Auch das Blut von mit Schilddrüsenpräparaten gefütterten Kaninchen zeigt erhöhten Sauerstoffverbrauch (*Tsukamoto*). All diese Tatsachen bewogen mich, unsere Atmungsversuche auch mit der Verabreichung von Schilddrüsenpräparaten zu verbinden, aber bis heute haben wir in unseren Tierversuchen eine Verbesserung unserer Ergebnisse dadurch nicht erzielt. Ich darf erwähnen, dass auch *Campbell* ausdrücklich angibt, dass Schilddrüsenfütterung seiner Versuchstiere ohne Einfluss war auf die Sauerstoff- und Kohlensäurespannung der Gewebe.

Bisher haben wir also in den angeführten Methoden noch keine sehr wesentliche Förderung unserer Aufgabe gefunden. Ein neuer und wesentlich erfolgreicherer Weg ergab sich uns erst aus der *Anwendung der Kohlensäure*.

D. Änderungen des Stoffwechsels durch Atmung eines Sauerstoff-Kohlensäuregemisches.

1. Wirkungen des Gases auf Blut und Gewebe.

Wir haben es schon in der Physiologie gelernt, dass die Kohlensäurespannung des Blutes das wichtigste Reizmittel für das Atemzentrum darstellt. Trotzdem hat es sehr lange gedauert, bis aus dieser Tatsache praktische Folgerungen — erst vor wenigen Jahren — gezogen wurden. Kohlensäureinhalation hat die stärkste Einwirkung auf das Atemzentrum, sie vertieft und vermehrt die Atemzüge um 50—100 %. Es lag daher nahe, die Kohlensäureinhalation als stärkstes Anregungsmittel der Atmung, z. B. bei Narkose-Asphyxien, anzuwenden. Dieser Gedanke ist zuerst in Amerika von *Henderson* in die Tat umgesetzt worden mit ausgezeichnetem Erfolg, und die Methode wird zum gleichen Zweck in den letzten Jahren auch in Deutschland immer mehr angewandt (*Dzialoszynski, Doppler*). Durch Kohlensäureeinatmung können wir also sofort eine sehr viel stärkere Atmung und damit eine stärkere Durchlüftung des ganzen Körpers erzwingen. Das allein aber wäre für unsere Zwecke hier vielleicht noch nicht so wichtig. Wir wissen aber, und zwar schon seit langem, dass die Vermehrung der Kohlensäurespannung im Blut zugleich eine *erhöhte O_2-Spannung* bei gleichbleibendem O_2-Gehalt hervorruft, so dass hierdurch *die O_2-Konzentration im Plasma steigt und für die Gewebe mehr Sauerstoff zur Verfügung steht* (*Bohr* und Mitarbeiter). Wir erreichen auf diesem Wege also dasselbe, was *Albert Fischer* durch die Erhöhung des Sauerstoffdrucks auf mehrere Atmosphären erreicht: *die Kohlensäureeinatmung muss die Sauerstoffspannung im Gewebe erhöhen und damit die Sauerstoffversorgung der Gewebszellen stark verbessern.* Am günstigsten wird der Erfolg sein, wenn wir ein *Gemisch von reinem Sauerstoff und Kohlensäure* einatmen lassen.

Die schädlichen Wirkungen einer dauernd vermehrten Sauerstoffzufuhr liegen vor allem in der Anpassung der Atemtätigkeit, die verringert und oberflächlich wird. Die Sauerstofftherapie, die ja schon seit Jahrzehnten immer wieder einmal empfohlen wurde, hat deshalb ihre schlechtesten Resultate bei den Blutkrankheiten gehabt *(H. Simon).* Diese schädlichen Wirkungen des reinen Sauerstoffs verhindern wir durch den Kohlensäurezusatz: Dadurch wird der Organismus stets trotz reichster O_2Zufuhr zu einer vertieften und verstärkten Atmung gezwungen, und wir sahen auch bei unseren kachektischen Krankheiten (s. später) nie eine Verschlechterung, häufig aber eine erhebliche und fortschreitende Verbesserung des ganzen Blutbildes. Vielleicht ist auch die von uns angewandte intermittierende Gasbehandlung besonders günstig.

Aber der Kohlensäurezusatz in unserer Gasmischung verhindert nicht allein die sonst auftretenden Schädigungen durch die reine Sauerstoffatmung. Wir müssen annehmen, dass der Zusatz der Kohlensäure zu einer reinen Sauerstoffatmosphäre oder auch nur zu einer sauerstoffreicheren Luft noch ganz andere Wirkungen auszulösen imstande ist.

Die reine Kohlensäureatmung ist natürlich nur für ganz kurze Zeit möglich und hat praktische Anwendung gefunden bei Asphyxien. Die Einatmung von Sauerstoff-Kohlensäure-Gemischen ist praktisch bereits benutzt worden zur Behandlung der Kohlenoxydvergiftung. *Nicloux* und Mitarbeiter berichten über systematische Untersuchungen dieser Art am Hund, die ergaben, dass der Rückgang des CO-Hämoglobingehaltes am raschesten zu erzielen ist, wenn dem eingeatmeten reinen Sauerstoff etwas Kohlensäure zugesetzt wird. Auch *Henderson* hat bereits bei Vergiftungen verschiedener Art 10proz. Kohlensäure (in Mischungen mit Luft und mit reinem Sauerstoff) angewandt und hierdurch mächtigste Anregung der Atmung und Eliminierung des Giftes erzielt. *van Slyke* hat gezeigt, dass Störungen des CO_2-Austausches in den Lungen viel weniger bedenklich sind als solche des O_2-Austausches, da die Kohlensäure 30mal rascher diffundiert als der Sauerstoff und der Organismus auf CO_2-Anhäufung mit einer starken Erhöhung der Ventilationsgrösse reagiert. *Davies* und Mitarbeiter zeigten am Menschen, dass die Ventilationsgrösse nur wenig zunimmt, wenn die Beimengung der Kohlensäure zur Atemluft weniger als 5 % beträgt, dass die Atmung hierbei nur *tiefer* wird. Diese starke Vertiefung der Atmung überdauert die CO_2-Atmung oft noch um 7—8 Minuten *(Amar).* Bei höheren Konzentrationen nimmt aber die Ventilationsgrösse stark zu, und zwar stärker, wenn zugleich höhere O_2-Konzentrationen als in der Luft eingeatmet werden. Auch *Ozorio de Almeida* stellte experimentell fest, dass künstliche Steigerung des CO_2-Gehaltes der Inspirationsluft den Sauerstoffverbrauch vermehrt und betont die maßgebende Bedeutung der CO_2-Spannung in den Geweben für die Oxydationsgrösse.

Über die *Wirkung eingeatmeter Kohlensäure* liegen eine Reihe experimenteller Untersuchungen bei Mensch und Tier vor. Es tritt eine Vermehrung des Atemvolumens, eine Erhöhung der Mittellage und eine Steigerung der Atemgrösse beim Menschen durch Kohlensäureatmung ein, die aber, wenn der Gehalt der Atemluft auf 12 % CO_2 oder höher steigt, wieder heruntergeht, um allmählich mit der eintretenden Narkose immer stärker zu sinken. Erst bei 8 % Kohlensäuregehalt der Exspirationsluft tritt subjektive Dyspnoe ein *(s. Gust. Bayer)*. Die Tiere verhalten sich der Kohlensäure gegenüber recht verschieden. *David* und *Auel* haben Hunde bis zu 25 % CO_2 in Luft atmen lassen. *Binswanger* hat bei Kaninchen und Katzen ebenfalls sehr hohe Konzentrationen von CO_2 in Luft atmen lassen. Die geringeren Grade von CO_2-Konzentration machten eine deutliche Verlangsamung und Vertiefung der Atmung. Bis zu 14 % CO_2 bekam er selbst bei 5½stündiger Versuchsdauer keine Erhöhung des Blutzuckerspiegels, die aber auftrat, wenn er mit der Konzentration noch höher ging. Bei 20 % CO_2 ging der Blutzuckerspiegel stark und rasch in die Höhe, während zugleich die Temperatur um 2—3⁰ sank. Bei 30—40 % CO_2 Narkose und Störung der Atemtätigkeit. Katzen reagierten viel früher in grundsätzlich gleicher Weise: schon bei 7 % CO_2 Glykämie, bei 12—15 % Narkose, bei 20—30 % Atmungsstörungen usw.

In eigenen Versuchen haben wir die Wirkung der Kohlensäurebeimengung zur Atemluft an der Maus untersucht, da uns dieses Tier wegen unserer Geschwulstversuche natürlich lebhaft interessierte. Hier kam es uns besonders darauf an, auch festzustellen, ob der grössere oder geringere Gehalt an Sauerstoff die Wirkung der CO_2 beeinflusst. Das Ergebnis war folgendes[1]:

Versuchsreihe I. Gasgemisch bestehend aus 8% CO_2 und 92% O_2. Die Mäuse zeigen nach 2½ Stunden lang dauernder Atmung *keine Veränderung* in ihrem Verhalten. Sie sind lebhaft, keine Dyspnoe, keine Veränderung der Atemfrequenz.

Versuchsreihe II. Gasgemisch bestehend aus 7% CO_2 und 20% O_2 und 73% N. Die Mäuse nach 2½stündiger Atmung in dem Gemisch zur Hälfte *tot*; die übrigen sind hochgradig *dyspnoisch* und liegen vollständig ermattet am Boden des Käfigs. Die Ohren und Füsse sind deutlich *zyanotisch* verfärbt. Von Interesse ist, dass diese überlebenden Tiere in einem zweiten Versuche am nächsten Tage viel resistenter sind, d. h. eine viele kleinere Prozentzahl geht gleich im Versuch oder einige Stunden darauf zugrunde.

Versuchsreihe III. Gasgemisch bestehend aus 4% CO_2 und 33% O_2 und 63% N. Nach 2½stündiger Atmung in diesem Gemisch zeigen die Mäuse ähnliche Veränderungen wie die Tiere der II. Versuchsreihe, nur nicht so hochgradig; dagegen leben die Tiere alle, bzw. erholen sich innerhalb 1 Stunde wieder.

---

[1] Weitere Versuche dieser Art s. S. 129.

Wir sehen also, dass der Zusatz von Sauerstoff für die Verträglichkeit der Kohlensäure von der allergrössten Bedeutung ist. In einem Gasgemisch, das mehr Kohlensäure enthält, aber im übrigen nur reinen Sauerstoff, zeigen die Mäuse keinerlei Veränderung, während sie in Luft mit einem niedrigeren Kohlensäuregehalt in der gleichen Versuchszeit zugrunde gehen.

Mit diesen Feststellungen sind die physiologischen Grundlagen für eine Geschwulstbehandlung mit Sauerstoff-Kohlensäure-Gemischen gegeben. Die Steigerung der Sauerstoffwirkung, die *Alb. Fischer* durch mehrere Atmosphären Sauerstoffdruck erreicht, können wir, vielleicht in gleicher Stärke, durch Beifügung von CO_2 zur Inspirationsluft, oder noch besser durch Kombination beider Wirkungen, durch Atmenlassen von Kohlensäure in reinem Sauerstoff ohne jede Erhöhung des allgemeinen Druckes erzielen.

Über die Wirkungen unseres Gasgemisches auf den Milchsäuregehalt des Blutes und den Gärungsstoffwechsel kommen wir gleich bei der Erörterung der Beeinflussung der Geschwulstzelle zu sprechen.

Auch noch andere Wirkungen der Kohlensäure mögen kurz erwähnt werden. Die reichliche Zufuhr durch unsere Gasatmung muss den CO_2-Gehalt und damit **die Azidität des Blutes steigern.** Aus neueren Arbeiten geht hervor dass eine Alkalose des Blutes bestimmte Gefahren mit sich bringt. So wissen wir, dass bei der Überventilation eine Alkalose entsteht, da der Blutgehalt an freier Kohlensäure stark vermindert wird. Diese Alkalose führt bei Disponierten zur Tetanie (*György*). Ebenso wissen wir, dass bei der Epilepsie vor dem Anfall unkompensierte Alkalose besteht, die durch den Anfall in Azidose übergeht und erst nach einiger Zeit stellt sich der Normalzustand wieder her. Aus diesem Grunde schlägt *Vana* vor, einen drohenden epileptischen Anfall durch Kohlensäureeinatmung zu bekämpfen. *Jalcowitz* stellte fest, dass nach Operationen häufig eine allgemeine postoperative Krampfbereitschaft besteht und will diese auf eine Alkalose des Blutes zurückführen. Er will dieselbe durch Gaben von Ammoniumchlorid beheben, das azidotisch wirkt. Auch hier wäre vielleicht Kohlensäureatmung am Platze.

Im Zusammenhang hiermit ist vielleicht eine Beobachtung von Interesse, deren Kenntnis ich Herrn Prof. *Holfelder* verdanke. Ein Kranker mit primärem ausgedehntem Lungenkarzinom (Röntgendiagnose) bekam die für metastatische karzinomatöse Meningitis charakteristischen epileptischen Anfälle (durch Wochen hindurch täglich 6—8 Anfälle). In diesem Stadium wurde mit unserer Gasbehandlung begonnen mit dem Erfolge, dass am 1. Tage der Gasatmung nur noch ein leichter Anfall auftrat, vom 2. Tage an die Anfälle vollkommen verschwanden. Trotzdem unsere Gasatmung ja nur stundenweise täglich durchgeführt wird, sind die Anfälle bis zu dem 8 Wochen später (durch Lebermetastasen) erfolgten Tod nicht wiedergekehrt.

Herr Dr. *Westhues* hat ferner an einer Kranken mit tetanischer Übererregbarkeit folgenden interessanten Versuch durchgeführt: Die Patientin bekam regelmäßig durch etwa 40 tiefe Atemzüge (Überventilation) einen tetanischen Anfall von 10—15 Minuten Dauer. Wenn man bei diesem Versuch aus einem Schlauch reine Kohlensäure vor ihrem Gesicht ausströmen liess (so dass sie also CO_2 mit Luft ohne genauere Dosierung einatmete), so bekam sie selbst nach 100 tiefen Atemzügen keinerlei tetanische Erscheinungen. Löste man weiter durch tiefe Luftatmung wieder einen tetanischen Anfall aus, so konnte derselbe durch Kohlensäureinhalation nach 1 Minute prompt beseitigt werden; wenn man unsere 4½proz. CO_2-Mischung in reinem Sauerstoff (s. später) nach Einsetzen des Anfalls atmen liess, so gingen die Erscheinungen in 2—3 Minuten völlig zurück.

Es ist klar, dass man nach solchen Beobachtungen Veranlassung hat, die Wirkung unserer Gasbehandlung, die ja völlig ungefährlich ist, bei allen Krampfzuständen, vor allem bei der Tetanie, bei der Epilepsie und bei der Eklampsie einer systematischen Prüfung zu unterziehen, eröffnen sich hier doch sogar wichtige therapeutische Aussichten.

Bei der Eklampsie wird allerdings eine Azidose als pathogenetisch-wirksamer Faktor angenommen (*Zweifel* u. a.). Durch Gasanalyse des venösen Blutes, durch Bestimmung der H-Ionenkonzentration (*Bokelmann* und *Rother*, *Hasselbalch* und *Gammeltoft*), durch den Nachweis der Herabsetzung der Blutalkaleszenz (*Zangemeister*) ist das Bestehen einer Azidose in der Gravidität nachgewiesen, die am stärksten im präeklamptischen Zustand und in der Eklampsie ist (*Mahnert*). Diese Azidose soll zu Hemmungen der Oxydation führen. Hieraus ist aber eine Unwirksamkeit der Kohlensäure-Sauerstoffbehandlung noch nicht abzuleiten. Einerseits ist ebenso nachgewiesen, dass der Kohlensäuregehalt des venösen Blutes bei Graviden geringer ist als bei Nichtgraviden, dass das Blut eine geringere Aufnahmefähigkeit für CO_2 hat und dass endlich die CO_2 Spannung in den Lungenalveolen bei Graviden herabgesetzt ist (*Mahnert*). Auch kann vielleicht die wirksame Kalktherapie bei Eklampsie (*Günter* und *Schultze*) als Säurewirkung aufgefasst werden. Vor allem aber wäre zu entscheiden, worauf die Azidose des Blutes bei Eklampsie beruht. Hier hat *Günther K. F. Schultze* vor kurzem nachgewiesen, dass der *Milchsäuregehalt* des Blutes bei normalen Graviden in den letzten Schwangerschaftsmonaten durchschnittlich um 4 mg% (von 11 normal auf 15) erhöht ist. Eine noch stärkere Erhöhung auf 20—21 mg% fand sich bei präeklamptischen Zuständen und bei einer Eklampsie fanden sich sogar Werte von 22—25 mg%.

Weiter ist aber vor kurzem von *Rossenbeck* darauf hingewiesen worden, dass die nachgewiesene Azidose bei Eklampsie keine absolute, sondern nur eine relative ist, entstanden auf dem Boden einer Alkalipenie. Die Azidose des Blutes soll nur die Folge einer *Alkalose des Gewebes* sein. Nicht eine Mehrproduktion von Säure, sondern Alkalimangel (*St. Wieser*) liegt vor, eine Erniedrigung der Serumnatriumwerte. Die nachgewiesene Vermehrung von Phosphorsäure und Milchsäure im Blute der Eklamptischen soll nur zur Neutralisation des im Gewebe angehäuften Natriums dienen. Wir sahen aber bereits, dass infolge ihrer ausserordentlich starken Diffusionsgeschwindigkeit gerade die Kohlensäure sehr rasch in das Gewebe gelangt und dadurch also besonders leicht und energisch die Alkalose des Gewebes beseitigen könnte.

Ist all das richtig, so könnte gerade unsere Gasbehandlung nach den oben mitgeteilten Untersuchungen auch bei der Eklampsie den Milchsäurespiegel des Blutes herunterdrücken und gleichzeitig die Krampfbereitschaft, wie bei Tetanie und Epilepsie herabsetzen. Versuche und Untersuchungen in dieser Richtung sind an der hiesigen Frauenklinik bereits im Gange.

Nach alledem dürfen wir besondere Wirkungen von einem entsprechend zusammengesetzten Sauerstoff-Kohlensäuregemisch erwarten, und wir haben zunächst mit solchen Gemischen ausgedehnte Versuche an normalen Tieren, und zwar an Mäusen und Kaninchen durchgeführt. In all diesen Versuchen zeigte sich — wie auch später am gesunden und kranken Menschen —, dass dieses Gasgemisch ohne jeden Schaden geatmet werden kann.

Schon bei Luftatmung tritt eine erhebliche Dyspnöe erst auf, wenn der Kohlensäuregehalt der eingeatmeten Luft etwa 10 % beträgt. Leichter als eine Luftkohlensäuremischung wird eine Mischung von Kohlensäure mit reinem Sauerstoff vertragen. Hier tritt auch die Dyspnöe nicht so früh auf. Wir haben in unseren Versuchen meistens nur ein Gasgemisch von $4\frac{1}{2}\%$ CO_2 in reinem Sauerstoff angewandt, haben aber auch Mischungen mit 6, 8 und 10 % CO_2 versucht und keine Schädigung gesehen. Die Ergebnisse, die ich heute mitteile, beziehen sich in erster Linie auf die niedrigste Konzentration von $4\frac{1}{2}\%$ CO_2 in reinem Sauerstoff. Anfangs haben wir uns die Mischungen selbst durch Druckausgleich aus den verschiedenen Stahlflaschen dargestellt. Als der Verbrauch aber — besonders durch die Versuche am Menschen, s. später — grösser wurde, hat uns das Autogenwerk der I. G. Farbenindustrie in Griesheim a. M. die Gasmischungen in den gewünschten Konzentrationen fertig geliefert, wodurch eine grosse Erleichterung unserer Arbeiten gegeben war.

Die reine Kohlensäure ist natürlich ein Gift, das rasch zur Erstickung führt und deshalb nur ganz kurze Zeit eingeatmet werden kann. Die Methode, einfach aus einem Schlauch reine Kohlensäure ausströmen zu lassen und den Schlauch vor Mund und Nase des Kranken zu halten, ist natürlich eine sehr grobe, primitive Methode, die zudem jede Dosierung der Wirkung ausschliesst. Unsere Gasmischung zeigt alle erwünschten Wirkungen der Kohlensäure ohne jeden Nachteil, die Wirkung ist ganz genau zu dosieren und das Gasgemisch kann ohne die geringste Gefahr stundenlang geatmet werden. Zu der Kohlensäurewirkung kommt dann noch der Vorteil der reinen Sauerstoffatmung hinzu, und man kann daher wohl sagen, dass unsere Gasmischung auch da mit grösstem Vorteil anzuwenden sein wird, wo man bisher schon von der anregenden Wirkung der Kohlensäure Gebrauch gemacht hat.

Es ist leicht festzustellen, dass Tiere, die in unserem Gasgemisch atmen — wir benutzten grosse luftdicht abgeschlossene Glasglocken, in denen die

Tiere sitzen, während das Gas dauernd zu und abströmt —, eine *tiefere* und manchmal auch *schnellere Atmung* haben. Dasselbe haben wir am Menschen sowohl in Eigenversuchen am Gesunden wie auch in Versuchen an Kranken festgestellt. Am Menschen wurde die Gasatmung mit besonders konstruierten dicht abschliessenden Masken mit sehr leicht gehendem Ein- und Ausflussventil durchgeführt. Auch hier starke Vertiefung der Atmung und leichte Vermehrung der Atemzüge[1]).

Diese Tatsachen allein zeigen schon, dass eine solche stärkere Atmung Wirkungen auf den Gesamtorganismus haben muss. Da das Gasgemisch 95 % reinen Sauerstoff enthält, muss der O-Partialdruck im Blute höher werden. Die wesentlich verstärkte und häufigere Atmung muss, wenn wir uns vulgär ausdrücken dürfen, zum mindesten eine starke Durchlüftung des ganzen Körpers zur Folge haben. Der (s. später, S. 19) von uns am Milchsäurespiegel des Blutes durchgeführte Beweis, dass hierbei in allen Geweben ein stärkeres O-Angebot und ein stärkerer O-Verbrauch erfolgt, lässt hoffen, dass diese starken Beeinflussungen des Stoffwechsels nicht bedeutungslos sein werden.

2. Besondere Wirkungsmöglichkeiten des Gases auf die Geschwulstzelle.

Der Kohlensäuregehalt des venösen Blutes liegt normalerweise bei 45 und 50 Vol. % (*Stewart*). Auch diese Spannung muss durch unsere Kohlensäurezufuhr erhöht sein. Hier hat mich mein Freund Prof. *Gustav Embden*, dem ich für ständige und wertvollste Beratung und Unterstützung unserer Arbeiten zu grösstem Danke verpflichtet bin, darauf aufmerksam gemacht, dass auch eine direkte Wirkung der erhöhten Kohlensäurespannung auf die Tumorzelle möglich, ja wahrscheinlich ist. Aus einer Reihe zum Teil noch unveröffentlichter Arbeiten des *Embden*schen Instituts geht hervor, dass die Kohlensäure im Gegensatz zu anderen Säuren ganz besonders ungünstig auf die Lebensfähigkeit absterbender Muskelzellen einwirkt, dass sie die Synthesefähigkeit des Muskelbreies stark schädigt und den Eintritt der Totenstarre der Muskelfaser beschleunigt (*Deutike*), offenbar also einen sehr starken Einfluss auf den Kolloidzustand der Zelle ausübt. Das ist um so auffallender, als andere Säuren die Alterung des Muskelbreies direkt verzögern, also die lebendige Substanz vor der schädlichen Kolloidveränderung sogar schützen.

Wenn es aber richtig ist, und wir dürfen das heute als bewiesen annehmen, dass die Tumorzelle eine besonders hinfällige, kurzlebige, kranke und geschädigte Zelle ist, so ist es sehr wohl denkbar, dass hier Kohlensäurekonzentrationen bereits stark schädigen können, die das normale Gewebe noch intakt lassen. Der hohe Sauerstoffdruck unseres Gasgemisches würde also einerseits die Lebensfähigkeit der normalen Zellen unterstützen und verbessern, diejenige der Tumorzellen durch stärkere Atmung schädigen und

---

[1]) Über die technische Durchführung der Gasatmung beim Menschen siehe später, S. 233 ds. Bd.

zugleich würde die erhöhte Kohlensäurekonzentration die Geschwulstzelle direkt schädigen. Sollte das auch nur in geringem Grade zutreffen, so hätte es den grossen Vorteil, dass wir ohne jede Schwierigkeit die Wirkungen dieser Gase durch das Blut an alle Stellen des Körpers, an jede einzelne mit dem Stoffwechsel noch in Verbindung stehende Tumorzelle heranbringen könnten.

Aus den Erfahrungen der Gewebszüchtung verdient vielleicht erwähnt zu werden, dass die für die Tätigkeit der Geschwulstzelle in der Kultur so wichtige und charakteristische Verflüssigung des Plasmas, die Fibrinolyse, durch eine Erhöhung die Azidität verhindert, durch eine Herabsetzung der Azidität gesteigert werden kann (*Alb. Fischer*). Auch von diesem Gesichtspunkte aus wäre also die Erhöhung der Azidität durch die zugeführte Kohlensäure im Geschwulstgewebe nicht als ein Nachteil anzusehen.

Die theoretischen Grundlagen lassen also den eingeschlagenen Weg als aussichtsreich erscheinen, wenn gleich die Entscheidung natürlich nur durch das Ergebnis der Versuche selbst erbracht werden kann.

Für die Geschwulstzelle kommen aber nicht allein die direkte Wirkung auf den Gasaustausch, sondern noch andere Wirkungen unseres Gasgemisches in Frage. Wollen wir die pathologischen Stoffwechselvorgänge in der Tumorzelle, insbesondere ihre Glykose unserem Verständnis näherbringen, so dürfen wir sie wohl mit der so eingehend studierten Glykolyse bei der Muskeltätigkeit vergleichen. Auch der Muskel bildet ja bei der Tätigkeit anaërob grosse Mengen von Milchsäure. Gibt man ihm aber reichlich Sauerstoff, so bildet er weniger Milchsäure und verbrennt trotzdem mehr Milchsäure. Nehmen wir das gleiche für die Geschwulstzelle an, so wäre ihr spezifischer glykolytischer Stoffwechsel durch die in unserem Gasgemisch gegebene reichliche O-Zufuhr wesentlich gehemmt. War dieser ganze Gedankengang richtig, so musste in Ruheversuchen dieser Art schon beim normalen Menschen der Milchsäurespiegel des Blutes nach längerer Atmung unseres Gasgemisches heruntergehen. Auf Veranlassung von Herrn Kollegen *Embden* haben wir solche Untersuchungen durchgeführt. Mehrere Herren des Instituts stellten sich für diese Versuche zur Verfügung, und wir konnten (Herr Dr. *Joos* im *Embden*schen Institut) folgendes (s. Tab. 1) feststellen.

Tabelle 1: Versuch an normalen Personen.

Nr.	1 Dauer der Versuche	2 Milchsäure in mg % vor der Atmung	3 Milchsäure in mg % nach der Atmung	4 Differenz	5 Blutzucker vor der Atmung	6 Blutzucker nach der Atmung
1	1 Std.	6,75	3,88	—2,87	0,112	0,112
2	1 Std.	12,40	9,90	—2,50	0,104	0,104
3	1 Std.	11,5	11,4	—0,1	nicht bestimmt	
4	1 Std.	8,07	7,01	—0,97	0,078	0,074
5	1 Std.	12,69	10,00	—2,69	nicht bestimmt	

Das Ergebnis der genauen und mit Ausschaltung aller Fehlerquellen durchgeführten Versuche ist also das, dass der Milchsäurespiegel des Blutes durch einstündige Atmung unseres Gasgemisches eine ausserordentlich starke Senkung erfährt. Bisher kennen wir aber irgendein Mittel oder eine Methode zur Senkung des Ruhe-Milchsäurespiegels im Blute überhaupt noch nicht. In einem einzigen Versuch haben wir die Gasatmung so durchgeführt, dass eine langsame Steigerung des CO_2-Gehaltes der Einatmungsluft in dem Sparbeutel unserer Apparatur eintreten musste, so dass langsam steigende höhere Konzentrationen von CO_2 eingeatmet wurden. Dieser Versuch wurde auf 2½ Stunden ausgedehnt und hatte zum Schluss eine starke Zyanose und sehr verstärkte Atemtätigkeit der Versuchsperson zur Folge. Hier trat im Gegensatz zu den anderen Versuchen eine Erhöhung des Milchsäurespiegels im Blute ein, die ohne weiteres durch die sehr verstärkte Tätigkeit der Atemmuskulatur erklärt ist. Immerhin ist uns dieser Versuch ein Hinweis darauf, dass eine Übertreibung der Gasatmung bis zur Zyanose das Gegenteil der erwünschten Wirkung erzielt.

Eine Veränderung des Blutzuckers wurde in den Normalversuchen nicht gefunden, ebenso keine deutliche Beeinflussung des Blutdruckes (s. aber später bei Kranken). Der Puls nahm in den Normalversuchen an Frequenz ab, um etwa 5—8 Schläge in der Minute. Die Atmung war deutlich vertieft, leicht beschleunigt (23—25 Atemzüge in der Minute).

Mit dieser Senkung des Milchsäurespiegels durch unsere Gasatmung müssen wir natürlich auch bei Krebskranken rechnen. Einige Bestimmungen haben wir auch bei ihnen vorgenommen mit folgendem Ergebnis:

Tabelle 2: Versuche an Karzinom-Kranken.

Nr.	Diagnose	Dauer der Atmung	Milchsäure in mg % vor der Atmung	Milchsäure in mg % nach der Atmung	Differenz
1	Rektum-Karzinom	30 Min.	18,58	12,77	— 5,81
2	Pylorus-Karzinom	45 Min.	15,50	13,34	— 2,16

Wir dürfen also einen analogen Einfluss unserer Gasatmung auf den Stoffwechsel der Tumorzelle wie auf den der tätigen Muskelzelle annehmen. Trifft das zu, so wirkt unsere Gasatmung auf den Stoffwechsel der Geschwulstzelle in der Weise, dass auch hier mehr Milchsäure verbrannt und weniger Milchsäure gebildet wird, dass ferner durch den herabgesetzten Milchsäuregehalt des Blutes ein stärkeres Gefälle zum Blute hin entstehen muss, das kranke Gewebe also rascher und gründlicher von überschüssiger Milchsäure befreit wird, die bei intakter Leber in dieser leicht wieder zu Zucker synthetisiert wird. All dies sind positive Anhaltspunkte dafür, wie die vermehrte Kohlensäurezufuhr und die zugleich durch O_2 erzwungene stärkere Atmung, wie also unser Gasgemisch auf den Stoffwechsel der Geschwulstzelle einwirken muss.

3. Arbeitshypothese über die Stoffwechselbeeinflussung der Tumorzelle durch das Gas.

Bisher sind die feineren Stoffwechselvorgänge in der lebendigen Substanz im wesentlichen an der Muskelzelle eingehender analysiert und bereits weitgehend aufgeklärt worden. Auf dem Boden dieser grundlegenden Arbeiten von *Embden, Meyerhof* und *Hill* dürfen wir uns als *Arbeitshypothese* vielleicht folgendes Bild von der Stoffwechselstörung in der Geschwulstzelle machen (das ich der Zusammenarbeit mit *Embden* verdanke):

Die lebende Muskelzelle bildet bei ihrer Tätigkeit Milchsäure und Phosphorsäure (aus Zucker über Laktazidogen, *Embden*). Durch die gebildete Milchsäure wird der oxydative Stoffwechsel in der Muskelzelle gesteigert *(Meyerhof)*. Ein an Milchsäure sehr reicher Muskel in Sauerstoff gebracht, atmet sehr stark. Durch diese verstärkte Oxydation wird ein Teil der Milchsäure verbrannt, ein anderer zu Zucker resynthetisiert, wodurch die normale Erholung der Muskelzelle eintritt. Dieser „Kreislauf der Kohlehydrate" (*Embden*), in dem natürlich viele komplizierte Reaktionen gesetzmäßig und quantitativ aneinandergekuppelt sind, wird in der Geschwulstzelle unterbrochen. Hier führt die Stoffwechselsteigerung durch die Milchsäure zum Wachstum, weil die Erhöhung der Oxydation durch die Milchsäure ausbleibt und dafür der (Ersatz-)Gärungsstoffwechsel gesteigert wird, womit der Circulus vitiosus gegeben wäre.

Wollen wir diesen Circulus vitiosus unterbrechen, so gilt es, die Milchsäure*bildung* in der Tumorzelle einzuschränken, die Abfuhr der Milchsäure nach dem Blute zu beschleunigen und die Atmung der Geschwulstzelle, ihre Oxydationen zu steigern. Dass all diese Wirkungen von unserem Kohlensäure-Sauerstoffgemisch erwartet werden können, geht aus den von uns beigebrachten experimentellen Tatsachen hinreichend deutlich hervor.

4. Geschwulstversuche mit dem Gas.

Die *Versuche*, die wir mit dieser Gasatmung *an Geschwulsttieren* durchführten, wurden in der Regel so ausgeführt, dass die Mäuse täglich 3 Stunden die Gasmischung atmeten. Wir haben zwar auch Versuche von längerer Dauer, auch tagelange Gasatmung durchgeführt, ohne aber bisher wesentliche Vorteile davon zu sehen. *Alb. Fischer* hat bereits gefunden, dass die Tiere durch eine Sauerstoffbehandlung eine grössere Resistenz gegenüber einer erneuten Behandlung erwerben und hat geglaubt, dass hier Abwehrmaßnahmen des Körpers in Wirksamkeit treten. Daher hat er sich im wesentlichen auf eine *einmalige*, aber *längere* Behandlung mit dem gefährlicheren Sauerstoffüberdruckverfahren beschränkt. Wir haben auf ähnlichen Erwägungen gerade das Gegenteil gemacht, wobei allerdings unsere Gasgemische irgendeine Gefahr für den Körper nicht darstellen. Nur bei den höheren Konzentrationen von 10 % Kohlensäure konnten wir feststellen, dass Tiere, die schon einmal unser Gas geatmet hatten, auch die hohen Konzentrationen besser vertrugen. Wir glauben aber, eine solche Anpassung eher begrüssen als fürchten zu müssen, da wir ja durch unsere Gasbehandlung vor allem auch die Abwehrkräfte des Körpers unterstützen wollen und diese durch Anpassung sicher gefördert werden. Ferner ist die *mangelnde* Anpassungsfähigkeit gerade eine charakteristische Eigenschaft der Tumorzelle gegenüber der normalen Körperzelle. Und auch diese Differenz könnte in unseren Versuchen wirksam werden. Aus all diesen Gründen haben wir bisher der intermittierenden Behandlung den Vorzug gegeben.

Die Versuche wurden ausschliesslich an Mäusen gemacht, die mit *transplantablen Tumoren* geimpft waren. Es wäre von höchstem Interesse gewesen, wenn wir die Versuche auch an Tieren mit Spontantumoren hätten ausführen können. Leider standen uns bisher solche überhaupt nicht zur Verfügung, für die Hauptmasse der Versuche war es aber völlig ausgeschlossen, mit Spontantumoren zu arbeiten, da ja nur grosse Versuchsreihen hier Ergebnisse zeitigen konnten. Wir haben uns also leider, wie auch alle anderen Experimentatoren, auf Versuche mit transplantierten Geschwülsten beschränken müssen. Das ist ein grosser Nachteil, denn, wie ich in meiner „Allgemeinen Geschwulstlehre" eingehend dargelegt habe, bestehen sehr wesentliche Unterschiede zwischen Spontantumoren und transplantierten Geschwülsten. Letztere sind oft viel leichter zu beeinflussen, und wir haben diesen Fehler besonders dadurch in etwas auszugleichen versucht, dass wir unsere Versuche an einer Reihe verschiedener Geschwulststämme durchführten.

Für die Hauptmasse unserer Versuche haben wir schliesslich nur 3 Geschwulststämme verwandt, weil sie die bösartigsten waren, und arbeiten jetzt nur noch mit diesen. Es sind dies:

1. eine ganz undifferenzierte Geschwulst, das *maligne Chondrom* von *Ehrlich*;

2. ein *solides Karzinom*, das wir von Herrn Prof. *Caspari* erhielten;

3. ein *Adenokarzinom*, der sogenannte Frankfurter Stamm, den wir von Frau Prof. *Erdmann*, Berlin, durch das Reichsgesundheitsamt erhielten. Es ist das dieselbe Geschwulst, auf die sich die Ergebnisse von *Alb. Fischer* beziehen[1]).

---

[1]) Für die weiteren in diesem Buche mitgeteilten Tierversuche standen uns ausser diesen Geschwulststämmen noch zwei weitere transplantable Mäusekarzinome zur Verfügung, nämlich

4. ein Adenokarzinom, das wir von Herrn Prof. *Teutschländer*-Heidelberg erhielten („*Heidelberger Stamm*") und

5. ein experimentell erzeugtes *Teerkarzinom* von grosser Bösartigkeit, sehr gut transplantabel, das wir dem Reichsgesundheitsamt (Dr. *E. Haagen*) verdanken.

Alle 3 Mäusegeschwülste sind sehr bösartig, doch haben wir den Eindruck, dass das maligne Chondrom an Bösartigkeit und Sicherheit des Angehens die anderen beiden vielleicht noch etwas, wenn auch nur wenig, übertrifft[1]).

Die Ergebnisse, die wir nun mit unserer Methode erzielten und die natürlich noch an anderer Stelle eingehend und mit den Protokollen — von jedem Tier wurde ein ganz genaues, eingehendes Protokoll aufgenommen — veröffentlicht werden sollen, gründen sich auf Versuche an bis heute über 2000 Geschwulstmäusen und lassen sich folgendermaßen kurz zusammenfassen:

a) Wirkung des Gases allein auf die Geschwulstzelle[2]).

Die Wirkung unserer *Gasmischung allein* auf das Wachstum solcher Geschwülste war zwar besser als die Wirkung reiner Sauerstoffatmung, aber sie war doch sehr gering und häufig überhaupt nicht nachweisbar. Nur bei einem zwar häufig sehr bösartigen, leicht zu übertragenden *Sarkom*stamm haben wir wiederholt völliges Verschwinden der bis dahin gut wachsenden Geschwulst bei reiner Gasatmung beobachtet. Nachdem wir aber bei diesem Stamme in einigen Fällen Spontanheilung der bereits gut entwickelten Geschwülste gesehen haben, haben wir diesen Stamm von all unseren weiteren Versuchen ausgeschlossen. Bei den *Karzinom*stämmen dagegen und bei dem noch von *Ehrlich* stammenden *malignen Chondrom* haben wir weder jemals eine Spontanheilung noch eine vollkommene Heilung durch die Gasbehandlung allein gesehen. Besonders das maligne Chondrom hat sich in allen Fällen als äusserst bösartig und als sehr schwer beeinflussbar gezeigt, so dass wir bei unseren weiteren Versuchen von Heilungen nur dann sprechen, wenn der Erfolg einwandfrei auch bei *dieser* Geschwulstart eingetreten ist. Dieses maligne Chondrom gibt auch bei der Transplantation, wie schon *Caspari* betont hat, eine Ausbeute von 100 %.

Zur Technik unserer Versuche bemerke ich noch, dass die Mäuse immer erst 14 Tage nach der Impfung, oft noch später und ausnahmslos erst dann in den Versuch genommen wurden, wenn die meist am Bauche implantierte Geschwulst lebhaft gewachsen und *mindestens* Bohnengrösse erreicht hatte[3]).

---

[1]) In dem ersten Jahre unserer Arbeiten hatten wir den Eindruck, dass das *maligne Chondrom* die Karzinome auch in der Schnelligkeit des Wachstums, in der Malignität überhaupt ein wenig übertrifft. Die weiteren Erfahrungen haben aber gezeigt, dass das nicht immer zutrifft. Bei allen Stämmen kommen Schwankungen der Wachstumsschnelligkeit vor, aber im ganzen müssen wir doch sagen, dass die Karzinome rascher wachsen, vielleicht auch im allgemeinen maligner sind, dass dagegen das Chondrom meist langsamer sich entwickelt, aber besonders schwer zu beeinflussen ist. Daher bleibt die schon im Anfang von mir betonte Notwendigkeit, die Wirksamkeit eines Verfahrens gerade an dieser Geschwulstart zu prüfen, bestehen.

[2]) Vgl. hierzu weiter S. 41 ds. Bd.

[3]) Diese Angabe hat zu einem Missverständnis geführt, da sie so ausgelegt wurde, als ob unsere Impfungen immer am Abdomen gemacht worden seien. Wir machten sie jedoch nur auf der *ventralen Seite*, also häufig auch in der Gegend der Brust und der Achselhöhle. Die am Abdomen auftretenden Tumoren werden bei der Nekrotisierung leicht

Zu allen Versuchen wurden immer gleichzeitig Kontrollserien angesetzt, in denen die Tiere an der stark wachsenden Geschwulst gewöhnlich binnen 4—6 Wochen zugrunde gingen.

b) Wirkung des Gases in Verbindung mit Eisen und Eisenfarbstoffen [1].

Da mit der Gasmischung allein — wie übrigens bei *Alb. Fischer* auch mit stark erhöhtem Sauerstoffdruck allein — ein *sicherer* Erfolg nicht zu erzielen war, so gingen wir dazu über, die Gasbehandlung zugleich mit sog. tumoraffinen Präparaten anzuwenden. In der Literatur finden sich zahlreiche Angaben über chemische Substanzen, die eine besondere Affinität zur Tumorzelle haben sollen. Ich erinnere nur an das Seleneosin, an Kobaltverbindungen und viele andere. Es liegt nahe anzunehmen, dass manche dieser Präparate eine sehr viel stärkere Wirkung bei Kombination mit unserer Gasbehandlung entfalten werden. *Alb. Fischer* hat auch Selenverbindungen und Kupferverbindungen bei seinen Versuchen mit Erfolg benutzt. Wir selbst haben die Absicht, unsere Versuche, sobald uns die Möglichkeit gegeben ist, in dieser Richtung auszudehnen auf alle diejenigen Substanzen, denen nach experimentellen Untersuchungen mit hinreichender Begründung eine Tumoraffinität zugesprochen werden kann. Bisher mussten wir unsere Versuche in dieser Hinsicht stark beschränken und fragten uns, welche Verbindungen wohl besondere Aussicht auf Erfolg bieten würden. Hier stand in erster Linie eine Reihe von Farbstoffen. *Waterman* hat vor kurzem eine übersichtliche Zusammenstellung aller dieser Präparate gegeben und hat insbesondere die Farbstoffe in einer Tabelle aufgeführt, die eine starke Hemmung der Glykolyse hervorrufen. Man könnte daran denken, vor allen Dingen solche anzuwenden, aber *Waterman* macht selbst darauf aufmerksam, dass gerade die Farbstoffe, die bisher am wirksamsten gefunden wurden (Methylenblau, Eosin, Isaminblau, Trypanblau), keinen erheblich vermindernden Einfluss auf die Glykolyse haben. Gerade das von uns (s. unten) als besonders wirksam befundene Isaminblau hemmt die Glykolyse der Tumorzelle besonders schlecht, während andere Farbstoffe, vor allem Triphenylmethanfarbstoffe und Chinoline die

---

infiziert und geben dann bei der Abheilung besonders schöne Narbenbildungen. Daher kommt es, dass zufälligerweise eine solche grade in unseren Abbildungen wiedergegeben ist (s. S. 29). Andere ausgeheilte Tumoren geben keine so deutliche Narben und lassen sich daher im Bild nicht wiedergeben. Wir haben in unseren weiteren Arbeiten, um jeden Einwand auszuschliessen, das Impfmaterial im Unterhautgewebe des Rückens der Haut deponiert, so dass sich die Geschwülste immer am Rücken entwickelten. In den ersten Versuchsreihen wurde die Impfung stets nach der von *Paul Ehrlich* übernommenen Methode so ausgeführt, dass das dünne Glasröhrchen in der Inguinalgegend eingeführt und bis zum Halsanfang durchgestossen wurde. Dann wurde das Impfmaterial ausgeblasen, so dass sich die meisten Geschwülste an der Brust, einige auch am Bauch entwickelten. Im übrigen zeigte sich, dass die Art unserer Impfungen keinen Einfluss auf die Versuchsergebnisse hatte.

[1] Vgl. hierzu weiter S. 173 ds. Bd.

Glykolyse von *Flexner-Jobbling*schem Tumorgewebe sehr stark hemmen (*Yabusoe*). Auch mit einigen dieser Farbstoffe sind Versuche bei uns im Gange, aber noch nicht abgeschlossen. Weiter wäre an Verbindungen von Rubidium und Selen zu denken, welche die Reduktion normaler Zellen ebenso stark steigern, wie sie die Reduktion von Sarkomzellen herabsetzen (*Roffo*). Hier ergeben sich noch zahlreiche Möglichkeiten für die weitere experimentelle Arbeit.

Man könnte auch davon ausgehen, dass es Gifte gibt, die vorwiegend das Protoplasma, andere, die hauptsächlich den Zellkern schädigen und demnach die kernzerstörende Wirkung der Substanzen der Auswahl zu Grunde legen. Als solche kernzerstörenden Präparate führt *Dustin* vor allem sie Säuren, dann Benzol, Teer, Arsen und endlich die Farbstoffe Trypaflavin, Trypanblau, Methylenblau und Neutralrot an. Auch den Selenverbindungen wird eine besondere kernzerstörende Wirkung zugeschrieben, und zwar sollen sie Tumorzellen stärker schädigen als normale Zellen (*Roffo* und *Correa*). Vom Neutralrot möchte ich schon hier erwähnen, dass wir es in mehreren Versuchsreihen ohne jeden Erfolg angewandt haben.

Ich selbst ging bei der Auswahl der Substanzen von der Grundidee unserer Versuche aus, dass es darauf ankäme, die Tumorzelle zur Atmung zu zwingen. Die Bedeutung des Eisens als Atmungskatalysator ist allgemein anerkannt und auch für die Zellatmung durch die Arbeiten von *Warburg* stark in den Vordergrund gerückt worden.

Daher habe ich den Eisensalzen eine grosse Bedeutung in unseren Versuchen beilegen zu müssen geglaubt. Wir haben infolgedessen auch Versuche durchgeführt, in denen wir den Tieren lediglich Eisenverbindungen intravenös injizierten. Wir haben in diesen Versuchen durchschnittlich bereits eine Verlängerung des Lebens um etwa 8 Tage feststellen können, die Geschwulst wuchs langsamer, aber schliesslich doch zur gleichen Grösse wie bei den Kontrollen. Kombinierten wir diese Eisenbehandlung mit unserer Gasbehandlung, so wurde das Resultat besser, das Leben wurde verlängert, ja wir konnten in einem Versuch von 10 Tumormäusen (solides Karzinom) *zwei vollständige Heilungen* erzielen.

Daraus ergab sich bereits die Kombination von Eisensalzen mit den sog. tumoraffinen Farbstoffen und der Gasbehandlung. Wir gingen dabei vor allem vom Methylenblau, Trypanblau und vom Isaminblau aus (über dessen günstige Wirkung auf menschliche Tumoren bereits von *Roosen* und *Bernhard* berichtet wurde) und kombinierten diese Farbstoffe mit Eisenpräparaten. Zwei besonders wirksame Mischungen dieser Art sind die Präparate B. 714 und B. 718. Auch noch einige andere sog. tumoraffine Substanzen wurden ebenfalls in Mischung mit verschiedenen Eisenverbindungen auf ihre Wirksamkeit gegen die Geschwulstzellen untersucht.

Bei all diesen Arbeiten und der Herstellung dieser Präparate und ihrer brauchbaren Lösungen bin ich von Herrn Direktor Dr. *Benda*, Mainkur bei

Frankfurt a. M., unterstützt worden und bin ihm für die wertvolle Hilfe zu grossem Danke verpflichtet.

Der Zusatz der Eisenverbindungen beeinträchtigt häufig die Löslichkeit der Farbstoffe, insbesondere des Isaminblaus. Wir müssen daher bei solchen Lösungen und Kombinationen sehr vorsichtig vorgehen, um jede Emboliegefahr mit Sicherheit zu vermeiden. Am Tier haben wir ausgedehnte Verstopfungen der Lungenkapillaren mit körnig ausgefallenem Farbstoff wiederholt gesehen und haben diese Embolien am Menschen nur durch besondere Herstellung der Lösungen, getrennte Sterilisation, gerinnungshemmende Zusätze vermieden. Jede Lösung, die beim Menschen angewandt wurde, wurde für jede Injektion frisch dargestellt und jedesmal am Tier erst auf ihre Unschädlichkeit geprüft.

Für alle unsere Versuche betone ich ausdrücklich, dass wir *niemals* die von uns angewandten Substanzen direkt in die Geschwulst oder auch nur in ihre nähere Umgebung eingespritzt haben. Wir haben diesen Weg mit voller Absicht von vornherein *völlig* ausgeschlossen. Die transplantierte maligne Tiergeschwulst ist ohnedies schon sehr viel leichter zu beeinflussen, als etwa ein Spontankarzinom beim Menschen. Man kann daher solche durch Transplantation entstandenen Geschwulstknoten durch lokale Misshandlung der allerverschiedensten Art, nicht selten sogar durch einfaches mechanisches Quetschen zur Rückbildung, ja zum völligen Schwund bringen. Chemische Präparate, die ebenfalls hierzu geeignet sind, gibt es in grossen Mengen. All das hat aber, wie ich glaube, für die so wichtige Frage der Krebsheilung gar keine wesentliche Bedeutung. Wo wir lokal an eine Geschwulst heran können, haben wir ja schon durch das Messer des Chirurgen, durch das Brenneisen und verwandte Methoden reichliche Möglichkeiten der Beeinflussung in der Hand. Selbst auf nicht ohne weiteres dem chirurgischen Messer zugängliche Geschwülste können wir in manchen Fällen noch durch die Strahlentherapie lokal einwirken. Das, was wir aber brauchen, ist die Beeinflussung derjenigen Geschwulstzellen, die eben irgendeiner lokalen Behandlung *nicht* zugänglich, die ihr völlig entrückt sind, also der in Lymphbahnen und Blutbahn verschleppten Tumorzellen. Nur wenn wir Methoden finden, die *vom Gesamtorganismus aus* die Geschwulstzellen an *jeder* Stelle des Körpers anzugreifen imstande sind, werden wir einen wesentlichen Fortschritt erwarten dürfen. Die Methode der Gasbehandlung ist ein solcher Weg, der wenigstens beim transplantierten Tumor des Tieres schon solche Erfolge aufzuweisen hat. Wollen wir diese Methode noch leistungsfähiger machen, so muss die unterstützende Wirkung ebenfalls eine Wirkung vom Gesamtorganismus aus sein.

Wir haben also mit voller Absicht auch die wirksamsten der von uns gefundenen chemischen Stoffe *niemals lokal* durch direkte Einspritzung in die Geschwulst einwirken lassen, weil uns diese Wirkung, obwohl sie in einzelnen Fällen vielleicht *praktisch* von Bedeutung sein kann, *grundsätzlich* überhaupt nicht interessierte. Alle unsere Versuchsangaben beziehen sich also lediglich auf Experimente, in denen die wirksamen Substanzen weit entfernt von der Geschwulst *subkutan* injiziert oder in die Schwanzvene der Maus *intravenös* eingespritzt wurden. Durch dieses Vorgehen konnten wir jede lokale Beeinflussung der Geschwulst, wie das in unserer Absicht lag, ausschliessen und hatten immer nur Wirkungen vor uns, die vom Gesamtkörper, insbesondere vom Blute ausgingen. Zeigten sich solche Kombinationsmethoden mit unserer Gasatmung als wirksam, so mussten wir annehmen, dass auch im Kreislauf verschleppte Tumorzellen, ja selbst bereits entwickelte Metastasen durch diese Methode beeinflusst bzw. vernichtet werden können.

Die Ergebnisse dieser kombinierten Behandlung mit Eisensalzen, Farbstoffen und Gas waren nun zum Teil ausgezeichnet. Ich gebe eine Reihe

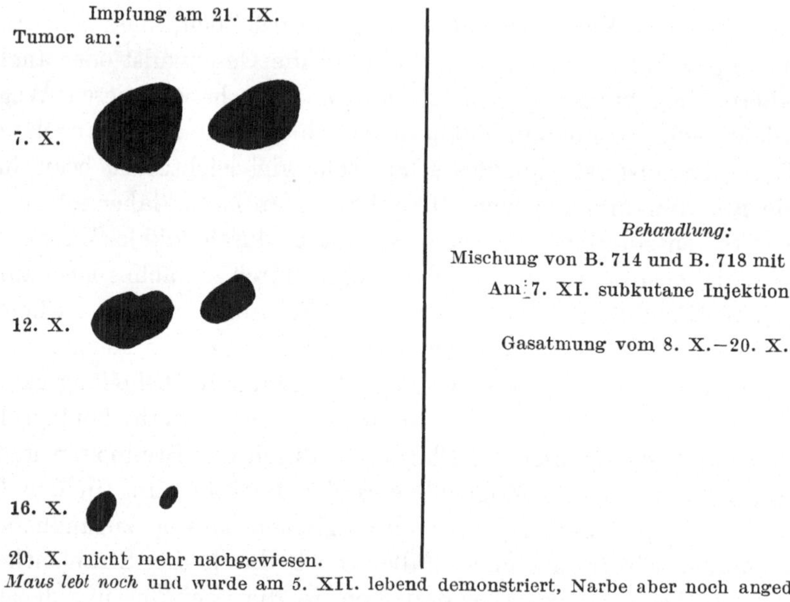

Maus lebt noch und wurde am 5. XII. lebend demonstriert, Narbe aber noch angedeutet.

Abb. 1. *Chondrom-Maus.* Serie 13, Maus Nr. 11.

solcher Versuche wieder und demonstriere Ihnen hier gleichzeitig eine Anzahl solcher mit tiefer Narbenbildung geheilter Geschwulstmäuse, die seit Monaten ohne Rezidiv leben und völlig gesund und munter sind. Wir besitzen von diesen eine grosse Anzahl, von denen ein Teil getötet und histologisch genauestens untersucht wurde, ohne dass ein Rest der Geschwulst gefunden wurde.

Bei einer unserer nicht sehr günstigen Kombinationsmethoden haben wir auch ein Rezidiv gesehen. Bei dieser Maus war die gut entwickelte Geschwulst vollkommen verschwunden, so dass wir sie zu den geheilten Tieren rechneten. 3 Wochen später aber zeigte das Tier ein gut entwickeltes Rezidiv — ein Beweis für die Bösartigkeit unserer Geschwulstart und für die auch hier vorhandene Neigung zu rezidivieren. Bei unseren günstigen Kombinationsmethoden haben wir ein solches Rezidiv niemals gesehen.

Die Gesamtergebnisse unserer Versuche gehen am besten aus einigen Zahlen unserer Versuchsreihen hervor. Diese Zahlen sind hierbei genau nach dem Vorgehen von *Albert Fischer* berechnet, so dass ein unmittelbarer Vergleich der Zahlen möglich ist. Danach werden zunächst als völlig geheilt nur die Tiere bezeichnet, die unter völligem Schwund des Tumors *am Leben geblieben* sind.

Die Gasbehandlung wurde so durchgeführt, dass die Tiere täglich (ausser Sonntags) 3 Stunden im Gas sassen. Die Injektionen von Farbstoff- und Eisenpräparaten wurden zum Teil intravenös, zum Teil subkutan, immer weit entfernt von der Geschwulst, durchgeführt. Bei den meisten Tieren, auch bei solchen, die vollständig geheilt wurden und am Leben blieben, haben wir nur eine einzige solche Injektion ausgeführt, bei anderen in Abständen von 8 Tagen bis zu 4 Injektionen.

Bisher liegen mir die genau geführten Versuchsprotokolle von 1481 behandelten Tumormäusen und 296 Kontrollen vor. Noch nicht abgeschlossen sind heute die Versuche an 619 Tumormäusen und 187 Kontrollen.

Unberücksichtigt lasse ich heute alle Serien und Behandlungskombinationen, die sich als unwirksam erwiesen haben (also indirekt auch wieder als Kontrollen der erfolgreichen Serien uns dienen können).

Die *wichtigsten Versuchsanordnungen* sind in folgenden Serien gegeben:

1. Wenn wir unser *Gas allein* atmen lassen (täglich drei Stunden, Beginn 2—3 Wochen nach der Implantation der Geschwulst), so zeigen sich nur geringe Wirkungen, Verlängerung des Lebens, langsameres Wachstum des Tumors — und auch dies nicht regelmäßig. Wenn wir die Tiere jedoch *sofort nach der Impfung* mit dem Gas allein behandeln, so zeigt sich, dass die Geschwulst (malignes Chondrom) in 55 % der Fälle (gegen 0 % der Kontrollen) *nicht* angeht, von den übrigen bleiben viele klein, nur wenige wachsen rasch und dauernd weiter.

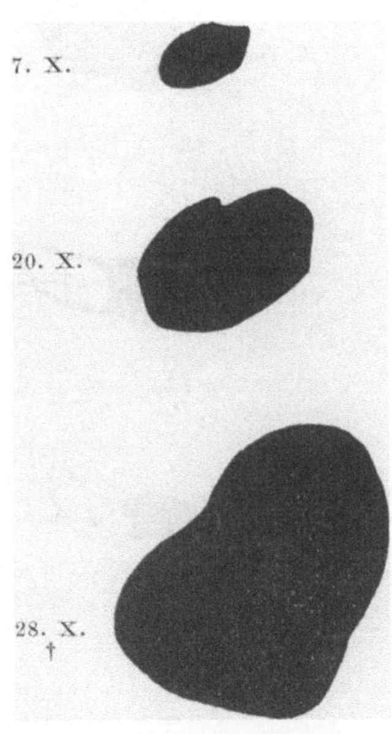

Abb. 2. *Chondrom-Kontrollmaus.*
Serie 13, Maus Nr. 45.

2. Behandeln wir die Geschwulsttiere von der 2. bis 3. Woche ab nach der Implantation mit unserem *Gas und* gleichzeitiger intravenöser Injektion von *Eisen*verbindungen, so erzielten wir in einer Serie von 36 Tieren zwei völlige *Heilungen* = 6 %. Rechnen wir die Fälle, die zwar zugrunde gingen, bei denen aber trotz sorgfältigster mikroskopischer Untersuchung keine einzige lebende Tumorzelle, sondern nur nekrotische Geschwulstmasse gefunden wurde (5 Tiere), hinzu, so erhöht sich die Zahl der Heilungen auf 20 %.

3. Behandeln wir die Tiere sofort nach der Impfung mit unseren *Farbstoff-präparaten* (also ohne Gas), so gingen bei B. 714 in 55 %, bei B. 718 in 64 % überhaupt keine Tumoren an (gegenüber 0 % der Kontrollen). Kombinierten wir bei den Injektionen den Farbstoff mit weiteren Eisenverbindungen, so stieg die Zahl der nichtangehenden Impfungen um weitere 20 %. Nur in wenigen Fällen wuchsen die Tumoren trotz der Farbstoff-Eiseninjektion weiter.

4. Betrachten wir die Ergebnisse unserer *Farbstoff*injektionen in der Kombination *mit Eisensalzen und Gas*atmung, so ergibt sich folgendes am Beispiel zweier Serien:

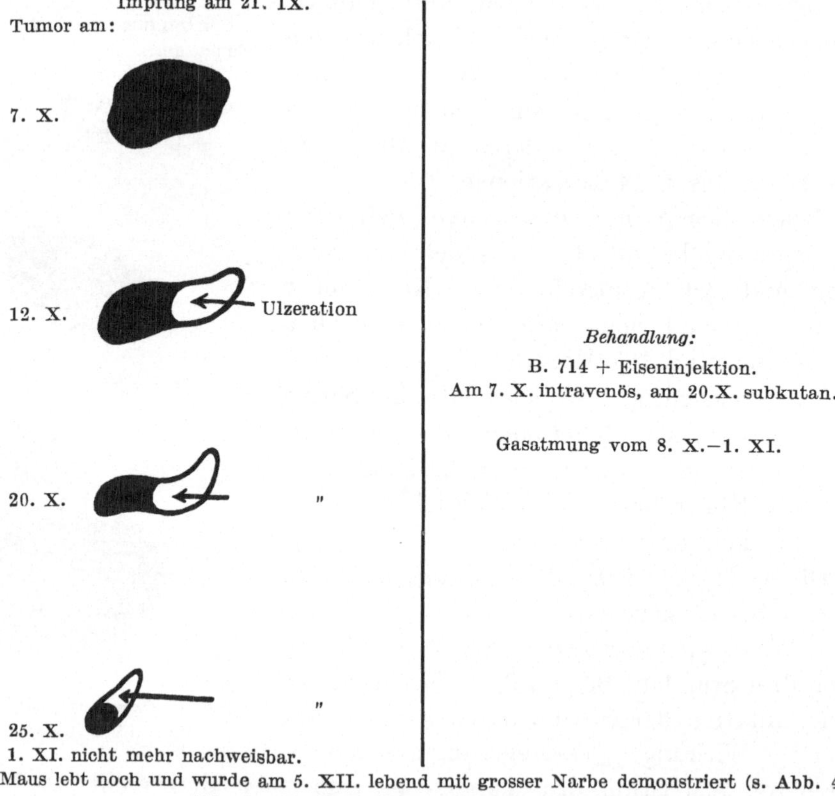

Maus lebt noch und wurde am 5. XII. lebend mit grosser Narbe demonstriert (s. Abb. 4).
Abb. 3. *Chondrom-Maus.* Serie 13, Maus Nr. 12.

Serie 21, Nr. 2: Von 97 Tieren sind 8 *lebend geheilt* = 8 %. Bei 23 Tieren ist der grosse Tumor vollkommen und restlos nekrotisch, die Tiere sind aber zugrunde gegangen. Rechnen wir diese hinzu, so steigt die Zahl der Heilungen auf 32 %. 66 Fälle bezeichnen wir als ungünstig. Bei 30 hiervon ist ein völliger Wachstumstillstand sofort nach Einsetzen der Behandlung eingetreten. Beim Tode dieser Tiere finden sich sehr ausgedehnte Geschwulstnekrosen, Ulze-rationen usw., aber ausserdem stellenweise noch erhaltene Geschwulstzellen. Bei 33 weiteren Tieren haben wir ganz denselben Befund, nur ist hier nicht nur ein Wachstumstillstand der Geschwulst aufgetreten, sondern auch eine wesentliche Verkleinerung des Tumors gegenüber dem Beginn der Behandlung, es sind also schon grosse Teile der Nekrosen resorbiert worden. Es bleiben 3 Tiere übrig, bei denen auch nach Einleitung der Behandlung noch eine Vergrösserung der Geschwulst beobachtet wurde. Ein Tier hiervon starb nach 4 Wochen und zeigte zwar ausgedehnteste Wabennekrosen der Geschwulst, aber auch noch erhaltenes Tumorgewebe. Die beiden anderen Tiere leben noch, der Tumor ist grösser geworden, die Behandlung wird fortgesetzt. Über das Endergebnis bei diesen beiden Tieren kann also heute noch nichts gesagt werden[1]).

Serie 19, Nr. 2 und 3: Die Tumormäuse wurden in dieser Serie mit drei verschiedenen Farbstoffen abwechselnd, ausserdem mit Eisen und Gas behandelt. Von 32 Tieren wurden 3 *lebend geheilt* = 10 %, bei 11 weiteren ist der grosse Tumor vollkommen nekrotisch, nirgends erhaltenes Tumorgewebe. Rechnen wir diese hinzu, so steigt die Zahl der Heilungen *auf* 44 %. Dagegen bezeichnen wir 18 Fälle dieser Serie als ungünstig. Bei 2 Fällen war mit der Behandlung ein Wachstumstillstand eingetreten. Beim Tode der Tiere fanden sich auch sehr ausgedehnte Nekrosen der Geschwulst, aber doch noch kleine erhaltene Teile. Bei 8 Tieren hatten wir denselben mikroskopischen Befund, aber die Tumoren waren gegenüber dem Anfang wesentlich kleiner geworden. Bei weiteren 8 Tieren war der Tumor auch nach Einsetzen der Behandlung noch gewachsen, der Tod trat nach 8—34 Tagen ein. Es fanden sich starke Ulzerationen, ausgedehnte Nekrosen, aber doch auch noch spärliche erhaltene Reste von Geschwulstgewebe.

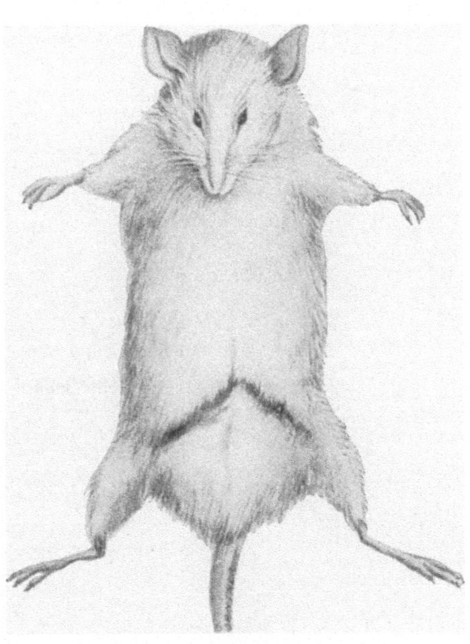

Abb. 4. Die mit Narbe geheilte Maus von Abb. 3.

Ausserordentlich selten wachsen unsere Tumoren also nach Einsetzen der wirksamen Behandlung noch kurze Zeit weiter, werden dann aber später meist völlig nekrotisch. Ob die Tiere überleben, hängt einerseits von interkurrenten Schädigungen (insbesondere Ungeziefer und Kälte bei ungünstigen Stallverhältnissen), andererseits aber davon ab, ob grössere Ulzerationen mit Sekundärinfektion eintreten und die Mäuse die im Verhältnis zur Grösse der Tiere ja ungeheuren Massen des nekrotischen Geschwulstgewebes resorbieren können, ohne daran zu Grunde zu gehen.

Der Verlauf der Geschwulstheilung kann sehr verschieden sein. Bei manchen unserer Präparate traten die Nekrosen der grossen Geschwulst

---

[1]) Bei dem spontanen Exitus dieser beiden Tiere fanden sich sehr ausgedehnte Wabennekrosen in allen Teilen der Geschwülste, dazwischen jedoch einzelne kleine erhaltene Tumorzellnester.

so heftig und stürmisch ein, dass die Tiere leicht und rasch daran zugrunde
gingen. Ich demonstriere Ihnen hier Bilder solcher grosser Karzinom- und
Chondromnekrosen. Wiederholt ist es uns vorgekommen, dass die Maus in
dem Gasbehälter verendete, weil die nekrotische Tumormasse am Bauch
aufbrach, dabei das Abdomen breit perforierte und die Darmschlingen breit
herausfielen.

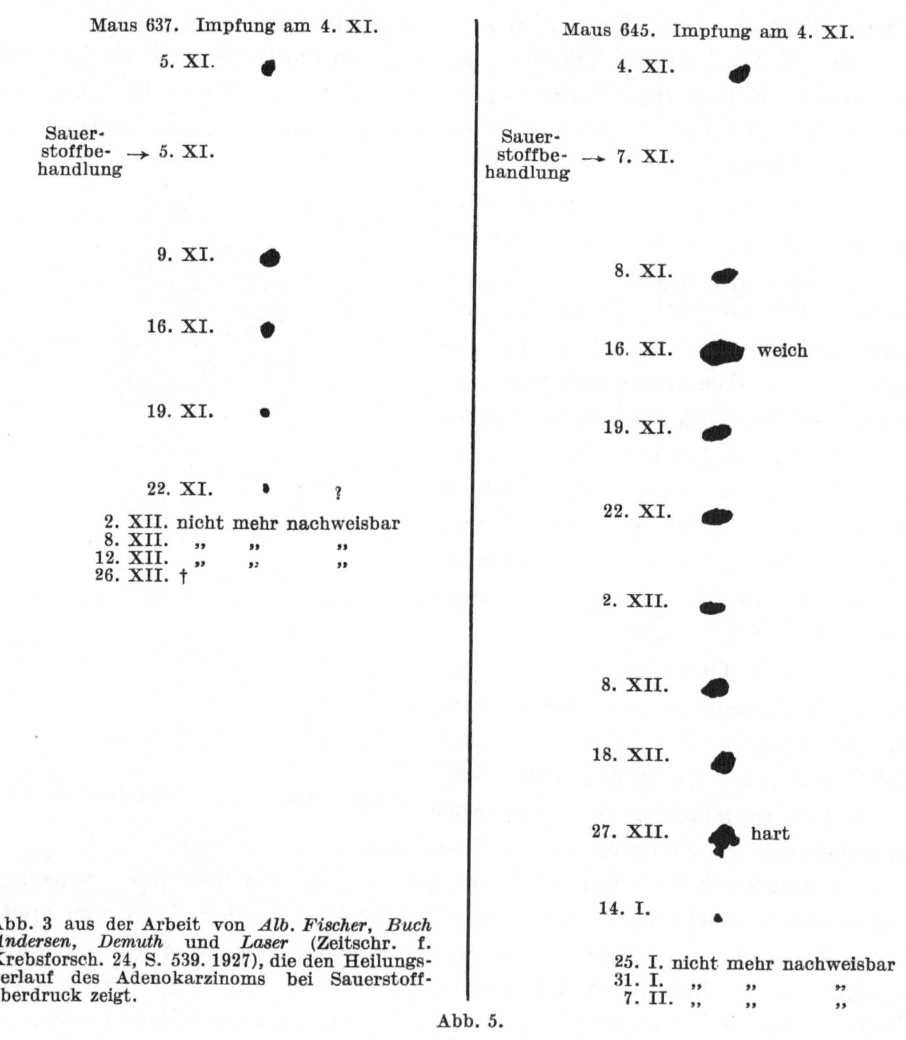

Abb. 3 aus der Arbeit von *Alb. Fischer, Buch
Andersen, Demuth* und *Laser* (Zeitschr. f.
Krebsforsch. 24, S. 539. 1927), die den Heilungsverlauf des Adenokarzinoms bei Sauerstoffüberdruck zeigt.

Abb. 5.

Die Arten des Tumorschwundes sind auch bei den verschiedenen Methoden
verschieden. In einigen Fällen sahen wir ganz langsames Zurückgehen der
gut entwickelten grossen Geschwulst bis auf einen stecknadelkopfgrossen
Rest, der aber dann histologisch noch Tumorzellen am Rand einer zentralen
Nekrose enthielt. Bei den besserwirkenden Kombinationen traten rasch
ausgedehnte Nekrosen ein, und zwar häufig nicht allein im Zentrum der
Geschwulstknoten, was ja das übliche auch bei der Spontannekrose ist, sondern

eigenartigerweise auch oft starke Nekrosen am Rande der Tumorherde, da wo die Geschwulst dem Bindegewebe aufsitzt. Sehr oft haben wir auch die *Wabennekrose* gesehen, wie *Albert Fischer* sie beschreibt.

Dass die Wirkung unserer Eisen-Farbstoffkombinationen eine andere ist wie die der Farbstoffe allein, geht vielleicht deutlich aus einer vor wenigen Tagen erschienenen Mitteilung von *Lignac* und *Kreuzwendedich von dem Borne* hervor. Diese Autoren behandelten Mäuse mit Trypanblau und erzielten auf solchen ein besseres Angehen der übertragenen Geschwülste, die sehr maligne wurden und sich schliesslich nur noch auf trypanblaugespeicherte Mäuse übertragen liessen. In einer Versuchsserie von uns selbst, die mit Trypanblaueisen angestellt wurde, ging die Geschwulst (malignes Chondrom) auf *sämtlichen* so gespeicherten Mäusen *nicht* an, während alle Kontrollen sehr gut wuchsen.

Bei der Beurteilung unserer Versuchsergebnisse ist als sehr wichtige Differenz gegenüber den Ergebnissen von *Albert Fischer*, der die Tiere in den Versuch nahm, wenn die Tumoren etwa stecknadelkopfgross waren, zu beachten, dass unsere Ergebnisse sich ausschliesslich auf Mäuse beziehen, die rasch wachsende Tumoren von Bohnen- bis Kirschgrösse hatten, *als unsere Behandlung anfing*. Wir haben sogar bei noch grösseren Anfangsgeschwülsten in mehreren Fällen gute Resultate erzielt, doch ist hier die toxische Schädigung des Tieres durch die Resorption der ja relativ ungeheuren Geschwulst-

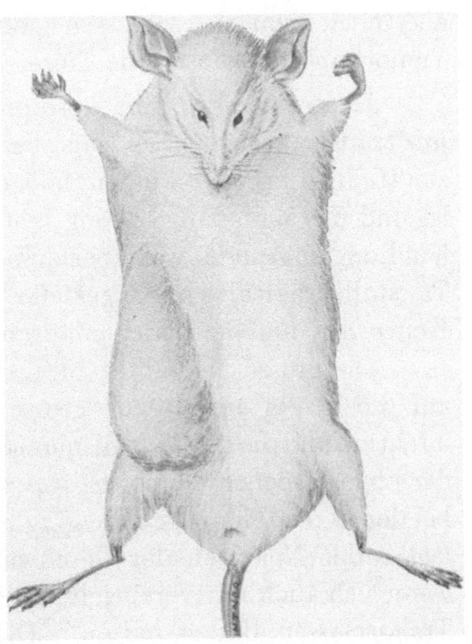

Abb. 6. Maus (Serie 19/2, Maus Nr. 32) mit solidem Karzinom bei Beginn der Behandlung, Verlauf s. Abb. 7.

massen so gross, dass die Tiere bei der Resorption der Geschwulst zugrunde gehen (Eiweissvergiftung) oder der Ulzeration und Infektion erliegen. Immerhin haben wir Heilungen durch unsere Kombinationsbehandlung sogar erzielt bei einzelnen Geschwülsten, die bei Beginn der Behandlung bereits Pflaumengrösse erreicht hatten (s. Abb. 6 und 7). *Albert Fischer* gibt ausdrücklich an, dass er Tumoren, die älter als 11 Tage waren, zu den Experimenten nicht herangezogen habe. „Die Mäuse wurden frühestens einen Tag nach der Transplantation, in der Regel zwischen dem 4. und 7. Tage für die Versuche benutzt." In dieser Zeit sind aber selbst sehr rasch wachsende und angehende Tumoren eben erst palpabel, und nach der in der Zeichnung wiedergegebenen Grösse beträgt der Durchmesser der Tumoren von *Albert Fischer* bei Einsetzen seiner Behandlung 1,7—2,6 *mm*. „Die älteren Tumoren", fügt er hinzu, „scheinen unserer Therapie gegenüber auch viel resistenter zu sein." Im

Gegensatz hierzu haben wir die Geschwülste immer erst 2—3 *Wochen* nach der Transplantation und mit einem Durchmesser von 8—15 *mm* in die Behandlung genommen. Aus diesen Tatsachen ergibt sich die starke Überlegenheit unserer Methode, die also wesentlich grösser ist als sie schon aus der Gegenüberstellung der Heilungsresultate von 4 % und 10 % hervorgeht (s. Abb. 6).

In den letzten Tagen haben wir auch mit einem Versuch begonnen, der die Wirkung unserer Behandlung zeigen soll, wenn schon 5 Tage nach der Transplantation mit der Behandlung begonnen wird, also zur Zeit, wo die Geschwülste noch ganz klein sind. Dieser Versuch entspräche also ganz genau dem von *Albert Fischer*. Er zeigt bereits heute sehr günstige Resultate, ist aber noch nicht abgeschlossen[1]), ebenso wie die Serie, die unmittelbar nach der Tumorimpfung selbst[2]) die Tiere unserer Kombinationsbehandlung unterwirft.

Heute sind wir mit unserer Methode so weit, dass wir mit Sicherheit *jede* transplantierte Geschwulst bei der Maus, selbst das so bösartige Chondrom, zur Heilung bringen können, falls der Tumor noch nicht zu weit vorgeschritten ist und die Maus lange genug lebt. Ein Teil der Mäuse geht uns bei der Behandlung zugrunde, was aber zum Teil sicherlich an unseren sehr ungünstigen Tierstallverhältnissen, Ungeziefer, Kälte u. a. liegt, da wir auch unter den Kontrollen und normalen Mäusen ziemlich grosse Verluste haben.

Die grosse Mortalität unserer Versuchstiere müssen wir aber vor allem auf die häufig eintretende grosse Ulzeration der Geschwulst mit Sekundärinfektion und die den Organismus sehr schädigende und anstrengende Resorption der abgestorbenen Tumormassen zurückführen. Wir haben auch solche Fälle, bei denen das Tier zugrunde ging und sich bei der histologischen Untersuchung fast totale Nekrosen der Geschwulstmassen fanden, als ungünstig gerechnet, wenn sich auch nur vereinzelte erhaltene Geschwulstzellen in den nekrotischen Tumormassen finden liessen. Die nekrotisehen Tumoren erweichen häufig, vereitern (Sekundärinfektion), verjauchen, und an all dem gehen uns viele Tiere zugrunde. Wir sind überzeugt, dass man durch sorgfältige Pflege, Verhütung jeder Abkühlung usw. auch in unseren Versuchen die Zahl der völlig geheilten und gesund werdenden Tiere noch wesentlich erhöhen kann.

Trotzdem haben von unseren Tumormäusen in den letzten Serien 10 % überlebt, und bei sämtlichen gelang es, die Geschwülste zum Schwinden zu

---

[1]) In diesem Versuch (Vers. 27/2) behandelten wir 48 Tiere mit fortlaufenden intravenösen Injektionen des Farbstoffs B 714 T und gleichzeitiger Gasbehandlung. Dabei konnten wir bei keinem Tier ein Weiterwachsen der Geschwülste beobachten, in den meisten Fallen (30) kam es zu einer völligen Nekrotisierung der Geschwülste, doch gingen diese Tiere grösstenteils an den Folgen der Behandlung ein. Lebendheilungen erzielten wir in 5 Fällen. Bei dem Rest der Tiere (13), bei denen die Geschwülste nicht der völligen Nekrose anheimfielen, konnten wir bei der histologischen Untersuchung sehr ausgedehnte Wabennekrosen, auch in den Randpartien der Gewülste nachweisen.

[2]) Vgl. die Versuche über das Angehen der Geschwülste bei sofortiger Gasbehandlung vom Tage der Impfung an, s. Abhandlung II S. 41 ds. Bd.

bringen mit tiefer Narbenbildung, während sämtliche Kontrollen an grossen, zum Teil riesigen Geschwulstbildungen zugrunde gegangen sind (s. Abb. 7—10). Auch bei den weniger günstig wirkenden unserer Kombinationsmethoden haben wir zum mindesten eine starke Verlängerung des Lebens gegenüber den Kontrolltieren durch unsere Behandlung erzielen können, wobei wir unserem Gas einen sehr starken Anteil am Erfolge beimessen müssen.

Die *Sektionen* und genauen *mikroskopischen Untersuchungen* ergaben an unseren Tieren niemals irgendwelche wichtigen Organveränderungen, die etwa auf eine

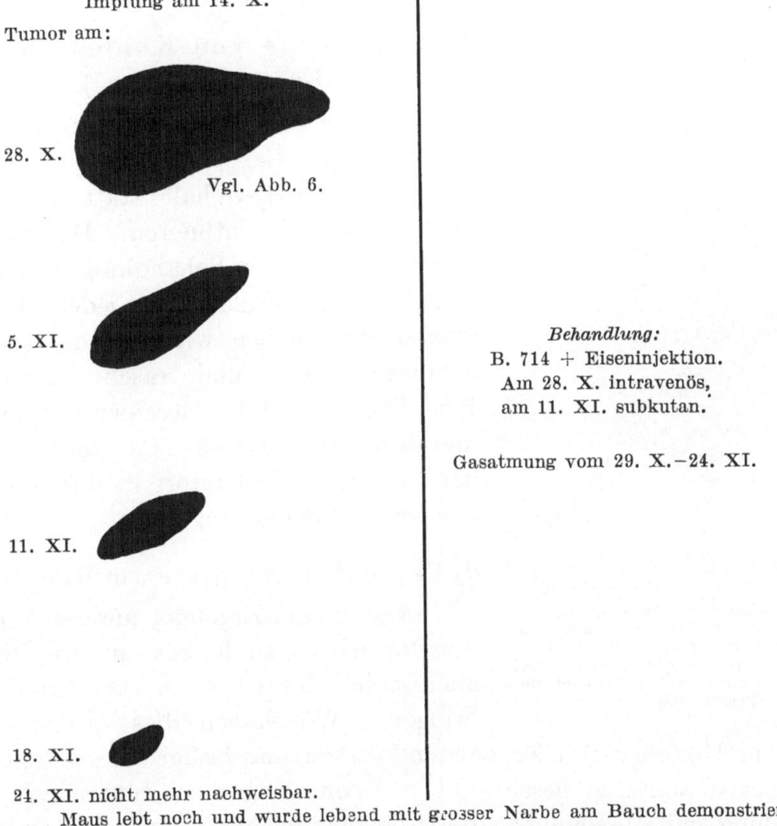

Maus lebt noch und wurde lebend mit grosser Narbe am Bauch demonstriert.
Abb. 7. *Maus mit solidem Karzinom*, Serie 19/2, Maus Nr. 32.

Schädigung durch unser Gas, durch die Eisenpräparate oder die Farbstoffe hinweisen könnten. *Makroskopisch* sind von den inneren Organen Leber, Milz und Nieren deutlich blau gefärbt, besonders aber der Tumor und das ihn umgebende Bindegewebe. Liegt die Injektion längere Zeit zurück, so entfärbt sich der Tumor langsam von seinem Zentrum aus, während der Rand und das unmittelbar anliegende Bindegewebe noch lange und stark gefärbt erscheint. *Mikroskopisch* kann man den *Farbstoff* gut nur am frischen Präparat (Zupfpräparat oder Gefrierschnitt) nachweisen, bald als diffuse Blaufärbung der Zelle, häufiger als ganz feinkörnigen Niederschlag. In den Tumorzellen haben wir den Farbstoff niemals körnig gefunden, sondern es zeigt sich sowohl im Zupfpräparat wie am Gefrierschnitt ein ganz diffuser blasser blauer Schimmer dort, wo die Tumorzellen an das stark farbstoffhaltige Bindegewebe anstossen. Auch diese diffuse Blaufärbung findet sich immer nur, wenn kurz nach der Injektion untersucht wird. Reichlich gespeichert ist der Farbstoff in den Bindegewebszellen des Geschwulstrandes. Schon 5—6 Stunden nach der Injektion ist hier der Farbstoff als körniger Niederschlag zu sehen. Die Färbung mit Trypanblau hält länger an, die mit Isaminblau färbt vor allem die Nieren früher und intensiver. Die mit der Berlinerblaureaktion nachzuweisenden gespeicherten *Eisen*präparate verschwinden sehr viel rascher als die von uns geprüften Farbstoffe. Man kann sie in grösserer Menge nur in den ersten Stunden und Tagen nach der Injektion nachweisen. In Tumorzellen selbst haben wir Eisenspeicherung *nie* gefunden, wohl dagegen in den Bindegewebszellen der nächsten Umgebung der Geschwulst, und zwar findet sich hier eine wesentlich stärkere Eisenspeicherung, als es dem normalen Hämosideringehalt der Mäusehaut entsprechen würde (s. Abb. 8).

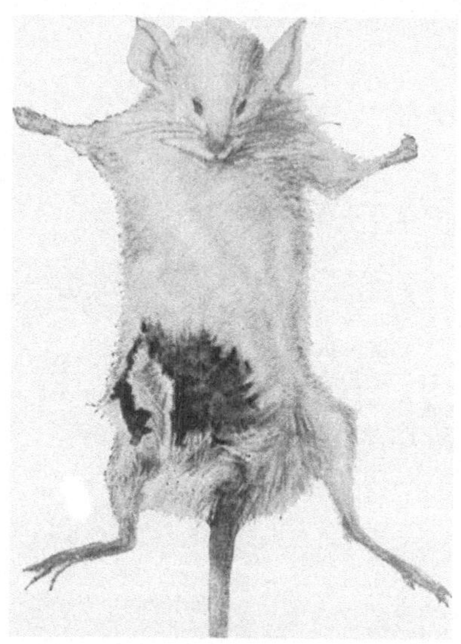

Abb. 8. (Serie 19/3, Maus Nr. 20) Impfung am 14. X. malig. Chondrom. Beginn der Behandlung am 31. X. B. 174 + Eisen subkutan. Gas 2.—16. XI. + am 16. X. *Totale* Nekrose und grosse Ulzeration der Geschwulst.

c) Wirkung von Kohlensäure-Luftgemischen[1].

Unsere wirksamste Kombination haben wir auch an Gasgemischen geprüft, die bei gleichem CO_2-Gehalt statt des reinen Sauerstoffs *Luft* enthielten. Das Ergebnis dieser kombinierten Behandlung mit Kohlensäureluft war schlecht in jeder Hinsicht, insbesondere haben wir aber die sonst so charakteristische und rasch auftretende Beeinflussung des Geschwulstwachstums hier durchaus vermisst. Das zeigt deutlich, dass der reine Sauerstoff in unserem Gase eine grosse Bedeutung hat.

d) Versuchsergebnisse am Menschen[2].

Bei diesem Ergebnis unserer Versuche mussten wir daran denken, unsere Methode auch beim *Menschen* zur Anwendung zu bringen. Wir haben dies bisher nur in bescheidenem Umfange tun können und haben uns bisher im wesentlichen auf die Gasbehandlung beschränkt. Beim Menschen führen wir diese Gasbehandlung mit besonders konstruierten leichten Masken durch und lassen die Kranken täglich 4 Stunden, vormittags und nachmittags je 2 Stunden, das Gasgemisch atmen. Ich erwähne im voraus, dass auch empfindliche Kranke sich meist dieser Behandlung ohne Schwierigkeiten unterziehen und keinerlei unangenehme Zufälle bei dieser Gasbehandlung, besonders bei langsamer Gewöhnung, eingetreten sind. Die Methode ist völlig harmlos und ein Versuch mit ihr in jedem Falle *absolut unschädlich*. Haben wir doch sogar eine schwer herzkranke Frau mit ausgezeichnetem Erfolge längere Zeit damit behandelt.

---

[1]) Vgl. hierzu S. 129 ds. Bd.
[2]) Vgl. hierzu S. 231 ds. Bd.

Die Wirkung der Gasatmung beim Menschen ist dieselbe wie beim Tier, nur hier natürlich noch leichter und unmittelbarer festzustellen. Die Atmung wird *stark vertieft* und *leicht beschleunigt*. In Selbstversuchen, die wir an gesunden Menschen durchgeführt haben, wurde zunächst die absolute Unschädlichkeit und Ungefährlichkeit auch stundenlanger Gasatmung festgestellt. Dann wurden auch Versuche am kranken Menschen vorgenommen.

Dem Direktor unserer Chirurgischen Universitätsklinik, Herrn Kollegen *Schmieden*, bin ich für die Erlaubnis, die Gasbehandlung an einer Reihe von Kranken anzuwenden, zu grossem Danke verpflichtet, besonders aber seinem Assistenten, Herrn Dr. *Westhues*, der mit unermüdlichem Eifer sich der Methode annahm, uns insbesondere durch Durchführung zahlreicher genauer Unter-

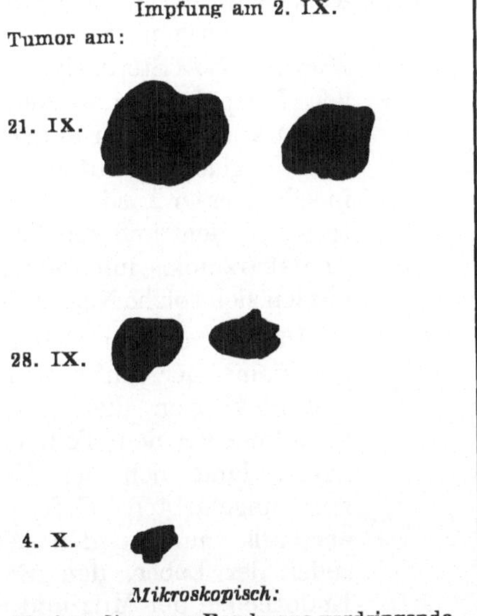

Abb. 9. *Chondrom-Maus*, Serie 6, Maus Nr. 154.

suchungen am Krankenbett die Wirkung der Gasbehandlung genauestens kontrolliert und sichergestellt hat. Auch Herr Prof. *Holfelder* hat die Gasbehandlung in Kombination mit Röntgenbestrahlungen angewandt.

Dass wir mit der Gasbehandlung allein die Tumorzelle nicht vernichten können, geht schon aus unseren Tierversuchen hervor. Der Kombination mit unseren Eisenfarbstoffen am Menschen stellen sich aber grosse Schwierigkeiten entgegen. Die bisher von uns als wirksam erprobten Substanzen geben auch beim Menschen recht bald eine derartig starke Färbung, dass der damit behandelte Kranke schon nach kurzer Zeit eine intensive Blaufärbung der Haut bekommt und eine Fortsetzung der Behandlung kaum möglich ist. Bisher haben wir es wenigstens niemals gewagt, Mengen zur Anwendung zu bringen, die auch nur einigermaßen denen im Tierversuch entsprechen. Wiederholte Farbstoffinjektionen — bei gleichzeitiger Gasatmung — haben wir bisher überhaupt nur bei 3 Kranken mit ausgedehnten Metastasen sehr bösartiger Karzinome gemacht und einen deutlichen Erfolg auf den Tumor auch bei der Sektion dieser bald Verstorbenen *nicht* feststellen können.

Die Sektionen dieser Fälle ergaben insofern wichtige Befunde, als *makroskopisch* die Tumoren und ihre Metastasen noch deutliche Blaufärbung der Randzone erkennen liessen. Ausser der Haut waren deutlich auch Leber, Milzkapsel, Nieren, Nierenbecken, Intima der Aorta, des Herzens und die Knorpelgrundsubstanz leicht, aber diffus gefärbt. *Mikroskopisch* ergab sich fast derselbe Befund wie bei unseren Tierversuchen. In zwei von diesen Fällen lag die letzte Farbstoffinjektion bereits zwei Wochen zurück. Hier war nur am frischen Präparat der *Farbstoff* noch in sehr feinen Körnchen in den *Kupfferschen* Sternzellen der Leber, in den Endothelien und Retikulumzellen der Milz, der Nebennieren, des Knochenmarks und des Thymus spurenweise aufzufinden. Die Tumorzellen zeigten ebenfalls eine diffuse, ganz geringe Blaufärbung, aber nur am Geschwulstrand, während das den Tumor umgebende Bindegewebe den Farbstoff in feinkörniger Form gespeichert hatte. *Eisen* dagegen war nur noch in Spuren in den *Kupfferschen* Sternzellen und in der Milzpulpa zu finden. Die Tumorknoten waren in dem einen Fall (Magenkrebs mit Metastasen) in sehr grosser Ausdehnung nekrotisch, in dem anderen Falle (Gesichtskarzinom mit Metastasen) fanden sich solche Nekrosen nicht.

In dem dritten Fall (Magenkarzinom), der nur wenige Farbstoffinjektionen, diese aber noch ganz kurz vor dem Tode erhalten hatte, fand sich der Farbstoff am ungefärbten Gefrierschnitt ebenfalls nur in den *Kupfferzellen* der Leber, den Retikulo-Endothelien der Milz und in dem Bindegewebe, das die Geschwulstknoten unmittelbar umgibt. Hier war aber im Gegensatz zu den anderen Fällen noch reichlich *Eisen* nachzuweisen. Die *Kupfferschen* Sternzellen sind bei der Berlinerblaureaktion ausnahmslos diffus blau gefärbt und zeigen ausserdem noch reichlich dunkelblaues körniges Eisen. Auch die retikulären Elemente der Milzpulpa sowie die Sinusendothelien zeigen hochgradige Eisenspeicherung als diffuse Blaufärbung des Protoplasmas, vorwiegend aber in körniger und grobklumpiger Form. In den Tumorzellen selbst und im Rande der Geschwulstknoten liess sich aber eine Eisenreaktion nicht erzielen.

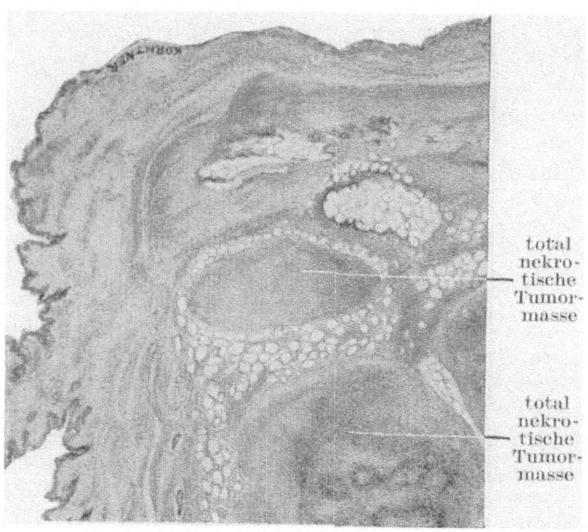

Abb. 10. Mikroskopisches Bild zu Abb. 9.

Der Versuch, das injizierte Eisenpräparat histologisch in der Tumorzelle nachzuweisen, misslang also in allen drei menschlichen Fällen. Es entspricht dies ganz den Ergebnissen des Tierversuches, wo auch in der Tumorzelle niemals Eisen gefunden wurde und auch im Rande der Geschwulst nur ganz kurz nach der Injektion sich Eisen fand. Auch bei dem zuletzt erwähnten menschlichen Fall war im Rande der Geschwulstknoten Eisen histologisch *nicht* nachzuweisen.

Diese Beobachtungen entsprechen ganz den Verhältnissen bei unseren Tierversuchen, obwohl man gerade bei der Speicherung durchaus nicht vom Tier auf den Menschen schliessen kann. Besonders das Verhältnis der

Speicherung in Milz und Leber kann bei den verschiedenen Arten starke Unterschiede aufweisen.

Für das Isaminblau und die von uns angewandten Eisenpräparate ergeben sich aber ganz analoge Verhältnisse beim Menschen wie bei der Maus. Dabei bleiben, was leider auch am Äussern der Kranken stark hervortritt, Isaminblau und Trypanblau sehr lange im Gewebe liegen, während das Eisen rasch verschwindet und sowohl in unseren Tierversuchen wie beim Menschen schon nach wenigen Tagen nicht mehr nachzuweisen ist.

Auch bei einem Fall von malignem Granulom wurde — zur Hebung des Allgemeinzustandes — unsere Gasbehandlung angewandt, zugleich wurden einige intravenöse Farbstoffinjektionen gemacht. Eine exzidierte Halsdrüse war leicht blau gefärbt und zeigte auch im frischen mikroskopischen Präparat Farbstoffablagerungen in feinsten Körnchen, jedoch keinerlei Eisenspeicherung. Eine Beeinflussung des Prozesses war nicht zu erkennen.

Um so interessanter ist aber die bisher von uns beobachtete *Allgemeinwirkung* der Gasbehandlung. Fast alle Kranken, selbst schwer kachektische, geben die wohltuende Wirkung derselben an. Das Gasatmen ist oft anstrengend, die Kranken sind nach den 2 Stunden müde und empfinden es besonders wohltuend, dass sie nachher sehr gut schlafen und der Appetit sich wesentlich bessert. Dazu kommt eine von Herrn Dr. *Westhues* in einer Reihe schwerer Fälle nachgewiesene starke Verbesserung des Blutbildes, was besonders deshalb hervorzuheben ist, weil bei reiner Sauerstoffatmung, wie oben erwähnt, die Zahl der roten Blutkörperchen wesentlich zurückgeht.

Unsere Gasbehandlung wirkt also in *entgegengesetztem* Sinne wie reine O-Atmung. Sehr wichtig ist ferner die Hebung des Gewichtes. So nahm ein schwer kachektischer Kranker mit einem rezidivierten Gesichtskarzinom und ausgedehnten Metastasen, der 40 Pfund verloren hatte, im Laufe von 7 Wochen 20 Pfund an Gewicht zu. Ganz entsprechende Resultate wurden bei Knochentuberkulose und anderen kachektischen Zuständen erzielt.

Also auch bei kachektischen Geschwulstkranken zeigen sich noch dieselben Allgemeinwirkungen der Gasbehandlung. Da wir aber wissen, dass für die Entstehung und für die Bekämpfung der Geschwulst die Allgemeindisposition, der Allgemeinzustand, die Abwehrfähigkeit des Körpers von grösster Bedeutung ist, so dürfen wir wohl heute schon sagen, dass auch für die Geschwulstbekämpfung die absolut ungefährliche Gasbehandlung eine Bereicherung unseres Könnens darstellt. Man wird vor allem an eine Unterstützung der Röntgenbehandlung durch die Gasatmung und an die Nachbehandlung nach erfolgreichen Operationen zur Vermeidung von Rezidiven denken müssen. Dass die beschriebenen Allgemeinwirkungen auf zahlreichen anderen Gebieten der Medizin, insbesondere bei Schwächezuständen, Erschöpfungen, Kachexien, Krämpfen, vor allem auch bei Tuberkulosen, zu Versuchen mit der Gasbehandlung auffordern, liegt auf der Hand.

Ich wiederhole nochmals, dass wir irgendwelche Schädigungen durch Atmen unseres Gasgemisches weder beim Menschen noch beim Tier gesehen haben, insbesondere auch keinerlei Schädigung der Lunge, wie sie bei reiner Sauerstoffatmung beobachtet und sogar als Sauerstoffpneumonie beschrieben wurde. Vielleicht werden diese Schädigungsmöglichkeiten durch den CO_2-Gehalt unseres Gasgemisches verhindert. Dass der Kohlensäuregehalt unseres Gemisches für den Menschen ganz ungefährlich ist, geht auch daraus hervor, dass nach den Feststellungen von *Uhlenbruck* die erträglichen Werte an Kohlensäure, analysiert im exspiratorischen Schenkel des Atemapparates, beim Gesunden etwa 7 bis 8½ % betragen.

Auch auf die Blutdruckwirkung der Kohlensäureinhalation haben wir geachtet. Reine Atmung von Kohlensäure mit Luft steigert den Blutdruck ein wenig. Dr. *Westhues* hat an Kranken festgestellt, dass die Atmung unseres Gasgemisches nach einer Stunde eine geringe Steigerung des Blutdruckes z. B. von 103 auf 114 mm Hg hervorruft. Mit dem Absetzen der Maske tritt aber sofort ein wesentliches Absinken des Blutdrucks ein, das so rasch erfolgt, dass man die Steigerung nur feststellen kann, wenn man noch während der Atmung den Blutdruck misst. Beispiele: Der Blutdruck steigt von 105 auf 110 mm, um sofort nach Aufhören der Gasatmung auf 95 mm herunterzugehen; bei einem anderen Kranken Blutdruckerhöhung von 105 auf 110 mm, Absinken auf 100 mm. Diese nach Aufhören der Gasatmung sofort eintretende Blutdrucksenkung kann bei Schwerkranken zu fast kollapsartigen Zuständen führen. Hier muss man die Kranken erst kürzere Zeit atmen lassen, bis sie sich daran gewöhnt haben. Später vertragen sie auch täglich vierstündige Atmung ohne Nachteil.

E. Schluss.

So sehr unsere Tierversuche Hoffnungen erwecken, so können wir heute doch noch nicht sagen, dass der hier gefundene neue Weg zur Krebsheilung beim Menschen führt. Aber die physiologischen Grundlagen unserer Methode und die Ergebnisse beim krebskranken Tier sind doch so gesichert, dass wir auf diesem Wege unbedingt weiterarbeiten müssen. Die Fragen, die sich jetzt ergeben, sind so ungeheuer zahlreich, die Kombinationsmöglichkeiten so verschiedenartig, dass ein einzelner, selbst wenn er mit viel besseren Arbeitsmöglichkeiten ausgestattet ist als unser Institut, bei dem besonders tierexperimentelle Untersuchungen nur in bescheidenem Maße möglich sind, hier nicht alle Möglichkeiten erschöpfen kann. Das ist auch ein wichtiger Grund mit dafür, weshalb ich heute schon unsere Versuchsergebnisse veröffentliche, obwohl ein Erfolg beim krebskranken Menschen noch fehlt.

Wir haben ferner zu bedenken, dass die Atmungsvorgänge durch zahlreiche verschiedene Arten von Atmungskatalysatoren, dass sie durch die Vitamine und durch die Nahrung sehr stark beeinflusst werden.

Wir wissen, dass die Vitamine Stoffwechselregulatoren sind (s. *Groebbels*), dass z. B. bei chronischen Ernährungsstörungen im frühen Kindesalter die Oxydationsfähigkeit der Körperzellen herabgesetzt wird (s. z. B. *Utheim*). Wir wissen, dass die Reizbarkeit des Atemzentrums und die CO_2-Spannung des Blutes sehr stark von der

Art der Nahrung beeinflusst werden. Saure Nahrung hat eine niedrige CO_2-Spannung des Blutes, alkalische Nahrung eine hohe CO_2-Spannung des Blutes zur Folge. Alle diese Faktoren werden also bei der weiteren Ausarbeitung unserer Versuche zu beachten sein.

Da auch alle Einflüsse, die das Säurebasengleichgewicht des Blutes bestimmen, hier eine grosse Bedeutung haben müssen, so ergibt sich schon, welch zahllose Möglichkeiten, ja zwingende Notwendigkeiten der weiteren experimentellen und klinischen Bearbeitung der Gasbehandlung gegeben sind.

Mit der vorliegenden Mitteilung möchte ich nichts weniger als übertriebene Hoffnungen erwecken, zumal wir ja bisher über irgendein Resultat bei der menschlichen Geschwulst nicht berichten können und der Unterschied zwischen Spontankarzinom des Menschen und transplantiertem Karzinom der Maus gross ist. Auch wenn sich einige Erwartungen noch erfüllen sollten, ist sicher noch ein weiter Weg bis zum Ziel. Aber wer die Hilflosigkeit des Arztes bei den zahlreichen Fällen von inoperablen, rezidivierenden, metastasierenden Geschwülsten mit erlebt hat, der wird auf diesem Gebiete auch einen kleinen Fortschritt und jede Unterstützung der bisherigen Behandlungsmethoden, wie sie in der Hebung des Allgemeinzustandes durch unsere Gasbehandlung gegeben ist, begrüssen. Zum mindesten aber ist hier, auf den genialen Vorarbeiten von *Otto Warburg* und *Albert Fischer* aufbauend, ein neuer Weg beschritten worden, der zahlreiche neue Fragestellungen und Arbeitsmöglichkeiten eröffnet, ein Weg, auf dem vielleicht doch in nicht zu ferner Zukunft noch Besseres erreicht werden könnte.

Literaturverzeichnis.

Bernh. Fischer-Wasels, „Allgemeine Geschwulstlehre" 14 II des Handbuches der normalen und pathologischen Physiologie. Julius Springer, Berlin 1927, ferner: *Amar*, C. r. Acad. Sci. **183**, 1051 (1926). — *Anthony*, Beitr. z. Klin. d. Tbk. **66**, 349 (1927). — *Auel*, Z. exper. Med. **2**, 421 (1914). — *Auler*, Z. Krebsforschg **25**, 357 (1927). — *Biedl*, Verh. Ges. Verdgskrkh. **1925**, 39 und **1926**, 105. — *Bayer, Gust.*, Handbuch der normalen und pathologischen Physiologie **2**, 271. Springer 1925. — *Bernhard*, Dtsch. med. Wschr. **1927**, 173. — *Bisceglie, V.*, Z. Krebsforschg **23**, 340 u. 463 (1926). — *Binswanger, F.*, Pflügers Arch. **193**, 296 (1922). — *Bohr, Hasselbach* und *Krogh*, Zbl. f. Physiol. **17**, 661 (1904). — *Buch Andersen* und *A. Fischer*, Z. Krebsforschg **24**, 563 (1927). — *Büttner*, Klin. Wschr. **1926**, 1507. — *Campbell*, J. of Physiol. **60**, 20 u. 347 (1925); **62**, 211 (1927). — *David*, Med. Wschr. **1914**, 868. — *Davies, Whitridge, Brow, Binger*, J. of exper. Med. **41**, 37 (1925). — *Doppler*, Wert postoperativer Kohlensäureinhalation. Med. Klin. **1925**, Nr. 11, 398. — *Dustin*, Strasbourg méd. **85**, 12 (1927). — *Duza, Hollo* und *Weiss*, Z. exper. Med. **45**, 708 (1925). — *Dzialoszynski*, Zbl. Chir. **1926**, Nr. 23; Dtsch. med. Wschr. **1927**, Nr. 17, 76. — *Fahrig, C.*, Kohlehydratumsatz der Geschwülste. Z. Krebsforschg **25**, 146 (1927). — *Fischer, Albert* und *Andersen, Buch*, Z. Krebsforschg **23**, 12 (1926). — *Fischer, Albert*, Gewebezüchtung. München 1927; Z. Krebsforschg **25**, 482 (1927). — *Fischer, Albert* und *Andersen, Buch*, Hospitalstidende **68**, 1121 (1925). — *Fischer, A., Andersen, Buch Demuth* und *Laser*, Z. Krebsforschg **24**, 528 (1927). — *Fischer-Wasels, B.*, Die Entwicklung der Geschwulstzelle. Klin. Wschr. **1927**, Nr. 22 u. 23. — *Gollwitzer-Meier*, Klin. Wschr. **1926**, 737. — *Green*, J. Americ. med. Assoc.

85, 645 (1925). — *Groebbels*, Klin. Wschr. 1922, 2130. — *Gollwitzer-Meier* und *Meyer*, Z. exper. Med. 40, 70 (1924). — *Günther* und *Schultze, K. F.*, Zbl. f. Gynäk. 1926, 57 und 1759. — *György*, Jahrb. f. Kinderhlk. 99, H. 2/3 (1922). — *Hasselbach*, Biochem. Z. 46, 415 (1912). — *Jacubson*, Z. Krebsforschg 24, 364 (1927). — *Jalcowitz*, Mitt. Grenzgeb. Med. u. Chir. 40, 34 (1926). — *Hart, Steenbock, Elvehjem* und *Waddell*, J. of biol. Chem. 65, 67 (1925). — *Henderson*, Brit. med. J. 1926, Nr. 3393, 41. — *Kisch*, Klin. Wschr. 1926, 697. — *Lignac* und *Kreuzwendedich v. d. Borne*, Krkhforschg 5, 113 (1927). — *Lipschitz*, Dtsch. med. Wschr. 1923, 778. — *Loeser*, Klin. Wschr. 1927, 587. — *Loewy*, Berlin. klin. Wschr. 1903, 23. — *Mahnert, A.*, Arch. f. Gynäk. 119, 407 (1923). — *Negelein*, Biochem. Z. 158, 121 (1925). — *Nicloux, Maurice, Nerson, Stahl* und *Weill, C.* r. Soc. biol. 92, 178 (1925). — *Ozorio de Almeida*, J. Physiol. et Path. gén. 23, 524 (1925). — *Pentimalli*, Z. Krebsforschg 25, 347 (1927). — *Roffo* und *Neuschloss*, Bull. Soc. de Chim. biol. 7, 515 (1925). — *Roffo* und *Corea*, Z. Krebsforschg 23, 82 (1926). — *Roosen, R.*, Z. Krebsforschg 22, 480 (1925) und 24, H. 1, 35 (1926); Dtsch. med. Wschr. 1923, Nr. 17/18. — *Rossenbeck*, Schweiz. med. Wschr. 1927, 1067. — *Simon, H.*, Klin. Wschr. 1925, 1910. — *van Slyke*, Trans. Assoc. americ. Physicans 39, 57 (1924). — *Slyke, Hastings, Murray, Davies*, Blutreaktion und Atmung. Proc. Soc. exper. Biol. a. Med. 22, 82 (1924). — *Stewart*, J. of biol. Chem. 62, 641 (1925). — *Tsukamoto*, Tohoku J. of exper. Med. 6, 286 (1925). — *Uhlenbruck*, Z. klin. Med. 105, 464 (1927). — *Utheim*, J. of metabol. Res. 1, Juni 1922. — *Vána, Anton*, Mitt. Grenzgeb. Med. u. Chir. 40, 514 (1927). — *Warburg*, Erg. Physiol. 14, 253 (1914) und Biochem. Z. 172, 432 (1926); Klin. Wschr. 1926, 2119. *Warburg, Wind* und *Negelein*, Klin. Wschr. 1926, 829. — *Waterman, N.*, Der heutige Stand der chemotherapeutischen Karzinomforschung. Berlin: Julius Springer 1926. — *Wind*, Biochem. Z. 179, 384 (1926). — *Yabusoe, Muneo*, Biochem. Z. 168, 227 (1926).

II.

Die Gasbehandlung bösartiger Geschwülste in Verbindung mit Zucker und Insulin[1]).

Von

Prof. Bernh. Fischer-Wasels, Frankfurt a. M.

Inhaltsverzeichnis.

Die besten Heilresultate hatten wir im Tierversuch auch bei sehr bösartigen Geschwülsten und mit voller Regelmäßigkeit durch eine Kombination unserer $O\text{-}CO_2$-Atmung mit Injektion von Eisenpräparaten und Eisenfarbstoffen[2]). Die Übertragung dieser Methode auf den Menschen erwies sich aber gerade wegen der Farbstoffe als schwierig, wenn nicht unmöglich. Wir haben daher nach weiteren Verbesserungen des Verfahrens, wenn irgend möglich unter Verzicht auf alle Farbstoffe, gesucht. Zur Lösung dieser Aufgabe war es zunächst wichtig, die Bedeutung und die Wirkungsart der einzelnen Faktoren, die in unserer Kombinationsbehandlung zur Anwendung kamen, so genau als irgend möglich aufzuklären.

A. Weitere Beweise der Schädigung der Geschwulstzelle durch die Sauerstoff-Kohlensäureatmung.

Das galt zunächst von der Bedeutung unserer Gasatmung. Es ist nicht möglich, hier im einzelnen auf die theoretischen und physiologischen Grundlagen der Wirkung unseres Gasgemisches genauer einzugehen.

Aber die theoretische Erklärung ist zunächst weniger wichtig wie der einwandfreie Nachweis der tatsächlichen Schädigung der Geschwulstzelle durch unser Gasgemisch. Wir haben früher schon mitgeteilt, dass man durch unsere Gasbehandlung bösartige Geschwülste wenigstens von der Grösse,

---

[1]) Vortrag, auf Veranlassung des Vorstandes der Deutschen Gesellschaft für innere Medizin gehalten auf dem 40. Kongress zu Wiesbaden am 16. April 1928, aus den Verhandlungen des Kongresses Seite 56—62 mit unwesentlichen Kürzungen abgedruckt.

[2]) Vgl. den vorstehenden Aufsatz.

wie wir sie in den Versuch nehmen, nicht sicher beeinflussen, geschweige denn zum Verschwinden bringen könne. Trotzdem konnten wir immer wieder feststellen, dass unsere Gasatmung auch in der Kombinationsbehandlung von der allergrössten Bedeutung ist. Die Beweise für diese Wirkung konnten wir inzwischen erweitern. Ich habe bereits früher mitgeteilt, dass das maligne Chondrom der Maus, das auch bei uns immer 100 % positive Impfresultate gibt, nur mehr 45 % positive Impfungen zeigt, wenn man die Tiere vom Tage der Impfung an täglich drei Stunden unser Gas atmen lässt. Ich glaubte nun, dass die 45 %, in denen der Tumor trotz der Gasbehandlung zur Entwicklung und zum fortschreitenden Wachstum gekommen war, besonders bösartige Tumoren aufweisen müssten, da ja diese Geschwulstzellen sich trotz der Gaseinwirkung entwickelt hatten. Die Weiterimpfung dieser Tumoren auf 150 Tiere ergab nun aber — obwohl hier keinerlei Gasbehandlung mehr angewandt wurde — zu unserer grossen Überraschung, dass *bei keinem einzigen Tiere* eine Geschwulst zur Entwicklung kam. Schon die Zahl dieser Impfungen liess einen Zufall ausschliessen, zumal spätere Impfungen mit nichtvorbehandeltem Chondrom bei allen diesen Tieren positive Resultate ergaben. Der Versuch schien uns so wichtig, dass wir ihn auch bei unseren Karzinomstämmen durchführten. Wir erhielten hier grundsätzlich das gleiche Ergebnis: Die Zahl der angehenden Tumoren ging bei zwei verschiedenen Karzinomen von 90 % normal auf 29 bzw. 20 % zurück und die Weiterimpfung ergibt nur noch 10 bzw. 11 % positive Impferfolge. Erwähnenswert ist auch ein Versuch, in dem fünf Tumoren von Mäusen, die zehn Tage lang täglich drei Stunden mit Gas behandelt waren und ausserdem noch ein bis zwei Injektionen von Eisenzucker erhalten hatten, auf 75 normale Mäuse übertragen wurden, ohne dass sich eine einzige Geschwulst entwickelte (solides Karzinom mit 90 % normaler Impfausbeute). Die Gesetzmäßigkeit dieser Ergebnisse beweist einwandfrei, dass durch unsere Gasbehandlung die Transplantationsfähigkeit der verschiedenen Formen bösartiger Mäusegeschwülste ganz oder fast völlig zerstört wird, dass die Tumorzelle selbst schwer geschädigt wird und ihre Malignität, wenn man die Transplantationsfähigkeit als einen gewissen Maßstab des Bösartigkeitsgrades betrachtet, durch das Gas vermindert wird.

B. Die Gaswirkung in Verbindung mit Zucker- und Insulinzufuhr[1]).

Die Arbeitshypothese, die uns zu den berichteten Erfolgen geführt hat, ging darauf aus, die Oxydationsprozesse in der Geschwulstzelle zu steigern. Theoretisch konnte dies auch durch Zufuhr von Atmungskatalysatoren erhofft werden. Versuche verschiedener Art in dieser Richtung hatten bisher ein negatives Ergebnis und unter den angewandten Eisenpräparaten fiel uns bald auf, dass das Ferr. oxydat. saccharat. eine besonders günstige Wirkung entfaltete. Das konnte an der besonderen Art der Eisenverbindung liegen,

---

[1]) Vgl. hierzu S. 97 ds. Bd.

aber gerade mit Rücksicht auf die *Warburgschen* Arbeiten und die besondere Bedeutung des Zuckerstoffwechsels der Geschwulstzelle konnte auch der Zuckergehalt dieses Eisenpräparates von Bedeutung für seine Wirksamkeit sein. Systematische Untersuchungen in dieser Richtung ergaben nun das Zutreffende der letzten Annahme und unsere Versuche zeigen, dass wir auch mit hochkonzentrierten Zuckerinjektionen in Verbindung mit unserer Gasatmung gute Beeinflussungen der Mäusegeschwülste erzielen konnten und zwar ohne jede Zuhilfenahme von tumoraffinen Metallen oder Farbstoffen. Wir wissen, dass derartige Zuckerzufuhr den Grundumsatz durch Verbrennung der Kohlehydrate erhöht (Bestimmung des Gasstoffwechsels, *Gautier*, *Wolff* und *Dreyfuss*). Eine solche Steigerung der Oxydationen werden wir also besonders bei gleichzeitiger Einwirkung unseres Gasgemisches erwarten dürfen.

Über die Wirkung von Zuckerinjektionen auf Tumoren liegen gerade aus der letzten Zeit einige Mitteilungen vor. *E. G. Mayer* hat zuerst mitgeteilt, dass es beim Menschen gelinge, den Tumor durch eine intravenöse Injektion von Glykose zu sensibilisieren und dadurch die Wirkung der Röntgenbestrahlung zu verstärken. Gute Ergebnisse mit dieser Methode sahen *Holzknecht* und *Gurniak*. *Kahn* und *Wirth* berichten über günstige Erfolge beim Menschen durch Anwendung von kolloidalem Wismuth in 50%iger Zuckerlösung. Im Tierversuch haben *Händel* und *Tadenuma* sowie *Rondoni* dagegen eine Beschleunigung des Krebswachstums nach parenteraler Zuckerzufuhr, *Cori* eine erhöhte Glykolyse im Tumor nach Zuckerinjektionen festgestellt. Nach *Rondoni, v. Witzleben, Münzer* und *Rupp* wird die Teerkrebsbildung bei der Maus durch Zuckerzufuhr gefördert. Unsere eigenen Versuche ergaben bei den verschiedensten Arten der Zuckerzufuhr keinen deutlichen Einfluss auf das Wachstum der Mäusetumoren, auf keinen Fall eine Wachstumssteigerung. Bei subkutaner Zuckerinjektion war das Wachstum besser als bei intravenöser. Kombinierten wir jedoch besonders die intravenösen Zuckerzufuhren mit unserer Gasatmung, so liessen sich deutliche Wachstumshemmungen der Geschwülste feststellen. Ferner fanden wir bei der intravenösen Zuckerzufuhr einen deutlichen Unterschied zwischen normalen und Geschwulsttieren. Bei letzteren stieg der Blutzuckergehalt nach der Injektion niemals so hoch an wie beim Normaltier und ging viel schneller wieder zur Norm zurück. Ob beim Geschwulsttier die Leber oder der Tumor selbst den Zucker rascher an sich reissen, wird von uns zur Zeit geprüft[1]). Es erscheint sehr wohl möglich, dass die von *Ehrlich* gesuchte Leitschiene, um Substanzen an die Tumorzelle heranzubringen, im Zucker gefunden ist.

Wir prüften ferner die Wirkung der verschiedenen Zuckerarten. Auch mit Polysacchariden, besonders Raffinose, hatten wir zum Teil gute Ergebnisse, wenn auch keine wesentlich besseren als mit Traubenzucker allein. Für den Menschen sind andere Zucker kaum zu empfehlen, da wir bei ihnen stärkere

---

[1]) Diese Versuche sind bisher noch nicht abgeschlossen.

Reaktionen insbesondere Schüttelfröste und Fieber sahen, während das Ferr. oxydat. saccharat. nur ungefährlich ist, wenn die Lösung ganz frisch ist. *Kraft* berichtet auch über zwei Todesfälle durch intravenöse Injektion getrübter Lösungen des Ferr. oxydat. saccharat. beim Menschen.

Wenn aber in unseren Versuchen auch solche Zucker, die im Körper sicher nicht gespalten werden, wie Rohrzucker z. B., eine Wirkung auf die Tumorzelle entfalten, so muss wohl als Erklärung dieser Wirkung eine Änderung der Zellpermeabilität oder der Plasmakolloide im Sinne von *Erich Meyer* herangezogen werden. All das legt den Gedanken nahe, durch gleichzeitige Insulineinwirkung die Resultate noch zu verbessern. Wir wissen, dass das Insulin die Glykogenbildung und -Anreicherung in den Zellen erhöht, dass vor allem aber bei Zufuhr von Kohlehydraten der Sauerstoffverbrauch durch Insulinwirkung gesteigert wird *(Sachs, Vas* und *Widrich, H. I. Wolf)*.

Auch über die Insulinwirkung auf Tumoren liegen schon Mitteilungen vor. *Rondoni, Silberstein, Freud* und *Revesz* haben durch Insulinbehandlung starke Hemmung der Teerkrebsbildung, sogar Rückbildung von Tumoren gesehen. *Silberstein* betont besonders, dass Tiere mit vollentwickelten Tumoren 30 mal so viel Insulin und mehr vertragen als normale.

Piccaluga und *Cioffari* haben ferner mitgeteilt, dass es durch Behandlung von Mäusen mit Traubenzucker + Insulin vor der Impfung gelingt, eine deutliche Entwicklungshemmung der Geschwülste mit Verlängerung des Lebens zu erzielen.

Unsere eigenen Versuche ergaben nun bei Anwendung hochkonzentrierter Traubenzuckerlösung mit Insulin und Gasbehandlung bei allen uns zur Verfügung stehenden bösartigen Geschwülsten der Maus eine ausgezeichnete Heilwirkung, die den Erfolgen unserer früheren Kombinationsmethode nicht wesentlich nachstand.

C. Wirkungen auf den Menschen[1]).

Diese Methode der Geschwulstbehandlung durch unsere Gasatmung mit gleichzeitiger Insulin-Zuckerzufuhr war nun auch leicht und ohne jede Gefahr auf den Menschen zu übertragen. Das haben wir seit wenigen Wochen getan und es ist daher selbstverständlich, dass wir irgend etwas Abschliessendes heute noch nicht sagen können. Immerhin konnten wir bereits eine Reihe von Feststellungen machen, die auch für die Klinik interessant sein dürften und die vor allem zu einer intensiven Verfolgung und Bearbeitung des neuen Weges auffordern.

Bei unserer Gasatmung kommt sowohl die Wirkung des Sauerstoffs wie der Kohlensäure zur vollen Geltung. Gerade hier im Kreise der Kliniker möchte ich die grossen Vorteile unseres Gasgemisches für die Beeinflussung einer ganzen Reihe von krankhaften Zuständen betonen. Wenn in letzter

---

[1]) Vgl. hierzu später S. 231 ds. Bd.

Zeit wieder von amerikanischer Seite die Zufuhr von reinem Sauerstoff in der pneumatischen Kammer als geradezu lebensrettend bei Zuständen von Sauerstoffmangel im Blut, Zyanose, Lungenhyperämie und -Ödem, Tracheal- und Larynxstenose und selbst bei kruppöser Pneumonie bezeichnet wird (*Boothby* und *Haines*), so dürfte die Zufuhr unseres Gasgemisches noch grössere Vorteile bieten. Besonders überall da, wo neben der Sauerstoffzufuhr noch die Wirkung der CO_2, die Steigerung der äusseren und inneren Atmung erwünscht ist, wirkt unsere Gasatmung ausgezeichnet, also bei flacher Atmung, bei Narkose-Asphyxien und in allen Fällen, wo eine postoperative oder Aspirations- pneumonie zu fürchten ist, also besonders nach abdominalen Operationen, bei längerer Bewusstlosigkeit, bei Schädelbasisfrakturen usw. Man kann hier ähnliche Wirkungen natürlich auch mit reiner CO_2 erzielen, aber hierbei ist die genaue Dosierung unmöglich und die Wirkung immer nur auf kurze Zeit beschränkt. Unser Gasgemisch dagegen kann stundenlang mit gleichmäßiger und starker Vertiefung der Atmung und gleichzeitig der wertvollen über- reichen O_2-Zufuhr ohne jede Gefahr einer Schädigung geatmet werden. Ich kann das mit voller Sicherheit nicht nur aus einer grossen Zahl klinischer Beobachtungen, sondern auch aus einer Reihe von Sektionsbefunden behaupten. Wir konnten mehrere Fälle sezieren, die viele Wochen lang täglich drei bis vier Stunden und länger unser Gasgemisch geatmet hatten und auch nicht die Spur irgendeiner Lungenschädigung oder Sauerstoffpneumonie aufwiesen. Auch bei Pneumonie ist die Wirkung günstig und Herr Dr. *Westhues* an der *Schmiedenschen* Klinik konnte eine schon in der Entwicklung begriffene, mit Fieber und leichter Dämpfung einsetzende postoperative Aspirationspneumonie durch energische Behandlung mit unserem Gas rasch zur Rückbildung bringen. Dazu kommt, dass die Kranken unser Gas sehr gern atmen im Gegensatz zu reiner O_2-Atmung und viele immer wieder um die Gasatmung bitten, weil sie sie wohltuend empfinden.

Nun zur Wirkung auf menschliche maligne Tumoren. Über die günstige Beeinflussung des Allgemeinzustandes selbst bei kachektischen Kranken habe ich früher schon berichtet, wir konnten sie wieder bestätigen. Bei unseren weiteren Versuchen am Menschen trat aber eine Erscheinung immer deutlicher hervor, die wir jetzt wohl als gesetzmäßig betrachten dürfen, das ist nämlich die lokale Reaktion der Geschwulst auf die Gasatmung. Als Beispiel sei ein Fall herausgegriffen, den wir vor wenigen Wochen behandeln konnten, ein Fall von inoperablem Gesichtskarzinom, das bereits weit auf den Hals aus- gebreitet war. Der Kranke gibt ausdrücklich an, dass er in seinem karzino- matösen Geschwür niemals Schmerzen gehabt habe. Nachdem er eine halbe Stunde in einer kleinen Gaskammer unser Gas geatmet hat, treten — ohne irgendwelche andere Beschwerden — ziemlich starke Schmerzen im Karzinom auf, die auch noch nach Abschluss der Gasatmung mehrere Stunden anhalten und sich auch später bei der weiteren Gasbehandlung immer wiederholen. Bei einem Fall von Osteosarkom des Beins wurden diese Schmerzen im Tumor so heftig, dass wir grosse Pausen in der Gasbehandlung einschieben mussten. Diese lokale Schmerzreaktion auf unsere Gasbehandlung haben wir bei allen äusseren Karzinomen, bei Knochensarkomen (Periost) und auch bei Mammakarzinomen gesehen. Sie sind so heftig, dass sie von den Kranken immer von selbst und ungefragt angegeben werden. Nicht bemerkt dagegen wurde diese Schmerzreaktion bei Eingeweidegeschwülsten, es hängt dies vielleicht mit den besonderen Sensibilitätsverhältnissen der Eingeweide zusammen.

Diese lokale Reaktion im Tumor wird auch nicht herabgesetzt durch die gleichzeitige Zufuhr von Zucker und Insulin. Wir haben hier, um einigermaßen an die beim Tier angewandten Dosen heranzukommen, grosse Mengen von Traubenzucker intravenös injiziert, und zwar in letzter Zeit Dauerinfusionen oder regelmäßig alle acht Tage 200 ccm einer 40 % Glukoselösung und vorher 10 bis 20 Insulineinheiten. Irgendeine Schädigung oder auch nur Belästigung des Kranken haben wir bisher hierdurch nicht gesehen. Nur bei einem Fall von grossen Metastasen eines zellreichen Hodensarkoms in der Lunge sahen wir nach diesen Injektionen eine Verschlechterung des Allgemeinbefindens, die vielleicht durch zu starke Schädigung der Tumorzellen entstanden ist. Wir waren dadurch gezwungen, hier mit der Injektion auszusetzen.

Über eine weitere Beeinflussung menschlicher Geschwülste können wir bis heute noch nichts sicheres aussagen. Ich betone ausdrücklich, dass sich gerade die Versuche an Menschen in den ersten Anfängen befinden und noch niemand wissen kann, ob und was endgültig dabei herauskommt. Wir haben auch noch zahlreiche technische Schwierigkeiten zu überwinden. Es steht noch nicht fest, ob unser Gasgemisch dauernd fertig in Stahlflaschen geliefert werden kann, da die Ungefährlichkeit des Gasgemisches für die Stahlflaschen noch nicht sicher erwiesen und bei dem Druck von 150 Atmosphären besondere Vorsicht hier notwendig ist. Wir sind zur Zeit an der Arbeit, diese technische Sicherheit zu erreichen. Ferner haben die Drägerwerke auf meine Veranlassung in den letzten Wochen einen Mischapparat konstruiert, der es gestattet, die beiden Gase erst im Augenblick des Verbrauchs im richtigen Verhältnis miteinander zu mischen. Dazu kommt der Nachteil der Maskenatmung. Obwohl wir Masken mit besonderen leichtgehenden Ventilen konstruiert haben, empfinden die Kranken doch die Belästigung durch die Maskenatmung oft unangenehm und die Atmung in der Gaskammer wäre durchaus vorzuziehen. Bisher fehlten uns leider die Mittel, eine solche zu bauen und wir haben uns mit einer alten Telephonzelle beholfen. Die Drägerwerke wollen aber auch hier ein passendes und nicht zu kostspieliges Modell bauen, das zugleich in Betrieb und Gasverbrauch billiger sein dürfte.

Wir hoffen, dass diese Schwierigkeiten bald überwunden sein werden und dass dann vor allem die Kliniker in grösserem Umfange sich am Ausbau der neuen Methode beteiligen werden. Insbesondere sind ja gerade beim Menschen die Fragen der Dosierung sowohl des Gases wie des Zuckers und des Insulins noch keineswegs beantwortet. Auf Grund der ausgezeichneten

Ergebnisse unserer Tierversuche dürfen wir aber wohl dazu auffordern, diese absolut gefahrlose Methode der Krebsbehandlung auch beim Menschen einer gründlichen Prüfung zu unterziehen. Die nachgewiesene heftige lokale Reaktion der Geschwulst — wie sie ja auch für erfolgreiche Röntgenbestrahlungen von Geschwülsten bekannt ist — fordert ebenfalls entschieden zu einer Prüfung auf. Es wäre nach den bisherigen Ergebnissen sehr wohl denkbar, dass die Methode als unterstützend für andere wirksame Methoden der Krebsbehandlung (Operation, Röntgen) gutes leisten könnte, dass sie insbesondere in der Nachbehandlung nach Operationen zur Verhütung von Rezidiven und zur Unterdrückung von Metastasenbildungen angewandt werden könnte. Bei der völligen Ungefährlichkeit der Methode geht niemand bei einem Versuch ein Risiko ein.

Das transplantierte Mäusekarzinom ist etwas ganz anderes, als der Spontankrebs des Menschen und der Tierversuch kann uns daher nur Fingerzeige geben, deren Wert erst durch die klinische Prüfung erwiesen werden kann. Aber ein neuer Weg liegt vor und er muss verfolgt werden. Sollte er auch nur einen kleinen Fortschritt ergeben, so dürfte auch ein solcher auf dem schwierigen Gebiete der Krebsbehandlung schon als wertvoll begrüsst werden.

III.
Weiterer Ausbau der Gasbehandlung bösartiger Geschwülste.

Von

Prof. Dr. Bernh. Fischer-Wasels.

Mit 6 Abbildungen im Text.

Inhaltsverzeichnis.

Als es sich darum handelte, die mit unserer neuen Methode[1]) erzielten
Ergebnisse weiter zu vertiefen und auszubauen, habe ich als unsere nächste
Aufgabe nicht die Prüfung und Ausarbeitung des neuen Verfahrens an menschlichen Krebsfällen angesehen. Ich habe immer betont, dass zwischen der
spontan aufgetretenen bösartigen Geschwulst und dem transplantierten
Karzinom der Maus sehr wesentliche Unterschiede bestehen. Diese Unterschiede sind biologischer Art und betreffen nicht das eigentliche Wesen der
Geschwulstzelle selbst, sondern das Verhältnis der Geschwulstzelle zum Wirts-
organismus. Unsere weiteren eigenen Arbeiten insbesondere die Stoffwechseluntersuchungen über die allgemeine Geschwulstdisposition, über die später
in dem Aufsatz von *Büngeler* hier berichtet wird, haben uns in dieser Auffassung wesentlich bestärkt und ihre Grundlagen vertieft. Es ergibt sich

---

[1]) Vgl. die beiden vorstehenden Aufsätze (Klin. Wschr. **1928**, Nr. 2—4 und 40. Kongr.
f. inn. Med. Wiesbaden April 1928).

daraus, dass es sicherlich viel leichter ist, eine transplantierte Geschwulst zu beseitigen als einen menschlichen Spontantumor zu heilen. Es verdient unser Interesse, dass Ähnliches sogar von den Metastasen einer Geschwulst im eigenen Körper gilt. Es wird in der neueren Literatur gar nicht selten beberichtet, dass es z. B. mit Röntgenbehandlung zuweilen leichter ist die Metastasen eines Tumors zum Schwinden zu bringen als den primären Tumor selbst. Aus den Beobachtungen über Wirkungen auf das transplantierte Mäusekarzinom können wir also nur allgemeine Richtlinien entnehmen und in allen Einzelheiten werden wir die Wirkung einer Behandlungsmethode auf den menschlichen Krebs, auf den Spontantumor überhaupt erst aus genauen Untersuchungen an diesem Objekt selbst feststellen können.

Leider war es uns bisher nicht möglich, die Wirkung unserer Methode an Spontantumoren der Maus in nennenswertem Umfange zu prüfen. Wir haben zwar einzelne Spontantumoren nach vielen Bemühungen bekommen und an denselben auch mit der später zu beschreibenden Gas-Säurebehandlung günstige Ergebnisse erzielt. Aber die Zahl dieser Beobachtungen ist so gering, dass sie noch nichts beweist und wir werden hier erst unsere Aufgabe lösen können, wenn es uns gelingt einen Mäusestamm zu bekommen, der in hohem Grade mit der Disposition zur Spontantumorbildung erblich belastet ist, wie das bei einzelnen der von *Maud Slye* künstlich gezüchteten Mäusestämmen der Fall ist.

Zu eingehenden und kritischen Beobachtungen am Menschen haben wir weiterhin bis heute nur wenig Gelegenheit gehabt. Eine Krankenbaracke, die für diese Zwecke uns zur Verfügung gestellt und für die Gasbehandlung besonders eingerichtet wurde, wurde uns nach kurzer Zeit wegen einer ausbrechenden Scharlachepidemie wieder entzogen, so dass systematische Untersuchungen leider nur in bescheidenstem Umfange durchgeführt werden konnten. So haben wir bisher nur an einzelnen Fällen die Wirkung unserer Methode in Verbindung mit der Röntgenbehandlung (Prof. *Holfelder*) an menschlichen Tumorfällen verfolgen können und werden später in diesem Buche über das Ergebnis dieser Beobachtungen berichten (s. S. 231). Ich betone aber auch hier schon, dass alle unsere bisherigen Beobachtungen an Spontantumoren noch nichts Endgültiges beweisen und lediglich orientierende Einzelversuche sind. Wir hoffen allerdings, dass wir bald Gelegenheit haben werden, die Wirkungen unserer Methode auch an einem grösseren menschlichen Material systematisch zu prüfen und gedenken in absehbarer Zeit über das Ergebnis zu berichten.

Es lagen also innere und äussere Gründe vor, die uns veranlassten, als unsere nächste und wichtigste Aufgabe zunächst die Verbesserung und Vertiefung unseres Verfahrens im Tierexperiment anzustreben. Bisher hatten wir wirklich ausgezeichnete Erfolge am voll entwickelten Tumor ja nicht mit der Gasbehandlung allein erzielen können, sondern immer nur in der Kombination mit anderen Methoden, insbesondere mit Eisenpräparaten und

Eisenfarbstoffen. Es lag mir daher daran, nunmehr in erster Linie die Wertigkeit und das Wesen der einzelnen Faktoren unserer Kombinationsbehandlung genau aufzudecken, um von hieraus weiter zu kommen.

Die erstrebte Klärung und Vertiefung des Problems macht es notwendig, nochmals kurz auf die grundlegenden Vorstellungen über Wesen und Stoffwechsel der Geschwulstzelle einzugehen, auf denen sich ja unsere sämtlichen Fragestellungen und Versuchsanordnungen aufbauen.

A. Die Grundlagen des Problems: Die Eigenart und der Stoffwechsel der Tumorzelle.

Die klare Erkenntnis, dass das Wesen der Geschwulstkrankheit nicht in irgendwelchen spezifischen äusseren Faktoren sondern in der besonderen Eigenart der Tumorzelle selbst gegeben ist, bricht sich immer mehr Bahn. Alle die ewig wiederholten Bemühungen, den Krebs zu einer Infektionskrankheit zu stempeln und einen spezifischen Krebserreger zu entdecken, sind gescheitert und auch die neueste Entdeckung auf diesem Gebiet konnte, wie ich glaube, einwandfrei und unter Aufdeckung der Fehlschlüsse widerlegt werden[1]). Aber davon ganz abgesehen sind die positiven Beweise für die besondere Eigenart der Geschwulstzelle selbst heute so erdrückend, dass ein Zweifel gar nicht mehr möglich sein sollte. Zum wenigsten kann man, glaube ich, in der Biologie stärkere Beweise nicht beibringen und ich habe diese Beweise, abgesehen von meiner Geschwulstlehre wiederholt zusammengestellt[2]). Wir dürfen heute positiv behaupten und können es experimentell belegen, dass die Geschwulstzelle aus einer embryonalen oder regenerierenden Körperzelle durch eigenartige Entwicklungsstörung entsteht und sich in ihrer Eigenart dauernd erblich erhält. Die Geschwulstzelle ist eine besonders geartete, kranke und minderwertige, ja hinfällige Zelle mit kürzerer Lebensdauer und viel geringerer Widerstandsfähigkeit gegen äussere Schädigungen. Diese Abartung oder Kataplasie der Geschwulstzelle zeigt sich in einer Reihe hinreichend charakteristischer morphologischer, chemischer und physikalischer Eigenschaften[3]). Biologisch zeigt sie ihre Sonderstellung durch ihr dauerndes Weiterwachsen bei der Transplantation und durch ganz gesetzmäßiges Verhalten in der Gewebskultur. Besonders das letztere Verhalten ist sehr charakteristisch: Im Gegensatz zu allen andern Körperzellen wächst die Tumorzelle auch ohne Embryonalextrakt und ist selbst im fremden heterogenen Serum unbegrenzt lebensfähig, sie verflüssigt das Plasma der Kultur (Proteolyse) und

---

[1]) *Bernh. Fischer-Wasels*, Die parasitäre Ätiologie der Krebskrankheit nach L. Heidenhain, Münch. med. Wschr. 1928, 949 und 1505. — [2]) Z. B. Klin. Wschr. 1927, Nr. 22 und 23. Münch. med. Wschr. 1928, Nr. 2, 73; Dtsch. med. Wschr. 1928, Nr. 28. — [3]) *Bernh. Fischer-Wasels*, „Allgemeine Geschwulstlehre" 14 II des Handbuches der normalen und pathologischen Physiologie, S. 1360 ff. Julius Springer, Berlin 1927.

verdaut zugesetztes normales Gewebe und normale Zellkulturen [*Alb. Fischer*[1—4]].
Die bösartigen Zellen zeigen verstärkte Autolyse und Heterolyse und sind
viel anspruchsloser in ihrem Nahrungsbedürfnis als normale Zellen. Diese
verstärkte Autolyse steht vielleicht auch mit dem ungewöhnlichen Reichtum
der Krebszelle an mitogenetischen Strahlen in Verbindung [*Gurwitsch*[5]),
Kisliak-Statkewitsch[6])].

Dass aber all diese Eigenschaften der Geschwulst an die Geschwulstzelle selbst gebunden, Ausflüsse der lebendigen Konstitution der abgearteten
Tumorzelle sind, geht am besten aus der heute beigebrachten Tatsache der
experimentellen Erzeugbarkeit nicht nur von bösartigen Geschwülsten im
Tierversuch (dessen komplexe Bedingungen die einwandfreie Wertung der
einzelnen Faktoren stark erschweren) sondern vor allem aus der Möglichkeit
hervor, bösartige Geschwülste, ja sogar einzelne bösartige Geschwulstzellen
experimentell im Reagenzglas besonders aus Embryonalzellen durch bestimmte
Gifteinwirkungen zu erzeugen. Ich benutze die Gelegenheit um hier einen
Irrtum richtig zu stellen, der mir durch einen Schreibfehler in der zusammenfassenden Darstellung dieser Experimente in der Münch. med. Wschr. 1928,
Nr. 2 leider unterlaufen ist. Es ist dort angegeben, auf welche Weise man
experimentell Hühnersarkome erzeugt hat, aber es sind durch ein Versehen
die Experimente am lebenden Tier mit den Experimenten im Reagenzglas
zusammengeworfen worden. Aus gezüchteten Zellen, also in vitro, sind Hühner-
tumoren experimentell bisher erzeugt aus den Monozyten des Hühnerblutes
durch Zusatz von Sarkomfiltrat, aus den Makrophagen der Milz durch Zusatz
von Arsen und aus embryonalen Milzzellen, die im Plasma eines Huhnes, dem
intravenös etwas Teer injiziert war, gezüchtet wurden (*Laser*). Die übrigen
dort angeführten Experimente sind alles Versuche am lebenden Tier. Ich bin
Herrn Dr. *Laser*-Berlin-Dahlem dankbar dafür, dass er mich auf diesen
Irrtum aufmerksam gemacht hat.

An den grundsätzlichen Feststellungen und den Schlussfolgerungen daraus
ändert diese Richtigstellung natürlich nichts. Es steht heute fest, dass bösartige Geschwülste experimentell aus embryonalen Zellen und aus undiffe-
renzierten regenerierenden Zellen durch bestimmte Eingriffe erzeugt werden
können. Die Beweise für die enge Beziehung der Geschwulstbildung zur
Regeneration sind von mir sowohl aus der Analyse zahlreicher spontan auf-
tretender, insbesondere auch menschlicher Tumoren, wie auch durch experimentelle Erzeugung von Regenerationsgeschwülsten im Tierversuch erbracht

---

[1]) *Alb. Fischer*, Charaktereigenschaften von Krebszellen in vitro. Klin. Wschr. 1928,
Nr. 1, 6. — [2]) *Alb. Fischer*, Wachstumsfaktoren für Krebszellen. Z. Krebsforschg 26,
228 (1928). — [3]) *Alb. Fischer*, Die Krebszelle. Naturwiss. 1929, H. 10, 157. — [4]) *Alb.
Fischer*, Dauerzüchtung reiner Stämme von Karzinomzellen in vitro. Z. Krebsforschg 25, 89
(1927). — [5]) *Gurwitsch*, Z. Krebsforschg 29, 220 (1929). — [6]) *Kisliak-Statkewitsch*,
Z. Krebsforschg 29, 214 (1929).

worden. Aus allen diesen Beobachtungen geht hervor, dass bestimmte minimale Gifteinwirkungen Zellen, die noch nicht ausdifferenziert sondern in der Entwicklung begriffen sind, in echte bösartige Geschwulstzellen umwandeln können. Die gesetzmäßigen Bedingungen (minimale Quantitäten der Giftwirkung, gesetzmäßige Latenzzeit usw.), unter denen allein diese Umwandlung von Entwicklungszellen in Geschwulstzellen erfolgt, zwingen zu dem Schlusse, dass hierbei im Erbplasma der Zelle ein pathologischer Entwicklungsvorgang sich abspielt[1]), dessen materielle Grundlagen uns aber bis heute noch völlig verborgen sind. Wenn *Alb. Fischer*[2]) aus der Tatsache, dass er embryonale Milzzellen in der Gewebskultur durch minimalen Arsenzusatz in bösartige Geschwulstzellen umwandeln konnte, schliesst, dass eine direkte Teilnahme des Organismus nicht ein notwendiger Faktor für die Krebsbildung ist, sondern dass lokale Reize allein hierfür genügen, so scheint mir trotz der Experimente dieser Schluss nicht vollkommen zwingend. Denn im Reagensglas ist zwar die Einwirkung des Gesamtorganismus ausgeschlossen, aber es fehlen auch die regulierenden und ausgleichenden Funktionen des Gesamtorganismus. Diese fehlen aber niemals bei der Entstehung der Spontangeschwulst in der Natur und darum bringen die Kulturversuche, so ungemein wertvoll sie im übrigen sind, noch keine endgültige Entscheidung über die Vorgänge, wie sie sich im Organismus unter natürlichen Verhältnissen abspielen. Wie jeder lokale Entwicklungsvorgang unter dem Einfluss des Gesamtorganismus steht, so dürfte dies grundsätzlich auch bei dem pathologischen Entwicklungsvorgang der Geschwulstzellbildung sein. Was hierbei in der Zelle selbst besonders in ihren Kernsubstanzen vor sich geht, wissen wir nicht, aber dieser Vorgang weist doch eine gewisse Ähnlichkeit mit der Mutation von Keimzellen auf, obwohl er mit ihr *nicht* identisch ist.

Zweifellos aber steht diese Abartung der Geschwulstzelle als ein echter, wenn auch pathologischer Entwicklungsvorgang unter ähnlichen Einflüssen, wie jeder Entwicklungsvorgang. Schon aus dieser Überlegung ergibt sich die grosse *Bedeutung der Allgemeinkonstitution.* Diese Bedeutung beweisen neben den Züchtungsversuchen und Beobachtungen mancher menschlicher Tumorfälle vor allem auch die neueren Experimentalforschungen. Wir konnten selbst in einer Reihe von Versuchsserien den Nachweis erbringen, dass der lokale, geschädigte *Regenerationsvorgang* ganz besonders dann zur Bildung der Geschwulstkeimanlage und zur fertigen bösartigen Geschwulst entgleist, wenn gleichzeitig eine *Schädigung des Gesamtkörpers,* der Gesamtkonstitution und des Gesamtstoffwechsels gegeben ist: Papillom- und Karzinombildung in Brandnarben bei Mäusen mit allgemeiner Teerschädigung, infiltrierendes Hautkarzinom durch Scharlachölinjektion beim chronisch arsenvergifteten Kaninchen, metastasierende Mammakarzinome durch Scharlachölinjektion

---

[1]) Vgl. a. a. O. Klin. Wschr. 1927, Nr. 22-23. — [2]) *Alb. Fischer,* Die Erzeugung bösartiger Geschwülste. Z. Bakter. Orig. **104,** 31 und 55 (1927).

bei der chronisch-arsenvergifteten Maus[1]). Aber diese pathologische Gesamtkonstitution braucht nicht erworben zu sein, sie kann auch erblich gegeben
sein. An dieser fundamentalen Bedeutung der erblichen Geschwulstdisposition
ist heute nicht mehr zu zweifeln und ich verweise auf die Kapitel in meiner
„Allgemeinen Geschwulstlehre" S. 1647 und 1696. Von neueren Arbeiten
über diese Frage erwähne ich noch die grundlegenden von *Maud Slye*[2]), die
die Krebsanlagen für einfach rezessiv hält, von *Little*[3]), der den Brustkrebs
der Maus für geschlechtsgebunden-dominant hält, ferner die Arbeiten von
Leo Loeb[4]), *Warthin*[5]), *H. Elsner*[6]), *Bauer*[7]). Die Bedeutung der Erblichkeit
scheint heute sogar für die Entstehung des Teerkrebses erwiesen [*Yamaguchi*
und Mitarbeiter[8]), *Rochlin*[9])] und die zunehmende Häufigkeit primärer Lungengeschwülste in der Nachkommenschaft teergepinselter Mäuse, wie sie von
Schabad[10]) beobachtet wurde, spricht dafür, dass die künstliche Schaffung
der Karzinomdisposition durch Teerintoxikation auch das Keimplasma beeinflusst und eine erbliche allgemeine Karzinomdisposition schafft, was allgemein
biologisch verständlich wäre und sogar den Weg eröffnen könnte zur Aufklärung darüber, wie eine solche erbliche Karzinomdisposition sich in einer
Familie entwickeln kann.

Aber dieser erbliche Faktor ist nicht allein ausschlaggebend, und gerade
die umfangreichen Arbeiten von *Maud Slye* haben die Verf. zu der Annahme
geführt, dass eben bei einer solchen Geschwulstdisposition die Lokalisation
der Geschwulst durch einen hinzukommenden Regenerationsreiz bestimmt
wird, dass also der Tumor selbst auch hier durch eine pathologische, entgleiste
Regeneration entsteht.

Alle diese Tatsachen der besonderen biologischen Abartung der
Geschwulstzelle, ganz besonders aber der Nachweis ihrer grösseren Hinfälligkeit,
ihrer kürzeren Lebensdauer und ihrer viel geringeren Widerstandsfähigkeit
gegen recht verschiedene äussere Schädigungen (im Vergleich mit den entsprechenden Normalzellen) müssen zu therapeutischen Versuchen in hohem
Grade ermuntern. Die Erkenntnis des Wesens der Geschwulstkrankheit
und das Studium der Biologie der Geschwulstzelle können die Grundlagen
für ein systematisches Arbeiten in dieser Richtung abgeben. Es eröffnen sich
aus diesen Erkenntnissen eine grosse Reihe neuer Fragestellungen und Ver-
suchsmöglichkeiten, die aus theoretischen und praktischen Gründen einer
gründlichen Bearbeitung in hohem Maße wert erscheinen.

---

[1]) Vgl. *Bernh. Fischer-Wasels*, Münch. med. Wschr. **1928**, Nr. 2 und Westdtsch.
Path. Tag. Köln, Okt. 1928, s. auch *Büngeler*, dieser Band S. 314. — [2]) *Maud Slye*,
J. Canc. Res. **12**, 83 (1928). — [3]) *Little*, J. Canc. Res. **12**, 30 (1928). — [4]) *Leo Loeb*
und *Genther*, Proc. Soc. exper. Biol. a. Med. **25**, 809 (1928). — [5]) *Warthin*, J. Canc.
Res. **12**, 249 (1928). — [6]) *Elsner*, Arch. f. Verdgskrkh. **42**, 392 (1928). — [7]) *Bauer*,
Arch. klin. Chir. **152**, 278 (1928). — [8]) *Yamaguchi*, *Nishiyama* und *Suzuki*, Trans. jap.
path. Soc. **16**, 243 (1928). — [9]) *Rochlin*, Virch. Arch. **269**, 467 (1928). — [10]) *Schabad*,
C. r. Soc. Biol. **99**, 1550 (1928).

Worin die materielle Grundlage der eigenartigen Abartung der Geschwulstzelle gegeben ist, ist wie gesagt dunkel. Mancherlei Tatsachen, besonders die Versuche am Hühnersarkom sprechen dafür, dass die Bildung eines spezifischen Wuchsstoffes, eines besonderen Enzyms oder Ens malignitatis das Wesentliche ist[1]). *Murphy*[2]) hat in neuester Zeit angegeben, dass dieses besondere Ens malignitatis eine besondere Art von Nukleoproteid sei, wie schon früher Besonderheiten der Kernsubstanz von anderen angenommen worden sind. Es scheint also, dass wir sogar der Lösung dieses schwierigen Problems immer näher kommen. Aber was auch immer die materielle Grundlage des abnormen biologischen Verhaltens der Geschwulstzelle sein mag, das eine ist sicher, dass sich ihre besondere biologische Konstitution auch in einer eigentümlichen Abartung ihres Stoffwechsels äussern muss, denn das Wesen des Lebendigen ist im Stoffwechsel gegeben, Stoffwechsel und Struktur sind untrennbar miteinander verbunden und nur verschiedene Ausdrucksformen desselben lebendigen Ganzen. Morphologische und chemische Strukturen sind die Grundlagen des Stoffwechsels und damit des Lebens.

Die Karzinomzelle zeigt sowohl in dem Ablauf ihres *eigenen* Stoffwechsels wie in der *Abhängigkeit ihrer Stoffwechselvorgänge vom Gesamtorganismus* charakteristische Unterschiede im Vergleich zur normalen Zelle.

Über den eigenartigen Stoffwechsel der malignen Tumoren *selbst* verdanken wir den wichtigsten Fortschritt den Entdeckungen von *Otto Warburg* in den letzten Jahren. Dieser Autor hat sich in seinen Untersuchungen fast ausschliesslich mit denjenigen chemischen Zellprozessen befasst, welche die Energie für die Lebensvorgänge liefern, indem er von der Annahme ausging, dass sich die krankhafte Abartung der Lebensvorgänge gerade im Tumor an den energieliefernden Zellreaktionen äussern müsse. Die experimentelle Prüfung hat diese Annahme *Warburgs* in glänzender Weise gerechtfertigt, doch muss trotzdem darauf hingewiesen werden, dass auch eine Veränderung im quantitativen und qualitativen Ablauf der nicht energiegetönten Zellreaktionen für die Pathologie der malignen Tumoren von grösster Bedeutung sein kann, insofern die dabei entstehenden Stoffwechselprodukte den gesamten physikalisch-chemischen Zustand der Zelle, der ja maßgebend ist für die Art der biologischen Energietransformationen (z. B. funktionelle Leistung, Wachstumsleistung, osmotische Leistung, biochemische Synthesen), in ausschlaggebender Weise zu beeinflussen vermögen.

Die wichtigste chemische Energiequelle im Organismus ist nach unseren bisherigen Kenntnissen der Abbau der Kohlehydrate, und *Warburg* hat daher seine Untersuchungen ganz vorwiegend auf den Vergleich des Kohlehydratstoffwechsels im Tumor einerseits, im normalwachsenden und im ausgewachsenen Gewebe andererseits aufgebaut.

---

[1]) Vgl. meine Allgemeine Geschwulstlehre 1431, 1438, 1549 und 1565. —
[2]) *Murphy*, Bericht über die Internat. Krebskonferenz, London 1928, Z. Krebsforschg **28**, 106 (1928).

Warburg[1]) fand in der Tat, dass in der Geschwulstzelle eine eigenartige Abartung des Kohlehydratstoffwechsels vorliegt. Auch alle neueren Untersuchungen mit einwandfreier Methodik hatten in dieser Frage dieselben Ergebnisse wie *Warburg* selbst und, wie aus den hier folgenden Arbeiten dieses Bandes hervorgeht, haben auch wir selbst Gelegenheit gehabt, die *Warburgschen* Befunde in vollem Umfange zu bestätigen. Das Ergebnis all dieser Untersuchungen lautet: **Die Geschwulstzelle bildet auch bei Gegenwart von Sauerstoff grosse Mengen Milchsäure, sie besitzt eine starke aerobe Glykolyse** — im Gegensatz zu den meisten Körperzellen, insbesondere zu den der Geschwulstzelle jeweils entsprechenden normalen Zellen. Die von *Warburg* beigebrachten neuen Tatsachen sind die Grundlage und Anregung für unsere Arbeiten geworden.

Grundlegend für die *Warburgsche* Auffassung ist die Milchsäurebildung aus Kohlehydrat. Diese Reaktion stellt im Muskel den anaeroben d. h. den ohne Mitwirkung von Sauerstoff verlaufenden Teil des Kohlehydratabbaues dar. Man darf annehmen, dass dasselbe auch für den Zuckerabbau in anderen Organen gilt. Der ersten, anaeroben Phase des Zuckerabbaues folgt die oxydative, zweite Phase, die also nur unter Mitwirkung von Sauerstoff vor sich geht und durch welche die gebildete Milchsäure zum Verschwinden gebracht wird. Die erste Phase des Zuckerabbaues kann als Gärungsphase bezeichnet werden, die zweite als die Atmungsphase. Grundlegend für die *Warburgsche* Auffassung ist nun das Verhältnis zwischen Atmung und Gärung.

Beim Tumor haben wir einen Kohlehydratabbau, wie ihn in ähnlicher Weise ein durch äussere Reize stark erregtes Gewebe zeigt. Während aber beim normalen Gewebe z. B. beim tätigen Muskel die bei der gesteigerten Funktion anaerob gebildete Milchsäure durch eine entsprechend, oft bis auf das 10—20fache gesteigerte Atmung wieder beseitigt wird, sei es gleichzeitig mit oder erst nach dem Aufhören der gesteigerten Stoffwechseltätigkeit, wird beim malignen Tumor die gebildete Milchsäure nur zum geringen Teil oxydativ beseitigt, so dass im Tumor stets eine hohe Konzentration von Milchsäure herrscht. Diese Verhältnisse äussern sich darin, dass normales ruhendes Gewebe keine Milchsäure an das Blut abgibt, ja sogar Milchsäure aus dem Blute aufnimmt, während z. B. das *Jensen*-Sarkom reichlich Milchsäure an das Blut abgibt und 5—10mal soviel Zucker aus dem Blut aufnimmt als normales ruhendes Gewebe.

Dieser Gegensatz könnte von vornherein auf zweierlei Weise erklärt werden: *entweder* ist im Tumor die Atmung weniger wirksam als im normalen Gewebe, d. h. also dieselbe verbrauchte Sauerstoffmenge bringt im Tumor eine kleinere Milchsäuremenge zum Verschwinden als im normalen Gewebe, *oder* die Atmung im Tumor ist quantitativ geringer als im normalen Gewebe.

---

[1]) *Otto Warburg*, Stoffwechsel der Karzinomzelle. Verh. dtsch. Ges. f. inn. Med. **40.** Kongress Wiesbaden. 1928, 11.

Die Untersuchungen *Warburgs* haben den Nachweis für die Richtigkeit der letzteren Theorie erbracht, denn im allgemeinen bringt auch im Tumor eine bestimmte Sauerstoffmenge etwa dieselbe Milchsäuremenge zum Verschwinden wie im normalen Gewebe. Allerdings hat *Warburg* auch Tumoren aufgefunden, welche trotz einer erheblichen Atmung noch starke Gärung zeigten, so dass in diesen Fällen die Atmung nicht kleiner sondern weniger wirksam war als im normalen Gewebe. Wie man sieht, besteht also der grundlegende Versuchsplan bei derartigen Experimenten in einem Vergleich zwischen der unter anaeroben und aeroben Bedingungen durch das zu untersuchende Gewebe gebildeten Milchsäuremenge und in der Bestimmung des Sauerstoffverbrauches im aeroben Ansatz. Auch normal wachsende Zellen zeigen eine starke Milchsäurebildung, wenn sie zur Erstickung gebracht werden, aber diese Glykolyse verschwindet im Gegensatz zum Karzinom bei reichlicher Sauerstoffzufuhr. Hierbei wird, wenn man nach *Meyerhof* die in exakter Weise beim Muskel aufgeklärten Verhältnisse als allgemeineres Prinzip für den Ablauf des Kohlehydratstoffwechsels ansprechen darf, ein kleiner Teil der Milchsäure zu Kohlensäure und Wasser verbrannt; die bei diesem Oxydationsprozess freiwerdende Energie wird dazu verwandt, um den übrigen Teil der gebildeten Milchsäure wieder zu Glykogen aufzubauen. Man erkennt hieraus eine grosse Energieverschleuderung, die die Stoffwechselentartung des Tumors mit sich bringt. *Warburg* hat z. B. gefunden, dass im Tumor nur 34% des aufgenommenen Zuckers oxydiert, 66% zu Milchsäure vergoren wurden, so dass die ganze Energiemenge, die im Molekül der Milchsäure enthalten ist, für die Lebensvorgänge der Tumorzelle verloren geht.

Wie kommt es nun zu dieser primären Herabsetzung der Gewebsatmung? Die Atmung der Zelle ist absolut an ihre chemisch-physikalische Struktur, insbesondere an die Kolloide gebunden und die erhaltene Struktur, der „*Strukturfaktor*", ist bedingungslose Voraussetzung für die Atmung der Gewebe. Veränderungen der Struktur finden ihren Ausdruck in der Gewebsatmung [*Kollath*[1])] und im zerdrückten Gewebe ist dieAtmung an *intakte* Zellen gebunden [*Kanazawa*[2])]. Wir werden also annehmen dürfen, dass die Atmungsstörung in der Geschwulstzelle auf einer strukturellen Abartung der Zelle beruht — ein weiterer Beweis für die Eigenart und Kataplasie der Geschwulstzelle. All dies zeigt aber auch, dass wir von reichlicher Sauerstoffzufuhr und Erhöhung der O_2-Spannung im Geschwulstgewebe nur günstige Wirkungen erwarten können, genau wie eine solche erhöhte O_2-Zufuhr auf andere geschädigte Zellen günstig wirkt. Die Analogie des Tumorstoffwechsels mit dem Stoffwechsel eines stark geschädigten Gewebes spricht dafür, dass wir eben auch in der Tumorzelle eine kranke Zelle vor uns haben (vielleicht mit wesentlicher Änderung der Permeabilität). Auch in anderer Hinsicht zeigt sich eine solche Analogie, denn auch eine andere

---

[1]) *Kollath*, Klin. Wschr. 1929, 444. — [2]) *Kanazawa*, Jap. J. med. Sci. IV. Pharmacol. 1, 169 (1927).

typische Eigenschaft bösartiger Krebszellen in der Kultur, nämlich das geronnene Plasmamedium zu verflüssigen, findet sich auch bei normalen Zellen, wenn sie stark geschädigt sind und absterben. Neben der verstärkten Glykolyse sehen wir also auch die erhöhte Proteolyse in der Geschwulstzelle wie in der geschädigten normalen Zelle [*Alb. Fischer*[1])]. In diesem Zusammenhang verdient Erwähnung auch der von *Fujita*[2]) erbrachte Nachweis, dass auch an normalen Körperzellen eine verstärkte Glykolyse das erste Zeichen der Schädigung ist und dass bei Kernverlust von den beiden Stoffwechselvorgängen zuerst die Atmung verschwindet. Wie so manche morphologische und biologische Tatsache, so würde auch dieser wichtige Befund darauf hinweisen, dass gerade in den Kernsubstanzen die Grundlage der eigenartigen Atmungsstörung der Geschwulstzelle zu suchen ist. *Warburg* ist zu dem Schluss gekommen, dass die Atmung das geordnete Wachstum im Körper erzeugt, das Gemisch von Atmung und Gärung das ungeordnete Wachstum.

Da im Muskel, dessen Kohlehydratstoffwechsel besonders eingehend untersucht ist, die Milchsäurebildung aus den Kohlehydraten stets die intermediäre Bindung von Phosphorsäure an Kohlehydrat zur Voraussetzung hat, sei an dieser Stelle darauf hingewiesen, dass auch im Kohlehydratstoffwechsel des Tumors der Phosphorsäure eine besondere Bedeutung zukommen könnte, und dass es dringend wünschenswert wäre, die Rolle dieser Substanz bei der Tumorglykolyse zu untersuchen.

Es ist bekannt, dass der Zerfall des Glykogens bei der Muskeltätigkeit über das Laktazidogen erfolgt und dass hierbei nicht nur Milchsäure sondern auch Phosphorsäure abgespalten wird (*Embden*). *Forrai*[1]) fand, dass Karzinomgewebe aus Glyzerinphosphorsäure mehr Phosphorsäure abspaltet als normales Gewebe. Es sei ferner daran erinnert, dass auch für eine Reihe anderer Substanzen z. B. Kreatin, Nukleinsäuren enge Beziehungen zur Phosphorsäure bestehen und dass gerade in neuester Zeit diesen Beziehungen grosse biologische Wichtigkeit zugemessen wird.

Von grosser Bedeutung für die hier behandelten Probleme des Zuckerstoffwechsels der Geschwulstzelle ist ferner die Tatsache, dass die erhöhte Glykolyse der Geschwulstzelle direkt abhängig ist von der Wasserstoffzahl des Mediums und seinem Bikarbonatgehalt und dass sie in direktem Zusammenhang steht mit der Permeabilität (*Waterman*).

Unsere Kenntnisse über die anderen Teile des Stoffwechsels der Geschwulstzelle sind völlig unzureichend, obwohl auch hier Abweichungen zum mindesten sehr wahrscheinlich sind.

Neben dem Kohlehydratstoffwechsel sind besonders noch für den *Eiweissstoffwechsel* des Tumors einige charakteristische Veränderungen im Vergleich zu normalen Geweben bekannt geworden. Über die Vermehrung der Albumine

---

¹) *Alb. Fischer*, Die Krebszelle. Naturwiss. **1929**, H. 10, S. 157. — ²) *Fujita*, Biochem. Z. **197**, 175 (1928).

auf Kosten der Globuline, der Nukleoproteide, des Tryptophans verweise ich auf das in meiner „Allgemeinen Geschwulstlehre" S. 1415—1438 Gesagte.

Es ist durchaus möglich, dass die Veränderung des Kohlehydratstoffwechsels über Veränderungen der Eiweisskörper geht [vgl. *Handovsky*[1])]. Die steigende Bedeutung der Ammoniakbildung für die Tätigkeit der Muskelzelle (*Embden*) lenkt die Aufmerksamkeit auch auf diese Seite des Nukleinsäurestoffwechsels der Krebszelle. Untersuchungen darüber liegen bisher, soviel wir wissen, noch nicht vor. Gerade der Nachweis der so eigenartigen und fast spezifischen plasmalösenden Fähigkeiten der Geschwulstzelle, wie er neuerdings in der Gewebskultur besonders von *Alb. Fischer* erbracht und von allen Seiten bestätigt worden ist, liess besondere Störungen an den Eiweißspaltenden Fermenten erwarten, denn dass die Geschwulstzelle eine stark erhöhte Proteolyse und Autolyse zeigt, kann nicht mehr zweifelhaft sein. *R. Schäfer*[2]) fand auch in der Mehrzahl der Fälle bei Krebskranken den peptolytischen Index erhöht. Auch eine verstärkte Fähigkeit der Peptidspaltung lässt sich in vielen Fällen im Serum und Harn von Krebskranken nachweisen. Ob dem von *Edlbacher* u. *Merz*[3]) erbrachten wichtigen Nachweis der argininspaltenden Fähigkeit der Geschwulstzelle besondere Bedeutung zukommt, kann erst die weitere Bearbeitung lehren. *Edlbacher* u. *Merz* fanden in allen untersuchten Tumoren das argininspaltende Ferment in grosser Menge, während die gleichen Mengen von Arginase nur noch im Granulationsgewebe und in jungem Embryonalgewebe gefunden wurde. Andere Aminosäuren wurden dagegen vom Tumorbrei nicht angegriffen.

Besonderheiten im Fettstoffwechsel sind bisher bei malignen Tumoren nicht beobachtet worden [*Klaus*[4])]. Das Überwiegen der Phosphatide in der Geschwulstzelle über die Sterine führt zum erhöhten Wassergehalt der Tumorzelle. Damit geht eine stark herabgesetzte Oberflächenspannung und eine verminderte Lipolyse einher — Änderungen, die zu starker Beeinflussung der fermentativen und oxydativen Prozesse führen müssen (Lit. s. „Allgemeine Geschwulstlehre" S. 1436 u. *Waterman*). Im Tumor wie im normalen Gewebe steht im allgemeinen die Lipolyse in Abhängigkeit von der Glykolyse: je stärker die Glykolyse, desto schwächer die Lipolyse und umgekehrt.

Die histologisch wahrnehmbaren Kernveränderungen legen dringend eine genauere Untersuchung des *Nukleinstoffwechsels* nahe, um so mehr als neuerdings durch *G. Embden*[5]) die reversible Ammoniakbildung aus Adenylsäure, einer einfachen Nukleinsäure, als wichtig für den Ablauf der physiologischen Funktion des Muskels erkannt worden ist. *Enselme*[6]) findet in malignen Tumoren eine Steigerung des Nukleinphosphors und des Lipoid-

---

[1]) *Handovsky*, Klin. Wschr. 1927, 2464. — [2]) *R. Schaefer*, Dtsch. Arch. klin. Med. 161, 313 (1928). — [3]) *Edlbacher* und *Merz*, Hoppe-Seylers Z. Physiol. Chem. 171, 252 (1927). — [4]) *Klaus*, Biochem. Z. 201, 286 (1928). — [5]) *Embden, Riebeling* und *Selter*, Hoppe-Seylers Z. 179, 149 (1928). — [6]) *Enselme*, Bull. Soc. de Chim. biol. 9, 1017 (1927).

phosphors. *Cowdry*[1]) fand histochemisch wesentlich mehr Thymonuklein-
säure im Kern gezüchteter Sarkomzellen als in normalen Fibroblasten.

Fassen wir die Gesamtheit unseres heutigen Wissens über den *Stoff-*
wechsel der Tumorzelle selbst zusammen, so steht ganz im Vordergrund die
Störung des Kohlehydratstoffwechsels mit herabgesetzter Atmung und erhöhter
Gärung d. h. verstärkter aerober Glykolyse. Während beim dekompensierten
Herzkranken eine Vermehrung der Milchsäure als Folge des dauernd bestehenden
(passiven) Sauerstoffmangels im Gewebe auftritt [*Jervell, Eppinger*[2]) u. a.],
haben wir in der Geschwulstzelle eine (aktive) Herabsetzung der Atmung
mit vermehrter Milchsäurebildung.

Auch nach den neuesten, fremden und eigenen Untersuchungen dürfen
wir also an der von uns entwickelten und früher genauer dargelegten Arbeitshypothese festhalten und versuchen den Stoffwechsel der Geschwulstzelle
dahin zu beeinflussen, dass ihre Atmung erhöht und zugleich ihre aerobe
Glykolyse und Milchsäurebildung herabgesetzt wird.

In der Steigerung der äusseren und inneren Atmung des Körpers durch
Zufuhr von reinem Sauerstoff mit Zusatz von Kohlensäure glaubten wir ein
Mittel zur Erreichnug dieses Zieles gefunden zu haben und fanden nun tatsächlich eine sehr starke und deutliche Beeinflussung des Geschwulstwachstums im Tierversuch. Die Begründung dieses Vorgehens und die erreichten
Erfolge sind früher (s. S. 12 ds. Bd.) eingehend dargelegt und wir haben
an diesen Darlegungen auch heute nichts wesentliches zu ändern.

Das Darniederliegen der Atmung in der Geschwulstzelle lässt in besonderem
Maße an *Störungen der Gesamtoxydation* des Körpers denken. *Perachia*[3])
fand zwar bei Krebs eine Herabsetzung des Grundumsatzes, häufiger ist aber
bei Krebskranken eine *Steigerung des Grundumsatzes*, verbunden mit unvoll-
ständiger Verbrennung gefunden worden [*Strieck* und *Mulholland, Grafe*[4])].
Diese Stoffwechselsteigerung der Krebskranken lässt sich weder durch Pyra-
mydon (wie bei Sepsis, Basedow u. a.) noch durch Chinin (wie bei peripheren
Stoffwechselsteigerungen) herabsetzen (*Grafe*). *Heindel* und *Trauner*[5]) fanden
bei Karzinomkranken eine direkte Beziehung zwischen der Erhöhung des
Grundumsatzes und der Geschwindigkeit des Tumorwachstums. Die Fälle
mit niedrigem Grundumsatz waren meistens noch operabel. Wichtige Angaben
über den Grundumsatz bei einem Lymphosarkom macht in neuester Zeit
Krantz[6]). Er fand Steigerungen des Grundumsatzes bei dieser Erkrankung
von 10 bis 72 % und wenn die Erkrankung bereits stark ausgebreitet war,
fand sich regelmäßig ein hoher Grundumsatz. Durch Röntgen und Radiumbestrahlung wurde der gesteigerte Umsatz herabgesetzt.

---

[1]) *Cowdry*, Science (N. Y.) 1928, 138. — [2]) *Jervell*, Acta med. scand. Suppl. 26,
527 (1928). — [3]) *Peracchia*, Tumori 14, 326 (1928). — [4]) *Grafe*, Verh. dtsch. Ges.
inn. Med. 40, J. F. Bergmann, München 1928. — [5]) *Heindl* und *Trauner*, Mitt. Grenzgeb.
Med. u. Chir. 40, 416 (1927). — [6]) *Krantz*, Amer. J. med. Sci. 176, 577 (1928).

Ob die **Oxydationsherabsetzung des Gesamtkörpers,** wie sie an meinem Institut in systematischen Untersuchungen von *Büngeler* sowohl bei allgemeiner experimenteller Karzinomdisposition wie bei tierischen Spontantumoren mit der Warburgschen Methode nachgewiesen werden konnte (s. Arbeit VII ds. Bd. Seite 314) sich in weiteren Besonderheiten, bzw. einer Erhöhung des *Vakatsauerstoffs* im Urin (*H. Müller, Grafe*) etwa einer *desoxydativen Karbonurie* [*Bickel* und *Kauffmann*[1])] beim Krebskranken äussert, wäre weiter zu untersuchen.

Unsere Untersuchungen haben gezeigt (s. später die Arbeit von *Büngeler*), dass bei der natürlichen wie bei der experimentell erzeugten Geschwulstdisposition die Gewebsatmung d. h. die Oxydationen im Gesamtkörper herabgesetzt sind, darniederliegen. Es gibt primäre Differenzen der Stärke der Gewebsatmung bei den einzelnen Tieren und diese Differenzen haben eine grosse Bedeutung für Biologie und Pathologie. Tiere mit hoher Gewebsatmung zeigen sowohl stärkere Entzündungserscheinungen [*Tilk*[2])] wie eine besonders rasche und kräftige Regeneration [*Borger*[3])]. Die individuelle Atmungsgrösse bestimmt also in der Norm die Stärke der geweblichen Reaktionen. Ist diese Atmungsgrösse primär stark herabgesetzt, so wird ein hinzutretender lebhafter oder immer wiederholter Regenerationsreiz besonders leicht zur Geschwulstbildung führen.

Jedenfalls ist das Zusammentreffen einer unvollständigen Oxydation im Gesamtkörper und einer gleichzeitigen Steigerung des Gesamtstoffwechsels (Abwehrreaktion?) bei der bösartigen Geschwulst von besonderem biologischen Interesse.

Dass trotz der erhöhten Milchsäurebildung des Krebsgewebes nur die Erhöhung des Milchsäurespiegels im Venenblut des Tumors selber (z. B. *Cori, Noah, Haintz*) nicht im Gesamtblut nachzuweisen ist, ist eine Folge der Resynthese der Milchsäure in der Leber zu Zucker (*Embden*). Bei Schädigung der Leber (durch Tumormetastasen z. B.) ist dagegen [*Schumacher*[4]) am *Embdenschen* Institut] dieser Milchsäurespiegel im Gesamtblut erhöht, wie neuerdings *Valentin, Büttner, Margareth* bestätigt haben.

An sonstigen Veränderungen des Gesamtblutes ist zu erwähnen, dass *Mattick* u. *Buchwald*[5]) im Blute Krebskranker in der grossen Mehrzahl einen höheren Cholesteringehalt des Plasmas fanden. *Correa*[6]) erblickt in der Veränderung der Lipoide des Blutserums, die die Löslichkeit der Kohlensäure im Blute erhöhen, die wesentliche Ursache der *Roffoschen* Krebsreaktion.

Über die *Stoffwechselstörung des Gesamtkörpers* bei *Krebskranken* lässt sich überhaupt ein sicheres Urteil nicht leicht gewinnen, weil hier die Trennung zwischen sekundären und primären Veränderungen ungeheuer schwierig ist.

---

[1]) *Bickel* u. *Kauffmann-Cosia*, Virchows Arch. **259** (1926). — [2]) *Tilk*, Krkhforschg **7**, 94 (1929). — [3]) *Borger*, Krkhforschg **7**, 104 (1929). — [4]) *H. Schumacher*, Klin. Wschr. **1928**, 1733 u. **1929**, 585. — [5]) *Mattick* und *Buchwald*, J. Canc. Res. **12**, 236 (1928). — [6]) *Correa*, Z. Krebsforschg **29**, 112 (1929).

Zahlreiche klinische Angaben sind dadurch in ihrem Werte verringert, dass die Veränderungen sehr häufig schon Folge der durch den Tumorzerfall entstandenen Kachexie sind und nicht mit dem Wesen der Geschwulstkrankheit zusammenhängen. Als hinreichend sichergestellt dürfen heute folgende Stoffwechselveränderungen bei Krebskranken im Gesamtorganismus gelten:

1. Der Grundumsatz ist erhöht (s. Referat von *Grafe*[1]). Auch *im Gesamtorganismus* ist die *Glykolyse gesteigert*, die *Oxydationen* sind dagegen *vermindert* (*Büngeler* s. S. 314 dieses Bandes).

2. Im Blutserum ist der peptolytische Titer erhöht (Gewebszerfall).

3. Im Blut besteht zum mindesten in vorgeschrittenen Fällen eine Alkalose (s. später S. 143).

4. Im Urin finden wir eine erhöhte Ammoniak- und Aminosäureausscheidung [*Saitz*[2]].

5. Die Blutgerinnung ist beschleunigt (verstärkte Glykolyse), der Gefrierpunkt des Serums erniedrigt.

6. Der Kaliumgehalt des Serums ist erhöht, der Natriumgehalt vermindert.

7. Im Blute ist das Albumin vermindert, Globulin und Cholesterin sind vermehrt [vgl. meine Allgemeine Geschwulstlehre S. 1415 ff, sowie *Louros* und *Gaessler*[3]].

In unseren zahlreichen Tierversuchen war durchweg und immer wieder die Wirkung der Atmung unseres Gasgemisches deutlich zu erkennen. Ich betrachtete es deshalb als unsere wichtigste und erste Aufgabe, die Art und Ursachen dieser eigenartigen Gaswirkung soweit als möglich aufzuklären. Ich habe mich dabei von vornherein keineswegs an unsere Arbeitshypothese, die zu der Auffindung dieser Wirkungen geführt hatte, gebunden gefühlt. Denn ob diese Arbeitshypothese richtig oder falsch war, war ja für das tatsächlich Erreichte gleichgültig. Dagegen war die Aufdeckung der physiologischen Grundlagen dieser Wirkungen unseres Gasgemisches auf die Geschwulstzelle deshalb von grösster Bedeutung für uns, weil wir nur dadurch Wege zum Weiterkommen und zur Verbesserung unserer Methode durch systematisches Arbeiten zu finden hoffen durften. Es war deshalb von grösster Wichtigkeit sowohl die Wirkung der beiden Bestandteile des Gases, wie gerade ihrer Mischung soweit als irgend möglich aufzuklären. Dieser Aufgabe haben wir eine Reihe systematische Untersuchungen gewidmet.

Zur Mitteilung unserer sämtlichen Versuchsergebnisse im folgenden darf ich noch bemerken, dass wir ursprünglich die Absicht hatten, sämtliche Protokolle unserer Versuche genau und mit allen Einzelheiten wiederzugeben. Leider hat sich dies als unmöglich herausgestellt, da der Umfang zu gross war und wir unsere Veröffentlichung nicht mit einem solch umfangreichen Ballast

---

[1] *Grafe*, Verh. dtsch. Ges. inn. Med. 40, J. F. Bergmann, München 1928, 18. — [2] *Saitz*, Sborn. lék. 30, 303 und franz. Zusammenfassung 318, 1929. — [3] *Louros* und *Gaessler*, Klin. Wschr. 1929, 506 und Z. Krebsforschg 28, 191 (1928).

beschweren konnten. Es sind daher im folgenden nur die Ergebnisse unserer Versuche kurz mitgeteilt, auch geht aus den Angaben die Versuchsanordnung hinreichend genau hervor. Auf Wunsch sind wir aber gern bereit, Kollegen auch Einzelheiten solcher Versuche, für die sie sich besonders interessieren, genau mitzuteilen.

Die in unseren Versuchen verwandten Farbstoffe, Metalle, Säuren und Salze wurden stets, bevor sie bei Geschwulstmäusen versucht wurden, auf ihre Verträglichkeit an normalen Mäusen untersucht. Wenn es in den Protokollen nicht ausdrücklich anders angegeben ist, wurden die Lösungen den Tieren injiziert, in der Regel intravenös. Die Lösungen wurden so hergerichtet, dass im allgemeinen 0,2—0,3 ccm (d. h. die jeweilige Injektionsdosis) die noch verträgliche Menge der Substanz enthielt. Wir injizierten im allgemeinen wöchentlich 2—3mal. Die Versuchsdauer betrug durchschnittlich 4 Wochen. Die Behandlung wurde regelmäßig so lange durchgeführt, bis die Tiere eingingen oder bis der Tumor nicht mehr nachweisbar war. Im letzteren Falle wurden die Tiere bis zu ihrem spontanen Tod beobachtet. Trat ein Rezidiv auf, so wurden die Tiere von neuem und in der gleichen Weise behandelt.

Wenn nicht ausdrücklich anders bemerkt, sind die verschiedenen Versuche immer mit einer gleichzeitigen täglichen 3—4stündigen Atmung unseres Gasgemisches durchgeführt worden.

B. Die Bedeutung des Sauerstoffes in unserem Gasgemisch.

Dass reine Sauerstoffatmung einen erkennbaren Einfluss auf die Krebszelle ausübt, hat sich bisher nicht nachweisen lassen. Auch unsere eigenen Versuche in dieser Richtung waren ganz negativ. Die Erfolge von *Alb. Fischer* mit Atmung reinen Sauerstoffes unter stark erhöhtem Druck sind früher bereits eingehend erörtert worden[1]). Ein neuer und wirksamer Weg ergab sich für uns erst in der Kombination von Sauerstoff und Kohlensäure. Wir haben die Gründe dafür bereits eingehend erörtert, die dafür sprechen, dass durch die Atmung dieses Gasgemisches sowohl die äussere Atmung wie die Gewebsatmung gesteigert werden. Vor allem aber verhindern wir durch den Kohlensäurezusatz die gewöhnlichen und bekannten Folgen der reinen Sauerstoffatmung: Abnahme der Atemfrequenz und Atemtiefe, Abnahme der Erythrozyten und des Hämoglobingehaltes im Blute. Schon hieraus ersehen wir, dass die Atmung unseres Gasgemisches etwas grundsätzlich und wesentlich anderes ist als die Atmung von reinem Sauerstoff. Wenn also reine Sauerstoffatmung z. B. bei Anämien und daher auch bei der so häufigen Krebsanämie und -kachexie nutzlos, ja schädlich ist (worüber sich mehrfach Hinweise in der Literatur finden), so kann daraus noch keinerlei Schluss auf die Wirkung unserer Gasmischung, nicht einmal auf die Wirkung des Sauerstoffes in unserer Gasmischung bezogen werden. Das geht besonders auch aus unseren Beob-

---

[1]) Klin. Wschr. **1928**, Nr. 2—4 s. hier S. 7 ff.

achtungen an menschlichen Krebsfällen hervor, wo wir niemals eine Verschlechterung des Blutbildes durch unsere Gasatmung sahen, sondern oft genug das Gegenteil (s. S. 34 u. 231 ds. Bd.). Die Gründe, die dafür sprechen, dass bei unserer Gasatmung trotz der relativ geringen Vermehrung des Sauerstoffes im Blut das Sauerstoffgefälle zum Gewebe hin erhöht ist und der Sauerstoffgehalt der Gewebe ansteigen muss, sind früher schon dargelegt (s. S. 7) und insbesondere durch die Arbeiten von *Alb. Fischer* und *Buch-Andersen*[1]) sowie *Campbell*[2]) hinreichend begründet worden. Eine gewöhnliche Überventilation dagegen erzeugt Alkalose, Abnahme der Kohlensäurespannung und Erniedrigung der Sauerstoffspannung im Gewebe, also das Gegenteil von alle dem, was bei der starken Überventilation durch unser Gas erreicht wird. Diesen schon früher gegebenen Darlegungen haben wir nichts hinzuzufügen.

Diese Zeilen waren bereits niedergeschrieben, als die Arbeit von *Auler, Herzogenrath* und *Wolff*[3]) erschien, die sich sehr eingehend mit der Wirkung und der physiologischen Begründung der *Sauerstoff-Überdrucktherapie* beschäftigt. Die Autoren erheben theoretische Einwände gegen die „von *A. Fischer* und *Buch-Andersen* und *Fischer-Wasels* in den Vordergrund gestellten Begriffe des Potentials und der Potentialdifferenz" und erklären das Vorhandensein eines Sauerstoff-Potential-Gefälles bei der Sauerstofftherapie für unwahrscheinlich. Beweise hierfür werden nicht angeführt und die theoretischen Gründe sind nichts weniger als überzeugend. Sie behaupten, dass eine Senkung des Blutzuckers eintreten müsste, wenn wirklich das angenommene stärkere Potential-Sauerstoff-Gefälle bestände und dadurch eine Steigerung der Verbrennungsvorgänge eintreten würde. Zunächst ist dieser Schluss von dem O_2-Potentialgefälle auf die Zuckerspiegelsenkung oder umgekehrt nicht bindend, denn der Körper hält mit der grössten Energie den normalen Zuckerspiegel aufrecht und eine Senkung des Zuckergehaltes würde eben zunächst nur eine Beeinflussung des ausserordentlich komplizierten Regulationsmechanismus beweisen, der den Zuckerspiegel des Blutes aufrecht erhält. So weit mir bekannt, wird auch bei starker Muskeltätigkeit, wo ganz sicher ein Potentialgefälle in dem angenommenen Sinne besteht, eine wesentliche Senkung des Blutzuckerspiegels nicht beobachtet.

Weiter aber kann der gemachte Einwand auch tatsächlich entkräftet werden. *Parturier, Fauqué* und *Manceau*[4]) haben eingehende Untersuchungen über den Einfluss der Sauerstoffinhalation auf das Blut bei Leberkranken mitgeteilt und gefunden, dass schon nach 2—3 Minuten langer Sauerstoffatmung alle Werte im Blute unverändert bleiben, nur der Blutzuckerspiegel sinkt ab. Dieselbe Senkung des Blutzuckers beobachteten die Autoren bei Leberkranken auch nach Muskelarbeit und sie schliessen hieraus, dass die

---

[1]) *Alb. Fischer, Buch-Andersen,* Z. Krebsforschg **23**, 12 (1926). — [2]) *Campbell,* J. of Physiol. **60**, 20 (1925). — [3]) *Auler, Herzogenrath* u. *Wolff,* Z. Krebsforschg **28** (1929). — [4]) *Parturier, Fouqué* und *Manceau,* C. r. Soc. Biol. **99**, 1302 (1928).

kranke Leber nicht in der Lage ist den normalen Blutzuckerspiegel wieder herzustellen, wenn er durch Muskelarbeit oder Sauerstoffinhalation gesunken ist. Damit ist eigentlich theoretisch schon voll bewiesen, was *Auler* und Mitarbeiter bezweifelt haben, nur lässt sich der Nachweis eben am Normalen nicht führen, sondern erst da, wo die Regulierung des Blutzuckerspiegels erschwert ist, wie bei Leberkranken.

Bei gesunden Menschen haben wir (s. später die Arbeit von *Joos*, S. 254) eine deutliche Änderung des Blutzuckerspiegels durch Atmung unserer Gasmischung nicht feststellen können, bei Krebskranken wurde bei vier Untersuchungen dreimal eine deutliche, wenn auch geringe Senkung des Blutzuckerspiegels beobachtet, ohne dass wir dieser Feststellung eine besondere Beweiskraft zumessen wollen. Dagegen haben wir an der Krebsmaus sehr eigenartige Verhältnisse des Blutzuckerspiegels nach Zuckerinjektion und bei Gasatmung festgestellt (vgl. S. 104).

Ausserdem haben wir, wie ich schon in meinem ersten Vortrage betont habe, Grund genug zu der Annahme, dass die Sauerstoffspannung im Gewebe durch die CO_2 noch wesentlich verstärkt wird, dass also für unsere Sauerstoff-Kohlensäureatmung dieses erhöhte Sauerstoffgefälle noch wesentlich wirksamer ist als bei reiner O_2-Atmung. Zudem haben wir durch genaue Gasanalysen, über die unten noch berichtet werden wird, den *Beweis* erbringen können, dass bei unserer Sauerstoff-Kohlensäureatmung der Körper tatsächlich wesentlich mehr Sauerstoff aufnimmt (und zwar der krebskranke Körper in höherem Maße als der Gesunde) als bei Luft- oder O_2-Atmung.

Auler und Mitarbeiter betonen ausdrücklich, dass die Zelle nur das an Sauerstoff aufnimmt, was sie braucht. Auch für die Geschwulstzelle behaupten sie, dass sie „nur die Bedarfsmenge von O aufnimmt, mehr nicht". Nun gibt es aber in keiner Zelle eine festgelegte *„Bedarfsmenge"*. Diese Bedarfsmenge hängt durchaus von der Funktion ab und da die Geschwulstzelle eine kranke Zelle ist, so wissen wir eben über ihre funktionellen Eigenschaften und ihren funktionellen O_2-Bedarf wenig oder nichts. Schon für normale Verhältnisse trifft aber der Satz, dass der Sauerstoffbedarf der Zellen in jedem Falle durch das Blut maximal gedeckt sei, nicht zu, denn *Hill* hat schon vor längerer Zeit einwandfrei bewiesen, dass der Organismus bei körperlicher Arbeit bis zur doppelten Sauerstoffmenge des Normalen aufnehmen kann, wenn ihm reiner Sauerstoff zur Atmung angeboten wird. Wenn auch der Körper unter normalen Verhältnissen von einem erhöhten Sauerstoffangebot keinen Gebrauch machen kann, so ist doch von *Hill* einwandfrei gezeigt, dass, *sobald im Organismus ein erhöhter Sauerstoffbedarf auftritt* (z. B. bei starker Arbeit), reine Sauerstoffatmung sofort wesentliche Vorteile bringt und die Ermüdung rascher beseitigt. Schon willkürliche Überventilation führt auf demselben Wege zu einer starken Beschleunigung der Erholung

nach körperlicher Arbeit [*Simonson*[1])].   Aus alledem darf also der Schluss
gezogen werden: Wenn der Bedarf an Sauerstoff in der Zelle vorhanden ist,
hat das stärkere Sauerstoffgefälle durch reine O_2-Atmung einen sehr grossen
und wesentlichen Einfluss [vgl. auch die Arbeit von *Hebestreit*[2])].

Wie gross der Bedarf der Krebszelle an Sauerstoff ist, wissen wir nicht,
wir wissen nur, dass sie schlecht atmet.

Abgesehen von der *primären* Herabsetzung der Zellatmung besteht nun
nach *Warburg* in der Geschwulst auch eine sehr schlechte Sauerstoff*versorgung*,
also ein erhöhter Sauerstoffbedarf.   Ja von manchen Autoren wird die starke
Milchsäurebildung des Tumors überhaupt auf die mangelhafte Sauerstoffversorgung zurückgeführt [z. B. *Fahrig* und *Wacker*[3])], eine Annahme, die
allerdings viel zu weitgehend ist.   Hierzu kommt noch die bereits erwähnte
herabgesetzte Zellatmung im Gesamtorganismus des Tumorkranken.

Louros und *Gaessler*[4 u. 5]) betonen, dass überhaupt die Stoffwechselstörung
beim Krebskranken durch Sauerstoffmangel charakterisiert ist.   Es darf
also von vornherein erwartet werden, dass gerade in diesem Falle, wo nicht
nur im Tumor, sondern im Gesamtorganismus ein Darniederliegen der Oxy-
dationstätigkeit vorliegt (s. später S. 314 die Arbeit von *Büngeler*) erhöhtes
Sauerstoffangebot und ein stärkeres Sauerstoff-Potentialgefälle von wesentlicher Wirkung sein werden.   Unsere Feststellungen über den unter diesen
Umständen erfolgenden tatsächlichen Sauerstoffverbrauch des Organismus
haben diese Annahmen im vollen Umfange bestätigt und entheben uns daher
weiterer theoretischer Erörterungen.

Auler und Mitarbeiter bemühen sich, einen erhöhten Sauerstoffbedarf
in der Geschwulstzelle dadurch künstlich erst hervorzurufen, dass sie zunächst
die Sauerstoffzufuhr drosseln und dann Sauerstoff in erhöhten Mengen zuführen.   Sie lassen also auch beim krebskranken Menschen zunächst eine
O_2-*Unterdruck*atmung, dann eine O_2-*Überdruck*atmung durchführen, weil sie
glauben, auf diese Weise zunächst eine „stärkste Aktivierung der O-Orte
der Zelle" zu erzeugen — eine Hypothese, für die bisher alle Unterlagen fehlen,
denn wir wissen durch *Warburg* lediglich, dass die Geschwulstzelle durch
Sauerstoffmangel geschädigt werden kann. Dass dann aber durch Sauerstoffüberdruckatmung eine weitere Schädigung der Tumorzelle eintreten soll,
wie *Auler* und Mitarbeiter annehmen, ist gerade dann am wenigsten zu erwarten,
wenn man den theoretischen Ausführungen der Autoren über das Sauerstoffpotential folgt.   Sie können auch in Wirklichkeit irgendeine auf physiologischen
Tatsachen aufgebaute Erklärung der Sauerstoffwirkung in ihren Versuchen
nicht geben, und begnügen sich mit der Feststellung, dass die Sauerstoffüberdruckatmung in manchen Tumorfällen wirksam sei.   Ich möchte nach

------

[1]) *Simonson*, Arbphysiol. 1, 87 (1928). — [2]) *Herm. Hebestreit*, Der Verlauf der
Erholung nach körperlicher Arbeit. Med. Diss. Frankf. a. M. 1929. — [3]) *Fahrig* und
Wacker, Klin. Wschr. 1927, 1227. — [4]) *Louros* und *Gaessler*, Z. Krebsforschg 28, 191 (1929).
— [5]) *Louros* und *Gaessler*, Klin. Wschr. 1929, 506.

alldem glauben, dass die von uns teils aus der Literatur angeführten, teils selbst beigebrachten physiologischen Grundlagen der Sauerstoffwirkung in unserem Kohlensäure-Sauerstoffgemisch doch ein besseres Verständnis dieser Wirkungen auf die Geschwulstzelle ermöglichen.

Wird aber das Blut *maximal* mit Sauerstoff gesättigt, und zwar im Hämoglobin durch chemische Bindung wie im Plasma durch physikalische Lösung, so wird auch hierdurch eine verstärkte Diffusion der Kohlensäure in das Gewebe eintreten müssen. Denn das Oxyhämoglobin ist eine stärkere Säure und kann weniger Kohlensäure binden als das ebenfalls saure, reduzierte Hämoglobin [*Christiansen* und Mitarbeiter[1])]. Dadurch wird also die Retention der Kohlensäure, die ohnedies bei Atmung kohlensäurereicher Gasgemische sehr erheblich ist [*Shaw*[2]), *Eppinger*[3])], noch wesentlich gesteigert.

Sobald irgendwo ein Sauerstoffmangel im Körper vorhanden ist, ist die vermehrte Sauerstoffzufuhr von grösster Wirksamkeit. *Hill* und *Long*[4]) zeigten, dass je höher die Sauerstoffsättigung des Blutes ist, um so grösser das Schlagvolumen des Herzens wird. Unter Sauerstoffüberdruck können die Muskeln viel stärker arbeiten und auch mehr Milchsäure ohne Ermüdung anhäufen. Der Sauerstoffbedarf des Körpers unterliegt aber starken Schwankungen je nach der Funktion. So betrug bei einem 13jährigen Knaben der Sauerstoffverbrauch bei Arbeit das mehrfache des Ruhewertes [*Bruch*[5])]. Jedenfalls ist der O_2-Bedarf nach der Arbeit so gross, dass die Luftatmung diesen Bedarf nicht sofort decken kann [vgl. *Kaup*[6]), *Himwich*[7]), *Fenn*[8]), *Dresel*[9])]. Es ist selbstverständlich, dass bei Erkrankungen, die zu einer Erschwerung der Sauerstoffaufnahme in der Lunge führen, reine Sauerstoffzufuhr günstig wirkt, also z. B. bei inspiratorischen Widerständen [*Ferri*[10])], bei Pneumonien (*Lungsgaard*[11]), *Binger*[12]), *Boothby* und *Haines*[13])], ebenso bei Kreislaufstörungen. Hier haben *Eppinger* und *Schwarz*[14]) nachgewiesen, dass der Sauerstoff-„Debt"[15]) grösser ist wie in der Norm, dass bei gestörtem Kreis-

---

[1]) *C. Christiansen, Douglas* und *Haldane*, J. of Physiol. **48**, 244 (1914). — [2]) *Shaw*, Amer. J. Physiol. **72**, 79 (1926). — [3]) *Eppinger, Kisch* und *Schwarz*, Das Versagen des Kreislaufes, Berlin 1927, 188. — [4]) *Hill* und *Long*, Erg. Physiol. **24**, 43 (1925). — [5]) *Bruch*, Jber. Kinderheilk. **121**, 7 (1928). — [6]) *Kaup* und *Grosse*, Z. Kreislaufforschg **20**, 730 (1928). — [7]) *Himwich* und *Loebel*, J. clin. Invest. **5**, 113 (1927). — [8]) *Fenn*, Amer. J. Physiol. **83**, 309 (1927). — [9]) *Dresel* und *Himmelweit*, Klin. Wschr. **1929**, 7. — [10]) *Ferri*, Arch. di Fisiol. **26**, 313 (1928). — [11]) *Lundsgaard*, Medicine 4, 345 (1925). — [12]) *Binger*, J. clin. Invest. **6**, 203 (1928). — [13]) *Boothby* und *Haines*, Trans. Assoc. amer. Physicians, **42**, 287 (1927). — [14]) *Schwarz*, Klin. Wschr. **1929**, 385. — [15]) Der Begriff „Debt" oder Sauerstoffschuld ist von den englischen Forschern geschaffen worden und gibt ein Maß für die Erholungsgeschwindigkeit des tätigen Muskels. Der bei der Tätigkeit erhöhte Sauerstoffverbrauch geht nicht sofort nach Beendigung der Muskelarbeit zur Norm zurück, sondern bleibt noch eine Zeitlang im Vergleich zum Ruhestoffwechsel gesteigert. Hierbei wird die bei der Tätigkeit gebildete und noch nicht wieder oxydativ zum Verschwinden gebrachte Milchsäure teilweise verbrannt, zum grösseren Teil aber zu Kohlehydrat wieder aufgebaut. Der Mehrverbrauch an Sauerstoff, den der Organismus nach Beendigung der Muskeltätigkeit im Vergleich zum Ruhestoffwechsel noch aufweist, wird als „Debt"

lauf der Sauerstoffbedarf zur Erholung (Resynthese der Milchsäure zu Glykogen) viel grösser ist. *Furusawa*[1]) fand bei schwerer Muskelarbeit, wenn sauerstoffreiche Gemische geatmet wurden, eine wesentlich grössere Sauerstoffaufnahme als in Luft. Schon bei 50%igem O-Gehalt ergab sich eine Erhöhung der O-Aufnahme um 47%. *Gesell* und *Mc. Ginty*[2]) fanden bei Versuchen an Hunden eine geringere CO_2-bildung bei vermindertem Sauerstoffgehalt der Einatmungsluft.

Ein erhöhter Sauerstoffgehalt der Einatmungsluft wird auch klinisch bedeutungsvoll, sobald irgendwelche mechanische Behinderungen der Luftzufuhr z. B. Stenosen der grossen Luftwege bestehen. Dagegen wird eine solche Sauerstoffzufuhr keinen grossen Nutzen haben, wenn die genügende Aufnahme ins Blut durch Hämoglobinmangel unmöglich gemacht wird [*Prendergast*[3])]. Hier kann die Steigerung der Sauerstofflösung im Plasma das ungleich viel grössere Defizit an Hämoglobin-Sauerstoff nicht ausgleichen. Bei der Polycythämia vera fanden *Harrop* und Mitarbeiter[4]) eine verminderte Sauerstoffspannung im Knochenmark (und dadurch erhöhte Erythrozytenbildung), die sie auf eine *Störung der Sauerstoffdiffusion in der Lunge* bei diesen Kranken zurückführen. Auch hier dürfte also erhöhte Sauerstoffzufuhr von Bedeutung sein.

Unter normalen Verhältnissen müsste man annehmen, dass der Sauerstoffverbrauch eines Gewebes um so grösser ist, je zellreicher es ist. Im Blute jedenfalls ist der Sauerstoffverbrauch vom Zellgehalt in hohem Grade abhängig. Je mehr neutrophile Leukozyten im Blute vorhanden sind, um so grösser ist der Sauerstoffverbrauch [*Daland* und *Isaacs*[5])], so müsste eigentlich auch der Tumor als sehr zellreiches Gewebe einen erhöhten Sauerstoffverbrauch haben. Aus den *Warburgschen* Untersuchungen geht das Gegenteil und damit die schwere Erkrankung des Stoffwechsels hervor.

Natürlich ist 'es fraglich, ob dieses Darniederliegen der Oxydationen in der Tumorzelle einfach durch vermehrtes Sauerstoffangebot beseitigt werden kann. Zweifellos sind pathologische Änderungen in der Struktur, in den physiko-chemischen Verhältnissen z. B. im Quellungszustand der Zellkoloide, im Fermentmechanismus von grösster Bedeutung für die charakteristische Herabsetzung der Zellatmung im Tumor, und diese Veränderungen sind natürlich durch eine erhöhte Sauerstoffzufuhr nicht zu beeinflussen. Ferner ist zu berücksichtigen, dass eine grosse Zahl von Zelloxydationen nach der *Wielandschen* Atmungstheorie sich so abspielt, dass durch die Zelle nicht

---

bezeichnet. Damit wird zum Ausdruck gebracht, dass der Organismus während der erhöhten Muskeltätigkeit sozusagen eine Anleihe an seine Energievorräte macht, welche bei der Erholung durch vermehrte Sauerstoffzufuhr wieder ausgeglichen wird. — [1]) *Furusawa*, Proc. roy. Soc. Lond. Ser. B. **98**, 287 (1925). — [2]) *Gesell* und *Mc Ginty*, Amer. J. Physiol. **83**, 323 (1927). — [3]) *Prendergast*, Canadian. Med. Assoc. J. **18**, 49 (1928). — [4]) *Harrop*, *Elmer* und *Schaub*, J. clin. Invest. **4**, 53 (1927). — [5]) *Daland* und *Isaacs*, J. of exper. Med. **46**, 53 (1927).

der zugeführte Sauerstoff, sondern die Wasserstoffatome der zu oxydierenden organischen Substanzen aktiviert werden (*Rapkine* und *Wurmser*). Der Sauerstoff spielt nach dieser Theorie nur die Rolle eines Wasserstoffakzeptors und könnte theoretisch (auch vielfache experimentelle Bestätigungen liegen für diese Theorie vor) auch durch andere Substanzen wie z. B. Methylenblau ersetzt werden, wenn diese Substanzen sich leicht mit Wasserstoff verbinden, also Wasserstoffakzeptoren darstellen.

Aus dem Gesagten geht hervor, dass für die Sauerstofftherapie die *Wielandschen* Vorstellungen keine wesentlichen Gesichtspunkte liefern können. Für uns ist die Entscheidung der Grundfrage also nicht unmittelbar von Bedeutung, da ja der Sauerstoff in beiden Fällen in Wirkung tritt. Jedenfalls konnten wir durch die einfache Zufuhr von gasförmigem Wasserstoff eine Änderung in den Oxydationsvorgängen nicht erzielen (s. S. 131).

Sehr wichtig dagegen war für uns die Beantwortung der Frage, ob bei dem von uns eingeschlagenen Vorgehen der Sauerstoff-Kohlensäureatmung überhaupt ein erhöhter Sauerstoffverbrauch im Körper insbesondere im Geschwulstgewebe nachgewiesen werden konnte. Die praktischen Folgerungen aus einem positiven oder negativen Nachweis dieser Art wären allerdings gering, da ja allein der erbrachte Nachweis der sehr viel besseren Verträglichkeit der für unsere Ergebnisse so wichtigen Kohlensäure bei gleichzeitiger Zufuhr von reichlich Sauerstoff die Berechtigung, ja Notwendigkeit der gewählten Gasmischung ergab. Aber für Weiterarbeiten und theoretische Vertiefung war die Beantwortung der Frage wichtig. Wir haben daher in eingehenden Untersuchungen die Sauerstoffaufnahme des Körpers bei Atmung verschiedener Gasgemische und unter verschiedenen Bedingungen genau festzustellen versucht. Auf diesem Wege gelang es uns. einwandfrei nachzuweisen, dass bei Atmung unseres Gasgemisches eine sehr wesentliche Erhöhung der Sauerstoffaufnahme im Gesamtorganismus eintritt, eine Erhöhung, wie sie bei Atmung von reinem Sauerstoff überhaupt nicht beobachtet wird. Diese Steigerung der Sauerstoffaufnahme beträgt beim gesunden Tier durchschnittlich 25%, bei der Maus mit transplantiertem Tumor 30%, bei dem Tier mit künstlich erzeugter Geschwulstdisposition 33% und sie steigt bei einer Maus mit spontanem Karzinom bis auf 50%. Im einzelnen sind die Ergebnisse in Arbeit VI, S. 288 dieses Bandes mitgeteilt.

Es war zu erwägen, ob nicht eine Sauerstoffzufuhr auf anderen Wegen, durch subkutane, intravenöse oder intraperitoneale Injektionen Wirkungen auslösen könne. Versuche dieser Art sind von *Bourne* und *Smith*[1]), *Davies* und *Rabinovich*[2]), *Spehl* und *Lemort*[3]) ausgeführt. Subkutane Injektionen dieser Art selbst von 1½ Ltr. Sauerstoff beeinflussten den Sauerstoffgehalt des Blutes in keiner Weise, obwohl die normale Differenz im Sauerstoffgehalt des arteriellen und des venösen Blutes recht erheblich ist: Im arteriellen Blut

---

[1]) *Bourne* u. *Smith*, Amer. J. Physiol. **82,** 328 (1927). — [2]) *Davies* u. *Rabinovich*, J. Physiol. **64,** 38 (1928). — [3]) *Spehl* und *Lemort*, C. r. Soc. Biol. **98,** 1262 (1928).

besteht eine Sauerstoffsättigung von 92—95 %, im venösen von 72—80 %, die Differenz beträgt also 15—20 %. Die CO_2-Konzentration beträgt im arteriellen Blut 40—45 Vol. % im venösen Blut 45—50 Vol. % [*Stewart*[1])]. Bei diesen grossen Unterschieden hätte man wohl eine Beeinflussung durch subkutane Injektionen erheblicher Sauerstoffmengen erwarten dürfen, gefunden ist aber bisher nichts und solche Injektionen dürften sich daher höchstens lokal auswirken. Intravenöse Injektionen von gasförmigem Sauerstoff wurden ziemlich gut vertragen, führten aber durch Gasembolien leicht zum Versagen des rechten Herzens. Lediglich durch Sauerstoffinjektionen in die Bauchhöhle wurde mehrfach eine Erhöhung der arteriellen Sauerstoffsättigung erzielt. Wir haben aus diesen Ergebnissen keinen Anlass gefunden, Versuche ähnlicher Art an Geschwulsttieren durchzuführen.

Von besonderer Wichtigkeit für unsere Aufgaben war die Beantwortung der Frage, ob die vermehrte Sauerstoffzufuhr einen Einfluss auf die Gärungsvorgänge und die Milchsäurebildung im Gewebe habe. Es erscheint von vornherein hierbei als notwendig, dass man unterscheidet zwischen dem Einfluss auf die Bildung der Milchsäure überhaupt und dem Einfluss auf das Schicksal der schon gebildeten Milchsäure. Der erste Punkt ist heutzutage bei dem Dunkel, das noch über dem Mechanismus der Milchsäurebildung aus Kohlehydrat herrscht, einer Diskussion noch nicht zugänglich, braucht uns also hier weiter nicht zu beschäftigen. Von um so grösserer Bedeutung ist für uns dagegen der zweite Punkt bei den mannigfachen und wichtigen Einflüssen, welche das Milchsäureanion auf die verschiedensten Zellfunktionen, insbesondere auf Atmung und Wachstum ausübt. In den vorhergehenden Abschnitten ist eingehend dargelegt worden, dass die im Gewebe befindliche Milchsäure durch Sauerstoff zum Verschwinden gebracht wird. Auch andere Gärungsprozesse, wie die alkoholische Gärung der Hefe werden nach *Meyerhof*[2]) und *Warburg*[3]) durch Sauerstoff nahezu völlig aufgehoben.

Die früher entwickelte Arbeitshypothese ging von der Tatsache aus, dass durch die bei der Tätigkeit der Zelle gebildete Milchsäure die Oxydationen gesteigert werden, und dass dadurch ein Teil der Milchsäure verbrannt, ein grösserer Teil zu Zucker resynthetisiert wird (normale Erholung der Zelle). „Dieser ‚Kreislauf der Kohlehydrate‘ *(Embden)*, wird in der Geschwulstzelle unterbrochen. Hier führt die Stoffwechselsteigerung durch die Milchsäure zum Wachstum, weil die Erhöhung der Oxydation durch die Milchsäure ausbleibt und dafür der (Ersatz-)Gärungsstoffwechsel gesteigert wird, womit der Circulus vitiosus gegeben wäre.“ Trifft diese Arbeitshypothese in den Grundlinien das Richtige, so muss eine Vermehrung der Milchsäurebildung das Wachstum steigern, eine Verminderung der Milchsäurebildung das Wachstum hemmen. Für diese Schlussfolgerung konnten inzwischen weitere Beweise beigebracht werden.

---

[1]) *Stewart*, J. of biol. Chem. **62**, 641 (1925). — [2]) *Meyerhof*, Biochem. Z. **162**, 43 (1925). — [3]) *Warburg*, Biochem. Z. **189**, 360 (1927).

Zunächst hat *Lange* in unveröffentlichten Versuchen gefunden, dass Injektionen von milchsauren Salzen das Wachstum des transplantablen Mäusekarzinoms in hohem Grade steigern. Versuche mit diesen Substanzen sind allerdings nicht gleichmäßig ausgefallen, was verständlich ist, da nach *Meyerhof* milchsaures Natrium im Gegenteil unter bestimmten Bedingungen die Atmung steigert und dadurch Milchsäure zum Verschwinden bringt. Welches Ergebnis also zutage tritt, dürfte in diesen Fällen ganz von quantitativen Verhältnissen und noch von einer Reihe anderer Faktoren, vor allem den übrigen ionalen Bedingungen abhängig sein. Eindeutig aber ist die Beeinflussung des Wachstums durch Milchsäuremangel oder -anhäufung in den Versuchen von *Hentschel*[1]. Wir konnten nachweisen (s. S. 19 ds. Bd.), dass durch Einatmung unseres Gasgemisches der Milchsäuregehalt des Blutes heruntergeht und schlossen daraus, dass bei unserer Gasatmung mehr Milchsäure verbrannt und weniger Milchsäure gebildet wird als in der Norm. *Hentschel* zeigte nun, dass bei der Aufzucht von jungen Ratten in unserem Gasgemisch der gesamte *Milchsäuregehalt* der Tiere auf 40 % des normalen, also weit *unter die Hälfte* herunterging und dass gleichzeitig diese Tiere eine *hochgradige Wachstumshemmung* gegenüber den Kontrollen zeigten. In Luft mit Kohlensäure aufgezogener Ratten gediehen dagegen ganz ebenso wie die Kontrollen, wodurch gezeigt ist, dass der Sauerstoff in unserem Gas für die Wachstumshemmung von ausschlaggebender Bedeutung ist. Dass hier ein Gesetz der lebendigen Substanz von allgemeinerer Gültigkeit vorliegt, geht ferner daraus hervor, dass an den *Wurzelspitzen wachsender Pflanzen* ebenfalls durch Erhöhung des Sauerstoffdruckes eine Wachstumshemmung künstlich hervorgerufen werden kann [*Boresch*[2]].

Weitere Beweise haben wir inzwischen selbst beibringen können (s. die Arbeiten von *G. Joos*, S. 254 u. 403 ds. Bd.). Es kann demnach gar kein Zweifel sein, dass erhöhte Sauerstoffzufuhr in der lebendigen Zelle zu einer stärkeren Oxydation der Milchsäure und durch die stärkere Beseitigung der Milchsäure zu einer Hemmung des Wachstums führen kann.

Soweit wir bis heute feststellen konnten, hört die Wirkung unserer Gasatmung auf den Stoffwechsel des Körpers mit dem Abbrechen der Inhalation sofort auf. Jedenfalls konnten wir am überlebenden Gewebe von Tieren, die längere Zeit unsere Gasmischung geatmet hatten, eine Änderung der Oxydation und Glykolyse nicht nachweisen.

Aus alledem müssen wir für die *Wirkung des Sauerstoffes* in unserem *Gasgemisch* folgende Schlussfolgerungen ziehen:

1. Bei der Atmung unseres Gasgemisches steigt der *Sauerstoffgehalt des Blutes* in geringem Maße an, es tritt jedoch hierdurch ein stärkeres Sauerstoffgefälle zum Gewebe ein und die Sauerstoffversorgung aller Gewebe ist hierdurch wesentlich verbessert.

---

[1]) *Hentschel*, Klin. Wschr. **1928**, 1086. — [2]) *Boresch.* Krebsforschg **28**, 1 (1929).

2. Wenn irgendwo im Körper ein Sauerstoffmangel herrscht, so wird durch diese reichlichere Sauerstoffzufuhr die *Gewebsoxydation* wesentlich *verbessert*.

3. Durch genaue Gasmessungen konnten wir nachweisen, dass durch die Atmung unseres Gasgemisches die Sauerstoffaufnahme des Gesamtorganismus um mindestens 25% ansteigt. Diese Erhöhung der Sauerstoffaufnahme ist noch grösser bei Tieren mit transplantierten Tumoren oder mit künstlich erzeugter Geschwulstdisposition und steigt bei Tieren mit spontanem Karzinom bis auf 50% an.

4. Die *Herabsetzung des Milchsäuregehaltes* in Blut und Gewebe bei der Atmung unseres Gasgemisches ist nicht allein ein Säureeffekt der zugeführten Kohlensäure, sondern ist wesentlich mitbedingt durch die reichliche Sauerstoffzufuhr.

5. Auch an der *Hemmung und Verlangsamung des Wachstums* durch unser Gasgemisch ist die reichliche Sauerstoffzufuhr wesentlich beteiligt.

So wichtig diese Feststellungen sind, soll doch auch an dieser Stelle nicht verschwiegen werden, dass das Wesentliche all dieser Wirkungen gerade auf der Zufuhr der *Gasmischung* von Kohlensäure und Sauerstoff beruht. Die Wirkung dieser Gasmischung ist durchaus und grundsätzlich verschieden von der Wirkung ihrer einzelnen Komponenten und kann nicht durch einfache Addition der Wirkungen der beiden isolierten Gase erklärt werden.

An dieser Stelle wäre noch die Frage zu erörtern, ob die Atmung unseres Gases *schädliche Folgen* für den Organismus haben kann. Dass *reine Sauerstoffatmung schädliche Folgen* haben kann, ist schon kurz erwähnt. Die schädlichen Wirkungen des reinen Sauerstoffes beruhen vor allem auf der Verringerung und Oberflächlichkeit der Atembewegungen und auf der Herabsetzung des Blutgehaltes an Erythrozyten und Hämoglobin, daher die schlechtesten Erfolge reiner Sauerstoffzufuhr bei Blutkrankheiten, insbesondere Anämien. Durch die Sauerstoffatmung wird die Atemgrösse sofort herabgesetzt [*Brieger*[1])]. *Simon*[2]) fand bei Sauerstoffatmung Herabsetzung der Blutviskosität und der Sauerstoffzehrung der Blutkörperchen, sowie Herabsetzung des Sauerstoffverbrauches und des Grundumsatzes. *Jzumiyama*[3]) fand bei Sauerstoffatmung beim Menschen Abnahme der Erythrozytenzahlen und des Hämoglobingehaltes um 10—20%, Zunahme des Blutzuckergehaltes bis zu 30%. Es lag also eine Verdünnung des Blutes vor, die mit Aufhören der Sauerstoffatmung rasch wieder verschwand. *Jacoby*[4]) dagegen fand bei Diabetikern bei Inhalation von reinem Sauerstoff ausgeprägte Blutzuckersenkungen. Bei Sauerstoffüberdruckatmung fanden *Demuth* und *Moschkowski*[5]) am gesunden Menschen Blutdruckerhöhung und Zunahme der neutrophilen Leuko-

---

[1]) *Brieger*, Beitr. Klin. Tbk. **65**, 327 (1926). — [2]) *Simon*, Z. physik. Ther. **32**, 8 (1926). — [3]) *Jzumiyama*, Tohoku J. exper. Med. **11**, 47 (1928). — [4]) *Jacoby*, Dtsch. med. Wschr. **1926**, 1222. — [5]) *Demuth* und *Moschkowski*, Z. exper. Med. **58**, 511 (1927).

zyten. *Dautrebande* und *Haldane*[1]) betonen den verderblichen Einfluss gesteigerten Sauerstoffdruckes auf das zentrale Nervensystem und *Tinel*[2]) beobachtete bei Sauerstoffatmung eine rasche zunehmende Verengerung der Gehirnarterien, die nach Aussetzung der O_2-Atmung in wenigen Sekunden verschwand. *Campbell*[3]) stellte bei vielen Tierarten die Abnahme von Hämoglobin und roten Blutkörperchen bei Sauerstoffatmung fest und betont, dass besonders Katzen höhere Sauerstoffdrucke nicht lange vertragen. *Green*[4]) sah Schädigung des Alveolarepithels der Lungen durch O_2-Atmung und auch *Binger, Faulkner* und *Moor*[5]) sahen bei Sauerstoffatmung Lungenschädigungen mit hämorrhagischem Ödem. Sogar bei Kaltblütern werden Vergiftungserscheinungen durch Sauerstoffübersättigung, ja selbst der Tod beobachtet [*Faulkner* und *Binger*[6]) *Haempel*[7])].

Wir haben also Unterlagen genug, um Schädigungen des Körpers durch reine Sauerstoffatmung anzunehmen. Der grösste Teil der angegebenen Folgeerscheinungen wird allerdings durch den Zusatz der Kohlensäure zum reinen Sauerstoff verhindert. Nur wenn wir unsere Tiere ununterbrochen mehrere Tage lang unsere Gasmischung atmen liessen, haben wir wiederholt, wenn auch nicht regelmäßig das Auftreten von Pneumonien beobachtet, wobei noch dahingestellt bleiben muss, ob nicht andere Faktoren (Abkühlung der Apparatur und ähnliches) dabei mitgewirkt haben, da wir derartige Störungen durch die Versuchsanordnung nicht sicher ausgeschlossen hatten. Für uns war diese Frage von geringerer Bedeutung, da wir ja bisher durch längeren Aufenthalt der Krebsmäuse in unserem Gas eine Verbesserung der Ergebnisse nicht erzielten, also auch an einem solchen längeren Aufenthalt kein besonderes Interesse hatten. Bei Aufenthalt bis zu vier Stunden in unserer Gasmischung haben wir weder im Tierversuch noch auch in zahlreichen Versuchen an gesunden und kranken Menschen jemals irgend etwas gesehen, was als Lungenschädigung hätte gedeutet werden können. Weiterhin haben wir niemals Verschlechterungen des Blutbildes sondern selbst bei schweren Krankheitsfällen Verbesserungen der Erythrozytenzahl und des Hämoglobingehaltes gefunden (s. Seite 236).

1. Versuche zur Verstärkung der Sauerstoffwirkung.

Es liegt nahe die Sauerstoffwirkung der Atmung dadurch zu verstärken, dass man nicht nur reinen Sauerstoff, sondern diesen noch unter Überdruck einatmen lässt. Diesen Weg ist *Alb. Fischer* gegangen und hat Erfolge bei Mäusekrebs dadurch erzielt, dass er die Tiere 18—24 Stunden lang unter einem Druck von 1,6—2,0 Atmosphären Sauerstoff hielt. Über Begründung und Erfolge dieses Verfahrens wurde schon früher berichtet.

[1]) *Dautrebande* und *Haldane*, J. of Physiol. **55**, 296 (1921). — [2]) *Tinel*, C. r. Soc. Biol. **96**, 665 (1927). — [3]) *Campbell*, J. of Physiol. **63**, 325 (1927). — [4]) *Green*, J. amer. Assoc. **1925**, 85 und 645. — [5]) *Binger, Faulkner* und *Moore*, Journ. of exp. Med. **45**, 865 (1927). — [6]) *Faulkner* und *Binger*, J. of exper. med. **45**, 849 (1927). — [7]) *Haempel*, Z. f. wiss. Biol. Abt. C. vergl. Physiol. **7**, 553 (1928).

Wir selbst haben wegen der Möglichkeit schwerer Sauerstoffschädigungen beim Menschen mit Sauerstoffüberdruck nicht gearbeitet, zumal von den vorhin genannten Autoren Schädigungen gerade bei Sauerstoffüberdruck beobachtet wurden. Zudem sind beim Menschen solche Grade von Überdruck, wie sie *Alb. Fischer* benutzte, kaum anwendbar. Analoge Versuche von *Auler* beim Menschen wurden früher erwähnt (s. S. 9 ds. Bd.). Sichere Ergebnisse wurden nicht erzielt. Auch *Barmwater*[1]) sah keine sicheren Wirkungen bei Krebsmäusen, wenn er Sauerstoffüberdruck mit Insulin-, Blei- oder Kupferbehandlung kombinierte. Wir selbst haben auch einige orientierende Versuche über die Wirkung unseres Gasgemisches unter erhöhtem Druck angestellt, es war uns aber nicht möglich, irgendwelche überzeugende Verbesserung der Resultate zu erzielen.

Weiterhin war zu erwägen, ob nicht eine Steigerung der Oxydationen in der Geschwulstzelle durch **Zuführung von atmungssteigernden Stoffen** erzielt werden könnte. Bei der grossen Kompliziertheit der Atmungsprozesse in der Zelle ist selbstverständlich die Zahl der auf diesen Lebensvorgang einwirkenden Faktoren ausserordentlich gross und die Art der Beeinflussung, welche die Zellatmung durch die verschiedenen atmungssteigernden Substanzen erleidet, sehr heterogen. Ohne eine Vollständigkeit der Angaben auch nur anzustreben, seien die wichtigsten Körper, deren atmungssteigernde Wirkung aus genaueren Untersuchungen abgeleitet wurde, hier angeführt:

a) Zieht man zunächst das **Fermentsystem der Zellatmung** in Betracht, so ist es bisher nur in den seltensten Fällen gelungen, die oxydierenden Fermente von den lebenden Geweben abzutrennen. Es handelt sich in diesen Fällen um Gewebsextrakte von oxydatischer oder peroxydatischer Wirkung, wie sie z. B. *Neumann*[2]) aus dem Knochenmark erhalten hat. Starke Peroxydasewirkung fand *Nikolajew*[3]) an Leukozytenextrakten. Wirksame Atmungskatalysatoren will *Auler* aus dem Zentralnervensystem gewonnen haben. Auch *Extraktivstoffe aus Pilzen* und *Organextrakte*, intravenös angewandt, sollen Tumoren zur Rückbildung bringen (*Auler* und *Pelczar*). *Magat*[4]) berichtet über erfolgreiche Anwendung von Peroxyden beim Mäusekarzinom (ohne genauere Angaben der Darstellung des Extraktes). Genauere Untersuchungen über die Wirkungen der Oxydasen und Peroxydasen [*Shoji*[5]), *Pugh* und *Raper*[6])] auf die Geschwulstzelle habe ich in der Literatur nicht gefunden. Wir selbst haben bisher mit derartigen Präparaten Versuche nicht angestellt. Auch aus Pflanzen, insbesondere Rettich sind Extrakte dargestellt worden, die eine sehr starke oxydationssteigernde Wirkung besitzen. Einige eigene orientierende Versuche mit solchen Präparaten haben uns keine erkennbare Wirkung auf das Wachstum von Mäusetumoren gezeigt. Von

———

[1]) *Barmwater*, Bibl. Laeg. **120**, 651 (1928). — [2]) *Neumann*, Dtsch. Ges. f. inn. Med. **38**, J. F. Bergmann, München 1926, 260. — [3]) *Nikolajew*, Biochem. Z. **194**, 244 (1928). — [4]) *Magat*, Z. f. Krebsforschg **27**, 378 (1928). — [5]) *Shoji*, Tohoku J. exper. Med. **9**, 642 (1927). — [6]) *Pugh* und *Raper*, Biochem. J. **21**, 1370 (1927).

Zitronensaft sah *Höjer*[1]) auch in sehr starker Verdünnung noch eine Steigerung der Gewebsatmung.

An dieser Stelle sei auch kurz die Frage erörtert, ob nicht die verminderte Zellatmung auf einem Mangel an den für diesen Prozess so wichtigen Thiokörpern der Zystingruppe, den Sulfhydrylverbindungen, vor allem des Glutathions zurückzuführen ist. Dabei ist allerdings zu bemerken, dass diese Verbindungen nicht nur für die eigentliche, mit dem Verbrauch von freiem Sauerstoff verknüpfte Zellatmung, sondern auch für anaerobe Dehydrierungsprozesse, zu denen ja auch die Gärungen gehören, eine wichtige Rolle spielen. Nach genauen Bestimmungen von *Voegtlin* und *Thompson*[2]), *Bierich* und Mitarbeiter[3]), *Yoai* und *Nakahara*[4]), *Lecloux* und Mitarbeiter[5]), *Kannaway* und *Hieger*[6]) ist der Glutathiongehalt maligner Tumoren nicht herabgesetzt. Es sollen sogar in dem Maße, wie der Tumor wächst, die übrigen Gewebe an Glutathion verarmen. Der Gehalt der Geschwulst an den genannten Substanzen steigt mit ihrem Zellgehalt. Es besteht also kaum eine Aussicht durch Zufuhr dieser Körper, die z. B. in dem Präparat Detoxin reichlich vorhanden sein sollen, die Geschwulstzelle zu beeinflussen. Zudem fand *Handovsky*[7]) nach Einatmen von Blausäure oder nach Fütterung von dithioglykolsaurem Kalzium oder Zystein eine Steigerung des Glutathiongehaltes, gleichzeitig aber auch eine Erhöhung der Milchsäurekonzentration. Diese Ergebnisse machen einen Erfolg auf diesem Wege sehr unwahrscheinlich.

Die aerobe Glykolyse der Geschwulstzelle ist nur eine quantitativ abweichende Erscheinung. Da es sich um einen fermentativen Prozess handelt, der immer einer Aktivierung bedarf, so könnte ja in der Geschwulstzelle nur eine Verstärkung dieser Aktivierung, ein Aktivator in grösserer Menge vorliegen. Wässerige Tumorextrakte und -Filtrate verstärken aber die Glykolyse normaler Organe. Der wirksame Stoff ist kochbeständig, also selbst kein Ferment und legt den Gedanken an das Co-Ferment der Atmung nahe (*Meyerhof*). *Waterman* hat darauf hingewiesen, dass Hefeextrakt und Insulin als Aktivatoren hier wirken können und dass eine übermäßige Erzeugung des Aktivators von grosser Bedeutung für das Erhaltenbleiben des Charakters der Tumorzelle sein könne.

Das *Co-Ferment der Atmung* könnte also eine Rolle für den Tumorstoffwechsel spielen, um so mehr, als *Kraut* und *Bumm* den Nachweis erbracht haben, dass in Sarkomen und Karzinomen der Gehalt an Co-Ferment erhöht ist. Allerdings ist ähnlich wie bei der Besprechung über die Sulfhydrylverbindungen zu bemerken, dass nach unseren heutigen Kenntnissen die Anwesenheit des

---

[1]) *Höjer*, Skand. Arch. Physiol. **46**, 241 (1925). — [2]) *Voegtlin* und *Thompson*, J. of biol. Chem. **70**, 801 (1926). — [3]) *Bierich, Rosenbohm* und *Kalle*, Hoppe-Seylers Z. **164**, 207 (1927). — [4]) *Yoai* und *Nakahara*, Jap. med. World. **7**, 319 (1927). — [5]) *Lecloux, Vivario* et *Firket*, C. r. Soc. biol. **97**, 1823 (1927). — [6]) *Kannauay* und *Hieger*, Biochem. J. **21**, 751 (1928). — [7]) *Handovsky*, Naunyn-Schmiedebergs Arch. **135**, 143 (1928).

Co-Fermentes für die Gärungsprozesse ebenso notwendig ist wie für die Oxydationen [*Abderhalden* und *Wertheimer*[1]), *v. Euler* und Mitarbeiter[2])]. Wir selbst haben auch solche Versuche angestellt, die aber bis heute noch nicht abgeschlossen sind. Beachtenswert dabei ist, dass dieses Koferment vor allem auch im Kochsaft aus Hefe, Muskel oder Leber reichlich vorhanden ist. Bei Versuchen mit Extrakten aus lebendigen Zellen oder Geweben ist also dieser Faktor von Bedeutung.

Als *zellfremde Sauerstoffüberträger* sind ferner seit langer Zeit bekannt das Methylenblau [*Paul Ehrlich*, vgl. *Heymans*[3])] und aromatische Nitroverbindungen [*Lipschitz*[4])]. Das Methylenblau hat wie eine Reihe anderer Farbstoffe im Tierversuch Einwirkungen auf das Tumorwachstum und auch in unseren Experimenten haben wir mit Methylenblau und Methylenblau-Eisen-Präparaten günstige Ergebnisse gehabt.

b) Schon seit langer Zeit ist bekannt, dass die **Schwermetalle** die Oxydationen beschleunigen. Vielleicht ist auf eine solche Oxydationsbeschleunigung die recht bescheidene Wirksamkeit der schon seit 20 Jahren immer wieder versuchten Metallsalztherapie der Geschwülste zurückzuführen. Auf jeden Fall spielt die Metallkatalyse bei den Oxydationen im Körper eine grosse Rolle. Besonders Eisen, Kupfer und Mangan beschleunigen die Oxydationen [*Warburg, Wind*[5]), *Abderhalden* und *Möller*[6]) *Redfield* und Mitarbeiter[7]), *Mc. Hargue* und Mitarbeiter[8]), *Hart* und Mitarbeiter[9])]. Die Wirkungen anderer Schwermetalle (z. B. *Antimon* und *Wismut, Ishiwara*) erfordern vielleicht andere Erklärungen. Ich möchte mich aber mit der Wirkung der Metallsalztherapie nicht näher beschäftigen, da wir keine eigenen ausgedehnteren Erfahrungen hierüber besitzen und verweise auf die ausgedehnte Literatur. Lediglich mit dem Eisen haben wir uns eingehender befasst, weil es nach den neueren Arbeiten von *Warburg* für die Atmungsvorgänge in der lebenden Zelle weitaus im Vordergrund steht.

c) Dass die **Eisenverbindungen** die wichtigste Grundlage der Atmungskatalyse im Hämatin ist, ist von *Warburg* einwandfrei gezeigt worden. Wir haben daher von Anfang an die Wirkung unserer Gasatmung durch gleichzeitige Zufuhr von Eisenpräparaten und von Eisenfarbstoffpräparaten zu unterstützen versucht. Über die Ergebnisse vgl. S. 23 und S. 173 ds. Bd. Tatsache ist, dass durch Eisenzusatz zu Zellen oder sogar Kohlenmodellen eine Oxydationssteigerung regelmäßig zu erzielen ist [s. bei *Lipschitz*[10])].

---

[1]) *Abderhalden* und *Wertheimer*, Pflügers Arch. **199**, 352 (1923). — [2]) *Euler* und *Runckjelm*, Hoppe-Seylers Z. **169**, 123 (1927). — [3]) *Heymans* und *Regniers*, C. r. Soc. biol. **95**, 1117 (1926). — [4]) *Lipschitz*, Dtsch. med. Wschr. **1923**, 778 und Handb. d. norm. u. path. Physiol. **1**, 47 (1927). — [5]) *Wind*, Biochem. Z. **159**, 58 (1925). — [6]) *Abderhalden* und *Möller*, Hoppe-Seylers Z. **176**, 95 (1928). — [7]) *Redfield*, J. of biol. Chem. **76**, 185 (1928) und 197 (1928). — [8]) *Mc Hargue, Healy* und *Hill*, J. of biol. Chem. **78**, 637 (1928). — [9]) *Hart*, J. of biol. Chem. **77**, 797 (1928). — [10]) *Lipschitz*, Handb. d. norm. u. path. Physiol. **1**, 51, Berlin 1927.

In unseren eigenen Arbeiten über die Reizkörperwirkungen haben wir ebenfalls auffallende Oxydationssteigerungen durch Eisenpräparate beobachtet (s. die Mitteilung von *Büngeler*, S. 426 dieses Bandes). Selbst verfüttertes Eisen wird leicht und reichlich in der Leber gespeichert, besonders bei eiweissarmer Ernährung, während starke Eiweisszufuhr in der Nahrung das Eisen rasch wieder verschwinden lässt [*Schwarz*[1])]. Eine solche reichlich eisenhaltige Leber soll stärkere Atmung zeigen, doch fand *O. Warburg* in der Gewebsatmung von Leber, Niere und Zwerchfell keinen Unterschied zwischen eisenarmen und eisenreichen Mäusen. Vielleicht ist der Unterschied der Befunde, wie ich auf Grund unserer eigenen Arbeiten vermute, dadurch zu erklären, dass der Vorgang der Eisenaufnahme zu einer Steigerung der Lebenstätigkeit der Zelle führt, dass aber später, nachdem die Zelle zur Ruhe gekommen, das abgelagerte Eisen keinen Einfluss mehr auf die Oxydationsvorgänge in der Zelle hat. Über die Folgen solcher Fütterungen von Eisenverbindungen [*M. B. Schmidt*[2])] und von Eisentropon [vgl. *Oonk*[3]) und *Siegmund*[4])] besitzen wir bereits reichliche experimentelle Erfahrungen. Wichtig erscheint uns die auffallende Einwirkung des Eisens auf die achylische Anämie und auf den Magendarmkanal solcher Kranken [*Kaznelson, Reimann* und *Weinert*[5])].

Es wäre also nach all diesen Tatsachen zu erwarten gewesen, dass durch Eisenzufuhr Wirkungen bei der bösartigen Geschwulst zu erzielen wären, besonders dann, wenn man wie das *Freund* und *Kaminer, Watermann, Auler* u. a. tun, sogar die primäre Störung für die Genese der Krebskrankheit in den Magendarmkanal legt. Aber die Zufuhr von Eisen im Futter liess auch in Verbindung mit unserem Gas keinen Einfluss auf das Tumorwachstum erkennen. Wenn wir dagegen das Ferrum oxydatum saccharatum, den Eisenzucker intravenös injizierten, so konnten wir schon dadurch allein eine Verlängerung des Lebens unserer Krebsmäuse um etwa acht Tage erzielen, aber die Geschwulst wurde trotz langsamen Wachstums schliesslich so gross wie bei den Kontrollen. In Verbindung mit unserer Gasatmung wurde das Ergebnis wesentlich besser (20 % Heilungen).

Zahlreiche Versuche mit anderen Eisenpräparaten hatten dagegen wider Erwarten immer wieder ein negatives Resultat, so dass wir schliesslich zu der Fragestellung kamen, ob nicht andere Faktoren in dem Ferrum oxydatum saccharatum hier eine wichtige Rolle spielen. Aus dieser Überlegung kamen wir zur Prüfung der Zuckerwirkung, über die später genauer berichtet wird.

Es war natürlich immer noch möglich, dass die Art der Eisenverbindung und die Form der Zufuhr hier von Bedeutung war, hat doch *Oonk*[6]) ebenso wie wir eine deutliche Steigerung des Sauerstoffverbrauches im Gewebe durch intravenöse

---

[1]) *Schwarz*, Verh. dtsch. path. Ges. **1928**, 118 u. Virchows Arch. **269**, 638 (1928). — [2]) *Schmidt, M. B.*, Der Einfluss eisenarmer und eisenreicher Nahrung auf Blut und Körper. Jena bei Gust. Fischer 1928. — [3]) *Oonk*, Zieglers Beitr. **79**, 756 (1928). — [4]) *Siegmund*, Beih. Med. Klin. **1927**, H 1. — [5]) *Kaznelson, Reimann* und *Weiner*, Klin. Wschr. **1929**, 1071. — [6]) *Oonk*, Zieglers Beitr. **79**, 756 (1928).

Injektionen von Eisensalzen nachgewiesen. *Arnoldi* und *Hefter*[1]) fanden als Wirkung einer biologisch aktiven Eisenverbindung eine Zunahme des Kohlensäurebindungsvermögens des Blutes und damit eine Verbreiterung des Pufferungsvermögens, die besonders bei der Anreicherung saurer Stoffwechselprodukte wichtig wäre. Ob gerade bei unserer Gasatmung eine derartige Eisenwirkung günstige Wirkungen auslösen würde, soll dahingestellt bleiben. Wir haben jedenfalls keine Verbesserung unserer Ergebnisse durch verschiedene Eisenpräparate gesehen. Ob die neueren umstrittenen „aktiven" Eisenpräparate [s. *Starkenstein*[2] u. [3]), *Rosenfeld*, *Moldawsky*[4]), *Goldbloom*[5]), *Marks*[6]), *Kochmann* und *Seel*[7])] oder eines der zahlreichen Häminpräparate [vgl. *Kuhn*[8]), *Barkan*[9]), *Redfield*[10]), *Schreiber*[11])] oder gar das neuerdings als hämatopoetisches Hormon empfohlene Bilirubin [*Verzar*[12]), *Weiss*[13])]] bessere Ergebnisse zeitigen würden, bleibt abzuwarten. Zu erwähnen wäre noch, dass auch *Ishiwara*[14]) eine Einwirkung von Eisenpräparaten auf das Geschwulstwachstum nicht feststellen konnte.

An dieser Stelle darf vielleicht auch die *Leber*therapie erwähnt werden, aber wir möchten glauben, dass dieser Therapie ein anderer Mechanimus für die Oxydationswirkung zu Grunde liegt, denn *Williamson, Spencer* und *Ets*[15]) haben gefunden, dass es unter der Einwirkung der Leberfütterung zu einer Aufstapelung von Eisen in Leber und Milz kommt und eine etwaige Oxydationsverbesserung auf dieser Eisenanreicherung beruhen könnte. Wir selbst haben Versuche mit einer solchen Therapie bisher nicht angestellt.

Die Form, in der das Eisen bei den Oxydationsvorgängen zur Wirkung kommt, ist das von *Warburg*[16]) in seinem Bau weitgehend aufgeklärte *Atmungsferment*. Nachdem dieser Autor schon durch frühere Untersuchungen am Kohlemodell die Annahme wahrscheinlich gemacht hatte, dass das katalytisch wirksame Eisen im Organismus in häminartiger Form organisch gebunden sei, ist ihm in der letzten Zeit der glänzende direkte Nachweis gelungen, dass die Zellatmung an das Vorhandensein eines häminartig gebauten Katalysators geknüpft ist. Es muss betont werden, dass nicht der Blutfarbstoff selbst, das Hämoglobin, solche katalytischen Wirkungen auszuüben vermag, sondern nur seine Farbstoffkomponente, das Hämatin, (Hämin nach der Nomenklatur von *Warburg*) in chemischer Verbindung mit gewissen organischen

---

[1]) *Arnoldi* und *Hefter*, Klin. Wschr. 1928, Nr. 31, 1470. — [2]) *Starkenstein* und *Weden*, Naunyn-Schmiedebergs Arch. **134**, 274 u. 300 (1928). — [3]) *Dieselben*, Klin. Wschr. 1928, 269 u. 1220. — [4]) *Moldawsky*, Klin. Wschr. 1927, 1998. — [5]) *Goldbloom*, Dtsch. med. Wschr. 1928, 433. — [6]) *Marks*, Z. exper. Med. **61**, 560 (1928). — [7]) *Kochmann* und *Seel*, Biochem. Z. **198**, 362 (1928). — [8]) *Kuhn* und *Wassermann*, Ber. d. Dtsch. Chem. Ges. Jg. **61**, 1550 (1928). — [9]) *Barkan* und *Berger*, Naunyn-Schmiedebergs Arch. **136**, 278 (1928). — [10]) *Redfield*, J. of biol. Chem. **77**, 451 (1928). — [11]) *Schreiber*, Z. klin. Med. **106**, 183 (1927). — [12]) *Verzar* und *Zih*, Klin. Wschr. 1928, 1031. — [13]) *Weiss*, Orv. Hetil 1928, 1084. — [14]) *Ishiwara*, Z. Krebsforschg **21**, 268 (1924). — [15]) *Williamson*, *Spencer* und *Ets*, Trans. Assoc. Amer. Physicians **42**, 191 (1927). — [16]) *O. Warburg*, Die Naturwissensch. 1928, 345 u. Bioch. Z. **201**, 486 u. **202**, 202 (1928).

Basen. Die Wirkung dieses Atmungsferments zu untersuchen ist um so reiz-
voller, als wir ja durch die Untersuchungen von *Warburg* wissen, in welch
minimalen Quantitäten es seine volle und biologisch so fundamentale Wirkung
entfaltet (vgl. auch *Barcroft*). Nun ist aber die Atmung in der Zelle mit der
Glykolyse nach *Warburg* durch die *Pasteur*sche Reaktion eng verknüpft und
die Glykolyse kann durch starke Atmung direkt unterdrückt werden. Es war
denkbar, dass gerade hier die Störung in der Geschwulstzelle sitzt, und dass
diese Störung durch Zufuhr des normalen Atmungsfermentes beseitigt werden
könnte. Dieser Gedanke drängte sich um so mehr auf, als Veränderungen
des Hämoglobins bei Krebskranken von *Pignotti* und *Cioffari*[1]) gefunden
worden sind und auch bei der Hefe zwischen dem (dem Atmungsferment
entsprechenden) Cytochromgehalt und ihrem Atmungsvermögen eine weitgehende Parallelität nachgewiesen worden ist (*von Euler* und Mitarbeiter).

d) Oxydierbare Körper. Im Gegensatz zu den in den vorhergehenden
Abschnitten behandelten Substanzen, deren atmungssteigernder Einfluss auf
ihrer katalytischen Wirksamkeit beruht, wirken die im folgenden zu
besprechenden Stoffe zum Teil dadurch, dass sie selber oxydiert werden
wie der Traubenzucker, zum Teil durch ihre pharmakologische Einwirkung
auf die Zelltätigkeit.

Es ist seit langem bekannt, dass *Zucker*zufuhr zum Körper die Oxydationen
rasch steigert. Diese Steigerung ist wohl in der Hauptsache an den Muskelstoffwechsel geknüpft und setzt normale Stoffwechselverhältnisse voraus.
Auch bei der Geschwulstzelle könnte man an ähnliche Einflüsse denken,
fand doch *H.J. Wolf* am überlebenden Rückenmark durch Zusatz von Glukose +
Insulin eine Steigerung der Atmung bis zu 100%. *Tafuri fand eine Beschleunigung der Glykolyse durch Insulin, wenn gleichzeitig Phosphat zugeführt wurde.*
In all diesen Versuchen sind die quantitativen Verhältnisse ausschlaggebend
und wir werden auf sie im Zusammenhang bei der Besprechung der Zucker-
Insulinzufuhr (s. S. 114) zurückkommen.

Einige andere Substanzen wie Linolensäure, Fumarsäure, Glyoxyl-
säure, Glyzerinphosphorsäure wirken wohl ebenfalls dadurch atmungssteigernd,
dass sie selbst oxydiert werden.

e) Atmungssteigernde Wirkungen werden auch bei einer Reihe von
Anionen beschrieben. Insbesondere verursachen die Phosphate eine Erhöhung
des Gaswechsels. Für das Milchsäureion fand *Meyerhof*[2]), dass die Atmung der
Leber von Hungerratten durch $n/_{50}$ Natrium-Laktat um 50—100% gesteigert
wurde. Ferner steigert das d.-Laktat die Atmung von Presshefe um das 6 bis
9fache. Zugleich trat Milchsäureschwund auf und auch die aerobe Glykolyse
aus Zucker wurde durch Laktatzusatz aufgehoben. Man sollte also annehmen,
dass gerade die Zufuhr milchsaurer Salze die Stoffwechselstörungen der

---

[1]) *Cioffari*, Tumori **1**, 371 (1927). — [2]) *Meyerhof* und *Lohmann*, Biochem. Z. **171**,
421 (1926) u. Biochem. Z. **171**, 381 (1926).

Geschwulstzelle beseitigen könne. Über die Einwirkungen dieser Substanzen liegen aber verschiedene Angaben in der Literatur vor, weiterhin haben wir selbst mit sauren Azetatpuffern und sauren Phosphatpuffern gearbeitet in Verbindung mit unserer Gasatmung und haben dabei recht günstige Ergebnisse erzielt, worüber später in dem Kapitel über die Wirkungen der Säuren und der veränderten Pufferungen berichtet wird.

Die Wirkungen der Phosphatpuffer können aber ebenfalls mit den Atmungsvorgängen sehr innig verknüpft sein, da durch phosphorsaures Natrium (das *Embdensche* „Recresal") für dieselbe Arbeit wesentlich weniger Sauerstoff verbraucht, also die Sauerstoffschuld, der Erholungs-„Debt" stark herabgesetzt wird. Auch *Eppinger*[1]) empfiehlt zur Behandlung der gestörten Gewebsatmung bei allgemeiner Kreislaufstörung Phosphorsäure, weil erfahrungsgemäß das „Debt" durch Phosphorsäurefütterung beim Normalen um 25 % herabgesetzt wird und wir dürfen wohl annehmen, dass dies auf einer verbesserten Resynthese der gebildeten Milchsäure zu Glykogen beruht [*Hinsberg*[2])].

f) Auch von der unspezifischen **Reizkörpertherapie** ist bekannt, dass sie atmungssteigernde Wirkung auslöst. *Pollitzer* und *Stolz*[3]) fanden, dass Kaseosaninjektionen den O-Verbrauch um 17,5 % steigern. An meinem Institut hat *Büngeler* eingehende Untersuchungen über den Einfluss der parenteralen Reizkörpertherapie auf den Stoffwechsel der Gewebe durchgeführt, über die auf S. 426 dieses Bandes berichtet wird.

Diese Untersuchungen haben gezeigt, dass die Gewebsatmung bei der parenteralen Reiztherapie ansteigt, dass aber später z. B. bei lange wiederholten Eiweissinjektionen infolge der lebhaften Vermehrung und Wucherung des Gefässendothels ein Regenerationsstoffwechsel auftritt, d. h. eine verstärkte Glykolyse bei herabgesetzter Atmung.

g) Eine grosse Rolle wird bei den Atmungsvorgängen weiter den **Hormonen** und **Organpräparaten** zugeschrieben. Steigerung der Oxydationen und Verbesserungen der Resynthese können die Ermüdungserscheinungen am Muskel abkürzen. Diese Wirkung wurde beobachtet bei Thymuspräparaten (*Asher*). Steigerung der Atmungsgeschwindigkeit wurde beobachtet durch Adrenalin, durch Phosphatadrenalin, vor allem durch Tyramin (schon in sehr geringen Konzentrationen). Auf die Bedeutung der **Milz**, deren dominierende Rolle im Eisenstoffwechsel feststeht (*Asher*), kommen wir später (s. S. 209) noch zurück. Die glänzenden Erfolge der Lebertherapie bei perniziöser Anämie haben dazu geführt, auch Leberextrakten eine günstige Wirkung auf die Atmungsvorgänge zuzuschreiben (*Moldawsky*).

Im Vordergrund des Interesses stehen aber hier *Schilddrüsen*wirkungen. Es ist seit langer Zeit bekannt, dass Schilddrüsenmangel den Gesamtstoff-

---

[1]) *Eppinger*, Referat 1. Tag d. Dtsch. Ges. f. Kreislaufforschg Köln 1928. — [2]) *Hinsberg*, Z. exper. Med. **59**, 262 (1928). — [3]) *Pollitzer* und *Stolz*, Wien. Arch. inn. Med. **30**, 137 (1925).

wechsel und die Gesamtoxydationen herabsetzt, Überschwemmung mit Schilddrüsenstoffen z. B. beim Basedow eine Erhöhung des Gesamtstoffwechsels erzeugt. Auch experimentell ist das gleiche mit Sicherheit nachgewiesen, und zwar auch für reine Schilddrüsenpräparate [vgl. *Boothby*[1]) und Mitarbeiter, *Gabbe*[2/3]), *Dye* und *Waggener*[4])]. In der Tat hat auch *Naamé*[5]) menschliche Tumorfälle mit Schilddrüsensubstanz und gleichzeitig mit Organextrakten, die dem Sitze der Neubildung entsprachen, behandelt und will auf diesem Wege günstige Erfolge erzielt haben. Wir selbst haben nichts derartiges gesehen und haben bei unseren Versuchen auch in Kombination mit der Gasatmung keinerlei günstige Wirkung durch Schilddrüsenpräparate erzielt. Dem entsprechen ganz die Ergebnisse von *Flaks*[6]) beim Rattensarkom, der bei Schilddrüsenexstirpation eine Wachstumsverlangsamung des überimpften Tumors, bei Kontakt des Sarkoms mit gleichzeitig transplantierter Schilddrüse ein schnelleres Wachstum beobachtete.

Dass die *Diuretika* an und für sich günstig bei Tumoren wirken könnten, liegt nach dem früher über den Wasserreichtum der Geschwulstzelle Gesagten auf der Hand. Dazu kommt, dass *Gremels*[7]) bei künstlich gesteigerter Diurese erhöhten Sauerstoffverbrauch nachwies.

h) An letzter Stelle seien diejenigen **Pharmaka** erwähnt, deren atmungssteigernde Wirkung man noch nicht näher analysieren kann. Es gehören hierzu Stoffe der verschiedensten chemischen und pharmakologischen Gruppen. Ein starke Steigerung der Wärmebildung fanden *Wilhelmy* und *Bollmann* nach langsamer intravenöser Injektion von Alanin, Glykokoll und Phenylanalin. Es mag sein, dass dieser Einfluss mit der spezifisch-dynamischen Wirkung der Eiweisskörper auf den Stoffwechsel im Zusammenhang steht. Ferner wird vom Harnstoff angegeben, dass er in kleinen Dosen die Atmungsgrösse des Muskels steigert. Den geschädigten Stoffwechsel der Muskulatur mit erhöhter Milchsäurebildung bei Kreislaufinsuffizienz verbessert *Eppinger*[8]) durch kleine Gaben von Strychnin. Auch geringe Gaben von Phosphor bewirken Umsatzsteigerungen bis 26 % [*György*[9]), *Seel*[10])]. Es sei noch erwähnt, dass Decholin den Grundumsatz bei Ratten um 12 % steigert (erhöhte Leberzelltätigkeit). Wir selbst haben mit den genannten Substanzen Versuche nicht angestellt, können also über ihre Wirkungen nichts aussagen.

i) *Steigerung der Oxydationen durch* **Wärmezufuhr** werden ja heute in der Medizin in grossem Umfange angewandt und der Gedanke liegt nahe,

---

[1]) *Boothby, Sandiford* und *Slosse*, Erg. Physiol. **24**, 728 J. F. Bergmann, München (1925). — [2]) *Gabbe*, Verh. physik.-med.Ges., Würzburg **51**, 111 (1926). — [3]) *Gabbe*, Z. exper. Med. **51**, 447 (1926). — [4]) *Dye* und *Waggener*, Amer. J. Physiol. **85**, 1 (1928). — [5]) *Naamé*, Cancer **5**, 104 (1928). — [6]) *Flaks*, Z. Krebsforschg **25**, 567 (1928). — [7]) *Gremels*, Klin. Wschr. **1928**, 1791. — [8]) *Eppinger*, Naunyn-Schmiedebergs Arch. **138**, 50 (1928). — [9]) *György*, Biochem. Z. **161**, 157 (1925). — [10]) *Seel*, Naunyn-Schmiedebergs Arch. **127**, 212 (1928).

auf diesem einfachen Wege auch die Atmungsvorgänge der Geschwulstzelle zu steigern. Allerdings ist hier zu beachten, dass die Aussentemperatur, die auf den Gesamtorganismus einwirkt, gerade im entgegengesetzten Sinne auf die Gewebsatmung einwirkt.

Bisher wurde meist angenommen, dass der Sauerstoffverbrauch der Organe in warmer Umgebung vermindert, in kalter vermehrt ist [*Maeda*[1])]. *Bazett* und *Sribyatta*[2]) untersuchten aber die O_2 und CO_2-Spannung der Gewebe unter dem Einfluss von Armbädern verschiedener Temperatur und fanden, dass die hohe Sauerstoffsättigung des Blutes bei niederer Temperatur hauptsächlich durch die Unfähigkeit der Gewebe, Sauerstoff zu verbrauchen, verursacht wird.

Direkte Wärmezufuhr wird eine Erhöhung des Sauerstoffverbrauches vor allem *bei lokaler Einwirkung* erzielen. Eine solche lokale Erhitzung des Gewebes kann heute durch Diathermie-Wechselstrom erzeugt werden [vgl. *Christie*[3]), *v. Büben*[4])]. In neuester Zeit werden auch starke lokale Erwärmungen des Gewebes selbst in der Tiefe durch ultrakurze elektrische Wellen erzielt [*Schliephake*[5])].

Mendel[6]) hat am überlebenden Geschwulstgewebe festgestellt, dass die Krebszelle gegen Hitze sehr empfindlich ist und schon bei 41,5 Grad durchschnittlich nach 20 Stunden zu Grunde geht. Es fragt sich allerdings, ob das auch für die Verhältnisse im lebenden Organismus gilt.

Im Tierversuch hat *Westermark*[7]) sehr günstige Erfolge bei Rattentumoren durch lokale Erwärmung gesehen. *A. Simons*[8]) empfiehlt das Verfahren auch als sehr günstig für eine Reihe menschlicher Geschwulstfälle.

Dagegen führte der Aufenthalt von Mäusen mit transplantiertem Sarkom in kalter Umgebung zur Beschleunigung des Tumorwachstums, weil die Tiere in der Kälte mehr Nahrung zu sich nehmen als in der Wärme [*Polacco*[9])].

Wir selbst haben auch Versuche mit Atmung unseres Gases an Krebsmäusen bei erhöhter Aussentemperatur gemacht, Verbesserung der Wirkung aber nicht beobachtet. Allerdings handelt es sich hierbei nur um eine Wärmeeinwirkung auf den Gesamtkörper.

Auch an eine Steigerung der Oxydationen durch künstliche aktive Temperatursteigerung des Gesamtkörpers könnte gedacht werden, entsprechend der künstlichen Fieberbehandlung der Paralyse. In neuester Zeit hat *O. Fischer*[10]) hierfür an Stelle von Parasiten ein Nukleinpräparat empfohlen, das Phlogetan. Wir selbst haben bisher Versuche dieser Art nicht angestellt.

---

[1]) *Maeda*, Fol. endocrin. jap. **4**, 50 (1928). — [2]) *Bazett* und *Sribyatta*, Amer. J. Physiol. **86**, 565 (1928). — [3]) *Christie*, J. exper. Med. **47**, 741 (1928) u. **48**, 235 (1928). — [4]) *v. Büben*, Die klinische Anwendung der Diathermie. Joh. Amb. Barth, Leipzig 1926. — [5]) *Schliephake*, Klin. Wschr. **1928**, 1600 u. Med. Welt **1929**, 333. — [6]) *Bruno Mendel*, Klin. Wschr. **1928**, 457. — [7]) *Westermark*, Skand. Arch. Physiol. **52**, 257 (1927). — [8]) *Simons*, Z. Krebsforschg **27**, 90 (1928). — [9]) *Polacco*, Arch. sci. med. **52**, 264 (1928). — [10]) *O. Fischer*, Med. Klin. **1929**, 9.

k) Überventilation. *Steigerungen der äusseren Atmungsvorgänge* führen zu einer Mehraufnahme von Sauerstoff und zu einer verstärkten Abgabe der Kohlensäure in der Lunge, wodurch es zu einer Alkalose des Blutes kommt. Diese starke Beseitigung der Kohlensäure mag die Ursache für die sehr bedeutende Erhöhung der Erholungsgeschwindigkeit bei Muskelarbeit durch *Überventilation* sein [*Simonson*[1]), *Endres* und *Lucke*[2]), *Mainzer*[3]), *Lepper* und *Martland*[4])].

Überventilation und Alkalose gehen aber stets mit einer Erniedrigung der Sauerstoffspannung im Gewebe einher [*Campbell*[5])]. Nach alledem können wir in einer Überventilation allein keine Unterstützung der beabsichtigten Wirkungen auf den Stoffwechsel der Geschwulstzelle erblicken.

Für die innere und äussere Atmung ist aber weiter das Zentralnervensystem von grosser Bedeutung. Eine Erregung desselben steigert stark die Sauerstoffzehrung des Gewebes (*E. Meyer*). Eine zentrale Atmungserregung wird durch Lobelin erreicht, wobei der Sauerstoffverbrauch um 11 % steigt [*Marshall*[6])].

Stärker ist, wie früher erwähnt, die erregende Wirkung auf das Atemzentrum durch die Kohlensäureeinatmung. Von Interesse für uns ist weiterhin, dass eine Dämpfung des Atemzentrums (z. B. durch Urethan, Antipyriliminopyrin (*Lipschitz* und *Osterroth*[7]), *Peng*) zur Verminderung der Alkalireserve und erhöhten Kohlensäurespannung des Blutes führt (mit gleichzeitiger starker Entzündungshemmung). Es wäre also daran zu denken, die Wirkung von Kohlensäureeinatmung durch gleichzeitige Dämpfung des Atemzentrums noch zu verstärken. Versuche in dieser Richtung haben wir nur mit Urethan angestellt, haben aber wesentliche Erfolge nicht gesehen. Da aber auch die innere Atmung des Gewebes vom Gehirn aus beeinflusst wird [vgl. *Grafe* und *Grüntal*[8])] so verdient dieser Weg vielleicht doch weiter verfolgt zu werden.

Schon die hier gegebene gedrängte und sicher sehr unvollständige Übersicht über die zahllosen Möglichkeiten, Oxydationssteigerungen im Gewebe hervorzurufen, zeigt, dass noch viele Wege eingeschlagen werden können und der Prüfung wert erscheinen. Wir selbst haben bisher nur orientierende Versuche gemacht und diese nicht weiter verfolgt, da unsere Resultate negativ waren. Aber bei Versuchen dieser Art sind alle Einzelheiten und die quantitativen Verhältnisse von einer solchen Wichtigkeit, dass negative Versuche noch nicht viel beweisen. Wir halten es für sehr wohl möglich, dass bei ausgedehnteren Versuchsreihen in grösserem Stile, wie sie für uns nicht möglich waren, hier doch noch positive Ergebnisse zu erzielen wären.

---

[1]) *E. Simonson*, Arbphysiol. 1, 87 (1928). — [2]) *Endres* und *Lucke*, Z. exper. Med. 45, 669 (1925). — [3]) *Mainzer*, Z. exper. Med. 55, 150 (1927). — [4]) *Lepper* und *Martland*, Biochem. J. 21, 823 (1927). — [5]) *Campbell*, J. Physiol. 60, 347 (1925). — [6]) *Marshall*, Arch. int. Med. 42, 180 (1928). — [7]) *Lipschitz* und *Osterroth*, Z. exper. Med. 56, 433 (1927). — [8]) *Grafe* und *Grüntal*, Physik. Med. Ges. Würzburg 14. Febr. 1929.

2. Versuche mit Atmungshemmung.

Immerhin haben die angeführten negativen Ergebnisse uns doch auch den Gedanken nahegelegt, dass vielleicht unsere Arbeitshypothese nicht auf dem richtigen Wege war. Gewiss setzte unsere Gasmischung in hohem Grade die Milchsäurekonzentration im Gewebe herab, aber vielleicht wurde der Erfolg erst dann besser, wenn auch die zweite Energiequelle, die Atmung, nicht gesteigert, sondern im Gegenteil geschädigt wurde.

a) **Sauerstoffmangel.** Denn dass die Geschwulstzelle auch gegen Sauerstoffmangel sehr empfindlich ist, haben ja schon *Warburg* und *Alb. Fischer* betont. Ich habe auch bereits in meiner ersten Veröffentlichung die Versuche von *Warburg* erwähnt, dem es gelang, durch Sauerstoffmangel Geschwulstzellen abzutöten. Schon früher hatten *Schwarz* und *Caspari*[1]) mit einer allerdings sehr primitiven Methode die Sauerstoffzufuhr bei Karzinommäusen unter völliger Absorption der Atmungskohlensäure gedrosselt, hierbei aber nur sichere Schädigungen der Versuchstiere und dementsprechend ganz unregelmäßige Ergebnisse gehabt (in zwei Fällen nicht angehende Geschwulst, meist Steigerungen des Geschwulstwachstums [vgl. hierzu *B. Fischer-Wasels*[2])].

Die Tatsache der verringerten und in ihrer Wirkung stark abgeschwächten Atmung in der Geschwulstzelle steht fest. Die verringerte Atmung des Tumors und des Gesamtorganismus, der Sauerstoffmangel als „auffälligste Erscheinung der Stoffwechselstörung bei Krebskranken" [*Louros* und *Gaessler*[3])] muss an sich schon Störungen zur Folge haben. Es wäre denkbar, dass die Herabsetzung der Gesamtoxydation, die Hemmung der Zellatmung mit der gesteigerten Proteolyse der Geschwulstzelle in Zusammenhang stehen [*Waldschmidt-Leitz, Bek* und *Kahn*[4])]. Steigern wir diesen Sauerstoffmangel, so kann dadurch eine günstige Wirkung nur dann erhofft werden, wenn die Steigerung der Störungen bis zum *Zelltode* geht. Der Weg dürfte also immer sehr gefährlich sein und sehr leicht das Gegenteil des Gewollten zur Folge haben. Natürlich würden auch hier quantitative Verhältnisse den Ausschlag geben.

Es fragt sich, welcher Sauerstoffmindestdruck noch mit dem Leben von Zelle und Organismus vereinbar ist. Für die Kulturzellen ist dieser Mindestdruck von *Wright*[5]) bestimmt worden. Er fand, dass jedenfalls in der Gewebskultur die Krebszellen einen viel niedrigeren Sauerstoffdruck aushalten als normale Embryonalzellen, nämlich 3—6 mm Hg gegen 12 mm Hg waren die kritischen Sauerstoffdruckzahlen für die Zellteilung. *Béhague*[6]) fand als niedrigsten mit dem Leben vereinbarten Sauerstoffdruck beim Kaninchen 29 mm Hg O_2-Druck, wobei aber noch andere Faktoren als

---

[1]) *Schwarz (Caspari)*, Z. Krebsforschg **21**, 472 (1924). — [2]) *B. Fischer-Wasels*, Ebenda **28**, 593 u. **29**, 180 (1929). — [3]) *Louros* und *Gaessler*, Klin. Wschr. **1929**, 506. — [4]) *Waldschmidt-Leitz, Bek* und *Kahn*, Naturwiss. 1, 85 (1929). — [5]) *Wrigth*, J. of Path. **31**, 735 (1928). — [6]) *Béhague*, C. r. Acad. Sci. **186**, 1573 (1928).

der absolute O_2-Druck für die Lebensmöglichkeit wichtig sind [vgl. auch *Romanese*[1])].

Trotz alledem könnte man (mit Rücksicht auf die später zu erörternden Säurewirkungen, s. S. 133) daran denken, dass die bei Sauerstoffmangel auftretende Azidose Wirkungen auf die Tumorzelle ausübt. Aber die Angaben der Literatur über die bei Sauerstoffmangel auftretende Azidose sind sehr verschieden. *Gesell* und *Hertzmann*[2/3]) haben festgestellt, dass Sauerstoffmangel bei normal gesteigerter Atmung zu einer *Zunahme der Blutalkaleszenz* führt, dagegen zu einer Säuerung der Gewebe. Eine Verminderung des O_2-Gehaltes des Blutes im Atemzentrum erzeugt allein noch keine Atemsteigerung [*Condorelli*[4])]. Auch *Viale*[5]) findet bei Aufenthalt in verdünnter Luft eine deutliche Verminderung der Urinazidität, da das Blut infolge Verminderung der CO_2-Spannung alkalische Valenzen durch die Niere abgibt. Für uns wichtig ist die Angabe, dass sich dies ändert, wenn ein *Sauerstoff-Kohlensäuregemisch* geatmet wird, da jetzt eine leichte Vermehrung der Urinazidität auftritt: Die Einatmung von 10—12 % CO_2 und O_2 *verhindert die Dyspnoe* und die vermehrte Kohlensäureabgabe aus dem Blute. Weiterhin ist im Gewebe bei Sauerstoffmangel keine Azidose gefunden worden von *Rosin*[6]). *Koehler, Brunquist* und *Loevenhart*[7]) geben an, dass die azidotische Stoffwechselveränderung durch Sauerstoffmangel rasch durch eine Alkalose verdeckt wird, andererseits haben *Mendel, Engel* und *Goldscheider*[8]) festgestellt, dass bei Sauerstoffmangel eine *Milchsäureanreicherung* im Gesamtorganismus eintritt, also Verhältnisse geschaffen werden, die auf die Stoffwechselstörung der Geschwulstzelle kaum günstig einwirken dürften.

Es fragt sich nach alledem, ob die Gewebssäuerung, die bei Kreislaufstörungen im Gewebe eintritt und auf lokalen O_2-Mangel zurückgeführt wird [vgl. *Schwarz*[9])] nicht ganz anderer Art ist als die Störungen, die bei allgemeinen Sauerstoffmangel in der Einatmungsluft entstehen.

Ist demnach bei Unterdruckatmung auch die Sauerstoffsättigung des arteriellen Blutes stark vermindert [von 92 auf 59 %, *Fleisch*[10])] bei gleichzeitiger starker Herabsetzung der Oxydationen im Körper [*Yosomiya*[11]), *Schneider* und Mitarbeiter[12])] und bei Verarmung des Blutes an Kohlensäure, so ist es doch fraglich, ob diese Veränderungen — bis zu dem Grade, den der Gesamtorganismus ertragen kann — ausreichen, um die Tumorzelle wesentlich zu schädigen. Dauernder Aufenthalt in niedrigem Luftdruck, also bei wesentlich

---

[1]) *Romanese*, Boll. Soc. Biol. sper. **2**, 887 (1928). — [2]) *Gesell* und *Hertzman*, Amer. J. Physiol. **82**, 591 (1927). — [3]) *Gesell*, Erg. Physiol. **28**, 340, J. F. Bergmann München 1929. — [4]) *Condorelli*, Arch. Farmacol. sper. **46**, 7 (1928). — [5]) *Viale*, Biochimica e Ter. sper. **13**, 44 (1926). — [6]) *Rosin*, Zieglers Beitr. **76**, 153 (1927). — [7]) *Koehler, Brunquist* und *Loevenhart*, J. biol. Chem. **64**, 313 (1915). — [8]) *Mendel, Engel* und *Goldscheider*, Klin. Wschr. **1925**, 6, 7 u. 12. — [9]) *Schwarz*, Klin. Wschr. **1929**, 385. [10]) *Fleisch*, Pflügers Arch. **218**, 690 (1928). — [11]) *Yosomiya*, Tohoku J. exper. Med. **8**, 535 (1927). — [12]) *Schneider, Truesdell* und *Clarke*, Amer. J. Physiol. **71**, 714 (1925) u. **85**, 65 (1928).

herabgesetzter Sauerstoffzufuhr, erzeugt Bluteindickung [*Jzumiyama*[1])] eine Entwässerung des Körpers, starke Zunahme des Blutes und des Hämoglobingehaltes, Zunahme des Gesamteisens und des Herzgewichtes (*Lintzel, Drastich*).

Trotz alledem haben *Brugsch, Horsters* und *Rothmann*[2]) geglaubt, dass Geschwulstzellen im lebenden Organismus nur wirksam geschädigt werden könnten, wenn gleichzeitig ihre Atmung *und* ihre Gärung herabgesetzt würden. Sie haben daher an drei menschlichen Krebskranken 30—50 Minuten lang Gas mit sehr erniedrigtem Sauerstoffpartialdruck atmen lassen und wollen durch dieses Verfahren wesentliche Besserungen erzielt haben, die allerdings nicht sehr überzeugend sind. Die Versuche von *Auler* und Mitarbeiter[3]) mit O_2-Unterdruck und Überdruckatmung wurden oben (S. 9 ds.Bd.) bereits erwähnt.

Der Gedanke der gleichzeitigen Atmungsschädigung der Geschwulstzellen neben der Schädigung ihrer Glykolyse schien uns immerhin beachtenswert. Falls wirklich der Sauerstoffmangel zu einer Azidose im Gewebe führt, würde sich diese Azidose mit der Kohlensäureazidose bei der Gasatmung verbinden lassen und so vielleicht Schädigungen der Geschwulstzelle nach mehreren Richtungen erzeugen. Wir haben daher auch Versuche dieser Art durchgeführt, indem wir Gasgemische mit niedrigem Sauerstoffgehalt und Zusatz von Kohlensäure atmen liessen. Die Ergebnisse waren aber negativ.

b) Blausäure. Es gab nun aber auch noch andere Wege, um den Atmungsvorgang in der Geschwulstzelle zu schädigen, zumal ja, was wir immer wieder betonen dürfen, die Geschwulstzelle viel empfindlicher und hinfälliger ist als die normale Körperzelle.

Zunächst wissen wir, dass die *Blausäure* das stärkste Gift für die Zellatmung darstellt. Der Angriffspunkt der Blausäure, die zur völligen Unterbrechung der Zellatmung führt, ist dabei umstritten: Manche nehmen an, dass die Blausäure sich mit dem Atmungsferment verbindet, s. z. B. *Cook*[4]). *H. H. Meyer*[5]) führt dagegen die Blausäurewirkung nur auf die Bindung an Glutathion zurück. Wie dem auch sei, es lag der Gedanke nahe mit Blausäureverbindungen Versuche an Tumoren anzustellen, zumal genauere Untersuchungen über die Wirkung kleiner Dosen bereits vorliegen [*Mc Ginty* und *Gesell*[6]), *Gesell* und *Hertzmann*[7]), *Karassik*[8])]. *Karczag*[9]) hat dementsprechend systematische Versuche mit Zyankali bei Mäusekrebs durchgeführt. Bei genügender Dosierung erzielte er Wachstumshemmung und in 18 % völlige Heilung. Kleine Zyankalidosen beförderten das Wachstum, erst grosse hemmten dasselbe.

---

[1]) *Izumiyama*, Tohoku J. exper. Med. **11**, 374 (1928). — [2]) *Brugsch, Horsters* und *Rothmann*, Z. exper. Med. **61**, 477 (1928). — [3]) *Auler* und *Pelczar*, Krebskomitee Wiesbaden April 1928. Münch. med. Wschr. **1928**, 885. — [4]) *Cook*, J. of gen. physiol. **11**, 339 (1928). — [5]) *Hans Horst Meyer*, Ber. d. dtsch. chem. Ges. 60. Tg. 21, 1927. — [6]) *Mc Ginty* und *Gesell*, Amer. J. Physiol. **83**, 358 (1927). — [7]) *Gesell* und *Hertzmann*, Amer. J. Physiol. **83**, 420 (1928). — [8]) *Karassik*, Naunyn-Schmiedebergs Arch. **132**, 193 (1928). — [9]) *Karczag*, Arch. exper. Zellforschg **6**, 178 (1928).

Nach *Németh*[1]) werden Krebskulturen durch Zyankalium überhaupt nicht abgetötet, sondern nur ihr Wachstum wird zum Stillstand gebracht. Auch *Okamoto* und *Warburg* fanden, dass das Zyankalium Tumorzellen in der Kultur auch noch nach 5 Tagen nicht tötete und dass diese Tumorzellen noch nachher mit Erfolg wieder auf das Tier implantiert werden konnten — alles Tatsachen, die eine Blausäuretherapie der Geschwülste nicht als sehr aussichtsreich erscheinen lassen.

Wir selbst haben ebenfalls Versuche über Blausäurewirkung auf Mäusegeschwülste in Verbindung mit unserer Gasatmung durchgeführt. Eine Verbesserung unserer Ergebnisse haben wir aber mit dieser Methode nicht erzielen können. Es ist ja bekannt, dass jedes Verfahren, das zu einer schweren Schädigung des Gesamtorganismus führt, in einem Teil der Fälle die transplantierten Mäusegeschwülste abheilen lässt. Aber das trifft eben in ausgesprochenem Maße nur für die transplantierten Geschwülste zu und solche Verfahren dürften daher beim Spontantumor kaum wirksam, beim Menschen kaum anwendbar sein.

c) Kohlenoxyd ist ein weiteres ausgesprochenes Atmungsgift. An dieser Stelle kommt es allerdings weniger auf seine bekannte verderbliche Wirkung auf den Sauerstoff*transport* an, die ja durch die chemische Bindung dieses Gases an das Hämoglobin verursacht wird, sondern auf die Hemmung der eigentlichen Zellatmung, also auf die Herabsetzung des Sauerstoff*verbrauchs* in der Zelle selbst. Wie *O. Warburg*[2]) gezeigt hat, kommt diese Beeinflussung der Zellatmung durch eine reversible, vor allem durch Licht bestimmter Wellenlängen zersetzliche Verbindung des Kohlenoxyds mit dem Atmungsferment zustande und dieser Autor hat ja gerade durch die quantitative Auswertung der eben angeführten Lichtwirkung das photochemische Spektrum des Atmungsfermentes aufnehmen können, wodurch die nahe Verwandtschaft des *Warburgschen* Atmungsfermentes mit der Farbstoffkomponente des roten Blutfarbstoffs bewiesen wurde. Die *Milchsäurebildung* wird dagegen nach *Warburg*[3]) durch das Kohlenoxyd nicht herabgesetzt. Wichtig für uns ist ferner, dass das Kohlenoxyd nach *Haldane*[4]) auch ein starkes Gewebsgift darstellt.

Wir selbst haben Versuche mit Kohlenoxydatmung in Verbindung mit unserem Gasgemisch durchgeführt. Einen starken Einfluss der Kohlenoxydatmung auf die Geschwulstzelle haben wir aber *nicht* feststellen können. Auch intraperitoneale CO-Injektionen haben wir durchgeführt mit geringem Ergebnis: Versuch 121/1. Unmittelbar vor unserer Gasatmung intraperitoneale CO-Einspritzung. Bei allen Tieren deutliche Wachstumshemmung, dagegen keine Heilungen.

d) Arsen. Ein weiteres Atmungsgift ist das *Arsen*. Arsenpräparate sind von je her und immer wieder bei der Behandlung menschlicher Geschwulst-

---

[1]) *Németh*, Arch. f. exper. Zellforschg **8**, 177 (1929). — [2]) *Warburg*, Biochem. Z. **177**, 471 u. **189**, 354 (1927). — [3]) *Warburg*, Biochem. Z. **189**, 354 (1927) u. **193**, 354 (1928). — [4]) *Haldane*, Biochem. J. **21**, 1068 (1927).

fälle insbesondere bei Sarkomen als wirksam empfohlen worden. Nun wissen wir heute, dass chronische Arsenvergiftungen eine allgemeine Disposition zur Geschwulstbildung schaffen und wir selbst haben ja in vielen und mannigfach variierten Versuchen vom Arsen zur experimentellen Erzeugung von Geschwülsten Gebrauch gemacht. Aber gerade in der Geschwulstlehre sehen wir nicht selten, dass dieselben Faktoren, welche zur Krebsentstehung in enger Beziehung stehen, auch zur Geschwulstheilung verwandt werden können, ich erinnere nur an die Röntgenstrahlen. Das gleiche könnte für die Arsenwirkungen zutreffen und auch hier könnte alles von den angewandten Quantitäten abhängig sein [Similia Similibus, s. für das Arsen *Buschke* und *Curth*[1])].

Über die Arsenwirkungen liegt natürlich eine ungeheure Literatur vor, deren Besprechung hier nicht unsere Aufgabe ist. Für uns ist das wichtigste die nachgewiesene Herabsetzung der Oxydationen (blausäureähnliche Wirkung) bei gleichzeitiger Gärungssteigerung (*Rolf Meier*[2]), *Dresel*[3]), *Korowitsky*[4]), *Labes*[5]), *Hesse*[6]), *Paul Meyer*[7]) u. a.).

Über die günstige Wirkung von Arsenpräparaten auf manche Formen menschlicher Geschwülste liegen viele Berichte in der Literatur vor. In neuester Zeit hat *Lewin*[8]) besonders gute Ergebnisse bei einer Kombination von Atoxyl mit Acid. arsenic. gesehen.

All das hat auch uns veranlasst, im Tierversuch systematisch die Wirkung von Arsenpräparaten in Verbindung mit unserer Gasatmung zu studieren. Wir haben dabei Atoxyl, Acidum arsenic., eine Reihe verschiedener Salvarsanpräparate, sowie eine grosse Anzahl besonderer Arsenpräparate (auch Arsinsäuren und Arsenoxyde), die uns von Herrn Direktor Dr. *Benda* in liebenswürdiger Weise zur Verfügung gestellt worden waren, angewandt (Versuche Nr. 112/4 u. 3, 115/1 u. 2, 122/1—3, 124/1—2, 131/1, 132/1). Das Ergebnis können wir leider sehr kurz zusammenfassen: Wesentliche Einwirkungen auf die Geschwulstzelle haben wir mit keinem der Präparate im Tierversuch gefunden, auch die Verbindung mit der periodischen Atmung unseres Gasgemisches konnte an diesem Ergebnis nichts ändern.

Nach all diesen Ergebnissen und vielfach variierten Versuchen ist es uns daher nicht gelungen, auch auf diesem weiteren Wege der gleichzeitigen Hemmung oder Schädigung der Oxydationsvorgänge am lebenden Tier trotz gleichzeitiger Hemmung der Glykolyse durch unser Gas eine bemerkenswerte Verstärkung der Schädigung der Geschwulstzelle hervorzurufen. Wir kehrten daher zu unserer Ausgangsidee zurück und überlegten, ob nicht noch auf anderen Wegen die Gärung der Tumorzelle gehemmt und geschädigt werden könnte.

---

[1]) *Buschke* und *Curth*, Münch. Med. Wschr. **1928**, 1795. — [2]) *Rolf Meier*, Arch. f. exper. Path. **122**, 129 (1927). — [3]) *Dresel*, Biochem. Z. **192**, 351 u. 358 (1928). — [4]) *Korowitsky*, Biochem. Z. **199**, 366 (1928). — [5]) *Labes*, Naunyn-Schmiedebergs Arch. **1928**, 125. — [6]) *Hesse*, Erg. Med. v. Brugsch **10** (1927). — [7]) *Paul Meyer*, Biochem. Z. **193**, 176 (1928). — [8]) *Lewin*, Z. Krebsforschg **27**, 133 (1928).

3. Versuche mit Hemmung der Gärung.

Die primäre Idee bei unserer Gasatmung ging von dem Gedanken aus, die erhöhte aerobe Glykolyse der Geschwulstzelle durch eine verstärkte Atmung zu unterdrücken, zum Verschwinden zu bringen, hängen doch Atmung und Gärung nach den grundlegenden Arbeiten *Warburgs* aufs engste zusammen (*Pasteursche* Reaktion). Aber es gab vielleicht noch andere Wege, um diesen Gärungsstoffwechsel der Geschwulstzelle zu unterdrücken und damit die Wirkung unserer Gasatmung zu verstärken. Über die in dieser Richtung unternommenen Versuche und ihrer Ergebnisse sei an dieser Stelle kurz berichtet.

Da man, wie schon oben bemerkt, bei der Hemmung der Gärung prinzipiell unterscheiden muss zwischen Hemmungswirkungen auf die *Bildung* der Milchsäure und zwischen chemischen Vorgängen, welche zur Beseitigung der bereits gebildeten Milchsäure führen, so erscheint es notwendig, ganz kurz auf den Mechanismus der Milchsäurebildung einzugehen. Als Beispiel ist wohl am besten geeignet die Milchsäurebildung aus Kohlehydrat im Muskel. Hier ist für den Umsatz des Zuckers die intermediäre Bildung von Hexose-Phosphat nötig [*Embden*[1])]. Übrigens ist auch für die alkoholische Gärung der Hefe die chemische Bindung von Phosphorsäure an den zu vergärenden Zucker ein unerlässlicher Zwischenprozess, und die erste überhaupt bekannte, biologische Zucker-Phosphorsäureverbindung, die Hexosediphosphorsäure ist ja von *Harden* und *Young* aus gärender Hefe dargestellt worden. Der Zuckerverbrauch im Organismus wird durch phosphorsaure Salze gesteigert [*Burge* und *Estes*[2])]. Für die Wirkung der Phosphatzufuhr auf die Geschwulstzelle scheinen mir diese Tatsachen von grosser Bedeutung. Die Milchsäurebildung aus Kohlehydrat, bzw. aus der intermediär gebildeten Kohlehydrat-Phosphorsäureverbindung ist ein fermentativer Prozess, denn sie findet auch im zellfreien Muskelpreßsaft noch statt und *K. Meyer* hat das milchsäurebildende Ferment mit Adsorptionsmethoden weiter gereinigt. Die Anwesenheit dieses Ferments allein vermag aber die Milchsäurebildung nicht hervorzurufen, vielmehr ist dazu noch die Anwesenheit eines besonderen, kochbeständigen und ultrafiltrierbaren Aktivators, des sogenannten *Co-Fermentes* notwendig. Dieses Co-Ferment ist nach *Meyerhof* nicht nur für die Gärung, sondern auch für die Atmung des Froschmuskels unerlässlich und kann durch Wasser aus den Organen extrahiert werden, während das milchsäurebildende Ferment bei dieser Prozedur im Muskel zurückbleibt.

Dieses Ferment ist nach *Meyerhof* für die Atmung und die Gärung der Froschmuskulatur notwendig und kann durch Wasser aus den Organen extrahiert werden. Atmung und Milchsäurebildung solcher wasserextrahierter Muskulatur kann aber durch Zusatz von Kochsaft aus Hefe oder tierischen Organen reaktiviert werden. Auch Spontantumoren verlieren ihr Gärvermögen

---

[1]) *Embden* und *Lenhartz*, Hoppe-Seylers Z. **176**, 231 (1928). — [2]) *Burge* und *Estes*, Amer. J. Physiol. **85**, 103 (1928).

nach Wasserextraktion [*Gottschalk* und *Neuberg, Rosenthal*[1]), vgl. auch die Arbeiten über das milchsäurebildende Ferment von *v. Euler* und Mitarbeiter[2]), *Meyer*[3]), *Boldyreff*[4]), *Kostyschew*[5]), *Oppenheimer*]. Es ist daher anzunehmen, dass dieses Co-Ferment auch in der Geschwulstzelle von grosser Bedeutung ist und *v. Euler* und *Johannsen* fanden im menschlichen Krebsgewebe und in den roten Blutkörperchen Krebskranker eine Vermehrung dieses Aktivators gegenüber der Norm. *Landegger* und *Pirker*[6]) wiesen nach, dass das Serum von Krebskranken glykolysefördernde Stoffe enthält und erblicken hierin eine Voraussetzung für die Karzinomentstehung. *Kraut* und *Bumm*[7]) stellten aus Sarkomen und Karzinomen Extrakte dar, die die Milchsäurebildung in Nierenschnitten bis auf das zwanzigfache steigerten. Hierdurch ist die Bedeutung des Co-Fermentes für die glykolytischen Vorgänge in der lebenden Zelle erwiesen. (In diesem Zusammenhang darf erwähnt werden, dass *Demuth* und *v. Riesen*[8]) in den Zellen des *Rou*schen Hühnersarkoms eine kochbeständige Substanz nachweisen konnten, welche die fibrinlösenden Fermente im Plasma und im Embryonalextrakt aktiviert).

Ein kurzer Hinweis ist an dieser Stelle nötig auf diejenigen pathologischen Zustände, in denen überhaupt im Organismus eine Steigerung der Milchsäurebildung beobachtet wird. Eine Erhöhung der absoluten Milchsäurebildung fanden *Zondek* und *Matakas*[9]) bei Muskelschädigungen.. Bei der Myasthenie ist der Milchsäuregehalt des venösen Blutes auf das doppelte erhöht, diese Störung wird in besonders günstiger Weise durch Phosphatzufuhr (das *Embden*sche Recresal) beeinflusst. Eine ausgesprochene Erhöhung des Milchsäurespiegels findet sich weiter bei schweren Fällen von kruppöser Pneumonie mit tödlichem Ausgang und bei dekompensierten Herzfehlern mit Dyspnoe [*Margreth*[10])]. Ergüsse mit hohem Leukozytengehalt zeigen eine starke Glykolyse [*Cajori, Pemberton* und *Stilz*[11])]. Auch *Eppinger*[12]) fand erhöhte Milchsäurebildung bei Kreislaufschwäche.

a) Natriumfluorid. Es gibt nun eine Reihe von Substanzen, welche den Zerfall der Hexose-Phosphorsäure in Milchsäure in stärkster Weise hemmen, während die Bildung der Kohlehydrat-Phosphorsäureverbindung ungestört bleibt. Die wichtigste dieser Substanzen ist das Natriumfluorid, welches, wie *Embden* schon lange gezeigt hat, die Milchsäurebildung des Muskels fast völlig aufhebt, während die Atmung kaum beeinflusst wird. Diese Tatsachen sind von vielen Seiten

---

[1]) *Rosenthal*, Z. Krebsforschg **27**, 129 (1928). — [2]) *v. Euler, Nilsson* und *Runehjelm*, Hoppe-Seylers Z. **167**, 221 (1927). — [3]) *Meyer*, Biochem. Z. **193**, 139 (1928). — [4]) *Boldyreff*, Pflügers Arch. **218**, 553 (1928). — [5]) *Kostyschew*, Hoppe-Seylers Z. **168**, 244 (1927). — [6]) *Landegger* und *Pirker*, Z. Immunforschg **55**, 358 (1928). — [7]) *Kraut* und *Bumm*, Hoppe-Seylers Z. **177**, 125 (1928). — [8]) *Demuth* und *v. Riesen*, Arch. exper. Zellforschg **6**, 146 (1928). — [9]) *Zondek* und *Matakas*, Z. klin. Med. **108**, 153 (1928). — [10]) *Margreth*, Boll. Soc. Biol. sper. **3**, 519 (1928). — [11]) *Cajori*, J. biol. Chem. **76**, 471 (1928). — [12]) *Eppinger*, Das Problem der Kreislaufschwäche. Verh. dtsch. Ges. Kreislaufforschg Köln **1928**, 11.

bestätigt worden, ich verweise z. B. auf die Mitteilungen von *Meyerhof* und die neuesten Angaben von *Stuber* und von *Lang* und *Taege*[1]).

Wichtig ist allerdings, dass diese Wirkungen nur bei erheblichen Konzentrationen des Natriumfluorid auftreten. In starken Lösungen desselben findet eine maximale Synthese von Hexose-Phosphorsäure statt, während jede Milchsäurebildung ausbleibt *(Selter*[2]*)*. Bei schwächeren Konzentrationen wird zwar ebenfalls starke Hexose-Phosphorsäuresynthese beobachtet, daneben aber auch nicht unerhebliche Milchsäurebildung, was für unsere Zwecke natürlich unerwünscht war.

Ähnliche Wirkungen wurden im *Embdenschen* Institut vom oxalsauren Kalium durch *Selter* [vgl. auch *Rohny*[3])] gefunden.

Diese vor allem von *Embden* beigebrachten Tatsachen veranlassten uns zu ausgedehnteren Versuchen sowohl mit oxalsauren Salzen wie mit Fluorverbindungen.

Die Versuche mit *oxalsauren Salzen* stiessen auf Schwierigkeiten wegen der grossen Giftigkeit der Oxalsäure. Auf jeden Fall ist es uns nicht gelungen, mit diesen Präparaten einen wirksamen Weg zur Schädigung der Geschwulstzelle im Tierversuch zu finden.

Die Versuche mit *Fluorverbindungen* insbesondere Fluornatrium hatten folgendes Ergebnis:

1. *Fluornatrium subkutan.* Wir spritzten zunächst 0,1—0,2 ccm einer 0,5%igen Lösung von Natriumfluorid 2—3mal wöchentlich subkutan. Dabei zeigte sich gegenüber den Kontrollen bereits eine deutliche Wachstumshemmung der Tumoren. Mitunter konnten wir eine deutliche Verkleinerung der Tumoren feststellen; bei 27 Tieren kam es einmal zur Heilung. Bei der Kombination der Natriumfluorideinspritzungen mit unserer Gasbehandlung war die Beeinflussung des Tumorwachstums im Sinne einer Wachstumshemmung noch deutlicher. Hier sahen wir unter 30 Tieren zwei Heilungen.

2. *Fluornatrium intravenös.* Wir injizierten 2—3mal wöchentlich 0,05 derselben Lösung. Die Tiere wurden gleichzeitig mit unserem Gasgemisch behandelt. Bei allen Tieren kam es zu einem Wachstumsstillstand; bei fast der Hälfte zur Verkleinerung der Geschwülste. Heilungen konnten wir nicht erzielen, doch ist dabei zu berücksichtigen, dass wir im Gegensatz zu den subkutanen Injektionen hier nur sehr kleine Mengen einspritzen konnten und dass trotzdem diese Behandlung für die Tiere einen schweren Eingriff darstellt. Eine regelmäßige Folge öfter wiederholter Einspritzungen sind grosse Milztumoren und Leberschwellungen.

Als unsere Arbeiten bereits im Gange waren, erschien eine kurze Mitteilung aus der *Eppingerschen* Klinik von *Ewig*[4]), die, ebenfalls ausgehend von den *Embdenschen* Arbeiten, die Einwirkung des Fluors auf die Geschwulstzelle zum Gegenstand hat. *Ewig* konnte nachweisen, dass auch an den Tiergeschwülsten Zusatz von Natriumfluorid in bestimmten Verdünnungen eine

---

[1]) *Meyerhof* und *Lohmann*, Biochem. Z. **185**, 113 (1927); *K. Meyer*, Biochem. Z. **193**, 139 (1928); *B. Stuber* und *K. Lang*, Z. klin. Med. **108**, 423 (1928). — [2]) *Selter*, Z. physiol. Chem. **165**, 1 (1927). — [3]) *Rohny*, Biochem. Z. **192**, 1 (1928). — [4]) *Ewig*, Klin. Wschr. **1929**, 839.

Herabsetzung der aeroben und anaeroben Milchsäurebildung um 90% bewirkte, während gleichzeitig die Atmung der Geschwulstzellen nur um 30—40% vermindert wurde. Auf Grund dieser Feststellung werden Versuche am lebenden Tier in gleicher Richtung und spätere Mitteilungen hierüber in Aussicht gestellt.

Bemerkenswert ist, dass die Oxalsäure auch die Blutgerinnung aufhebt und die Zuckerkonzentration steigert [*Rohny*[1]]. Da neuerdings eine enge Beziehung zwischen Glykolyse und Blutgerinnung angenommen wird, so wäre zu prüfen, ob nicht auch das die Blutgerinnung in so ausgezeichneter Weise aufhebende Leberpräparat Heparin [*Haas*[2]] die Glykolyse beseitigt und Wirkungen auf das Tumorgewebe ausübt.

Schliesslich sei noch erwähnt, dass auch das Kalziumion die Milchsäurebildung aus Zucker im Muskel hemmt [*Embden* und Mitarbeiter[3]].

Nach *Waterman* wird die Glykolyse ferner vermindert durch Erhöhung des Kalziumgehaltes (und andere bivalente Metallionen) und durch normales Serum, was vielleicht für die Erklärung der *Freund-Kaminerschen* Reaktion von Interesse ist. Bemerkenswert ist weiter, dass von den Eisenpräparaten die Ferrisalze die Gärung hemmen (*Hodel* und *Neuenschwander*).

Eingehend untersucht ist auch der Einfluss der Farbstoffe auf die Glykolyse der Tumorzelle. Es gibt eine Reihe von Farbstoffen, die diese Glykolyse stark hemmen, wobei allerdings zu beachten ist, dass die Wirkung im Serum zehnmal kleiner ist als in Ringerlösung [*Yabusoe*[4]]. Allerdings betont schon *Waterman*, dass gerade bei den Farbstoffen, die bei Tumoren als wirksam gefunden wurden, kaum ein Einfluss auf die Glykolyse nachzuweisen ist, insbesondere gilt dies vom Methylenblau, Isaminblau, Eosin. Nach *Yabusoe* können mit manchen Farbstoffen Glykolysehemmungen bis zu 74% erzielt werden. Versuche, die wir mit solchen Farbstoffen, z. B. Malachytgrün, Kristallviolett und ähnlichen vornahmen, hatten aber ein negatives Ergebnis.

b) Glyzerinaldehyd. Hier müssen auch unsere Versuche mit *Glyzerinaldehyd* erwähnt werden. Wir waren zu Versuchen mit dieser Substanz nicht deshalb gekommen, weil wir von vornherein eine Schädigung der Glykolyse durch dieselbe vermuteten, sondern weil sie uns als Zwischenprodukt des intermediären Kohlehydratstoffwechsels (s. S. 110) interessierte. Bei dieser Gelegenheit aber stellten wir fest, dass der Glyzerinaldehyd die *Glykolyse hemmt*, die *Atmung* dagegen *unbeeinflusst* lässt. Diese Feststellung wurde von uns an Tumorschnitten in der *Warburgschen* Apparatur gemacht. Inzwischen ist eine Mitteilung von *Mendel*[5]) erschienen, welcher dieselbe Feststellung gemacht hat. Wir haben schon 1928 eine Reihe von Versuchsserien an Karzinommäusen durchgeführt, die mit Glyzerinaldehyd und unserer Gasatmung behandelt wurden. Das Ergebnis dieser Versuche war kurz folgendes:

[1] *Rohny*, Biochem. Z. **192**, 1 (1927). — [2] *Haas*, Klin. Wschr. **1928**, 1356. — [3] H. *Lange*, Z. physiol. Chem. **137**, 3 (1927). — [4] *Yabusoe*, Bioch. Z. **168** 227 (1926). — [5] *Mendel*, Klin. Wschr. **1929**, 169.

Glyzerinaldehyd intravenös (Versuch 73/2). *Geringe* Beeinflussung des Tumorwachstums im Sinne einer *Wachstumshemmung, keine Heilungen.*

Es gibt nun eine Reihe von *Giften*, welche in besonderer Weise auf die Atmungs- und Gärungsvorgänge einwirken. Für uns von Interesse wären an dieser Stelle diejenigen Substanzen, welche die Gärung in kleinerer Konzentration hemmen als die Atmung, und als solche Substanzen finden wir angegeben Sublimat, Chromate, Jod, Eosin und Oxychinolin *(Rolf Meier)*. Eine systematische Durchprüfung dieser Präparate haben wir nicht vorgenommen, von einzelnen derselben haben wir keine besondere Einwirkung auf das Tumorwachstum gesehen.

Endlich sind noch eine Reihe pharmakologischer Substanzen von *Hecht* und *Eichholtz*[1]) gefunden worden, welche in elektiver Weise die Glykolyse von Mäusekarzinomzellen hemmen. Sie führen als solche Körper an: Brenzkatechindisulfosaures Natrium, Phytin, Candiolinnatrium, Äthylendiaminhydrochlorid, Glykokoll, Alanin. Alle diese Substanzen neigen zur Komplexbildung mit Schwermetallen und die Autoren nehmen daher an, dass die Glykolyse der Geschwulstzelle durch einen Kupferkatalysator hervorgerufen wird. Die Hemmung der Glykolyse durch diese Körper ist reversibel; das Tumorwachstum wurde nicht beeinflusst.

Wichtiger als diejenigen Substanzen, welche die Milchsäurebildung aus Kohlehydrat herabsetzen, sind für uns vorderhand solche Stoffe, welche die schon gebildete Milchsäure chemisch zu beseitigen vermögen. Dass die von uns angegebene Gasatmung eine solche Wirkung ausübt, dafür habe ich schon in meiner ersten Mitteilung beweisende Versuchsergebnisse beigebracht und weitere Beweise finden sich in der folgenden Arbeit von *G. Joos* (s. S. 403). Ein sehr wertvoller weiterer Beweis ist inzwischen von *Hentschel*[2]) erbracht worden. Er zog junge Ratten teils in Luft, teils in unserem Gasgemisch auf und bestimmte nachher den Gesamtmilchsäuregehalt der Tiere. Die Luftratten ergaben im Mittel einen Milchsäuregehalt von 52,6 mg %, die Gasratten von 20,5 mg %. Die Gesamtmilchsäure betrug also weit weniger als die Hälfte und gleichzeitig ergab der Versuch, dass die Gasratten im Wachstum gegenüber den Luftratten sehr stark zurückgeblieben waren. Die Annahme von *Warburg*, dass Milchsäureanhäufung in der Zelle Grundbedingung für das Wachstum ist, wird durch diesen Versuch bestätigt. So wird der Einfluss unserer Gasatmung auf das Wachstum der Tumorzelle ohne weiteres verständlich.

Aus den in der Literatur mitgeteilten Tatsachen ergibt sich aber, dass noch eine ganze Reihe anderer Wege zur Hemmung der Gärungsvorgänge in der Zelle möglich sind und daher in ihrer Bedeutung für das Tumorwachstum geprüft zu werden verdienen. So haben *Frik* und *Posener*[3]) gefunden, dass die Röntgenstrahlen eine Herabsetzung der anaëroben Glykolyse im Ratten-

---

[1]) *Hecht* und *Eichholtz*, Biochem. Z. **206**, 282 (1929). — [2]) *H. Hentschel*, Klin. Wschr. **1928**, 1087. — [3]) *Frik* und *Posener*, Fortschr. Röntgenstr. **34**, Kongressh. 46, **1926**.

tumor um 40—70 % herbeiführen, während gleichzeitig die Atmung unbeeinflusst blieb. Sie fanden ferner — was für unsere späteren Ausführungen
wichtig ist —, dass die intravenöse Injektion einer hypertonischen Traubenzuckerlösung diese Schädigung der Glykolyse im Krebsgewebe durch die
Röntgenbestrahlung noch wesentlich verstärkt. Für die Erklärung der
Röntgenwirkung auf die Tumorzellen scheint mir dieser Nachweis besonders
wichtig zu sein.

4. Versuche mit Steigerung der Gärung.

Andere Autoren haben gerade den entgegengesetzten Weg eingeschlagen
und versucht, die Geschwulstzelle durch Steigerung der Gärungsvorgänge
zum Absterben zu bringen. Ist die von *Warburg* entwickelte Vorstellung
über die Bedeutung des Gärungsstoffwechsels und der Milchsäurebildung
für das Wachstum der lebendigen Substanz im allgemeinen, für das Geschwulstwachstum im besonderen richtig, so ist allerdings eine Wachstumshemmung
der Tumorzelle durch Gärungssteigerung nur schwer zu verstehen oder verständlich zu machen. Ich weiss auch nicht, von welchen Vorstellungen und
Arbeitshypothesen ausgehend solche Versuche angestellt worden sind —
vielleicht nur nach dem homöopatischen Grundsatz: Similia similibus, für
den man ja gerade in der Geschwulstlehre, wenn man will, mancherlei Beispiele
und Analogien finden kann. Wie dem auch sei, es liegen jedenfalls eine Reihe
solcher Versuche vor und sie verdienen schon wegen ihrer grundsätzlichen
Bedeutung für unsere Probleme hier der Erwähnung.

Wie wir in ausgedehnten Untersuchungen zeigen konnten (s. die folgende
Arbeit von *Büngeler*, S. 314), sind gerade diejenigen Substanzen, welche eine
Herabsetzung der Atmung und eine Steigerung der aëroben und anaëroben
Glykolyse im Körper hervorrufen, von der grössten Bedeutung für die experimentelle Erzeugung bösartiger Geschwülste, eine Tatsache, die ja ganz in der
Linie der *Warburgschen* Grundanschauung liegt. Wir konnten zeigen, dass
derartige Stoffwechseländerungen nachzuweisen sind bei chronischen Vergiftungen mit Teer, Arsen und Indol. Für die akute Vergiftung ist bekannt,
dass Atmungshemmung mit Gärungssteigerung hervorgerufen wird durch
Blausäure, Arsen, Phenol, Chlorpikrin, Senföl, Pfeffer [*Rolf Meier*[1])]. *Handovsky*[2]) fand eine stärkere Gärung der Leber, wenn mehrere Wochen Dithio-
glykolsäure verfüttert wurde. Der Gegensatz zum Kalzium zeigt sich beim
Kalium auch in der Beeinflussung der Glykolyse: Kalium steigert die Glykolyse
und wachsende Zellen sind reicher an Kalium und Wasser als ruhende Zellen
[*Lasnitzki*[3])]. Dass Extrakte aus Hefe und aus Tumoren die Glykolyse erhöhen,
wurde bereits erwähnt. Auch das Insulin wird als Aktivator der Glykolyse
angegeben. *Waterman*[4]) und *Fahrig*[5]) fanden, dass die Glykolyse im Tumor

---

[1]) *Rolf Meier*, Naunyn-Schmiedebergs Arch. **122**, 129 (1927). — [2]) *Handovsky*,
Klin. Wschr. 1927, 2464. — [3]) *Lasnitzki*, Z. Krebsforschg **27**, 115 (1928). — [4]) *Waterman*, Der heutige Stand der chemotherapeut. Karzinomforschung. Berlin bei Jul. Springer
1926. — [5]) *Fahrig*, Z. Krebsforschg **25**, 146 u. Klin. Wschr. 1927, 1227.

stark erhöht wird durch Zufuhr von Zucker- und Tyrodelösung. Erwähnenswert erscheint mir ferner, dass die Schilddrüse, das Thyroxin an Exsudatleukozyten die Zellatmung nicht beeinflusst, dagegen die anaerobe Glykolyse deutlich beschleunigt (*Fleischmann*). Diese Feststellung stimmt ganz damit überein, dass wir in unseren Gasversuchen durch Zufuhr von Schilddrüsensubstanz niemals eine Hemmung des Geschwulstwachstums feststellen konnten.

Eine enorme Beschleunigung der Glykolyse fanden *Barrenscheen* und *Hübner* durch das Sulfation. Auch Rhodannatrium erhöht die Milchsäurebildung (*Selter*). Versuche mit diesen Substanzen haben wir nicht durchgeführt. Nach *Pincussen* führt auch Bestrahlung mit der Quarzlampe zur Erhöhung der Blutglykolyse im Reagensglas, was für die Strahlenwirkung (s. S. 186) wichtig wäre.

Wie schon gesagt, haben alle die genannten Tatsachen für uns ein besonderes Interesse für die Frage der Geschwulstentstehung. Sollte dagegen eine Verstärkung der Glykolyse eine Schädigung der Geschwulstzelle mit sich bringen, so müssten alle die genannten Wege in systematischen Untersuchungen nach dieser Richtung durchgeprüft werden.

Es liegen auch bereits eine Reihe von Angaben in der Literatur vor, die nach dieser Richtung verwendet werden könnten. *Bisceglie*[1]) hat festgestellt, dass *Teer*pinselung bei der Maus den Widerstand gegen die Transplantation von Mäusekarzinom erhöht und dass auch die Wachstumskraft der angegangenen Geschwülste durch die Teerpinselung geringer wurde. Nach einer Zeitungsnotiz soll *Oppenheim*-Wien beim menschlichen Karzinom Teer mit Erfolg angewendet haben. Als weiter besonders wichtig wäre das *Arsen* zu nennen. Die experimentelle Erzeugung der Geschwulstdisposition durch Arsen ist von uns selbst in zahlreichen Versuchen nachgewiesen, die Steigerung der Glykolyse und Atmungshemmung im Körper durch Arsen ist ebenfalls von uns gezeigt worden (vgl. *Büngeler*, S. 314). Die Hefegärung und die Glykolyse werden durch Arsensäuren stark gesteigert [*Engelhardt* und *Braunstein*[2])]. Obwohl Arsen für manche Tumorformen immer wieder in der klinischen Medizin empfohlen wird, haben wir Erfolge von Arsenpräparaten niemals gesehen (vgl. S. 88 u. 154).

Wenn aber die Steigerung der Gärungsvorgänge zu einer Schädigung der Geschwulstzelle führen kann, vielleicht einfach durch vollständigen Aufbrauch der notwendigen Kohlehydrate, dann könnte man ja zu diesem Zweck einfach Hefe, Hefepräparate oder den Gärungsaktivator *Volutin* von *Herwerden* und *Henneberg* benutzen.

Bisher liegt, soweit ich die Literatur übersehen kann, nur eine Mitteilung dieser Art von *Jacubson*[3]) vor, der krebskranke Ratten mit intravenösen Injektionen von lebender Hefe behandelte. Er gibt an, bei sämtlichen Versuchstieren in kürzester Zeit eine Erweichung der Geschwulst und nach einigen

---

[1]) *Bisceglie*, Virchows Arch. **270**, 57 (1928). — [2]) *Engelhard* und *Braunstein*, Biochem. Z. **201**, 48 (1928). — [3]) *Jacubson*, Z. Krebsforschg **24**, 364 (1927).

Wochen käsigen Zerfall, nekrotische Abstossung und völlige Ausheilung gesehen zu haben. Auch Metastasen brachte er auf diesem Wege zur Abheilung. Ob die hierbei beobachteten Wirkungen mehr auf einer verdauenden Wirkung der Hefezellen auf das Tumorgewebe, ob sie auf einer toxischen Beeinflussung des Gesamtkörpers oder auf eine spezifische Wirkung auf den glykolytischen Stoffwechsel der Geschwülste oder auf eine Kombination derartiger, verschiedener Einflüsse zurückzuführen sind, ist ganz unklar.

Jacubson selbst will seine Ergebnisse so erklären, dass „der Tumor seiner vitalen Nährstoffe beraubt, und durch die lokale Anhäufung von Kohlensäure seine Zerstörung bewirkt wird." Er hat aber weder das Verschwinden der „vitalen Nährstoffe" nachgewiesen, und noch irgend einen Beweis für die lokale Anhäufung von Kohlensäure erbracht. Die Erklärung ist also rein hypothetisch, und es mutet merkwürdig an, wenn der Verfasser davon ausgeht, dass auch das Verschwinden bösartiger Geschwülste nach Erysipel dadurch zu erklären sei, „dass eine lokale Asphyxie des Tumors durch Zersetzung des in den Tumorzellen und besonders an den Randpartien angehäuften Glykogens zu den Endprodukten Kohlensäure und Wasser vermittels der Streptokokken und Mischbakterien hervorgerufen wird." Auch für diese ausserordentlich unwahrscheinliche Hypothese wird ein Beweis nicht versucht. Jedenfalls ist nicht zu verstehen, warum der Körper bei einer intravenösen Injektion von lebender Hefe lediglich im Tumor das Glykogen zu CO_2 und H_2O abbauen soll, in den anderen Organen nicht. Ich glaube daher, dass die Erklärung für die Wirkung der injizierten Hefezellen in diesen Versuchen noch nicht gefunden ist[1].

Wir selbst haben Geschwulstversuche mit Hefe bisher nicht angestellt, zumal das Arbeiten mit lebenden Zellen schwer übersehbare Verhältnisse schafft [vgl. z. B. *Myrbäk* und *v. Euler*[2]].

Vielleicht ist es möglich, die glykolytischen Fermente der Hefe zur Steigerung der Tumorglykolyse auszunutzen, wenn man Hefeextrakte oder Gärungsaktivatoren auf krebskranke Tiere einwirken lässt.

---

[1] *Nachtrag bei der Korrektur:* Herr *Jacubson* nimmt jetzt auf Grund seiner Hefeversuche auch die Priorität der Idee der Kohlensäureanwendung bei Geschwülsten für sich in Anspruch [Z. f. Krebsforschg **29**, 665 (1929)]. Er schreibt: „Je näher sich die Tiere infolge der starken Kohlensäureentwicklung dem Erstickungstode befanden, je augenscheinlicher waren die erzielten Resultate". Woraus diese Kohlensäureentwicklung erschlossen wird, wird nicht angegeben, ebenso wenig, ob die sehr nahe liegende Frage der Lungenembolie in diesen Hefeversuchen geprüft ist. Auch wenn eine CO_2-Enwicklung stattfindet (was ja durchaus möglich ist) ist dadurch noch gar nicht erklärt, warum diese so ausgesprochen lokal auf den Tumor einwirken soll. Jedenfalls hat Herr *Jacubson* bei Tumoren lediglich Hefe intravenös und nicht Kohlensäure zur Anwendung gebracht. Dass unsere Kohlensäure-Therapie etwas ganz anderes ist und dass man insbesondere die Wirkungen unserer Gasbehandlung nicht einfach als Wachstumsstillstand der Tumoren „infolge lokaler Asphyxie" erklären kann, bedarf nach den von mir beigebrachten Beweisen keiner näheren Erörterung. — [2] *Myrbäck* und *v. Euler*, Hoppe-Seylers Z. **176**, 258 (1928).

Wenn wirklich das Serum der Krebskranken gärungsfördernde Stoffe enthält [*Landegger* und *Pirker*[1])] und dasselbe von den Tumorextrakten behauptet wird [*Watermann, Kraut* und *Bumm*[2]) dagegen allerdings *Brooks* und *Jowett*[3])], so müssten natürlich gerade Tumorextrakte und Krebsserum auf ihre Wirksamkeit geprüft werden. Ist die zu Grunde liegende Idee richtig, so wären Erfolge vor allem mit Tumorextrakten, die Glykolyse beschleunigend wirken, zu erzielen. Wir haben deshalb schon vor längerer Zeit einige Versuchsreihen durchgeführt und zwar mit Preßsäften aus menschlichen Tumoren. Diese Versuche mit Tumorpreßsäften aus menschlichen Karzinomen (Versuche 16/3 und 16/4) liessen keine Beeinflussung des Geschwulstwachstums erkennen.

C. Die Wirkung von Zucker- und Insulin-Injektionen bei Gasbehandlung.

Dass der Zuckergehalt des Gewebes und die Zuckerzufuhr für das Geschwulstwachstum von grosser Bedeutung sein muss, ergibt sich schon aus den Annahmen *Warburgs*, der ausdrücklich betonte, dass das Geschwulstgewebe nicht nur unter Sauerstoffmangel, sondern auch unter Zuckermangel leidet. Allerdings steht dieser Annahme der häufig beobachtete Glykogenreichtum bösartiger Geschwülste entgegen (s. S. 98).

In den vorhergehenden Darlegungen musste wiederholt erwähnt werden, dass Zuckerzufuhr für viele Faktoren der Gewebsatmung und Gärung von Bedeutung ist. Die auffallend günstige Wirkung unserer Gasatmung bei gleichzeitiger Eisen-Zuckerinjektion auf Mäusegeschwülste war gleich im Anfang unserer Versuche aufgefallen, konnten wir doch auf diesem einfachen Wege bis zu 20 % Heilungen erzielen. Diese in vielen Versuchen sehr deutliche Steigerung der Gaswirkung musste zu einer eingehenden Analyse und weiteren Verfolgung dieses Weges auffordern, worüber ja schon früher kurz berichtet wurde.

Die Ursachen dieser besonderen Eisenzuckerwirkungen konnten sehr verschiedener Art sein. Die Absicht der Sauerstoffaktivierung war ja der Ausgang unserer ganzen Arbeiten. Aber da wir trotz mannigfachster Variation auf diesem Wege wenigstens mit Eisenpräparaten keine wesentliche Besserung der Ergebnisse bisher erzielten, so musste es fraglich erscheinen, ob gerade der Eisenanteil des Präparates hier oxydationssteigernde Wirkung entfaltet. Es lag nahe daran zu denken, dass hier eine Oxydationssteigerung durch Zucker vorliegt. Es ist seit langem bekannt, dass durch reichliche Zuckerzufuhr die Oxydationen gesteigert werden. *Terroine* und *Bonnet*[4]) finden selbst bei peroraler Zufuhr mittlerer Glykosemengen eine Stoffwechselsteigerung von 4 % des Grundumsatzes und *Douglas* und *Priestley*[5]) finden

---

[1]) *Landegger* und *Pirker*, Z. Immunforschg **55**, 358 (1928). — [2]) *Kraut* und *Bumm*, Hoppe-Seylers Z. **177**, 125 (1928). — [3]) *Brooks* und *Jowett*, Biochem. J. **22**, 1413 (1928). — [4]) *Terroine* und *Bonnet*, Arch. di Sci. biol. **12**, 85 (1928). — [5]) *Douglas* und *Priestley*, J. Physiol. **59**, 30 (1924).

nach Zuckereinnahme eine Vertiefung der Atmung und Vergrösserung des Atemvolumens. *H. Gentzsch*[1]) fand nach Zuckeraufnahme eine Steigerung des Sauerstoffverbrauchs um 14 %. Wir dürfen also annehmen, dass die Zufuhr von Zucker auch zu einer Steigerung der Atmungsvorgänge in der Geschwulstzelle führen kann: Direkte Oxydation des Zuckers.

Weiterhin konnte die Wirkung des Eisenzuckers darauf beruhen, dass er, wie bekannt, ausgedehnte Speicherungsvorgänge und damit Zellaktivierungen im gesamten Retikoluendothel hervorruft. Dass derartige Speicherungsvorgänge für das Wachstum von Geschwülsten von grosser Bedeutung sind, hat sich aus einer Reihe von Experimenten der letzten Jahre ergeben und wird uns später noch eingehender zu beschäftigen haben.

Hier soll uns . zunächst die Zuckerwirkung als solche eingehender beschäftigen. Es ist wiederholt behauptet worden, dass Glykogenreichtum ein besonderes Kennzeichen gerade der bösartigen Geschwülste wäre. So hat *Bernhard*[2]) angegeben, dass die bösartigen Tumoren zehnmal mehr Glykogen enthalten als die gutartigen. *Roussy*[3]) fand auch im Jensensarkom viel Glykogen, im Roussarkom aber sehr wenig. Um ein Gesetz handelt es sich also nicht. *Lahm*[4]) fand in unreifen Karzinomen und Zylinderzellkrebsen des Uterus überhaupt kein Glykogen. *Borghi*[5]) fand beim Rattenkrebs, dass der Tumor injizierten Zucker in besonders starkem Maße als Glykogen speicherte. Während der durchschnittliche Glykogengehalt der Tumoren 0,284 % betrug, stieg er nach wiederholten Injektionen von Glukose auf 0,35 %, von Arabinose auf 1,537 % und von Xylose auf 2,875 %, obwohl (histologisch nach *Best*) im Tumor Glykogen nicht nachzuweisen war. Gleichzeitige Injektionen von Glukose und Insulin reduzierten dagegen den Glykogengehalt des Tumorgewebes auf 0,065 %, eine Reaktion, die dem *Verhalten des normalen Körpergewebes gerade entgegengesetzt* ist. Von mehreren Seiten ist angegeben worden, dass der Krebskranke eine besonders hohe Zuckertoleranz besitzen soll. Es kommt bei Zuckerzufuhr schwer zur Glykosurie, dagegen steigt hier leicht der Quotient C:N. Aus dieser desoxydativen Karbonurie schliesst *Medwedeva*[6]) auf eine unvollständige Zuckeroxydation beim Krebskranken. *Gigon* fand überhaupt nach Zufuhr von Zucker eine Zunahme des Kohlenstoffes im Blut. Auch nach *Joltrain*, *Révész* und *Wolff*[7]) steigt bei Krebskranken der respiratorische Quotient nach Aufnahme von Zucker meist weniger an als bei Gesunden. Im allgemeinen schützt aber Zucker das Eiweiss vor der Verbrennung (*Warburg*[8]). Wegen unserer späteren Säureversuche (s. S. 150) ist ferner für uns von

---

[1]) *H. Gentzsch*, Stoffwechsel bei Zuckeraufnahme. Med. Diss. Frankfurt/M. 1929. — [2]) *Bernhard*, Klin. Wschr. 1928, 1185. — [3]) *Roussy* und *Craciun*, C. r. Soc. Biol. 99, 1488, 1633, 1720 u. 1827 (1928). — [4]) *Lahm*, Z. Geburtsh. 93, 356 (1928). — [5]) *Borghi*, Boll. Soc. Biol. sper. 2, 632 (1927). — [6]) *Medwedeva*, Dtsch. med. Wschr. 1927, 1733. — [7]) *Joltrain*, *Révész* und *Wolff*, C. r. Soc. Biol. 98, 681 (1928). — [8]) *Warburg*, Biochem. Z. 152, 309 (1924).

Wichtigkeit die Tatsache, dass nach parenteraler Zuckerzufuhr das Blut saurer wird [*Gigon, Borghi*[1])]. Ferner ist bemerkenswert, dass bei intravenöser Injektion des Zuckers die Erhöhung des Zuckerspiegels im Blute in der Hauptsache nicht auf den infundierten Zucker, sondern auf eine Mobilisierung des Zuckers im Körper zurückzuführen ist. Daher erreicht der Blutzuckerspiegel seinen höchsten Stand nicht sofort nach der Injektion, sondern erst nach etwa 15 Minuten [*Blanco*[2])], was mit unseren eigenen Erfahrungen vollkommen übereinstimmt (s. S. 105). Aus dem gleichen Grunde entsteht die gleiche Erhöhung des Blutzuckerspiegels auch nach Injektion von Milchzucker. Nach intravenöser Traubenzuckerzufuhr wird der infundierte Zucker rasch in die Gewebszellen aufgenommen [*Kurokawa*[3])]. Bemerkenswert ist dabei, dass ausser der Leber auch die Haut erhebliche Mengen von Zucker speichern kann [*Urbach* und *Sicher*[4])].

Von biologischen Wirkungen der Zuckerzufuhr interessiert uns weiter der Einfluss auf das Wachstum. Die Zuckerzunahme fördert sogar bei den Pflanzen das Wachstum und die Kallusbildung [*Hopkins*[5])]. *Glaessner*[6]) hatte gefunden, dass nicht nur Krebsmäuse, sondern auch krebskranke Menschen auf intravenöse Zuckerinjektion mit erhöhter Milchsäureausscheidung im Urin reagieren. Aber *Bauer, Nyiri* u. a. haben das für den Menschen nicht bestätigen können. Wir selbst haben Untersuchungen hierüber bisher nicht angestellt.

Auch Differenzen der Blutzuckerkurve bei Krebskranken wurden gefunden [*Pellegrino*[7]), über unsere eigenen Ergebnisse s. S. 105].

Der Blutzuckergehalt des arteriellen Blutes ist beim normalen Menschen um etwa 30 % höher als der des venösen Blutes. Nur beim Diabetiker fehlt diese Differenz infolge der Störung des Zuckerverbrauchs in der Peripherie [*Rosenow*[8])]. Wichtig ist, dass auch intravenöse Injektionen hypertonischer Kochsalzlösung, ebenso Koffein oder Pilokarpininjektion eine Erhöhung des Zuckerspiegels im kapillaren und venösen Blut erzeugen [*Karger*[9])].

Schon die *Warburgsche* Arbeit musste zu Versuchen führen, den Tumor durch Zuckerzufuhr zu beeinflussen. *E. G. Mayer*[10]) hat zuerst durch Zuckerzufuhr eine Sensibilisierung der Geschwulst zu erreichen versucht, um auf diesem Wege die Röntgenstrahlenwirkung zu verstärken. Andere haben die Wirkung tumoraffiner Substanzen durch gleichzeitige Zuckerzufuhr zu steigern versucht [Wismut-Diasporal, *Kahn* und *Wirth*[11])], Jod-Cer mit Zucker, Dextrozid

---

[1]) *Borghi*, Biochimica e Terap. sper. Jg. **15**, 99 (1928). — [2]) *Blanco*, J. biol. Chem. **79**, 667 (1928). — [3]) *Kurokawa*, Tohoku J. exper. med. **10**, 198 (1928). — [4]) *Urbach* und *Sicher*, Wien. klin. Wschr. **1928**, 1481 u. 1507. — [5]) *Hopkins*, Bot. Gaz. **84**, 75 (1927). — [6]) *Glaessner*, Klin. Wschr. **1925**, 1868. — [7]) *Pellegrino*, Riv. pat. sper. **3**, 246, (1928). — [8]) *Rosenow*, Klin. Wschr. **1928**, Nr. 44. — [9]) *Karger*, Klin. Wschr. **1927**, 1994. — [10]) *E. G. Mayer*, Radiology **7**, 14 (1926). — [11]) *Kahn* und *Wirth*, Klin. Wschr. **1927**, 2335.

[*Jacobs*[1])]. Intravenöse Traubenzuckerinjektionen heben aber überhaupt das Allgemeinbefinden und es ist daher verständlich, dass sie gerade bei Röntgenbestrahlungen gut wirken, obwohl sie auf entzündliche Vorgänge steigernd einwirken. Eine spezifische sensibilisierende Wirkung der intravenösen Dextroseinjektion auf das karzinomatöse Gewebe wird aber von *Schuhmacher*[2]) auf Grund seiner Erfahrungen nicht anerkannt.

Auch hierbei ist zu beachten, dass der Zuckerstoffwechsel von sehr zahlreichen Faktoren beeinflusst wird. Verschiedene Stoffe aus anderen wichtigen Nährstoffgruppen, z. B. Aminosäuren, vermögen leicht in Zucker überzugehen und steigern auch die Glykuronsäurebildung [*Adeline*[3])]. Ferner ist der Zuckerstoffwechsel wie bekannt in hohem Maße vom vegetativen Nervensystem abhängig, welches die Zuckerverteilung zwischen Leber und Peripherie reguliert. Unter der Einwirkung von Atropin und Ergotamin z. B. kommt es zu maximaler Zuckerretention in der Leber [*Pollack*[4])]. Auf die Zuckerassimilation hat auch das Licht einen wesentlichen Einfluss [*Gigon*[5])].

Über die Wirkung von einfacher Zuckerzufuhr auf Geschwulstträger und Geschwulstwachstum lauten die Angaben verschieden. Die Zuckerzufuhr führt zu einer besseren Verträglichkeit intensiver Röntgentiefenbestrahlung und ist daher praktisch wichtig (*Schuhmacher*). *Jaroschka* fand, dass die Dextrosebehandlung den Glykogengehalt des Karzinoms nicht vermehrt, während Röntgenbestrahlung den Zuckergehalt im Karzinomgewebe auf mehr als das Dreifache heraufsetzte und zwar ohne Zuckerzufuhr. Bei der Untersuchung des Blutes der Tumorvenen fanden *Tadenuma* und *Isshiki* — ganz entsprechend den *Warburgschen* Angaben — einen geringeren Blutzuckergehalt und höheren Milchsäurespiegel. Diese Differenzen gegenüber der Norm wurden noch grösser durch Zuckerinjektionen, dagegen verringert durch Insulininjektionen. *Glaessner* fand bei übertragbaren Mäusetumoren nach intravenöser Traubenzuckerzufuhr eine Milchsäureausscheidung im Urin und schliesst daraus auf mangelhafte Milchsäureverbrennung.

Reichliche Zuckerzufuhr in der Nahrung befördern aber das Tumorwachstum [*Händel* und *Tadenuma*[6]). *Goldfeder*[7])] findet auch, dass der Glykogengehalt der Tumoren mit dem Grade der Malignität abnimmt, und dass der Glykogengehalt von Krebsmäusen immer geringer ist als der normaler Tiere, selbst wenn diese mit Traubenzucker gefüttert waren.

Aus all diesen Beobachtungen ergibt sich, dass Zuckerzufuhr einen wesentlichen Einfluss auf Wachstum und Entwicklung der Geschwulst hat. Nach welcher Seite dieser Einfluss ausschlägt, dürfte aber von zahlreichen verschiedenen Bedingungen abhängig sein.

---

[1]) *Jacobs*, Strahlenther. **29**, 403 (1928). — [2]) *Schuhmacher*, Klin. Wschr. **1929**, 585. — [3]) *Adeline*, Proc. Soc. exper. Biol. a. Med. **25**, 8 (1927). — [4]) *Pollack*, Naunyn-Schmiedebergs Arch. **140**, 1 (1929). — [5]) *Gigon*, Schweiz. med. Wschr. **1929**, 656. — [6]) *Händel* und *Tadenuma*, Z. Krebsforschg **21**, 288 (1924). — [7]) *Goldfeder*, Z. Krebsforschg **27**, 503 (1928).

1. Die Wirkung hypertonischer und hypotonischer Lösungen.

Bevor wir uns weiter mit der besonderen Wirkung des Zuckers auf die Tumorzelle beschäftigen, ist darauf hinzuweisen, dass hier auch die Art der Zufuhr von *grosser* Bedeutung sein kann. Ob die Kohlehydrate peroral, subkutan oder intravenös eingeführt werden, in welcher Form der Lösung, in welcher Konzentration und welche Arten von Kohlehydrat im Einzelfalle zugeführt werden, all das kann recht verschiedene, ja diametral entgegengesetzte Wirkungen auslösen. Bei der peroralen Zufuhr sorgt der Körper selbst für die Herstellung des notwendigen osmotischen Gleichgewichts. Hier hängt im wesentlichen alles nur von den spaltungs- und resorptionsfördernden Wirkungen im Darmkanal ab, wobei von Interesse ist, dass selbst für den so leicht resorbierbaren Traubenzucker die Nebenumstände nicht gleichgültig sind. So steigert gleichzeitiger Zusatz von Galle die Hyperglykämie nach Traubenzuckeraufnahme [*Langecker*[1])]. Bei der subkutanen Zufuhr werden wir bei isotonischen Lösungen einfache Reaktionen und lokal keine besonderen Wirkungen zu erwarten haben, während bei hypotonischen und hypertonischen Lösungen hier sofort lokale entzündliche Wirkungen sowie Aktivierungsvorgänge an Zellen und Geweben mit in Rechnung zu stellen sind. Noch bedeutungsvoller dürften derartige Wirkungen bei der intravenösen Zufuhr sein. Bei intravenösen Injektionen hypertonischer und hypotonischer Lösung haben wir in erster Linie ins Auge zu fassen die Wirkungen auf die Blutflüssigkeit und die Blutzellen, dann die Wirkungen auf die Gefässwand und besonders die Endothelien, endlich die Wirkungen auf die Wasserverteilung im Gesamtkörper und in den Organen. Das letztere ist gerade wegen des Wasserreichtums der Geschwulstzelle für uns von Wichtigkeit.

Schon die einfache Flüssigkeitsaufnahme per os kann beachtenswerte Folgen haben. *Dresel* und *Leitner*[2]) fanden z. B. die stärkste Vermehrung der Blutmenge nach ½ Liter Tee bei kochsalzreicher Vorperiode, die stärkste Verminderung der Blutmenge nach ½ Liter 4%iger Kochsalzlösung bei kochsalzarmer Vorperiode. Subkutane Injektion von 10%iger Traubenzuckerlösung erzeugt eine beträchtliche Hyperglykämie, aber keine Steigerung des Umsatzes [*Terroine* und *Bonnet*[3])].

Für uns von besonderer Wichtigkeit sind die Folgen intravenöser Injektionen. *Hypotonische* Lösungen haben hier schon in kleinen Mengen sehr starke Wirkungen. *Wollheim* und *Brandt*[4]) fanden nach intravenöser Injektion von nur 10 ccm destillierten Wassers Abnahme der Erythrozyten und des Hämoglobins und eine Verminderung der zirkulierenden Blutmenge um 10—30 %. Wir sehen hier Wirkungen auf die Milz und die Hämolyse (s. S. 228), die für uns wegen der *Aktivierung des Retikulo Endothelsystems* sehr wichtig sind und uns später noch eingehender beschäftigen müssen. Die parenterale Zufuhr von Flüssigkeiten löst also sehr verschiedene

---

[1]) *Langecker*, Naunyn-Schmiedebergs Arch. **136**, 257 (1928). — [2]) *Dresel* und *Leitner*, Klin. Wschr. 1928, 1362. — [3]) *Terroine* und *Bonnet*, C. r. Acad. Sci **186**, 896 (1928). — [4]) *Wollheim*, Z. klin. Med. **106**, 257 (1927).

Wirkungen aus und ist ein sehr komplexes biologisches Problem, besonders wenn die infundierte Flüssigkeit nicht isotonisch ist. Ich verweise z. B. auch auf die starke Wirkung hypotonischer Lösungen gegen das Durstfieber der Säuglinge [Rietschel[1])].

Verschiebungen des Wassers zwischen Blut und Gewebe sind für uns deshalb von Wichtigkeit, weil alles, was die Gewebsquellung herabsetzt, zu einer Schädigung des Wachstums der wasserreichen Tumorzelle führt [Cramer[2])]. Eine solche Herabsetzung der Quellung verursachen aber einerseits die *Diuretica*, andererseits alle *hypertonischen Lösungen*, da sie eben zu einem Einstrom von Wasser in die Blutbahn führen müssen [Störung des Gleichgewichts zwischen Blut und Gefässwand, Schilow[3])]. Die Wirkungen solcher hypertonischer Lösungen sind z. B. an 10—40%igen Traubenzuckerlösungen, an 13%igen Harnstofflösungen, 15%igen Kochsalzlösungen und andern eingehend studiert. Derartige hypertonische Lösungen führen bei intravenöser Injektion zu einer hydrämischen Plethora, einer Erhöhung der Zirkulationsgrösse und der Strömungsgeschwindigkeit und diese Zirkulationsänderungen sind am sichersten mit 40%iger Zuckerlösung zu erzielen [Kisch[4]), Skelton[5]), Meyer-Bisch[6])]. Von Wichtigkeit ist, dass intravenös injizierte hypertonische Kochsalzlösungen eine entgegengesetzte Wirkung haben als die gleichen Lösungen, wenn sie intraabdominal gegeben werden [Roger[7])]. Für den Zucker ist von Wichtigkeit, dass er sehr rasch durch Diffusion aus dem strömenden Blute verschwindet [Keller[8])].

Alle diese Faktoren sind also zu beachten, wenn wir die Wirkung der Zuckerzufuhr auf das Tumorwachstum genauer analysieren wollen. Für diese Wirkung ist von Bedeutung, dass nach jeder erheblichen Zuckerzufuhr eine für den normalen Körper charakteristische Kurve des Blutzuckerspiegels auftritt [Goldberger[9])]. Die Zuckerzufuhr kann wegen der leichten Assimilierbarkeit in Krankheitsfällen ausgezeichnete Wirkungen haben. Solche sind beobachtet bei Kollapszuständen des Menschen durch intravenöse Zufuhr von 150 ccm 20%iger Traubenzuckerlösung mit zehn Insulineinheiten [Baumann[10])]. Es ist daher verständlich, dass intravenöse Zufuhr hypertonischer Zuckerlösung auch, wie erwähnt, eine eingreifende Röntgenbestrahlung erträglicher macht. Auch von intramuskulären Injektionen 10%iger Zuckerlösung werden bei Krankheiten günstige Wirkungen berichtet [Glaser[11])]. Besonders günstige Wirkungen zeigt die Zuckerzufuhr bei Lebererkrankungen, auch im Tierexperiment [von Kálló[12])]. *Erich Meyer*[13]) hat bei Injektionen von nur

---

[1]) *Rietschel*, Med. Welt **1929**, 629. — [2]) *Cramer*, Z. Krebsforschg **26**, 198 (1928). — [3]) *Schilow*, Biochem. Z. **200**, 145 (1928). — [4]) *Kisch*, Z. exper. Med. **56**, 215 (1927). — [5]) *Skelton*, Arch. int. Med. **40**, 140 (1927). — [6]) *Meyer-Bisch*, Verh. dtsch. Ges. inn. Med. **40**, J. F. Bergmann, München, **1928**, 254. — [7]) *Roger*, Presse méd. Jg. 36, 705 (1928). — [8]) *Keller*, Magy. orv. Arch. **24**, 98 (1923). — [9]) *Goldberger*, Arch. Verdgskrkh. **44**, 315 (1928). — [10]) *Baumann*, Schweiz. med. Wschr. **1927**, 1045. — [11]) *Glaser*, J. amer. med. Assoc. **91**, 722 (1928). — [12]) *Kálló*, Zieglers Beitr. **75**, 420 (1926). — [13]) *E. Meyer*, Verh. Dtsch. Ges. inn. Med. **1924**, 223—224.

10—20 ccm einer 10—20%igen Traubenzuckerlösung starke Blutdrucksenkungen und Kapillarwirkungen festgestellt, die er auf Veränderungen der Plasmakolloide, insbesondere kolloidale Veränderungen des Cholesterins zurückführt.

Nach Traubenzuckerzufuhr steigt der Blutzuckerspiegel für mehrere Stunden [*Gortz*[1]]. Diese Hyperglykämie steigert den Stoffwechsel [*Löw* und *Krcma*[2]]] und führt zu einer starken Insulinausschwemmung (*Lundberg, Grafe* und *Meythaler*[3]). Eine Steigerung der Oxydationen nach Zuckerzufuhr ergibt sich auch aus den Arbeiten von *Gautier, Wolff* und *Dreyfuss*[4]), *Cassinis*[5]), *Ernst* und *Förster*[6]), *Pollitzer* und *Stolz*[7]). *Holboll*[8]) weist nach, dass die Oxydationen besonders gesteigert werden durch gleichzeitige Zufuhr von Insulin und Glykose. *Grassheim*[9]) allerdings fand, dass einseitige Kohlehydratnahrung die Gewebsatmung unbeeinflusst lässt. Beim Diabetes wird die Azidose durch Traubenzuckerzufuhr günstig beeinflusst [*Pucsko* und *Gigon*[10])], wahrscheinlich durch Beeinflussung des Fettstoffwechsels *(v. Noorden)*.

Wie oben für die Kochsalzwirkungen erwähnt, hängt nun aber auch für die Zuckerzufuhr die Wirkung sehr wesentlich von der vorausgegangenen Ernährung und anderen Begleitumständen ab. Da wir auch beim Zucker im Blute Beeinflussungen von Kolloidzuständen als wichtig kennengelernt haben [*Embden, Erich Meyer*[11])], so können kleine Konzentrationen entgegengesetzt wirken wie die grösseren [*Traube*[12])]. Selbstverständlich ist die Wirkung ferner abhängig von dem gleichzeitigen Glykogenbestand des Körpers, insbesondere der Leber, wenn wir auch beim Menschen diesen Faktor nur unter besonderen Umständen zu berücksichtigen haben werden. Wichtig ist weiter, dass das Schicksal der Zuckeratmung im Körper wesentlich von den gleichzeitig aufgenommenen anorganischen Salzen mitbestimmt wird. Besonders wirksam sind hier die Alkaliphosphate, das Kalziumchlorid und das Natriumbikarbonat. Selbst die Gallensäuren und die Aminosäuren können auf den Umsatz der Kohlenhydrate wesentlichen Einfluss haben [*Hatakeyama*[13]), *Misaki*[14]), *Quagliariello*[15])]. Über die Verstärkung der Zuckerverbrennung durch Erregung der parasympathischen Nervenendigungen, durch Ergotoxin und Methylenblau berichten *Smorodinzew*[16]), *Sakurai*[17]), *Dadlez* und *Koskowski*[18]). *Gigon* bringt experimentelle Unterlagen dafür, dass die Assimi-

---

[1]) *Gortz*, Ugeskr. Laeger (dän.) Jg. **89**, 713 (1927). — [2]) *Löw* und *Krcma*, Klin. Wschr. 1928, 2432. — [3]) *Grafe* und *Meythaler*, Naunyn-Schmiedebergs Arch. **136**, 360 (1928). — [4]) *Gautier, Wolff* und *Dreyfuss*, C. r. Soc. Biol. **95**, 665 (1926). — [5]) *Cassinis*, Arch. di Fisiol. **25**, 590 (1927). — [6]) *Ernst* und *Förster*, Wien. Arch. inn. Med. **10**, 351 (1925). — [7]) *Pollitzer* und *Stolz*, Wien. Arch. inn. Med. **11**, 319 (1925). — [8]) *Holboll,* Skand. Arch. Physiol. **48**, 225 (1926). — [9]) *Grassheim*, Z. Klin. Med. **103** (1926). — [10]) *Pucsko*, Wien. Arch. inn. Med. **15**, 331 (1928). — [11]) *Erich Meyer*, Zschr. f. klin. Med., **102**, 343 (1925). — [12]) *Traube*, Jkurse ärztl. Fortbildg Jg. **17**, 1 (1926). — [13]) *Hatakeyama*, J. of Biochem. **8**, 381 (1928). — [14]) *Misaki*, J. of Biochem. **8**, 235 (1927). — [15]) *Quagliariello*, Arch. di Sci. biol. **12**, 680 (1928). — [16]) *Smorodinzew*, Biochem. Z. **197**, 160 (1928). — [17]) *Sakurai*, J. of Biochem. **8**, 365 (1928). — [18]) *Dadlez* und *Koskowski*, C. r. Soc. Biol. **98**, 140 (1928).

lation des Zuckers im Tierorganismus normaler Weise nur bei Anwesenheit von Tageslicht vor sich gehen kann.

2. Die Wirkung intravenöser Traubenzuckerinjektionen auf das Geschwulstwachstum.

Wir erwähnten bereits (s. oben S. 43 ds. Bd.), dass Zuckerzufuhr in der Nahrung das Wachstum transplantierter Mäusetumoren begünstigt. Trotzdem hat *E. G. Mayer*[1]) die Injektionen hypertonischer Traubenzuckerlösungen zur Sensibilisierung der Geschwulst empfohlen und über günstige Erfolge berichtet, was *Frick* und *Posener*[2]) am Tierversuch bestätigt haben. Beim menschlichen Karzinom sahen gute Erfolge *Gurniak*[3]) und *Holzknecht*[4]), während *Schuhmacher*[5]) sich von der Wirkung nicht überzeugen konnte, ebenso wenig *Füllsack*[6]). *Hirsch*[7]) hat dann 50%ige Zuckerlösung mit Jod-Cer empfohlen und über gute Erfolge berichtet, *Kahn* ebenso bei Anwendung von Zucker mit Wismuth (s. S. 43).

Wir selber haben im Tierversuch zunächst die Wirkung hypertonischer Zuckerlösungen bei intravenöser Injektion in die Schwanzvene der Maus eingehend studiert und hier sehr eigenartige Wirkungen, insbesondere eine charakteristische Kurve des Blutzuckerspiegels festgestellt: Bei der normalen Maus steigt nach der intravenösen Injektion von Zucker der Blutzuckerspiegel in 10 Minuten auf die höchste Höhe von annähernd 800 mmg % an, um im Laufe von 90 Minuten auf eine längere Zeit konstanten, aber noch wesentlich erhöhten Wert abzufallen. Bei gleichzeitiger Atmung unserer Gasmischung ist dieser Anstieg wesentlich geringer, erreicht schon nach 2 Minuten seine höchste Höhe, fällt rascher und tiefer ab, ist aber auch nach 2 Stunden noch leicht über der Norm erhöht.

Bei krebskranken Mäusen verlief nun diese Blutzuckerkurve ganz anders und wir glauben hierin den Ausdruck einer ganz charakteristischen Störung des Zuckerstoffwechsels bei der Krebsmaus gefunden zu haben. Es zeigte sich nämlich, dass bei der Geschwulstmaus die Blutzuckerkurve den höchsten Gipfel zwar ebenfalls nach 10 Minuten erreicht. Dieser Gipfel beträgt aber nur etwa $1/_6$ der Höhe des Normaltieres und fällt nach 75 Minuten zur normalen Höhe ab. Wird gleichzeitig unser Gas geatmet, so wird wiederum der Höhepunkt sehr viel rascher erreicht, der Abfall erfolgt früher und geht bis *tief unter die Norm*. Auch nach 2 Stunden ist die Normalhöhe noch nicht erreicht.

Sämtliche Einzelzahlen dieser Kurven (Abb. 1) sind Mittelwerte von durchschnittlich 8—10 Bestimmungen an verschiedenen Tieren.

---

[1]) *E. G. Mayer*, Strahlenther. **23**, 4 (1926). — [2]) *Frick* und *Posener*, Röntgenkongress Berlin 1926. — [3]) *Gurniak*, Strahlenther. **24**, 750 (1927). — [4]) *Holzknecht*, Strahlenther. **24**, H. 4 (1927). — [5]) *Schuhmacher*, a. a. O. s. S. 61. — [6]) *Füllsack*, Strahlenther. **28**, 795 (1928). — [7]) *Hirsch*, Strahlenther. **26**, 279 (1927).

Die Versuche mit derartigen Traubenzuckerinjektionen an der Krebsmaus in Verbindung mit unserer Gasatmung hatten folgendes Ergebnis[1]:

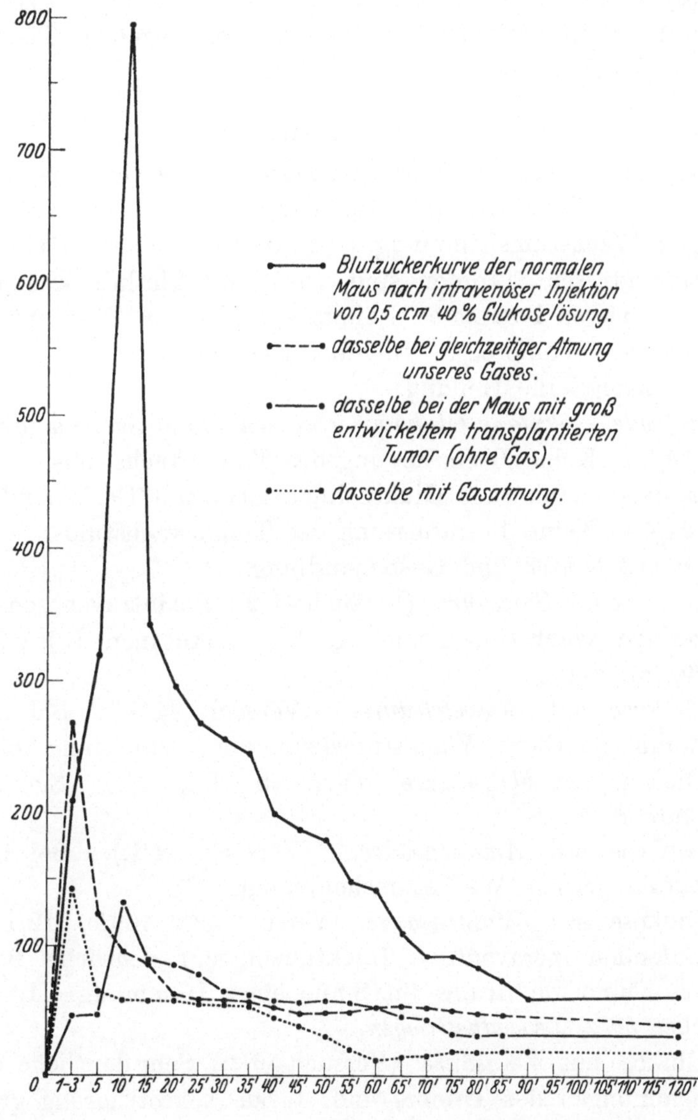

Abb. 1.

Versuche mit Glukose.

I. Fütterungen.

1. **20%*ige Glukoselösung als Futter*** ohne Gas, dazu trockenes Brot und
Hafer. (Versuch 36/1.) Keine sichere Beeinflussung des Tumorwachstums,

---

[1] Ich führe hier auch viele Versuche an, deren Begründung sich erst aus
späteren Kapiteln ergibt, die aber wegen der gleichzeitigen Anwendung von Zucker
auch hier erwähnt werden müssen. Um dauernde Wiederholungen zu vermeiden,
werde ich später einfach auf die hier wiedergegebenen Protokolle verweisen.

sicher aber *keine Wachstumsbeschleunigung*, bei einzelnen Tieren sogar vorübergehende Wachstumshemmung.

2. *Glukosefütterung* wie vorher, dazu *Gas*behandlung. (Versuch 36/2). Resultat im wesentlichen wie vorher, bei einzelnen Tieren vorübergehende Wachstumshemmung.

II. Zuckerinjektionen.

1. *Fortlaufende intravenöse Glukoseinjektionen* ohne Gasbehandlung. (Versuch 37/1.) Beeinflussung des Tumorenwachstums im Sinne einer geringen Wachstumshemmung. Wenn nach einer gewissen Zeit die Tumoren grösser geworden sind, ist dieser Einfluss weniger deutlich. Unter 30 Tieren kommt es dreimal zur Heilung (Tiere mit nicht ganz erbsengrossen Tumoren). In einer zweiten Serie von 15 Tieren der gleiche Erfolg, eine Heilung.

2. *Fortlaufende subkutane Glukoseinjektionen* ohne Gasbehandlung. (Versuch 38/2.) Keine Beeinflussung des Tumorwachstums.

2a. Fortlaufende subkutane Glukoseinjektionen mit Gasbehandlung. (Versuch 21/4.) Keine Beeinflussung des Tumorwachstums.

3. *Glukose mit Säuren* und Gasbehandlung.

    a) Glukose mit *Salzsäure*. (Versuch 41/2.) Bei intravenösen Injektionen geringe Wachstumshemmung, bei subkutanen Injektionen keine Beeinflussung.

    b) Glukose mit *Schwefelsäure*. (Versuch 41/4.) Bei intravenöser Zufuhr deutliche Wachstumshemmung, subkutan kein Einfluss.

    c) Glukose mit *Milchsäure*. (Versuch 43/6, 43/7.) Siehe bei Milchsäure S. 153.

    d) Glukose mit *Ameisensäure*. (Versuch 44/1.) Bei intravenöser Zufuhr geringe Wachstumshemmung.

    e) Glukose mit *Zitronensäure*. (Versuch 53/2, 109/6, 112/1.) Bei fortlaufenden intravenösen Injektionen sehr deutliche Beeinflussung des Tumorwachstums im Sinne einer Hemmung. In einer Serie über *50 % Lebendheilungen*.

    f) Glukose mit *Weinsäure*. (Versuch 56/3.) Sehr deutliche Wachstumshemmungen des Tumors und starke Nekrotisierung grösserer Geschwülste. Bis zu *25 % Lebendheilungen* bei einem allerdings nicht sehr bösartigen Tumorstamm.

    g) Glukose mit *Fumarsäure*. (Versuch 35/2, 53/1.) Bei verschiedenen Tumorstämmen (auch beim Chondrom) deutliche Wachstumshemmungen, vielfach Verkleinerung der Tumoren und hochgradige Nekrotisierung grösserer Geschwülste. *40 % Lebendheilungen*.

    h) Glukose mit *Korksäure*. (Versuch 46/9, 48/1.) Deutliche Wachstumshemmung, oft Verkleinerung der Tumoren. Bei 12 Chondromtieren eine endgültige *Heilung*, zweimal völliges Verschwinden des Tumors mit späterem Rezidiv. Bei 27 Adenokarzinomen (Heidelberger Stamm) vier Heilungen, einmal vorübergehendes Verschwinden mit späterem Rezitiv.

i) Glukose mit *Glutaminsäure.* (Versuch 51/4.) Deutliche Wachstumshemmung, vereinzelt Verkleinerung des Tumors. Eine Lebendheilung unter 18 Tieren.

k) Glukose mit *Essigsäure.* (Versuch 55/4, 56/1.) Bei fortlaufenden intravenösen Injektionen starke Wachstumshemmung, vielfach Verkleinerung und starke Nekrotisierung grösserer Geschwülste. Bei 15 Tieren viermal Lebendheilungen.

l) Glukose mit *Brenztraubensäure.* (Versuch 54/2.) Bei fortlaufenden intravenösen Injektionen Wachstumshemmung, oft Tumorverkleinerung. Unter 21 Tieren eine Lebendheilung.

m) Glukose mit *Bernsteinsäure* intravenös. (Versuch 46/10, 49/1, 54/1.) Starke Wachstumshemmung, oft Tumorverkleinerung und starke Nekrotisierung. Bei 45 Tieren *neun Lebendheilungen,* dreimal vorübergehendes Verschwinden des Tumors mit späterem Rezidiv.

n) Glukose mit *Adenosinphosphorsäure* intravenös, ohne Gasbehandlung! (Versuch 69/4.) Keine deutliche Einwirkung.

4. *Glukose mit Metallen und Gasatmung.*

a) Glukose mit *Elektroferrol* intravenös. (Versuch 35/5.) Deutliche Wachstumshemmung und starke Nekrotisierung.

b) Glukose mit *Eisenzucker* und Gasbehandlung. (Versuch 21/11, 29/2, 29/3, 29/4.) Die Versuche werden mit verschiedenen Konzentrationen der (stets hypertonischen) Glukoselösung mit verschieden starken Eisenzuckerlösungen durchgeführt (intravenös). Das Ergebnis ist in allen Reihen annähernd gleich günstig, starke Wachstumshemmung, vielfach vollständige Nekrotisierung der Tumoren, 10 % Lebendheilungen.

c) Glukose mit *Eisenzucker und Thyroxin.* (Versuch 31/7.) Starke Wachstumshemmung und Nekrotisierung, unter neun Tieren *zwei Lebendheilungen.*

d) Glukose mit *Eisenzucker* und Atmung von *Knallgas,* das 4 % CO_2 enthält. (Versuch 26/3, 26/6, 27/4.) Keine Verbesserung der Resultate durch den Knallgaszusatz, eher Verschlechterung.

e) Glukose mit *Eisenzucker und Ferroammonsulfat* (Mohrsches Salz). (Versuch 29/1.) Starke Wachstumshemmung, *50 % Lebendheilung.*

f) Glukose mit *Ferroammonsulfat.* (Versuch 31/1, 32/1.) Deutliche Wachstumshemmung und auffallend starke Nekrotisierung grösserer Geschwülste.

g) Glukose mit *Ferrosulfat.* Bei Versuchen ohne gleichzeitige Gasbehandlung (Versuch 30a/4, 30b/2) keine sichere Beeinflussung des Tumorwachstums. Bei gleichzeitiger Gasbehandlung (Versuch 30/4 und 31/2) geringe Wachstumshemmung, stärkere Nekrotisierung der Geschwülste.

h) Glukose mit *Ferrisulfat* intravenös. (Versuch 29/7, 32/3, 32/10.) Deutliche Wachstumshemmung, starke Nekrotisierung; unter 15 Tieren eine Lebendheilung.

i) Glukose mit *Ammon. ferrat. chlorat.* intravenös. (Versuch 44/5.) Wenig deutliche Wachstumshemmung.

k) Glukose mit *Kupfersulfat* i. v. (Versuch 30b/1.) Keine deutliche Beeinflussung des Tumors.

l) Glukose mit *Bleinitrat* i. v. (Versuch 32/2, 32/12.) Deutliche Beeinflussung des Tumorwachstums, hochgradige Nekrotisierung, bei sechs Tieren, eine Lebendheilung.

m) Glukose mit *Cerchlorid* i. v. (Versuch 31/3.) Vereinzelt Wachstumshemmung, sonst keine deutliche Beeinflussung.

n) Glukose mit *Manganchlorid* i. v. Bei alleiniger Behandlung mit Manganchlorid ohne gleichzeitige Gasbehandlung keine sichere Beeinflussung des Tumorwachstums (Versuch 30a/3). Bei gleichzeitiger Gasbehandlung wird bei einzelnen Tieren eine vorübergehende Wachstumshemmung beobachtet, dagegen keine Lebendheilung.

Die folgenden Versuche 5—20 sind durchweg in Verbindung mit unserer Gasatmung durchgeführt.

5. *Glukose mit anderen Zuckerarten.*

a) Glukose mit *Raffinose.* (Versuch 35/3.) Auch bei subkutaner Zufuhr deutliche Wachstumshemmung.

b) Glukose mit *Galaktose.* (Versuch 35/4.) Bei subkutaner Zufuhr geringe Wachstumshemmung.

6. *Glukose mit Alkohol* i. v.

a) Glukose mit *Äthylalkohol.* (Versuch 55/1.) Sehr starke Wachstumshemmung bei einem allerdings nicht sehr bösartigen Tumor; vielfach Verkleinerungen des Tumors, mehrfache Lebendheilungen bei kleinen Geschwülsten.

b) Glukose mit *Benzylalkohol.* (Versuch 67/3). Deutliche Wachstumshemmung, vielfach Verkleinerung, vereinzelte Heilungen bei kleinen Tumoren.

c) Glukose mit *Hexylalkohol.* (Versuch 61/2, 67/1.) Geringere Wachstumshemmung, vereinzelt starke Nekrotisierung des Tumors.

7. *Glukose mit vagotropen und sympathikotropen Substanzen.*

a) Glukose mit *Atropin.* (Versuch 35/13.) Keine sichere Beeinflussung der Tumoren.

b) Glukose mit *Pilokarpin.* (Versuch 35/11.) Vereinzelt stärkere Nekrotisierung der Tumoren, keine sichere Beeinflussung der Wachstumsgeschwindigkeit.

c) Glukose mit *Supertendin*. (Versuch 35/12.) Vereinzelt stärkere Nekrosen, sonst keine sichere Beeinflussung des Tumorwachstums.

d) Glukose mit *Adrenalin*. (Versuch 35/8.) Deutliche Wachstumshemmung, mitunter Wachstumsstillstand, keine Heilungen.

e) Glukose mit *Ephetonin*. (Versuch 35/9.) Geringe Wachstumshemmung, vereinzelt Wachstumsstillstand, keine Heilungen.

8. *Glukose mit Farbstoffen.*

a) Glukose mit *Trypaflavin* i. v. (Versuche 40/2, 40/3.) In den Versuchen ohne Gasatmung keine sichere Einwirkung, bei gleichzeitiger Gasatmung deutliche Wachstumsverzögerung.

b) Glukose mit Farbstoff B 714 (Eisen-Isaminblau) subkutan. (Versuch 21/5.) Geringe Wachstumshemmung.

c) Glukose mit Farbstoff B 718 (Eisen-Trypanblau) subkutan. (Versuch 21/7.) Vereinzelt geringe Wachstumshemmung.

d) Glukose mit *Farbstoff B* 718 und Knallgas $+ 4^0/_0$ CO_2. (Versuch 27/6.) Keine sichere Beeinflussung des Tumors.

9. *Glukose mit Natriumtellurat.* (Versuch 35/7.) Hochgradige Nekrotisierung des Tumors, aber keine Heilungen.

10. *Glukose mit Ammoniumlaktat.* (Versuch 69/1) i. v. Siehe bei Milchsäure S. 153.

11. *Glukose mit Ammoniumsulfat* i. v. (Versuch 46/1.) Sehr deutliche Beeinflussung des Tumorwachstums im Sinne einer Hemmung; bei neun Tieren zwei Heilungen.

12. *Glukose mit Ammoniumchlorid* (Salmiak) i. v. (Versuch 44/4.) Deutliche Wachstumshemmung, mehrfach Verkleinerung des Tumors, keine Heilungen.

13. *Glukose mit Kalziumchlorid* i. v. (Versuch 44/2.) Deutliche Wachstumshemmung, keine Heilungen.

14. *Glukose mit Harnstoff* i. v. (Versuch 44/3.) Deutliche Wachstumshemmung, vereinzelt Verkleinerung, unter neun Tieren eine Heilung.

15. *Glukose mit Essigsäureäthylester* i. v. (Versuch 68/3.) Geringe Wachstumshemmung, keine Heilungen.

16. *Glukose mit Natriumbiphosphat* i. v. (Versuch 57/4.) Deutliche Wachstumshemmung, vielfach Verkleinerung, unter 15 Tieren *fünf Heilungen*.

17. *Glukose mit gewaschenen Rindererythrozyten* i. v. (Versuch 46/2.) Sehr deutliche Wachstumshemmungen, eine vorübergehende Heilung, aber Rezidiv.

18. *Glukose mit Soda* i. v. (Versuch 41/3.) Keine Beeinflussung des Tumorwachstums, *eher Wachstumsbeschleunigung*.

19. *Glukose mit Natriumbikarbonat* i. v. (Versuch 43/2.) Keine Beeinflussung des Tumorwachstums, eher *Wachstumsbeschleunigung*.

20. *Glukose mit Amylenhydrat* i. v. (Versuch 68/1.) Keine sichere Beeinflussung des Tumorwachstums, vielleicht geringe Hemmung.

Wir gingen daraufhin auch zu Versuchen am Menschen über. Die Traubenzuckerinfusionen wurden intravenös gemacht und zwar wurden grössere Mengen 20—40%iger reiner Traubenzuckerlösung gegeben, von denen wir niemals eine Schädigung sahen. Allerdings haben wir auch beim menschlichen Tumor — abgesehen von der günstigen Wirkung auf den Allgemeinzustand — deutliche Erfolge der Zuckerbehandlung auf die Geschwulst nicht beobachtet. Herr Dr. *Westhues* hat sogar Dauerinfusionen einer isotonischen, 5,4%igen Traubenzuckerlösung, wodurch eine sehr lang dauernde Erhöhung des Blutzuckerspiegels eintrat, bei krebskranken Menschen durchgeführt. Eine deutliche Wirkung auf das Geschwulstwachstum wurde aber auch hier trotz gleichzeitiger Sauerstoff-Kohlensäureatmung nicht beobachtet.

3. Die Wirkung anderer Zuckerarten.

Es ist keineswegs gesagt, dass andere Zuckerarten auf das Geschwulstwachstum gleiche oder ähnliche Wirkungen entfalten müssen, wie die Zufuhr von Glukose. Schon die Wirkung der Zuckerzufuhr auf die Atmungsvorgänge ist bei den verschiedenen Zuckerarten sehr verschieden. Der respiratorische Quotient steigt z. B. nach Zufuhr von Lävulose, Galaktose, Rohrzucker und Dioxyazeton viel stärker als nach Glukose (*Cathcart* und *Markowitz*[1]) u. a.) Die stärkste Erhöhung des Blutzuckers fanden *Reinhold* und *Karr*[2]) nach Zufuhr von Galaktose, besonders in Verbindung mit Traubenzucker. Die Wirkung der Zuckerarten bei parenteraler Zufuhr hängt natürlich stark von dem Gehalt des Körpers an verschiedenen spezifischen zuckerspaltenden Enzymen ab. Ein Beispiel dafür ist die Maltose, welche als einziges Disaccharid die Insulinhypoglykämie zu beeinflussen vermag.

Auch noch andere Zuckerarten und Zuckerverbindungen sind von Interesse und wären vielleicht wert, geprüft zu werden, vor allem das hexosediphosphorsaure Kalzium (Kandiolin), ferner das Glukosamin (Aminozucker) und die Schwefelzucker.

4. Die Wirkung von Abbaustoffen des Zuckers im intermediären Stoffwechsel.

Die Verwertung des Traubenzuckers wie der anderen Zuckerarten im Tierkörper, ihre Verbrennung bis zur Kohlensäure muss über eine Reihe von Zwischenprodukten führen. Über zahlreiche Fragen dieses intermediären Stoffwechsels der Kohlehydrate besteht heute noch keine Einigkeit, zumal ja auch der Zucker in verschiedenen Formen im Blut und an andere Körper gebunden auftreten kann. Als Produkte des intermediären Zuckerstoffwechsels insbesondere des Traubenzuckers sind anzunehmen: Die Triosen, besonders das Dioxyazeton (Oxantin), ferner Methylglyoxal, Glyzerinaldehyd, Brenztraubensäure, Milchsäure. Alle diese Körper verdienen es sehr, in ihrem Einfluss auf

---

[1]) *Cathcart* und *Markowitz*, J. Physiol. **63**, 309 (1927). — [2]) *Reinhold* und *Karr*, J. of biol. Chem. **72**, 345 (1927).

den Zuckerstoffwechsel im allgemeinen und auf den der Tumorzelle im besonderen studiert zu werden.

Das Verhalten der *Milchsäure* ist in den bisherigen Kapiteln so eingehend erörtert worden, dass an dieser Stelle auf das früher Gesagte verwiesen werden kann. Eigene Untersuchungen über die Wirkung von intravenöser Milchsäurezufuhr bei Krebsmäusen s. S. 153.

Eine grosse Anzahl von Untersuchungen liegt bereits vor über das *Dioxyazeton.* Verfütterung dieser Substanz beim Menschen führt zu einer Hyperglykämie [*Cathcart* und *Markowitz*[1]), *Goldblatt*[2])]. Zugleich sinkt der Phosphatgehalt des Blutes und des Harns [*Rabinowitch*[3]), *Lambie* und *Redhead*[4])] und der respiratorische Quotient steigt und zwar bis über 1, woraus auf Fettbildung zu schliessen ist [*Himwich*[5])]. Daher wird die Substanz für Diabetiker empfohlen z. B. [*Grossmann* und *Pollak*[6])]. *Embden* und seine Schule haben bereits gezeigt, dass das Oxantin ein hervorragender Glykogenbildner ist. Es wird vom Diabetiker besser als Dextrose verwertet [*Markowitz* und *Campbell*[7]), *Uchida*[8]), *Löw* und *Krcma*[9])]. Die Angabe von *Schneider* und *Widmann*[10]), dass das Dioxyazeton im Körper nicht über Milchsäure abgebaut wird, erscheint aus vielen Gründen unwahrscheinlich und bedarf dringend der Bestätigung.

Alle diese Tatsachen mussten zu Versuchen über die Einwirkung des Oxantins auf das Geschwulstwachstum unbedingt anregen. Über Versuche hiermit und mit den anderen Produkten des intermediären Kohlehydratstoffwechsels fand ich in der Literatur lediglich eine kurze Bemerkung von *Silberstein, Freud* und *Révész*[11]), wonach die Autoren im Jahre 1925 mit diesen Körpern Versuche anstellten, ,,die zum Teil sehr günstige Resultate gezeitigt haben" — nähere Angaben und spätere Veröffentlichungen hierüber habe ich leider nicht gefunden.

Unsere eigenen Versuche mit Oxantin ergaben folgendes:

Versuche mit Oxantin und Gasatmung.

1. Versuche mit *Oxantin allein* (Versuch 20/7) subkutan. Im allgemeinen *keine Beeinflussung* des Tumorwachstums; auffallenderweise unter 12 Tieren bei einem Tier nach wiederholten Einspritzungen eine Verkleinerung des Tumors, bei einem weiteren Tier eine Lebendheilung.

2. Versuche mit Oxantin in Verbindung mit Säuren.

   a) *Glutarsäure und Oxantin.*

   Intravenös: Versuch 112/2. Deutliche Beeinflussung des Tumorwachstums im Sinne einer *Wachstumshemmung.* Vereinzelt Ver-

---

[1]) *Cathcart* und *Markowitz*, Biochem. J. **21**, 1419 (1927). — [2]) *Goldblatt*, Biochem. J. **22**, 464 (1928). — [3]) *Rabinowitsch*, J. of biol. Chem. **75**, 45 (1927). — [4]) *Lambie* und *Redhead*, Biochem. J. **21**, 549 (1927). — [5]) *Himwich*, Proc. Soc. exper. Biol. a. Med. **24**, 238 (1926). — [6]) *Grossmann* und *Pollak*, Klin. Wschr. 1928, 211. — [7]) *Markowitz* und *Campbell*, Americ. J. Physiol. **80**, 548 (1927). — [8]) *Uchida*, Biochem. Z. **194**, 111 (1928). — [9]) *Löw* und *Krcma*, Klin. Wschr. 1928, 2432. — [10]) *Schneider* und *Widmann*, Klin. Wschr. 1929, 536 u. 646. — [11]) *Silberstein, Freud* und *Révész*, Wien. Klin. Wschr. 1925, 356.

kleinerung des Tumors, häufiger starke *Nekrotisierung* grösserer
Geschwülste und vollständige Abstossung; *keine Lebendheilung*.
Subkutan und intraperitoneal: Versuche 94/7, 96/6, 98/3.
Keine Beeinflussung des Tumorwachstums.

b) *Fumarsäure und Oxantin.*
Intravenös: Versuch 113/1. Sehr deutliche und *starke Beeinflussung
des Tumorwachstums*. Wachstumshemmung. Fast regelmäßige *Verkleinerung* des Tumors und hochgradige, zuweilen völlige Nekrotisierung und Abstossung grösserer Geschwülste. Keine Lebendheilung.

c) *Zitronensäure und Oxantin.*
Intravenös: Versuch 108/4, 98/2, 93/1. Nur vereinzelt *geringe
Wachstumshemmung*, etwas häufiger stärkere Nekrotisierung. Be-
einflussung im ganzen nicht deutlich. Keine Heilung.

d) *Phosphorsäure und Oxantin.*
Intravenös: Versuch 11/1. Mit wenigen Ausnahmen *deutliche*
Beeinflussung des Tumorwachstums im Sinne einer *Hemmung*,
mitunter Wachstumsstillstand, vereinzelt Verkleinerung des Tumors
mit starker Nekrotisierung: *unter 12 Tieren drei Heilungen*. Hier
handelt es sich allerdings um Tiere, die mit relativ kleinen Geschwülsten in den Versuch genommen wurden.

e) *Brenzweinsäure und Oxantin.*
Subkutan und intraperitoneal: Versuch 98/1. Keine Beeinflussung
der Tumoren.

f) *Adipinsäure und Oxantin.*
Intravenös: Versuch 105/3. Bei einzelnen Tieren geringe Wachs-
tumshemmung, bei einem von 12 Tieren (allerdings mit kleinem
Tumor) Lebendheilung.

3. *Oxantin und Acidum arsenicosum.*
Subkutan: Versuch 115/2. Im allgemeinen *keine Beeinflussung* des
Tumorwachstums.

4. *Oxantin und Eisenzucker.*
Abwechselnd intravenös und subkutan: Versuch 32/6. Ausserordentlich günstige Beeinflussung des sich in diesem Versuch allerdings nicht als sehr bösartig erweisenden soliden Karzinoms.
50% *Lebendheilungen*.

5. *Oxantin und Farbstoff B* 714 (Eisen-Isaminblau).
Subkutan: Versuch 21/12, 22/4. Deutliche Beeinflussung des Tumor-
wachstums im Sinne einer Hemmung, Wachstumsstillstand, eine
Lebendheilung.

6. *Oxantin* und *Weinsäure* i. v.
(Versuch 95/5, 102/3, 104/1, 12/3. Regelmäßig starke Wachstumshemmung, vielfach Verkleinerung der Tumoren, in einer Versuchsreihe 30% *Lebendheilungen*.

Als weiteres intermediäres Produkt des Kohlehydratstoffwechsels ist von *Embden* der Glyzerinaldehyd nachgewiesen. Diese Substanz ist für uns um so wichtiger als sie die Gärung der Krebszelle fast vollkommen hemmt, während die Atmung selbst bei zwanzigfach höheren Konzentrationen von Glyzerinaldehyd unbeeinflusst bleibt. Die Ergebnisse unserer eigenen Versuche mit Glyzerinaldehyd haben wir bereits bei den Versuchen mit *Gärungshemmung* (s oben S. 89) besprochen.

Von den intermediären Spaltprodukten des Zuckerstoffwechsels ist hier noch das Methylglyoxal zu erwähnen, weil es leicht und vollständig in Milchsäure übergeht *(Vogt)*.

Das Präparat wird subkutan auch in grossen Mengen von Tieren reaktionslos vertragen, während intravenöse Injektionen zu heftigen Reaktionen und Krämpfen führen [*Fischler* und *Hirsch*[1]]. Es wird wahrscheinlich im Organismus rasch in Brenztraubensäure und Milchsäure übergeführt [*Kostytschew* und *Soldatenkov*[2], *Ariyama*[3], *Vogt*[4], *Neuberg* und *Simon*[5], *Gorr* und *Perlmann*[6]].

Die genannten Tatsachen wie auch die Annahme von *Fischler* und *Hirsch*, dass das Methylglyoxal eine zentralnervöse Mobilisierung des Glykogens verursache, machten einen günstigen Einfluss der Substanz auf das Geschwulstwachstum von vornherein nicht sehr wahrscheinlich. Wir selbst haben auch mit dieser Substanz eine Reihe von Versuchen in Verbindung mit unserer Gasatmung durchgeführt mit folgendem Ergebnis:

Versuche mit Methylglyoxal.

Abwechselnd subkutane und intravenöse Zufuhr. (Versuch 108/1, 111/4.) Bei vielen Tieren eine *deutliche* Beeinflussung des Tumorwachstums im Sinne einer *Wachstumshemmung*, sowohl beim Chondrom als beim Teerkarzinom. Bei grösseren Tumoren Entwicklung hochgradiger *Tumornekrosen*, die bis zu völliger Abstossung führen, dagegen *keine Lebendteilung*.

Der Zuckerabbau geht ferner mit einer intermediären Brenztraubensäurebildung einher [*Bleyer* und *Braun*[7]]. Aus diesen Gründen haben wir auch Versuche mit Brenztraubensäure durchgeführt, zu denen uns auch unsere Studien über die Säurewirkungen veranlassten. Das Ergebnis war folgendes:

Brenztraubensäure zusammen mit Glukose intravenös. (Versuch 54/2.) Bei vielen Tieren deutliche Beeinflussung des Tumorwachstums im Sinne einer *Wachstumshemmung*, vereinzelt auch *Verkleinerung des Tumors* und hochgradige *Nekrotisierung* grösserer Geschwülste: unter 21 Tieren eine Heilung

---

[1] *Fischler* und *Hirsch*, Naunyn-Schmiedebergs Arch. **127**, 287 (1928). — [2] *Kostytschew* und *Soldatenkov*, Hoppe-Seylers Z. **168**, 124 (1927). — [3] *Ariyama*, J. of biol. Chem. **77**, 359 (1928). — [4] *Vogt*, Klin. Wschr. **1929**, 793. — [5] *Neuberg* und *Simon*, Biochem. Z. **186**, 331 (1927). — [6] *Gorr* und *Perlmann*, Biochem. Z. **174**, 433 (1926). — [7] *Bleyer* und *Braun*, Biochem. Z. **199**, 86 (1928).

5. Die Wirkung des Insulins auf die Geschwulstzelle.

Schon früher haben wir Literaturangaben erwähnt, wonach durch gleichzeitige Zufuhr von Zucker und Insulin eine starke Steigerung der Gewebsatmung im Körper erzielt wird. Es versteht sich von selbst, dass solche Wirkungen von zahlreichen Begleitumständen und insbesondere von quantitativen Verhältnissen abhängig sind.

Wir können an dieser Stelle nicht auf die ungeheure Literatur über das Insulin im einzelnen eingehen. Trotz einer sehr grossen bisher geleisteten Arbeit ist der Wirkungsmechanismus des Insulins im Körper noch keineswegs restlos aufgeklärt. Für das uns hier beschäftigende Problem seien deshalb nur diejenigen Wirkungen des Insulins herausgegriffen, die einigermaßen sichergestellt sind.

Bei der Bedeutung des Zuckerstoffwechsels für das Wachstum der Geschwulstzelle musste ja von vornherein erwartet werden, dass hier dem wichtigsten Hormon des Kohlehydratstoffwechsels eine Bedeutung zukäme. Der Normalorganismus hat das Insulin zur Verwertung des Traubenzuckers nötig. Wir wissen heute, dass das Insulin die Traubenzuckerverbrennung beschleunigt und die Glykogensynthese fördert [*Lesser*[1]), *Partos*[2]), *Choi*[3]), *Loewi*[4]) u. a.]. Das Insulin steigert also den Zuckerverbrauch in den Zellen und zugleich den Glykogenaufbau — diese beiden verschiedenen Wirkungen sind aneinander gekuppelt. Besonders beim Diabetes fördert Insulin mit Zucker gegeben die oxydative Kohlehydratsynthese [*Siegel*[5])]. Das Insulin wirkt erregend auf das Atemzentrum und hebt z. B. die Dämpfung dieses Zentrums durch Atropin wieder auf [*Schazillo*[6])]. Die Insulinwirkung kann erheblich verstärkt werden durch Kombination mit Lecithin, sie fördert auch die Fettbildung aus Kohlehydraten *(Vogt)*.

Das Insulin bewirkt auch eine gesteigerte Glykogenbildung aus Dioxyazeton [*Cori*[7])]. Um daher die Resynthese der reichlicher gebildeten Milchsäure bei Kreislaufstörungen zu fördern, hat *Eppinger*[8]) hier die Behandlung mit Zucker und Insulin empfohlen. Das Insulin fördert die Zuckersynthese und -Fixation und erhöht die Permeabilität der Zellen für Zucker [*Wiechmann*[9]), *Stahl*[10]), *Harpuder*[11]), *Depisch*[12])]. Intravenös injiziertes Insulin verschwindet sehr rasch aus dem Blute [*Kepinov*[13])]. Die Verbesserung der Zuckerverwertung für den Körper durch Insulin hat nicht nur grösste Bedeutung für den Diabetes, sondern wird auch mit Vorteil bei der Bekämpfung

---

[1]) *Lesser*, Naunyn-Schmiedebergs Arch. **128**, 24 u. 44; u. Biochem. Z. **202**, 294(1928). — [2]) *Partos*, Fermentforschg **10**, 50 (1928). — [3]) *Choi*, Amer. J. Physiol. **83**, 406 (1928). — [4]) *Loewi*, Klin. Wschr. **1927**, 2169. — [5]) *Siegel*, Klin. Wschr. **1929**, 1069. — [6]) *Schazillo*, Z. Biol. **88**, 363 (1929). — [7]) *Cori*, J. of biol. Chem. **76**, 755 (1928). — [8]) *Eppinger*, Med. Welt, Sonderbeilage Nr. 11, 1928. — [9]) *Wiechmann*, Münch. med. Wschr. **1927**, 1447 u. 1536. — [10]) *Stahl* und *Bahn*, Verh. dtsch. Ges. inn. Med. **40**, 231, J. F. Bergmann, München 1928. — [11]) *Harpuder*, Verh. dtsch. Ges. inn. Med. **40**, 229, J. F. Bergmann, München 1928. — [12]) *Depisch* und *Hasenöhrl*, Klin. Wschr. **1928**, 1631. — [13]) *Képinov*, C. r. Soc. Biol. **97**, 25 (1927).

von Kollapszuständen angewandt [*Baumann*, 150 ccm 20%iger Zucker-lösung mit zehn Insulineinheiten, *Fisher*[1]) bis zu 1 Ltr. 10—15%iger Traubenzuckerlösung mit Insulin] sowie für Mastkuren [*Simon*[2]), *Cannavo*[3]).] *Gigon*[4]) findet, dass der Gesamtkohlenstoff des Blutes nach Zuckerzufuhr stark ansteigt, nach Insulinzufuhr wieder absinkt (*Bickel* und *Kauffmann-Costal*). Für uns von Wichtigkeit ist weiter, dass Insulin eine Vermehrung der wasserlöslichen Sulfhydrylkörper in Leber und Muskel erzeugt (Beein-flussung der Gewebsatmung) und einen günstigen Einfluss auf den Eisenstoff-wechsel ausübt [*Althausen* und *Kerr*[5])]. Die Phosphatausscheidung wird durch Insulin gehemmt [*Barrenscheen*[6])], es kommt zu einer Hyperchlor-ämie: Das Insulin wirkt quellend auf Blut und Gewebe [*Yamaguchi*[7])]. Azidosen steigern die Resistenz gegen Insulin [*Meyer*[8])].

Auch das Vorkommen antiinsulinartiger Substanzen in den roten Blut-körperchen ist behauptet worden [*Mauriac*[9])], doch scheint dies für unsere Fragen hier bedeutungslos zu sein.

Insulin führt weiter zu einem Anstieg der Hexose-Phosphorsäure im Blut [*Lawaczeck*[10])] und bei toxischen Dosen auch zu einem Anstieg der Hämoglobinwerte [*Wiechmann*[11])].

Die Insulinproduktion im Körper hört auf nach Vagotomie und nach Atropin. Zuckerzufuhr dagegen reizt das Vaguszentrum und regt die Insulin-produktion stark an [*Loewi*[12]), *Grafe* und *Meythaler*[13]), *Geiger*[14]), *Labbe* und *Renault*[15])]. Nach *Grafe* sollen alle Kohlehydrate die Insulinproduktion anregen.

Am Blute sind eine Reihe wichtiger Veränderungen durch Insulinzufuhr beschrieben worden, insbesondere *Leukozytose*, die durch gleichzeitige Zucker-zufuhr wieder abfällt. Ferner fand sich Volumenabnahme der roten Blut-körperchen um 10—15% (ähnlich der Säurewirkung), Verringerung der Globuline und des Cholesterins [*Klein* und *Holzer*[16]), *Zuckerstein* und *Streicher*[17])]. Beachtenswert erscheint, dass alle diese durch Insulin erzeugten Blutverände-rungen gerade den Blutveränderungen der Krebskranken entgegengesetzt sind. Die Glykolyse des Blutes lässt sich dagegen weder im Reagenzglas noch im Leben durch Insulin beeinflussen [*Homma*[18])].

[1]) *Fisher*, Surg., gynecol. a. obstetr. **43**, 224 (1926). — [2]) *Simon*, Dtsch. med. Wschr. 1927, 1694. — [3]) *Cannavo*, Rif. med. Jg. 43, 987 (1927). — [4]) *A. Gigon*, Schweiz. med. Wschr. **1928**, 337. — [5]) *Althausen* und *Kerr*, Endocrinology **11**, 377 (1927). — [6]) *Barrenscheen* und *Berger*, Biochem. Z. **189**, 302 (1927). — [7]) *Yamaguchi*, Tohoku J. exper. Med. 9. 501 (1927). — [8]) *Meyer*, Klin. Wschr. 1929, 559. — [9]) *Mauriac* und *Aubertin*, C. r. Soc. Biol. **98**, 233 (1928). — [10]) *Lawaczeck*, Dtsch. Arch. klin. Med. **159**, 257 u. 267 (1928). — [11]) *Wiechmann* und *Koch*, Münch. med. Wschr. **1927**, 1536 u. Dtsch. Arch. klin. Med. **160**, 361 (1928). — [12]) *Loewi*, Klin. Wschr. **1927**, 2169. — [13]) *Grafe* und *Meythaler*, Naunyn-Schmiedebergs Arch. **131**, 80 (1928). — [14]) *Geiger*, Klin. Wschr. 1927, 2000. — [15]) *Labbé* und *Renault*, C. r. Soc. Biol. **96**, 248 (1927). — [16]) *Klein* und *Holzer*, Z. klin. Med. **106**, 360 (1927). — [17]) *Zuckerstein* und *Streicher*, Dtsch. Arch. klin. Med. **161**, 323 (1928). — [18]) *Homma*, Jap. J. med. sci., II. Biochem. 1, 165 (1927).

An Wirkungen des Insulins auf die *Organe* sind bekannt und für uns wichtig zunächst die Lipoidverarmung der Nebennierenrinde [*Kahn* und *Münzer*[1])], sodann eine Vergrösserung der Hypophyse und eine Funktionsschädigung der Schilddrüse mit Bildung einer Kolloidstruma [*Igura*[2])]. Die durch Insulin herbeigeführte Glykogenanreicherung der Leber hat Veranlassung gegeben das Insulin besonders bei Lebererkrankungen zusammen mit Zucker anzuwenden, wodurch günstige Resultate erzielt wurden [*Schneider*[3]), *Richter*[4]), *Picard*]. Besonders wichtig für uns ist aber der *Einfluss des Insulins auf die Gewebsatmung*. Das Insulin steigert die Kohlehydratverbrennung und erhöht dadurch den respiratorischen Quotienten [*Reiss* und *Weiss*[5]), *Dhar*[6])]. Auch die durch Blockierung des retikuloendothelialen Systems erzeugte Hemmung der oxydativen Phase des Zuckeraufbaues lässt sich durch Insulinzufuhr wieder aufheben [*Okamoto*[7])]. Das Insulin führt zu einer starken Vermehrung der freien Sulfhydrilgruppen im Gewebe (*Handovsky*). Im Insulinschock dagegen ist die Sauerstoffabgabe in den peripheren Gefässgebieten derartig herabgesetzt, dass auch das venöse Blut noch hellrot und mit Sauerstoff vollkommen gesättigt ist [*Holzer* und *Klein*[8]), *Wiechmann* und *Koch*[9])]. Das Synthalin dagegen wirkt überhaupt nur durch Oxydationshemmung und als Zellgift [*Staub* und *Küng*[10])].

Bei der Bedeutung des Insulins sowohl für den Glykogenaufbau wie für die Zuckerverwertung im Gewebe muss eigentlich angenommen werden, dass auch die Glykolyse im Gewebe durch das Insulin wesentlich beeinflusst wird. Es finden sich hierüber wie über die Blutglykolyse bei Insulin in der Literatur widersprechende Angaben. *Homma* fand, wie erwähnt, im Blute keinen Einfluss. *Tafuri*[11]) fand, dass die Blutglykolyse durch Insulin beschleunigt wird, dass aber hierbei die Phosphate eine entscheidende Rolle spielen. Eine starke Steigerung des Milchsäurespiegels im Blut nach Insulin ist vielfach gefunden [*Hirsch-Kauffmann* und *Wagner*[12]) und *Katayama Killian*[13])], während zugleich die anorganischen Blutphosphate vermindert sind [*Gigon*[14]), *Bolliger*[15])]. Da mit Abnahme des Phosphorsäuregehaltes im Blut zugleich eine Verringerung der Phosphatausscheidung im Urin einhergeht, so schliesst *Bolliger*, dass das Insulin direkt einen *Phosphathunger der Gewebe* erzeugt. Auch von Pankreasextrakten wird teils Steigerung der Glykolyse, teils Hem-

[1]) *Kahn* und *Münzer*, Pflügers Arch. **217**, 521 (1927). — [2]) *Igura*, Folia endocrinol. jap. **3**, 1243 (1927). — [3]) *Schneider*, Wien. klin. Wschr. **1926**, 1277. — [4]) *Richter*, Therapie Gegenw. Jg. **68**, 10 (1927). — [5]) *Reiss* und *Weiss*, Z. exper. Med. **49**, 276 (1926). — [6]) *Dhar*, Chem. Zelle **12**, 217 (1925). — [7]) *Okamoto*, Jap, J. med. Sci., VIII. **1**, 413 (1927). — [8]) *Holzer* u. *Klein*, Münch. med. Wschr. **1928**, 1284 u. Z. exper. Med. **64**,798 (1929). — [9]) *Wichmann* und *Koch*, Münch. med. Wschr. **1928**, 1800. — [10]) *Staub* und *Küng*, Klin. Wschr. **1928**, 1365. — [11]) *Tafuri*, Arch. di Sci. biol. **2**, 414 (1928). — [12]) *Hirsch-Kauffmann* und *Wagner*, Klin. Wschr. **1928**, 1867. — [13]) *Katayama* und *Killian*, J. of biol. Chem. **71**, 707 (1927). — [14]) *Gigon*, Schweiz. med. Wschr. **1927**, 1029. — [15]) *Bolliger*, Z. exper. Med. **59**, 717 (1928).

mung der Milchsäurebildung angegeben [*Kusnetzoff*[1]), *Mc Cullagh*[2])].
Mendel, Engel und *Goldscheider*[3]) fanden nach Insulin Stapelung des Trauben-
zuckers im Gewebe und Abnahme des Kalkes im Blut, woraus sie auf eine
Alkalose des Blutes schliessen. Das Insulin wirkt daher auch günstig nicht
nur bei der diabetischen sondern auch bei anderen Azidosen [*Falta*[4])].
Trotzdem ist eine Alkalose nicht Vorbedingung der Insulinwirkung und des
Insulinschocks [*Klein* und *Holzer*[5])]. In den Versuchen, die auf meine Ver-
anlassung Herr Dr. *Adler* durchführte, zeigte sich beim Menschen, dass die
Insulinwirkung durch Beigabe von Alkali abgeschwächt wird.

Als wichtigstes Ergebnis dürfen wir wohl für das hier behandelte
Problem daran festhalten, dass Insulinzufuhr die Glykogenbildung im Körper
steigert, den Zuckerverbrauch der Zellen ermöglicht, im Blut eine Abnahme
des Kalkgehaltes und des Phosphatgehaltes, im Gewebe eine Phosphat-
anreicherung hervorruft. Alle diese Tatsachen können eine *Einwirkung der
Insulinzufuhr auf das Wachstum von Geschwülsten* verständlich machen.

Dass hier Beziehungen bestehen geht schon aus der Angabe von
Kutscherenko[6]) — falls sie bestätigt werden sollte — hervor, der bei bösartigen
Geschwülsten regelmäßig eine Inselhypertrophie im Pankreas fand, die man
als eine Abwehrreaktion des Organismus deuten könnte. *Roffo* und *Correa*[7])
geben sogar an, dass sie in bösartigen Geschwülsten einen insulinartigen Stoff
in grösseren Mengen festgestellt haben. Bei Krebsmäusen fand *Borghi*[8]) eine
Umkehr der normalen Insulinwirkung auf den Glykogenstoffwechsel: Er
stellte nämlich fest, dass hier das Insulin sowohl in der Leber wie im Tumor
selbst eine Glykogenverarmung hervorruft.

Münzer und *Rupp*[9]) fanden beim Teerkarzinom der Maus eine Wachs-
tumshemmung durch Insulin. Auch *Waterman* hat gefunden, dass lange
Vorbehandlung mit kleinen Dosen Insulin Mäuse widerstandsfähiger gegen
Geschwulstimplantation macht.

Kato[10]) stellte allerdings nur eine geringere Grösse der Metastasen bei
Insulinbehandelten Tieren fest. Nach *Rondoni*[11]) wird die Teerkrebsbildung
durch parenterale Zuckerzufuhr beschleunigt, durch Insulinzufuhr gehemmt.
Händel und *Tadenuma*[12]) fanden eine Beschleunigung des Rattenkarzinoms
durch zuckerreiche Nahrung, aber auch durch Insulinzufuhr (bei dem sie eine
erhöhte Milchsäurebildung im Gewebe annehmen). Steigerung des Ratten-
sarkomwachstums durch Insulin fand auch *Barral*[13]). *Piccaluga* und *Cioffari*[14])

---

[1]) *Kusnetzoff*, Z. exper. Med. **55**, 249 (1927). — [2]) *Mc Cullagh*, Biochem. J. **22**, 402
(1928). — [3]) *Mendel, Engel* und *Goldscheider*, Klin. Wschr. **1925**, 804. — [4]) *Falta*, Verh.
Ges. Verdgskrkh. 7. Tag. Wien 1928, 278. — [5]) *Klein* und *Holzer*, Z. klin. Med. **107**, 94
(1928). — [6]) *Kutscherenko*, Ukrain. Med. Nach. **1927**, Nr. 8-9, 127. — [7]) *Roffo* und *Corea*,
Rev. Soc. argent. Biol. Jg. 3, 68 (1927). — [8]) *Borghi*, Boll. Soc. Biol. sper. **3**, 378 (1928) und
Tumori **14**, 311 (1928) — [9]) *Münzer* und *Rupp*, Dtsch. med. Wschr. **1925**, H. 27. —
[10]) *Kato*, Trans. jap. path. Soc. **16**, 228 (1928). — [11]) *Rondoni*, Biochimica e Terap. sper.
13, 1. — [12]) *Händel* und *Tadenuma*, Münch. med. Wschr. **1924**, 854. — [13]) *Barral*, C. r.
Soc. Biol. **99**, 522 (1928). — [14]) *Piccaluga* und *Cioffari*, C. r. Soc. Biol. **93**, 1118 (1925).

fanden eine deutliche Entwicklungshemmung der Geschwülste, wenn die Mäuse fünf Tage vor der Krebsimpfung mit Zucker und Insulin behandelt wurden. *Silberstein, Freud* und *Révész*[1]) fanden zunächst eine höchst auffallende Steigerung der Insulinresistenz bei der Krebsmaus: mit zunehmender Grösse der Geschwulst vertrugen die Tiere die dreissigfache Insulindosis gegenüber der Norm. Dauernde Insulinbehandlung führte zu starker Wachstumshemmung bzw. Nichtangehen der Tumoren.

Aus alledem scheint mir klar hervorzugehen, dass die differenten Angaben der Literatur auf dem verschiedenen Vorgehen beruhen und dass auch hier alles auf die quantitativen Verhältnisse und mancherlei Begleitumstände (z. B. die Ernährung) ankommt. Der Glykogengehalt des Körpers, Art und Grösse der Kohlehydratzufuhr, der Phosphatzufuhr, vielleicht auch der Eiweiss- und Fettzufuhr, Säureverhältnisse im Blut und Gewebe können sicherlich hier die grösste Bedeutung haben und gerade in den komplexen Versuchen am lebenden Tier zu verschiedenen, ja zuweilen entgegengesetzten Ergebnissen führen.

Unsere eigenen Versuche mit der Behandlung von Krebsmäusen mit Zucker und Insulin ergaben folgendes:

Kombinierte Glukose-Insulin-Gasbehandlung.

   a) Versuche 46/6, 46/7, 35/10. Bei verschiedenen Versuchsanordnungen mit gleichzeitiger Injektion oder abwechselnder Glukose-Insulininjektion in verschiedenen Zeitabständen (i. v.) regelmäßig *starke Wachstumshemmung*, oft Verkleinerung und völlige Nekrotisierung; keine Lebendheilung.

   b) Glukose mit *Insulin, Farbstoff B 714 (Eisen-Isaminblau) und Eisenzucker i. v.* (Versuch 56/2.) Sehr starke Beeinflussung des Tumorwachstums, fast *regelmäßig Wachstumsstillstand*, vielfach vollständige Nekrotisierung.

Bei diesen Ergebnissen der Insulinbehandlung war daran zu denken, ob die Beeinflussung des Zuckerstoffwechsels durch *Synthalin* auch auf das Geschwulstwachstum einwirken könne. Auch über die Wirkung des Synthalins finden wir in der Literatur noch verschiedene Auffassungen. Viele nehmen an, dass es lediglich das Pankreas zu erhöhter Insulinproduktion reize. *Staub*[2]) erblickt in der ganzen Synthalinwirkung lediglich eine Schädigung der parenchymatösen Organe, die besonders durch eine schwere Oxydationshemmung erzeugt werde und sieht daher in dieser Wirkung nur eine Scheinwirkung. Dass das Synthalin ein Gift besonders für die Leber ist, dürfte wohl nicht mehr bestritten sein. Nach *Frank*[3]) soll es trotzdem die Azidose des Blutes vermindern und die Zuckerverwertung in den Muskeln beschleunigen.

Soweit wir also bis heute sehen, hätte man bei der Synthalinwirkung eine Gärungssteigerung und Atmungshemmung zu erwarten und, wenn man

---

[1]) *Silberstein, Freud* und *Révész*, Wien. klin. Wschr. 1925, 356. — [2]) *Staub*, Z. klin. Med. 107, 607 (1928) u. Med. Klin. 1928, 1047. — [3]) *Frank*, Klin. Wschr. 1928, 1996.

dies beabsichtigte, damit auch Versuche am Tumor, wie dies früher schon erwähnt wurde (s. S. 94), durchführen können. Wir haben von diesem Wege bisher keine Vorteile gesehen und haben daher auch mit dem Synthalin Geschwulstversuche bisher nicht durchgeführt.

D. Die Gasbehandlung bösartiger Geschwülste in Verbindung mit Säurezufuhr.

1. Die Wirkung der Kohlensäure in unserem Gasgemisch.

Ein volles Verständnis der Wirkung unserer Gasmischung auf die Geschwulst macht es natürlich nötig, den Anteil und die Bedeutung der Kohlensäure in unserem Gasgemisch restlos aufzuklären. Unsere primäre Arbeitshypothese lief ja darauf hinaus, die Kohlensäure lediglich indirekt zu benutzen, zur zwangsläufigen Steigerung der äusseren (Lungen-) und inneren (Gewebs-)Atmung. Dass die Kohlensäure unserer Gasmischung diese beiden Wirkungen tatsächlich ausübt, dafür sind früher bereits die Beweise beigebracht worden (s. S. 71). Die Kohlensäure befindet sich normalerweise im Blut als freie Säure und als Bikarbonat im Verhältnis von 1:20. Bei Anhäufung der Kohlensäure im Körper verschiebt sich dieses Verhältnis ebenso wie bei Verringerung des verfügbaren Alkali, der „Alkalireserve". Die Atmung hat die Aufgabe, die überschüssige Kohlensäure aus dem Körper zu entfernen und zwar bei Ruhe 300 ccm, bei Arbeit bis zu 1500 ccm in der Minute [*Barr*[1])]. Der Streit, ob die Erregung des Atemzentrums, die im Bedarfsfalle zur Steigerung der Atmung führt, eine spezifische Kohlensäurewirkung oder eine reine Säurewirkung ist, ist noch nicht restlos entschieden. Jedenfalls steht fest, dass die mächtigste Steigerung der Ventilation durch Einatmung kohlensäurehaltiger Luft zu erzielen ist, und zwar schon bei einer so geringen Reaktionsänderung des Blutes, dass *Ege* und *Henriques*[2]) daraus auf eine spezifische Wirkung der Kohlensäure auf das Atemzentrum schliessen, zumal erheblich stärkere Azidose des Blutes durch Zufuhr anderer Säuren eine viel schwächere Ventilationsvermehrung herbeiführte. Für uns von besonderer Wichtigkeit ist, dass sogar in der Erregung und Vertiefung der äusseren Atmung ein wesentlicher Unterschied zwischen Wirkung der Kohlensäurezufuhr und Wirkung von Sauerstoffmangel in der Einatmungsluft besteht, und zwar ist die Reaktion bei Sauerstoffmangel relativ unsicher, sie geht leicht in das Gegenteil über, während die Wirkung der Kohlensäure absolut sicher und von unbegrenzter Dauer ist [*Gesell*[3])]. Es entspricht das der experimentell erhärteten Tatsache, dass ein O_2-armes Blut im Atemzentrum überhaupt nicht erregend wirkt, während die Vermehrung der CO_2

---

[1]) *Barr*, Med. Clin. N. Amer. (New York), 4, 1575 (1921). — [2]) *Ege* und *Henriques*, Biochem. Z. 176, 464 (1926). — [3]) *Gesell*, *Rob.*, Asher-Spiro, Ergebn. d. Physiol. 28, 340, J. F. Bergmann, München 1929.

das sofort und gründlich tut [*Condorelli*[1])]. In jedem Falle spielt die sehr leicht und stark diffundierende Kohlensäure für die Regulierung der Atmung, die von der Säuerung des Gewebes im Atemzentrum selbst abhängig ist [*Gesell*[2])], die grösste Rolle. Die Steigerung der Respiration durch Atmung von kohlensäurehaltiger Luft kann das zwei- bis dreifache des normalen Volumens oder noch mehr betragen (*Speck*[3]), *Padget*[4]), *Davies*[5]), *Gesell*). *Slyke* gibt sogar eine Steigerung der Ventilationsgrösse durch Kohlensäureatmung auf tausend Prozent an.

Die CO_2-Ausscheidung des Körpers wird natürlich durch Kohlensäureatmung herabgesetzt, Tiefe und Frequenz der Atmung nehmen zu und die alveolare CO_2-Spannung nimmt trotz der Überventilation von 2 % CO_2-Gehalt der Einatmungsluft an zu [*Sasaki*[6])]. Daher ist auch die Atmung kohlensäurehaltiger Luft- oder Sauerstoffgemische für klinische Zwecke ausgezeichnet zu benutzen, zur Atemanregung bei Atemlähmung, Erstickung und zur Eliminierung gasförmig im Blut gelöster Gifte (*Henderson*[7]), *Doppler*[8]), *Franken*[9]), *Schwarze*[10]) u. a.). Die Methode hat sich besonders bewährt bei Kohlenoxydvergiftungen sowie zur Verhinderung postoperativer Pneumonien (*Dzialoszynski*[11]), eigene Beobachtungen). Durch Kohlensäureeinatmung lassen sich schon in kürzester Zeit starke Wirkungen erzielen, da schon nach einer Minute die Alkalireserve im Blut stark beeinflusst ist [*Schwartz* und *Schmid*[12])]. Die hierbei im Gewebe retinierte Kohlensäure wird nach Beendigung des Versuches ebenso rasch wieder abgeatmet. Bei Sauerstoffmangel in der Einatmungsluft sinkt auch der Kohlensäuregehalt in Blut und Alveolarluft infolge Herabsetzung der Oxydationen im Körper, wie früher schon erwähnt *(Schwider, Truesdell* und *Clarke)*.

Sind bei geringem Kohlensäuregehalt der Alveolarluft die Oxydationen im Körper vermindert, so fragt es sich nun, ob umgekehrt bei Erhöhung der CO_2 in Alveolarluft, Blut und Gewebe die Oxydationen im Körper gesteigert sind oder gesteigert werden. Ist die Steigerung des Kohlensäuregehalts in der Alveolarluft durch Steigerung der Muskelarbeit hervorgerufen, so ist natürlich auch die CO_2-Ausscheidung stark und entsprechend der Ventilationsgrösse erhöht [*Herxheimer* und *Kost*[13])]. Dabei hält aber der Körper die CO_2-Spannung sehr genau fest, genauer als dies zur Aufrechterhaltung der normalen p_H-Werte notwendig wäre [*van Slyke* und Mitarbeiter[14])]. Da aber die Kohlensäure eine 30mal raschere Diffusionsgeschwindig-

[1]) *Condorelli*, Arch. Farmacol. sper. **46**, 7 (1928). — [2]) *Gesell, Capp* und *Foote*, Proc. Soc. exper. Biol. a. med. **19**, 54 (1921). — [3]) *Speck*, Z. med. Wissensch. 1876. — [4]) *Padget*, Amer. J. Physiol. **83**, 384 (1928). — [5]) *Davies*, J. exper. Med. **41**, 37 (1925). — [6]) *Sasaki*, J. Biophysics, **2**, 215 u. 197 (1927). — [7]) *Henderson* und *Haggard*, J. amer. med. Assoc. 1920, 434; *Henderson*, Brit. med. J., Nr. 3393, 41, 1926. — [8]) *Doppler*, Med. Klin. 1925, 398. — [9]) *Franken*, Klin. Wschr. 1929, 10. — [10]) *Schwarze*, Dtsch. Med. Wschr. 1929, 623. — [11]) *Dzialoszynski*, Dtsch. Z. Chir. **250**, 22 (1927). — [12]) *Schwartz* und *Schmid*, C. r. Soc. Biol. **99**, 856 (1928). — [13]) *Herxheimer* und *Kost*, Z. klin. Med. **108**, 240 (1928). — [14]) *Slyke, Hastings, Murray* u. *Davies*, Proc. Soc. exper. Biol. a. med. **22**, 82 (1924).

keit als der Sauerstoff besitzt [*van Slyke*[1])], so kann der Organismus nicht allein sehr rasch grosse Mengen CO_2 an die Lungen abgeben, sondern im Blut angereicherte Kohlensäure wird auch sehr leicht in die Gewebe diffundieren und hier erhebliche Wirkungen ausüben können. Nun haben aber schon *Bohr, Hasselbalch* und *Krogh* gezeigt, dass die Vermehrung der CO_2-Spannung eine *erhöhte Sauerstoffspannung* bei *gleichbleibendem* Sauerstoffgehalt des Blutes hervorruft, also den Sauerstoffpartialdruck im Plasma und das Sauerstoffangebot an das Gewebe steigert. Die genannten Autoren haben selber daraus geschlossen, dass die Kohlensäureeinatmung die Sauerstoffversorgung der Gewebszellen höchst günstig beeinflussen müsse. Wenn diese Ableitungen von *Bohr* zutreffen, so muss gerade bei unserer Gasatmung eine Erhöhung der Oxydationen im Gewebe, also auch im Tumor, die Folge der Einatmung unseres Gasgemisches sein, weil dieses ja zu einem reicheren Angebot von Sauerstoff *und* von Kohlensäure, die die Sauerstoffspannung noch steigert, führt. Das entspricht vollkommen unseren Feststellungen über die vom Körper aufgenommenen Sauerstoffmengen bei Atmung unseres Gasgemisches (s. S. 71).

Allerdings ist die CO_2-Bindungsfähigkeit der Gewebe niedriger als die des Blutes [*Brocklehurst* und *Henderson*[2])] und über die Hälfte der Gesamtkapazität des Körpers für CO_2 (beim Erwachsenen etwa 4—5 Ltr.) entfällt auf das Hämoglobin des Blutes [dieselben, *Henriques*[3])]. Die Kohlensäure diffundiert stark aus dem Blut in die Gewebe und kehrt nach Beendigung der CO_2-Einatmung langsam aus den Geweben in das Blut zurück. Die Gewebe wirken also als Puffer für das Blut, indem sie Kohlensäure aufnehmen und sie wieder frei lassen können [*Gesell*[4])]. Was das Verhältnis der CO_2-Bindungsfähigkeit des Blutes zu derjenigen der Gewebe betrifft, so findet man allerdings in der Literatur auch Angaben, die der oben wiedergegebenen Ansicht von *Brocklehurst* und *Henderson* widersprechen. *Shaw*[5]) stellte die Grösse der Absorption der Kohlensäure durch die Gewebe fest und fand 13 % der Kohlensäure im Blute, während 87 % von den Geweben absorbiert waren, die also als grosse Reservoire wirken und die Blutazidität stark beeinflussen müssen. Auch *Eppinger* fand bei CO_2-Einatmung Kohlensäureretentionen im Körper und zwar fanden sich 88—99,3 % der zurückgehaltenen Kohlensäure im Gewebe *(Kroetz).* Wir dürfen also bei unserer Gasatmung sehr erhebliche Wirkungen der CO_2 auf das Gewebe erwarten und das stimmt mit unseren eigenen Untersuchungen überein, die zeigten, dass man durch Kohlensäureeinatmung noch leichter und gründlicher eine Azidose erzielen kann als mit intravenöser Säureinjektion (vgl. die Arbeit von *Joos* S. 254). Gerade durch die Überladung des sauerstoffreichen Blutes mit der so rasch diffundierenden Kohlensäure werden wir erhebliche Wirkungen im Gewebe erwarten dürfen.

[1]) *Slyke, van,* Trans. Assoc. of Americ. Physicians **39**, 57 (1924). — [2]) *Brocklehurst* und *Henderson,* J. of biol. Chem. **72**, 665 (1927). — [3]) *Henriques,* Biochem. Z. **200**, 1 (1928). — [4]) *Gesell,* a. a. O. s. S. 119. — [5]) *Shaw,* zit. nach *Gesell* s. S. 119.

Margaria[1]) hat in ausgedehnten Versuchen gezeigt, dass der Aufenthalt in verdünntem Sauerstoff leichter ertragen wird, wenn diesem einige Prozent Kohlensäure zugesetzt wurde. Bei höherem CO_2-Gehalt wird allerdings O-Mangel schlechter vertragen (s. S. 13, *Binswanger* und unsere eigenen Versuche). Das Oxyhämoglobin als Säure bindet weniger CO_2 und daher wird die Kohlensäurebindungsfähigkeit des Blutes durch Sauerstoffsättigung herabgesetzt [*Kato*[2])] — alles Faktoren, die die Wirksamkeit unseres Gasgemisches im Gewebe steigern müssen. Wir sehen also aus diesen physiologischen Tatsachen, dass die Einatmung einer Mischung von reinem Sauerstoff mit Kohlensäure die erstrebten Wirkungen in besonders hohem Maße zeigen wird. Darum lassen sich auch Gifte aus dem Blute mit dieser Mischung am sichersten und raschesten eliminieren, besonders trifft dies für die Kohlenoxydvergiftung zu [*Walton* und Mitarbeiter[3]), *Tervaert* und Mitarbeiter[4]), *Drinker*[5])].

Auch noch eine Reihe anderer Wirkungen der Kohlensäureinhalation sollen hier kurz Erwähnung finden, weil auch sie für die Erklärung der Beeinflussung der Geschwulstzelle durch unsere Gasatmung vielleicht Bedeutung besitzen können.

Dass Kohlensäureeinatmung einen starken Einfluss auf die Kreislaufvorgänge haben muss, ergibt sich schon aus der stark gesteigerten Atmung, wodurch ja von selbst nicht nur die Lungenzirkulation sondern auch der allgemeine Kreislauf wesentlich beeinflusst sein müssen. Der Kohlensäuregehalt des arteriellen Blutes steigt, der Sauerstoffgehalt des Venenblutes nimmt zu und die Blutzirkulation wie das Minutenvolumen des Herzens werden durch CO_2-Einatmung gesteigert [*Kroetz*[6])]. Auch eine Blutdrucksteigerung tritt durch Kohlensäureeinatmung im Tierexperiment ein [*Mathison*[7])]. Geringe Blutdruckerhöhungen stellten *Viethen* und *Grüneberg*[8]) bei Kindern durch Kohlensäureeinatmung fest und zwar gleichgültig ob die Kohlensäure in Luft oder in reinem Sauerstoff geatmet wurde. Auch hier wurden keinerlei unangenehme Wirkungen beobachtet. Wichtig dagegen ist gerade für die Durchführung unserer Methode beim krebskranken Menschen, dass die Kohlensäureeinatmung den Blutdruck *bei bereits bestehender Hypertonie* dreimal so stark erhöht wie beim Normalen [*Raab*[9])]. Es entspricht das ganz der neueren Auffassung, dass an der Entstehung der essentiellen Hypertonie eine krankhafte Überempfindlichkeit des Vasomotorenzentrums gegen CO_2 wesentlich beteiligt ist, während bei nephritischem Hochdruck dieser pathogenetische

[1]) *Margaria*, Arch. di Sci. biol. 11, 425 u. 453 (1928). — [2]) *Kato*, J. of Biochem. 8, 167 (1927). — [3]) *Walton, Eldridge, Allen* und *Witherspoon*, Arch. int. Med. 37, 398 (1926). — [4]) *Tervaert, Cohen* und Bijisma, Ber. über d. staatl. Gesundheitsfürs. in d. Niederlanden, Nr. 8, 1141 (1927). — [5]) *Drinker*, J. Amer. Med. Assoc. 90, 1263 (1928). — [6]) *Kroetz*, Berl. Med. Ges. 21. Jan. 1929; Münch. Med. Wschr. 1929, 217. — [7]) *Mathison*, J. of Physiol. 42, 282 (1911). — [8]) *Viethen* und *Grüneberg*, Klin. Wschr. 1929, 887. — [9]) *Raab*, Klin. Wschr. 1929, 1130.

Faktor keine Rolle spielen soll. Auf diese Dinge muss also bei der Durchführung unserer Gasatmung beim Menschen geachtet werden. Im übrigen haben wir stärkere Blutdruckssteigerungen bei unserer Gasatmung bei unseren Kranken nicht beobachtet, insbesondere niemals bedrohliche Erscheinungen gesehen. Auf den Kreislauf wirkt aber die CO_2-Zufuhr auch noch in anderer Weise. Vor allem wird die Durchflussgeschwindigkeit der Gefässe durch Kohlensäureatmung erhöht [*Anrep* und *Stacey*[1]), *Bronk* und *Gesell*[2])]. Auch *Eppinger*[3]) hat einwandfrei gezeigt, dass die Einatmung von Kohlensäure eine bessere Durchblutung der Gewebe und eine Erhöhung der Herzleistung zur Folge hat (während gewöhnliche Hyperventilation das Gegenteil bewirkt). Ferner tritt im Blute durch Kohlensäureeinatmung eine Eiweisskörperverschiebung nach der Globulinfraktion ein [*Schwarz*[4])] — alles Faktoren, die die beabsichtigte Wirkung unserer Gasatmung nur begünstigen können.

CO_2-Überladung des Blutes erniedrigt seinen Gefrierpunkt, während Sauerstoffüberladung ihn erhöht. Wie weit diese direkten Einwirkungen der Kohlensäure auf das Blut und sein Plasma, insbesondere auf die Blutkörperchen-Senkungsgeschwindigkeit von Bedeutung ist, lässt sich wohl heute noch nicht übersehen. Dass das Hämoglobin hier eine ganz besondere Rolle spielt, geht aus allen neueren Untersuchungen hervor, bindet es doch die Kohlensäure durch eine besondere chemische Affinität [*Groák*[5])].

Diese enge Beziehung zwischen CO_2 und Hämoglobin erklärt es wohl auch, dass die Kohlensäure als ein leichter Reiz auf das erythropoetische Gewebe einwirkt. Die Vermehrung der äusseren und inneren Atmung durch die Kohlensäure wirkt als Reiz auf die blutbildenden Gewebe [*Jordan* und *Speidel*[6])]. Das ist deshalb von besonderer Wichtigkeit, weil all diese Feststellungen einwandfrei zeigen, dass unsere Gasmischung in allen wesentlichen Faktoren die Nachteile der reinen Sauerstoffatmung nicht nur vermeidet, sondern in allen wesentlichen Punkten das Gegenteil bewirkt. Auch in unseren Versuchen am Menschen haben wir eine Verminderung des Hämoglobins und der roten Blutkörperchen, wie sie bei reiner Sauerstoffatmung immer wieder angegeben wird, nie gesehen, sondern das Gegenteil.

Auch das Blutkörperchenvolum kann durch CO_2 beeinflusst werden. *Smirk*[7]) beschreibt eine erhebliche Zunahme des Blutkörperchenvolumens durch CO_2 im Reagenzglas. Ob sich bei Einatmung von Kohlensäure solche Volumenänderungen der roten Blutkörperchen einstellen, wissen wir nicht. Geprüft haben wir diese Frage bisher nicht. Über den Einfluss der Azidose im allgemeinen auf rote und weisse Blutzellen s. S. 139.

---

[1]) *Anrep* und *Stacey*, J. of Physiol. **64**, 187 (1927). — [2]) *Bronk* und *Gesell*, Amer. J. Physiol. **82**, 170 (1927). — [3]) *Eppinger*, Das Versagen des Kreislaufes. Berlin, Springer, 1927. — [4]) *Schwarz*, Klin. Wschr. **1929**, 385. — [5]) *Groák*, Biochem. Z. **196**, 478 (1928). — [6]) *Jordan* und *Speidel*, Proc. Soc. exper. Biol. a. med. **21**, 399 (1924). — [7]) *Smirk*, Brit. J. exper. Path. **9**, 81 (1928).

Über alle diese Wirkungen hinaus ist aber noch eine besondere Einwirkung der Kohlensäure auf die Geschwulstzelle möglich, ja wahrscheinlich. Das habe ich schon in meinem ersten Vortrag über die Gasbehandlung scharf hervorgehoben: Die CO_2 wirkt im Gegensatz zu anderen Säuren besonders ungünstig auf die Lebensfähigkeit absterbender Muskelzellen ein, schädigt die Synthesefähigkeit der Zelle (die Bildung der Hexosephosphorsäure) und beschleunigt den Eintritt des Todes. Die damals erwähnten noch nicht veröffentlichten Arbeiten aus dem *Embdenschen* Institut sind inzwischen erschienen [*Gerh. Schmidt*[1])]. *Wassermeyer*[2]) hat hier insbesondere die für uns ausserordentlich wichtige Tatsache festgestellt, dass „das Kohlensäureanion im Gegensatz zu dem der Milchsäure alterungsbeschleunigend wirkt". Selbst für Algen ist die CO_2 giftiger als andere Säuren [*Bode*[3])]. Sicher ist, dass die Kohlensäure sehr different für Fermente ist.

Wir sehen also, dass der Kohlensäure eine qualitativ andere Wirkung als anderen Säuren zukommt. Beachten wir, dass dabei die Einatmung dieser Säure zu sehr raschen, man kann sagen plötzlichen, Änderungen in der Alkalireserve und im Chlorgehalt des Blutes führt [*Schwartz* und *Schmid*[4])], dass die Kohlensäure sehr rasch diffundiert, dass die Zellen durch Kohlensäure erheblich besser sauer gemacht werden können als durch andere Säuren [*Jacob*, zitiert nach *Ege* und *Henriques*[5])], so können wir mit einer bedeutenden Einwirkung der Kohlensäure auf die Tumorzelle rechnen. Erwähnen will ich an dieser Stelle noch, dass *Mottram*[6-8]) ebenso wie *Bauer*[9]) unter Kohlensäureeinwirkung Unregelmäßigkeit der Zellteilung in Gewebskulturen und eine erhebliche Giftigkeit der CO_2 für die Zellen fanden. Sie wollen daraus den Schluss ziehen, dass CO_2-Anhäufung in den Geweben als krebsauslösende Ursache in Betracht käme. Für diese Annahme fehlen wohl noch hinreichende Unterlagen, dagegen ist gerade der Nachweis der Kernschädigung durch die CO_2 für uns von Wichtigkeit.

Es ist selbstverständlich, dass neben all den genannten Wirkungen die eingeatmete CO_2 noch als eine, wenn auch schwache Säure in den wichtigen Säurebasenhaushalt des Körpers eingreifen muss und schon hierdurch starke Beeinflussungen des Gesamtorganismus zu erwarten sind. Zunächst haben wir hier, um unseren Einblick in das biologische Geschehen zu vertiefen, den Einfluss unserer Gasatmung auf die Wasserstoffzahl des Blutes selbst genau bestimmt. Die Untersuchungen sind in den Arbeiten von *Joos* (s. S. 254) und von *Heinsheimer* (s. S. 277) im einzelnen niedergelegt und haben ergeben, dass die CO_2-Einatmung eine recht erhebliche Säuerung des Blutes erzeugt

---

[1]) *Schmidt, Gerhard*, Arb.physiol. **1**, 136 (1928). — [2]) *Wassermeyer*, Hoppe-Seylers Z. **179**, 283 (1928). — [3]) *Bode*, Jb. Bot. **65**, 352 (1926). — [4]) *Schwartz* und *Schmid*, C. r. Soc. Biol. **99**, 856 (1928). — [5]) *Ege* und *Henriques*, Biochem. Z. **176**, 464 (1926). — [6]) *Mottram*, Lancet **213**, 1232 (1927). — [7]) *Mottram*, Nature **121**, Nr. 3046, 420 (1928). — [8]) *Mottram*, Brit. J. exper. Path. **9**, 240 (1928). — [9]) *Bauer*, Bull. Hopkins Hosp. **37**, 420 (1925).

(die p_H-Zahl sinkt von 7,37 durchschnittlich auf 7,09). Eine gleich starke Säuerung des Blutes lässt sich in anderer Weise nur durch intravenöse Zufuhr *erheblicher* Säuremengen oder durch perorale Zufuhr *grosser* Mengen von azidotisch wirksamen Salzen erzielen (vgl. S. 156). Es entspricht dies ganz den Feststellungen von *Meyer-Gollwitzer*.

Nachdem also die Säuerung des Blutes durch die CO_2-Atmung einwandfrei festgestellt war, musste es für uns von Interesse sein, das Verhalten der anderen Säuren des Blutes bei unserer Gasatmung genau zu verfolgen. Schon wegen des Zuckerstoffwechsels der Tumorzelle interessiert uns hier in erster Linie der Einfluss der Kohlensäureatmung auf die Milchsäure und Phosphorsäure im Blute. Nach *Warburg*, *Posener* und *Negelein* ist die Glykolyse der Geschwulstzelle abhängig von der aktuellen Reaktion des Nährmediums und von der Pufferung, besonders der Konzentration des Bikarbonats. Es hat sich gezeigt, dass Alkalose die Glykolyse begünstigt, dass Säuren sie erheblich hemmen (vgl. auch S. 138). Es musste also in erster Linie geprüft werden, wie sich die Milchsäure in Blut und Geweben bei der Sauerstoff-Kohlensäureatmung verhielt. Ich habe schon früher erwähnt (s. S. 18 ds. Bd.), dass wir auf Veranlassung von *Embden* Untersuchungen in dieser Richtung durchgeführt haben, die inzwischen weiter vervollständigt und ausgedehnt wurden.

Der Milchsäuregehalt des Blutes steht in engster Beziehung zum Kohlehydratstoffwechsel des Körpers, der sich ja in erster Linie in der Muskulatur und der Leber abspielt. Die lebhafte Milchsäurebildung in der tätigen Muskelfaser führt nach längerer Arbeit zu einer Steigerung des Milchsäuregehaltes im Blut. Die Ermüdung des Muskels zeigt sich besonders in einer Störung der Milchsäuresynthese zu Zucker (*Embden*). Der zur Erholung nötige Sauerstoff wird nicht rasch genug herbeigeführt und so entsteht bei der Arbeit die *Sauerstoffschuld* („Debt" der Engländer) des Muskels, die erst in der Erholung wieder gedeckt wird. Daher kommt es, dass die Zufuhr von reinem Sauerstoff in der Atemluft die Erholung des Muskels nach starker Arbeit wesentlich verbessert und beschleunigt (*Hill*). Diese Tatsache ist für uns von der grössten Wichtigkeit, denn sie zeigt uns, dass die reichlichere Sauerstoffzufuhr in der Atmung zwar für den ruhenden Organismus gleichgültig ist, aber grosse Bedeutung erlangt, sobald eine Sauerstoffschuld im Körper auftritt. Eine solche Sauerstoffschuld, einen erhöhten Sauerstoffbedarf müssen wir aber im Geschwulstgewebe und im krebskranken Organismus annehmen.

Wird die Sauerstoffschuld nicht gedeckt, so steigt die Milchsäurekonzentration immer mehr an und wird immer langsamer beseitigt [*Riabouschinsky*[1])]. Die zunehmende Milchsäureanhäufung im Blut bei Ermüdung bewirkt stärkere Ventilation, Erleichterung der Sauerstoffabgabe an das Gewebe und Herabsetzung des CO_2-Bindungsvermögens des Blutes, wodurch die Kohlensäureausfuhr durch die Lungen immer mehr erschwert wird

---

[1]) *Riabouschinsky*, Biochem. Z. **193**, 161 (1928).

[*Campbell*[1]), *Clark-Kennedy* und *Owen*[2])]. Bei Muskelerkrankungen kann der Milchsäurespiegel im venösen Blute stark ansteigen, z. B. bei der Myasthenie [*v. Bergmann* und *Dresel*[3])]. Auch bei Leberkrankheiten, Basedow, Herzinsuffizienz [*Dresel*[4]) und *Himmelweit, Hochrein* und *Meier*[5])], schweren Infektionskrankheiten oder nach starken Blutverlusten steigt der Milchsäuregehalt des Blutes an [*Margreth*[6]), *Riegel*[7])]. Im Blute selbst ist die Glykolyse natürlich leichter zu übersehen und genauer untersucht, hier gehen Glykolyse und Milchsäurebildung ganz parallel [*Roche*[8])], aber für uns sind natürlich die Beziehungen zwischen Blut und Gewebe wichtiger. Mittel, die den Blutzucker steigern und senken, haben daher auch eine entsprechende Einwirkung auf den Milchsäurespiegel des Blutes [*Brahdy* und *Brehme*[9])], daher sind auch hormonale Einflüsse hier von Bedeutung [Hypophysin, Thyrioidin, Adrenalin, Insulin, *Collazo* und *Morelli*[10])]. Die Muskulatur ist fähig, grosse Mengen infundierter Milchsäure zu speichern, schwemmt sie aber nachher wieder aus [*Beckmann*[11])]. Der Hauptort der Resynthese der Milchsäure zu Zucker ist die Leber. Wegen der stärkeren Gärung des Tumorgewebes war eine Erhöhung des Milchsäurespiegels im Blut zu erwarten, aber diese ist, wie schon erwähnt, nur in dem zur Geschwulst selbst gehörigen Venenblut nachgewiesen und kommt daher im Gesamtblut erst zum Vorschein, wenn die Resynthese der Milchsäure zu Zucker gestört, also vor allem wenn die Leber erkrankt ist [*Schuhmacher*[12]) u. a.] (vgl. S. 61). Aus all den genannten Gründen waren die Verhältnisse des Milchsäurespiegels im Blut nach der Atmung unseres Gasgemisches für uns von grösster Bedeutung und wir haben daher ausgedehnte Untersuchungen hierüber durchgeführt, die im einzelnen in den Arbeiten von *Joos* (s. S. 403) und von *Heinsheimer* (s. S. 277) niedergelegt sind und aus denen wir folgende Schlüsse ziehen dürfen:

1. Bei den normalen ruhenden Menschen wird *durch die Atmung unseres Gasgemisches* stets eine *Herabsetzung des Milchsäurespiegels im Blute* herbeigeführt, die meistens 10—20 % beträgt und *beim Krebskranken noch deutlicher* ist.

2. Im Reagenzglas wird die Milchsäure des Blutes durch Kohlensäure nicht vermindert.

3. Die *Ursache* für die Erniedrigung des Blutmilchsäurespiegels liegt in dem *erhöhten CO_2-Gehalt des Blutes*, wodurch einerseits ein Anrep-Cannon-Effekt entsteht, andererseits eine *Säurewirkung*, da unterhalb einer Wasserstoffzahl von 7,4 eine *Beseitigung der Milchsäure*, oberhalb (also im alkalischen Bereich) eine Vermehrung der Milchsäure beobachtet wird.

---

[1]) *Campbell*, J. of Physiol. **59**, 395 (1925). — [2]) *Clark-Kennedy* und *Owen*, Quart. J. Med. **20**, 383 (1927). — [3]) *v. Bergmann* und *Dresel*, Z. klin. Med. **108**, 120 (1928). — [4]) *Dresel*, Klin. Wschr. **1929**, 294. — [5]) *Hochrein* und *Meier*, Dtsch. Arch. klin. Med. **161**, 59 (1928). — [6]) *Margreth*, Folia clin. chim et microsc. **3**, 5 (1928). — [7]) *Riegel*, J. of biol. Chem. **74**, 123 (1927). — [8]) *Roche*, C. r. Soc. Biol. **96**, 359 (1927). — [9]) *Brahdy* und *Brehme*, Z. exper. Med. **59**, 232 (1928). — [10]) *Collazo* und *Morelli*, J. Physiol. et Pathol. gén. **24**, 508 (1926). — [11]) *Beckmann*, Klin. Wschr. **1927**, 2229. — [12]) *Schumacher*, Klin. Wschr. **1928**, 1733.

4. Beim *Menschen* bleibt durch unsere Gasatmung die CO_2-Bindungskurve im Blut unverändert, dagegen tritt eine *erhöhte CO_2-Spannung* ein. Der CO_2-Gehalt des arteriellen Blutes betrug vor der Atmung in derartigen Versuchen 34,57 Vol. %, er stieg während der Atmung unseres Gases auf 44,96—46,98 Vol. %.

5. Die Senkung des Milchsäurespiegels im Blute ist auch bei Atmung höherer CO_2-Konzentrationen nicht stärker als bei 5 %, der höhere Grad der Säuerung hat also keinen Einfluss mehr.

6. Die Erhöhung der CO_2-Spannung ist die Ursache der Milchsäureabnahme im Blut, sie bewirkt eine Änderung des Mineralhaushaltes und des Stoffwechselaustausches zwischen Blut und Gewebe.

7. Eine *Überventilation* mit Luft führt zu einer starken CO_2-Abnahme im Blut (bis auf 50 % der Norm) und einer Verschiebung der Reaktion nach der alkalischen Seite. Dabei ist das Natrium im Serum vermindert, die Leitfähigkeit vermindert (als Folge der geänderten Pufferung). Es treten Tetaniezeichen auf bei starker *Erhöhung der Milchsäurekonzentration im Blut.* Die Erhöhung des Blutmilchsäurespiegels beträgt dabei oft über 50 %, kehrt aber schon in 20 Minuten nach Abbrechen des Versuchs zur Norm zurück.

8. Die Beziehungen zwischen Kohlensäure und Milchsäure im Blute sind nach alledem sehr enge.

9. Nach Röntgenbestrahlungen ist der Milchsäurespiegel des Blutes erhöht, es tritt eine Blutazidose mit Herabsetzung der alveolaren CO_2-Spannung auf. Ein bis zwei Stunden nach der Bestrahlung ist die Blutreaktion dagegen nach der alkalischen Seite verschoben mit Erhöhung der alveolaren CO_2-Spannung.

10. Die *Sauerstoffspannung* im Blut wird durch Kohlensäure erhöht, die *Säuerung des Gewebes* durch Kohlensäure erleichtert die Sauerstoffabgabe an die Zellen.

11. *Milchsäurebestimmungen im Gewebe (des Gesamttieres)* ergaben nach 36stündiger Atmung unseres Gases eine Herabsetzung des Milchsäuregehaltes um 10—30 %. Der gleiche Versuch bei Atmung eines Gemisches von Sauerstoff und Stickstoff ergab nur eine geringe Herabsetzung des Milchsäuregehaltes, bei Atmung von Luft mit 5 % Kohlensäure ergab sich überhaupt kein Unterschied. Das ist der Beweis dafür, dass der hohe Sauerstoffgehalt unseres Gasgemisches für die Wirkung auf das Gewebe keineswegs gleichgültig ist und dass unser Gasgemisch nicht etwa allein durch die darin enthaltene Kohlensäure wirkt.

Diese letzteren Versuchsergebnisse stimmen ganz überein mit den Feststellungen, die inzwischen *Hentschel*[1] (s. S. 71) an wachsenden Ratten gemacht hat.

---

[1] *Hentschel,* a. a. O. s. S. 71.

Für die Geschwulstfrage ist es von grundsätzlicher Wichtigkeit, dass dagegen *bei der reinen Sauerstoffatmung* der *Milchsäuregehalt des Blutes ansteigt.* Auch der Gegensatz zwischen der Wirkung reiner Überventilation und der Wirkung unseres Gases tritt deutlich in die Erscheinung. Dieser Unterschied ist sogar in der Harnausscheidung nachzuweisen: Die Ausscheidung von Wasser und von Chloriden nimmt bei Überventilation zu, bei CO_2-Atmung ab [*Simpson* und *Wells*[1]]. Die Steigerung der Azidität des Magensaftes bei CO_2-Einatmung [*Bakaltschuk*[2])], die Abnahme bei Überventilation [*Lawaczek*[3])] zeigen, dass die CO_2-Azidose des Blutes sich sogar in der Magensekretion deutlich auswirkt. Dass saure oder alkalische Nahrung ferner hier von Einfluss sein können, ist klar und wird uns später noch beschäftigen.

Sicherlich dürfte es von Interesse sein, auch das *Verhalten der Phosphorsäure* besonders im Blut bei unserer Gasatmung festzustellen, da ja doch die Phosphorsäure in engster Beziehung zum Zuckerstoffwechsel steht und man z. B. nach Adrenalinjektion nicht nur eine Steigerung des Blutzuckers, sondern ein beträchtliches Absinken der anorganischen Phosphorsäure im Blut beobachtet [*Barrenscheen* und Mitarbeiter[4])].

Auch hier zeigt sich übrigens wieder ein starker Gegensatz zwischen Überventilation mit Luft und Kohlensäureatmung, denn bei Überventilation finden wir eine Phosphatwanderung aus dem Blut ins Gewebe, bei CO_2-Atmung eine Phosphatwanderung aus dem Gewebe in das Blut [*Gollwitzer-Meier*[5])]. Wir selbst haben leider bisher die wichtige Frage des Verhaltens der Phosphorsäure im Blut bei der Atmung des Sauerstoff-Kohlensäuregemisches noch nicht untersucht, hoffen aber dieses bald nachholen zu können.

Nur nebenbei sei darauf hingewiesen, dass die durch unsere Gasatmung erzeugte Azidose natürlich vorzüglich geeignet ist, pathologische alkalotische Zustände, wie z. B. Tetanie (vielleicht auch Singultus, Eklampsie, Epilepsie) zu beeinflussen oder zu beseitigen (vgl. *Westhues*[6]), *Swingele, Wenner* und *Stanley*[7]), *Regelsberger*[8]), *Shneldon*[9]) sowie das früher S. 14 ds. Bd. Gesagte).

Die in der Literatur reichlich vorliegenden Angaben über die Gefahren der CO_2-Einatmung hatten mich veranlasst, nicht über 5 % Kohlensäuregehalt des eingeatmeten Gases in unsern Versuchen besonders beim Menschen hinauszugehen. Einzelne Angaben der Literatur, sowie eigene Erfahrung zeigten uns aber bald, dass die Gefahr der Kohlensäureeinatmung auch bei höheren Konzentrationen geringer ist als angenommen wurde. In Selbstversuchen haben wir beim Menschen bis zu 10 % CO_2 in dem eingeatmeten Gas längere Zeit ohne Schaden atmen lassen. *Gust. Bayer*[10]) gibt ausdrücklich

[1]) *Simpson* und *Wells*, J. of biol. Chem. **76**, 171 (1928). — [2]) *Bakaltschuk*, Klin. Wschr. 1928, 1551. — [3]) *Lawaczek*, Klin. Wschr. 1928, 2194. — [4]) *Barrenscheen, Eisler* und *Popper*, Biochem. Z. **189**, 119 (1927). — [5]) *Gollwitzer-Meier*, Biochem. Z. **160**, 433 (1928). — [6]) *Westhues*, Klin. Wschr. 1928, 673. — [7]) *Swingle, Wenner* und *Stanley*, Proc. Soc. exper. Biol. a. Med. **25**, 165 (1927). — [8]) *Regelsberger*, Klin. Wschr. 1928, 447. — [9]) *Sheldon*, J. Amer. med. Assoc. 1927, 1118. — [10]) *Bayer, Gust.*, Handb. d. norm. u. pathol. Physiol., Berlin bei Julius Springer **2**, 271 (1925).

an, dass die Atemgrösse beim Menschen durch Kohlensäureeinatmung ansteigt, um etwa bei 12 % CO_2-Gehalt wieder zu sinken und allmählich mit der Narkose, die bei höheren Konzentrationen eintritt, immer mehr abzunehmen. Die Atemfrequenz ist bis zu 8 % CO_2 nicht oder gering vermehrt, während das Atemvolumen stark vergrössert und die Mittellage erhöht ist. Die Vermehrung der Atmung durch CO_2 ist subjektiv merkbar erst bei einem Gehalt von 6 % in der Exspirationsluft, während bei 8 % eine subjektive Dyspnoe eintritt — letztere früher, wenn gleichzeitig Sauerstoffmangel besteht (vgl. auch S. 167 *Magaria*). *Binswanger*[1]) fand bis zu 14 % CO_2 ganz regelmäßige und vertiefte Atmung, über 20 % führten zur Narkose, während bedrohliche Störungen der Atmung erst bei 30—40 % eintraten. Während bei Sauerstoffmangel eine Reaktionsverschiebung im Blute nach der basischen Seite eintritt, wird durch Kohlensäureeinatmung das Gegenteil erreicht [*Ege* und *Henriques*[2])].

Ganz besonders wichtig ist für uns weiterhin die Tatsache, dass wie wir in eigenen Versuchen gezeigt haben (s. S. 13 ds. Bd.) die Einatmung der Kohlensäure besonders natürlich in höheren Konzentrationen vom Tier wesentlich besser vertragen wird, wenn gleichzeitig reichlich Sauerstoff zugeführt wird. Aber merkwürdigerweise wird auch Sauerstoffmangel leichter und besser vertragen, wenn man gleichzeitig bei O_2-Unterdruckatmung Kohlensäure mit atmen lässt und *Viale*[3]) kommt zu dem Schluss, dass hier die Einatmung der Kohlensäure mit Sauerstoff die Dyspnoe verhindert, trotz der Herabsetzung der Luftdruckes.

Eine ganze Anzahl von Versuchsreihen haben wir durchgeführt, die auch die *Einwirkung anderer Gasmischungen*, insbesondere mit stärkerer Erhöhung des CO_2-Gehaltes oder mit geringerer Sauerstoffkonzentration auf Tier und Geschwulst prüfen sollten. Liessen wir nur Kohlensäure mit Luft atmen, so waren die zu beobachtenden Einwirkungen gering oder fehlten ganz. Geprüft haben wir eine Reihe verschiedener Gasmischungen mit folgendem Ergebnis:

Versuche mit verschiedenen Gasmischungen.

1. a) *Sauerstoff mit steigender CO_2-Konzentration.* (21/3). In Abständen von 3—4 Tagen wird die CO_2-Konzentration von 4,5 % auf 10 % gesteigert. Geringe Wachstumshemmung, keine Verbesserung gegenüber unserer gewöhnlichen Gasmischung.

   b) Gas wie a) *dazu Farbstoff* B 714 (Eisen-Isaminblau) und Eisenzucker (Versuch 21/2). Hochgradige Wachstumshemmung und starke Nekrotisierung der Tumoren; unter 6 Tieren eine Heilung.

2. Versuche mit *höherer Konzentration von Kohlensäure* in Sauerstoff ergeben für das Angehen transplantierter Geschwülste keine besseren Ergebnisse.

   a) 10 % CO_2 (Versuch 88/1). Bei bereits entwickelten erbsen- bis bohnengrossen Tumoren geringe Wachstumshemmung. In der

---

[1]) *Binswanger*, Pflügers Arch. **193**, 296 (1922). — [2]) *Ege* und *Henriques*, Biochem. Z. **176** (1926). — [3]) *Viale*, Biochimica Terap. sper. Jg. **13**, 44 (1926).

Kombination der Gasmischung mit Glutarsäure hochgradige Wachstumshemmung, vielfach Verkleinerung der Tumoren und völlige Nekrotisierung.

b) 25 % CO_2 *in* O_2 (Versuch 62/1, 64/1 65/1, 73/1, 76/1, 77/5, 79/3). Bei den verschiedenen Tumoren zeigt sich ausnahmslos eine sehr deutliche Wachstumshemmung und vielfach Verkleinerung der Tumoren. Bei der Kombination der Gasatmung mit Glyzerinphosphorsäure (Versuch 79/3) ist diese Wachstumshemmung noch wesentlich deutlicher, dagegen werden keine Heilungen erzielt.

3. *Versuche mit Kohlensäurezusatz bei verschieden starkem Sauerstoffgehalt.*

a) 5 % CO_2 *in Luft* (Versuch 79/1, 80/1, 86/1). Die Versuche ergeben keine Beeinflussung des Tumorwachstums. Erst bei Kombination dieser Gasatmung mit Glutarsäure (Versuch 86/2) geringe Wachstumshemmung.

b) 8 % CO_2 *in Luft* (Versuch 83/1). Geringe Wachstumshemmung. Bei Kombination der Gasatmung:

α) mit *Glutarsäure* (Versuch 87/5, 83/4) ergibt sich eine deutliche Wachstumshemmung, vielfach Verkleinerung, vereinzelte Heilungen;

β) mit *Zitronensäure* (Versuch 83/2). Deutliche Wachstumshemmung und Verkleinerung der Tumoren. Unter 9 Tieren eine Heilung;

γ) mit *Fumarsäure* (Versuch 83/3). Hochgradige Wachstumshemmung, Verkleinerung und Nekrotisierung der Tumoren; unter 9 Tieren 2 Heilungen;

δ) mit *Benzylalkohol* (Versuch 83/5). Keine sichere Beeinflussung.

c) 10 % CO_2 *in Luft* (Versuch 79/2, 81/1, 82/1). Nur geringe Wachstumshemmung. Diese Hemmung wird deutlicher bei Kombination der Gasatmung mit Zitronensäure (Versuch 82/1), mit Glyzerinsäure (Versuch 81/1) und Glutarsäure (Versuch 79/2). Heilungen werden nicht erzielt.

d) 4 % CO_2, 33 % O_2, 63 % N_2 (Versuch 24/4). Bei 12 Tieren, bei denen vom Tage der Transplantation an täglich 3 Stunden die Gasatmung durchgeführt wird, gehen alle Tumoren an, zeigen allerdings geringe Wachstumshemmung.

e) 7 % CO_2. 20 % O_2, 73 % N_2 (Versuch 24/5). Versuchsanordnung wie bei d). Von 12 transplantierten Tumoren gehen 10 an, die übrigen zeigen deutliche Verlangsamung des Wachstums.

f) 10 % CO_2, 12 % O_2, 78 % N_2 (Versuch 84/1, 85/1). Deutliche Wachstumshemmungen, aber keine Heilungen. Bei Kombination der Gasatmung mit

α) *Glutarsäure* (Versuch 84/3, 85/2). Stärkere Wachstumshemmung, besonders starke Nekrotisierung. Keine Heilungen.

β) *Fumarsäure* (Versuch 84/2, 85,3). Starke Wachstumshemmung, vielfach Verkleinerung der Tumoren und starke Nekrotisierung; unter 24 Tieren eine Lebendheilung.

γ) *Zitronensäure* (Versuch 84/4, 85/4). Sehr deutliche Wachstumshemmung, starke Nekrotisierung, keine Lebendheilung.

δ) *Asparaginsäure* (Versuch 85/5). Geringe Wachstumshemmung, keine Heilungen.

Versuche mit Knallgas.

1. 8% CO_2, 92% O_2, *zu* 80 *Vol.-Teilen dieser Mischung* 20 *Vol.-Teile Wasserstoff* (Versuch 24 und 25). Nur bei einzelnen Tieren eine geringe Wachstumshemmung.

2. 6% CO_2, 94% O_2, *von dieser Gasmischung 80 Vol.-Teile, dazu 20 Vol.-Teile Wasserstoff* (Versuch 26/1). Keine deutliche Beeinflussung des Tumorwachstums. Bei Kombination der Gasatmung mit

   a) *Farbstoff B 714 (Eisen-Isaminblau) und Eisenzucker* (Versuch 26/2). Deutliche Wachstumshemmung, keine Heilung.

   b) *Glukose mit Eisenzucker* (Versuch 25/3). Geringere Wachstumshemmung, keine Heilungen.

3. 4% CO_2, 60% O_2. 36% N_2, *von dieser Mischung* 90 *Vol.-Teile, dazu* 10 *Vol.-Teile Wasserstoff* (Versuch 26/4). Keine sichere Beeinflussung des Tumors. Bei der Kombination der Gasmischung mit

   a) *Farbstoff B 714 und Eisenzucker* (Versuch 26/5). Stärkere Wachstumshemmung, aber keine Heilungen.

   b) *Eisenzucker und Glukose* (Versuch 26/6) gleichfalls deutliche Wachstumshemmung, aber keine Heilung.

4. 8% CO_2, 92% O_2, *von dieser Gasmischung* 50 *Vol.-Teile, dazu* 50 *Vol.-Teile Wasserstoff* (Versuch 27/5). Keine sichere Beeinflussung des Tumorwachstums. Bei Kombination der Gasmischung mit

   a) *Farbstoff B 714 mit Eisenzucker* (Versuch 27/3). Geringe Wachstumshemmung, keine Heilungen. Dasselbe Resultat wird erzielt bei

   b) *Farbstoff B 718 (Eisen-Trypanblau) mit Glukose* (Versuch 27/6).

   c) *Eisenzucker mit Glukose* (Versuch 27/4).

Die Mitteilung von *Brugsch*[1]), dass auch *Sauerstoffmangel* zu einer Schädigung der Geschwulstzelle führen könne und zwar in Konzentrationen, die sogar für den Menschen einige Zeit erträglich sind, musste zu solchen Versuchen anregen. Man hätte ja daran denken können, dass die immer wieder in der Literatur gemachte Angabe der durch *Sauerstoffmangel* entstehenden *Azidose* hier von Bedeutung sei. Beruhte die Wirkung unseres Gasgemisches zu einem Teil auf der Erzeugung einer Azidose, so war es ja denkbar, dass auch die bei Sauerstoffmangel auftretende Azidose Wirkungen auf die Geschwulstzelle

---

[1]) *Brugsch*, a. a. O. s. S. 86.

ausübe. Allerdings steht dem entgegen, dass die Azidose bei Sauerstoffmangel umstritten ist, zumal durch die stärker auftretende Ventilation eine lebhafte Kohlensäure-Abatmung eintreten und damit eine Verschiebung der Blutreaktion nach der alkalischen Seite entstehen muss (*Ege* und *Henriques*). Eine vollkommene Entziehung der Sauerstoffzufuhr zur Geschwulstzelle, wie sie sich in den Versuchen von *Warburg* an der Gewebskultur als wirksam erwiesen, ist natürlich am lebenden Tier auch für kurze Zeit nicht zu erreichen.

Unsere Versuche mit derartigen Gasmischungen mit CO_2 und erniedrigtem O-Gehalt ergaben keine Verbesserung der Resultate und keine Verstärkung der Kohlensäureeinwirkung auf die Geschwulstzelle.

Ein Einwand für die Versuche am Menschen war noch möglich: Die Durchlässigkeit der Haut für CO_2 war in Rechnung zu stellen. Es steht heute fest, dass die Haut sowohl Kohlensäure ausscheidet, wie aus der Umgebung resorbieren kann. Es hängt dies von den Konzentrationsverhältnissen der CO_2 im Gewebe und in der Umgebung des Körpers und von der Durchblutungsgrösse der Haut ab [*Hediger*[1]), *Schott*[2]), *Eimer*[3])]. *Endres*[4]) fand eine vermehrte CO_2-Ausscheidung durch die Haut bei Basedowkranken als Folge des erhöhten Gesamtstoffwechsels und der besseren Hautdurchblutung, bei Kreislaufkranken als Folge der erhöhten CO_2-Spannung des arteriellen Blutes.

Eine solche Kohlensäureabgabe durch die Haut kommt natürlich bei unseren Versuchen an der Maus, da die Tiere sich in dem Gasgemisch aufhalten, nicht in Betracht. Bei der Maskenatmung des Menschen dagegen wäre es wohl denkbar, dass wesentliche Mengen von CO_2 durch die Haut an die Umgebung abgegeben werden und dass daher auch für den Menschen die Atmung in Gaskammern vorzuziehen sei. Trotzdem scheint uns eine solche CO_2-Abgabe durch die Haut keine irgendwie wesentliche Rolle zu spielen, da einerseits *Endres* nur relativ geringe Steigerungen der schon normaler Weise durch die Haut abgegebenen CO_2 fand. Andererseits würde ein solcher CO_2-Verlust durch die Haut bei unserer Gasatmung durch die mit jedem Atemzug zugeführte Kohlensäure wohl rasch wieder ausgeglichen, und könnte ohne weiteres völlig wettgemacht werden durch eine Erhöhung des CO_2-Gehaltes in der Gasmischung, z. B. von 5 auf 6 %. Beim gesunden Menschen beträgt nach *Endres* die CO_2-Ausscheidung durch die gesamte Haut 1,3 %, durch die Lunge 98,7 % der Gesamtmenge. Die Steigerung bei Basedow- und Herzkranken betrug im Höchstfalle 3,6 % CO_2-Ausscheidung durch die Haut. Das sind quantitative Unterschiede, die sicherlich für unsere Versuche keine wesentliche Rolle spielen.

Wir selbst haben auch für unsere Gasatmung nachweisen können (vgl. die Arbeit von *Joos*, S. 254), dass hier die CO_2-Ausscheidung durch die Haut

---

[1]) *Hediger*, Klin. Wschr. **1928**, 1553. — [2]) *Schott*, Z. physik. Ther. **34**, 41 (1927). — [3]) *Eimer*, Naunyn-Schmiedebergs Arch. **125**, 150 (1927). — [4]) *Endres*, Klin. Wschr. **1928**, 2298.

vermehrt ist. Das ist ein weiterer Beweis dafür, dass bei unserer Gasatmung eine erhebliche Erhöhung der CO_2-Spannung im Gewebe und der Gewebsazidose vorhanden ist. Auch *Gesell* hat aus der CO_2-Ausscheidung in der Lunge den Schluss gezogen, dass bei Kohlensäureatmung eine progressive CO_2-Ansammlung im Körper eintritt.

Da die Versuche mit Atmung von Sauerstoffgemischen mit höherer CO_2-Konzentration eine wesentliche Verbesserung der Ergebnisse bei der Krebsmaus nicht erzielten, so sind wir bei der bewährten Mischung von reinem Sauerstoff mit 5 % CO_2 geblieben.

2. Die Bedeutung der Säurewirkung.

Die Einatmung unseres Gasgemisches mit seinem starken CO_2-Gehalt muss natürlich eine allgemeine Azidose hervorrufen. Wir sahen bereits, dass der Kohlensäure gegenüber anderen Säuren eine ganz besondere, fast könnte man sagen, spezifische Wirkung auf die Lebensvorgänge — bisher besonders erforscht an der tätigen, ermüdenden und absterbenden Muskelzelle — zukommt. Auch hat *Jost* am *Embdenschen* Institut gezeigt, dass gerade Kohlensäure in spezifischer Weise die Milchsäurebildung aus Zucker in den roten Blutkörperchen hemmt. Ob aber gerade diese besondere Wirkung der CO_2 auch an der Geschwulstzelle das Wirksame in unseren Gasversuchen darstellte, oder ob nicht die Säurewirkung allein in Verbindung mit der O_2-Wirkung der wesentliche Faktor für die erzielten Ergebnisse war, das bedurfte unbedingt einer eingehenden Prüfung. Die Entscheidung dieser Frage ist nicht so ganz einfach, da eben auch jede andere Säure ihren besonderen Charakter, ihre Eigenart hat. Die viel umstrittene Frage, ob die Erregung des Atemzentrums lediglich von der Azidose im allgemeinen oder von einer spezifischen Wirkung der CO_2 abhängt, zeigt schon die Schwierigkeiten der Entscheidung.

Im lebendigen Organismus ist die Dynamik der chemischen Reaktionen ungeheuer verwickelt. Schon im Blute haben wir ein ständiges Nbeneinander- und Aufeinanderwirken der verschiedensten alkalischen und sauren Substanzen und Reaktionen (vgl. *Gollwitzer-Meier*[1-2], *Asher*[3], *Kato*[4], *Mainzer*[5] u. a.). Die Blutazidose kann als ein Symptom einer allgemeinen Störung in der Elektrolytverteilung zwischen Blutflüssigkeit und Geweben aufgefasst werden [*Marriott* und *Hartmann*[6]]. Noch komplizierter als im Blut liegen diese Dinge in den Zellen und Geweben mit ihren zahllosen semipermeablen Membranen, Oberflächen- und Grenzschichten. Hier müssen wir dicht nebeneinander und oft genug gleichzeitig ablaufende, recht verschiedene, ja entgegengesetzte chemische Reaktionsvorgänge annehmen, wie schon die Spaltungen und Synthesen in der tätigen Muskelzelle zeigen. Das gleiche wie es in seiner un-

---

[1]) *Gollwitzer-Meier*, Dtsch. Arch. f. klin. Med. **149**, 151 (1925). — [2]) *Gollwitzer-Meier*, Klin. Wschr. **1926**, 737. — [3]) *Asher*, Schweiz. Med. Wschr. **1927**, 901. — [4]) *Kato*, J. Biophysics **2**, 36 (1927). — [5]) *Mainzer*, Naturwiss. Jg. 17, 196 (1929). — [6]) *Marriott* und *Hartmann*, J. amer. med. Assoc. **91**, 1675 (1928).

geheuren Komplikation in der lebendigen Muskulatur — und auch da bis heute nur zum Teil — nachgewiesen ist, müssen wir grundsätzlich in jeder lebendigen Zelle annehmen. Die Schwierigkeit der Aufdeckung dieser Vorgänge wird noch dadurch erhöht, dass die Permeabilität der verschiedenen Zellmembranen und Grenzflächen unter dem Einfluss der lebendigen Vorgänge einem ständigen Wechsel unterworfen ist. *Schiff*[1]) betont mit Recht, dass im intermediären Stoffwechsel alkalische und saure Reaktionen nicht nur nebeneinander bestehen *können*, sondern dass dieses Verhalten sogar *die Regel* ist. Die Unterschiede in den Verhältnissen des Blutes und der Gewebe kommen besonders in den genauen Untersuchungen von *Rous*[2]) zum Vorschein. Er fand, dass das Blut alkalisch ist, während alle Gewebe relativ sauer sind. Im Blutplasma stellte er eine p_H von 7,38, im Bindegewebe eine solche von 7,2 fest, während die meisten anderen Gewebe sauer sind (p_H etwa 6,6). Eine stärkere Azidose haben *Schade* und *Marchionini*[3]) dagegen an der Haut gefunden, sie fanden sowohl an der Leichenhaut wie an der Haut des Lebenden p_H-Zahlen von 5,0—3,0. Sie fassen diesen „Säuremantel" der Haut als eine Schutzvorrichtung des Körpers auf.

Für uns war die Frage zu beantworten, wie die Gewebe sich bei Kohlensäureinhalation verhalten. Wir fanden bei Atmung unseres Gasgemisches ein Heruntergehen der Wasserstoffzahl des Blutes von 7,37—7,09, bei intravenösen Säureinjektionen sogar bis auf 6,07—6,42. Die Untersuchungen der Gewebe ergaben nun überraschenderweise, dass die p_H-Zahlen der Gewebe bei Kohlensäureatmung deutlich niedriger waren als bei der intravenösen Säureverabreichung (bei Kaninchen noch stärker wie bei Mäusen). Die stärkste Gewebssäuerung zeigt in diesen Versuchen die Niere und die transplantierten Tumoren bei der Atmung unseres Gasgemisches.

Unsere eigenen Azititätsbestimmungen am Gewebe erstreckten sich lediglich — mit Rücksicht auf unsere experimentellen Aufgaben — auf die Organe von Kaninchen und Mäusen. Wir fanden bei beiden fast dieselben p_H-Werte und zwar den niedrigsten Wert in der Niere ($p_H = 6,70$), den höchsten Wert in der Lunge ($p_H = 7,17$). Zwischen diesen Werten lagen die Wasserstoffexponenten für die Leber und die Herzmuskulatur und zwar ist für beide die p_H-Zahl 7,00.

Für alle p_H-Bestimmungen am lebenden Gewebe ist ferner von Wichtigkeit, dass die p_H-Zahlen für Zellkern und Zellprotoplasma in derselben Zelle verschieden sein können. Besonders für die Geschwulstzelle ist dies behauptet worden (*Schmidtmann*) und es geht daraus klar hervor, dass im Kern und Protoplasma der Zelle verschiedene, ja entgegengesetzte Zustände und Reaktionen vorhanden sein können.

Aus all diesen Tatsachen ergibt sich schon die grosse Schwierigkeit, in das verwickelte Spiel der Reaktionen tiefer einzudringen, und wirklich zu-

---

[1]) *Schiff*, Klin. Wschr. 1928, 927. — [2]) *Rous*, J. exper. Med. **41**, 451 u. 739 (1925). — [3]) *Schade* und *Marchionini*, Klin. Wschr. 1928, 12.

verlässige Feststellungen über die Säure-Basenverhältnisse der Zellen zu machen. Das um so mehr, als Feststellungen hierüber ja ohne Eingriffe in das lebendige Geschehen der Zelle selbst kaum möglich sind. Natürlich kann eine Azidose des Blutes auch mit einer Alkalose des Gewebes einhergehen und mancherlei Widersprüche in der Literatur dürften sich dadurch erklären, dass oft nur Einzelheiten des Problems beachtet und untersucht wurden.

Viele Untersuchungen auch der neueren Zeit sind mit noch sehr unvollkommener Methodik durchgeführt worden und besonders die Indikatorenmethode ist nur mit äusserster Vorsicht zu verwerten, vgl. zur Methodik *Gesell* und *Hertzmann*[1]), *Düttmann*[2]), *Leuthardt*[3]), *Brinkmann* und *Buytendyk*[4]), *Behrens*[5]), *Lehmann*[6]), *Gollwitzer-Meier* und *Steinhausen*[7]), *Kaplanski* und *Tolkatschewskaia*[8]), *Mc Master* und *Elman*[9]).

Es ist aber klar, dass gerade die Aziditätsverhältnisse von Zellen, Geweben und Blut für das biologische Geschehen grösste Bedeutung haben müssen. Gegen plötzliche und erhebliche Reaktionsänderung besitzt der Körper einen vorzüglichen und sehr wirksamen Schutz im Blute selbst. Das Blut ist in diesem Sinne eine ganz ausgezeichnete Pufferlösung. Die gesamte *Regulierung des Säurebasengleichgewichtes*, dessen fundamentale Bedeutung für viele Krankheitszustände und besonders alle Stoffwechselstörungen auf der Hand liegt, erfolgt in erster Linie durch die Pufferwirkungen des Blutes. *Gollwitzer-Meier* betont, dass hierbei die Karbonate, Phosphate und Eiweisskörper des Serums nur eine untergeordnete Rolle spielen, und dass das Hämoglobin, das bei der Reaktion des Blutes Säurecharakter besitzt, den wichtigsten Puffer des Gesamtblutes darstellt. Die Umwandlung vom Oxyhämoglobin in reduziertes Hämoglobin ermöglicht eine beträchtliche Mehrbindung von Kohlensäure, so dass die Reaktion von arteriellem und venösem Blut sich höchstens um p_H 0,02 unterscheidet. Für die Regulation des Säurebasen-Gleichgewichtes ist die Abdampfung der im Körper gebildeten CO_2 durch die Lunge von grösster Bedeutung, ferner die Tätigkeit der Nieren, insbesondere durch ihre Ammoniakbildung aus Harnstoff und endlich die Leber, die Säuren bis zu gewissem Grade direkt neutralisieren kann.

Für uns sind von grösster Wichtigkeit hier die durch das Oxyhämoglobin ausgeübten Funktionen, da wir ja durch unser Gas gleichzeitig die grösste Menge von Sauerstoff und von Kohlensäure zuführen.

Es ist klar, dass auf das Säurebasengleichgewicht im Körper Zufuhr und Ausfuhr von Säuren und Alkalien einwirken müssen. Die wichtigsten *Organfunktionen*, die hierfür in Frage kommen, sind folgende:

---

[1]) *Gesell* und *Hertzmann*, Proc. Soc. exper. Biol. a. med. **22**, 298 (1925). — [2]) *Düttmann*, Beitr. klin. Chir. **139**, 720 (1927). — [3]) *Leuthardt*, Schweiz. med. Wschr. **1928**, 765. — [4]) *Brinkman* und *Buytendyk*, Biochem. Z. **199**, 387 (1928). — [5]) *Behrens*, Z. anal. Chem. **73**, 129 (1928). — [6]) *Lehmann*, Klin. Wschr. **1928**, 1924. — [7]) *Gollwitzer-Meier* und *Steinhausen*, Klin. Wschr. **1928**, 2426. — [8]) *Kaplanski* und *Tolkatschewskaia*, Z. exper. Med. **63**, 90 (1928). — [9]) *Mc Master* und *Elman*, J. exper. Med. **47**, 777 u. 797 (1928).

1. *Die Lunge* durch die Kohlensäureabatmung.

2. *Die Niere*, der sowohl eine säureausscheidende wie eine säureneutralisierende Funktion zukommt [Vgl. *Mainzer*[1]), *Pannewitz*[2]), *Odin* und *Petrén*[3])].

3. *Die Leber*, schon dadurch, dass sie dem Blute Milchsäure entnimmt und zu Glykogen aufbaut, aber überhaupt durch ihre Fähigkeit, saure Valenzen abzufangen [*Beckmann*[4]), *Hermanns*[5]), *Düttmann*[6])]. Durch Röntgenbestrahlung der Leber lässt sich eine erhebliche Azidose des Blutes erzeugen mit starker Blutzuckererhöhung [*v. Pannewitz*[7])].

4. *Der Magen*. Für den Säurebasenhaushalt des Blutes sind die Chlorionen von besonderer Wichtigkeit (*Schiff*[8]). Die starke Produktion der Salzsäure im tätigen Magen muss daher auf das Säurebasengleichgewicht einwirken, sie führt zu einem gleichzeitigen Sinken der Harnazidität [*Schulten*[9]), *Lawaczeck*[10]), *Pintér-Kováts*[11]) *Kaltstein*].

5. *Im Darm* können starke Durchfälle zu erheblichen Alkaliverlusten führen [*Schiff, Scheer*[12])].

6. Die Vorgänge im *allgemeinen Stoffwechsel*, besonders wieder im Zuckerstoffwechsel mit der Abspaltung von Milchsäure und Phosphorsäure, müssen natürlich ebenfalls für den Säurebasenhaushalt von Wichtigkeit sein. Das erklärt die Bedeutung von Ruhe und Tätigkeit, z. B. Säuerung des Blutes im Schlaf [*Kunze*[13])], Erhöhung der Alkalireserve und Erniedrigung des Phosphorsäurespiegels nach längerer Arbeitsruhe, Vermehrung der Phosphorsäure nach geistiger Arbeit [*Hefter* und *Judelowitsch*[14])].

Auch die *Hormone* können in den Säurebasenhaushalt eingreifen. *Insulin* soll eine Alkalose, *Adrenalin* eine Azidose erzeugen [*Collazo* und *Morelli*[15])], doch ist die Bedeutung der *Nebenniere* umstritten [*Keitel*[16]), *Swingle*[17])]. *Swingle, Wenner* und *Stanley*[18]) fanden nach doppelseitiger Entfernung der Nebennieren eine progrediente Blutazidose, die *Yonkman*[19]) u. a. auf Sulfatretention zurückführen. *Reding* und *Slosse*[20]) geben an, die Alkalose des Blutplasmas bei Krebskranken durch *Parathyreoideaextrakt* behoben zu haben. Auf einer Hormonwirkung mag wohl auch die Tatsache beruhen, dass Vagusreizung zu einer sauren Reaktionsverschiebung führt [*Balint*[21])].

[1]) *Mainzer*, Klin. Wschr. **1928**, 2348. — [2]) *v. Pannewitz*, Z. urol. Chir. **18**, 125 (1925). — [3]) *Odin* und *Pétren*, Rev. méd. de l'est **53**, 285 (1925). — [4]) *Beckmann*, Klin. Wschr. **1927**, 2229. — [5]) *Hermanns* und *Sakr*, Klin. Wschr. **1927**, 1367. — [6])·*Düttmann*, Bruns Beitr. **139**, 720 (1927). — [7]) *v. Pannewitz*, Z. urol. Chir. **18**, 125 (1925). — [8]) *Schiff*, Klin. Wschr. **1929**, 1105. — [9]) *Schulten*, Münch. med. Wschr. **1928**, 898. — [10]) *Lawaczeck*, Klin. Wschr. **1928**, 2194. — [11]) *Pintér-Kováts*, Z. exper. Med. **62**, 634 (1928). — [12]) *Scheer*, Klin. Wschr. **1928**, 835. — [13]) *Kunze*, Z. exper. Med. **59**, 248 (1928). — [14]) *Hefter* und *Judelowitsch*, Biochem. Z. **193**, 62 (1928). — [15]) *Collazo* und *Morelli*, J. Physiol. et Path. gén. **24**, 76 (1926). — [16]) *Keitel*, Biochem. Z. **175**, 86 (1926). — [17]) *Swingle*, Amer. J. Physiol. **86**, 450 (1928). — [18]) *Swingle, Wenner* und *Stanley*, Proc. Soc. Z. exper. Biol. a. Med. **25**, 165 (1927). — [19]) *Yonkman*, Amer. J. Physiol. **86**, 471 (1928). — [20]) *Reding* und *Slosse*, C. r. Soc. Biol. **97**, 1812 (1927). — [21]) *Balint*, Verh. d. Ges. f. Verdgskrkh. 7. Tag. Wien 1928.

7. Von Interesse für uns sind vor allem weiter die Säurebasenverhältnisse *im geschädigten Gewebe*. Beim absterbenden Muskel erhalten wir eine starke Phosphorsäureabgabe und Milchsäurebildung [*Embden, Irving*[1])]. Geschädigtes Gewebe zeigt stets eine Säuerung, die sauren Zerfallsprodukte werden dauernd vom Blut her abgepuffert [s. z. B. *Gans*[2]), *Csaba*[3])]. Eine besonders starke Säuerung wurde in Gewebsnekrosen gefunden z. B. von *Karczag*[4]). Im Blute herrscht während des Fiebers Azidose, während der Entfieberung Alkalose [*Akiya*[5])]. *Gavrilla*[6]) fand eine kompensierte Azidose in Fällen von Grippe mit starker Abnahme der Alkalireserve und konnte durch Insulin mit gleichzeitiger Alkalizufuhr günstige Erfolge erzielen. Eine Säuerung des Gewebes tritt auf, wenn die Zirkulation unterbrochen wird und diese Gewebsazidose kann noch gesteigert werden durch Erwärmung [*Bazett* und *Mc Glone*[7])]. Eine Säuerung des Gewebes tritt ferner auf, wenn die Muskulatur nicht mehr fähig ist, die bei der Tätigkeit gebildete Milchsäure völlig zu verbrennen bzw. zu resynthetisieren. Diese Störung liegt vor bei Kreislaufkranken, bei Basedow und bei Myasthenie. Die Ursache liegt hier im Sauerstoffmangel bzw. in der Erkrankung der Muskelzellen selbst.

Azidotische Stoffwechselstörungen im Organismus sind in ihren Ursachen und Wirkungen eingehend bearbeitet [vgl. von neueren zusammenfassenden Darstellungen diejenigen von *Gollwitzer-Meier*[8]) *Mainzer*[9]), *Porges*[10])]. Übersäuerung des Blutes entsteht durch vermehrte Bildung saurer Stoffwechselprodukte oder verminderte Ausfuhr der gebildeten Säuren. Wir finden daher Azidose bei Diabetes, bei kohlehydratarmer Ernährung, bei starken Muskelkrämpfen, bei verminderten Oxydationen (Kreislaufkranke, Anämien u. a.), bei verminderter Säureausscheidung durch die Niere, bei Erschwerung der CO_2-Abgabe durch die Lungen. Alkalose kann dagegen durch Überventilation (zu starke CO_2-Abatmung) und durch atemreizende Medikamente (Koffein u. a.) erzeugt werden. Azidose und Alkalose können ferner durch Zufuhr saurer oder alkalischer Salze hervorgerufen werden.

Für uns von allergrösstem Interesse sind die Vorgänge der Kohlensäureausscheidung in der Lunge. Schon bei der einfachen Überventilation *mit Sauerstoff* statt mit Luft ändern sich die Verhältnisse. Die einsetzende Apnoe dauert dann länger und es tritt eine stärkere Säuerung des Blutes ein als bei Luftventilation. Die Ursache liegt in dem verschiedenen Verhalten des Hämoglobins und des Atemzentrums. Bei Luftfüllung der Lungen kehrt das Venenblut stark reduziert, d. h. mit einem hohen Gehalt an reduziertem Hämoglobin und stark sauer in die Lungen zurück, mit wenig Kohlensäure beladen. Es

[1]) *Irving*, Amer. J. Physiol. **83**, 395 (1928). — [2]) *Gans*, Zbl. Hautkrkh. **25**, 27 (1927) u. Arch. f. Dermat. **155**, 64 (1928). — [3]) *Csaba*, Arch. exper. Zellforschg **6**, 335 (1928). — [4]) *Karczag*, Arch. exper. Zellforschg **6**, 332 (1928). — [5]) *Akiya*, Z. klin Med. **109**, 312. (1928). — [6]) *Gavrilla*, C. r. Soc. Biol. **97**, 1017 (1927). — [7]) *Bazett* und *Mc Glone*, J. Physiol. **64**, 393 (1928). — [8]) *Gollwitzer-Meier*, a. a. O. s. S. 133 — [9]) *Mainzer, F.*, a. a. O. s. S. 133. — [10]) *Porges*, Verh. d. Ges. f. Verdgskrkh. 7. Tag. Wie, 1928, 49.

ist ein stark reduziertes, schwach-saures Hämoglobin im Gleichgewicht mit niedriger alveolärer CO_2-Spannung.

Nach Sauerstoffbeatmung kehrt ein mit Kohlensäure stark beladenes, sauerstoffreiches Venenblut in die Lunge zurück und ein stark saures Hämoglobin steht im Gleichgewicht mit hoher alveolärer Kohlensäurespannung [*Hertzmann* und *Gesell*[1])].

Während verminderter Luftdruck zu einer Säuerung im Blut und Urin führt, macht die reine Hyperventilation Alkalose bis zur Entstehung von tetanischen Anfällen [*Winterstein*[2]), *Straube*[3]), *Fritz*[4]), *Mainzer*[5])]. Diese Alkalose durch künstlich verstärkte Atmung ist so stark und regelmäßig, dass man sogar daran gedacht hat, sie zur Bekämpfung der Hyperazidität des Magens bei Ulcuskuren auszunutzen [*Lawaczeck*[6])].

Ganz anders sind natürlich die Wirkungen, wenn die Überventilation durch Atmung unserer Gasmischung erfolgt, so dass dem Körper gleichzeitig Sauerstoff und Kohlensäure in den grössten Mengen zugeführt werden.

Beachtenswert sind ferner die im Körper erzeugten Azidosen durch Sport [*Salvesen*[7])], durch Stoffwechselsteigerung [*Adams* und *Foster*[8])], durch starken Hunger (hochgradige Säurebildung mit starker Verminderung der Alkalireserve [*Mouriquand* und Mitarb.[9])], durch Kreislaufstörungen [*Laszloe*[10])] und endlich durch chemotherapeutische Stoffe (Trypaflavin, Salvarsan) [*Feldt* und *Vara-Lopez*[11])].

3. Allgemeine Wirkungen der Blutazidose.

Die Wirkungen der Azidose im allgemeinen, der Kohlensäure im besonderen auf die äussere und innere Atmung sind schon früher besprochen. Aber natürlich sind auch zahlreiche andere Wirkungen einer allgemeinen Azidose für uns von Wichtigkeit.

Zunächst bewirkt Azidose im allgemeinen eine Zunahme der roten Blutkörperchen an Zahl [*Földes*[12]), *Weiss* und Mitarbeiter[13])] und Grösse [*Suzue*[14]), *Wiechmann* und *Koch*[15])]. Daher haben auch die roten Blutkörperchen im venösen Blut ein grösseres Volumen als im arteriellen. Wir selbst haben Bestimmungen hierüber bei unseren Gasversuchen bisher nicht durchgeführt. *Weiss* und Mitarbeiter[16]) fanden bei Azidose einen Anstieg des Hämolysintiters. Wie wichtig die Säureverhältnisse des Blutes sind, geht auch aus den Arbeiten

[1]) *Hertzmann* und *Gesell*, Amer. J. Physiol. **80**, 416 (1927). — [2]) *Winterstein*, Med. Klin. **1927**, 1996 u. Klin. Wschr. **1928**, 241. — [3]) *Straube*, Z. physikal. Ther. **34**, 264 (1928). — [4]) *Fritz*, Magy. orv. Arch. **27**, 384 (1926). — [5]) *Mainzer*, Z. exper. Med. **52**, 476 (1926). — [6]) *Lawaszeck*, Klin. Wschr. **1928**, 2194. — [7]) *Salvesen*, Norsk Magaz. Laegevidensk. Jg. **89**, 121 (1928). — [8]) *Adams* und *Foster*, Proc. Soc. f. exper. Biol. a. Med. **25**, 310 (1928). — [9]) *Mouriquand*, *Leulier* und *Sédallian*, C. r. Soc. Biol. **97**, 763 (1927). — [10]) *Laszlo*, Klin. Wschr. **1928**, 1411. — [11]) *Feldt* und *Vara-Lopez*, Biochem. Z. **188**, 112 (1927). — [12]) *Földes*, Z. klin Med. **10**, 155. — [13]) *Weiss, Kiss* und *Kuszing*, Z. exper. Med. **60**, 58 (1928). — [14]) *Suzue*, J. of bio-physics **2**, 67 (1927). — [15]) *Wiechmann* und *Koch*, Münch. med. Wschr. **1928**, 1800. — [16]) *Weiss* und *Sümegi*, Dtsch. Arch. f. klin Med. **159**, 147 (1928).

von *Konikov*[1-2]) hervor, der festgestellt hat, dass die Erythrozyten sowohl für Anionen wie für Kationen permeabel sind, dass aber das Hämoglobin bei einer p_H-Zahl unter 6,8, also im sauren Bereich mit dem Anion, im alkalischen Bereich (p_H über 6,8) mit dem Kation des zugesetzten Salzes reagiert.

Wichtig ist ferner der Einfluss der Blutazidose auf die weissen Blutkörperchen. Schon *Hirsch*[3]) fand, dass dauernde Azidose zu einer starken Leukozytose führt und *Hoff*[4]) zeigte, dass eine Azidose des Blutes stets von einer neutrophilen Leukozytose begleitet ist, während die Alkalose zur Lymphozytose führt. Auf Verschiebungen des Säure-Basengleichgewichts im Blute reagiert das weisse Blutbild ausserordentlich fein. Eine solche Leukozytose lässt sich beim Menschen künstlich leicht durch Zufuhr von Salmiak per os hervorrufen. *Allan*[5]) fand hochgradige Leukozytosen auch bei diabetischer Azidosis, *Battaglia*[6]) erzeugte lokale Eosinophilie durch Milchsäure, *Da-Rin*[7]) fand Leukozytosen durch Chlorkalziumzufuhr, also durch ein azidotisch wirkendes Salz. Eine bemerkenswerte Wirkung starker Azidosen auf die Zelle haben *Schade* und *Weiler*[8]) gefunden, die an Leukozyten und anderen Zellen eine Säurequellung fanden, die der Hypotoniewirkung sehr ähnlich war und die Leukozyten zu einer starken Phagozytose der Erythrozyten befähigte. Jede Blutsäuerung wirkt also erregend auf Knochenmark und Myelopoëse [*Detre* und *Mirgay*[9])]. Eine solche Säureeinwirkung müssen wir aber auch bei der Kohlensäureeinatmung annehmen und erwarten, dass bei unserer Gasatmung eine neutrophile Leukozytose sich einstellt.

Wir haben daher systematische Untersuchungen über die Wirkung der durch unsere Gasatmung erzeugten Blutazidose auf die Blutzellen durchgeführt. Die Ergebnisse finden sich in der Arbeit von *Heinsheimer* (s. S. 277) im einzelnen niedergelegt. Wir konnten feststellen, dass durch die CO_2-Atmung und die hierdurch gesetzte Störung des Säure-Basengleichgewichtes im Blute Veränderungen des peripheren Blutbildes in dem Sinne erzeugt werden, dass Azidose eine Vermehrung der Zellen der myeloischen Reihe, Alkalose eine Vermehrung der Zellen der lymphatischen Reihe verursacht. Als Ursache dieser Veränderungen müssen wir einen verschiedenartigen Reizzustand des sympathischen, bzw. des parasympathischen Systems verantwortlich machen. Die absoluten Leukozytenwerte dagegen wurden durch Störung des Säure-Basengleichgewichtes des Blutes nicht beeinflusst.

Auch diese Wirkung der Kohlensäure auf das weisse Blutbild ist nicht unwichtig, da Abnahme der Leukozyten beim Krebskranken ungünstig wirkt und als Schwächung der Abwehrkraft des Organismus aufgefasst worden ist (z. B. *Den Hoed*[10]), Beziehung zur Alkalose s. S. 143).

---

[1]) *Konikov*, Z. eksper. Biol. i. Med. **6,** 17 u. 408 (1927). — [2]) *Konikov*, Z. eksper. Biol. i. Med. **8,** Nr. 21 (1928). — [3]) *Hirsch*, J. inf. dis **28,** 275 (1921). — [4]) *Hoff*, Dtsch. med. Wschr. **1928,** 905. — [5]) *Allan*, Amer. J. med. Sci. **174,** 506 (1927). — [6]) *Battaglia*, Tumori **1,** 191 (1927). — [7]) *Da-Rin*, Clin. med. ital. Jg. **58,** 516 (1927). — [8]) *Schade* und *Weiler*, Protoplasma **3,** 43 (1927). — [9]) *Detre* und *Mirgay*, Med. Klin. **1928,** 1628. — [10]) *Den Hoed*, Nederl. Tijdschr. Geneesk. Jg. **68,** 1707 (1924).

Von besonderem Interesse an all diesen Ergebnissen ist die enge Verknüpfung der biologischen Reaktionen, die wir in unseren, zunächst aus ganz anderen Gesichtspunkten heraus unternommenen Untersuchungen feststellen konnten. Wir sehen, dass die Azidose des Blutes zu einer relativen Zunahme der polymorphkernigen Leukozyten, die Alkalose (wie beim Karzinom) zu einer relativen Zunahme der Lymphozyten führt. Wir sehen weiter, dass die Blutazidose mit einer relativen Vermehrung des Blutglobulins, die Alkalose (wie beim Krebskranken) zu einer Vermehrung des Blutalbumins führt. Weiterhin ergaben aber die systematischen Untersuchungen von *Büngeler*[1]) an meinem Institut über die Wirkung von intravenösen Eiweissinjektionen, dass *ebenso* Globulininjektionen zu einer relativen neutrophilen Leukozytose, Albumininjektionen dagegen zu einer Lymphozytose führten.

Die durch unsere Gasatmung erzeugte Leukozytose ist auch für die Wirkung auf die Geschwulst zu beachten, zumal ausgesprochene Leukopenie ein schlechtes Zeichen beim Karzinom ist, während die Bestrahlung eine leichte Leukozytose erzeugt [*Revoltella*[2])].

Von Wichtigkeit für das Tumorproblem ist ferner die Verschiebung im Kolloidzustand des Blutes durch die Azidose und die Verschiebung des Albumin-Globulinverhältnisses [*Eppinger*[3])]. Auch der Quellungszustand der Eiweisskörper wird natürlich beeinflusst [vgl. *Spiro*[4]), *Töppich*[5])]. Bei Kohlensäureazidose ist ferner der Kalkgehalt des Blutes erniedrigt, während er bei Neutralsalzazidose ansteigt [*Gollwitzer-Meier*[6])]. Bei Azidose steigt der Gehalt des Blutes an Serumlipoiden [*van de Velde*[7])]. Die Beeinflussung des Blutzuckers durch Säure und Alkali wurde früher bereits besprochen. Azidose steigert den Blutzucker [*Elias, Masamune*[8])], allerdings hängt die Wirkung der zugeführten Säuren nicht nur von der H-Ionenkonzentration ab, sondern die Natriumsalze der Säuren beeinflussen den Blutzucker ebenso wie die Säuren selbst [*Partos*[9])]. Die Azidose erhöht die Resistenz des Körpers gegen Insulin [*Meyer*[10])].

Auch der Kreislauf wird durch Blutsäuerung beeinflusst: Steigerung des Herzminutenvolumens, Steigerung der Blutströmung [*Eppinger*[11]), *Bronk* und *Gesell*[12]), *Jarisch*[13])]. Kommt es allerdings lokal zu einer Übersäuerung des Gewebes, so treten schwere lokale Kreislaufstörungen bis zur Stase ein [*Regenbogen*[14]), *Merk*[15])].

---

[1]) *Büngeler*, Frankf. Z. Path. **34**, 350 (1926). — [2]) *Revoltella*, Fol. gynaec. (Genova) **25**, 197 (1928). — [3]) *Eppinger*, Das Versagen des Kreislaufes. Berlin, Springer 1927. — [4]) *Spiro*, Klin. Wschr. **1923**, 1744. — [5]) *Töppich* und *Gromelski*, Dtsch. Path. Ges. 22. Tgg., Danzig 1927, 157. — [6]) *Gollwitzer-Meier*, Biochem. Z. **160** (1925). — [7]) *van de Velde*, C. r. Soc. Biol. **97**, 1825 (1927). — [8]) *Masamune*, Fukuoka. Ikwadaigaku-Zasshi. **20**, 726 (1927). — [9]) *Partos*, Fermentforschg **10**, 66 (1928). — [10]) *Meyer*, Klin. Wschr. **1929**, 559. — [11]) *Eppinger*, a. a. O. — [12]) *Bronk* und *Gesell*, Amer. J. Physiol. **82**, 170 (1927). — [13]) *Jarisch*, Naunyn-Schmiedebergs Arch. **138**, 28 (1928). — [14]) *Regenbogen*, Frankf. Z. Path. **35**, 111 (1927) u. **36**, 280 (1928). — [15]) *Merk*, Frankf. Z. Path. **35**, 343 (1927).

Dass eine Blutazidose auch auf die Säureausscheidungsorgane wirken muss, versteht sich von selbst, entspricht doch die Konzentration der Chloridsekretion des Magens der Chloridkonzentration im Blut [*Mac Lean* und *Griffiths*[1]), *Lawaczeck*[2])]. *Bakaltschuk*[3]) stellte eine Steigerung der Magensaftazidität fest bei Einatmung von 3 oder 5%iger Kohlensäure.

Bisher hatten wir leider keine Gelegenheit, die Säureverhältnisse des Magensaftes bei unserer Gasatmung oder den Säureindex der Urinausscheidung zu bestimmen. Wir haben diese Aufgabe bisher nicht in Angriff genommen, weil ein Klärung derselben nur möglich ist bei gleichzeitiger genauer Analyse der Nahrungsaufnahme. Vor allem wäre auch zu prüfen, wie sich die Ammoniakausscheidung im Urin verhält, die ja gerade bei der diabetischen Azidose eine grosse Rolle spielt [*Petrén* und *Odin*[4])].

Von besonderer Bedeutung sind für unsere Fragen die Wirkungen der Blutazidose auf das Gewebe. Zunächst wird angegeben, dass die Azidose die Glykolyse stark hemmt, eine Tatsache, die wir ja auch bei unserer Gasatmung nachgewiesen haben. Wichtig ist ferner das Verhalten des Chlors. Die azidotischen Symptome der Urämie sollen zustandekommen durch Änderungen der Salzkonzentration in Blut und Gewebe, insbesondere durch eine Gewebshyperchlorhydrie [*de Almeida*[5]), *Ambard* und *Schmid*]. Leider haben wir auch diese Frage des Verhaltens des Chlors in unseren Versuchen bisher noch nicht prüfen können, hoffen aber die wichtige Aufgabe bald nachholen zu können.

Im allgemeinen darf man sagen, dass das Gewebe die normale p_H-Zahl, das Gleichgewicht zwischen Säuren und Basen noch energischer aufrecht erhält als das Blut selbst. Aus früher bereits erörterten Gründen bestehen nicht geringe Schwierigkeiten, die Azidität verhältnisse der Zellen und des Gewebes zuverlässig festzustellen. Trotzdem ist zuerst von *Schade* einwandfrei gezeigt worden, dass die Reaktion des entzündeten Gewebes stark sauer ist. Der exsudative Entzündungsvorgang geht mit einer sauren Reaktion des Gewebes und verstärkter Gewebsatmung einher, der reparative Prozess zeigt alkalische Reaktion (*Balint*, *Wirz*) mit erhöhter Glykolyse. Man kann auch den Entzündungsschmerz durch lokale Alkalisierung beseitigen (*Gaza* und *Brandi*). Die lokale Entzündungsbereitschaft kann durch eine allgemeine Blutazidose, z. B. Salzsäure- oder Kalziumchloridzufuhr vermindert werden (*Fuerst*). Dagegen gelingt es nicht, durch intravenöse Injektion von Alkali etwa die p_H-Zahl des entzündeten Gewebes zu ändern (*Schneider*). Solche Versuche sind häufig gemacht worden. Jedenfalls steht fest, dass bei Verwendung von Pufferlösungen die Entzündungserscheinungen bei alkalischer Reaktion wesentlich stärker sind. Wir müssen daher „die Säuerung zu den

---

[1]) *Mac Lean* und *Griffiths*, J. Physiol. **65**, 63 (1928). — [2]) *Lawaczeck*, Klin. Wschr. **1928**, 2194. — [3]) *Bakaltschuk*, Klin. Wschr. **1928**, 1551. — [4]) *Petrén* und *Odin*, Die Azidose. Bericht auf dem 18. franz. Kongr. f. Medizin, Nancy 1925. — [5]) *de Almeida*, C. r. Soc. Biol. **98**, 510 (1928).

Abwehrmaßnahmen des Körpers rechnen und in der Säurebildung selbst einen für die Verarbeitung lokaler Störungen der Gewebsruhe vorteilhaften Mechanismus" *Henning*[1]) fand Veränderungen bei intravenöser Salzsäurezufuhr oder Alkalizufuhr nur, wenn eine letale Dosis genommen wurde. Bei Durchspülungsversuchen fand *Schmidtmann*[2]) an überlebenden Organen bei stark sauren Lösungen sehr raschen Zelltod. Trotzdem kann man nach ihren Versuchen das p_H der Zellen bis auf etwa 6,3 herabsetzen. Unsere eigenen Versuche und p_H-Bestimmungen am Gewebe finden sich auf S. 143 u. S. 254.

Bei all diesen Feststellungen ist immer wieder von Wichtigkeit, das eingangs Gesagte nicht zu vergessen, wonach sehr verschiedene und sogar entgegengesetzte Reaktionsabläufe dicht nebeneinander zum Wesen des Lebendigen gehören. Es kann das Blut saure Reaktionen zeigen, während das Gewebe und die Zellen alkalisch sind. *Mendéléff*[3]) betont, dass bei Säuerung des Blutplasmas der Zellinhalt alkalischer wird und *Inokuchi*[4]) findet bei Hungerversuchen eine Azidose des Blutes bei starker Alkalose des Gewebes. Nach ihm stehen also die H-Ionenkonzentrationen des Blutes und des Gewebes im umgekehrten Verhältnis zueinander.

Comel[5]) findet, dass bei den im Leben vorkommenden Wasserstoffionenkonzentrationen der Sauerstoffverbrauch annähernd konstant ist (zwischen p_H 7,86—6,24). Dagegen kann die Bildung der Kohlensäure stärker sein, so dass bei Säuerung es zu einer Steigerung des respiratorischen Quotienten kommt. *Köhler* und Mitarbeiter[6]) wollen dagegen den Tod bei Sauerstoffmangel auf die entstehende schwere Azidose zurückführen, die die Sauerstoffverwertung der Gewebe störe (vgl. S. 84). Diese Erklärung erscheint sehr fraglich, aber einen klaren Einblick in die Beziehung zwischen p_H des Blutes und Gewebsatmung haben wir bis heute noch nicht.

Bei Sauerstoffmangel wird vor allem die interzellulär gebildete Milchsäure infolge des fehlenden Sauerstoffes weder verbrannt noch resynthetisiert. Es kann also nicht von einer Störung der Sauerstoffverwertung gesprochen werden, da wir aus den Arbeiten von *Embden* und *Meyerhof* seit langem wissen, dass gerade die Milchsäure die Oxydationen in der Zelle steigert (wenn eben Sauerstoff vorhanden ist) und eine Ausnahme hier macht nur (vgl. S. 56) die Geschwulstzelle. Allerdings handelt es sich bei der Wirkung der Milchsäure auf die Atmung um eine spezifische Wirkung des Laktations, nicht um eine allgemeine Säurewirkung.

Von grosser Bedeutung für unsere Fragestellung ist die Beziehung zwischen Blut- und Gewebsazidose zum Wachstum. Hierüber wissen wir noch nichts sicheres. Dass die *Milchsäure* das Wachstum stark anregt, ist nicht

---

[1]) *Henning*, Z. exper. Med. **46**, 459 (1925). — [2]) *Schmidtmann*, Dtsch. Path. Freiburg 1926 u. Z. exper. Med. **58**, 340 (1927). — [3]) *Mendéléff*, Arch. int. Physiol. **21**, 15 (1923). — [4]) *Inokuchi*, Jap. Path. Ges. 1927, 121. — [5]) *Comel*, Arch. di Sci. biol. **11**, 145 (1928). — [6]) *Köhler, Behnemann, Benell* und *Loevenhart*, Amer. J. Physiol. **74**, 590 (1925).

zweifelhaft und auch experimentell bewiesen [*Rosenthal, Siebert* und *Petow*[1]) und *Vollmer*[2])]. Dem entsprechen der reichliche Milchsäuregehalt junger wachsender Tiere und menschlicher Säuglinge *(Brehme)*, der offenkundige Parallelismus zwischen Wachstumstendenz und Milchsäuregehalt und die experimentell gefundene Tatsache, dass peroral zugeführte Milchsäure das Wachstum junger Ratten stark begünstigt. Umgekehrt beweisen die auf S. 71 bereits erwähnten Versuchsergebnisse von *Hentschel* die starke Wachstumshemmung bei Unterdrückung der Milchsäurebildung durch unsere Atmung. Das letztere haben auch unsere eigenen Versuche klar bewiesen (s. d. Arbeit von *Joos*, S. 403). Auch hier handelt es sich aber nicht einfach um Säurewirkungen, sondern um spezifische Eigenschaften der Milchsäure.

4. Azidose und Alkalose im Tumor und bei Krebskranken.

Diese kurze Übersicht ist natürlich sehr unvollständig und hat auch nur den Zweck, auf die für unsere Probleme hier wichtigen Punkte hinzuweisen. Bevor wir die Frage der Wirkung der Azidose im allgemeinen auf die Geschwulstzelle zu beantworten versuchen, ist es notwendig festzustellen, ob *im Geschwulstgewebe* ein Säure-Basengleichgewicht besteht, das dem normalen Gewebe entspricht oder nicht. Es finden sich hierüber leider in der Literatur recht verschiedene Angaben — bald wird behauptet, dass im Tumor eine Alkalose, bald, dass eine Azidose vorherrsche.

Wir selbst haben auch (s. d. Arbeit von *Joos*, S. 254) die p_H-Zahl des Gewebes der transplantierten Mäusetumoren bestimmt und eine p_H-Zahl von 7,23 gefunden. Im Vergleich zum normalen Gewebe der Maus ist die p_H-Zahl des Geschwulstgewebes demnach deutlich nach der alkalischen Seite verschoben. Noch stärker war aber hier die Alkalose in den Geschwulstnekrosen, für die wir eine p_H-Zahl von 7,40 feststellten.

Die Alkalose des Geschwulstgewebes drückt sich auch aus in der Verschiebung des Verhältnisses zwischen Kalium und Kalzium. Schon 1905 hat *Bebe* nachgewiesen, dass die Malignität der Zelle mit Zunahme an Kalium und Abnahme von Kalzium einhergeht, während bei Zurückgehen des Tumors der Kalziumgehalt wieder steigt [s. *Clowes* und *Frisbie*[3]), *Waterman*[4])].

Natürlich müssen wir auch hier die Verhältnisse im Gesamtorganismus (Gesamtstoffwechsel), im Blute und im Geschwulstgewebe selbst streng auseinander halten.

Die Angaben der Literatur über das *Verhalten des Blutes bei Krebskranken* lauten sehr verschieden, Nach *Straub* sind Kohlensäurebindungsvermögen und alveolare Kohlensäurespannung im Winter höher als im Sommer, nur bei trainierten Menschen fehlen diese jahreszeitlichen Schwankungen

---

[1]) *Siebert* und *Petow*, Z. klin. Med. **102**, 434 (1925). — [2]) *Vollmer*, Klin. Wschr. **1927**, 1806. — [3]) *Clowes* und *Frisbie*, Amer. J. Physiol. **14**, 175 (1905). — [4]) *Waterman*, Arch. néerl. Physiol. **5**, 305 (1921).

[*Ewig*[1])]. Auch das muss also bei Untersuchungen hierüber berücksichtigt werden.

Eine Verschiebung der *Blutreaktion* nach der *alkalischen Richtung* bei Krebskranken fanden: *Vána*[2]), *von Wendt*[3]), *Weiss* und *Sümegi*[4]), *Reding*[5]), *Slosse* und *Reding*[6]), *Roffo* und Mitarbeiter[7-9]), *Holler* und *Bloch*[10]). *Sannie* und *Peyre*[11]) finden eine Erhöhung der Alkalireserve mit Tendenz zur Alkalose. Abnahme des Chlorgehaltes im Blut bei Krebskranken mit weiterem Abfall nach Röntgenbestrahlung fanden *Novotelnova* und *Rivos*[12]). Keinen wesentlichen Unterschied der Blut-p_H gegenüber der Norm fanden *Laclau* und *Rabinovich*[13]) bei transplantierten Sarkomen der Ratte — was wenig beweist und vor allem vom Entwicklungszustand der transplantierten Geschwulst abhängen dürfte. Eine Verschiebung der Wasserstoffzahl nach der alkalischen Seite (bis p_H 7,52) haben mit modernen Methoden übereinstimmend *Chambers* und *Waterman*[14]) gefunden.

Reding fand bei Krebskranken eine p_H-Zahl von 7,47 gegenüber 7,36 bei gesunden Menschen. *Weiss, Sümegi* u. *Unvardy* fanden bei Krebskranken eine p_H-Zahl des Blutes von 7,44. *Reding* fasst die Alkalose der Krebskranken als einen konstitutionellen Faktor auf, der eine wesentliche Bedeutung für die Entstehung bösartiger Geschwülste habe. Er konnte unter den Verwandten von Krebskranken auch häufiger eine solche Blutalkalose nachweisen als sonst.

Jedenfalls zeigen diese Bestimmungen, ohne dass daraus weitgehende Schlüsse für den gesamten Stoffwechsel und das Säure-Basengleichgewicht im allgemeinen gezogen werden sollen, dass im Blute der Karzinomkranken eine Alkalose besteht. Auch die neueren Untersuchungen von *Schreus*[15]) bestätigen diese Annahme. Er fand die aktuelle Reaktion im Blute Karzinomkranker nach der alkalischen Seite verschoben und zwar betrug die p_H-Zahl durchschnittlich 7,43 gegenüber 7,38 beim normalen, während die Alkalireserve nicht vermindert war. Zugleich überwiegen die Kaliumionen gegenüber dem Kalzium. Eine wesentliche Ergänzung unserer eigenen Untersuchungen erblicken wir ferner in der Feststellung von *Schreus*, dass die Differenz der aktuellen Reaktion zwischen Arterien- und Venenblut bei Krebskranken nur halb so gross ist als bei normalen. Also auch hieraus kann auf eine Alkalose des Gewebes und schlechtere Sauerstoffversorgung desselben

[1]) *Ewig*, Z. exper. Med. **61**, 590 (1928). — [2]) *Vána*, Mitt. Grenzgeb. Med. u. Chir. **40**, 514 (1927). — [3]) *v. Wendt*, Hygiea (Stockh.) **90**, 593 (1928). — [4]) *Weiss*, *Sümegi* und *Unvardy*, Klin. Wschr. **1928**, 1178. — [5]) *Reding*, Arch. internat. Med. exper. **3**, 613 (1927). — [6]) *Slosse* und *Reding*, Bull. Acad. Med. belg. **7**, 405 (1927). — [7]) *Roffo* und *Correa*, Bol. Inst. Med. exper. Jg. 1, 111 (1924). — [8]) *Roffo* und *Griot*, Bol. Inst. Med. exper. Jg. **3**, 373 (1927). — [9]) *Roffo* und *Degiorgi* Bol. Inst. Med. exper. **4**, 55 (1928). — [10]) *Holler* u. *Bloch*, Diskuss. d. Ges. f. inn. Med. 40. Kongr. Wiesbaden 1928. — [11]) *Saume* und *Peyre*, Bull. Assoc. franc. Etude Canc. **15**, 199 (1926). — [12]) *Novotelnova* und *Rivos*, Vestn. rentgenol. (russ.) **6**, 205 (1928). — [13]) *Laclau* und *Rabinovich*, Rev. Soc. argent. Biol. Jg. 1, 635 (1925). — [14]) *Watermann*, a. a. O. s. S. 94. — [15]) *Schreus*, Röntgen-Kongress Wien 1929.

geschlossen werden. Diesen Angaben ist aber von anderer Seite widersprochen worden. Andere nehmen eine Azidose beim Tumorkranken an und erschliessen sie schon daraus, dass beim Krebskranken eine Zunahme der organischen Säure im Harn fehlt, obwohl diese Säuren im Körper des Krebskranken reichlich gebildet werden, während eine solche Zunahme gerade bei Alkalose vorhanden ist [*Goiffon*[1])]. Die reichliche Bildung von Milchsäure im Geschwulstgewebe könnte ja schon auf den Gesamtorganismus azidotisch wirken und tatsächlich tritt bei Geschwulstträgern intravenös injizierte Milchsäure leichter in den Urin über [*Cori*[2])]. Ganz besonders haben aber *Schneider* und *Achelis*[3]) darauf hingewiesen, dass eine Stoffwechselstörung im Sinne einer Alkalose oder Azidose aus den p_H-Zahlen des Blutes überhaupt nicht abgelesen werden kann, sondern dass eine soche Störung erst zu erschliessen ist, wenn gleichzeitig die Pufferungsfähigkeit und die Pufferungsbreite des Blutes bestimmt werden. Vom Säure-Basengleichgewicht des Blutes sind aber vor allem abhängig die Alkalireserve, der Albumin-Globulingehalt und der Zuckergehalt. Diese waren aber bei Krebskranken im Sinne einer Azidose verschoben, die aus einer Abnahme der Alkalireserve, aus einer Zunahme des Globulin- und Zuckergehaltes des Blutes erschlossen werden. Auch die gesamte Pufferkapazität weise auf eine azidotische Stoffwechselstörung hin und die Krebsreaktion des Blutserums nach *Roffo* (der selbst eine Alkalose annimmt) sei lediglich auf Blutsäuerung zu beziehen. Der Grad der Azidose war in fortgeschrittenen Krebsfällen grösser als im Beginn (wo sie meist noch nicht festgestellt werden konnte), sprach also für eine schlechte Prognose.

Es bleibt abzuwarten, ob diese Angaben von *Schneider* und *Achelis* bestätigt werden. Gewiss gibt es kompensierte Alkalosen und Azidosen, da erniedrigte Alkalireserve und Azidose noch nicht identisch sein müssen und die Ausscheidung der Säuren und Basen in Urin, Magen, Schweiss, Galle natürlich zu berücksichtigen sind [vgl. z. B. *György*[4])]. Die *Roffosche* Krebsreaktion ist ein derartig komplexes Phänomen (und übrigens nicht spezifisch für Karzinom), dass daraus Schlüsse kaum abzuleiten sind. *Correa*[5]) jedenfalls zeigt, dass sie auf einer Verminderung der Pufferfähigkeit beruht, die durch die Eiweiss- und Lipoidverbindungen des Serums geschaffen wird. Besonders sind hier die Lipoide wichtig, die die Löslichkeit für Kohlensäure erhöhen. Nach den gesamten bisher vorliegenden Untersuchungen spricht mehr dafür, dass beim Krebskranken als Gesamtstoffwechselstörung eine *Alkalose* vorliegt. Im übrigen kommt es hier auch sehr auf die Nomenklatur, also darauf an, was man unter einer Azidose und Alkalose versteht oder verstehen will. Ohne irgend etwas vorwegzunehmen, halten wir uns an die p_H-Zahlen des Blutes und der Gewebe. Diese p_H-Zahlen sind nach den heute besten Bestimmungsmethoden sowohl von einer Reihe anderer angeführter Autoren, wie von uns

---

[1]) *Coiffon*, Ann. Med. **23**, 136 (1928). — [2]) *Cori*, J. Canc. Res. **11**, 190 (1927). — [3]) *Schneider* und *Achelis*, Klin. Wschr. **1928**, 1955. — [4]) *György*, Z. f. Kinderheilk. **41**, 700 (1926). — [5]) *Correa*, Z. Krebsforschg **29**, 112 (1929).

selbst genau bestimmt worden und es hat sich bei der bösartigen Geschwulst sowohl im Blut wie im Gewebe eine deutliche Verschiebung der p_H-Zahlen nach der alkalischen Seite ergeben. Hieran halten wir bis auf weiteres fest und nehmen für den Geschwulstkranken *in diesem Sinne* eine *Alkalose* an.

Ebenso verschieden sind die Angaben über die Azidätsverhältnisse des Geschwulstgewebes selbst. Es ist eben methodisch ausserordentlich schwer, die intrazelluläre p_H zu messen [*Buytendijk* und *Woerdeman*[1]. *Schmidtmann*[2])]. Wiederholt ist angegeben worden, dass Regenerationswucherungen durch alkalische Reaktion begünstigt werden, besonders Bindegewebsneubildungen [*Bálint*[3]), *Dannheisser*[4])]. Im Krebsgewebe selbst haben eine Alkalose festgestellt *Vlès* und *de Coulon*[5]) und zwar fanden sie bei den intrazellulären p_H-Werten bei Teerkrebs-Karzinomen und transplantierten Sarkomen eine Verschiebung nach der alkalischen Seite. Nach *Mc Donald*[6]) sollen die für Krebs charakteristischen Perneabilitätssteigerungen der Zellmembran und Zunahme der Leitfähigkeit durch alkalisches Medium zustande kommen. *Kulikov*[7]) findet eine stärkere alkalische Reaktion der dem Krebsgewebe anliegenden Gewebszonen, wodurch eine unkompensierte Alkalose und eine Abnahme der Oberflächenspannung des Blutserums entstehen soll. Eine starke alkalische Reaktion der Geschwulstnekrosen (wie auch tuberkulöser Verkäsungen) findet *Tango*[8]), ebenso *Goldfeder*. Das entspricht ganz unseren eigenen Feststellungen (s. oben S. 143).

Noch wichtiger aber als die genannten Feststellungen ist die Tatsache, dass maligne Tumoren in alkalischer Umgebung sich besonders gut entwickeln und wachsen [*Goldfeder*[9])]. Der Grund liegt vielleicht darin, dass bei alkalischer Reaktion die spezifisch wirkende Milchsäure in grösserer Menge gebildet werden kann. Wir erwähnten früher bereits, dass Milchsäurebildung ein wesentlicher Faktor der Wachstumsanregung ist, dass reichliche Ansammlung von Milchsäure im jugendlichen Körper das Wachstum fördert und die Unterdrückung der Milchsäureansammlung im Organismus zu schweren Wachstumshemmungen führt (s. S. 71). Umgekehrt lässt sich zeigen, dass alkalische Reaktion Zellteilung und Wachstumsgeschwindigkeit begünstigen: Steigerung der Glykolyse: *Györgyi*[10]) fand sowohl Azidose wie Alkalose in Tumornekrosen, von denen er daher verschiedene Typen unterscheidet. Die nächste von Leukozyten infiltrierte Umgebung der Tumoren zeigt nach ihm eine Ansäuerung (alles bestimmt mit der Methode der Vitalfärbung). *Schmidtmann* hat sorgfältige Untersuchungen über die intrazelluläre Wasserstoffionenkonzentration der Geschwulstzelle durchgeführt und findet hier ein stark saures Protoplasma bei

[1]) *Buytendijk* und *Woerdeman*, Arch. Entw. mechan. **112**, 408 (1927). — [2]) *Schmidtmann*, Z. exper. Med. **57**, 127 (1927). — [3]) *Bálint*, Dtsch. med. Wschr. **1927**, 1680. — [4]) *Dannheisser*, Arch. klin. Chir. **136**, 292 (1925). — [5]) *Vlès* und *de Coulon*, Strasbourg méd. Jg. **85**, 25 (1927). — [6]) *Mc Donald*, Med. J. Rec. **125**, 795 (1927). — [7]) *Kulikov*, Moskov. med. J. Jg. **6**, 1 (1926). — [8]) *Tango*, Jap. Path. Ges. **1927**, 124. — [9]) *Goldfeder*, Z. Krebsforschg **29**, 134 (1929). — [10]) *Györgyi*, Arch. exper. Zellforschg **6**, 337 (1928).

relativer Kernalkalität. Saure Reaktionen der Tumorzellen fanden *Millet*[1]), *Harde* und *Henri*[2]) (p_H zwischen 5,8—6,6), *Blair-Bell*[3]), vgl. auch *Magath*[4]) und *Milone*[5]).

Von vornherein sollte man glauben, dass die nachgewiesene und erhöhte Milchsäureproduktion im Tumorgewebe, die bei Injektion von Traubenzucker sogar zur Milchsäuseausscheidung im Urin führt [*Glaessner*[6])], eine Azidose erzeugen müsse. Auch in der Kultur bilden die Sarkomzellen reichlich Säure [*Carrel* und *Ebeling*[7])], selbst das *Rous*sarkom bildet in der Kultur in der Stunde bis zu 8 % des Schnittgewichtes an Milchsäure [*Wind*[8])]. Eine Beeinflussung des Tumorwachstums durch. Änderungen der Wasserstoffionenkonzentration ist wenigstens beim *Rous*sarkom nicht beobachtet worden. *Lewis* und *Michaelis*[9]) fanden, dass das Tumorvirus im Bereich von p_H 4—12 keine Schädigung erleidet und dass auch die Art der Puffer hierbei unwesentlich ist.

Die Tatsache, dass im Tumorgewebe gewöhnlich die Reaktion alkalischer ist als im normalen Gewebe steht nur scheinbar im Widerspruch zu der reichlichen Milchsäurebildung, die ja in den vorhergehenden Kapiteln als besonders charakteristisch für die malignen Tumoren beschrieben wurde. Es findet sich nämlich eine interessante Analogie zu diesem Verhalten im Muskelstoffwechsel. Auch der Muskel bildet bei der Kontraktion reichliche Milchsäuremengen, aber daneben verlaufen eine ganze Anzahl alkalisierender Prozesse, deren Endprodukte im Vergleich zu den Muttersubstanzen alkalischer sind. Es sind dies die Spaltung der Adenylsäure in Inosinsäure und Ammoniak, die Abspaltung freier Phosphorsäure aus dem Laktazidogen, die Bildung von Pyrophosphorsäure aus Phosphorsäure, die Spaltung des Phosphagens in Kreatin und Phosphorsäure. Im Augenblick der Kontraktion ist die Menge der alkalisierenden Substanzen so beträchtlich, dass *G. Embden*[10]) im Gegensatz zu der früher vorherrschenden Säuretheorie der Muskelkontraktion die Muskeltätigkeit trotz reichlicher Milchsäurebildung als einen alkalisierenden Prozess auffasst.

5. Die Wirkung der Zufuhr von Säuren und Alkalien auf den Organismus.

Selbstverständlich kommen für uns hier nicht in Frage alle Säure- und Alkaliwirkungen in toxischer oder ätzender Form und Dosis. Aber bei den enormen Schwierigkeiten, in all die zahllosen und lebenswichtigen feinsten physikalisch-chemischen Vorgänge der lebendigen Substanz einzudringen, Vorgänge, die sicher immer wieder mit Schwankungen und Änderungen der Wasserstoffionenkonzentration einhergehen, ist es für uns notwendig, die-

---

[1]) *Millet*, J. of biol. Chem. **78**, 281 (1928). — [2]) *Harde* und *Henri*, C. r. Soc. Biol. **96**, 535 (1927); u. Ann. Inst. Pasteur. **41**, 1022 (1927). — [3]) *Blair Bell*, J. Obstetr. **35**, 233 (1928). — [4]) *Magath*, Z. Krebsforschg **25**, 122 (1927). — [5]) *Milone*, Arch. Sci. med. **52**, 23 (1928). — [6]) *Glaessner*, Wien. Klin. Wschr. **1924**, 358. — [7]) *Carrel* und *Ebeling*, J. exper. med. **49**, 105 (1928). — [8]) *Wind*, Klin. Wschr. **1926**, 1355. — [9]) *Lewis* und *Michaelis*, Bull. Hopkins Hosp. **43**, 92 (1928). — [10]) *G. Embden*, 13. Internat. Physiologenkongress Boston August 1929.

jenigen Änderungen des Körpers genauer zu analysieren, die auf Zufuhr von Säuren und Alkalien in erträglicher Form und Dosis entstehen. Die Säurezufuhr in Gasform ist für die wichtigste, die Kohlensäure, schon eingehend besprochen, andere werden gleich zu erwähnen sein.

Über die Zufuhr von Alkalien und Säuren in der verschiedensten Form besteht eine ungeheure Literatur, da diese Zufuhr aus den verschiedensten Vorstellungen heraus und auch klinisch aus sehr verschiedenen Indikationen angewandt wurde. Wir können hier nur das für uns Wichtige herausgreifen.

Die Zufuhr von Säuren und Alkalien kann auf drei verschiedenen Wegen erfolgen: peroral, parenteral und durch Inhalation. Der parenterale Weg kommt nur für azidotisch wirkende Salze und da auch nur für einige in Betracht, da die Zufuhr reiner Säuren und Alkalien auf diesem Wege zu starke lokale Störungen macht und aus diesem Grund kaum anwendbar erscheint. Wir haben also vor allem die beiden andern Wege zu erörtern.

a) Die Zufuhr von Alkalien

peroral ist seit jeher angewandt worden bei Magenerkrankungen, insbesondere bei der Hyperazidität. Für den peroralen Weg ist dabei bemerkenswert, dass sich die H-Ionenkonzentrationen der Fäzes auch durch stärkste Zufuhr von Säuren und Alkalien nicht ändert [*Katzenstein*[1]), *Lunding*[2])]. Intravenös ist die Zufuhr von Alkalien in grösstem Umfange angewandt worden zur Bekämpfung der diabetischen Azidose. Die Wirkung dieser intravenösen Alkalizufuhr ist daher bereits sehr eingehend bearbeitet. Es gelingt auf diese Weise z. B. durch intravenöse oder perorale Zufuhr von Natriumbikarbon, oder durch die *Sippyschen* Alkalidosen eine starke Alkalose (p_H 7,48 und mehr hohes CO_2-Bindungsvermögen) hervorzurufen [s. z. B. *Gatewood* und Mitarbeiter[3]), *Sahm*[4]), *Goldblatt*[5])]. Die Alkalose setzt die Kohlehydrattoleranz herab und ebenso die Chlorausscheidung im Urin. Die Alkalose erreicht selbst bei intravenöser Natriumkarbonat-Injektion nicht den errechneten Grad infolge der Pufferwirkung der Gewebe *(Lumière* und *Sors)*. Immerhin kann die Alkalose des Blutes sehr hoch getrieben werden. Dann erreicht der p_H-Wert erst in 2—3 Stunden wieder den normalen Wert von 7,3—7,4. Wir selbst fanden bei intravenöser Sodainjektion p_H-Zahlen bis 8,52 gegen 7,32 normal (s. S. 277). Auch wiederholte Injektionen wirken nicht anders. Alkalose und Azidose beeinflussen stark die Wirkung vago- und sympathikotonischer Substanzen [*de Waele*[6])], insbesondere in ihrer Auswirkung auf Blutdruck und Herztätigkeit. Die starke Alkalienausfuhr im Urin bei Alkalose erzeugt eine Säuerung der Nierenzellen, die zu einer Reizung und selbst echten Nephrose führen kann, während umgekehrt die Säuretherapie bei Nephritis eine Alkali-

---

[1]) *Katzenstein*, Z. exper. Med. **60**, 532 (1928). — [2]) *Lunding*, Acta med. scand. **68**, 97 (1928). — [3]) *Gatewood*, *Gaeber*, *Muntwyler* und *Myers*, Arch. int. med. **42**, 79 (1928). — [4]) *Sahm*, Dtsch. Arch. klin. Med. **161**, 152 (1928). — [5]) *Goldblatt*, Biochem. J. **21**, 991 (1927). — [6]) *Waele*, Bull. Acad. Méd. belg. **6**, 244 (1926).

sierung der sezernierenden Nierenzellen bewirken soll [*Stieglitz*[1]), *Lebermann*[2])]. Die starke Alkalose des Urins nach Zufuhr von Natrium bicarbonicum kann sogar als Nierenfunktionsprüfung benutzt werden [*Sylla*[3])]. Selbst zur Neutralisierung der in der Muskulatur reichlich gebildeten Milchsäure bei den Tetanuskrämpfen kann Alkalizufuhr mit Erfolg benutzt werden [*Heim*[4])].

Ebenso ist die Steigerung des Milchsäurespiegels im Blut nach körperlichen Anstrengungen wesentlich geringer, wenn vorher Alkali gegeben wird [*Jervell*[5])]. Injektion von Natriumbikarbonat erhöht vorübergehend die Azidität der Gewebe und vermehrt sehr stark die Kohlensäureausatmung (*Gesell*). Auch *Rous* und *Drury*[6]) betonen, dass nach peroraler Zufuhr sogar von Soda, die eine *Alkalose des Blutes* erzeugt, sich eine nicht unbeträchtliche *Gewebsazidose* entwickeln kann. Perorale Zufuhr von Alkali setzt den Milchsäuregehalt des Blutes herab und steigert die Ausscheidung von Milchsäure im Urin *(Jervell)*. Für uns von Interesse ist, dass Bikarbonatinjektionen ausser der gesteigerten Kohlensäureausscheidung auch zu einer erhöhten Sauerstoffretention führen [*Gesell* und *Mc Ginty*[7])]. *Waldbott*[8]) fand bei Einnahme von Salzsäure oder Phopshorsäure Steigerungen des Sauerstoffverbrauchs bis zu 14,7 %, bei Einnahme von Alkali aber ebenfalls Steigerung des Sauerstoffverbrauchs bis zu 11,1 %. Bei einer durch Natriumkarbonat erzeugten starken Alkalose stieg der Grundumsatz erheblich [*Wuth*[9])]. Von grösster Bedeutung für die Geschwulstfrage ist die Tatsache, dass Alkalisierung des Mediums und Steigen seines Bikarbonatgehaltes eine Steigerung der Glykolyse bewirken, Zunahme des Kalziumgehaltes dagegen hemmt die Glykolyse.

Es lag nach alledem nahe zu versuchen, ob nicht auch bei der Geschwulst durch eine starke Alkalose des Blutes die reichlich gebildete Milchsäure abgefangen, neutralisiert werden könnte und ob nicht auf diesem Wege Beeinflussungen des Tumorwachstums zu erzielen seien.

Beim Tetanus hat man den Versuch gemacht, die hier so reichlich gebildete Milchsäure im Muskel direkt durch massenhaft zugeführte Soda oder Natriumbikarbonat zu binden und dadurch die Muskelkrämpfe zu beseitigen. Man konnte daran denken auch bei der Krebszelle denselben Weg zu gehen.

Auch zur Kontrolle unserer anderen Ergebnisse haben wir Versuche dieser Art durchgeführt, haben aber irgend eine deutliche Beeinflussung des Tumors und seines Wachstums, auch in Verbindung mit unserer Gasatmung nicht feststellen können.

---

[1]) *Stieglitz*, Arch. int. Med. **41**, 10 (1928). — [2]) *Lebermann*, Dtsch. Arch. klin. Med. **159**, 241 (1928). — [3]) *Sylla*, Dtsch. Med. Wschr. **1929**, 783. — [4]) *Heim*, Klin. Wschr. **1929**, 794. — [5]) *Jervell*, Acta med. scand. (Stockh.) Suppl. **24** (1928). — [6]) *Rous* und *Drury*, J. exper. Med. **49**, 435 (1929). — [7]) *Gesell* und *Mc Ginty*, Amer. J. Physiol. **83**, 345 (1927). — [8]) *Waldbott*, zit. nach *Wuth*. — [9]) *Wuth*, Klin. Wschr. **1929**, 969.

Versuche mit Soda.

5 %ige Na_2CO_3-Lösung (Versuch 14/3). Keine Beeinflussung des Tumorwachstums (vielleicht Beschleunigung?)

Versuche mit Glukose in Verbindung mit Soda oder Natronbikarbonat siehe unter Glukose S. 105 ff.

Von besonderem Interesse mussten für uns die verschiedenen Farbstoffe sein, von denen ja ausgesprochen basische und saure vielfach angewandt werden. Die Reaktion der Farbstofflösung ist dabei von grosser Bedeutung, da von dieser Reaktion die Ablagerung im Gewebe und die Abwanderung aus dem Blut sehr stark beeinflusst werden. Die basischen Farbstoffe verschwinden sehr rasch und fast vollständig aus dem Blut ins Gewebe, die sauren viel langsamer, sie werden auch weniger vollständig vom Zellprotoplasma absorbiert [*Aschoff* und *Kiyono, Goldmann, v. Möllendorff, Wittgenstein* und *Krebs*[1])]. Eine Abhängigkeit der Farbstoffwirkung auf die Geschwulst von der sauren oder alkalischen Natur des Farbstoff haben wir nicht feststellen können, haben allerdings auch ausgedehntere systematische Untersuchungen nach dieser Richtung nicht durchgeführt.

b) Die Zufuhr von Säuren.

Die Wirkung der Säurezufuhr durch *Kohlensäure*einatmung wurde bereits eingehend besprochen. Auch andere Säuren sind wiederholt durch *Inhalation* dem Körper zugeführt worden und zwar anorganische und organische Säuren. Erfahrungen hierüber haben vor allem mitgeteilt *v. Kapff*[2]), *Glatzel*[3]), *Hartmann*[4]), *Zumsteeg*[5]). Über günstige Einwirkungen dieser Säureatmung besonders auf Katarrhe der Luftwege und Tuberkulose wird von diesen Autoren berichtet, dagegen ist mir eine genauere physiologische Analyse über die Wirkung dieser Säureinhalation nicht bekannt geworden. Insbesondere wurde zu diesen Inhalationen Ameisensäure *(v. Kapff)* verwandt, die ja zu den normalen Produkten des intermediären Stoffwechsels gehört und in vermehrter Menge bei Diabetes oder bei Zufuhr von methylierten Substanzen in der Kost im Urin ausgeschieden wird [*Voit*[6])]. Wir selbst haben ebenfalls eine Reihe von Versuchen mit Einatmung derartiger Säuren in Verbindung mit unserer Gasatmung durchgeführt und zwar wurden folgende Säuren verwandt:

Versuche mit Säureinhalation.

1. *Ameisensäure* (Versuch 95/1, 95/4, 97/3, 98/8).
2. *Benzoesäure* (Versuch 95/2, 97/4).
3. *Apfelsäure* (Versuch 108/3, 110/1, 111/2).
4. *Brenzweinsäure* (Versuch 98/9, 110/2, 111/3).
5. *Brenzweinsäure mit Thymol* (Versuch 93/3, 97/2, 98/7).

---

[1]) *Wittgenstein* und *Krebs*, Arch. f. d. ges. Physiol. **212**, 268 (1926). — [2]) *v. Kapff*, Die Säuretherapie, München, Otto Gmelin, 1924. — [3]) *Glatzel*, Die Tuberkulose, Nr. 9, 1927. — [4]) *Hartmann*, Zbl. f. Hals- usw. Heilk. **6**, 408 (1924). — [5]) *Zumsteeg*, Der Landarzt, **10**, Nr. 5 (1929). — [6]) *Voit*, Z. klin. Med. **109**, 227 (1928).

6. *Weinsäure* (Versuch 109/4, 110/2, 111/3).

7. *Zitronensäure* (Versuch 109/3, 110/1).

8. *Zitronensäure mit Thymol* (Versuch 93/2, 97/1, 97/6, 98/6).

9. *Fumarsäure* (*Versuch* 109/5, 110/3).

10. *Glutarsäure* (Versuch 103/1, 107/1, 111/1).

Die Versuche, die z. T. mit gleichzeitiger Inhalation unseres Gases kombiniert sind, ergeben kein einheitliches Bild. Bei einzelnen Tieren zeigen sich Wachstumshemmungen der Tumoren, auch ganz vereinzelte Heilungen kommen vor. Doch sind die Ergebnisse durch die häufig auftretenden Pneumonien nicht klar und wir können eine günstige Beeinflussung des Geschwulstwachstums aus dem Gesamtergebnis nicht ableiten. Endgültiges über die Wirkung solcher Säureinhalationen auf den Tumor wollen wir nicht behaupten, aber da wir in unserem Versuche eine deutliche und überzeugende Wirkung nicht feststellen konnten, so haben wir es bei orientierenden Versuchen gelassen und diesen Weg nicht weiter verfolgt.

Reiche Erfahrungen liegen vor über die Wirkung der *peroralen* und der *intravenösen Säurezufuhr*. Während früher lediglich die toxischen Wirkungen solcher Säurezufuhr (in stark toxischer Dosis) studiert wurden [*Walter*[1]), *Salkowski*[2]), *Hess* und *Goldstein*[3]), *de Crinis*[4]) u. a.], besitzen wir heute auch zahlreiche Arbeiten über die Wirkung derartiger Säurezufuhr innerhalb physiologischer Grenzen. Wichtig ist natürlich für die Beurteilung der Grad der durch die Säurezufuhr entstehenden Blutazidosis. Wir beurteilen sie nach dem von *van Slyke* eingeführten Maßstab, dem Kohlensäureverbindungsvermögen bzw. der Alkalireserve des Blutes. Auch hier wird die Wirkung der Säurezufuhr, die Azidosis des Blutes, durch Pufferung stark abgeschwächt [*Lumiére* und *Sors*[5])].

In jedem Falle ist es ja unmöglich, aus der Reaktion des Blutes auf die Verhältnisse im Gewebe ohne weiteres Schlüsse zu ziehen [*Kaplanski* und *Tolkatschewskaia*[6])].

Dabei ist stets mit intravenöser Säureinjektion die *Gefahr der* Präzipitatbildung, also der *Thrombose* gegeben. Eine Säuerung des Blutes wird besonders durch Injektion von saurem Natriumphosphat oder durch Inhalation von CO_2 erreicht (*Stern* und Mitarb.).

Wegen ihrer häufigen therapeutischen Anwendung ist besonders die Wirkung der *Salzsäure*zufuhr in geringeren Gaben eingehend untersucht. Bei Erkrankung des Magens in grösstem Umfange angewandt, dient sie hier zum Ersatz der mangelnden oder fehlenden Salzsäure bei Achylie und ähnlichen Zuständen, besonders aber zur Steigerung der darniederliegenden Sekretion des Magensaftes überhaupt. Aber selbst hierzu genügen kleine Mengen nicht

---

[1]) *F. Walter*, Arch. exper. Path. **7**, 146 (1877). — [2]) *Salkowski*, Arch. f. exper. Path. **7**, 421, (1877). — [3]) *Hess* und *Goldstein*, Wien. Arch. inn. Med. **9**, 461 (1925). — [4]) *de Crinis*, Mschr. Psych. **62**, 307 (1927). — [5]) *Lumiére* und *Sors*, Arch. internat. Pharmaco. Dynamie **30**, 157 (1925). — [6]) *Kaplanski* und *Tolkatschewskaia*, Z. exper. Med. **63**, 90 (1928).

und *Jarotzky*[1]) betont, dass zur Steigerung der Sekretion zu jeder Mahlzeit 300 ccm $n/_{10}$ Salzsäure nötig sind, an die sich die Kranken bei langsamer Steigerung rasch gewöhnen. Man kann also beim Menschen recht erhebliche Mengen von Salzsäure peroral ohne Gefahr zuführen. Intravenös gegeben bewirkt die Salzsäure nach *Gesell*[2]) einen Anstieg der Wasserstoffionenkonzentration des Blutes, eine Vermehrung der ausgeatmeten Kohlensäure und im Blute selbst eine Verringerung des Kohlensäuregehaltes, des Milchsäuregehaltes und der Strömungsgeschwindigkeit bei geringer Abnahme des Sauerstoffverbrauchs. Bei intravenöser Injektion von Natriumbikarbonat findet derselbe Autor einen enormen Anstieg der ausgeatmeten Kohlensäure und im Blute selbst Alkalose, Steigerung des Kohlensäuregehaltes, des Milchsäuregehaltes und der Strömungsgeschwindigkeit bei Anstieg des O-Verbrauchs. Die Kohlensäure wird hier sowohl in die Gewebe wie in die Alveolarluft getrieben.

Die Folgen einer Vergiftung mit Salzsäure zeigen sich in einer starken Herabsetzung der Synthesefähigkeit des Muskels [*Perger*[3])]. Auch auf Blutzucker und Insulinwirkung hat die Säurezufuhr einen Einfluss [*Hétényi*[4])].

Die Wirkung der Säurezufuhr hängt natürlich von der Zufuhr weiterer saurer und alkalischer Valenzen in der Nahrung ab. So fand *Pulewka*[5]) beim Kaninchen mit alkalischer Kost (Rüben), das daher eine hohe Alkalireserve hat, durch Salzsäurezufuhr (Schlundsonde) eine starke Senkung der Alkalireserve des Blutes, dagegen bei saurer Nahrung (Hafer) keine wesentliche Änderung der bereits niedrigen Reserve. Trotzdem wirkt die Salzsäurezufuhr beim Hafertier schwer schädigend, da es hier zu einer allgemeinen Herabsetzung der Gewebsalkalireserve kommt. *Premankur*[6]) schliesst aus seinen Versuchen, dass Säurezufuhr (und Zyanid) den Erholungsprozess der Herzmuskulatur schädigt. Während Alkaligaben die Zuckertoleranz erhöhen, bewirkt Säurebehandlung eine Mobilisierung des Glykogens und verhindert dessen Synthese [*Hirsch*[7]), *Ikoma*[8])]. *Detre*[9]) fand durch tägliche Säurezufuhr (Schlundsonde) eine Vermehrung der Erythrozyten, des Hämoglobins und des Blutkörperchenvolumens.

Von besonderem Interesse musste natürlich für uns die *Wirkung der Milchsäure* sein. Milchsäure und ihre Salze ändern den anorganischen Stoffwechsel nicht, weil sie rasch zu CO_2 verbrannt werden [*Whelan*[10])]. Ein Teil des injizierten milchsauren Natriums wird im Urin ausgeschieden [*Abramson* und *Eggleton*[11])].

---

[1]) *Jarotzky*, Arch. des Mal. Appar. 18, 721 (1928). — [2]) *Gesell*, J. amer. med. Assoc. 91, 1256 (1928). — [3]) *Perger*, Verh. Dtsch. Ges. inn. Med. 40, 427. J. F. Bergmann, München 1928. — [4]) *Hetényi*, Z. exper. Med. 57, 409 (1927). — [5]) *Pulewka*, Naunyn-Schmiedebergs Arch. 119, 140 (1926). — [6]) *de Premankur*, J. of Pharmacol. 33, 115 (1928). — [7]) *Hirsch*, Biochem. Z. 189, 451 (1927). — [8]) *Ikoma*, Okayama-Igakkai-Zasshi Jg. 39, 1089 (1927). — [9]) *Detre*, Z. exper. Med. 56, 76 (1927). — [10]) *Whelan*, Amer. J. Physiol. 85, 411 (1928). — [11]) *Abramson* und *Eggleton*, J. of biol. Chem. 75, 745 (1927); s. auch *Liu* und *Krüger*, Z. exper. Med. 61, 787 (1928).

Auch grosse Mengen injizierter Milchsäure verursachen beim Hunde keine Milchsäuresteigerung im Blut [*Mendel* und *Bauch*[1])], wegen der raschen Synthese der Milchsäure zu Glykogen in der Leber [*Embden, Schneider* und *Widmann*[2])]. Daher können Leberkranke injizierte Milchsäure (Natriumlaktat) nicht so rasch aus dem Blut eliminieren als Normale [*Noah*[3]), *Partos*[4]), *Beckmann* und *Mirsalis*[5])], obwohl auch die anderen Organe Milchsäure aus dem Blute aufnehmen [*Wesselkina*[6])].

Reichliche Zufuhr von milchsauren Salzen beschleunigt das Tumorwachstum *(Lange)*. Unsere eigenen Versuche ergaben folgendes:

Versuche mit Milchsäure und Gasbehandlung.

1. Subkutane Milchsäureinjektionen (Versuch 21/17, 22/1). Keine schädigende Einwirkung auf den Tumor, eher *schnelleres Wachstum*.
2. Natriumlaktat subkutan (Versuch 23/4). Keine schädigende Einwirkung auf den Tumor, eher *beschleunigtes Wachstum*.
3. Ammoniumlaktat intravenös (Versuch 69/1). Deutliche Beeinflussung des Tumorwachstums im Sinne einer *Wachstumshemmung*. Dagegen *keine Heilungen*.
4. Milchsäure mit Glukose intravenös (Versuch 43/6). Deutliche Beeinflussung des Tumorwachstums im Sinne einer *Wachstumshemmung*, dagegen *keine Heilungen*.
5. Neutralisierte Milchsäure (mit Natronlauge) mit Glukose intravenös (Versuch 43/7). Etwasgeringere Beeinflussung des Tumorwachstums als mit der sauren Lösung: *Geringe Wachstumshemmung, keine Heilung*.

Wichtig für unsere Probleme waren natürlich auch die anderen im intermediären Stoffwechsel auftretenden Säuren. Die Oxybuttersäure kann beim Diabetiker eine starke Herabsetzung des Stoffwechsels herbeiführen [*Harpuder* und *Erbsen*[7])]. Bei intravenöser Injektion erzeugen Oxybuttersäure und Azetessigsäure eine Säuerung des Blutes mit Steigerung der Atmung, während die Salzlösungen derselben Säure Blutreaktion und Atmung nicht beeinflussen [*Gollwitzer-Meier*[8])].

Natürlich sind auch noch zahlreiche anorganische und organische Säuren anwendbar: Die Gallensäuren und ihre Salze [*Murakami*[9]), intravenös beim Menschen *Dumitresco-Mante*[10]), *Chabrol* und Mitarb.[11])], die Glyzerinphosphorsäure, die Nukleinsäuren, insbesondere auch die Adenosinphosphorsäure und die Aminosäuren, die verschiedenen Phosphorsäuren, die anderen Tätigkeitssubstanzen des Muskels [*Embden, Lehnartz*[12])], endlich die Brenztraubensäure,

[1]) *Mendel* und *Bauch*, Klin. Wschr. 1926, 1272. — [2]) *Schneider* und *Widmann*, Klin. Wschr. 1929, 536. — [3]) *Noah*, Z. exper. Med. **61**, 59 (1928). — [4]) *Partos*, Fermentforschg Jg. 9, 403 (1928). — [5]) *Beckmann* und *Mirsalis*, Dtsch. Arch. klin. Med. **159**, 129 (1928). — [6]) *Wesselkina*, Z. exper. Med. **63**, 496 (1928). — [7]) *Harpuder* und *Erbsen*, Z. exper. Med. **46**, 768 (1925). — [8]) *Gollwitzer-Meier*, Naunyn-Schmiedebergs Arch. **125**, 278 (1927). — [9]) *Murakami*, J. of Biochem. **9**, 261 (1928). — [10]) *Dumitresco-Mante* und *Hagiesco*, C. r. Soc. Biol. **99**, 913 (1928). — [11]) *Chabrol*, Presse méd. Jg. **36**, 849 (1928). — [12]) *Lehnartz*, Klin. Wschr. **1928**, 1225.

die Bernsteinsäure, die Zitronensäure, Fumarsäure und Glutarsäure. Alle diese Säuren bieten deshalb in ihren Wirkungen besonderes Interesse, weil sie im intermediären Stoffwechsel auftreten, also körpereigene Substanzen sind.

Von Interesse ist, dass Zufuhr von Salzsäure oder Schwefelsäure die Menge des Blutammoniaks nicht steigert. Diese Steigerung tritt dagegen ein bei Zufuhr von organischen Säuren [Zitronensäure, Oxybuttersäure, Apfelsäure *(Gigon[1])*].

Unsere Versuche mit diesen Säuren hatten folgendes Ergebnis:

Versuche mit Säuren und Gasbehandlung.

1. *Phosphorsäure* (Versuch 105/1).   Intravenös deutliche Wachstumshemmung, meist Wachstumsstillstand, keine Heilungen.

2. *Arsensäure* (Versuch 112/5, 115/1).   Keine Beeinflussung des Tumorwachstums. Bei Kombination mit Glutarsäure (Versuch 122/1) geringe Wachstumshemmung.

3. *Essigsäure* (Versuch 55/3).   Bei fortlaufenden intravenösen Injektionen sehr starke Wachstumshemmung und Verkleinerung der Tumoren. Bei einem allerdings nicht sehr bösartigen Teerkarzinom vereinzelte Heilungen.

    a) *Essigsäureäthylester* (Versuch 68/2).   Keine sichere Beeinflussung des Tumorwachstums, vielleicht geringe Hemmung.

4. *Linolsäure* (Versuch 32/7).   Bei fortlaufenden intravenösen Injektionen starke Wachstumshemmung und Nekrotisierung der Tumoren. Bei einem in diesem Versuch nicht sehr bösartigen soliden Karzinom vereinzelte Heilungen. Bei Kombination mit Eisenzucker (Versuch 32/8) ist die tumorschädigende Wirkung noch deutlicher.

5. *Glyzerinsäure* (Versuch 77/1). Intravenös. Keine sichere Beeinflussung des Tumorwachstums.

6. *Malonsäure* (Versuch 77/3).   Bei einzelnen Tieren geringe Wachstumshemmung. Einfluss im ganzen nicht deutlich.

    a) *Methyläthylmalonsäure* (Versuch 91/9, 94/1, 96/2). Bei fortlaufenden subkutanen Injektionen keine Beeinflussung des Tumorwachstums. Bei Kombination mit Äthylalkohol (Versuch 96/3) zeigt sich bei einzelnen Tieren eine geringe Wachstumshemmung. Beeinflussung im ganzen aber nicht deutlich.

7. *Glutarsäure* (Versuch 72/1, 87/5).   Sehr starke Wachstumshemmung, Verkleinerung der Tumoren und hochgradige Nekrotisierung; unter 27 Tieren 7 Heilungen. Über Kombinationsversuche mit Arsensäure siehe unter 2. Weitere Kombinationen mit Alkohol (Versuch 96/4) subkutan ergeben schlechte Resultate.

8. *Adipinsäure* (Versuch 105/2). Intravenös. Bei einzelnen Tieren geringe Wachstumshemmung, Beeinflussung des Tumorwachstums im ganzen nicht deutlich.

---

[1] *Gigon,* Verh. dtsch. Ges. f. inn. Med. 39. Kongr. Wiesbaden, 1927, 220.

9. *Apfelsäure* (Versuch 87/3, 89/1). Intravenös. Bei einzelnen Tieren geringe Wachstumshemmung und stärkere Nekrotisierung, aber keine Heilungen.

10. *Weinsäure* (Versuch 57/2, 102/2). Intravenös. Bei vielfachen intravenösen Injektionen bei einzelnen Tieren deutliche Wachstumshemmung; unter 24 Tieren eine Heilung, bei sehr kleinem Ausgangstumor.

11. *Asparaginsäure* (Versuch 87/1, 88/3). Bei zahlreichen intravenösen Injektionen deutliche Wachstumshemmung, dagegen keine Heilungen.

12. *Glutaminsäure* (Versuch 51/2). Intravenös. Deutliche Wachstumshemmung, manchmal Verkleinerung der Tumoren; unter 18 Tieren eine Heilung. Bei Kombination der Glutaminsäure mit Zystin (Versuch 51/3) bleibt das Resultat dasselbe.

13. *Oxalessigsaures Äthyl* (Versuch 87/2, 88/4, 96/1). Bei einzelnen Tieren vorübergehende Wachstumshemmung, sonst keine sichere Beeinflussung.

14. *Brenzweinsäure* (Versuch 91/8, 94/2). Keine Beeinflussung des Tumorwachstums. Bei Kombination der Brenzweinsäure mit Hepatrat (Versuch 88/5, 91/10, 98/4) dasselbe negative Resultat. Bei Kombination mit Alkohol (Versuch 96/5) gleichfalls keine Beeinflussung des Tumorwachstums.

15. *Maleinsäure* (Versuch 77/2). Bei einzelnen Tieren geringe Wachstumshemmung, im allgemeinen keine sichere Beeinflussung.

16. *Fumarsäure* (Versuch 23/3). Deutliche Wachstumshemmung, vielfach Verkleinerung der Tumoren. Mit Fumarsäure allein keine Heilungen. Kombinationen der Fumarsäure mit

    a) Farbstoff B 714 (Eisen-Isaminblau, Versuch 71/1). Sehr starke Wachstumshemmung, manchmal Verkleinerung der Tumoren und hochgradige Nekrotisierung, keine Heilungen.

    b) Eisenzucker (Versuch 69/6). Geringere Wachstumshemmung.

    c) Äthylalkohol (Versuch 78/3). Keine sichere Beeinflussung des Tumorwachstums.

    d) Glukosaminhydrochlorid (Versuch 82/2). Sehr starke Wachstumshemmung und hochgradige Nekrotisierung; unter 12 Tieren eine Heilung.

17. *Zitronensäure.*

    a) *Injektionen mit Zitronenpreßsaft.* Weder bei der Behandlung ohne Gas (Versuch 16/1) noch mit gleichzeitiger Gasbehandlung (Versuch 16/2) konnten wir wegen der schlechten Verträglichkeit sichere Resultate erzielen.

    b) *Zitronenpreßsaft als Futter.* Weder ohne (Versuch 20/5) noch mit (20/6) gleichzeitiger Gasbehandlung sichere Beeinflussung des Tumorwachstums.

    c) Kombinationen von Zitronensäure mit Thymol und Gas (Versuch 89/4, 97/6). Keine sichere Beeinflussung des Tumorwachstums.

    d) Zitronensäure mit Äthylalkohol und Gas (Versuch 78/2). Bei einzelnen Tieren geringe Wachstumshemmung, im allgemeinen keine sichere Beeinflussung des Tumorwachstums.

    e) Zitronensäure mit Eisenzucker und Gas (Versuch 70/1). Etwas deutlichere Wachstumshemmungen als vorher.

    f) Zitronensäure mit Farbstoff B 714 und Gas (Eisen-Isaminblau, Versuch 71/2). Sehr deutliche Wachstumshemmung, manchmal Verkleinerung der Tumoren, unter 12 Tieren eine Heilung.

18. *Kakodylsäure* (Versuch 112/4). Bei zahlreichen intravenösen Injektionen bei einzelnen Tieren geringe Wachstumshemmung, Einfluss im ganzen nicht deutlich.

19. *Glyzerinsäurephosphorsäure* (Versuch 76/3). Bei einzelnen Tieren und nach vielen intravenösen Injektionen deutliche Wachstumshemmung.

20. *Hexosemonophosphorsäure* (Laktazidogen, Versuch 46/8). Im allgemeinen sehr deutliche Wachstumshemmung.

21. *Adenosinphosphorsäure* (Versuch 69/2). Keine sichere Beeinflussung des Tumorwachstums.

22. *Inosinsäure* (Versuch 66/1). Keine sichere Beeinflussung des Tumorwachstums.

23. *Aconitsäure* (Versuch 89/2). Keine sichere Beeinflussung des Tumorwachstums.

Über Versuche mit Milchsäure und milchsauren Salzen s. S. 153.

Versuche mit anorganischen Säuren (mit Ausnahme der Phosphorsäure und Arsensäure) sind nur in Kombination mit Glukose durchgeführt, siehe unter Glukose S. 105.

Über Kombinationsversuche mit Glukose und Oxantin, sowie Säureversuche mit verschiedenen Gasgemischen siehe unter den entsprechenden Zusammenstellungen bei Glukose (S. 105), Oxantin (S. 111) und den verschiedenen Gasgemischen (S. 129).

c) Die Zufuhr von azidotisch wirkenden Salzen.

In der Literatur wird häufig kein Unterschied gemacht zwischen der intravenösen Zufuhr einer Säure selbst oder ihrer Salze. Die intravenöse Zufuhr der Säure selbst ist natürlich nur in geringen Konzentrationen möglich, weil sonst sehr rasch Präzipitat- und Thrombusbildung eintreten. Bei den geringen und vom Blut vertragenen Konzentrationen dagegen wird die zugeführte Säure sicherlich sehr rasch an Alkali gebunden. Es ist deshalb einfacher, sofort die Säure in Form z. B. ihres Natriumsalzes zuzuführen. Trotzdem müssen wir, gerade in unseren Versuchen hat sich das gezeigt, zwischen der Zufuhr einer Säure oder ihrer Salze streng unterscheiden. Denn wenn auch die Wirkung des Säureanions in beiden Fällen gleich sein mag, so wird doch die verschiedene Wirkung auf das Säure-Basen-Gleichgewicht und auf die Azidität im Blut und Gewebe nicht zu vernachlässigen sein. Insbesondere spielen hier die durch Säurezufuhr notwendiger Weise entstehenden Änderungen in der Kolloidstruktur des Blutplasmas eine Rolle. Diese können so erheblich sein, dass zum mindesten im Bereich der Injektionsstelle die Gefahr starker Kolloidstörungen der Blutsäule und die Gefahr der Thrombenbildung auftritt. Falls es daher bei der Säurezufuhr im wesentlichen auf die Beeinflussung der Blut- und Gewebsazidität ankommt, werden wir uns fragen, ob nicht die gleichen Wirkungen auch auf anderem Wege, d. h. unter Umgehung der unerwünschten direkten lokalen Säurewirkungen, erzielt werden können. Wir wissen aber, dass wir azidotische Wirkungen im Organismus auch durch perorale Zufuhr bestimmter neutraler Salze erzielen können. Diese Säuretherapie mit Neutralsalzen, die besonders durch Kalziumchlorid und Ammoniumchlorid zu erzielen ist, wird klinisch vor allem zu starken Entwässerungen des Körpers benutzt (vgl. *Mainzer*[1]) u. a.). Die Säurewirkung kommt dadurch zustande, dass die Ammoniumionen zu Harnstoff synthetisiert werden oder alkalische Salze vom Körper ausgeschieden werden, so dass die Säureäquivalente zurückbleiben. Auch Strontium- und Magnesiumchlorid eignen sich für denselben Zweck. Für den Säurebasenhaushalt spielt aber das Chlorion im Blut eine besonders wichtige, ja ausschlaggebende Rolle [vgl. z. B. *Schiff*[2])].

Allerdings sind zur Erzielung einer kräftigen Wirkung auch grosse Dosen dieser Neutralsalze nötig, werden aber auch vom Menschen gut vertragen. Beim Menschen kann man $10-20$ g Kalziumchlorid oder saures Ammoniumphosphat täglich zuführen und so wochenlang eine Azidose erzeugen (während z. B. Natriumzitrat eine Alkalose erzeugt). *Köhler*[3]), *Hollo* und *Weiss*[4]) haben durch grosse perorale Gaben von Natriumbikarbonat oder Ammoniumphosphat die Wasserstoffzahl des Blutes herunterdrücken können, allerdings nur in recht geringem Grade, nämlich von p_H 7,54 auf p_H 7,49 und ähnl. [ebenso *Drucker*[5])]. Die Folgen der Zufuhr von azidotisch wirksamen Salzen und von Kohlensäure für das Blut sind von *Gollwitzer-Meier*[6]) besonders eingehend untersucht. Nach Salmiak war der Kaliumgehalt im Blute verringert, nach Kalziumchlorid der Phosphorgehalt vermehrt. Die Kohlensäureazidose hat eine Verminderung des Kalziums im Blut zur Folge, sowie eine Phosphatwanderung vom Gewebe ins Blut. Es müssen überhaupt hier für jedes einzelne Salz die Ionenverschiebungen getrennt festgestellt werden, da die vom Gewebe ausgehende Transmineralisation sehr verschieden ist und besonders CO_2-Spannung, Cl- und HCO_3-Konzentration trotz gleicher Reaktionslage im Blut bei den Neutralsalz- und Atmungsversuchen ein völlig verschiedenes Verhalten aufweisen. *Campbell*[7]) fand nach azidotischen Salzen eine Erhöhung der Sauerstoffspannung im Gewebe, während alkalische Salze diese Spannung erniedrigten.

[1]) *Mainzer*, Klin. Wschr. 1927, 1689. — [2]) *Schiff*, Klin. Wschr. 1929, 1105. — [3]) *Köhler*, J. of biol. Chem. **72**, 99 (1927). — [4]) *Hollo* und *Weiss*, Klin. Wschr. 1928, 2154. — [5]) *Drucker*, Hosptid. (dän.) Jg. **71**, 12 (1928). — [6]) *Gollwitzer-Meier*, Biochem. Z. **160**, 433 (1928). — [7]) *Campbell*, J. Physiol. **60**, 347 (1925).

Fleisch[1]) fand durch intravenöse Dauerinfusion von saurem Natriumphosphat eine Abnahme der CO_2-Spannung bei Steigerung der Atmung und eine Säuerung des Blutes (p_H 7,16 statt 7.3). Mit Phosphaten beim Tumor Versuche anzustellen, erschien von vornherein nicht aussichtsreich, da Phosphatzufuhr beim Tier die Milchsäurebildung steigert [*Rossi*[2])]. Trotzdem haben wir bei Versuchen mit saurem Natriumphosphat (Recresal) in Verbindung mit unserer Gasatmung günstige Erfolge gesehen.

Versuche mit Natriumbiphosphat (mit Gasatmung). (Versuch 57/3.) Starke Wachstumshemmung, vielfach Verkleinerung der Tumoren. In einem Versuch mit einem hier allerdings nicht sehr bösartigen Chondrom vereinzelte Heilungen. Bei Kombination mit intravenösen Glukoseinjektionen (Versuch 57/4) ist die Beeinflussung der Tumoren noch deutlicher.

Versuche mit peroraler Zufuhr von Neutralsalzen haben wir beim Tier bisher noch nicht durchgeführt wegen der Schwierigkeit der Sondenfütterung, die immer zu vielen Tierverlusten führt. Trotzdem werden systematische Untersuchungen nach dieser Richtung besonders mit Ammoniumchlorid, mit azetessigsaurem Natrium [*Pace*[3])] sicherlich sehr erwünscht sein.

Das Gleiche ist vom Kalziumchlorid zu sagen. Es führt ebenfalls eine starke Entwässerung des Körpers herbei und steigert den Vagotonus durch die Azidose [*Simmitzky*[4])] und den Blutdruck [*Lindberg*[5])]. Die Steigerung des Kalziumsgehaltes im Blute würde aber auf jeden Fall der Tendenz beim Krebskranken [*Konoplev*[6])] entgegenwirken.

Auch mit saurem Ammoniumphosphat ist eine Azidose zu erzielen [*Hollo* und *Weiss*[7])]. Die Folgen der Ammoniumchloridazidose sind von *Haldane* und Mitarbeiter[8]) genauer untersucht. Ebenso ist durch intravenöse Harnstoffinfusion eine Azidose zu erzeugen [*Streicher*[9])], ebenso durch Ammoniumsulfat [*Zeller*[10])]. *Hollo* und *Weiss*[11]) haben festgestellt, dass die intravenöse wie die perorale Zufuhr von Kalziumchlorid und die perorale Zufuhr von Ammoniumphosphat eine Azidose des Blutes erzeugen. Die abwechselnde Darreichung von saurem und alkalischem Futter führt besonders leicht zu ausgedehnten Verkalkungen [*Klinke*[12]), *Kleinmann*[13]), *Rabl*[14])]. Für das Kalziumchlorid ist aber wichtig, dass die Resorption von Kalk und Phosphor im Darm durch Lebertran [*Liu*[15]), *Brougher*[16])] wesentlich verstärkt wird und

---

[1]) *Fleisch*, Pflügers Arch. **190**, 275 (1921). — [2]) *Rossi*, Biochemica e Ter. sper. Jg. **15**, 41 (1928). — [3]) *Pace*, Arch. Farmacol. sper. **43**, 145 (1927). — [4]) *Simmitzky*, Klin. Wschr. **1927**, 991. — [5]) *Lindberg*, Finska Läksällsk. Hdl. **69**, 993 (1927). — [6]) *Konoplev*, Z. sovrem. Chir. **3**, 831 (1928). — [7]) *Hollo* und *Weiss*, Wien. klin. Wschr. **1926**, Jg. **39**, 1422. — [8]) *Haldane, Linder, Hilton* und *Fraser*, J. of Physiol. **65**, 412 (1928). — [9]) *Streicher*, Arch. int. Med. **42**, 835 (1928). — [10]) *Zeller*, Biochem. Z. **175**, 135 (1926). — [11]) *Hollo* und *Weiss*, Klin. Wschr. **1928**, 2154. — [12]) *Klinke*, Erg. Physiol. **26**, 235 (1928). — [13]) *Kleinmann*, Biochem. Z. **196**, 98 (1928). — [14]) *Rabl*, Klin. Wschr. **1923** Nr. 5 u. Virchows Arch. **266**, 133 (1927). — [15]) *Liu*, J. clin. Invest. **5**, 259 (1928). — [16]) *Brougher*, Amer. J. Physiol. **84**, 583 (1928).

dass bei Ultraviolettbestrahlung das Kalzium im Serum ansteigt [Fairhall[1])].
Auch durch Uranvergiftung ist eine Blutazidose zu erzeugen [Swingle[2])],
ebenso durch bestrahltes Ergosterin mit Vermehrung des Phosphors und des
Kalziums [Hess und Lewis[3])].

Von Interesse wäre auch die Wirkung des Sulfations, das eine starke
Beschleunigung der Glykolyse herbeiführt, ebenso wie die Phosphate [Barren-
scheen und Hübner[4])] mit starker Diurese [Möller[5]), Barlow und Biskind[6])],
ferner saure Azetatlösungen (vgl. Meyer[7])] und brenztraubensaure Salze, die
bei subkutaner Injektion zur Ausscheidung von Ameisensäure und Essigsäure
im Urin führen [Toenniessen[8])]. Wir selbst haben Versuche mit diesen Substanzen bisher nicht durchgeführt.

Von grossem Einfluss auf jede Azidose muss natürlich die *Art der Ernährung* sein. Die Säureausscheidung im Urin ermöglicht allein nicht
einen klaren Einblick in die Azidose zu erhalten, immerhin können aus
den Säuregraden des Urins gewisse Rückschlüsse gezogen werden [vgl.
Polonovski[9]), Kruse und Stern[10]), Hasselbalch[11])]. Auch bei der alimentären
Azidosis steigt wie bei der diabetischen der Säuregrad des Urins wie das
Harnkalzium und der Harnammoniak an [vgl. Loew[12])]. Im allgemeinen steht
fest, dass der Harn nach jeder Mahlzeit saurer ist als vorher, das Blut dagegen
zeigt eine Alkalose bis zu einem p_H-Wert von 7,42 [Jansen und Karbaum[13])],
alles in Abhängigkeit von der Magensaftsekretion. Während der Verdauung
tritt dann eine Verschiebung der Harnreaktion nach der alkalischen Seite ein.

Eine Diät, die einen sauren Harn verursacht, bewirkt eine niedrige
CO_2-Spannung des Blutes, während eine alkalische Diät einen alkalischen
Harn und eine hohe CO_2-Spannung des Blutes erzeugt *(Hasselbalch)*. Diese
Ernährungsazidose wird natürlich die schon S. 138 eingehend besprochenen
azidotischen Wirkungen entfalten. *Abderhalden*[14]) hat gezeigt, dass auch
die Synthesefähigkeit des Organismus von der Art der Nahrung bestimmt
werden kann. Die alkalische Diät, insbesondere die Obstdiät führt dem
Organismus einen erheblichen Basenüberschuss zu und wird daher zur Bekämpfung schwerer Azidose benutzt [Kleeberg[15])], sie führt zu dem bekannten
Bilde der Phosphaturie (Shohl[16]), Goiffon). Die saure Diät hat in neuester

---

[1]) *Fairhall*, Amer. J. Physiol. **84**, 378 (1928). — [2]) *Swingle*, Proc. Soc. exper.
Biol. a. Med. **25**, 466 (1928). — [3]) *Hess* und *Lewis*, J. amer. med. Assoc. **91**, 783
(1928). — [4]) *Barrenscheen* und *Hübner*, Biochem. Z. **196**, 488 (1928). — [5]) *Möller*,
Naunyn-Schmiedebergs Arch. **126**, 159 (1927). — [6]) *Barlow* und *Biskind*, Amer. J.
Physiol. **86**, 594 (1928). — [7]) *Meyer*, Biochem. Z. **183**, 216 (1927). — [8]) *Toenniessen*,
Verh. dtsch. Ges. f. inn. Med. **39**, 213 und 223, J. F. Bergmann, München, 1927. —
[9]) *Polonovski* und *Boulanger*, C. r. Soc. Biol. **98**, 963 (1928). — [10]) *Kruse* und *Stern*,
Z. Kinderheilk. **45**, 346 (1928). — [11]) *Hasselbalch*, Biochem. Z. **46**, 415 (1912). —
[12]) *Loew*, Med. Klin. **1928**, Nr. 48. — [13]) *Jansen* und *Karbaum*, Dtsch. Arch. klin.
Med. **153**, 84 (1926). — [14]) *Abderhalden* und *Wertheimer*, Pflügers Arch. **209**, 611
(1925). — [15]) *Kleeberg*, Dtsch. med. Wschr. **1928**, 1515. — [16]) *Sholh*, *Bennet* und *Weed*,
J. of biol. Chem. **78**, 181 (1928).

Zeit eine ausgedehnte Anwendung gefunden in der von *Gerson* und *Herrmannsdörfer*[1—2]) angegebenen Form. Durch saure Kost wird die Entwicklung der Azidose im Entzündungsherd gesteigert, Wunden trocknen besser aus, werden besser durchblutet und ihr Keimgehalt vermindert. Alkalische Diät wirkt auf Wunden stark durchfeuchtend und fördert das Wachstum aller Bakterien. Eine solche saure Diät in Verbindung mit Vermeidung von Fleisch und Kochsalz wurde als sehr wirksam bei der Tuberkulose angewandt [*Baer*[3]), *Bommer*[4]), *Sauerbruch*[5]), *Clairmont*[6])]. *Abderhalden* und *Wertheimer*[7]) fanden, dass künstlich angelegte Knochenbrüche beim Kaninchen unter saurer Ernährung (Hafer) rascher heilen als bei alkalischer Nahrung. Interessant ist weiter, dass saure Ernährung, d. h. angesäuerte Milch heute in grossem Umfange bei den Ernährungsstörungen der Säuglinge zur Anwendung kommt, obwohl eine allgemein anerkannte Erklärung für die tatsächlich erwiesenen Vorzüge dieser sauren Nahrung bisher nicht gegeben werden konnte [*Vogt*[8])]. Allerdings sind all diese Angaben nicht unwidersprochen geblieben. Insbesondere hat *Bálint*[9]) gefunden, dass die allgemeinen Wachstumsverhältnisse bei saurer Nahrung erheblich schlechter sind als bei alkalischer Ernährung. Auch die entzündlichen Granulationen gedeihen nach *Bálint* besser bei alkalischer Gewebsreaktion. Vielleicht ist aber der Widerspruch zwischen diesen Ergebnissen in der Formulierung grösser als in Wirklichkeit, denn die Ergebnisse von *Bálint* für das Wachstum könnten ohne weiteres durch eine Unterdrückung der für das Wachstum so wichtigen Milchsäurebildung erklärt werden, während die Beeinflussung von Infektion und Tuberkulose trotzdem eine recht günstige sein könnte.

Kalk[10]) betont, dass überhaupt der Wechsel zwischen saurer und alkalischer Reaktion als heilungsbegünstigender Faktor anzusehen ist. Bekannt ist weiter, dass die Infektionen und Entzündungen in den Harnwegen leichter zur Ausheilung kommen, wenn der Urin stark gesäuert ist [vgl. *Bauer*[11])].

Im ganzen können wir sagen, dass auch die durch saure Ernährung geschaffene Azidose zweifellos eine Reihe von Wirkungen entfaltet, wenn auch über die Einzelheiten noch Unklarheit herrscht und zahlreiche wichtige Fragen noch der Lösung harren. Es ist auch sicher nicht gleichgültig, *wie* die einzelnen Azidosen erzeugt sind und wie in den verschiedenen Formen sich insbesondere Kalk-, Chlor- und Phosphorstoffwechsel verhalten. Für uns gilt jetzt die Frage, wie eine saure Ernährung auf das Tumorwachstum einwirkt. Es wäre zunächst möglich, dass die spezifischen Stoffe, die die

---

[1]) *Hermannsdörfer*, Langenbecks Arch. **138** (1925) u. Dtsch. Z. f. Chir. **1925**, H. 3/4 u. Münch. Med. Wschr. **1926**, 2001. — [2]) *Hermannsdörfer*, Verh. Ges. f. Verdgskrkh. 6. Tag. Berlin 1926, 148. — [3]) *Baer, Hermannsdörfer* und *Kausch*, Münch. med. Wschr. **1929**, Nr. 1/2. — [4]) *Bommer*, Münch. med. Wschr. **1928**, 1599. —[5]) *Sauerbruch*, Münch. med. Wschr. **1926**, 47. — [6]) *Clairmont*, M. M. **1926**, 1968. — [7]) *Abderhalden* und *Wertheimer*, Pflügers Arch. 213, 321 (1926). — [8]) *Vogt*, Med. Welt **1929**, 441. — [9]) *Bálint*, Dtsch. med. Wschr. **1927**, 1680. — [10]) *Kalk*, Klin. Wschr. **1929**, 1074. — [11]) *Bauer*, Wien. med. Wschr. **1929**, 429.

Geschwulstzelle nach Meinung vieler Forscher nötig hat [die Trephone und Desmone (*Alb. Fischer*[1])], in ihrer Bildung durch saure oder alkalische Ernährung beeinflusst würden. Die spezifischen Wuchsstoffe der Tumorzellen sind vielleicht weniger beeinflussbar, da wenigstens das spezifische Agens des übertragbaren *Rousschen* Hühnersarkoms im Bereich einer Wasserstoffzahl von p_H 4—12 nicht vernichtet wird [*Lewis* und *Michaelis*[2])]. Die alkoholische Hefegärung nimmt durch zunehmende Säurekonzentration rasch ab [*Katagiri*[3])]. Ähnliches gilt für die Glykolyse.

Über die im Geschwulstgewebe und in der Geschwulstzelle herrschenden Aziditätsverhältnisse haben wir früher bereits berichtet (s. S. 143). Wenn auch noch viele Widersprüche bestehen, so spricht doch alles dafür, dass gerade in diesem Punkt bei der Geschwulstzelle Störungen vorliegen. Wenn dem so ist, so werden Änderungen der Aziditätsverhältnisse in Blut und Gewebe des Gesamtorganismus leicht starken Einfluss auf das Geschwulstwachstum haben können, darauf führten wir die Wirkung der Kohlensäure in unserem Gasgemisch im wesentlichen zurück. Ist das richtig, so wird auch eine durch Zufuhr von Salzen oder von Säuren, intravenös oder peroral erzeugte Azidose einen Einfluss auf das Geschwulstwachstum haben können. Was wissen wir bis heute über den Einfluss ausgesprochener Blutazidose und Gewebssäuerung auf die Geschwulstzelle?

In der Gewebskultur hat *Alb. Fischer*[4]) festgestellt, dass Karzinomzellen gegen eine Säuerung empfindlicher sind als normale Fibroblasten, sie vertragen besser eine stärkere Alkalisierung. Wie komplex die Verhältnisse sind, geht aber daraus hervor, dass wirklich isolierte und gewaschene Tumorzellen (wie sie zum zytolytischen Versuch nach *Freund* und *Kaminer* verwendet werden) sich am längsten erhalten bei abnorm saurer Reaktion [*Waterman*[5])]. Hier handelt es sich allerdings nur um eine Überleben, nicht um eine Begünstigung des Wachstums.

Dass Krebszellen im sauren Medium gut zu konservieren sind, erklärt sich wohl daraus, dass hier ein gewisses Sistieren des Stoffwechsels eintreten muss, ähnlich wie in der Kälte. Es ist anzunehmen, dass eine stärkere Milchsäurebildung infolge der Säuerung nicht mehr möglich ist, also wird der Stoffwechsel stark gedrosselt und so der dissimialatorische Zerfall für längere Zeit aufgehalten. In alkalischer Umgebung dagegen ist einer höhter Gärungsstoffwechsel direkt begünstigt, die Geschwulstzelle wird also ausserhalb des Körpers in einem solchen Medium sehr viel leichter durch Ablauf des Stoffwechsels dem autolytischen Zerfall anheimfallen.

Bei der *Rous*sarkomzelle fanden *Baker* und *Intosh*[6]), *Sugiura* und *Benedict*[7]) [vgl. auch *Harde*[8])], dass die Filtrate bei saurer Reaktion besser Tumoren

<hr>

[1]) *Alb. Fischer*, Acta Path. scand. (Kopenh.) **2**, 7 (1925). — [2]) *Lewis* und *Michaelis*, Bull. Hopkins Hosp. **43**, 92 (1928). — [3]) *Katagiri*, Biochem. J. **20**, 427 (1926). — [4]) *Alb. Fischer*, Z. Krebsforschg **26**, 250 (1928). — [5]) *Waterman*, Z. Krebsforschg **27**, 3 (1928). — [6]) *Baker* und *Mc Intosh*, Brit. J. exper. Path. **8**, 257 (1927). — [7]) *Sugiura*, J. Canc. Res. **11**, 164 (1927). — [8]) *Harde*, Paris med. Jg. **17**, 148 (1927).

erzeugten als bei älkalischer; sie beobachten eine Stimulierung des Angehens bei alkalischem Phosphatzusatz, während der Zusatz von Essigsäure oder saurem Phosphatpuffer wieder das Angehen verhinderte. Die Autolyse des Sarkomgewebes vollzieht sich nach *v. Gaza* und *Brandi*[1]) am leichtesten bei stark saurer Reaktion.

Bindende Schlüsse kann man aus diesen Versuchen nicht ziehen, da im lebenden Organismus wegen der Vielgestaltigkeit der Reaktionsabläufe und wegen des dauernden engen Ineinandergreifens der verschiedensten Reaktionen und Organtätigkeiten sich der Tumor ganz anders verhalten kann. Dass Fettsäuren Mäuse gegen die folgende Krebstransplantation widerstandsfähiger machen [*Nakahara*[2])] beweist nicht viel, da hier wohl andere Faktoren (Lymphozytose, Mesenchymaktivierung) wirksam sein mögen. Auch die Vorbehandlung mit Nukleinsäure, die das Angehen transplantierter Tumoren nach *Lewin*[3]) verhindert, wirkt im wesentlichen leukozytotisch, durch starke Einwanderung von weissen Blutkörperchen. Von dem Einfluss anderer Säuren oder einer sauren Ernährung auf die Empfänglichkeit für transplantable Karzinome ist mir bisher nichts bekannt geworden. Dagegen liegen eine Reihe Versuche vor über den Einfluss saurer Ernährung auf das Wachstum bereits entwickelter transplantierter Geschwülste. Hier hat *Bálint*[4]) gefunden, dass das Wachstum der Karzinome bei den Mäusen mit basischer Nahrung wesentlich stärker war als bei den sauer ernährten Tieren. Es entspricht dies den Feststellungen anderer Forscher, welche unter der Wirkung von Kalium ein gesteigertes, unter der Wirkung von Kalzium ein herabgesetztes Tumorwachstum bei Mäusen feststellten. *Marton* und *Magassy*[5]) fanden die Tumoren am grössten, wenn sie der Nahrung Bikarbonat zusetzten, am kleinsten bei Phosphatzusatz. *Andersen*[6]) gibt an, dass bösartige Geschwülste unter saurer Kost ein schnelleres Wachstum zeigen, dass sie aber dabei radiosensibler · werden (es würde also hier etwas ähnliches vorliegen wie bei dem Zuckerstoss von *Mayer*, s. S. 99). *Reding*[7]) fasst die Alkalose als eine konstante Erscheinung bei Krebskranken auf, die schon in präkanzerösem Stadium besteht und sich auch bei den Blutsverwandten von Krebskranken findet. Er gibt an, dass man durch Parathyreoideaextrakt, der eine Azidose hervorruft, die Alkalose der Krebskranken beseitigen kann. Diese von *Reding* mitgeteilte Tatsache der Beeinflussung der Alkalose durch ein Hormon scheint mir sehr beachtenswert. Wir selbst hatten bisher noch keine Gelegenheit, Tierversuche in dieser Richtung in Verbindung mit unserer Gasatmung durchzuführen.

Nach *von Wendt*[8]) wirken Röntgenbestrahlung, Zufuhr von Parathyreoidea, Leber, Monoammoniumphosphat und -chlorid azidotisch und hemmend auf das

[1]) *v. Gaza* und *Brandi*, Virchows Arch. **263**, H. 2 (1927). — [2]) *Nakahara*, J. of exper. Med. **40**, 363 (1924). — [3]) *Lewin*, Z. Krebsforschg **27**, 138 (1928). — [4]) *Bálint*, Dtsch. Med. Wschr. **1927**, 1681. — [5]) *Marton* und *Magassy*, Arch. exper. Zellforschg **6**, 434 (1928). — [6]) *Andersen*, Berlin. Klin. Jg. **35**, H. 385 (1928). — [7]) *Reding*, Cancer Jg. **5**, 97 (1928). — [8]) v. *Wendt*, Hygina Stockholm **90**, 593.

Krebswachstum. Eine solche Hemmung beschreibt *Delbet*[1]) vom Magnesium-chlorid und wir werden auch hier wohl zur Erklärung die entstehende Azidose heranziehen dürfen.

Die mit der Kohlensäure-Sauerstoffatmung erzielten Ergebnisse versuchten wir nun dadurch zu verbessern, dass wir auch noch auf verschiedenen anderen Wegen dem Organismus Säure zuführten. Perorale Säurezufuhr haben wir im Tierversuch noch nicht gemacht, auch systematische Versuche mit saurer Ernährung in Verbindung mit unserer Gasatmung, die uns sehr wichtig erscheinen, haben wir bisher noch nicht durchführen können.

Wir haben uns also bisher darauf beschränkt, die azidotische Wirkung unserer Gasatmung durch direkte Säurezufuhr, und zwar in der entsprechenden Verdünnung intravenös, zu verstärken und zwar wurden zunächst solche Säuren gewählt, die im intermediären Stoffwechsel ganz besonders beim Abbau der Kohlehydrate im Körper selbst auftreten. Über die Ergebnisse s. S. 154 ff.

Es erscheint nach unseren Arbeiten wohl möglich, auch mit CO_2 allein, wie *Schreus*[2]) es will, die Geschwulstzelle zu beeinflussen. Aber es kann gar kein Zweifel sein, dass die Intensität auch dieses CO_2-Einflusses durch Sauerstoff wesentlich verstärkt wird und dass gerade die Kombination von Sauerstoff und Kohlensäure ganz besondere und eigenartige Wirkungen auf die Geschwulstzelle ausübt, wofür ja in dieser Arbeit die physiologischen Beweise beigebracht worden sind (vgl. S. 71).

Wenn man aber grundsätzlich von einer Säuretherapie der bösartigen Geschwülste sprechen will, so trifft in jedem Falle diese Bezeichnung für unsere Gasatmung zu, konnten wir doch hierdurch sogar eine stärkere Blutazidose erzielen als etwa durch eine direkte intravenöse Injektion von Milchsäure (s. S. 153).

Wenn nun auch für die günstige Wirkung einer direkten Säuretherapie auf die Geschwulstzelle bisher — abgesehen von meinen eigenen Arbeiten — Beobachtungen in der Literatur nicht vorliegen, ja eine Säuretherapie der Geschwülste bisher versagt hat (*Waterman*), so finden sich doch vereinzelte Angaben einer günstigen Wirkung auf das Geschwulstwachstum durch *Zufuhr azidotisch wirkender Neutralsalze*.

6. Die Wirkung der Gas-Säurebehandlung auf die bösartige Geschwulst des Menschen.

Über günstige Einwirkung von Säurezufuhr auf bösartige Geschwülste sowohl beim Menschen wie im Tierexperiment habe ich Angaben in der Literatur nicht finden können.

Waterman sah sowohl beim Menschen wie im Tierversuch keine Wirkung von der Zufuhr sauren Ammoniumphosphats. Ebenso negativ war die Wirkung

---

[1]) *Delbet*, Presse med. **1928**, 1473. — [2]) *Schreus*, Röntgen-Kongress Wien 1929.

enteraler oder parenteraler Zufuhr von Ammoniumchlorid oder von saurer Ernährung. Ausgehend von der von mir angegebenen Gasbehandlung hat *Schreus* vor wenigen Wochen die Bedeutung der CO_2 in unserem Gasgemisch betont und will mit Kohlensäure allein das Geschwulstwachstum beeinflussen. Wenn er mein Verfahren dazu in einen Gegensatz stellt und als „Sauerstofftherapie" bezeichnet, so muss ich einer solchen Gegenüberstellung und Nomenklatur doch widersprechen, denn ich habe niemals eine reine Sauerstofftherapie empfohlen, sondern lediglich eine Sauerstoff-Kohlensäuretherapie. Wenn auch der Weg, wie wir zu dieser Kombination gekommen sind, von der Idee der Verstärkung der Sauerstoffwirkung ausgegangen ist (die sich als richtig erwiesen hat), so habe ich doch schon in meiner ersten Veröffentlichung betont, dass die Kohlensäure in unserem Gemisch eine ganz besondere Wirkung auf die Geschwulstzelle hat (s. S. 119).

Darüber hinaus habe ich auch damals schon ganz klar auf die *azidotische Wirkung unserer Gasatmung* hingewiesen und dieselbe direkt für alle menschlichen Krankheitsfälle empfohlen, wo es sich darum handelt, eine bestehende Alkalose zu beseitigen, als vor allem bei Tetanie und ähnlichen Zuständen. Ich habe auch damals schon Beobachtungen von Dr. *Westhues* und Prof. *Holfelder* mitgeteilt, in denen tetanische bzw. epileptische Krämpfe durch die azidotische Wirkung unserer Gasatmung beseitigt bzw. verhindert wurden. Die Priorität der Sauerstoffbehandlung in Idee und Ausführung hat *Alb. Fischer* (ebenfalls ausgehend von den grundlegenden Arbeiten *Warburgs*), die Kombinationstherapie Sauerstoff-Kohlensäure und die Kohlensäureanwendung bei bösartigen Geschwülsten überhaupt ist meines Wissens zuerst von mir empfohlen und durchgeführt worden. Die Versuche mit Verstärkung der Säureeinwirkung haben wir ausgehend von den früher (s. S. 133) dargelegten Gedankengängen im Tierversuch seit Frühjahr 1928, am Menschen seit Dezember 1928 durchgeführt und ich habe hierüber auch bereits in der Literatur eine kurze Bemerkung gemacht[1]).

Die Ergebnisse unserer Gas-Säurebehandlung am menschlichen Tumor finden sich im Kap. J, S. 231 zusammengestellt, worauf ich verweise. Beim Menschen haben wir bisher diese Behandlungsart nur in Verbindung mit Röntgenbestrahlung durchgeführt und sehr bemerkenswerte Ergebnisse damit gehabt. Daher sollen diese Kombinationsversuche am Schluss zusammenfassend besprochen werden.

7. Die Bedeutung der Pufferung in Blut und Geweben für das Geschwulstwachstum.

Die grosse Bedeutung, die wir der azidotischen Wirkung unserer Gasmischung beimessen mussten, führt ohne weiteres zu der Frage nach den Pufferungsverhältnissen, die bei unseren Versuchen in Blut und Gewebe herrschen und die sicherlich durch die reichlich zugeführte Kohlensäure

---

[1]) *B. Fischer-Wasels*, Rev. méd. Germano-Ibero-Americana 1929, Nr. 5.

beeinflusst werden. Die Wichtigkeit der Frage ergibt sich schon daraus, dass die Wirkungen aller Säuren und Alkalien im Organismus, soweit überhaupt mit dem Leben verträgliche Konzentrationen vorliegen, von den Pufferungsverhältnissen abhängen. Es ist klar, dass diese Pufferungsverhältnisse in der lebendigen Substanz einem ständigen Wechsel unterworfen sind [Phasenpufferung, *Lebermann*[1])], Permeabilitätsänderungen [*Irwin*[2])].

Küster und *Koulen*[3]) haben im Karzinomserum in der Gesamtpufferung keine deutlichen Unterschiede gegenüber der Norm gefunden. Nach *Correa*[4]) ist die Pufferfähigkeit im Krebsblut etwas vermindert, worauf die *Roffosche* Krebsreaktion beruhen soll. *Fahrig*[5]) gibt an, dass eine Erhöhung der Pufferung durch Zufuhr von Zucker und Tyrodelösung die Glykolyse im Tumor stark erhöht. Die Retention der Kohlensäure im Gewebe wird allerdings durch die Gewebspufferung nicht merkbar beeinflusst und entspricht lediglich der physikalischen Löslichkeit der Kohlensäure [*Kroetz*[6])].

Nun ist ja die Pufferung bei unseren Versuchen insofern schon berücksichtigt, als eine Änderung der p_H-Zahlen natürlich nur dann eintritt, wenn eben die Pufferung nicht mehr ausreicht. Aber man kann die Wirkung von Säuren und Basen dadurch verstärken, dass man Pufferlösungen benutzt, denn jetzt dauert es wesentlich länger bis die ursprüngliche p_H wiederhergestellt ist [*E. Schneider*[7])]. Dieser Nachweis veranlasste uns noch ganz besonders Versuche mit intravenöser Injektion saurer Salze zu machen. Kam es zudem nicht allein auf die Azidose, sondern auch auf die Art der hierbei mitwirkenden Anionen an, so mussten solche Versuche besonders wichtig sein.

Von Salzen, die die Pufferung beeinflussen, sind schon unter anderen Gesichtspunkten früher einige in unseren Versuchen erwähnt (s. S. 109 u. 153). Laktate mussten, da sie unter bestimmten Bedingungen die Atmung steigern [*Meyerhof* und *Lohmann*[8])] besonders wichtig sein. Die Ergebnisse hiermit und mit Phosphaten sind früher besprochen. Mit Injektionen von Natriumazetatlösung haben *Duschl* und *Koenigsberger*[9]) — von dem Gedanken ausgehend, die durch den Gärungsstoffwechsel der Tumorzelle entstandene Milchsäure abzufangen — erhebliche Verzögerungen des Geschwulstwachstums erzielt, meist trat allerdings drei Monate später eine starke Wachstumssteigerung auf. Unsere eigenen Versuche mit Salzen, die auf die Pufferung einen Einfluss haben müssen, ergaben folgendes:

Versuche mit saurem Azetatpuffer (p_H 3,60) kombiniert mit Gasatmung (Versuch 120/1, 129/2). Sehr starke Wachstumshemmungen bei fortlaufenden

---

[1]) *Lebermann*, Schweiz. med. Wschr. **1928**, 769. — [2]) *Irwin*, J. gen. physiol. **11**, 111 (1927). — [3]) *Küster* und *Koulen*, Arb. Staatsinst. exper. Ther. Frankf. H. 21, 252, **1928**. — [4]) *Correa*, Z. Krebsforschg **29**, 112 (1929). — [5]) *Fahrig*, Z. Krebsforschg **25**, 146 u. Klin. Wschr. **1927**, 1227. — [6]) *Kroetz*, Verh. dtsch. Ges. inn. Med. **40**, 91, J. F. Bergmann, München, **1928**. — [7]) *Schneider*, Mitt. a. d. Grenzgeb. d. Med. u. Chir. **40**, 564 (1927). — [8]) *Meyerhof* und *Lohmann*, Biochem. Z. **171**, 381 (1926). — [9]) *Duschl* und *Koenigsberger*, Dtsch. Z. Chir. **211**, 417 (1928).

intravenösen Injektionen. Vielfach Verkleinerung der Tumoren, bei 20 Tieren vier Heilungen.

Versuche mit saurem Phosphatpuffer. (p_H 5,28) kombiniert mit Gasatmung (Versuch 120/2, 129/1). Bei fortlaufenden intravenösen Injektionen deutliche Wachstumshemmung, vielfach starke Nekrotisierung der Tumoren, bei 20 Tieren zwei Heilungen.

Eine Verbesserung der Pufferungsbreite ist natürlich auch bei azidotischen Wirkungen wichtig und auch Neutralsalze haben hier grosse Bedeutung [*Barcroft*[1]), *Leuthardt*[2])]. Wir sehen also auch hieraus, dass noch zahlreiche Fragen der Bearbeitung harren und gerade für die Beeinflussung des Geschwulstwachstums durch Azidose und Alkalose noch ausgedehnte Untersuchungen notwendig sind.

8. Die Kombinationswirkung von Sauerstoff und Kohlensäure.

Das Besondere in der Wirkung unseres Gasgemisches liegt nicht allein in der Verbindung der Wirkung der beiden Komponenten unseres Gases, sondern darin, dass in fast spezifischer Weise die Wirkungen des einen Gases durch das andere und zwar gegenseitig verstärkt werden, dass andererseits für den Organismus ungünstige Wirkungen des einen Gases durch das andere aufgehoben oder so abgeschwächt werden, dass sie keine Bedeutung mehr haben. Wir wissen, dass reine Sauerstoffatmung verschiedene Nachteile und Schädigungen mit sich bringt. Atemgrösse und Atemvolumen werden herabgesetzt, der Gehalt des Blutes an Hämoglobin und Erythrozyten geht herunter, die Sauerstoffaufnahme des Körpers wird nicht erhöht. Selbst Lungenschädigungen können auftreten. In allen diesen Punkten bewirkt die Kohlensäure das Gegenteil und führt darüber hinaus noch zu einer Azidose in Blut und Geweben. Durch die Verbindung der Sauerstoff- und Kohlensäureatmung werden Atemgrösse und Atemvolumen stark vermehrt, so dass zwangsweise dem Körper grössere Sauerstoffmengen zugeführt werden, und eine *Sauerstoff-überventilation* eintritt. Hämoglobin- und Erythrozytengehalt gehen in die Höhe und die Sauerstoffdissoziation und -Spannung in Blut und Geweben werden derartig gesteigert, dass eine erhöhte Sauerstoffaufnahme der Gewebe nachzuweisen ist.

Besteht im Gewebe eine herabgesetzte Oxydation, also verminderte Atmung, so können wir auch durch reinen Sauerstoff eine erhöhte Sauerstoffaufnahme, also eine gesteigerte Gewebsatmung nicht herbeiführen. Das gelingt aber durch unser Gasgemisch und ist besonders wirksam gerade beim krebskranken Organismus, dessen Oxydationen darniederliegen. Dabei muss man sich vorstellen, dass der pathologische Zustand der herabgesetzten Zellatmung von zwei Seiten angegriffen wird: Durch die Erhöhung des Sauerstoffpotentials wird die Verbrennungsgeschwindigkeit

---

[1]) *Barcroft*, Naturwiss. 1927, Nr. 46, 914. — [2]) *Leuthardt*, Schweiz. med. Wschr. **1927,** 1090.

der zu oxydierenden Substanzen, vor allem der Milchsäure, gesteigert; durch die Einatmung von Kohlensäure andererseits wird die Milchsäure aus dem Blut, wo sie kaum angegriffen werden kann, zu den Verbrennungsorten im Gewebe gedrängt.

Von Wichtigkeit ist dabei der Bau der Blutkörperchenmembran. Jede Änderung der Wasserstoffionenkonzentration des Plasmas erzeugt nämlich im Innern des Blutkörperchens 160 % dieser Änderung [Hamburger Effekt, *Barcroft*[1])]. Wir bekommen also durch unsere Kohlensäureatmung eine noch stärkere Azidose im Innern der Blutkörperchen als im Plasma und damit nach *Barcroft* eine erhebliche Steigerung der in den Gewebskapillaren bei einem gegebenen Druck abgegebenen Sauerstoffmengen.

Die Kohlensäure ist für den Organismus im gewissen Sinne ein Gift. Die Verträglichkeit dieses Giftes wird wesentlich erhöht, wenn wir gleichzeitig statt Luft reinen Sauerstoff atmen lassen. Andererseits erhöht die Kohlensäure die Spannung und Dissoziation des Sauerstoffes, so dass sogar bestimmte Grade von Sauerstoffmangel besser und in höherem Maße vertragen werden, wenn mit dem verdünnten Sauerstoff zugleich Kohlensäure eingeatmet wird [*Margaria*[2])]. Wir sehen also auch hier, wie die beiden Gase sich gegenseitig in ihren günstigen Wirkungen steigern. Der Sauerstoffmangel erhöht die Erregbarkeit des Atemzentrums gegenüber der Kohlensäure [*Lindhard*[3])] und dadurch dürfte die günstige Wirkung der Kohlensäure bei Sauerstoffmangel verständlich sein (verstärkte Überventilation).

Wir konnten zeigen, dass die Kohlensäureatmung den Milchsäurespiegel des Blutes herabsetzt. Da aber der Milchsäuregehalt des Gesamtorganismus unter dieser Einwirkung nicht wesentlich sinkt (*Joos*), so müssen wir daraus den auch durch andere physiologische Tatsachen begründeten Schluss ziehen, dass die Kohlensäure lediglich oder im wesentlichen die Milchsäure aus dem Blute verdrängt. Diese Verdrängung der Milchsäure aus dem Blute muss zu einer Milchsäurestauung im Gewebe führen, die wiederum oxydationssteigernd wirkt [*Meyerhof* und *Schulz*[4])]. Daraus erklärt sich wohl die allerdings nur geringe Verminderung des Milchsäuregehaltes des Gesamtkörpers bei Kohlensäureluftatmung. Ganz anders wird das aber, wenn wir mit der Kohlensäure auch reinen Sauerstoff zuführen. Vermehrte Sauerstoffzufuhr führt zu verstärkter Milchsäureoxydation und -Resynthese. Diese für unser Problem so wichtige Wirkung des Sauerstoffs wird aber wesentlich verstärkt, wenn wir mit dem reinen Sauerstoff gleichzeitig Kohlensäure zuführen, denn einerseits wird dadurch die Sauerstoffspannung gesteigert, andererseits wird dabei die Milchsäure verhindert, ins Blut überzutreten, und auf diese Weise dem in grösserer Menge und stärkerer Spannung im Gewebe vorhandenen Sauerstoff

---

[1]) *Barcroft*, Das Hämoglobin und seine biologische Bedeutung. D. Naturwiss. **1929**, H. 17, 261. — [2]) *Margaria*, Arch. di Sci. biol. **11**, 425 (1928). — [3]) *Lindhard*, zit. nach Gesell, a. a. O. s. S. 119. — [4]) *Meyerhof* und *Schulz*, Pflügers Arch. **217**, 547 (1927).

ausgeliefert. Die Messungen ergeben demgemäß auch eine enorme Herabsetzung des Milchsäuregehaltes im Gesamttiere, wenn reiner Sauerstoff mit Kohlensäure geatmet worden ist.

Im Gegensatz hierzu macht Überventilation mit Luft eine Alkalose des Blutes durch starke Erniedrigung des CO_2-Gehaltes mit starker Erhöhung der Milchsäurekonzentration im Blute. Durch all diese Tatsachen wird es vielleicht verständlich, dass auch intravenöse Zuckerzufuhr in unseren Versuchen das Geschwulstwachstum nicht steigert, wie es sonst zu erwarten wäre. Der hier reichlicher zugeführte Zucker wird eben durch die Sauerstoffkohlensäureatmung so rasch verbrannt und resynthetisiert, dass eine schädliche Einwirkung nicht so leicht zustandekommen kann.

E. Die Gasbehandlung bösartiger Geschwülste in Verbindung mit Chemotherapie und Physikotherapie.

Wir wenden uns nunmehr denjenigen Verfahren zu, die zur Krebsbehandlung schon seit langer Zeit verwendet wurden und über die schon ausgedehnte Erfahrungen vorliegen. Es ist dies die Behandlung mit chemischen Präparaten, die als spezifisch gedacht worden sind, und mit Bestrahlung.

Die *Chemotherapie* ist von der Arbeithypothese ausgegangen, dass Substanzen gefunden werden könnten, die wie andere auf die Bakterien so hier auf die Geschwulstzellen in spezifischer Weise schädigend und abtötend wirken. Von *Paul Ehrlich* selbst, dem unvergesslichen Begründer der Chemotherapie, weiss ich aus mündlicher Mitteilung, dass er gerade für die Karzinomzelle als eine dem Körper sehr nahe verwandte Zelle die Auffindung eines spezifisch-chemotherapeutischen Heilmittels für besonders schwierig und sehr wenig aussichtsvoll hielt. Bei den Infektionskrankheiten dagegen sind eine Reihe von Erfolgen erzielt worden, ich erinnere nur an die Salvarsantherapie der Lues, die Chinintherapie der Malaria und andere Erfolge bei Spirochäten- und Protozoenkrankheiten. Aber schon hier ist der Wirkungsmechanismus dieser Substanzen keineswegs vollständig aufgeklärt. Es ist mehr als fraglich, ob das Ideal der Therapia sterilisans magna, wie es *Ehrlich* vorschwebte, an irgend einer Stelle schon erreicht ist. Selbst für das Salvarsan, das diesem Ideal bisher wohl am nächsten kommt, ist heute eine wesentliche Beteiligung mesenchymaler Reaktionsvorgänge, d. h. also des lebendigen Geschehens, für die Vernichtung der Krankheitserreger erwiesen (s. S. 212). Es ist ferner bekannt, dass Chemikalien im Körper gegen eine Infektionskrankheit starke Wirkungen erzielen können, obwohl sie im Reagenzglas die gleichen Erreger unbeeinflusst lassen. All das zeigt, dass wir auch bei diesen Wirkungen nicht einfach chemische Reaktionen zwischen chemischer Substanz und Erreger vor uns haben, sondern komplexe biologische Reaktionsabläufe.

Das gilt in vielleicht noch höherem Grade für die Chemotherapie der Geschwülste. Immer wieder zeigt sich, dass in einzelnen Fällen die verschiedensten chemischen Körper einen Einfluss ausüben können und das

Schwierige liegt nur darin, hier das Regelmäßige und Gesetzmäßige zu finden. Dazu kommt, dass gerade im Tierversuch alle möglichen Verfahren, die zu einer schweren Schädigung des Gesamtorganismus führen, häufig — aber keineswegs immer — auch die Geschwulststelle schädigen oder sogar die transplantierte Geschwulst vernichten, ohne dass natürlich von irgend einer spezifischen Wirkung die Rede sein kann. Das gilt vor allem für die seit etwa 20 Jahren eifrig gepflegte Therapie mit Schwermetallen oder für die Wirkung schwerer Dyspnoe[1]). Dazu kommt, dass alle diese Substanzen, besonders die Metallsalze wohl ausnahmslos auch zu lebhaften mesenchymalen Abwehrreaktionen, insbesondere des Retikulo-Endothelialen-Systems führt. Es steht aber fest (vgl. S. 217), dass gerade derartige Reaktionen für das Wachstum und Fortschreiten der Geschwülste von besonderer Bedeutung sind. Wenn wir sehen, dass ganz analoge Wirkungen von Metallsalzen auch die Entwicklung der Tuberkulose in stärkstem Grade beeinflussen, ja bereits ausgebrochene Tuberkulose heilen können (*Walbaum*), so werden wir um so weniger an irgendeine spezifische Wirkung dieser Therapie glauben können. Dasselbe gilt, wenn wir von der in neuester Zeit viel empfohlenen Wirkung der Bleibehandlung auf bösartige Geschwülste hören, dass sie nur wirksam ist in grossen lebensgefährlichen Dosen.

1. Die Wirkung von Metallen und Metallsalzen.

Es kann daher für uns genügen, wenn wir an dieser Stelle nur die wichtigsten Tatsachen und Gesichtspunkte über die Wirkung chemotherapeutischer Eingriffe ganz kurz besprechen. Für die Wirkung der Schwermetalle (auch die Eisenwirkung kann als solche aufgefasst werden) könnte auch an die so wichtige Sauerstoffübertragung durch Metalle, also an katalytische Faktoren gedacht werden. Gerade für den Zuckerabbau ist gezeigt, dass Schwermetalle eine solche Sauerstoffübertragung bewirken [*Krebs*[2])] und dass hier die stärkste Wirkung vom Kupfer ausgeübt wird. Wirkungen auf den Stoffwechsel der Gewebe sind wenig untersucht. Nach *Jowett* und *Brooks*[3]) wird der Stoffwechsel von Tumorzellen durch Metallsalze durchweg gehemmt, nur durch Blei in kleinen Konzentrationen wurden Glykolyse und Atmung der Krebszelle etwas gesteigert. Auch an die Wirkung von Verbindungen zwischen Eiweiss und den Metallsalzen [vgl. *Bechhold*[4])] könnte gedacht werden.

Besonders hat man Gebrauch gemacht von Metallverbindungen mit Aminosäuren (Silber-, Kupfer-, Kobalt-, Alanin u. ähnl.). Dabei wurde jedoch gefunden, dass die Geschwülste nach einigen Injektionen gegen ein bestimmtes Metall unempfindlich werden und diese Unempfindlichkeit auch bei Transplantation erhalten bleibt — also eine vollkommene Analogie zu der Arzneifestigkeit von Protozoenstämmen.

---

[1]) Vgl. *B. Fischer-Wasels*, Klin. Wschr. 1928, 646. — [2]) *Krebs*, Biochem. Z. **180**, 377 (1927). — [3]) *Jowett* und *Brooks*, Biochem. J. **22**, 720 (1928). — [4]) *Bechhold*, Biochem. Z. **1928**, 451.

Für die einzelnen Metallarten ist folgendes erwähnenswert:

*Kupfer*präparate sind schon wegen der erwähnten starken Fähigkeit der Sauerstoffübertragung wiederholt gegen Tumoren angewandt worden. *Hieger*[1]) stellte fest, dass im Rattenkarzinom der Tumor zwei bis viermal soviel Kupfer enthält wie der übrige Körper, und dass durch Kupferzufuhr eine weitere Erhöhung auftrat. Eine Wachstumshemmung der Tumoren hierdurch wurde aber nur selten gesehen und auch *Manelli*[2]) fand nur eine vorübergehende palliative Wirkung.

*Gold*salze wurden wie bei der Tuberkulose auch bei Geschwülsten angewandt. Günstige Resultate berichtet *Stickl*[3]) beim Mäusekarzinom mit einem Golddoppelsalz in Verbindung mit Kalzium und Lezithin — es handelt sich also um ein sehr komplexes Präparat, dessen Wirkungsmechanismus sicherlich ebenfalls nicht einfach liegt.

*Magnesium*salze zeigen nur geringe und vorübergehende Wachstumshemmungen [*Delbet* und *Palios*[4]), *Zimmern* und *Wickham*[5])].

Arsen ist schon mehrfach erwähnt und wegen seiner atmungshemmenden Wirkung haben wir unsere Arsenversuche, die zu keinem Ergebnis geführt haben, bereits früher besprochen (s. S. 88). *Minot*[6]) findet übrigens keinerlei spezifisch schädigende Wirkung des Arsens für Krebszellen und nach *Ullmann*[7]) wird das Arsen hauptsächlich in den *Kupfferschen* Sternzellen der Leber, in den Pulpazellen der Milz und in den Lymphdrüsen gespeichert — es wäre also bei seinen Wirkungen vor allem auf die Mesenchymaktivierung zu achten (vgl. S. 206).

Wismut dringt nicht in die Geschwulstzelle ein, sondern wird nur in der Umgebung des Tumors bei Zufuhr gefunden [*Califano*[8—9])], dagegen wird von *Kahn*[10]) angegeben, dass das Wismut gerade im Tumor festgehalten wird. Es wird deshalb die Behandlung menschlicher Tumoren mit Wismut und Röntgenbestrahlung empfohlen. Vereinzelte Besserungen sind hierdurch beobachtet worden [*Lasch* und *Neumann*[11])]. Auch hier ist bemerkenswert die Speicherung des kolloidalen Wismut im Retikuloendothel (*Califano*).

*Kobalt*verbindungen sind ebenfalls schon lange gegen Tumoren empfohlen worden. Es wurden Vermehrungen des Hämoglobins und der roten Blutkörperchen festgestellt, dabei aber eine sehr starke Giftwirkung [*Waltner*[12])].

Ytterbium und *Germanium* wurden von *Ishiwara*[13]) unter den verschiedenen Metallen als die wirksamsten gegen Mäusekrebs gefunden.

---

[1]) *Hieger*, Biochem. J. **20**, 232 (1926). — [2]) *Manelli*, Gazz. int. med.-chir. **6**, 400 (1928). — [3]) *Stickl*, Virchows Arch. **270**, 811 (1929). — [4]) *Delbet* und *Palios*, Bull. Assoc. franc. Etude Canc. **17**, 315 (1928). — [5]) *Zimmern* und *Wickham*, Bull. Assoc. franc. Etude Canc. **17**, 362 (1928). — [6]) *Minot*, J. Canc. Res. **10**, 293 (1926). — [7]) *Ullmann*, Wien. med. Wschr. 1928, 1389. — [8]) *Califano*, Krkhforschg **6**, 77 (1928) — [9]) *Califano*, Z. Krebsforschg **26**, 183 (1928). — [10]) *Kahn*, Verh. dtsch. Ges. inn. Med. **40**, 86, J. F. Bergmann, München, 1928. — [11]) *Lasch* und *Neumann*, Klin. Wschr. 1929, 1021. — [12]) *Waltner*, Klin. Wschr. 1929, 313. — [13]) *Ishiwara*, Trans. jap. path. Soc. **16**, 261 (1928).

Blei wurde in neuester Zeit besonders von englischer Seite [*Blair Bell*[1–2]]] als sehr wirksam auch gegen das menschliche Karzinom empfohlen. Auch *Tapia*[3]) empfiehlt die Methode. *Collier*[4]) sah ebenfalls von einigen komplexen Bleiverbindungen günstige Einwirkung auf transplantierte Tumoren. Ganz ungünstige Ergebnisse hatten aber *Laborde*[5]), *Loewy* und *Loiseleur*[6]), *Lavedan*[7]), *Jona*[8]), *Schreiner* und *Wende*[9]) und *Kaemmerer*[10]). *Marsh* und *Simpson*[11]) betonen, dass lediglich Bleitetraäthyl wirksam war, aber dieses *nur in tötlichen Dosen*. Bleinitratlösungen wirken selbst in homöopatischen Dosen ausserordentlich toxisch und beschleunigen in hohem Verdünnungsgrad zuweilen die Metarmophose von Froschlarven [*König*[12])].

Für die Erklärung der Bleiwirkung ist vielleicht wichtig die Verstärkung der Lipsasewirkung [*Corran* und *Mc Cullagh-Lewis*[13])] und die Hemmung von anderen Enzymvorgängen durch Blei [*Lewis*[14])]. *Bischoff* und *Maxwell*[15]) machen darauf aufmerksam, dass das Blei natürlich nicht als Metall, sondern in Verbindung besonders mit Phosphaten die Tumorzelle erreicht. *P. Meyer*[16]) stellte fest, dass das Bleijodid besonders mit Natriumlaktat eine gut wasserlösliche und stabile Verbindung eingeht, die für die Therapie besonders geeignet wäre. Über Erfolge hiermit ist bisher meines Wissens noch nichts berichtet.

Für den Mechanismus der Bleiwirkung scheint mir aber noch ein anderer Gesichtspunkt sehr wichtig, nämlich auch hier die Tatsache bzw. Möglichkeit einer lebhaften Mesenchymaktivierung. Es ist bekannt, dass das Blei eine starke Schädigung der roten Blutkörperchen und eine schwere Schädigung des erythropoetischen Systems hervorruft [vgl. z. B. *Brookfield*[17]), *Seiffert* und *Arnold*[18])], ja selbst Hämatoprophyrinausscheidung im Urin wird bei Bleivergiftung beobachtet [*Hirschhorn* und *Robitschek*[19])]. Von jeher wird ja auch klinisch die Bleivergiftung am frühesten an den Erythrozytenveränderungen im Blutbilde festgestellt. Damit ist ein Mechanismus gegeben, der in ganz besonderer Weise, nämlich durch intravaskuläre Blutschädigung, zu Aktivierungen des retikulo-endothelialen Systems führt und deshalb auch gewisse Wirkungen auf das Geschwulstwachstum haben muss (vgl. S. 227). Ist dem aber so, so können wir analoge und bessere Wirkungen auf anderen harmloseren Wegen erzielen, d. h. ohne eine gleichzeitige schwere Giftwirkung mit in Kauf zu nehmen.

---

[1]) *Blair Bell*, Lancet **1928**, 164. — [2]) *Blair Bell*, Brit. med. J. Nr. 3557, 431, **1929**. — [3]) *Tapia*, Rev. médica Chile **56**, 995 (1928). — [4]) *Collier*, Z. Hyg. **110**, 169 (1929). — [5]) *Laborde*, Ann. Méd. **24**, 411 (1928). — [6]) *Loewy* und *Loiseleur*, Bull. Assoc. franc. Etude Canc. **17**, 549 (1928). — [7]) *Lavedan*, Paris méd. **1929**, 272. — [8]) *Jona*, Med. J. Austral. **1928**, 587. — [9]) *Schreiner* und *Wende*, Surg. usw. **48**, 115 (1929). — [10]) *Kaemmerer*, Dtsch. med. Wschr. **1928**, 138. — [11]) *Marsh*, J. Canc. Res. **11**, 417 (1927). — [12]) *König*, Z. exper. Med. **56**, 581 (1927). — [13]) *Corran*, Biochemic. J. **22**, 451 (1928). — [14]) *Lewis*, J. Cancer Res. **11**, 16 (1927). — [15]) *Bischoff* und *Maxwell*, J. of biol. Chem. **79**, 5 (1928). — [16]) *P. Meyer*, Klin. Wschr. **1928**, 215. — [17]) *Brookfield*, J. of Path. **31**, 277 (1928). — [18]) *Seiffert* und *Arnold*, Arch. f. Hyg. **99**, 272 (1928). — [19]) *Hirschhorn* und *Robitschek*, Z. klin. Med. **106**, 664 (1927).

Anhangsweise seien hier noch andere Metalloide und Elemente besprochen:

*Jod*präparate sind ebenfalls häufig zur Geschwulstbehandlung empfohlen. In neuerer Zeit wird besonders gerühmt eine Jod-Cer-Verbindung [*Hirsch*[1])], der auch bei Sepsis gute Wirkungen nachgerühmt werden [*Stahl*[2])]. Das Jod wirkt immer entgegen der funktionellen Richtung der Schilddrüse [*Breitner*[3])], was gerade für die Tumorfrage von Wichtigkeit ist (vgl. S. 190). Es führt zu einer Schädigung des Kapillarendothels und damit leicht zu Blutungen [*Longo*[4])] und da auch sonst die Wirkungsweise gerade von Metallsalzen auf solche Kapillarschädigungen und damit Ernährungsstörungen der Geschwulst zurückgeführt wurde, so müssen wir das auch bei der Jodwirkung beachten. Ausserdem führt Jod zu einer Zunahme des Cholesterins im Blute, wodurch die Abwehrkraft des Organismus gesteigert sein soll [*Danysz* und *Laskownicki*[5])]. Endlich steigert Jod in grossen Dosen den Stoffwechsel und fördert die Erythropoese [*Wadi*[6])]. Injiziertes Natrium jodatum wird zu einem erheblichen Teil im Magen ausgeschieden [*Heilmeyer* und *Sturm*[7])]. Für die Tumorwirkung ist wichtig, dass nekrotisches Gewebe jodarm ist, dass dagegen Krebsknoten mehr Jod enthalten als das umliegende Gewebe [*Sturm*[8])]. *Goldfeder*[9]) fand bei Tiergeschwülsten zunächst eine Wachstumssteigerung durch Jod, dann eine Hemmung. *Lewin*[10]) betont, dass wesentliche Fortschritte mit der Chemotherapie nicht erzielt seien und zwar weder mit Schwermetallen noch mit Farbstoffen, dass dagegen dem Jod und den Jodverbindungen eine grössere Bedeutung zukäme. Er fasst die Jodwirkung geradezu als spezifisch auf und hat auch gute Wirkungen beim Menschen davon gesehen.

Seleneosin von *v. Wassermann* als sehr wirksam gegen Mäusetumoren aufgefunden, hat sich für die praktische Anwendung nicht bewährt. *Coenen* und *Schulemann*[11]) zeigten, dass alle diese Präparate insbesondere auch Adrenalin, Ikterogen, Cholin und die komplexen Metallsalze (*Neuberg-Caspari*) primär auf die Gefässe, also auch auf den Tumor nur durch Gefässschädigung, wirken.

Schwefel ist in Verbindung mit Metallen besonders zur Entgiftung benutzt worden [*Hesse*[12])]. Einen Einfluss auf den Stoffwechsel hat kolloidaler Schwefel kaum [*Pennetti*[13])]. Besonders ein Schwefelpräparat, das Detoxin wurde empfohlen, und zwar soll seine Wirkung auf der reduzierenden Wirkung der Sulfhydrylgruppen des Detoxins beruhen [*Keeser*[14])]. Sehr bescheidene

[1]) *Hirsch*, Strahlenther. **26**, 279 (1927). — [2]) *Stahl*, Dtsch. Med. Wschr. **1928**, 352. — [3]) *Breitner*, Erg. Chir. **21**, 68 928). — [4]) *Longo*, Klin. Wschr. **1929**, 1131. — [5]) *Danysz-Michel* und *Laskownicki*, C. r. Soc. biol. **91**, 632 (1924). — [6]) *Wadi*, Naunyn-Schmiedebergs Arch. **129**, 1 (1928). — [7]) *Heilmeyer* und *Sturm*, Klin. Wschr. **1928**, 2381. — [8]) *Sturm*, Verh. dtsch. Ges. inn. Med. **40**, 295. J. F. Bergmann, München, **1928**. — [9]) *Goldfeder*, Z. Krebsforschg **27**, 532 (1928). — [10]) *Lewin*, Die Chemotherapie der malignen Geschwülste. Z. Krebsforschg **27**, 132 (1928). — [11]) *Coenen* und *Schulemann*, Dtsch. Med. Wschr. **1915**, 1213. — [12]) *Hesse*, Naunyn-Schmiedebergs Arch. **122**, 354 (1927). — [13]) *Pennetti*, Z. exper. Med. **57**, 584 (1927). — [14]) *Keeser*, Naunyn-Schmiedebergs rch. **122**, 82 (1927).

Erfolge bei bösartigen Tumoren mit Schwefel hatte *Starnotti*[1]), der aber immerhin mit Schwefel bessere Ergebnisse (Verbesserung der Blutbildung und des Allgemeinzustandes) beobachtete als mit Metallen, insbesondere mit Blei, Selen und Kupfer. *Kabelik*[2]) gibt sehr gute Resultate an bei menschlichen Karzinomfällen durch Behandlung mit Thiosulfat. Eine Bestätigung der auffallenden Erfolge bleibt abzuwarten.

Wir selbst haben von der Kombination der Gasbehandlung mit Zufuhr von Metallen und Metalloiden nur wenig Gebrauch gemacht, da einige Versuche uns nicht befriedigten. Versuchsergebnisse dieser Art sind erwähnt auf S. 107/8.

2. Die Gasbehandlung bösartiger Geschwülste in Verbindung mit Farbstoffen.

Bei der starken biologischen Wirksamkeit zahlreicher komplexer Farbstoffe hat man schon frühzeitig daran gedacht, hier ein spezifisches Mittel gegen das Geschwulstwachstum zu finden. Ich habe ja schon in meiner ersten Mitteilung über günstige Ergebnisse berichtet, die wir durch Gasatmung in Verbindung mit Eisenfarbstoffen erzielt hatten. Wir suchten damals nach Verbindungen oder Kombinationen der in der Literatur als wirksam angegebenen Farbstoffe mit Eisenpräparaten in der Hoffnung, eine Kombination der Oxydationsanregung mit dem krebszellschädigenden Farbstoff zu erhalten.

Will man auf diesem Gebiete weiterkommen, so wird man sich vor allem bemühen müssen, den physiologischen Mechanismus der Farbstoffwirkung aufzuklären. *Dustin*[3]) hat versucht, die Zellgifte danach zu trennen, ob sie vorwiegend das Zellprotoplasma oder den Zellkern schädigen. Unter den *kernschädigenden, karyoklastischen Giften* nennt er vor allem die Säuren, dann von Farbstoffen die basischen: Trypaflavin, Methylenblau, Neutralrot und die sauren Farbstoffe: Trypanblau und Erythroxin, endlich das Benzol, den Teer und das Arsen. Es ist sehr bemerkenswert, dass diese letzteren Substanzen gerade diejenigen sind, die für die Erzeugung bösartiger Geschwülste in der experimentellen Pathologie heute eine besonders grosse Rolle spielen. Bisher hat sich allerdings eine besondere Beziehung der Einwirkung der genannten karyoklastischen Farbstoffe auf das Tumorwachstum nicht nachweisen lassen, jedenfalls nicht in Abhängigkeit von ihrer kernzerstörenden Wirkung.

Die kernzerstörende Wirkung des Trypaflavins ist zuerst von *G. Hertwig* an Spermatozoen gefunden worden. Hierbei ist aber zu bedenken, dass gerade das Trypaflavin den Organismus gegenüber den Lichtstrahlen sensibilisiert, dass hier also eine Kombination mit Strahlenwirkungen vorliegen kann. Für das Methylenblau ist seine schon von *Ehrlich* entdeckte starke Wirkung auf die Sauerstoffübertragung natürlich zu berücksichtigen (vgl. z. B. *Harrop* und *Barron*[4]). *Rossi*[5]) sah keine Erfolge beim Tumor durch Methylenblau.

---

[1]) *Starnotti*, Arch. Farmacol. sper. **45,** 113 (1928). — [2]) *Kabelik*, Bratiskav. lek. Listy. **8,** 409 (1928). — [3]) *Dustin*, Strasbourg. méd. Jg. **85,** 12 (1927). — [4]) *Harrop* und *Barron*, G., J. exper. Med. **48,** 207 (1928). — [5]) *Rossi*, Policlinico Sez. prat. **1928,** 2501.

Karczag und *Györgyi*[1]) haben besonders durch elektrope Farbstoffe bei transplantablen Mäusetumoren und bei Teerkarzinomen gute Ergebnisse erhalten. Wichtig ist ferner, dass auch die Möglichkeit gegeben ist, die Wirkung solcher Farbstoffe lokal durch aktive Hyperämie z. B. durch Erwärmung zu steigern, weil man dadurch eine lokal gesteigerte Speicherung der Farbstoffe erzielt [*Anitschkow*[2])].

Das *Lithiumkarmin* ist vielleicht der einzige Farbstoff, der in die Tumorzelle selbst eindringt und der als direkt giftig für Sarkomzellen gelten darf [*Aschoff* und *Kiyono*[3]), *v. Gaza*[4])]. Trotzdem sind mir besonders günstige Erfolge beim lebenden krebskranken Organismus nicht bekannt. Isamincholin und Trypancholin fand *Kimura*[5]) von sehr günstiger Wirkung auf das Rattensarkom, während Isaminblau und Trypanblau keinerlei therapeutische Wirkungen entfalteten, im Gegenteil das Geschwulstwachstum anregten. Von Nachprüfungen dieser Angaben ist mir nichts bekannt.

Das *Isaminblau* ist zuerst von *Roosen*[6]) für die Therapie bösartiger Geschwülste empfohlen worden und es finden sich in der Literatur Angaben darüber, dass dieser Farbstoff eine kernzerstörende Wirkung haben soll wie Röntgen- und Radiumstrahlen. Auch hier soll die Wirkung durch lokale Erwärmung (Diathermie) verstärkt werden. Bei intravenöser Injektion des Farbstoffes fanden besonders *Bernhardt* und *Strauch*[7]) günstige Beeinflussungen des Tumors. Wir selbst haben diese Farbstoffbehandlung aufgegeben, da ihre Wirkung im Verhältnis zu dem Nachteil d. h. der Blaufärbung der Haut beim Menschen insbesondere des Gesichts nicht günstig genug war. *Karrenberg*[8]) sah bei Isaminblaubehandlung von Hautkarzinom keine Rückbildung des Tumors trotz starker Farbstoffspeicherung. Schädigung durch intravenöse Isaminblauinjektion sah *Baltzer*[9]), *Roosen*[10]), der die von *Bernhardt*[11]) empfohlene intravenöse Eosinbehandlung zur Beseitigung der Blaufärbung des Gesichtes bei der Isaminblautherapie für unnötig hält, sah günstige Beeinflussung nur in den Fällen, die das Isaminblau gut speichern, wobei es zur Entquellung des Tumorgewebes und Hemmung des Wachstums kommt.

Fluoreosin wurde in Form des Natriumsalzes intravenös gegeben, um den Organismus besonders lichtsensibel zu machen, da dieses Präparat viel weniger giftig ist als Eosin. Nach dieser Sensibilisierung wurde durch Röntgenbestrahlung ein ziemlich gutes Ergebnis erzielt [*Copeman*[12])].

Das Kongorot gehört, wie oben erwähnt, zu den kernzerstörenden Farbstoffen, es schützt sowohl von der Bauchhöhle aus wie von der Blutbahn aus

---

[1]) *Karczag* und *Györgyi*, Z. Krebsforschg **24**, 444 (1927). — [2]) *Anitschkow*, Sv. Läk.sällsk. Hdl. **53**, 209 (1927). — [3]) *Kiyono*. Die vitale Karminspeicherung. Jena, G. Fischer, 1914. — [4]) *v. Gaza*, Festschrift f. Prof. Stich. Berlin u. Wien, 1926, 304. — [5]) *Kimura*, Trans. jap. Path. Soc. **18**, 590 (1928). — [6]) *Roosen*, Z. Krebsforschg **26**, 459 (1928). — [7]) *Bernhardt* und *Strauch*, Z. Krebsforschg **26**, 361 (1928). — [8]) *Karrenberg*, Klin. Wschr. 1928, 1269. — [9]) *Baltzer*, Dtsch. med. Wschr. 1928, 2054. — [10]) *Roosen*, Z. Krebsforschg **27**, 359 (1928). — [11]) *Bernhardt*, Z. Krebsforschg **27**, 221 (1928). — [12]) *Copeman*, J. State Med. **36**, 642 (1928).

gegen Vergiftung mit Pankreasautolysat [*Pfeiffer* und *Standenath*[1])]. Da es ja heute in allerdings sehr geringen Mengen zu diagnostischen Zwecken benutzt wird (Blutmengenbestimmung, Nachweis der Amyloidose), so könnte man auch an die Anwendung beim Tumor denken, trotz seiner nicht unerheblichen Giftigkeit. Versuche oder Erfolge damit sind mir aber nicht bekannt geworden.

Das Trypanblau ist ebenfalls häufig empfohlen, aber auch hier dringt der Farbstoff niemals in die Tumorzellen ein, sondern nur die in Umgebung [*Györgyi*[2])]. Lediglich tote Tumorzellen werden vom Trypanblau gefärbt [*v. Gaza*[3])] und diese Färbung der toten Zellen durch Trypanblau oder Kongorot kann ja sogar zum Nachweis des Absterbens von Zellen z. B. im Eiter benutzt werden [*Lösecke*[4])]. Bemerkenswert ist allerdings, dass *Sawelsohn*[5]) bei bestimmter Dosierung auch ein Eindringen des Trypanblaus in die Leberzellen feststellen konnte und dass dieses Eindringen, durch Zufuhr kleiner Arsenmengen also wohl durch Zell- bzw. Membranschädigung noch verstärkt wurde. *Goldberg* und *Seyderhelm*[6]) fanden, dass bei saurer Reaktion der Zelle die Permeabilität für den sauren Farbstoff Trypanrot gesteigert ist, also wird auch dies eine erhebliche Rolle spielen. *Grossmann*[7]) fand ebenfalls, dass man eine starke Steigerung der Speicherung von Farbstoffen in der Leberzelle durch Schädigung erzielen kann und dass dann die Leber sehr viel widerstandsfähiger gegen Gifte wird. *Engel*[8]) fand Anreicherung von Farbstoffen, darunter auch Isaminblau, in den Zellen einzelner Tumoren, eine Angabe, die erst noch zu bestätigen wäre. Denkbar wäre es allerdings, dass unter besonderen Bedingungen eine solche Speicherung auftreten könnte, aber die wichtigere Aufgabe wäre dann allerdings diese Bedingungen aufzudecken.

Dass Speicherung von Farbstoffen, insbesondere von Trypanblau, auch eine Blockade des Retikulo-Endothelialen-Systems und damit eine Begünstigung des Tumorwachstums hervorrufen kann, wird uns bei der Frage der Mesenchymaktivierung noch eingehend beschäftigen (s. S. 206). Auch dieser Wirkungsmechanismus muss also bei der Farbstoffanwendung in Rechnung gestellt werden.

Wir selbst haben folgende Farbstoffe in Verbindung mit der Gasbehandlung zur Anwendung im Tierversuch gebracht:

Versuche mit Farbstoffen.

Die Ergebnisse dieser Farbstoffversuche wurden schon früher kurz zusammengefasst (s. S. 23 ds. Bd). Eine wesentliche Besserung wurde auch durch die verschiedenen angegebenen Kombinationen nicht erzielt. Wir geben hier noch eine Übersicht über die verschiedenen Versuche.

---

[1]) *Pfeiffer* und *Standenath,* Arch. exper. Path. **106**, 108 (1925). — [2]) *Györgyi,* Arch. exper. Zellforschg **6**, 337 (1928). — [3]) *v. Gaza,* Festschrift f. Prof. Stich, Berlin u. Wien, 1926, 304. — [4]) *v. Lösecke,* Festschrift f. Prof. Stich, Berlin u. Wien, 1926, 390. — [5]) *Sawelsohn,* Z. Zellforschg **8**, 614 (1929). — [6]) *Goldberg* und *Seyderhelm,* Z. exper. Med. **45**, 154 (1925). — [7]) *Grossmann,* a. a. O. s. S. 214. — [8]) *Engel,* Z. Krebsforschg **22**, 365 (1925).

I. Isaminblau.

1. *Reines Isaminblau* (Präp. B. 731 T., Versuch 7/3, 7/4). Benutzt wurde eine 1%ige Lösung von reinem Isaminblau in Wasser. Wir injizierten von dieser Lösung in Abständen von 5 Tagen 0,2—0,3 ccm intravenös. Bei alleiniger Behandlung mit der Farbstofflösung konnten wir eine deutliche Wachstumshemmung der Tumoren feststellen, dagegen keine Lebendheilungen (Versuch 7/3). Bei Kombination der Farbstoffbehandlung mit gleichzeitiger Gasatmung (Versuch 7/4) war diese Beeinflussung des Tumorwachstums im Sinne einer Wachstumshemmung viel deutlicher und führte in den meisten Fällen zu einer Verkleinerung der Geschwülste.

2. *Präp. B. 731 T. und Eisenzucker* (Versuch 7/5, 7/6).

Benutzt wurde eine Lösung mit folgender Zusammensetzung:

B. 731 T.	0,2
Na_2CO_3	1,0
Glyzerinpräp. H. 287 A. (Fa. Henkel)	2,0
Ferrum oxyd. saccharat.	3,0
Aq. dest. ad.	50,0

Wir injizierten von dieser Lösung in Abständen von 5—7 Tagen 0,3—0,5 ccm intravenös. Bereits bei alleiniger Behandlung mit dieser Farbstofflösung konnten wir eine deutliche Wachstumshemmung der Geschwülste beobachten. In einzelnen Fällen kam es auch zu vorübergehender Verkleinerung der Tumoren (Versuch 7/5). Kombinierten wir die Farbstoffbehandlung mit gleichzeitiger Gasatmung, so war eine wesentlich stärkere Beeinflussung des Geschwulstwachstums im Sinne einer Wachstumshemmung festzustellen. In den meisten Fällen kam es hier zur Verkleinerung der Tumoren, in einzelnen Fällen zu völliger Nekrotisierung. Lebendheilungen konnten wir dagegen nicht beobachten.

3. *Isaminblau-Eisen* (Präp. B. 714 T., Versuch 2/4, 2/5, 3/2, 3/3, 4a/1, 4b/1, 4b/2, 4c/1, 4c/3, 15/e, 19/15, 19/6).

Wir benutzten anfänglich eine 2%ige Lösung des Präparates in Wasser, später benutzten wir für diese Versuche eine Lösung mit folgender Zusammensetzung:

B. 714 T.	0,5
Ferr. oxyd. sacch.	5,0
Glyzerin H. 287 A.	2,5
Na_2CO_3	2,0
Aq. dest. ad.	100,0

Von dieser Lösung spritzten wir 0,3—0,5 ccm intravenös in Abständen von 3—8 Tagen. Über die Ergebnisse dieser Versuchsreihe ist bereits auf S. 26 ds. Bd. berichtet. Wir möchten hier nur noch darauf hinweisen, dass die sehr guten Resultate mit dieser Behandlung (viele Lebendheilungen) nur in Kombination mit gleichzeitiger Gasatmung zu erzielen waren. Bei alleiniger Behandlung mit der Farbstofflösung konnten wir zwar oft eine deutliche Beeinflussung des Tumorwachstums im Sinne einer Wachstumshemmung beobachten, mitunter kam es auch zu vorübergehender Verkleinerung der Tumoren, Lebendheilung haben wir dagegen nur in ganz vereinzelten Fällen und bei kleinem Ausgangstumor sehen können.

4. *B. 714 T. und Thyreoidin* (Versuch 2/6).

Bei Kombination der Farbstoffbehandlung mit gleichzeitiger Fütterung von täglich 0,05 Thyreoidin-Merck und gleichzeitiger Gasbehandlung konnten wir eine Besserung unserer Resultate nicht erzielen.

5. *B. 714 T. und Serumalbumin* (Versuch 14/4).

Wir benutzten eine 10%ige Lösung des Farbstoffes B. 714 T. in einer unverdünnten 2%igen Serumalbuminlösung. Die Lösung ist intravenös nicht injizierbar, auch bei subkutaner Injektion von 0,3—0,5 ccm kommt es zu schweren Schädigungen der Tiere, so dass wir sichere Resultate dieser gleichzeitig mit Gasbehandlung durchgeführten Versuche nicht erzielen konnten.

6. *B. 714 T. und Eisenzucker* (Versuch 4a/3, 15a, 19/7, 27/1, 27/2, 27/3).

Die Versuche, die teils mit, teils ohne Gasbehandlung durchgeführt wurden, unterscheiden sich in ihrem Ergebnis nicht von den unter 3. aufgeführten.

7. *Isaminblau-Eisen* (Präp. B. 780 T., Versuch 76/2).

Es handelt sich hier um ein Isaminblau-Eisenpräparat von anderer Zusammensetzung als bei dem Präp. B. 714 T. (4% Fe.), das für uns von Herrn Dr. *Benda* besonders dargestellt wurde. Wir benutzten eine 1%ige wässerige Lösung, von der in Abständen von 5—8 Tagen 0,3 ccm intravenös injiziert wurden. Die Farbstoffbehandlung wurde mit gleichzeitiger Gasatmung durchgeführt. Regelmäßig stellten wir dabei eine deutliche Wachstumshemmung, in den meisten Fällen eine Verkleinerung der Geschwülste fest, Lebendheilungen erzielten wir in 30%.

8. *Isaminblau-Ferroammonsulfat* (Präp. B. 732 T., Versuch 5/1, 5/2, 7/1, 7/2).

Wir benutzten eine Lösung mit folgender Zusammensetzung:

$$
\begin{aligned}
&\text{B. 732 T.} &&\!\!\!\!\!\! 0,2 \\
&\text{Na}_2\text{CO}_3 &&\!\!\!\!\!\! 1,0 \\
&\text{Glyzerin H. 287 A.} &&\!\!\!\!\!\! 1,0 \\
&\text{Aq. dest. ad.} &&\!\!\!\!\!\! 30,0
\end{aligned}
$$

Schon bei alleiniger Behandlung mit dieser Lösung, von der in Abständen von 5—7 Tagen 0,3 ccm intravenös injiziert wurde (Versuch 5/2, 7/1), machte sich eine deutliche Wachstumshemmung, in einzelnen Fällen eine vorübergehende Verkleinerung der Geschwülste bemerkbar. Diese Beeinflussung des Tumorwachstums wurde noch deutlicher bei gleichzeitiger Gasbehandlung (Versuch 5/1, 7/2). Lebendheilung konnten wir dagegen auch jetzt nicht erzielen.

9. *B. 732 T. und Serumalbumin* (Versuch 14/6).

Von dieser Kombination, die mit gleichzeitiger Gasatmung versucht wurde, gilt dasselbe wie bei der Kombination des Farbstoffes B. 714 T. mit Serumalbumin (vgl. 5). Auch bei subkutaner Anwendung war die Eiweiss-Farbstoffmischung, deren Zusammensetzung derjenigen des Versuches 5 entspricht, mit so schweren Allgemeinschädigungen verbunden, dass wir sichere Resultate nicht erzielen konnten.

10. *Isaminblau-Ferroammonsulfat* (Präp. B. 733 T., Versuch 14/7).

Die Zusammensetzung des Präp. 733 T. unterscheidet sich nur unwesentlich von derjenigen des Präp. B. 732 T. Die Resultate dieser Versuchsreihe, die gleichfalls mit gleichzeitiger Gasatmung durchgeführt wurden, entsprechen den unter 8. angeführten.

11. *B. 714 T. und Ferrozyankalium* (Versuch 11a, 11b).

Benutzt wurde eine Lösung folgender Zusammensetzung:

$$
\begin{aligned}
&\text{B. 714 T.} &&\!\!\!\!\!\! 0,2 \\
&\text{Ferrozyankalium} &&\!\!\!\!\!\! 0,2 \\
&\text{Glyzerin H. 287 A.} &&\!\!\!\!\!\! 0,5 \\
&\text{Natr. carbon.} &&\!\!\!\!\!\! 0,5 \\
&\text{Aq. dest. ad.} &&\!\!\!\!\!\! 50,0
\end{aligned}
$$

Wir spritzten in Abständen von 8 Tagen 0,3 ccm intravenös. Bei alleiniger Behandlung dieser Lösung machte sich nur in einzelnen Fällen eine vorübergehende Wachstumshemmung bemerkbar, bei gleichzeitiger Gasbehandlung war diese Wachstumshemmung die Regel, vielfach kam es hier zu Verkleinerung und starker Nekrotisierung der Geschwülste. In 25% konnten wir Lebendheilung erzielen (Versuch 11b).

12. *Isaminblau-Ferrum sulf. oxydulatum* (Präp. B. 740 T., Versuch 17/1, 17/2). Benutzt wurde eine Lösung folgender Zusammensetzung:

B. 740 T. . . 0,25	Glyzerin H. 287 A.. . 0,5	Aq. dest. ad.. . 25,0

Von der Lösung wurden in Abständen von 8 Tagen 0,5 ccm subkutan gespritzt (intravenös ist sie sehr schlecht verträglich). Eine sichere Beeinflussung des Geschwulstwachstums konnten wir ohne Gasbehandlung (Versuch 17/2) nicht erzielen, bei gleichzeitiger Gasbehandlung (Versuch 17/1) war eine Wachstumshemmung deutlich erkennbar, in einem Fall kam es zur Lebendheilung[1]).

13. *B. 714 T. und B. 718 T.* (Trypanblau-Eisen) und Eisenzucker (Versuch 13a, 13b, 19/1, 19/2, 19/3, 19/4, 23/5, 23/7).

Bei diesen Versuchen handelt es sich um Kombinationsbehandlungen mit verschiedenen Farbstoffen und Eisenlösungen, die getrennt nacheinander in 8 bis 10tägigen Intervallen intravenös injiziert wurden. Die einzelnen Lösungen hatten folgende Zusammensetzung:

a) B. 714 T. 0,5

Ferr. sacch. 5,0

Glyzerin H. 287 A. . . . 2,5

$Na_2 CO_3$ 2,0

Aq. dest. ad. 100,0

b) B. 731 T. 0,2

$Na_2 CO_3$ 1,0

Glyzerin H. 287 A. . . . 2,0

Ferr. sacch. 3,0

Aq. dest. ad. 50,0

d) B. 718 T. 0,2

Ferr. oxyd. sacch. . . . 1,0

Glyzerin 0,2

Aq. dest. 20,0

e) B. 732 T. 0,4

Ferr. sacch. 5,0

Glyzerin H. 287 A. . . 5,0

$Na_2 CO_3$ 1,0

Aq. dest. 100,0

c) B. 718 T. . . 0,2	Aq. dest. 20,0	Glyzerin 0,2

f) In einzelnen Versuchen spritzten wir die Lösung nicht zeitlich getrennt nacheinander, sondern in entsprechend zusammengesetzter Lösung gleichzeitig, z. B.:

B. 714 T. 0,1	oder	B. 714 T. 0,1

B. 718 T. 0,1		B. 718 T. 0,1

$Na_2 CO_3$ 5,0		Ferr. sacch. oxyd. . . 3,0

Glyzerin H. 287 A. . . . 5,0		Aq. dest. 50,0

Ferr. sacch. 5,0

Aq. dest. 100,0

---

[1]) *Nachtrag bei der Korrektur:* Auf dem 13. internat. Pysiol. Kongress zu Boston hat *Sokoloff-Prag* am 21. August 1929 über grosse Erfolge mit einem neuen Krebsheilmittel „Corferrol" bei transplantierten Mäusetumoren berichtet. Das Präparat besteht nach dem Bericht der Deutschen Chemiker-Zeitung 1929 Nr, 87, S. 843 aus Nebennieren-Extrakt mit Eisen und Pyrrolblau. Da Pyrrolblau identisch mit Isaminblau ist, so ist hier das gleiche Präparat zur Anwendung gekommen wie bei unseren schon vor zwei Jahren veröffentlichten Versuchen — allerdings unter Zusatz von Nebennierenextrakt. Die Wirkung des letzteren auf transplantierte Geschwülste ist ebenfalls bekannt. Da der Verfasser aber ausdrücklich angegeben hat, dass seine Erfolge mit Isaminblau-Eisen durch *Injektion in die Geschwulst* selbst erzielt sind, so beweisen die Versuche nichts. Denn mit Einspritzungen in eine transplantierte Geschwulst selbst kann man bei den allerverschiedensten Präparaten glänzende Wirkungen erzielen. Die hier zu lösende Aufgabe liegt, wie schon vor zwei Jahren (s. S. 25) ausgeführt, auf ganz anderem Wege und muss unter bewusster *Ausschaltung jeder direkten Einwirkung* auf die Geschwulst selbst gelöst werden. Dass man mit Isaminblau-Eisen auch vom Blutwege aus besonders bei Verbindung mit unserer Gasatmung die Geschwulstzelle schädigen, unter günstigen Umständen sogar vernichten kann, ist von mir bereits vor zwei Jahren nachgewiesen und veröffentlicht worden (vgl. d. Bd. S. 26 ff).

Schon bei alleiniger Behandlung mit diesen Lösungen erzielten wir in den meisten Fällen einen Wachstumsstillstand. Bei Kombination mit Gasatmung war vollständiger Wachstumsstillstand die Regel, in den meisten Fällen kam es zur Verkleinerung, häufig zu vollständiger Nekrose und Abstossung der Tumoren, so dass auch bei nachträglicher histologischer Untersuchung in dem Ulkus kein Tumorgewebe mehr nachgewiesen werden konnte. Immerhin waren die Tierverluste bei dieser Versuchsanordnung sehr gross, Lebendheilungen erzielten wir in 12%.

14. *Farbstoffe und Eisen wie bei 13, kombiniert mit Eosin* (Versuch 58/2, 59/1).

Diese Versuchsserie wurde zu dem Zwecke durchgeführt, um die besonders für die Behandlung am Menschen höchst unangenehme allgemeine Blaufärbung durch gleichzeitige Eosinzufuhr zu verdecken. Spritzen wir die gleichen Mengen der Farbstofflösungen, wie wir sie in den vorhergehendenVersuchen verwandt haben, und die in der angegebenen Menge zur Erzielung guter Resultate nötig waren, so gelang es uns nicht, eine Blaufärbung durch gleichzeitige Eosineinspritzungen zu vermeiden. Dabei war es gleichgültig, ob wir die Tiere mit Eosin vorbehandelten, oder ob wir diesen Farbstoff zwischen den anderen Injektionen einspritzten. Die Versuchsresultate wurden insofern verschlechtert, als durch diese kombinierte Behandlung die Tierverluste wesentlich grösser waren.

15. *Farbstoffe und Eisen wie bei 13, kombiniert mit Glukose und Insulin* (Versuch 56/2, 59/2).

Über diese Versuche ist auf Seite 118 berichtet.

16. *B. 714 T. und B. 718 T. und Methylenblau* (Versuch 19/5).

Die Versuche wurden mit gleichzeitiger Gasatmung durchgeführt. Wir spritzten wieder abwechselnd in Abständen von 8 Tagen eine der unter 13. angeführten Farbstoff-Eisenlösungen und eine Methylenblau-Lösung mit folgender Zusammensetzung:

Methylenblau 0,01
Ferr. sacch. 4,0
Aq. dest. ad. 50,0

Bei dieser Behandlung kommt es regelmäßig zum Wachstumsstillstand, in den meisten Fällen zu hochgradiger Nekrotisierung, vereinzelt zu völliger Abstossung der Geschwülste. Immerhin waren die Tierverluste bei dieser sehr eingreifenden Behandlung so gross, dass wir Lebendheilungen nicht erzielen konnten.

II. Trypanblau.

1. *Reines Trypanblau* (Versuch 1/4, 25/1, 25/2).

In einer Versuchsserie spritzten wir eine 1%ige wässerige Trypanblaulösung (0,6—0,8 ccm) subkutan und liessen die Tiere gleichzeitig täglich 3 Stunden in reinem Sauerstoff atmen. Eine Beeinflussung des Tumorwachstums konnten wir dabei nicht feststellen.

Die Versuche 25/1 und 25/2 wurden durchgeführt um die Beeinflussung der Transplantationsfähigkeit durch Vorbehandlung der Tiere mit Trypanblau zu untersuchen. Über die Ergebnisse ist in der Arbeit von Büngeler auf Seite 321 berichtet.

2. *Trypanblau-Eisen* (Präp. B. 718 T. Versuch 2/8, 3/2, 3/5, 15c).

Bei intravenösen Injektionen einer 1%igen Lösung dieses Farbstoffes (0,3 ccm) ohne Gasatmung konnten wir eine sichere Beeinflussung des Tumorwachstums nicht beobachten. Bei gleichzeitiger Gasatmung beobachteten wir in einzelnen Fällen eine kurz dauernde vorübergehende Wachstumshemmung.

3. *B. 718 T. und Eisenzucker* (Versuch 6/1, 6/2).

Wir benutzten eine Lösung folgender Zusammensetzung:

B. 718 T. 0,1
Na$_2$ CO$_3$ 2,5
Glyzerin, H. 287 A. 2,5
Ferr. oxydat. sacch. 2,5
Aq. dest. 50,0

Von der Lösung wurden 0,2—0,3 ccm intravenös injiziert. Der Erfolg war in den meisten Fällen eine deutliche Wachstumshemmung oder Wachstumsstillstand mitunter Verkleinerung der Tumoren, häufiger starke Nekrotisierung. In einem Versuch unter 12 Tieren zwei Heilungen.

4. *B. 718 T. und Natrium carbonicum* (Versuch 4a/2, 4a/4, 4c/2, 4c/4).

Benutzt wurde eine Lösung mit folgender Zusammensetzung:

B. 718 T. 0,25
Glyzerin 1,0
Sol. natr. carb. 20 % 2,0
Aq. dest. 25,0

Die mit dieser Behandlung erzielten Resultate waren nicht ganz so gut als die unter 3. genannten. Immerhin war bei der Kombination der Farbstoffbehandlung mit gleichzeitiger Gasatmung fast regelmäßig Wachstumsstillstand zu verzeichnen. Häufig waren auch starke Nekrotisierungen der Tumoren. Dagegen konnten wir keine Lebendheilungen erzielen.

5. *B. 718 T. und Serumalbumin* (Versuch 14/5).

Benutzt wurde folgende Lösung:

B. 718 T. 0,2
Serumalbumin 2 % 20,0

Die Lösung ist in einer Höchstmenge von 0,2 ccm subkutan noch eben verträglich, doch kommen bei längerer Anwendung hierbei so schwere Schädigungen der Tiere vor, dass wir sichere Resultate nicht erzielen konnten.

III. Methylenblau.

1. Reines Methylenblau (Versuch 13/e, 13/f).

Wir benutzten eine 0,2%ige wässerige Lösung von reinem zinkfreiem Methylenblau. Die Lösung ist intravenös schlecht verträglich, wir spritzten im allgemeinen 0,5—0,6 ccm subkutan, möglichst weit vom Tumor entfernt. Ohne gleichzeitige Gasatmung ist eine Beeinflussung des Tumorwachstums nicht sicher feststellbar, bei Kombination mit Gasatmung kommt es vereinzelt zu vorübergehender Wachstumshemmung.

2. *Methylenblau und Eisenzucker* (Versuch 6/3, 6/4, 20/3, 20/4).

Wir benutzten folgende Lösung:

Methylenblau 0,01
Ferr. sacch. 4,0
Aq. dest. ad. 50,0

Ohne gleichzeitige Gasatmung bei einzelnen Tieren vorübergehende Wachstumshemmung. Bei gleichzeitiger Gasatmung ist die Wachstumshemmung deutlicher; bei einzelnen Tieren kommt es zu starker Nekrotisierung der Geschwülste, Lebendheilungen konnten wir nicht erzielen.

3. *Methylenblau und Eisen als Futter* (Versuch 10a, 10b).

Wir benutzten folgende Lösung:

Liq. ferri. sacch. oxyd. 100,0
1 % Methylenblaulösung 20,0

Sowohl mit als ohne Gasatmung war eine Beeinflussung des Tumorwachstums nicht festzustellen.

4. *Methylenblau und Eisenchlorür* (Versuch 10e, 10f).
Wie benutzten folgende Lösung:

Eisenchlorür	0,1
1% Methylenblaulösung	10,0
Aq. dest. ad.	100,0

Von der Lösung wurden täglich 0,5 ccm mit der Schlundsonde gefüttert; sowohl mit als ohne Gasatmung konnten wir eine Beeinflussung des Tumorwachstums nicht beobachten.

5. *Methylenblau und Ferrozyankalium* (Versuch 12a, 12b).
Wir benutzten folgende Lösung:

Methylenblau	0,05
Ferrozyankali	0,05
Aq. dest. ad.	20,0

Wir spritzten in Abständen von 8—10 Tagen 0,5—0,6 ccm subkutan. Eine sichere Beeinflussung des Tumorwachstums sowohl mit als ohne Gasbehandlung konnten wir nicht beobachten.

6. *Methylenblau und Helpin* (Versuch 14/1, 14/2).
Wir benutzten folgende Lösung:

Methylenblau	0,1
Helpin	4,5
Aq. dest. ad.	30,0

Von der Lösung injizierten wir im allgemeinen 0,5 ccm subkutan. Schon ohne Gasbehandlung macht sich bei den meisten Tieren eine deutliche Wachstumshemmung der Geschwülste bemerkbar, bei gleichzeitiger Gasatmung ist diese Wachstumshemmung noch deutlicher, besonders auffallend ist die starke Nekrotisierung der Geschwülste, Lebendheilungen konnten dagegen nicht beobachtet werden.

IV. Kongorot (Versuch 1/1).

Es handelt sich um einen lediglich orientierenden Versuch. Wir spritzten 0,5—1,0 ccm einer 1%igen Kongorotlösung intravenös. Die Tiere wurden nicht mit Gas behandelt. Irgendeine Beeinflussung des Tumorwachstums konnten wir dabei nicht feststellen.

V. Methylrot (Versuch 57/1) *mit Gasatmung.*

Wir benutzten folgende Lösung:

Methylrot	0,5
Aq. dest.	50,0
Salzsäure offiz.	1,0

Von der Lösung spritzten wir 0,2—0,4 ccm, im allgemeinen intravenös, in vereinzelten Fällen subkutan. Fast regelmäßig beobachteten wir dabei eine starke Wachstumshemmung und hochgradige Nekrotisierung der Geschwülste. Bei der an anderer Stelle besprochenen starken Säurewirkung dieser Lösung müssen wir es dahingestellt sein lassen, ob diese Wirkung weniger dem Farbstoff als vielmehr dem starken Säuregehalt der Lösung zukommt.

VI. Kristallviolett (Versuch 20/10).

Wir benutzten eine 1%ige wässerige Lösung von Kristallviolett, von der im allgemeinen 0,2—0,3 ccm subkutan gespritzt wurde. Diese mit gleichzeitiger Gasatmung durchgeführte Behandlung verursacht schwere Allgemeinschädigungen, so dass wir sichere Resultate nicht erzielen konnten.

VII. Naphtholgrün B (Versuch 16/11, 16/12).

Wir benutzten eine 2%ige wässerige Lösung von Naphtholgrün, von der im allgemeinen 0,5 ccm subkutan gespritzt wurde. Eine Wachstumshemmung war im allgemeinen deutlich. In einzelnen Fällen kam es zur Verkleinerung der Geschwülste. Bei zwei Tieren kam es sogar zur Heilung, doch gingen diese, wie die anderen Tiere, ausnahmslos an der starken Farbstoffspeicherung zugrunde.

VIII. Malachitgrün (Versuch 20/9).

Wir benutzten eine 3,3%ige wässerige Malachitgrünlösung, von der 0,2 ccm subkutan gespritzt wurde. Auch diese Behandlung verursacht so schwere Allgemeinschädigungen, dass wir sichere Resultate nicht erzielen konnten.

3. Die Wirkung von Permeabilitätsveränderungen.

Einleitend war schon bemerkt worden, dass die biologischen Vorgänge des Zellstoffwechsels ungeheuer komplex sind und dass dabei vielgestaltige Membran- und Ionenwirkungen in ihrer ständig wechselnden Form eine grosse, ausschlaggebende Bedeutung haben [vgl. *E. Gellhorn*[1])]. Bei vielen der bereits besprochenen Methoden muss sicherlich auch diese Seite des Problems berücksichtigt werden, ich erinnere hier nur an die Wirkung hypotonischer und hypertonischer Lösungen und ähnliches. An dieser Stelle wollen wir kurz diejenigen Methoden besprechen, bei denen der Wirkungsmechanismus der künstlichen Änderung der Permeabilität und der Oberflächenspannung der Zellen ganz in den Vordergrund gestellt ist. Damit betreten wir das Gebiet der im wesentlichen physikalischen Faktoren und Einwirkungen, deren Bedeutung ja so gross ist, dass *E. Bauer*[2]) die ganze Entstehung der malignen Geschwulst überhaupt auf derartige Änderung der Oberflächenspannung im Blutserum des Geschwulstträgers zurückführen wollte. Auch *Roffo* und *Degiorgi*[3]) finden eine stark herabgesetzte Oberflächenspannung im Liquor cerebrospinalis von Krebskranken.

Die spezifischen Stoffwechselstörungen der Geschwulstzellen können natürlich auf primären Störungen der Permeabilität der Zelle beruhen. Diese Permeabilität wurde von verschiedenen Autoren (s. meine Allgemeine Geschwulstlehre S. 1435ff.) erhöht gefunden, wodurch ein verminderter Widerstand gegen den galvanischen Strom zustande kommt. Derartige Permeabilitätssteigerungen finden sich auch bei Erregung des Muskels und bei Reizung der Epidermis (*Ebbecke*), wie überhaupt *Höber* die Erhöhung der Permeabilität als Folge des Reizungszustandes betrachtet. Abgeänderte Permeabilitätsverhältnisse beschleunigen aber auch im Muskelbrei die Laktazidogenspaltung [*Embden* und *Lehnartz*[4])] und zwar durch Ionenwirkungen entsprechend der *Hofmeisterschen* Reihe. Ähnliches trifft für die Geschwulstzelle zu, deren

---

[1]) *Gellhorn, E.*, Das Permeabititätsproblem, Julius Springer, Berlin 1929. — [2]) *Bauer*, Z. Krebsforschg **20**, 358 (1923) u. Münch. med. Wschr. **1925**, 1723, vgl. S. 1436 meiner „Allgemeinen Geschwulstlehre". — [3]) *Roffo* und *Degiorgi*, Bol. Inst. Med. exper. **4**, 55 (1928) (Spanisch). — [4]) *Embden* und *Lehnartz*, Hoppe-Seylers Z. **134**, 243 (1924) u. **137**, 105 (1924).

Permeabilität ja schon dadurch gestört ist, dass der Quotient Kalium-Kalzium zugunsten des Kaliums verschoben ist.

Die Wirkung von oberflächenaktiven Substanzen ist in neuerer Zeit genauer untersucht worden. *Krauspe*[1]) fand unter ihrem Einfluss (Lösungen von Galle und Seifen) eine bessere Haftung der Infektionserreger und eine verstärkte Adsorption und Phagozytose in den Speicherzellen. Durch Oberflächenadsorption kann auch das Agens des *Rousschen* Hühnersarkoms gebunden werden [*Milone*[2])].

Auch die Wirkung von *Fettsäuren und Cholesterin* dürfte im wesentlichen auf Permeabilitätsveränderungen beruhen. *Kniebe*[3]) fand durch Seifen leichte Hemmung der Entwicklung von Froschlarven, während Cholesterin und Cholinchlorhydrat ohne Einfluss waren. Unter den Substanzen dieser Art haben natürlich die Organlipoide [vgl. z. B. *Weil*[4]), *Heimann* und *Steinfeld*[5])] und die Lipoideiweissverbindungen [*Parsons*[6])] besondere Beachtung gefunden. *Lehmann-Facius*[7]) glaubt eine Sonderstellung der Karzinomlipoide nachgewiesen zu haben und findet als wirksame Substanz gegenüber der Karzinolyse des Serums eine qualitativ abnorme ätherlösliche Fettsäure im Tumor. Alle diese Fragen sind noch ungeklärt, aber weiterer Bearbeitung wert. *Sachs* und *Bock*[8]) weisen darauf hin, dass gerade bei den Lipoidantigenen für die Reaktionsfähigkeit der Dispersitätsgrad eine wesentliche Rolle spielt.

Besonderes Augenmerk hat man dem Verhalten des Cholesterins gewidmet. *Roffo*[9]) fand eine Steigerung des Cholesteringehaltes im präkanzerösen Stadium und eine starke Retention von Cholesterin im Tumor. *Loiseleur* und *Morel*[10]) dagegen fanden keine Abweichungen im Cholesteringehalt des Krebsserums.

Klaus[11]) fand eine Verminderung des Cholesteringehaltes im Serum bei Genitalkarzinom und *Burgheim*[12]) findet in bösartigen Geschwülsten grosse Cholesterinmengen im Gegensatz zu gutartigen Tumoren, während *Burgheim*[12]) einen vorübergehenden Anstieg des Blutcholesterins nach Röntgenbestrahlung bei Krebskranken feststellte. Dieser fehlte, wenn der Tumor operativ entfernt war.

Mattick und *Buchwald*[13]) fanden eine Verminderung des Blutcholesterins bei Krebskranken nach Bestrahlung. *Rondoni*[14]) nimmt an, dass bei Zellabbau und Zellwucherung lipolytische Prozesse eine wichtige Rolle spielen und fand Hemmung der Teerepithelwucherung nach Vorbehandlung mit Lipoidserum.

---

[1]) *Krauspe*, Path. Ges. Danzig 1927. — [2]) *Milone*, Arch. Sci. med. **52**, 7 (1928). — [3]) *Kniebe*, Z. Biol. **71**, 165 (1920). — [4]) *Weil*, Z. Immun.forschg **58**, 172 (1928). — [5]) *Heimann* und *Steinfeld*, Z. Immun.forschg **58**, 181 (1928). — [6]) *Parsons*, Biochem. J. **22**, 800 (1928). — [7]) *Lehmann-Facius*, Z. Immun.forschg **56**, 464 (1928). — [8]) *Sachs* und *Bock*, Arb. Staatsinst. exper. Ther. Frankf. H. 21, 159, 1928. — [9]) *Roffo*, Bol. Inst. Med. exper. **4**, 101 (1928) (Spanisch). — [10]) *Loiseleur* und *Morel*, C. r. Soc. Biol. **97**, 1271 (1927). — [11]) *Klaus*, Biochem. Z. **201**, 286 (1928). — [12]) *Burgheim*, Klin. Wschr. **1929**, 828. — [13]) *Mattick* und *Buchwald*, J. Cancer Res. **11**, 86 (1927). — [14]) *Rondoni*, Z. Immun.forschg **49**, H. 1/2.

Auch *Auler* und *Pelczar*[1]) haben Krebsbehandlung mit Lipoideiweissinjektionen empfohlen.

Besonderheiten der Zusammensetzung des Fettes im Geschwulstgewebe oder im Körper des Krebskranken sind nicht sicher erwiesen. Eine Verminderung der Lipolyse bei Tumoren fanden *Falk, Noyes* und *Saguira, Rona* und *Lasnitzki. Mattick* und *Buchwald*[2]) nehmen eine insuffiziente Lipolyse als Ausgang der Krebsbildung an. *Currie*[3]) fand in Sarkomen und Karzinomen freie Ölsäure, auch andere fanden Vermehrung der ungesättigten Fettsäuren.

Es ist sicher, dass Fette, Seifen und Fettsäuren die Permeabilität der Zellmembran stark beeinflussen und es ist ebenso sicher, dass derartige Einflüsse auf Zellwachstum und Zellvermehrung stark einwirken. Es ist wohl sicher kein Zufall, dass experimentelle Epithelwucherungen hohen Grades nur durch öllösliche Substanzen insbesondere lipoidlösliche Farbstoffe hervorgerufen werden können, wie ich 1906 gezeigt habe[4]). Es ist also durchaus denkbar, auch auf diesem Wege das Wachstum von Geschwülsten zu beeinflussen. Ausser den schon genannten berichtet *Gardner*[5]) über günstige Erfolge mit Seifenbehandlung und Lipase, während eine Fett-Yatrenverbindung, das Lipatren, eine starke Bindegewebswucherung erzeugt [*Lasius*[6])] — ganz entsprechend unseren eigenen Versuchen mit Scharlachöl, Granugenol usw. *Mertens*[7]) fand keine wesentliche Hemmung bei Teer- und Spontangeschwülsten der Maus durch cholsaure Salze, die ja bekanntlich die Oberflächenspannung stark beeinflussen.

Falls das Cholesterin eine wichtige Rolle bei Tumorbildung und Tumorwachstum spielt, wäre auch das Lezithin von Bedeutung, denn wir wissen, dass man durch Lezithinangaben den Cholesterinspiegel des Blutes herabsetzen kann und dass auch Cholin eine ähnliche Wirkung ausübt [vgl. *Jarno*[8]), *Klopstock* und *Selter*[9]), *Klee* und *Petropuliadis*[10]), Resistenzsteigerungen durch Lezithin (Helpin) *Grönberg* und *Lundberg*[11])]. Dazu kommt, dass es leicht gelingt z. B. durch parenterale Helpinzufuhr eine starke Lezithinspeicherung besonders in der Milz hervorzurufen [*Magat*[12])]. Wichtig für uns ist auch, dass Lezithin den Vagustonus steigert, während Cholesterin im Gegenteil den Sympathikus erregt [*Dresel* und *Sternheimer*[13])].

Nach *Moravek*[14]) wird das Wachstum von Mäusekarzinomen und Sarkomen durch Lezithinzufuhr verlangsamt, während Cholesterin Karzinome nicht beeinflusste, dagegen das Wachstum von Mäusekarzinomen beschleunigte.

[1]) *Auler* und *Pelczar*, Z. Krebsforschg. 27, 104, 1928 u. Münch. m. W. 1928. 885. — [2]) *Mattick*, J. amer. med. Assoc. 91, 1087 (1928). — [3]) *Currie*, J. Pathol. 25, 213 (1922). — [4]) *Fischer, B.*, Münch. med. Wschr. 1906. — [5]) *Gardner*, J, trop. Med. 31, 194 (1928). — [6]) *Lasius*, Z. Krebsforschg 22, 233 (1925). — [7]) *Mertens*, Z. Krebsforschg 27, 295 (1928). — [8]) *Jarno*, Arch. Verdgskrkh. 42, 126 (1928). — [9]) *Klopstock* u. *Selter*, Z. Immun.forschg 57, 174 (1928). — [10]) *Klee* und *Petropuliadis*, Verh. dtsch. Ges. inn. Med. 40, 237, 1928. J. F. Bergmann, München. — [11]) *Grönberg* und *Lundberg*, Acta med. scand. (Stockh.) 69, 99 (1928). — [12]) *Magat*, Virchows Arch. 267, 482 (1928). — [13]) *Dresel* und *Sternheimer*, Klin. Wschr. 1925, 816. — [14]) *Moravek*, Arch. of clin. Canc. Res. 3, 99 (1927).

Für den Teerkrebs fand *R. Jaffé*[1]) dass Zusatz von Lipoid zum gepinselten Teer die Krebsbildung hemmt, Zusatz des Lipoids zur Nahrung dagegen die Krebsentstehung fördert.

Gardner berichtet über günstige Erfolge bei zwei menschlichen Karzinomen durch Behandlung mit Natriumoleat und Lipase. Die Wirkung derartiger und anderer Präparate könnte man übrigens noch dadurch steigern, dass man die Durchlässigkeit der Kapillarwände und des Gewebes steigert. *Fröhlich* und *Zak*[2]) haben gezeigt, dass man eine solche Steigerung der Durchlässigkeit durch Purinkörper, insbesondere Theophyllin leicht erzielen kann.

Eine Beeinflussung der Lipoide in den Zellmembranen liegt möglicherweise auch der *Alkohol*wirkung zu Grunde. Während *Thursz*[3]) über ziemlich günstige Ergebnisse bei tierischen und menschlichen Geschwülsten durch intravenöse Alkoholinjektion berichtet, konnte *Macchiarulo*[4]) weder durch toxische, perorale Alkoholdosen noch durch chronische Alkoholzufuhr deutliche Wirkungen auf das Geschwulstwachstum im Tierversuch feststellen.

So wenig geklärt bisher die Beziehungen zwischen den Zellipoiden, den lipolytischen Vorgängen und den Veränderungen der Permeabilität und Oberflächenspannung auf der einen Seite, den Wachstums- und Vermehrungsvorgängen der Zelle auf der anderen Seite bis heute noch sind, so regen doch schon die wenigen hier angeführten Tatsachen zu dem Versuch an, auch auf diesem Wege Wachstum und Entwicklung der bösartigen Geschwulst zu beeinflussen. Wir haben daher eine Reihe von Versuchen in dieser Richtung in Verbindung mit unserer Gasatmung durchgeführt und folgende Ergebnisse erhalten:

1. *Versuche mit Alkohol und Gasbehandlung.*

a) *Äthylalkohol* (Versuch 55/2). Die Tiere bekommen in Abständen von 3 Tagen 0,2—0,3 ccm einer 10%igen Lösung von Äthylalkohol intravenös. Dabei macht sich eine deutliche Wachstumshemmung bemerkbar, fast regelmäßig sogar Verkleinerung der Tumoren.

b) *Hexylalkohol* (Versuch 61/1, 66/2). Benutzt wird eine 0,2%ige Lösung von Hexylalkohol, von der in Abständen von 3 Tagen 0,3 ccm intraperitoneal oder subkutan gespritzt werden. Dabei macht sich bei vielen Tieren eine Wachstumshemmung bemerkbar. Bei einem allerdings nicht sehr bösartigen Karzinom und bei sehr kleinem Ausgangstumor konnten wir vereinzelte Lebendheilungen erzielen.

c) *Benzylalkohol* (Versuch 67/3). Benutzt wird eine 0,2%ige Lösung von Benzylalkohol, von der in Abständen von 3 Tagen 0,2 und 0,3 ccm intravenös oder subkutan gespritzt wurden. Es zeigt sich hier eine deutliche Wachstumshemmung mit vielfach stärkerer

---

[1]) *Jaffé*, R. Dtsch. Path. Ges. Danzig, 1927, 78. — [2]) *Fröhlich* und *Zak*, Wien. klin. Wschr. **1926**, 493 u. **1928**, 1545. — [3]) *Thursz*, Z. Krebsforschg **25**, 323 (1927) u. **26**, 260 (1928). — [4]) *Macchiarulo*, Z. Krebsforschg **26**, 15 (1927).

Nekrotisierung. Unter 12 Tieren kommt es 4mal zu Lebendheilungen. Bei der Kombination der Behandlung mit Benzylalkohol und gleichzeitiger Inhalation von $8^0/_0$ Kohlensäure in Luft (Versuch 83/5) konnten wir keine sichere Beeinflussung des Tumorwachstums beobachten (vgl. S. 130).

Über die Kombinationen der verschiedenen Alkohole mit Glukose bzw. mit Säuren s. S. 106—108.

2. *Versuche mit Helpin* haben nur in Kombination mit gleichzeitiger Farbstoffbehandlung durchgeführt. Über die Ergebnisse s. S. 181. Auch bei Kombination mit Glukose und Gas (Versuch 32/9) hatten wir ein ähnlich günstiges Ergebnis.

4. Die Gasbehandlung bösartiger Geschwülste in Verbindung mit Bestrahlung.

Bei den Wirkungen, die schon durch unsere Gasatmung allein auf die Entwicklung transplantierter Geschwülste im Tierexperiment nachzuweisen waren, mussten wir natürlich in aller erster Linie daran denken, diese Wirkung mit den bisher — vom operativen Eingriff abgesehen — wirksamsten Mittel der Geschwulstbekämpfung, der Röntgen- und Radiumbestrahlung zu kombinieren. Wir haben uns daher sehr bald in den Versuchen am Menschen in erster Linie dieser Kombination bedient, haben aber andererseits Versuche mit dieser Kombination beim Mäusekarzinom selbst bisher *nicht* durchgeführt.

Die in vielen Fällen ja sehr auffallende und günstige Wirkung der in geeigneter Form und Dosis durchgeführten Radium- und Röntgenbestrahlung ist bekannt und bedarf hier keiner besonderen Erörterung. Aber neben günstigen Erfolgen zeigt diese Therapie immer noch eine grosse Anzahl von Versagern, deren Ursachen häufig unbekannt sind. Für unsere Fragestellung hier ist es von Wichtigkeit zu wissen, welche Faktoren und Wirkungsmechanismen dieser besonderen Strahlenwirkung bei Geschwülsten zu Grunde liegen.

Alle Strahlenwirkungen, die auf einer unmittelbaren Verbrennung und raschen Zerstörung der Zellen beruhen, sind für uns in diesem Zusammenhang von geringerem Interesse, obwohl natürlich auch durch die Resorption nekrotisierten Geschwulstgewebes günstige Abwehr- und Immunitätsreaktionen ausgelöst werden könnten.

Allerdings sind all die zahlreichen Versuche, an Menschen- oder Tiertumoren, durch Resorption von Geschwulstzellen, die in der denkbar verschiedensten Weise abgetötet worden war, Immunitätsreaktion auszulösen, bisher bei kritischer Betrachtung durchweg negativ ausgefallen. Die bisherigen Ergebnisse sind jedenfalls nicht geeignet zum Weiterarbeiten auf diesem Wege anzuregen und zu ermutigen. Daher ist auch die unmittelbare und direkte Verbrennung, Zerstörung der Geschwulstzelle deshalb für uns weniger wichtig, weil sie ja dem chirurgischen Verfahren ebenbürtig ist und gerade die nicht direkt zugänglichen Tumorzellen nicht erfassen kann. Auch wenn günstige Ergebnisse durch Fulguration oder durch Hochfrequenzströme lokal erzielt werden [*Schereschewsky*[1])], so bedeutet das kaum einen wesentlichen Fortschritt.

Tatsächlich entwickelt sich die Röntgenbehandlung von Jahr zu Jahr zu immer günstigeren Erfolgen, insbesondere die Röntgentiefenbestrahlung und die Radiumbehandlung (vgl. z. B. die Berichte von *Forssell*[2]), *Pfahler*[3]), *Schmidt*[4]) *Yamakawa*[5]), *Werner*[6]) *Cade*[7]) u. a.).

Selbst bei Hirntumoren [*Rahm* und *Heidrich*[8]), *Hyslop* und *Lenz*[9])], sowie bei Lungenkarzinomen [*Mc Crae, Funk* und *Jackson*[10])] wird über recht günstige Erfolge der Röntgentiefentherapie in einer Reihe von Fällen berichtet, während andererseits die gleiche Therapie wie das Radium beim Mastdarmkrebs versagt haben [*Hartmann*[11])]. Worauf die verschiedene Empfindlichkeit der bösartigen Geschwülste gegenüber der Strahlenbehandlung beruht, ist unklar. Bei systematischen Untersuchungen, die vor Jahren von *Walthard* gemeinsam mit mir durchgeführt wurden, zeigte sich, dass von den Ovarialtumoren diejenigen mit embryonalen Strukturen am leichtesten durch Röntgenstrahlen zu zerstören sind. Aber bisher hat der Versuch, aus dem histologischen Bilde, insbesondere aus dem Grade der Zelldifferenzierung Schlüsse auf die Strahlenempfindlichkeit einer Geschwulst zu ziehen [s. *Knox*[12])] nicht zu wesentlichen Fortschritten geführt.

Die bisher erreichten Ergebnisse der Strahlenbehandlung bei bösartigen Geschwülsten ermutigen aber trotzdem wegen der vielen Erfolge auch bei inoperablen Tumoren zur Weiterarbeit und berechtigen zu der Hoffnung, in Kombination mit weiteren Einwirkungen auf die Tumorzelle noch wesentlich bessere Ergebnisse erzielen zu können und zwar ohne verstümmelnde Operationen.

In der Frage der Art der Röntgenwirkung stehen sich zwei Anschauungen gegenüber. Die eine nimmt an, dass die Geschwulstzelle dank ihrer besonderen Konstitution von den Strahlen unmittelbar geschädigt und abgetötet wird, die andere nimmt an, dass die Wirkung eine indirekte und im wesentlichen auf eine Steigerung der Abwehrkräfte des Gesamtorganismus zurückzuführen sei. Es ist wiederholt beobachtet worden, dass Röntgenstrahlen, die in gleicher Dosierung eine Geschwulst im lebenden Organismus zum Verschwinden bringen, auf die gleiche Tumorzelle im Reagenzglas nicht einwirken, d. h. ihre Entwicklungs- und Transplantationsfähigkeit nicht beeinträchtigen [*Lacassagne, Levaditi* und *Galloway*[13]), *Chambers* und *Russ*[14]), *Yamamoto*[15])].

¹) *Schereschewsky*, Publ. Health Rep. **43**, 927 (1928). — ²) *Forssell*, Acta radiol. (Stockh.) Supp. **2**, 1, (1928). — ³) *Pfahler*, Med. J. a. Rec. **128**, 261 (1928). — ⁴) *Schmidt*, Strahlenther. **30**, 197 (1928). — ⁵) *Yamakawa*, Trans. jap. path. Soc. **16**, 261 (1928).— ⁶) *Werner*, Strahlenther. **30**, 1 (1928). — ⁷) *Cade Stanford*, Radium Tretment of Canc. London. J. u. A. Churchill. 1929. — ⁸) *Rahm* und *Heidrich*, Bruns Beitr. **144**, 186 (1928). — ⁹) *Hyslop* und *Lenz*, Amer. J. med. Sci. **176**, 42 (1928). — ¹⁰) *Mc Crae, Funk* und *Jackson*, J. amer. med. Assoc. **89**, 1140 (1927). — ¹¹) *Hartmann*, An. Fac. Med. (Montevideo) **13**, 715 (1928). — ¹²) *Knox*, Radiology **11**, 229 (1928). — ¹³) *Lacassagne, Levaditi* u. *Galloway*, C. r. Soc. biol. **97**, 336 (1927) u. Radiology **11**, 393 (1928). — ¹⁴) *Chambers* und *Russ*, Lancet **1929**, 71. — ¹⁵) *Yamamoto*, Jap. J. Obstetr. **11**, 271 (1928).

Die von *Opitz*, *Vorländer* und *Kok*[1]) empfohlene Kombinationstherapie ging ja von der Beobachtung aus, dass schwache, zur Zerstörung der Tumorzellen bei weitem nicht ausreichende Röntgenbestrahlungen doch noch therapeutische Einwirkungen haben können.

Dagegen haben wir gemeinsam mit dem Röntgeninstitut (Prof. *Holfelder*) ziemlich ausgedehnte Versuche durchgeführt über die Beeinflussung des transplantierten Mäusekarzinoms durch Röntgenstrahlen. In der Literatur sind nur Versuche dieser Art mitgeteilt, in denen das ganze Tier der Bestrahlung ausgesetzt und kein positives Ergebnis erzielt wurde. Wir haben deshalb unter sorgfältiger Fixierung des Tieres und Bleiabdeckung des übrigen Körpers lediglich die gut entwickelte transplantierte Geschwulst bestrahlt und zwar mit dem vielfachen der Strahlendosis, die als wirksam für den menschlichen Tumor erprobt ist. Trotzdem haben wir, wenigstens bei dem für diese Versuche benutzten Adenocarcinom, eine Einwirkung nicht feststellen können. Die Geschwülste wuchsen ganz unbehindert weiter und führten in der gleichen Zeit zum Tode wie die Kontrollen. Dieses überraschende Ergebnis ist wieder ein eindrucksvoller Hinweis auf den sehr begrenzten Wert des Versuchs am transplantierten Mäusekrebs. Dieser Versuch kann uns immer nur Hinweise und Richtlinien geben, aber keine Beweise für die Wirkungsmechanismen im menschlichen Organismus.

Bei der eigenartigen Wirkung gerade der Röntgenstrahlen auf den Zellkern, auf Entwicklung und Ablauf der Mitosen usw. müssen wir trotzdem eine direkte und elektive Wirkung der Strahlen auf die Tumorzellen im lebenden Organismus annehmen.

Primär greifen die Strahlen am Geschwulstparenchym an, aber schon für die lokale Wirkung sind die gleichzeitigen und sekundären Veränderungen des Gefässbindegewebsapparates von Bedeutung [*Matras*[2])]. Dass die Röntgenstrahlen die Zelle direkt angreifen, geht am klarsten daraus hervor, dass man durch Röntgenbestrahlung befruchteter Eier alle Grade von Entwicklungsstörungen erzeugen, dass man aber auch nicht bloss Missbildungen, sondern auch Umbildungen der erblichen Anlagen, Genvariationen erzeugen kann und zwar sowohl in Eizellen wie in somatischen Zellen [*Müller*, *Pattason*, *Timofeef-Ressovsky*[3])]. Beim Karzinom treten in neuerer Zeit auch *Guyer* und *Daniels*[4]) auf Grund ihrer Untersuchungen für die direkte zellzerstörende Wirkung der Röntgenstrahlen ein und *Brown*[5]) sieht die Ursache dieser direkten Wirkung in dem erhöhten Wassergehalt der Tumorzelle, das die höchste spezifische Wärme aller Flüssigkeiten hat. Die Strahlen können ferner auch die Oxydation der Milchsäure in der Zelle wesentlich verstärken

---

[1]) *Opitz*, Z. Krebsforschg **22**, H. 2 (1925) u. *Vorländer* und *Kok*, Klin. Wschr, **1923**, Nr. 23; Strahlenther. **15**, 561 (1923). — [2]) *Matras*, Wien. klin. Wschr. **1929**. 282. — [3]) *Timofeef-Ressovsky*, Roux Arch. **115**, 620 (1929). — [4]) *Guyer* und *Daniels*, J. Canc. Res. **12**, 166 (1928). — [5]) *Brown*, Radiology **11**, 466 (1928).

[*Stoklasa*[1])], was wiederum für die Geschwulstzelle von besonderer Bedeutung ist. Das würde zu einer vermehrten Resynthese der Milchsäure zu Zucker führen und tatsächlich hat auch *Jaroschka*[2]) den Zuckergehalt im Krebsgewebe nach Röntgenbestrahlung um mehr als das dreifache erhöht gefunden. Die Röntgenstrahlen greifen also in den pathologischen Lebensablauf der Zelle ein [vgl. *Adelfang*[3]), sowie *Karczag* und *Györgi*[4])] und wir dürfen auf Grund all unserer Untersuchungen annehmen, dass auch unsere Sauerstoff-Kohlensäureatmung direkt in die pathologischen Stoffwechselvorgänge der Geschwulstzelle eingreift, werden also auch aus diesen Gründen schon die Kombination der beiden Methoden als besonders günstig und wirkungsvoll ansehen dürfen.

Aber zweifellos sind neben den direkten Wirkungen der Bestrahlung auch noch indirekte Wirkungen, Einwirkungen auf die Abwehrkräfte des Gesamtorganismus bei der Bestrahlung von der grössten Bedeutung.

So hat *Yamamoto*[5]) im Tierexperiment gefunden, dass bei multiplen Tumoren nicht nur der direkt bestrahlte Tumor, sondern auch völlig unbestrahlte Tumoren an anderen Körperstellen zurückgingen. *Krantz*[6]) hat gezeigt, dass durch Röntgen- oder Radiumbestrahlung der stark gesteigerte Grundumsatz bei Lymphoblastomen zurückging, was auch nur durch eine Allgemeinwirkung zu verstehen ist. *Kollath*[7]) nimmt an, dass ein wesentlicher Teil der Lichtwirkungen auf neuentstandenen Reizstoffen beruht, die besonders das Atmungsferment beeinflussen sollen, eine Annahme, die gerade wegen der Atmungsstörung der Geschwulstzelle von besonderem Interesse ist. Die Kunst der Strahlendosierung beruht eben darauf, auf der einen Seite die Geschwulstzellen möglichst stark und direkt zu schädigen, auf der anderen Seite den Gesamtorganismus in der Abwehr zu unterstützen. Dazu kommt, dass die von *Gurwitsch*[8]) neuentdeckten mitogenetischen Strahlen gerade in Tumorzellen reichlich vorhanden sein sollen [*Gurwitsch* und Mitarbeiter[8])] (vgl. S. 52), so dass also besondere Einflüsse hier denkbar wären. *H. Meyer*[9]) nimmt an, dass die primäre Strahlenwirkung in einer Denaturierung der Eiweisskörper besteht, deren Abbauprodukte dann auf den Gesamtorganismus einwirken. Damit haben wir sofort Beziehungen zu den Vorgängen der Mesenchymaktivierung, zumal wir wissen, dass nach Röntgentiefenbestrahlung das Cholesterin (eine stark speicherungsfähige Substanz) mobilisiert und stärker durch die Leber ausgeschieden wird [*v. Babarczy*[10])] und dass weiter unmittelbar nach Bestrahlung eine Funktionsherabsetzung des Retikuloendothelsystems

---

[1]) *Stoklasa*, Strahlenther. **25**, 304 (1927) u. Biochem. Z. **183**, 461 (1927). — [2]) *Jaroschka*, Strahlenther. **28**, 784 (1928). — [3]) *Adelfang*, Poleski Przegl. radiol. **3**, 7 (1929) (Polnisch). — [4]) *Karczag* und *Györgi*, Arch. exper. Zellforschg **4**, H. 2 (1927). — [5]) *Yamamoto*, Jap. J. Obstet. **11**, 271, 1928. — [6]) *Krantz*, Amer. J. med. Sci. **76**, 577 (1928). — [7]) *Kollath*, Strahlenther. **31**, 226 (1929). — [8]) *Gurwitsch, Frank, Salkind, Anikin, Dokutschaewa* u. *Sernowa*, Biochem. Z. **196**, 257 (1928). — [9]) *Meyer*, Arch. f. Derm. **155**, Kongressber. S. 22 (1928. — [10]) *Babarczy*, Strahlenther. **19**, 531 (1925).

infolge der verstärkten Aufnahme von Produkten des Gewebszerfalls nachzuweisen ist [*Schönig*[1])]. Auch die Leukozytose durch Bestrahlungen [*Dobrylovsky*[2])] und die von uns nachgewiesene Erhöhung des Milchsäurespiegels nach Röntgenbehandlung (s. *Joos* u. *Heeren* S. 466 d. Bd.) erlaubten ähnliche Schlüsse.

Nach alledem glauben wir, dass durch unsere Gasbehandlung die direkten und indirekten Röntgenwirkungen unterstützt und verstärkt werden, und dass diese Tatsachen eine Verbesserung auch der Röntgenergebnisse erhoffen lassen. Unsere eigenen bisher infolge äusserer Umstände noch sehr spärlichen aber immerhin ermutigenden Erfahrungen über diese Kombinationstherapie von Gasatmung und Röntgenbestrahlung geben wir bei dem Bericht über die menschlichen Tumorfälle später wieder (s. S. 231).

Hier wäre auch der Wirkungen der *Ultraviolettstrahlen* zu gedenken. Belichtungen mit der Quarzlampe beeinflussen den Milchsäurestoffwechsel [*Pincussen*[3])] und erzeugen vor allem im Gewebe eine Azidose [*Kaplansky*[4])]. Die Heilungswirkungen bei Rhachitis und Tetanie zeigen schon, dass die Ultraviolettstrahlen auch zu einer Azidose und Erhöhung des Kalkspiegels führen [vgl. *Löning*[5])], alles Wirkungen, die für die Abwehr des Körpers gegenüber dem Geschwulstwachstum günstig sind. Die Krebsalkalose des Blutes wird dadurch verringert und zugleich haben wir mit erheblicher Mesenchymaktivierung zu rechnen, insbesondere ist eine Leistungssteigerung der Milzzellen durch Ultraviolettbestrahlung nachgewiesen, die sehr wohl verständlich ist, weil diese Strahlen auch hämolytische Wirkungen entfalten können.

F. Die Gasbehandlung bösartiger Geschwülste in Verbindung mit Pharmakotherapie.

Von jeher sind bei der Geschwulstbehandlung auch zahlreiche pharmakotherapeutische Maßnahmen erprobt und empfohlen worden. Ganz sicher sind derartige Maßnahmen als unterstützende Faktoren recht wichtig und wir werden sie mit Erfolg nur anwenden und beherrschen können, wenn wir über eine genaue Kenntnis der Wirkungsmechanismen solcher Maßnahmen im krebskranken Körper verfügen. Erst dann werden wir die günstigsten Wege und Kombinationen ausfindig machen können.

Als wichtig erscheinen uns hier die Versuche mit Organ- und Hormontherapie, die Versuche mit Beeinflussung der Reflexmechanismen des Körpers und die Versuche mit spezifischer Ernährung.

1. Die Bedeutung der Organtherapie.

Beginnen wir mit den Versuchen einer Organtherapie der Geschwülste — im wesentlichen gleichbedeutend mit Hormontherapie — so sei zunächst kurz der Einfluss der *Schilddrüse* erwähnt. Schilddrüsenfütterung bewirkt

---

[1]) *Schönig*, Klin. Wschr. 1929, 651. — [2]) *Dobrylovsky*, Cas. lék. cesk. 1928, 1273. — [3]) *Pincussen*, Biochem. Z. 195, 449 (1928). — [4]) *Kaplansky*, Z. exper. Med. 63, 102 (1928). — [5]) *Löning*, Strahlenther. 31, 313 (1929). —

Abnahme der Oberflächenspannung des Blutplasmas [*Wilhelmi* und *Fleisher*[1])], Permeabilitätssteigerung der Zellgrenzflächen und Verstärkung der Autolyse, der enzymatischen Eiweißspaltung [*Weil*[2])]. Die primäre Thyroxinwirkung ist nach *Gollwitzer-Meier* und *Bröcker*[3]) eine Salzmobilisierung und verstärkte Ausscheidung von Natrium und Chlor durch den Harn. Auch in diesen Wirkungen bestehen Beziehungen zum sympathischen Nervensystem, da die Thyroxinwirkung auf den Stoffwechsel durch Zuckerzufuhr aufgehoben wird [*Abderhalden* und *Wertheimer*[4]) und *Asher*[5])]. Thyroxin bewirkt eine Steigerung des Gaswechsels, synergetisch mit Pituitrin [*Kita*[6])] und macht auch beim Menschen starken Wasserverlust. *Mori*[7]) fand eine Verstärkung der Oxydasereaktion in den Körperzellen durch Schilddrüsenzufuhr, ebenso durch Fütterung mit Hoden, *Mannsfeld*[8]) findet keinerlei Einfluss der Schilddrüse auf die spezifisch-dynamische Stoffwechselwirkung, während nach *Boothby* und *Sandiford*[9]) Thyroxin immer die Wärmeproduktion steigert. Die Erklärung dürfte darin liegen, dass das Schilddrüsenhormon nicht direkt oxydationssteigernd wirkt, sondern indirekt [*Zondek*[10])], da nach Thyroxininjektion in der Leber vermehrte Eiweissabbauprodukte, insbesondere Tyrosin auftreten, die oxydationssteigernd wirken [*Dresel, Goldner* und *Himmelweit*[11])]. Da die Steigerung des Sauerstoffverbrauchs als Thyroxinwirkung [auch an der überlebenden Zelle nachgewiesen, *Reinwein* und *Singer*[12])] schon lange bekannt ist, so lag es nahe, Schilddrüsenpräparate zur Oxydationssteigerung in der Tumorzelle zu vermeiden. Das Thyroxin steigert auch die Permeabilität von Grenzflächen und die Autolyse des Gewebes [*Weil*[13])]. Es gilt seit jeher als Antagonist des Insulins [vgl. *Siegel*[14])], was ganz mit unseren Beobachtungen am Mäusekrebs übereinstimmt.

Weiter hemmt Schilddrüsenzufuhr die Glykogenbildung in der Leber [*Abelin*[15])]. Trotz alledem finden sich günstige Berichte über Schilddrüsenbehandlung des Karzinoms [*Naamé*[16])]. Wir haben im Tierversuch nichts davon gesehen, gerade so wie *Arloing, Josserand* und *Charachon*[17]). *Flaks*[18]) hat sogar Beschleunigung des Sarkomwachstums im Tierversuch durch Schilddrüsen nachgewiesen.

Auch *Miscenko, Fomenko* und *Burnas*[19]) haben keinen günstigen Einfluss von Schilddrüsenzufuhr auf das Geschwulstwachstum gesehen (während sie

<hr>

[1]) *Wilhelmi* und *Fleisher*, J. exper. med. **43**, 179 (1926). — [2]) *Weil*, Klin. Wschr. **1929**, 652. — [3]) *Gollwitzer-Meier* und *Brocker*, Z. exper. Med. **62**, 105 (1928). — [4]) *Abderhalden* und *Wertheimer*, Pflügers Arch. **216**, 697 (1927). — [5]) *Asher*, Biochem. Z. **176**, 325 (1926). — [6]) *Kita*, Fol. endocrin. jap. **2**, 332 (1926). — [7]) *Mori*, Fol. endocrin. jap. **4**, 43 (1928). — [8]) *Mannsfeld*, Biochem. Z. **200**, 194 (1928). — [9]) *Boothby, Sandiford* und *Slosse*, Erg. Physiol. **24**, 728 (1925). — [10]) *Zondek*, Dtsch. med. Wschr. **1929**, 345. — [11]) *Dresel, Goldner* und *Himmelweit*, Dtsch. med. Wschr. **1929**, 259. — [12]) *Reinwein* und *Singer*, Biochem. Z. **197**, 152 (1928). — [13]) *Weil*, Klin. Wschr. **1929**, 652. — [14]) *Siegel*, Klin. Wschr. **1929**, 1069. — [15]) *Abelin*, Biochem. Z. **199**, 72 (1928). — [16]) *Naamé*, Canc. **5**, 104 (1928). — [17]) *Arloing, Josserand* und *Charachon*, C. r. Soc. Biol. **100**, 665 (1929). — [18]) *Flaks*, Z. Krebsforschg **25**, 567 (1928). — [19]) *Miscenko, Fomenko* und *Burnas* Med.-biol. Z. **4**, 126 (1928((Russisch).

eine Wachstumshemmung durch Thymus, Milz und Nebenniere fanden). *Kudinzev*[1]) empfiehlt sogar die Schilddrüsenexstirpation als wirkungsvoll bei inoperablen Karzinomen. Auch *Stuart*[2]) beschreibt Krebsheilung nach Entfernung der Schilddrüse.

Unsere eigenen Versuche entsprechen im wesentlichen diesen Angaben, wenigstens haben wir niemals durch Schilddrüsenzufuhr eine Verbesserung unserer Ergebnisse erzielen können.

Auch die *Nebenniere* zeigt in ihren Wirkungen enge Beziehungen zum vegetativen Nervensystem, zumal sie ja der Hauptproduzent des mächtigsten Sympathikuserregers, des Adrenalins ist (vgl. daher auch S. 194). Reizleukozytosen entstehen nicht mehr nach Nebennierenexstirpation, und auch die Pilokarpin- und Cholinleukozytosen entstehen auf dem Umweg über die Nebenniere, nicht unmittelbar vom Knochenmark aus [*Borchardt*[3])]. Das Adrenalin steigert den Sauerstoffverbrauch und die CO_2-Ausscheidung [*Lami*[4])], erhöht den Kalziumspiegel des Blutes und erniedrigt hier den Kaliumgehalt [*Jacobsohn* und *Rothschild*[5])]. Auch nach Nebennierenexstirpation steigt im Anfang der Serumkalkgehalt [*Rogoff* und *Stewart*[6])]. *Stephan*[7]) nimmt an, dass die Nebennierenrinde die Abwehr des Retikuloendothelsystems dämpft, dass also eine verminderte Funktion der Nebennierenrinde diese Abwehr steigert und empfiehlt daher Exstirpation einer Nebenniere bei inoperablen Karzinomen. Andererseits ist eine günstige Beeinflussung von Karzinomen durch Adrenalininjektionen schon früher von *Reicher* mitgeteilt (wobei immer an die Wirkung des Adrenalins auch auf die Tumor*gefässe* zu denken wäre) und *Langecker*[8]) fand, dass chronische Insulinzufuhr zu einer Vergrösserung der Nebennieren, besonders der Nebennierenrinde führt, was wohl mit der Adrenalinausschüttung nach einer Insulininjektion zusammenhängt. Für uns von Wichtigkeit ist auch die Angabe, dass die Nebennierenrinde einen besonderen Einfluss auf die physiologische Atrophie der Thymusdrüse hat: nach doppelseitiger Nebennierenentfernung tritt eine Regeneration der Thymusdrüse ein [*Hammett*[9])]. Über die Beeinflussung des Tumorwachstums durch Nebennierenpräparate und Adrenalin sowie die Ergebnisse unserer eigenen Versuche berichtete ich bereits (s. S. 109).

Auch die *Nebenschilddrüsen* könnten Bedeutung für das Tumorwachstum haben. Die enge Beziehung der Parathyrioidea zum Kalkstoffwechsel ist seit langem bekannt und *Reding* und *Slosse*[10]) nehmen an, dass die Abnahme des ionisierten Kalziums die Ursache der Blutalkalose des krebskranken

---

[1]) *Kudinzev*, Med.-biol. Z. 4, 133 (1928) (Russisch). — [2]) *Stuart*, Z. Krebsforschg 9, 176. — [3]) *Borchardt*, Klin. Wschr. 1928, 2441. — [4]) *Lami*, Klin. Wschr. 1929, 1030. — [5]) *Jacobsohn* und *Rothschild*, Z. klin. Med. 105, 410 (1927). — [6]) *Rogoff* und *Stewart*, Amer. J. Physiol. 86, 20 (1928). — [7]) *Stephan*, Dtsch. Z. Chir. 195, 170 (1926). — [8]) *Langecker*, Naunyn-Schmiedebergs Arch. 134, 155 (1928). — [9]) *Hammett*, Die Physiologie der Thymus. Aus dem Engl. übertragen v. Nellmann. Berlin u. Wien: Urban u. Schwarzenberg 1928. — [10]) *Reding* und *Slosse*, C. r. Soc. biol. 97, 1812 (1927).

Menschen ist. Sie haben daher versucht durch Parathyrioideaextrakt diese Alkalose zu beseitigen und geben an, dass ihnen dies in fast allen Fällen gelungen ist.

Die Beziehung der *Thymusdrüse* zum Geschwulstwachstum ist häufig erörtert worden. Die Tatsache der physiologischen Involutionen dieses Organs in der Pubertät wurde wiederholt so gedeutet, dass damit die Widerstandskraft des Körpers gegen das Geschwulstwachstum abnimmt und diese Abnahme für die Altersdisposition der Geschwulstentstehung Bedeutung habe. Ferner hat man sie wegen ihres Reichtums an Rundzellen als ein abwehrkräftiges Organ gegen den Krebs angesehen und häufig Versuche damit zur Beeinflussung des Karzinoms gemacht. In neuerer Zeit hat *Theilhaber* günstige Erfolge durch Thymusimplantation bei menschlichen Krebsfällen gesehen und *Larionov*[1]) sah hemmende Wirkung beim Mäusekarzinom durch Thymusdrüse und Hypophyse. In diesem Zusammenhang verdient erwähnt zu werden, dass man eine Thymushypertrophie sowohl durch Vitaminfütterung [*Scheer*] als auch durch Schilddrüsenfütterung [*Kliwanskaja-Kroll*[2])] erzielen kann. Sollte die Thymusdrüse also wirklich so wirkungsvoll sein, so stehen uns doch noch andere und einfachere Wege zur Verfügung als die Implantation des frischen Organs.

Eigene Versuche haben wir durchgeführt mit Thymusextrakt, bei gleichzeitiger Gasbehandlung.

Wir benutzten einen Ätherextrakt aus Kalbsthymus, der zu gleichen Teilen in Olivenöl gelöst wurde. Von der Lösung spritzten wir gewöhnlich 0,3 ccm subkutan in Abständen von 5 Tagen. (Vers. 21/13, 22/7.) Bei einzelnen Tieren machte sich eine vorübergehende Wachstumshemmung bemerkbar, doch war im allgemeinen eine Beeinflussung des Tumorwachstums nicht sicher zu erkennen.

Die *Leber* ist durch die Entdeckung ihrer wunderbaren Wirkung bei der perniziösen Anämie in den letzten Jahren auf ihre hormonale Wirkung genauer untersucht. Es lag nahe die Lebertherapie auch bei der Anämie der Krebskranken zu verwenden und *Gomes da Costa*[3]) berichtet über überraschende Besserungen. Dagegen haben *Maisin* und *Francois*[4]) bei Leberfütterung ein beschleunigtes Auftreten und erhöhte Malignität des Teerkarzinoms der Maus gesehen.

Wegen der übrigen Drüsen mit innerer Sekretion, über deren Einflüsse sehr wechselnde Ergebnisse in der Literatur mitgeteilt sind, verweise ich auf meine Allgemeine Geschwulstlehre S. 1712—17. Die Pankreaswirkungen sind schon bei der Insulinfrage besprochen. Für alle Hormonwirkungen aber ist von Bedeutung, dass sie zum grossen Teil auch eine Funktionssteigerung des Retikuloendothelsystems hervorrufen [*Haendel* und *Malet*[5])], was bei der Beurteilung ihrer Wirkung mit in Rechnung gestellt werden muss.

---

[1]) *Larionov*, Vestn. Rentgenol. **6**, 391 (1928) (Russ.). — [2]) *Kliwanskaja-Kroll*, Virchows Arch. **272**, 430 (1929). — [3]) *Gomes da Costa*, C. r. Soc. Biol. **100**, 421 (1929). — [4]) *Maisin* u. *Francois*, Ann. Méd. **24**, 455 (1928). — [5]) *Haendel* und *Malet*, Dtsch. med. Wschr. **1929**, 617.

2. Versuche mit Beeinflussung der Reflexmechanismen des Körpers.

Schon bei der Organ- und Hormontherapie mussten wir darauf hinweisen, dass diese Wirkungen enge Beziehungen zum vegetativen Nervensystem haben. Die Funktion dieses vegetativen Nervensystems hat *F. Krauss* dahin präzisiert, dass ihm die Aufgabe zufalle, „die Elektrolytreserve an dem Bedarfsort zu verteilen". Damit ist sein maßgebender Einfluss auf alle Lebensvorgänge, auf Hemmung und Förderung des Stoffaustausches in der Zelle ohne weiteres gegeben. Sogar das Zentralnervensystem kann das Elektrolytgleichgewicht des Blutes direkt beeinflussen, kommt es doch bei einer Läsion des äusseren Kerns des Thalamus opticus zu einer Verminderung des Blutkalziums und Vermehrung des Kaliums [*Condorelli*[1]]. Selbst psychische Erregungen führen zu einer Steigerung des Grundumsatzes [*Segal, Binswanger* und *Strouse*[2]] und auch die Wirkung der künstlichen Höhensonne, Leistungssteigerung und Allgemeinwirkung gehen über das Nervensystem [*Backmund*[3]]. Auch intensive geistige Arbeit steigert den respiratorischen Gaswechsel und führt zu Fernwirkungen an anderen Organen [*Chlopin, Jakowenko* und *Wolschinsky*[4]]. Psychische Affekte können sogar erhebliche Leukozytosen hervorrufen und wirken ähnlich wie ein vegetativ-stimulierendes Pharmakon, indem sie das Gleichgewicht zugunsten des Sympathikus verschieben [*Wittkower*[5]].

Die für uns wichtige Wasserstoffionenkonzentration im Blut zeigt auf Injektionen von Adrenalin, Pilokarpin, Atropin und Insulin nur geringe Schwankungen [*Liu* und *Krüger*[6]], so dass wir von hier aus ihre Wirkungen wohl kaum erklären können.

a) Wirkungen des Sympathikus.

Die Lehre von einer besonderen Sympathikotonie und Vagotonie hat sich nicht halten lassen (vgl. z. B. *Frank*). Häufig genug sind die verschiedenen Teile des vegetativen Nervensystems nicht gegensätzlich verändert, sondern gleichmäßig, wenn auch vielleicht in verschiedenem Grade, gedämpft oder erregt. Trotzdem dürfen wir die Wirkungen besonders von bestimmten Giften nach ihrer besonderen Sympathikus- oder Vaguswirkung unterscheiden und trennen, zumal ganz entgegengesetzte Wirkungen auf die beiden Teile des autonomen Systems hier ja häufig sind.

Das Mittel, das in hervorragender Weise den Erregungszustand des Sympathikus steigert, ist, wie seit langem bekannt, das Adrenalin, während der Vagus durch Pilokarpin, Ergotamin erregt wird, Histamin lähmt den Sympathikus. Anregend auf den Sympathikus wirken ferner Ephetonin und Ephedrin [*Michalowsky*[7]]. Der Zustand des Sympathikus beeinflusst stark die Zellpermeabilität, führt doch Resektion des Sympathikus zu starken

<hr>

[1] *Condorelli*, Policlinico, sez. med. Jg. **35,** 165 (1928). — [2] *Segal, Binswanger* und *Strouse,* Arch. of int. Med. **41,** 834 (1928). — [3] *Backmund,* Münch. med. Wschr. **1929,** 230. — [4] *Chlopin, Jakowenko* und *Wolschinsky,* Arch. f. Hyg. **98,** 158 (1927). — [5] *Wittkower,* Klin. Wschr. **1929,** 1082. — [6] *Liu* und *Krüger,* Z. exper. Med. **56,** 660 (1927). — [7] *Michalowsky,* Münch. med. Wschr. **1928,** 1336.

Steigerungen der Durchlässigkeit für bestimmte Farbstoffe je nach ihrer gröberen und feineren Dispersität [*Karczag* und *Zilahy*[1])]. Solche Änderungen können auch für das Tumorwachstum von grosser Wichtigkeit sein.

Ferner wird durch Adrenalin der anorganische Phosphor im Blut stark vermindert und die Abgabe von Phosphat und Aufnahme von Kalium durch den Muskel gehemmt [*Loewi*[2])].

Für das Geschwulstwachstum ergeben sich folgende Einflüsse des Sympathikus. *Alle sympathikotropen Mittel*, insbesondere Adrenalin und Ephedrin *beschleunigen das Tumorwachstum* (während im Gegensatz dazu durch das vaguserregende Pilokarpin das Geschwulstwachstum gehemmt wird) [*Hirsch-Hoffmann*[3])]. Dem entspricht die Angabe von *Tinozzi* und *Heim*[4—6]), die durch Sympathikusresektion Wachstumshemmung, ja völliges Verschwinden von Rattenkarzinomen beobachteten. Allerdings haben *Pearce* und *van Allen*[7]) nach Sympathikusresektionen auch Wachstumssteigerung transplantierter Karzinome beobachtet. Es kommt also auch hier auf Nebenumstände und quantitative Verhältnisse an. Für die Erklärung des Einflusses ist vielleicht bemerkenswert, dass Sympathikusausschaltung zu Störungen des Kohlenhydratstoffwechsels und der Ammoniakbildung im Muskel führt [*Magnus-Alsleben, Büttner*[8])].

Jedenfalls ergibt sich schon aus diesen Arbeiten, dass wir eine Steigerung des Sympathikustonus vermeiden und auf eine Lähmung hin arbeiten werden. Adrenalinwirkungen sind daher möglichst auszuschalten, während wir von den vaguserregenden Mitteln [Ergotamin, Pilokarpin, Ergotin, Pepton, sogar Eigenblutinjektionen, *Brack*[9]), *Stern* und *Arschavsky*[10]), *Bornstein* und *Loewenberg*[11]), *Czezowska* und *Goertz*[12])] Günstiges erwarten dürfen. Auch die Insulinwirkung wird durch gleichzeitige Einverleibung von Ergotamin verstärkt.

Über unsere eigenen Versuche s. S. 108/9.

b) Wirkungen des Vagus.

Der Vagus wird durch Atropin gelähmt, durch Zufuhr von Pilokarpin erregt, ebenso durch Azidose, insbesondere durch Zufuhr von Kalziumchlorid [*De Nito*[13])]. Dieser gesteigerte Vagustonus durch Kalziumchlorid wird durch intravenöse Zufuhr von Natriumbikarbonat wieder auf die Norm heruntergesetzt. Schon durch Einspritzung einer geringen Menge physiologischer Kochsalzlösung wird die Erregbarkeit des Vagus gesteigert, sensibilisiert

---

[1]) *Karczag* und *Zilahy*, Biochem. Z. **162**, 18 (1925). — [2]) *Loewi*, Klin. Wschr. **1927**, 2169. — [3]) *Hirsch-Hoffmann*, Dtsch. med. Wschr. **1928**, 309. — [4]) *Tinozzi* und *Heim*, Ann. ital. di chir. Jg. **6**, 1003 (1927). — [5]) *Heim* und *Tinozzi*, Z. Krebsforschg **25**, 382 (1927). — [6]) *Tinozzi*, Disk. Verh. dtsch. Ges. f. inn. Med. 40. J. F. Bergmann, München 1928. — [7]) *Pearce* und *van Allen*, J. exper. Med. **42**, 431 (1925). — [8]) *Büttner*, Biochem. Z. **198**, 478 (1928). — [9]) *Brack*, Z. exper. Med. **61**, 150 (1928). — [10]) *Stern* und *Arschawsky*, C. r. Soc. Biol. **98**, 1286 (1928). — [11]) *Bornstein* und *Loewenberg*, Biochem. Z. **186**, 243 (1927). — [12]) *Czezowska*, C. r. Soc. Biol. **98**, 148 (1928). — [13]) *De Nito*, Arch. internat. Pharmaco-Dynamie **34**, 483 (1928).

[*Feldberg* und *Schilf*[1])].   Eine Reizung des Vagus erzeugt Hyperglykämie [*La Grutta*[2])], seine Lähmung durch Atropin Blutzuckerabfall [*Gezowska* und *Goertz*[3])].   Auch Pilokarpin in grossen Dosen erzeugt starke Hyperglykämie [*Papilian* und *Velluda*[4]), *Le Grand* und *Bierent*[5]), *Lang* und *Vas*[6])].   Diese Blutzuckersteigerung kann durch Atropin nicht verhindert werden.   Weiterhin entsteht durch Steigerung des Vagustonus eine neutrophile Leukozytose [*Camp*[7])] mit Zunahme der Myeloblasten.

Eine Lähmung des Vagus erzielen wir vor allem durch Atropin.   Hierdurch und durch Durchtrennung der N. vagi steigt der Kalkgehalt des Serums [*Berg*, *Hess* und *Sherman*[8]), *Zamorani*[9])].   Auch durch Verminderung des Kaliums tritt eine starke Dämpfung des Vagustonus auf [*Bacicev* und *Petrenko*[10])]. Der Mechanismus der Pilokarpin- und Cholinleukozytosen ist allerdings offenbar sehr komplex, da diese Substanzen nicht am Knochenmark angreifen sollen, sondern erst auf dem Umweg der Nebenniere wirken [*Borchardt*[11])], was übrigens auch für die Hyperglykämie gelten könnte.

Nachdem wir gesehen haben, dass Steigerung des Sympathikustonus das Tumorwachstum begünstigt, Hemmung des Sympathikus auch das Geschwulstwachstum hemmt, werden wir von der Steigerung des Vagustonus auch eine hemmende Einwirkung auf das Geschwulstwachstum erwarten dürfen. *Opitz* [s. b. *Matusovszky*[12])] hat angegeben, dass Vagotoniker nur selten an Karzinom erkranken.

Daher ist die *Pilokarpinwirkung* auch für uns von besonderem Interesse. Ausser den genannten Einwirkungen wäre hier noch zu erwähnen die *saure Reaktionsverschiebung des Blutes durch Pilokarpin* (auch bei Ausschaltung des Atemzentrums), die Steigerung der Diurese sowie des Salz- und Wassergehaltes im Blute [*Vancura*[13])], die Zunahme der myeloischen Zellen.   Wichtig ist vielleicht ferner die Beeinflussung des Retikuloendothelsystems (Herabsetzung der Speicherung von Lithionkarmin nach Pilokarpinvorbehandlung [*Herrmann*[14])].   Das Pilokarpin wirkt als Antagonist des Adrenalins [*Bardier* und *Stillmunkes*[15])] und synergetisch mit Insulin [*Isunina*[16])].

Wirkungen des vegetativen Systems auf das Knochenmark stellten *Papilian* und *Jianu*[17]) fest: Sie fanden bei Vagusreizung durch Pilokarpin starke Zunahme der jungen myeloischen Knochenmarkszellen.

[1]) *Feldberg* und *Schilf*, Naunyn-Schmiedebergs Arch. **124,** 94 (1927). — [2]) *La Grutta*, Riv. di patol. sper. **3,** 206 (1928). — [3]) *Czezowska* und *Goertz*, Polskie Arch. Med. wewn. **7,** 1 (1929) (Polnisch). — [4]) *Papilian*, Arch. internat. physiol. **26,** 1 (1926). — [5]) *Le Grant* und *Bierent*, C. r. Soc. Biol. **96,** 291 (1927). — [6]) *Lang* und *Vas*, Biochem. Z. **192,** 137 (1928). — [7]) *Camp*, J. Labor. a. clin. Med. **13,** 206 (1927). — [8]) *Berg, Hess* und *Sherman*, J. of exper. Med. **47,** 105 (1928). — [9]) *Zamorani*, Riv. di clin. pediatr. **26,** 288 (1928). — [10]) *Babicev* und *Petrenko*, Russk. fisiol. J. **10,** 457 (1927). — [11]) *Borchardt*, Klin. Wschr. 1928, 2441. — [12]) *Matusovszky*, Münch. med. Wschr. **1929,** 837. — [13]) *Vancura*, Cas. lék. cesk. 1928, 1301. Tschechisch). — [14]) *Herrmann*, Frankf. Z. Path. **36,** 515 (1928). — [15]) *Bardier* und *Stillmunkes*, C. r. Soc. Biol. **97,** 161 (1927). — [16]) *Isunina*, Trudy ukrain. psichonevr. Inst. **4,** 29 (1927 Russ.). — [17]) *Papilian* und *Jianu*, Virchows Arch. **264,** 361 (1927).

Tatsächlich werden auch starke Beeinflussungen des Wachstums durch Vagusreizung beobachtet. So berichtet *Gessner*[1]), dass Vagusreizungen durch Muskarin, Pilokarpin, Azethylcholin und Äthylalkohol die Metamorphose von Amphibienlarven hemmen, Vaguslähmung (Atropin) dieselbe dagegen beschleunigt. Versuche von *Hirsch-Hoffmann*[2]) haben ergeben, dass die gleiche Einwirkung auf das Geschwulstwachstum festzustellen ist. Bei Sympathikusreizung (tägliche Injektion von Adrenalin oder Ephedrin) wurde ein *schnelles Wachstum* der transplantierten Mäusekarzinome oder Rattensarkome beobachtet, während bei täglichen *Pilokarpin*injektionen die Geschwülste langsam oder gar nicht wuchsen, bzw. gar nicht angingen. Allerdings hing das Ergebnis wesentlich von der Dosierung ab.

Als vagotrope Substanzen, die demnach in ihrem Einfluss auf das Tumorwachstum geprüft werden müssten, kämen ausser dem Pilokarpin noch das Ergotamin, das Lezithin und vielleicht Cholin und Azethylcholin sowie das Histamin in Betracht. [*Plattner* und *Bauer*[3]), *Aoki*[4]), *Kodera*[5]), *Putschkow*[6]), *Pal*[7]), *Vandorfy*[8]), *Lami*[9])]. Vom Histamin haben *Boyd*, *Tweedy* und *Austin*[10]) angegeben, dass es eine Blutazidose erzeugt (bei genügender Dosierung) und *Auler*[11]) fand durch Histamin starken Tumorzerfall. Kurz hingewiesen sei noch auf die Tatsache, dass auch die Proteinkörpertherapie auf das vegetative Nervensystem intensiv einwirkt [vgl. *Gruenzweig*[12])].

Unsere eigenen Versuche wurden mit *Atropin, Pilokarpin, Supertendin* und *Ephetonin* durchgeführt, aber nur mit gleichzeitiger *Glukose*behandlung und Gasatmung. Über die Ergebnisse dieser Versuchsreihen ist auf S. 108/9 berichtet.

3. Die Bedeutung spezifischer Ernährung.

Die Frage der Bedeutung spezifischer Nährstoffe und zwar sogar solcher, die nicht einmal als Kraftquelle in Betracht kommen, für Wachstum und Entwicklung des Körpers wie der Einzelzelle ist in den letzten Jahren einerseits durch die Entdeckung der Vitamine, andererseits durch die bei der Dauerzüchtung von Geweben also der Gewebskultur insbesondere von *Carrel* und *Alb. Fischer* gemachten Feststellungen in den Mittelpunkt des Interesses getreten. Wir wissen heute, dass normale Gewebszellen auf die Dauer in der Gewebskultur nicht gezüchtet werden können, wenn ihnen nicht besondere Nährstoffe (Trephone, Desmone) wie sie besonders im Embryonalextrakt gegeben sind, immer wieder zugeführt werden. Es ist von Wichtigkeit, dass demgegenüber gerade die Geschwulstzelle in der Gewebskultur sich als sehr viel weniger anspruchsvoll erwiesen hat. Embryonalextrakt ist für sie nicht

---

[1]) *Gessner*, Z. Biol. 87, 228 (1928). — [2]) *Hirsch-Hoffmann*, Dtsch. med. Wschr. 1928, 309. — [3]) *Plattner* und *Bauer*, Pflügers Arch. 220, 180 (1928). — [4]) *Aoki*, Folia endocrin. jap. 4, 515 (1928). — [5]) *Kodera*, Pflügers Arch. 219, 181 (1928). — [6]) *Putschkow*, Z. exper. Med. 61, 20 (1928). — [7]) *Pal*, Wien. klin. Wschr. 1929, Nr. 11. — [8]) *Vandorfy*, Arch. Verdgskrkh. 44, 176 (1928). — [9]) *Lami*, Klin. Wschr. 1929, 1030. — [10]) *Boyd, Tweedy* und *Austin*, Proc. Soc. exper. Biol. 25, 451 (1928). — [11]) *Auler*, Z. Krebsforschg 22, 214 (1925). — [12]) *Gruenzweig*, Dtsch. Z. Nervenheilk. 107, 57 u. 110 (1928).

allein entbehrlich, sondern merkwürdigerweise sogar schädlich [*Alb. Fischer* und *Laser*[1]), s. auch *Baker* und *Carrel*[2])].

Die Angaben der Literatur über den Einfluss besonderer Ernährungsformen auf das Geschwulstwachstum sind heute noch recht verschieden und z. T. stark widersprechend. *Friedberger* und *Grünstein*[3]) geben an, dass sowohl die Häufigkeit des Angehens der Impftumoren wie die Wachstumsgrösse dem Anschlagswert der Nahrung parallel geht. Die Avidität der Tumorzelle zum Nährstoff ganz allgemein ist grösser als die der normalen Körperzelle und unter Hunger leidet die Geschwulst ebenso wie der Gesamtkörper nur bei den transplantierten Geschwülsten. Ich verweise hierüber auf das in meiner Allgemeinen Geschwulstlehre S. 1703 ff. Gesagte. Hier finden sich auch die bis dahin gemachten Feststellungen über die Folgen einseitiger Ernährung.

Aus den inzwischen erschienenen Beiträgen zu dieser Frage erwähne ich besonders den Einfluss der Lipoide. Ihnen wird vor allem eine Schutzwirkung gegenüber Infektion und Intoxikationen zugeschrieben [*Brazil* und *Vellard*[4]), *Surányi*[5]), *Grigaut*[6])]. Von der bösartigen Geschwulst wird angegeben, dass sie besonders arm an Vitamin-B. sei [*Nakahara* und *Somekawa*[7]), *Jackson* und *Krantz*[8])]. *Rondoni*[9]) fand im Mäusekrebs reichlich heterophile Lipoide (die zur Darstellung von Antikörpern benutzt werden konnten) und *Burrows* und Mitarb.[10]) führen die Krebsentstehung durch Röntgenstrahlen, Teer und andere lipoidlösliche Stoffe auf Lipoidverarmung der Zellen zurück. Ein deutlicher Einfluss der Lipoide auf das Geschwulstwachstum ist bisher nicht erwiesen, auch bei fettarmer Diät wurde keinerlei Einfluss auf das Wachstum transplantierter Tumoren beobachtet (*Nakahara* und *Somekawa*[11]). Bestrahltes Ergosterin könnte vielleicht deshalb einen Einfluss haben, weil es eine starke Vermehrung des Kalk- und Cholesteringehaltes im Serum hervorruft [*Lasch*[12])].

Ein deutlicher Einfluss der Vitamine auf Entstehung und Wachstum der Geschwülste scheint mir trotz der eingehenden Arbeiten von *Rh. Erdmann* und *Haagen*[13]) bisher noch nicht einwandfrei erwiesen, vgl. auch *Nakahara* und *Somekawa*. Unsere eigenen Tierexperimente beschränkten sich darauf, die Beziehungen zwischen Vitaminmangelkrankheiten und der Geschwulstentstehung zu klären. Insbesondere haben wir die Arbeiten von *Rhoda Erdmann* und ihrer Mitarbeiter über diese Fragen nachgeprüft. Alle unsere Ver-

---

[1]) *Fischer, Alb.* und *Laser*, Z. Krebsforschg **26**, 248 (1928). — [2]) *Carrel, Baker* und *Ebeling*, Arch. exper. Zellforschg **5**, 125 (1927). — [3]) *Friedberger* und *Grünstein*, Z. exper. Med. **62**, 344 (1928). — [4]) *Brazil* und *Vellard*, Z. Immun.forschg **56**, 191 (1928). — [5]) *Surányi*, Z. Immun.forschg **57**, 185 (1928). — [6]) *Grigaut*, Rev. med.-chir. Mal Foie **3**, 304 (1928). — [7]) *Nakahara* und *Somekawa*, Proc. imp. Acad. (Tokyo) **4**, 440 (1928) u. **5**, 55 (1929). — [8]) *Jackson* und *Krantz*, J. clin. Invest. **6**, 609 (1929). — [9]) *Rondoni*, Arch. di Sci. biol. **12**, 460 (1928). — [10]) *Burrows, Jorstad* und *Ernst*, Radiology **11**, 370 (1928). — [11]) *Nakahara* und *Somekawa*, Proc. imp. Acad. Tokyo **4**, 236 (1928). — [12]) *Lasch*, Klin. Wschr. 1928, 2150. — [13]) *Erdmann* und *Haagen*, Verh. dtsch. Ges. inn. Med. **40**, 48, J. F. Bergmann, München 1928.

suche hatten ein negatives Ergebnis (vgl. die ausführliche Darstellung bei *Büngeler* S. 327).

Wachstumshemmung von Transplantattumoren beschreibt *Kretschmar*[1]) nach Verfüttern von Dünndarm und Gehirn.

Wir selbst haben Versuche mit einseitiger Ernährung an Tiergeschwülsten nicht durchgeführt. Wichtig wären unserer Ansicht nach in erster Linie Versuche mit saurer Ernährung, wobei aber zu bemerken ist, dass schon normalerweise die Fütterung unserer Versuchsmäuse in der Hauptsache säurebildend ist (Hafer, Speck usw.).

G. Gasbehandlung bösartiger Geschwülste in Verbindung mit Immunotherapie.

1. Die Wirkung von Eiweiss- und Seruminjektionen und von spezifischen Antikörpern.

Die Injektion von Eiweisslösungen und Serum hat in den letzten Jahren als unspezifische Reiztherapie eine sehr grosse Ausdehnung genommen. Auch bei Infektionskrankheiten und Entzündungen werden derartige Injektionen heute in grossem Umfange angewandt [vgl. z. B. Omnadin-Much, *Butomo*[2]), Pferdeserum gegen Erysipel, *Kuehnel*[3]), *Ostermann*[4]) usw.]. Über den Wirkungsmechanismus derartiger Einspritzungen hat man bisher keine klaren Vorstellungen und begnügt sich damit eine „Aktivierung‟, Leistungssteigerung der Zellen und Abwehrkräfte, insbesondere der mesenchymalen Abwehrreaktionen des Körpers anzunehmen. Für unsere Fragestellung ist es von Wichtigkeit, dass derartige Eiweissinjektionen zu Änderungen der kolloidalen Blutstruktur und der Erregbarkeit des vegetativen Systems führen [vgl. *Nonnenbruch*[5])] und eine Alkalose hervorrufen können [*Beck*[6])]. Störungen der Kolloidstruktur des Blutplasmas sind aber bei Krebs beobachtet. Ich erinnere an die „Labilitätsreaktionen,‟ die Reaktionen von *Roffo, Botelho, Loiselleur* und *Morel*[7]) u. a. Hier wären also Einwirkungen wohl denkbar.

Eine Beeinflussung des Geschwulstwachstums durch Eiweissinjektionen wird mehrfach berichtet. So fanden *Vlés* und *de Coulon*[8]), dass Zufuhr von Albumosen die Geschwulstempfänglichkeit steigert. In dem zusammenfassenden Referat von *Sachs*[9]) wird diese gesteigerte Kolloidlabilität der Körpersäfte beim Karzinom eingehend besprochen, sie ist aber nicht irgendwie spezifisch für die bösartige Geschwulst.

Selbstverständlich müssen derartige Eiweissinjektionen, wie unsere eigenen Versuche ergeben haben, das Retikuloendothelsystem sehr stark

---

[1]) *Kretschmar*, Z. Krebsforschg **28**, 154 (1928). — [2]) *Butomo*, Arch. Gynäk. **129**, 171 (1926). — [3]) *Kuehnel*, Ges. d. Ärzte, Wien, 25. Jan. 1929. 　[4]) *Ostermann*, Med. Diss. Frankfurt a. M. 1926. — [5]) *Nonnenbruch*, Münch. med. Wschr. 1928, 161. — [6]) *Beck*, Jb. Kinderheilk. **122**, 168 (1928). — [7]) *Loiseleur* und *Morel*, C. r. Soc. Biol. **99**, 710 (1928). — [8]) *Vlés* und *de Coulon*, Arch, de physipue biol. **6**, 22 (1927). — [9]) *Sachs*, a. a. O. S. 200.

beeinflussen. Wir bekommen daher unspezifische Wirkungen allgemeiner Art, die uns später noch eingehend beschäftigen werden, und bei denen Lähmung, Reizung, Aktivierung und Vernichtung ganz von den gewählten Dosierungen abhängen. Das muss im Einzelfalle genauestens geprüft werden, da wir ja ohne besonderen Schaden einmalig grosse Mengen fremder Eiweisskörper in die Blutbahn injizieren können [*Heilner*[1])], worauf der Körper mit der Bildung von Fermenten antwortet, die auf das fremde Eiweiss spezifisch eingestellt sind und dieses verarbeiten bzw. zum Ansatz bringen. In neuester Zeit sind sehr viele Präparate verschiedener Art und Zusammensetzung für diese Reizkörpertherapie empfohlen worden, wobei aber die Dosierungsfrage, vor allem auch die individuelle uns noch wichtiger erscheint als die Art des angewandten Eiweisskörpers. Wichtig ist ferner, dass auch die Proteinkörper-injektionen auf den Zuckerstoffwechsel einwirken und den Blutzucker stark senken können [*Singer*[2])]. *Auler* und *Picard*[3]) berichten über gute Erfolge bei zwei menschlichen Sarkomfällen mit Injektionen unspezifischer Antisera (Polyvalentes Mischserum). Die Untersuchungen von *Lehmann-Facius*[4]), welcher Autopräzipitine im Serum Krebskranker und besondere Lipoide in Karzinomen nachwies, mussten an eine Beeinflussung von Tumoren durch eine Kombination von Lipoiden und Eiweissinjektionen denken lassen. *Auler* und *Pelczar*[5/6]) berichten über günstige Egebnisse beim Rattenkarzinom durch Lipoideiweissbehandlung.

Andererseits gelang es ihnen, artfremde Tumoren auf Tiere zu übertragen, die mit dem artfremden Serum allergisch gemacht waren. *Sachs*[7]) dagegen sah weder von Serum allein noch von Lipoidserum einen Erfolg und auch *Ottensooser*[8]) betont, dass die Eiweissantikörper nicht organspezifisch wirkten. Auch *Rondoni*[9]) hatte keinen wesentlichen Erfolg mit Serumlipoid. Bei der Anwendung von artfremden Eiweiss ist eine gewisse Wirkung immer möglich durch die Mesenchymaktivierung, ferner durch die Beeinflussung der Gefässe (Ausbildung eines Kollateralkreislaufs, *Allen* und *Smithwick*[10]). Selbst lokale Mesenchymaktivierung durch Erzeugung einer ausgedehnten Dermatitis ist gegen Tumortransplantation als wirksam beschrieben worden [*Knopf*[11])].

Natürlich sind auch Versuche mit *Vollblut* nach der Empfehlung von *Bier* häufig ausgeführt worden. Sichere Erfolge bei bösartigen Geschwülsten sind noch nicht bekannt. Trotzdem erscheinen solche Versuche aussichtsvoll,

---

[1]) *Heilner*, Z. Biol. **50**, 26 (1907). — [2]) *Singer*, Die Reizkörperbehandlung des Diabetes. Berlin u. Wien. Urban & Schwarzenberg 1929. — [3]) *Auler* und *Picard*, Z. Krebsforschg. **28**, 433 (1929). — [4]) *Lehmann-Facius*, Z. Immun.forschg **48**, H. 5/6 (1926) u. **51**, H. 3-4 (1927). — [5]) *Pelczar* und *Auler*, Ann. Soc. sci. Brux **48**, 10 (1928). — [6]) *Auler* und *Pelczar*, Dtsch. Zentralkomm. z. Erf. u. Bekämpf. d. Krebskrankh. Wiesbaden, Münch. med. Wschr. 1928, 885. — [7]) *Sachs*, Verh. dtsch. Ges. inn. Med. 40. J. F. Bergmann, München 1928, 34. — [8]) *Ottensooser*, Zentralk. Krebskrankh. Wiesbaden, April 1928, Münch. med. Wschr. **1928**, 887. — [9]) *Rondoni*, Z. Krebsforschg **27**, 495 (1928). — [10]) *Allen* und *Smithwick*, J. amer. med. Assoc. **91**, 1161 (1928). — [11]) *Knopf*, Z. Krebsforschg **25**, 64 (1927).

besonders wenn sich die Angabe von *Königer*[1]) bestätigen sollte, dass Injektionen von Eigenblut eine Stoffwechselsteigerung beim Krebskranken hervorrufen, nicht dagegen beim Gesunden.

Über unsere eigenen Versuche wird später bei den Versuchen mit Mesenchymaktivierung berichtet, s. S. 224.

Selbstverständlich hat man auch den Versuch gemacht, und zwar in zahllosen Variationen, die Erfahrungen der Immunitätslehre aus dem Gebiete der Bakteriologie und Serologie auf das Geschwulstproblem zu übertragen. Wenn es gelingt, spezifische Organantigene aufzufinden [*Kitschewski* und *Schwartzmann*[2])], so müsste es auch möglich sein, besondere Antikörper gegen einzelne Organe und damit gegen die abgearteten Tumorzellen zu erzeugen. Aber bisher, sagt *H. Sachs* in seinem zusammenfassenden Referat, ist für die Annahme, dass die Geschwulstzellen auch in immunbiologischer Hinsicht neue Eigenschaften angenommen haben, kein zwingender Beweis erbracht worden. Extrakte aus Geweben immuner Tiere können zwar die Tumorwucherung unterdrücken und in der Gewebskultur bei Affrontierung das infiltrierende Wachstum der bösartigen Geschwulst hemmen [*Centanni*[3])], aber der Mechanismus, wie diese Hemmung zustande kommt, ist noch durchaus unklar.

In immun-biologischer Hinsicht sind, wie besonders die Versuche von *v. Dungern* und *Coca* über die Beibehaltung der Artspezifität des auf Kaninchen wachsenden Hasensarkoms gezeigt haben, die Geschwulstzellen eben Körperzellen. Die durch Immunisierungsversuche schon von *Ehrlich* erzielte Änderung der Empfänglichkeit des Körpers für die Geschwulsttransplantation ist keine echte Immunität, sondern eine Steigerung der Abwehrkräfte. Auch in neuester Zeit konnte echte spezifische Immunität gegen Geschwulstzellen nicht erzeugt werden [*Waterman*[4]), *Pacetto*[5])], obwohl parenterale Injektion von arteigenen lebenden Körperzellen eine starke Wirkung entfalten soll [*Sticker*[6])]. Auch *Ishiwara*[7]) beobachtete Immunitätserscheinungen beim Rattensarkom nach Behandlung mit Sarkomzellen und *Nakamura*[8]) fand Extrakte aus dem eigenen Tumor recht wirksam. Ebenso berichten *Ohno* und *Morooka*[9]) über die günstige Wirkung der Injektion von Krebszellemulsionen und *Mendola* und *Loreto*[10]) sogar über die günstige Wirkung von Tumorautolysaten (die ja eigentlich nach *Heidenhain* karzinomerzeugend wirken sollten).

Auch in Autolysaten von Tumoren, embryonalem und lymphoidem Gewebe sind wachstumsfördernde Stoffe, ebenso aber immunisierende Stoffe

---

[1]) *Königer*, Med. Diskuss. Verh. dtsch. Ges. inn. Med. 40. J. F. Bergmann, München 1928. — [2]) *Kitschewski* und *Schwartzmann*, Klin. Wschr. **1927**, Nr. 44. — [3]) *Centanni*, Z. Krebsforschg **28**, 47 (1928). — [4]) *Waterman*, Nederl. Tijdschr. Geneesk. Jg. **69**, 677 (1925) (Holländisch). — [5]) *Pacetto*, Tumori Jg. **11**, 421 (1925). — [6]) *Sticker*, Zbl. Bakter. Ab. 1. Orig. **104**, 48 (1927). — [7]) *Ishiwara*, Gann. **22**, 253 (1928). — [8]) *Nakamura*, Gann. **22**, 277 (1928) (Japanisch). — [9]) *Ohno* und *Morooka*, Trans. jap. path. Soc. **16**, 262 (1928). — [10]) *Mendola* und *Loreto*, Tumori **2**, 549 (1928).

gefunden worden und *Waterman* schliesst aus eigenen Versuchen, dass dieser thermostabile Stoff in engem Zusammenhang mit den Aktivatoren der Glykolyse stehe.

Eine Bestätigung all dieser Angaben bliebe abzuwarten und wäre dringend erwünscht.

Die besten schützenden Wirkungen erreicht man immer durch Implantation von jungem lebenskräftigem Gewebe, selbst einfache Hautskarifikationen können erhebliche „Immunität" bewirken.

Nachdem es gelungen ist, Antikörper auch gegen arteigenes Eiweiss zu erzeugen [vgl. besonders die Arbeiten von *Landsteiner* und Mitarb.[1])] wäre es natürlich theoretisch denkbar, auch gegen Organeiweiss und Tumoreiweiss oder gegen jodierte oder azetylierte Eiweisskörper dieser Art Antikörper zu erzeugen. Versuche dieser Art sind uns aber bisher nicht bekannt. *Belonovsky* und *Miller*[2]) haben einfach Organemulsionen mit Eisensalzen, Farbstoff oder Natrium salizyl. injiziert, darunter auch eine Emulsion aus Rattenkrebsgewebe mit Trypanblau und haben dann den Farbstoff vor allem im Tumor wiedergefunden. Sehr beweisend scheinen uns diese Versuche bisher nicht zu sein. Auch die Versuche mit Injektionen der eigenen Geschwulstzelle, die ja unter Umständen sogar die Gefahr künstlicher Metastasenbildung mit sich bringen, haben noch keine auffallenden Erfolge gehabt. Selbst die Behandlung von Mäusen mit Injektionen von Embryonalhautemulsion hatte auf die Entwicklung des Teerkarzinoms in den ausgedehnten Versuchen von *Fibiger* und *Möller*[3]) keinen Einfluss, dagegen traten bei den so behandelten Tieren Metastasen nur halb so oft auf als sonst. *Lumsden* und *Stephens*[4]) hatten gute Erfolge beim Rattensarkom durch Einspritzungen von Antiserum mit Adrenalin, aber diese Einspritzungen erfolgten in den Tumor selbst und auch *Harde* und *Henri*[5]) hatten mit Antiserum und Antiembryonalserum Erfolge nur durch Einspritzungen in die Geschwulst selbst. Sobald aber solche Einspritzungen in den Tumor selbst erfolgen, scheint uns die spezifische Wirkung mehr als zweifelhaft. Mit Radiumbestrahltem Autoserum (um die ätherlöslichen Fettsäuren aus dem Nukleoglobulin des Krebsserums — *Freund-Kaminer* — abzuspalten) hatte *Peters*[6]) subjektive, aber keine objektiven Besserungen. Gute Ergebnisse berichtet *Nakamura*[7]) durch Injektion einer Emulsion vorher gefrorener Tumorzellen beim Rattensarkom.

Kawakami und Mitarb.[8]) erzeugten ein Immunserum bei Pferden und Ziegen durch Einführung menschlicher Tumoren, haben aber Heilungen mit dem so gewonnenen Immunserum nicht erzielen können.

---

[1]) *Landsteiner* u. Mitarb., Z. Immun.forschg **20**, 618 (1914) u. **21** (1914) u. **26** (1917). — [2]) *Belonovsky* und *Miller*, Ann. Inst. Pasteur **42**, 712 (1928). — [3]) *Fibiger* und *Möller*, Acta path. scand. **4**, H. 2 (1927). — [4]) *Lumsden* und *Stephens*, Lancet **213**, 375 (1927). — [5]) *Harde* und *Henri*, C. r. Soc. biol. **96**, 1277 (1927). — [6]) *Peters*, Z. Krebsforschg **28**, 186 (1928). — [7]) *Nakamura*, Gann. **22**, 277 (1928) (Japanisch). — [8]) *Kawakami, Zenn, Nakamura* und *Takei*, Japan. med. woerld **7**, 127 (1927).

Wood und *Prigosen*[1]) fanden keinerlei Andeutung von Immunität nach Verimpfung bestrahlten Krebsgewebes und bezeichnen das Experimentieren am Menschen mit derartigen Einspritzungen als gefährlich, nutzlos und unverantwortlich. *Lumsden*[2]) dagegen gibt an, dass es gelingt, verhältnismäßig spezifische Antiseren gegen bösartige Zellen zu erzeugen. Dieses Serum bringt bei direkter Einspritzung in den Tumor Jensensarkome zur Abheilung. Das Serum war in vitro unschädlich für Tumorzellen, schädigte aber mit Peritonealexsudat das Wachstum von Sarkomkulturen. Derartige Wirkungen weisen also wieder auf Aktivierung des Mesenchyms hin, deren Bedeutung an anderer Stelle besprochen wird (s. S. 220). *Jamagiwa* und Mitarb.[3]) haben auch Wachstumshemmung und Rückbildung beim Mäusekarzinom durch intratumorale Injektion eines Milzextraktes erzielt, der von mit Karzinomemulsion vorbehandelten Kaninchen stammte. Alle diese Ergebnisse können aber noch nicht von der Möglichkeit einer spezifischen Immunisierung gegen Geschwulstzellen überzeugen.

Alle genaueren Untersuchungen weisen darauf hin, dass bei der sogenannten Immunität gegen Geschwulstübertragung ganz andere Wirkungsmechanismen tätig sind als bei der Immunität des Körpers gegen bakterielle Infektion. Schon in der Gewebskultur zeigt sich, dass der Zusatz abgetöteter Gewebe das Wachstum der Krebszellkulturen viel weniger anregt als der Zusatz von lebendem Gewebe. Ebenso führen die Beobachtungen an den Kulturen von Geschwulstzellen zu dem Schluss, dass der kontinuierliche Zerfall dieser Zellen das Weiterwachsen der Randzonen direkt begünstigt [*Alb. Fischer, Laser* und *Meyer*[4])], ein Verhalten, das nicht nur dem der normalen Gewebe sondern auch den Immunitätslehren vollkommen widerspricht.

Im höchsten Maße auffallend ist auch die von mehreren Autoren (s. meine Allgemeine Geschwulstlehre, S. 1615) mitgeteilte Beobachtung, dass gerade die auf dem üblichen Wege gegen Krebstransplantation „immunisierten" Mäuse besonders häufig an Spontankarzinom erkranken. Die Steigerung der Abwehrfähigkeit, Widerstandskraft und Schutz gegen Implantation von Krebszellen ist also in keiner Weise gleichbedeutend mit einer verminderten Neigung des Organismus zur Krebsbildung überhaupt. Das aber wäre für uns das Wichtigste. Ein sicherer Weg zu einer tatsächlichen Immunisierung des Körpers gegen Geschwulstentstehung und Geschwulstwachstum müsste also erst noch gefunden werden.

Eigene Versuche mit fortlaufenden Einspritzungen von *Serum-Albumin* haben wir nur in Kombination mit gleichzeitiger Farbstoff- und Gasbehandlung durchgeführt, über die Ergebnisse ist auf Seite 180 berichtet. Wir benutzten ferner noch einen unverdünnten *Embryonalpreßsaft*, bei dem wir sowohl mit als auch ohne Gasbehandlung eine sichere Beeinflussung des Tumorwachstums

---

[1]) *Wood* und *Prigosen*, J. Canc. Res. **9**, 287 (1925). — [2]) *Lumsden*, Arch. exper. Zellforschg **6**, 206 (1928). — [3]) *Jamagiwa*, Trans. jap. path. Soc. **16**, 2£3 (1928). — [4]) *Fischer, Alb., Laser* und *Meyer*, Z. Krebsforschg **29**, 270 (1929).

nicht beobachten konnten. Es handelt sich allerdings bei diesen Versuchen um orientierende Versuche mit nur wenigen Tieren (Versuch 16/5, 16/6). Dasselbe negative Resultat erzielten wir bei gleichfalls nur orientierenden Versuchen an nur wenigen Mäusen mit fortlaufenden Injektionen eines aus menschlichen Karzinomen hergestellten Preßsaftes sowohl ohne als mit gleichzeitiger Gasbehandlung (Versuch 16/3, 16/4).

2. Die Wirkung von Fermenten und Antifermenten.

Schon seit langer Zeit hat man die Eigenart der Geschwulstzelle in einem Gehalt an besonderen Fermenten erblicken wollen. Die gesteigerte Autolyse der Tumorzelle, ihre auffallende Proteolyse und besonders die in neuerer Zeit festgestellten Spaltungseigenschaften der Geschwulstzelle in der Gewebskultur (*Albert Fischer* s. S. 52) mussten immer wieder zu der Annahme führen, dass grade in diesem Punkte eine besondere Eigenart der Geschwulstzelle vorliegt (s. meine allgemeine Geschwulstlehre S. 1423). Der Reichtum des Krebsgewebes an zerstörenden, insbesondere autolytischen Fermenten, an Polypeptidasen, an Arginase (*Edlbacher*) und die Erhöhung des peptolytischen Titers im Blutserum von Krebskranken zeigen, dass wirklich Fermentstörungen vorliegen. Aus neuester Zeit erwähne ich die Arbeit von *Olchovskaja* und *Becinkaja*[1]), die eine Abnahme der Protease und eine Zunahme der Esterase im Blute von Krebskranken feststellten.

Therapeutisch sind ebenfalls Fermente und Fermentgifte beim Karzinom studiert worden. *Glaessner*[2]) fand bei subkutaner Injektion von neutralem Pepsin beim malignen Tumor überraschende Besserungen. *Shaw-Mackenzie*[3]) entwickelte eine Fermenttheorie der Karzinomentstehung und sucht die Fermente durch Natriumoleat und Ochsengalle zu beeinflussen, er teilt einen hierdurch geheilten menschlichen Karzinomfall mit.

Karczag und *Németh*[4]) suchten das Karzinom experimentell durch Fermentgifte zu schädigen, fanden aber bei chronischer Zyankalizufuhr nur Verlangsamung im Anfang, später sogar Beschleunigung des Wachstums. Auch viele andere der bisher besprochenen Methoden könnten möglicherweise auf Fermentwirkungen, insbesondere auf Einwirkungen auf das glykolytische Ferment beruhen — doch ist Sicheres darüber nicht bekannt.

Wir selbst haben mit Fermenten oder Antifermenten bisher Versuche nicht angestellt.

3. Die Wirkung unspezifischer Reiztherapie, insbesondere der künstlichen Leukozytose auf das Geschwulstwachstum.

Als unspezifische Reiztherapie können und müssen eine ganze Anzahl von Methoden bezeichnet werden, die an anderer Stelle besprochen werden, insbesondere gehören hierher die parenteralen Eiweissinjektionen jeder Art,

---

[1]) *Olchovskaja* und *Bescinkaja*, Vopr. onkol. 1, 101 (1928) (Russ.). — [2]) *Glaessner*, Med. Klin. 1928, 1390. — [3]) *Shaw-Mackenzie*, Internat. J. of Med. 42, 23 (1929). — [4]) *Karczag* und *Németh*, Klin. Wschr. 1927, 1091.

die Speicherungen und alle die Verfahren überhaupt, die eine Mesenchymaktivierung, eine Steigerung der Tätigkeit des Retikulo-Endothelsystems
oder der Milz hervorrufen und die uns noch eingehend beschäftigen werden
(s. S. 224). An dieser Stelle wollen wir diejenigen Methoden zusammenfassend
besprechen, die durch eine Steigerung der Zahl und Wirksamkeit der Leukozyten im weitesten Sinne die Abwehrkräfte des Körpers gegen das Geschwulstwachstum stärken wollen. Ich verweise auch hier auf das in meiner allgemeinen
Geschwulstlehre darüber S. 1718 ff. Gesagte.

Zur Erzeugung einer Leukozytose des Blutes stehen uns zahlreiche und
sehr verschiedene Wege zur Verfügung. Selbst vom zentralen Nervensystem
können Leukozytosen ausgelöst werden, z. B. beim Wärmestich [wo allerdings
diese sehr starke neutrophile Reizleukozytose ohne die Nebennieren nicht
zustande kommt, *Borchardt*[1-2])] und sogar durch rein psychische Erregungen
[Affektivleukozytose, *Wittkower*[3])].

Ferner werden leicht Leukozytosen erzeugt durch Injektion kleiner
Mengen von *Knochenmark*aufschwemmung [*Ohno*[4])], durch Injektionen von
nukleinsaurem Natrium [eigene Versuche, s. *Büngeler*[5]), *Doan* und Mitarb.[6]),
Donath[7])]. Derartige künstliche Leukozytosen sind besonders und mit Erfolg
zur Behandlung schwerer Pneumonie benutzt worden [*Gardner-Medwin*[8])],
dasselbe erreichten bei der Pneumonie *Vorschütz* und *Tenckhoff*[9]) durch intramuskuläre Injektion von *Eigenblut*. Ähnliche Wirkungen hat die künstliche
Erzeugung von Fieber durch Blutkörperchenschatten [*Borchardt* und *Tropp*[10])]
und durch bakterielle Eiweißstoffe [*Mandl* und *Sperling*[11])]. Auch Säurezufuhr erzeugt eine Leukozytose [*Hoff* und *Linhardt*[12]), unsere eigenen Arbeiten
s. *Heinsheimer* S. 277 ds. Bd].

Derartige allgemeine Leukozytosen oder auch lokal erzeugte Ansammlung von Leukozyten oder Lymphozyten [z. B. durch Terpentinöl, *Nakamura*[13]),
Hitze, Ölivenöl und Fettsäuren, *Murphy*[14])] sind von einer Reihe von Autoren
zur Behandlung bösartiger Geschwülste angewandt worden mit nicht eindeutigem Erfolg. Es ist keineswegs sicher, dass die allgemeine oder lokale
Leukozytose oder Lymphozytose immer einen günstigen Einfluss auf die
Geschwulstbildung ausübt, da z. B. die entzündliche Bindegewebsreaktion
das Haften des Hühnersarkoms begünstigt [*Mackenzie* und *Sturm*[15])] und

---

[1]) *Borchardt*, Naunyn-Schmiedebergs Arch. **137, 45** (1928). — [2]) *Borchardt*, Klin.
Wschr. **1929**, 591. — [3]) *Wittkower*, Klin. Wschr. **1929**, 1082. — [4]) *Ohno*, Sci. Rep.
Gov. Inst. inf. Dis. (Tokyo) **6**, 309 (1928). — [5]) *Büngeler*, Frankf. Z. Path. **34, 350**
(1926). — [6]) *Doan, Zerfas, Warren* und *Ames*, J. exper. med. **47**, 403 (1928). — [7]) *Donath*
und *Namenyi*, Dtsch. Z. Nervenheilk. **103**, 78 (1928). — [8]) *Gardner-Medwin*, Brit. med.
J. Nr. 3315, 49, 1924. — [9]) *Vorschütz* und *Tenckhoff*, Dtsch. Z. Chir. **184**, 200 (1924).
— [10]) *Borchardt* und *Tropp*, Z. exper. Med. **62**, 118 (1928). — [11]) *Mandl* und *Sperling*,
Wien. klin. Wschr. **1929**, Nr. 6. — [12]) *Hoff* und *Linhardt*, Z. exper. Med. **63**, 277 (1928).
— [13]) *Nakamura*, Trans. jap. path. Soc. **16**, 251 (1928). — [14]) *Murphy*, The lymphocyte
in resistance to tissue grafting, malignant disease and tuberculous infection. Monogr.
Rockefeller Inst. med. Res. Nr. 21 1, (1926). — [15]) *Mackenzie*, J. exper. med. **47**,
345 (1928).

wir Tumoren kennen, die regelmäßig mit Leukozytose einhergehen [z. B. das transplantable Kaninchensarkom, *Nagaoka*[1])]. In der Gewebskultur selbst befördern sogar Nukleinsäuren unter geeigneten Bedingungen das Wachstum von Sarkomzellen ganz erheblich. Aber dieser Versuch schaltet ja gerade das für uns Wichtige, die reaktiven Vorgänge des Gesamtkörpers, aus.

Die Reaktion der Tumoren gegenüber Lymphozyten und Leukozyten könnte auch nach der Tumorart verschieden sein. Im allgemeinen mag es zutreffen, dass auch die Makrophagen nur totes oder absterbendes Zellmaterial beseitigen, also echte Nekrophagen sind *(v. Gaza)*. Trotzdem spricht vieles dafür, dass die mesenchymalen Reaktionen von Wichtigkeit für die Bekämpfung der Geschwulst sind (Allg. Geschwulstlehrr S. 1722 ff.). Es wäre also durchaus wünschenswert, noch in weiteren systematischen Untersuchungen die Wirkungen der Leukozytosen auf das Tumorwachstum aufzuklären, besonders da wir ja heute Mittel besitzen, um sogar die einzelnen Arten der Leukozyten (Neutrophile, Eosinophile) besonders stark zur Vermehrung zu bringen [z. B. aliphatische Aldehyde der Fettsäuren, *Borchardt*[2]) und ähnliche].

Hochgradige Monozytosen lassen sich leicht durch intravenöse Injektionen von Eiweisslösungen, insbesondere Globulin und Embryonalextrakt, auch durch Tusche und anderes erzeugen, worüber uns eigene ausgedehnte Untersuchungen zur Verfügung standen [vgl. *Büngeler*, *Müller*[3])]. Wenn *Theilhaber* günstige Ergebnisse bei bösartigen Geschwülsten durch Implantation von Thymusdrüse berichtet, so dürfte der Mechanismus dieser Wirkung in der Zufuhr von Nukleinsäure und der Erzeugung von Lymphozytose zu suchen sein. Unsere eigenen Versuche in dieser Richtung erstrebten zunächst einmal die neutrophile Leukozytose des Blutes zu steigern, die ja ohnedies schon durch unsere Gasatmung hervorgerufen wurde.

H. Die Gasbehandlung bösartiger Geschwülste in Verbindung mit Mesenchymaktivierung.

1. Die Karzinolyse im Serum.

Freund und *Kaminer* (s. allgemeine Geschwulstlehre S. 1427) haben schon vor 20 Jahren gefunden, dass isolierte Krebszellen vom Serum gesunder Menschen in kurzer Zeit aufgelöst werden, während das Serum krebskranker Menschen diese Fähigkeit nicht besitzt. Bestätigt wurden die Angaben von *Neuberg*, *Waterman*[4]) u. a., während eine Reihe Nachuntersucher negative Ergebnisse hatten. Die karzinolytische Fähigkeit des Normalserums ist stark bei jungen Menschen und sinkt im Alter [*Peracchia*[5,6])]. *Comsia*[7]) fand sie in 63 % der Krebsfälle positiv, hatte aber auch bei einzelnen anderen Erkrankungen ein positives Ergebnis. Bei Krebskranken haben sogar Milz-

---

[1]) *Nagaoka*, Trans. jap. path. Soc. **16**, 227 (1928). — [2]) *Borchardt*, Klin. Wschr. **1929**, 591. — [3]) *Müller*, J. exper. med. **45**, 399 u. 753 (1927). — [4]) *Waterman*, Z. Krebsforschg **27**, 228 (1928). — [5]) *Peracchia*, Tumori Jg. **12**, 1 (1926). — [6]) *Peracchia*, Riv. Biol. **10**, 295 (1928). — [7]) *Comsia*, C. r. Soc. Biol. **99**, 898 (1928).

extrakte keine lytische Wirkung (*Peracchia*). *Freund* und *Kaminer* glauben die krebszerstörende Substanz des Normalserums in einer gesättigten Dikarbonsäure gefunden zu haben und finden im Karzinomserum dagegen eine ungesättigte Dikarbonsäure in Verbindung mit einem kohlehydratreichen Nukleoglobulin. Bei Teerpinselung nimmt die karzinolytische Fähigkeit des Serums ab, bei Röntgenbestrahlung folgt nach einer negativen Phase eine bedeutende Verstärkung der Lyse [*Waterman* und *de Kromme*[1])].

Auch heute ist die Frage der Karzinolyse des Serums noch nicht gelöst. *H. Sachs*[2]) betont vor allem, dass das Karzinomserum den lytischen Ambozeptor genau so enthält wie das Normalserum und dass lediglich die Komplementwirkung gehemmt ist. Das Karzinomserum verhindert also nur die lytische Komplementwirkung (während die eigentliche lytische Substanz nur im Nabelschnurblutserum fehlt). Diese Störung ist aber nichts weiter als die Folge der gesteigerten Kolloidlabilität des Krebsserums, also eine Eigenschaft, von der wir schon erwähnten, dass sie nicht für das Karzinom spezifisch ist, sondern auch bei anderen Erkrankungen vorkommt. Nach *Lehmann-Facius*[3]) wird die karzinolytische Funktion des normalen menschlichen Blutserums durch Erhitzen auf 56° aufgehoben, durch normales Meerschweinchenserum aber wieder reaktiviert. Durch normales Menschenserum werden nicht nur menschliche Krebszellen, sondern auch Karzinomzellen der Maus und Sarkomzellen des Huhnes zerstört. Es handelt sich also um die Funktion einer thermolabilen Substanz (Komplement), die dann aufgehoben ist, wenn eine erhöhte Kolloidlabilität auftritt, also bei bösartigen Geschwülsten, Schwangerschaft, infektiösen und anderen Krankheiten. Weiterhin haben *Krebs* und *Kubowitz*[4]) gefunden, dass der *Stoffwechsel* von Karzinomzellen im Normalserum nicht verschwindet, dass also von einer Zerstörung der Krebszelle durch Normalserum eigentlich nicht gesprochen werden kann.

Trotzdem hat man nach Substanzen, welche die Krebszellen angreifen und zerstören, im Blutserum und Körper weiter gesucht. Die karzinolytische Substanz im Serum ist nach *Freund* und *Kaminer* in Äther löslich und soll eine gesättigte Dikarbonsäure sein. Die lytischen Wirkungen besitzen tatsächlich die Bernsteinsäure und in noch stärkerem Grade die höheren Homologe der Bernsteinsäure, besonders die Korksäure und Dekamethyldikarbonsäure. Ich verweise auf die Wirkung dieser Substanzen in unseren Säureversuchen. Von den normalen Organen soll besonders die Thymusdrüse die lytische Substanz in grosser Menge enthalten. Die Auflösung von Karzinomzellen durch bestimmte Dikarbonsäuren ist in ausgedehnten Versuchen von *Hora*[5]) bestätigt worden, der vor allem fand, dass Bernsteinsäure und Korksäure

---

[1]) *Waterman* und *de Kromme*, Biochem. Z. **182**, 377 (1927). — [2]) *Sachs*, Verh. dtsch. Ges. inn. Med. 40. J. F. Bergmann, München, 1928, 34 u. Münch. med. Wschr. **1928**, 886. — [3]) *Lehmann-Facius*, Z. Immun.forschg **59**, 185 (1928). — [4]) *Krebs* und *Kubowitz*, Biochem. Z. **189**, 194 (1927). — [5]) *Hora*, Spisylékarské fakulty Masarykovy university **5**, 272 (1927) (Tschechisch).

besonders leicht Karzinolyse herbeiführen, am leichtesten gelingt es mit $2^0/_{00}$iger Bernsteinsäure. Diese Angabe war für uns schon wegen unserer Säureversuche von besonderem Interesse (s. S. 107).

Vor allem hat aber *Waterman*[1]) sich bemüht, karzinolytische Substanzen im Körper nachzuweisen. Er fand solche im Ätherextrakt des Retikulo-Endothelsystems (Milz und Lymphdrüsen vom Kalb) und benutzte sie zur Behandlung und Beeinflussung von Tumoren. Die Annahme, dass die zweifellos vom gesamten Mesenchym des Organismus, insbesondere von Retikulo-Endothelsystem und Milz geleistete Abwehr gegen das Tumorwachstum in der Produktion besonderer Körper durch diese Zellen besteht, verdient eingehende Prüfung. Aus diesem Grunde habe ich den gegenwärtigen Stand dieser wichtigen Frage der Karzinolyse vorangestellt, um nunmehr auf die Beziehungen, die zwischen Geschwulstwachstum und Mesenchym bestehen, näher einzugehen.

2. Direkte Beziehungen der Milzzellen zur Geschwulstbildung.

Wir stossen hier auf eine Tatsache, die grundsätzlich auch sonst in der Geschwulstlehre nicht selten nachzuweisen ist: Diejenigen Mechanismen, die mit der Geschwulstabwehr in Verbindung stehen, haben auf der anderen Seite auch enge Beziehungen zur primären Geschwulstentwicklung (vgl. die Wirkung von Röntgen, Arsen). Es weist das eindringlich darauf hin, dass hier quantitative Verhältnisse eine grosse, vielleicht entscheidende Rolle spielen.

Wenn auf der einen Seite die Milz zu der Abwehr des Tumorwachstums enge Beziehung hat, so wissen wir auf der anderen Seite, dass die Milzzellen für die Geschwulstentstehung eine Sonderstellung unter den Körperzellen einnehmen, wie sie sonst wohl nur den Embryonalzellen zukommt. Schon die genauere Analyse des *Rousschen* Hühnersarkoms hat ergeben, dass hier die Eigenschaft der Zellmalignität nicht an die Fibroblasten dieses Sarkoms, sondern an die Makrophagen geknüpft ist [*Carrel, Alb. Fischer, E. Haagen*[2-3]) und andere]. Wenn auch die Angabe von *Sokoloff*[4]), dass auch die Bösartigkeit jedes Karzinoms an Makrophagen geknüpft ist und dass Injektionen von Makrophagenkulturen auf gutartige Adenome karzinomerzeugend wirkten, dringend der Bestätigung bedarf, so steht für die Milzzellen doch fest, dass sie sowohl im Stoffwechsel wie in der Kultur besondere Eigenschaften aufzeigen (z. B. starke Proteolyse) und dass vor allem auch im Reagenzglas aus embryonalen Milzkulturen maligne Sarkome durch Zusatz von Teerplasma erzeugt werden können [*Laser*[5])]. Ferner haben *Blumenthal, Auler* und *Solecka* angegeben, dass man bei Ratten maligne Tumoren dadurch erzeugen kann, dass man Milzbrei von Ratten mit Jensensarkomen injiziert (obwohl

---

[1]) *Waterman,* Cancer Jg. 4, 281 (1927). — [2]) *Haagen,* Arch. exper. Zellforschg 4, H. 3 (1927). — [3]) *Haagen,* Dtsch. med. Wschr. 1928, 92. — [4]) *Sokoloff,* Arch. exper. Zellforschg 6, 158 (1928). — [5]) *Laser,* Arch. exper. Zellforschg 6, 142 (1928).

die Milzen frei von Metastasen waren). *Tinozzi*[1]) konnte ausser mit Milzbrei auch noch mit Lungenbrei sarkomatöser und karzinomatöser Tiere Tumoren erzeugen, besonders wenn der Injektion etwas Ton zugesetzt wurde. Blockade hatte hier keinen Einfluss auf die Entwicklung der Tumoren. Auch diese Angaben bedürfen aber dringend einer systematischen Nachprüfung an grossem Material.

Finden wir so auf der einen Seite eigenartige und enge, wenn auch im wesentlichen noch unaufgeklärte Beziehungen der Milzzelle zur Geschwulstbildung, so zeigt sich auf der anderen Seite ein deutlicher Einfluss der Milztätigkeit auf das Geschwulstwachstum und *Peracchia*[2]) gibt an, dass das karzinolytische Vermögen des Serums nach Milzexstirpation sinkt. Vielleicht ist auch von Wichtigkeit, dass bei Teerpinselungen die Milz besondere Veränderungen aufweist (*Döderlein*, *Babes*[3]), s. unsere eigenen Untersuchungen, *Büngeler* dieser Band S. 331) und ferner, dass die Milz und die Lymphdrüsen keine mitogenetische Strahlung (*Gurwitsch*) nachweisen lassen im Gegensatz zu anderen Organen und vor allem zum Tumor, bei dem die mitogenetische Strahlung ja sehr stark ist [*Siebert*[4])]. All dies fordert dazu auf, die Beziehung zwischen Milztätigkeit und Geschwulstwachstum einer systematischen Prüfung zu unterziehen [vgl. das Referat von *M. Mosse*[5])].

3. Die Funktionen des Retikulo-Endothelsystems und der Milz.

Seit den grundlegenden Arbeiten von *Barcroft* wissen wir, dass die *Milz* eines der grössten und wohl das bedeutendste *Blutreservoir* des Körpers neben den subpapillären Kapillarnetzen der Haut [*Wollheim*[6])] darstellt, dass sie je nach Bedarf durch Kontraktion grosse Blutmengen in den Kreislauf werfen kann, z. B. bei Arbeit, Erstickung, Blutverlust usw. (vgl. z. B. *Feldberg* und *Lewin*[7]), *Henschen* und *Reissinger*[8]), *Held*[9-10]), die Flutkammern von *Hueck*). *Scheunert* und *Krzywanek*[11]) halten die Milz sogar für das *einzige* Blutkörperchenreservoir des Organismus, weil sie an entmilzten Hunden im Gegensatz zum Normaltier keine Unterschiede der Blutkörperchenzahl im Ruheblut gegenüber dem Erstickungs- und Bewegungsblut fanden. Mir scheint jedoch, dass dieser Beweis sich nur auf bestimmte Milzfunktionen bezieht und dass bei anderen funktionellen Anforderungen eben andere Blutreservoire in Tätigkeit treten können.

Auf Adrenalininjektion reagieren selbst manche pathologisch vergrösserte Milzen mit Verkleinerung der Milz und Zunahme des Blutvolumens [*Villa*[12])].

---

[1]) *Tinozzi*, Ann. ital. Chir. **7**, 818 (1928). — [2]) *Peracchia*, Z. Krebsforschg **26**, 42 (1927). — [3]) *Babes*, Virchows Arch. **272**, 411 (1929). — [4]) *Siebert*, Biochem. Z. **202**, 115 (1928). — [5]) *Mosse*, Erg. Med. hrsg. v. Th. Brugsch. **10**, H. 1. Berlin u. Wien 1927. — [6]) *Wollheim*, Klin. Wschr. 1928, 1261. — [7]) *Feldberg* und *Lewin*, Pflügers Arch. **219**, 246 (1928). — [8]) *Henschen* und *Reissinger*, Dtsch. Z. Chir. **210**, 1 (1928). — [9]) *Held*, Verh. dtsch Ges. inn. Med. 40. J. F. Bergmann, München, 1928, 586. — [10]) *Held*, Z. exper. Med. **62**, 639 (1928). — [11]) *Scheunert* und *Krzywanek*, Pflügers Arch. **221**, 435 (1929). — [12]) *Villa*, Cuore **12**, 465 (1928).

Bei hämolytischen Milztumoren bleibt aber die Kontraktion und Ausschwemmung des in der Milz retinierten Blutes aus, weil wie *Greppi*[1]) annimmt, hier das Blut auch extravaskulär in der Milzpulpa angehäuft ist.

Auch sonst bestehen enge Beziehungen zwischen Blut und Milz. Selbst kleine Aderlässe bewirken schon Milzkontraktion, und bei maximaler Kontraktion kann die Milz bis 6% der Gesamtblutmenge in die Zirkulation werfen [*Viale*[2])]. Steigerung des Blutdrucks führt zu Vergrösserung der Milz, Erniedrigung des Blutdrucks zur Milzkontraktion. Die Kontraktion der Milz wirft mehr Blutplättchen in den Kreislauf und beschleunigt dadurch die Gerinnung. Auch Vagusreizung, Injektionen von Cholin oder Azethylcholin und Einatmung von Amylnitrit bewirken Milzkontraktion [*Viale*[3])]. Umgekehrt können Erkrankungen der Milz zur Thrombopenie führen [Heilung durch Exstirpation, *Merklen* und *Leriche*[4])]. Nach Milzexstirpation steigt die Thrombozytenzahl stark an [*Levi*[5])]. Die Milz hemmt ferner die Erythropoese im Knochenmark [*Pacetto*[6])], wirkt aber auf den ganzen Blutstoffwechsel je nach dem Alter des Tieres verschieden. *Drastich*[7]) fand Beschleunigung der Vermehrung der roten Zellen durch Injektion von Milzbrei. Schon lange ist bekannt, dass Hyperglobulie bei schwerer Milztuberkulose, also Blockierung und Zerstörung der Milz, auftritt. Auch experimentell wurde Hyperglobulie durch Spenektomie beobachtet [*Bruno*[8])], dem entsprechend konnte durch reichliche Zufuhr von Milz in der Nahrung ein günstiger Erfolg bei Hyperglobulia vera erzielt werden [*Nipperdey*[9]), *Friedemann* und *Deicher*[10]), *v. d. Velden*[11])]. Auch Röntgenbestrahlung der Milz erzielte bei derselben Krankheit Erfolge [*Hofheinz*[12])]. Besonderen Einfluss hat die Milz auf die eosinophilen Zellen. Milzextrakt schädigt sie, Milzexstirpation führt dagegen bei Mensch und Tier zu einer Hypereosinophilie [*Birke*[13])]. Im Knochenmark findet sich nach Milzexstirpation verstärkte Phagozytose der Megakaryozyten [*Introzzi*[14])].

Für uns von besonderem Interesse ist weiter, dass die Milz sehr enge Beziehung zum Eisenstoffwechsel hat. Sie ist das eisenreichste Organ des Organismus [vgl. *Hirschfeld* und *Fabisch*[15])] und beherrscht den Eisenstoffwechsel. Nach Splenektomie findet sich bedeutend mehr Eisen als normal in Leber und Niere, das aber bei Blockade des R.E.S. in vermehrter Menge ausgeschieden wird [*Asher* und Mitarbeiter[16-17])]. Wichtig ist weiter, dass

---

[1]) *Greppi*, Sang **3**, 32 (1929). — [2]) *Viale*, C. r. Soc. Biol. **99**, 1436 (1928). — [3]) *Viale*, Arch. di Sci. biol. **12**, 277 (1928). — [4]) *Merklen* und *Leriche*, Bull. Soc. med. Hop. Paris **44**, 1614 (1928). — [5]) *Levi*, Pathologica (Genova) **21**, 126 (1929). — [6]) *Pacetto*, Arch. di Sci. biol. **11**, 1 (1928). — [7]) *Drastich*, Biochem. Z. **195**, 189 u. 205 (1928). — [8]) *Bruno*, Semana med. **1928**, 1766 (Spanisch). — [9]) *Nipperdey*, Dtsch. med. Wschr. **1928**, 1517. — [10]) *Friedemann* und *Deicher*, Klin. Wschr. **1929**, 404. — [11]) *v. d. Velden*. M. M. **1928**, 1821. 1821. — [12]) *Hofheinz*, Dtsch. Arch. klin. Med. **163**, 103 (1929). — [13]) *Birke*, Münch. med. Wschr. **1928**, 2009. — [14]) *Introzzi*, Haemotologica (Pavia) **10**, 195 (1929). — [15]) *Hirschfeld* und *Fabisch*, Folia haematol. **37**, 362, 1928. — [16]) *Asher* und *Tominaga*, Biochem. Z. **156**, 418 (1925). — [17]) *Asher* und *Kojima*, Biochem. Z. **197**, 84 (1928).

verfüttertes Eisen in erster Linie in der Leber abgelagert wird und zwar in den Leberzellen selbst. Besonders stark ist die Speicherung bei unterernährten Tieren, während reichliche Eiweissnahrung eine rasche Entspeicherung bewirkt [*Schwarz*[1])]. Für uns von Interesse ist weiter die Feststellung von *Stimson*[2]), dass ein erheblicher Teil des Hämoglobins (4—20 %) nach Milzexstirpation sein Sauerstoffbindungsvermögen verliert. Speicherungen von Farbstoffen wirken auf den Sauerstoffverbrauch nicht ein, nur saure Farbstoffe zeigen eine geringe Steigerung. Dagegen wird eine deutliche Steigerung des Sauerstoffverbrauchs beobachtet bei intravenöser Injektion von Eisensalzen [*Oonk*[3])].

Die Kontraktion der Milz durch Adrenalin führt zu einer deutlichen Lymphozytose (mechanische Auspressung), auf die später eine neutrophile Leukozytose folgt [*Stein*[4])]. Leukozytosen nach Adrenalin fand *Crosetti*[5]), allerdings auch nach Milzexstirpation.

Die Milz dient nicht nur als Depot für das Blut, sondern auch als ein solches für Eiweissbausteine, da sie injizierte Aminosäuren aufnimmt [*Tutkewitsch*[6])]. Auch auf die Zellpermeabilität soll sie einen Einfluss haben, da durch Entfernung der Milz bei Katzen die Blutliquorschranke durchbrochen ist [*Stern* und Mitarbeiter[7])]. Die innere Sekretion des Pankreas steht gleichfalls unter dem Einfluss der Milz [*Francaviglia*[8])].

Intravenöse Injektionen von Tusche beeinflussen zwar den Blutzucker nicht [*Sterkin* und *Kerner-Poschenjan*[9]), *Iwasawa*[10])], dagegen tritt bei Kollargolspeicherungen eine Hyperglykämie und eine Blutazidose auf (*Iwasawa*), das beweist wieder, in wie hohem Grade die Folgen von der Art der Speicherung abhängig sind. Unmittelbar nach der Splenektomie steigt der Glutathiongehalt im Blut auf etwa das Doppelte und auch das Na im Blute erheblich an [*Paolini*[11-12])]. Weiter steigt nach Milzentfernung der Cholesteringehalt des Blutes, während das Lezithin unverändert bleibt [*Combes*[13]), *Siegmund*[14]), *Ducuing* und *Soula*[15])] und sicher hat die Milz einen wesentlichen Einfluss auf den Fett- und Cholesterinstoffwechsel [*Abelous* und *Soula*[16])]. Wie sehr die Milzentfernung in den Gesamtstoffwechsel eingreift, zeigen die neueren experimentellen Ergebnisse der Verfütterung geringer Vigantolmengen. Hierdurch kann man bei milzlosen Katzen und Ratten hochgradige Kalk-

---

[1]) *Schwarz*, Virchows Arch. **269**, 638 (1928). — [2]) *Stimson*, J. of biol. Chem. **75**, 95 (1927). — [3]) *Oonk*, Zieglers Beitr. **79**, 766 (1928). — [4]) *Stein*, Z. klin. Med. **108**, 566 (1928). — [5]) *Crosetti*, Arch. Sci. med. **52**, 625 (1928). — [6]) *Tutkewitsch*, Biochem. Z. **198**, 47 (1928). — [7]) *Stern*, *Belkina* und *Zlatowierow*, C. r. Soc. Biol. **99**, 686 (1928). — [8]) *Francaviglia*, Boll. d. Soc. Ital. di Biol. Sper. **2**, 922 (1928). — [9]) *Sterkin* und *Kerner-Poschenjan*, Z. exper. Med. **64**, 311 (1928). — [10]) *Iwasawa*, Jap. J. of med. sciences, VIII. Intern. med.-pediatry a psychiatry **1**, 203 (1927). — [11]) *Paolini*, Riforma med. **1928**, 1341. — [12]) *Paolini*, Giorn. Clin. med. **9**, 589 (1928). — [13]) *Combes*, C. r. Soc. Biol. **99**, 1435 (1928). — [14]) *Siegmund*, Virchows Arch. **224**, 309 (1927). — [15]) *Ducuing*, *Rouzaud* und *Soula*, C. r. Soc. biol. **90**, 263 (1924) u. **91**, 1397 (1924). — [16]) *Abelous* und *Soula*, C. r. Acad. Sci. **78**, 1850 (1924).

ablagerungen im Gefäßsystem, in der Muskulatur, in den Bronchien und Nieren hervorrufen. Die Ursache liegt darin, dass ein grosser Teil des Vigantols normalerweise von der Milz absorbiert wird [*Schmidtmann*[1])].

Für die Beurteilung der *Folgen einer Milzexstirpation* ist allerdings von wesentlicher Bedeutung, dass — bei den einzelnen Tierarten in verschiedenem Grade — nach Entfernung der Milz Ersatzwucherungen besonders des Retikulo-Endothels der Leber auftreten, die sogenannten Splenisationsherde in der Leber (*M. B. Schmidt* u. a., eigene Versuche, vgl. *Büngeler* S. 426 dieses Bandes). Selbst für den Eisenstoffwechsel kann die Leber beim Fehlen der Milz als Regulationsorgan eintreten [*Lauda* und *Haam*[2])]. Wie unsere eigenen Arbeiten uns gezeigt haben, sind derartige Ersatzwucherungen von grösster Bedeutung auch für den allgemeinen Stoffwechsel.

Aus diesen Beobachtungen geht schon einwandfrei die enge funktionelle Beziehung zwischen der Milz und dem Retikulo-Endothelsystem, ganz besonders der Leber hervor. Bevor wir hierauf näher eingehen, sei noch kurz die Bedeutung der Milzfunktion im Ablauf der *Infektionskrankheiten* erwähnt. Da zahlreiche Arbeiten auf die enge Beziehung zwischen Retikulo-Endothelsystem und *Antikörperbildung* hinweisen, die Milz aber einen Teil dieses Systems darstellt, so ergibt sich schon die Bedeutung dieses grossen und verhältnismäßig leicht entfernbaren Teiles dieses Systems für den Ablauf der Immunitätsvorgänge. Vor allem wird hier der Milz eine grosse Bedeutung für die Entstehung des allgemeinen *anaphylaktischen Shocks* zuerkannt (*Schittenhelm* und *Erhardt*). Dagegen ist die Milzexstirpation ohne Einfluss auf die allgemeine Sensibilisierung und die hyperergische Entzündung [*Klinge*[3])]. Wie stark aber die Milz an den Sensibilisierungsvorgängen des Gesamtkörpers doch beteiligt ist, geht besonders aus der Feststellung *Klinges* hervor, dass die Milz das einzige Organ ist, bei dem sich bei vorhergehender Sensibilisierung auch noch am exstirpierten und mit dem spezifischen Serum durchspültem Organ schwere morphologische Veränderungen bis zur Nekrose erzielen lassen.

Bei den Spirochätosen fällt zweifellos der Milz für die Antikörperbildung die Hauptrolle zu [*Regendanz*[4])], ebenso bei der Bartonella-Infektion der Ratten [*Lisgunowa*[5])]. Bei chronischen Injektionen allerdings wie z. B. der Lues ist eine Beeinflussung der Krankheit durch Milzexstirpation nicht festzustellen, da hier sehr bald Leber und Lymphdrüsen vikariierend eingreifen [*Nothaas* und *Mayeda*[6])].

Es ist aber durchaus notwendig, zwischen den verschiedenen Bezirken des Retikulo-Endothels im Körper zu unterscheiden. Auch für den Ablauf

---

[1]) *Schmidtmann*, Verh. dtsch. path. Ges. 40. J. F. Bergmann, München 1928, 105. — [2]) *Lauda* und *Haam*, Z. exper. Med. **62**, 137 (1928). — [3]) *Klinge*, Krankhtforschg **3**, 174 (1926) u. **5**, 458 (1928). — [4]) *Regendanz*, Zbl. Bakter. I. Orig. **109**, 321 (1928). — [5]) *Lisgunowa*, Z. Immun.forschg **58**, 93 (1928). — [6]) *Nothhaas* und *Mayeda*, Münch. Med. Wschr. **1928**, 1603.

der Organprozesse spielen die lokalen Retikulo-Endothelsysteme eine Rolle. Für Transplantationen von normalem wie von Geschwulstgewebe ist die lokale Speicherung von Bedeutung und wenn sich die neueren Angaben von *Wedekind*[1]) bestätigen sollten, so könnte sogar durch eine lokale Aktivierung des Retikulo-Endothels der Lungen die Lungentuberkulose wesentlich beeinflusst werden (günstige Einwirkung intravenöser Injektion feinster Kohlenstaubsuspension auf menschliche und experimentelle Lungentuberkulose).

Es ist natürlich auch nötig neben den Organsystemen und der isolierten Betrachtung der Milz all diese Fragen noch von dem weiteren Begriff des Gesamt-Retikulo-Endothelsystems zu prüfen. Wir wollen deshalb auch hier zunächst kurz auf die allgemeinen *Funktionen des Retikulo-Endothelsystems* eingehen. Es ist dies der weitere Begriff, der aber auch heute noch trotz zahlreicher Arbeiten keineswegs klar und eindeutig definiert ist. Das System umfasst eigentlich das gesamte aktive Mesenchym des Körpers, also die reagierenden Retikulumzellen, ebenso wie die Kapillarendothelien und Lymphendothelien. Es ist aber durchaus nicht bewiesen, dass alle diese Zellformen des Organismus in gleichmäßiger Weite reagieren und so ein gemeinsames funktionelles System darstellen. Gewiss werden manche Funktionen gleichmäßig dieser Zellgruppe zukommen, aber schon bei der einfachen Speicherung fremder Substanzen sehen wir ausserordentlich deutliche und für die verschiedenen Substanzen, Pigmente, Farbstoffe, Metalle usw. durchaus verschiedenartige Differenzen der Zellreaktionen in den einzelnen Organen auftreten [vgl. z. B. *Wallbach*[2])].

Für das Endothel der Blutkapillaren können wir heute schon die Organspezifität der einzelnen Kapillarsysteme nachweisen und der Gedanke, dass auch das Retikulum und seine Zellen in den einzelnen differenten Organen entsprechend den verschiedenen spezifischen Organfunktionen eine besondere funktionelle Anpassung erfahren haben, liegt auf der Hand.

Mit diesen notwendigen Vorbehalten sei hier kurz das besprochen, was bisher über die Funktionen des RES. hinreichend sichergestellt und für unsere Fragen wichtig erscheint.

Auch *bei jungen Tieren* ist das RES. bereits als solches durch Speicherungen sichtbar zu machen, obwohl es noch nicht voll ausdifferenziert ist [*Silberberg, Becker*[3])]. Engere Beziehungen werden dem RES. zugeschrieben zum *Kalzium- und Phosphorstoffwechsel* [*Nitschke*[4])], zu den Eiweissfraktionen des Blutserums und den Aminosäuren [*Rjabov*[5]), *Liebeschütz-Plaut* und *Schadow*[6])].

Eine noch engere Beziehung als die Milz hat das Gesamt-RES. zu den Vorgängen der *Sensibilisierung*. Blockade hemmt wie schon gesagt den

---

[1]) *Wedekind*, Dtsch. Arch. klin. Med. **163**, 202 (1929). — [2]) *Wallbach*, Verh. dtsch. path. Ges. 23. Tag. Wiesbaden 1928, 110. — [3]) *Becker*, Z. exper. Med. **61**, 728 (1928). — [4]) *Nitschke*, Klin. Wschr. **1929**, 794. — [5]) *Rjabov*, Russk. Klin. **3**, 734 (1925). — [6]) *Liebeschütz-Plaut* und *Schadow*, Pflügers Arch. **214**, 537 (1926).

anaphylaktischen Schock, vielleicht durch Sekretion einer besonderen Substanz durch das Retikulo-Endothel [*Moldovan*[1])]. Auch die lokale anaphylaktische Entzündung der Haut (*Arthussches* Phänomen) und des Kniegelenks kann bei sensibilisierten Tieren durch Blockade des RES. verhindert werden [*Klinge*[2])]. Die Antikörperbildung kann durch Blockade bald gehemmt, bald gesteigert sein. *De Angelis*[3]) fand verstärkte Hämolysinbildung durch Blockade mit kolloidalem Silber, während *Jelin, Rosenblatt* und *Brinn*[4]) bei Tusche und Trypanblauspeicherung eine Hemmung der Antikörperbildung beobachteten.

Auch hier kommt aber alles auf die Zeitabstände, die Art und Menge der blockierenden Körper an. Kollargolinjektionen können auch zur Hyperplasie und Hypertrophie des RES. führen und dann sogar die Widerstandsfähigkeit gegen anorganische Gifte z. B. Arsenik wesentlich steigern [*Vacca*[5]), *Grossmann*[6])].

Nirgends aber spielt wohl das RES. eine so grosse Rolle wie bei der *Chemotherapie*. *Kritschewski* und Mitarb.[7]) haben bei experimenteller Trypanosomeninfektion die Beeinflussung der chemotherapeutischen Wirkungen durch Blockade des RES. und Milzexstirpation gezeigt [vgl. *Rubinstein*[8]), *Lisgunova*[9])], ja die therapeutische Wirkung ist hier ganz von der funktionellen Tätigkeit des RES. abhängig. Das Neosalvarsan blockiert sogar das RES. und wird durch dieselben Zellen ausgeschieden [*Del Baere*[10])]. Die Heilwirkung des Salvarsans wird durch Entmilzung und starke Blockade abgeschwächt oder aufgehoben [*Feldt* und *Schott*[11]), *Jungeblut*[12])], während Reizung des Retikulo-Endothels die Heilung unterstützt [*Goldzieher* und *Peck*[13])]. Obwohl die Beziehung des RES. zur Bildung von Antikörpern noch nicht ganz klar gestellt ist (vgl. *Collon*[14]), *Cionini*[15]) u. a.) zeigt sich doch, dass die Reaktionsfähigkeit des RES. für den Verlauf z. B. des Puerperalfiebers von grösster Bedeutung ist [*Louros, Scheyer*[16])]. *Fialho* und *Pacheco*[17]) konnten Tiere mit einem avirulenten Peststamm tödlich infizieren, wenn sie vorher das Retikulo-Endothel stark blockiert hatten. *Silberberg*[18]) beobachtete dagegen an der Gewebskultur nach einer Vitalspeicherung keine Hemmung der Entzündungsvorgänge. Zu ähnlichen Ergebnissen am lebenden Tier kam an meinem Institut *Büngeler*[19]), der zeigen konnte, dass sowohl im subkutanen

---

[1]) *Moldovan*, Arch. roum. Path. exper. 1, 167 (1928). — [2]) *Klinge*, Path. Ges. Danzig 1927. — [3]) *De Angelis*, Giorn. Batter. 4, 134 (1929). — [4]) *Jelin, Rosenblatt* und *Brinn*. Z. Immun-Frsch. 59, 52 (1928). — [5]) *Vacca*, Arch. Farmacol. sper. 46, 44 (1928). — [6]) *Grossmann*, Frankf. Z. Path. 36, 635 (1928). — [7]) *Kritschewski*, Wien. klin. Wschr. 1927, 1504. — [8]) *Rubinstein*, Z. Immunforschg 55, 107 (1928) u. 57, 107 (1928). — [9]) *Lisgunova*, Z. Immunforschg 57, 292 (1928). — [10]) *Del Baere*, Wien. klin. Wschr. 1925, 1130. — [11]) *Feldt* und *Schott*, Z. Hyg. 107, 453 (1927). — [12]) *Jungeblut*, Z. Hyg. 107, 370 (1927). — [13]) *Goldzieher* und *Peck*, Arch. of Path. 3, 635 (1927). — [14]) *Collon*, C. r. Soc. biol. 96, 427 (1927). — [15]) *Cionini*, Giorn. batter. Jg. 2, 65 (1927). — [16]) *Scheyer*, Virchows Arch. 266, 266 (1927). — [17]) *Fialho* und *Pacheco*, R. c. Soc. Biol. 98, 1562 (1928). — [18]) *Silberberg*, Virchows Arch. 267, 483 (1928). — [19]) *Büngeler*, Virchows Arch. 270, 150 (1928), Verh. Dtsch. Path. Ges. 1927, 243.

Bindegewebe als auch in der Leber der Ablauf der akuten Entzündung durch eine vorausgegangene Speicherung nicht beeinflusst wird.

Für die Resorption von fremden Substanzen aus der Blutbahn sind für uns die Versuche über die *Resorption von fremdem Blut* besonders wichtig. *Gerlach*[1]) hat hier auf die überragende Stellung von Leber und Milz für die Zerstörung des Fremdblutes hingewiesen und gezeigt, dass bei sensibilisierten Tieren die Endothelzellen schon in wenigen Minuten nach der Injektion das Fremdblut aus der Blutbahn herausnehmen (woran die Lunge niemals, Knochenmark und Lymphknoten nur in sehr geringem Grade beteiligt sind). Nach Milzextirpation und Blockade zeigt sich eine Verzögerung der Zerstörung des fremden Blutes bis zu 12 Stunden [*Weiss* und *Sümegi*[2])].

Nun kann die Speicherung von fremden Substanzen im RES. in verschiedener Weise beeinflusst werden. Die Stapelungsfähigkeit für Eisen ist am grössten in den retikulären Zellen der Milz, des Knochenmarks und der Leber [*Iwanaga*[3])]. Die Speicherung eingespritzten Hämoglobins wird z. B. durch Pepton oder Pantopon wesentlich begünstigt [*Wallbach*[4])]. Insulin erhöht die Speicherung von Trypanblau und Cholesterin, Schilddrüsenextrakt verringert sie. Eisenspeicherung dagegen wird durch Schilddrüsenextrakt befördert, besonders in der Milz [*Goldzieher* und *Hirschhorn*[5]), *Miyamura* und *Ogawa*[6]), *Matsuo*[7])].

Von Wichtigkeit ist, dass eine stärkere Speicherung im RES. wieder rückgängig gemacht werden kann durch einen starken Aderlass. Hier wird also das RES. wieder entblockiert, d. h. Substanzen und Antikörper treten aus den Zellen wieder ins Blut zurück [*Saxl*[8])] wohl dadurch, dass Flüssigkeit aus dem Gewebe ins Blut einströmt. Alle Substanzen der *unspezifischen Reiztherapie* aber wirken offenbar *leistungssteigernd* auf das Retikulo-Endothel.

Wird die Speicherung so hoch getrieben, dass toxische Wirkungen auftreten, so tritt eine Oligozythämie und Monozytose auf [*Capocaccia*[9])], Zahl und Resistenz der roten Blutkörperchen sinken [*Weiss*[10])].

Wir besitzen heute schon Methoden, um den Funktionszustand des RES. am Lebenden zu prüfen: Die Aufnahmefähigkeit des RES. für intravenös injizierte Farbstoffe, insbesondere Kongorot. Hierbei zeigt sich z. B. dass die Röntgenbestrahlung die Funktionsfähigkeit des RES., also die Aufnahmefähigkeit für Gewebszerfallprodukte zunächst schädigt (Röntgenkater), während sie später ansteigt [*Schönig*[11])]. Eine schlechte Aufnahmefähigkeit erzeugt einen stärkeren Röntgenkater. Direkte Milzbestrahlung können das Milzgewebe aktivieren und eine Vermehrung der Antikörper herbeiführen

[1]) *W. Gerlach*, Krankheitsforsch **6**, 210 (1928). — [2]) *Weiss* und *Sümegi*, Wien. Arch. inn. Med. **10**, 457 (1925). — [3]) *Iwanaga*, Mitt. Pathol. (Sendai) **2**, 223 (1925). — [4]) *Wallbach*, Path. Ges. Danzig, 1927. — [5]) *Goldzieher* und *Hirschhorn*, Arch. of Path. **4**, Nr. 6 (1927). — [6]) *Miyamura* und *Ogawa*, Fol. endocrin. jap. **3**, 376 (1927) (Jap.). — [7]) *Matsuo*, Acta Scholae med. Kioto. **10**, 385 (1928). — [8]) *Saxl*, Wien. med. Wschr. **1927**, 865. — [9]) *Capocaccia*, Haematologica **8**, 321 (1927). — [10]) *Weiss*, Z. exper. Med. **57**, 404 (1927). — [11]) *Schönig*, Klin. Wschr. **1929**, 651.

[*Bienfait*[1])]. Tuberkulöse mit schlechter Prognose haben ein schlechtes Speicherungsvermögen, das bei fortschreitender Erkrankung immer mehr gelähmt wird [*Wigand* und *Heitz*[2])].

Wo die Retikulo-Endothelzellen nicht dauernd von neuem durch Toxine und Zellzerfallsprodukte schwer geschädigt werden, tritt nach dem allgemeinen Gesetze der regenerativen Wucherungen nach einer primären Schädigung eine *Ersatzwucherung* auf, die dann zu einer erhöhten Funktionsfähigkeit führt. Die Resorptionsfähigkeit z. B. des RES. in Leber, Milz und Knochenmark ist bei hochgetriebener Blockade zunächst herabgesetzt, während später und bei hochgetriebener Blockade Wucherungserscheinungen folgen und die Resorptionsfähigkeit erhöhen. Das gilt für die Leber wie für das Knochenmark, nach Milzextirpation wie nach Blockade [*Derman*[3])].

Wir wenden uns nunmehr den engeren Beziehungen des RES. zum Geschwulstproblem zu.

4. Allgemeine Beziehungen des Retikulo-Endothelsystems zum Geschwulstwachstum.

Es wäre zunächst denkbar, dass die besonderen spezifischen Nährsubstanzen, die die Geschwulstzellen für ihr Leben nötig haben (Trephone, Desmone), die die Assimilation in den Zellen und die Regeneration befördern in den Zellen des RES., besonders den Milzzellen, aus denen ja Tumoren erzeugt wurden, in besonders reichlicher Menge sich finden. Diese Nährstoffe wurden im Embryonalextrakt und auch in grosser Menge in Lymphozytenextrakten und in Thymusextrakten gefunden [*Schazillo*[4])]. Ob und welche Bedeutung diese Körper für das Geschwulstwachstum haben, ist noch unklar, aber sicherlich weiterer Prüfung wert. Dass Milz und RES. unter normalen Verhältnissen derartige Nährstoffe für die Geschwulstzelle in besonderer Menge und Wirksamkeit erzeugen, ist aber unwahrscheinlich, da wir gleich sehen werden, dass gerade die normale Milzfunktion das Tumorwachstum in keiner Weise begünstigt.

Es ist eine alte Erfahrung der Pathologen, dass Metastasen bösartiger Geschwülste in der Milz selten sind. Die Erklärung dafür ist allerdings nicht einfach und die Versuche, diese Tatsache einfach auf den Reichtum der Milz an Lymphozyten zurückzuführen, sind schon deshalb unbefriedigend, weil ja die Lymphdrüsen gerade ein besonderer Lieblingsort für Krebsmetastasen sind. Auch wurden Metastasen eines Magenkarzinoms sogar in dem grossen Milztumor einer gleichzeitig bestehenden lymphatischen Leukämie beobachtet [*Orlandi*[5])]. An der Tatsache aber der Seltenheit von Milzmetastasen bösartiger Geschwülste ist nicht zu zweifeln und wir müssen nach einer Erklärung hierfür suchen. Sehr interessant sind in diesem Zusammenhang die Unter-

---

[1]) *Bienfait*, J. belge Radiol. 17, 194(1928). — [2]) *Wigand* und *Heitz*, Klin. Wschr. 1928, 388. — [3]) *Derman*, Virchows Arch. 267, 80 (1928). — [4]) *Schazillo*, Arch. exper. Zellforschg. 1, H. 2 (1925). — [5]) *Orlandi*, Tumori, 1, 545 (1927).

suchungen von *Yokohata*[1]), der in 20 % aller Tumorfälle mit Hilfe der von *Christeller* angegebenen Methode des grossen Gefrierschnittes mikroskopische Krebsmetastasen in der Milz nachweisen konnte. Warum sich diese nur mit dem Mikroskop nachweisbaren Metastasen nicht bis zu makroskopisch erkennbaren Knoten vergrössern, konnte um so weniger erklärt werden, als Degenerationserscheinungen an den Geschwulstzellen nicht nachgewiesen werden konnten. Verschleppte Krebszellen geraten also gar nicht selten in die Milz, wachsen hier aber nur selten zu makroskopischen Tumoren aus.

Für die Bedeutung der Leistungssteigerung des RES. für die Geschwulstabwehr spricht auch die Beobachtung, dass gerade solche Menschen, die nie krank waren, insbesondere nicht an Infektionskrankheiten gelitten haben, deren RES. also niemals aktiviert wurde, besonders häufig an bösartigen Geschwülsten erkranken [*Auler* und *Picard*[2]), *Schmidt*[3])]. Auch *Ehrlich* hatte schon beobachtet, dass bei Mäusen, die vorher mit Rekurrens infiziert waren, sich ein transplantierter Tumor nur langsam entwickelt und zurückgebildet wird. In neuerer Zeit hat *Comsia*[4]) diese Tatsache bei systematischen Untersuchungen bestätigt. Also auch hier steigert eine Infektionskrankheit die Tätigkeit des RES. und die Abwehrkraft des Organismus gegen Geschwulstwachstum. *Des Ligneris*[5]) fand sogar in der Gewebskultur ein stärkeres Wachstum der explantierten Zellen, wenn vorher bei dem Versuchstier eine Blockade des RES. durchgeführt war, worauf wir gleich noch näher eingehen werden.

5. Die Wirkung der experimentellen Lähmung des Retikulo-Endothelsystems und der Milzentfernung auf die bösartige Geschwulst.

Die künstliche Entfernung der Milz kann wegen der bald einsetzenden Anpassungserscheinungen in Leber, Knochenmark und Lymphdrüsen nur in der ersten Zeit nach dem Eingriff als eine erhebliche Schädigung, Verminderung des RES. angesehen werden.

Bei Ratten führt die Splenektomie nach *Lauda* zu einer schweren perniziösen Anämie, s. *Sorina*[6]). Von den Geschwulstratten dagegen lebten entmilzte Tiere länger als normale [*Blumenthal* und *Auler*, *Hirschfeld* und *Tinozzi*[7])]. Wahrscheinlich kann aber dieses besondere Verhalten der Ratte keine Allgemeingeltung beanspruchen, zumal der Mechanismus dieser Wirkungen dunkel ist.

Auf die Entwicklung des experimentellen Teerkarzinoms zeigt die Entfernung der Milz keinen Einfluss [*Fukuda*[8]), *Rud. Jaffé*[9])], doch ist hierbei eben zu berücksichtigen, dass die kompensatorischen Zellwucherungen in den

---

[1]) *Yokohata*, Tokuma: Z. Krebsforschg **25**, H. 1, 32 (1927). — [2]) *Auler* und *Picard*, Z. Krebsforschg **28**, 433 (1929). — [3]) *Schmidt*, Med. Klin. 1929, 1. — [4]) *Comsia*, C. r. Soc. Biol. **99**, 900 (1928). — [5]) *Des Ligneris*, Publ. S. afric. Inst. med. Res. **3**, 257 (1928). — [6]) *Sorina*, Virchows Arch. **270**, 703 (1929). — [7]) *Hirschfeld* und *Tinozzi*, Z. Krebsforschg **26**, 304 (1928). — [8]) *Fukuda*, Jap. J. med. Sci. Trans. V. Path. **50**, 115. — [9]) *Rud. Jaffé*, Dtsch. Path. Ges. 14. Tg. Wien 1929.

andern Organen die Wirkung verdecken können. *Peracchia*[1]) fand eine Begünstigung der Teerkrebsbildung durch Milzentfernung. Die karzinolytische Fähigkeit der Milzextrakte war nach Tumortransplantionen stark vermindert, ebenso bei Teerpinselungen, wo sie mit der Entwicklung der Tumoren völlig verschwinden kann. *Brüda*[2-3]) konnte Mäusetumoren auf Ratten erfolgreich übertragen, wenn er vorher die Milz bei den Ratten entfernt hatte. Aber diese Übertragung war nur möglich in den ersten beiden Wochen nach der Milzexstirpation, eine Tatsache, die das oben über die Wirkung dieser Operation und die kompensatorischen Wucherungen Gesagte stark unterstreicht. Auch in der Gewebskultur zeigt sich ein intensiveres Wachstum der Tumorzellen im Plasma von Tieren, denen vorher die Milz entfernt worden war.

Die Bedeutung des RES. für das Zellwachstum überhaupt geht aber einwandfrei hervor aus den Versuchen von *Lehmann* und *Tammann*[4]). Sie fanden sowohl bei allgemeiner Blockade wie bei lokaler Speicherung mit Trypanblau eine sehr starke Begünstigung von Hauttransplantationen und schliessen daraus, dass die Blockade die Bildung von Antikörpern durch das Retikulo-Endothel verhindert und so das An- und Auswachsen der transplantierten Zellen stark begünstigt. Für das Tumorwachstum ist dann von *Rh. Erdmann*[5]) zuerst mitgeteilt worden, dass die Tumorerzeugung durch Injektion von zellfreien Karzinomfiltraten dann gelingt, wenn eine Blockade vorausgeschickt ist. Ich selbst habe mit *Büngeler* diese Versuche nachgeprüft und festgestellt, dass wir allerdings auch bei blockiertem RES. mit zellfreien Filtraten Tumoren nicht erzielen konnten, dass dagegen auch mit geschädigten Zellen die Übertragung öfter gelang, wenn die Abwehrkräfte des Organismus durch Blockade stark geschwächt waren. Auch *Urbach* und *Schnitzler*[6]), *Lignac* und *Kreuzwendedich*[7]) fanden, dass vitale Speicherung das Angehen übertragener Tumoren sehr begünstigt und auf diesem Wege Tumoren bereits durch Impfdosen zu erzeugen sind, die sonst reaktionslos vertragen werden. *Roskin*[8]) fand ebenfalls, dass heteroplastische Tumorübertragungen erfolgreich sind, solange das Retikulo-Endothel durch Eisenzucker blockiert ist. Er stellte Weiterwachsen des Hühnersarkoms sogar im Körper der Maus fest, aber nur unter der Bedingung einer Blockade des RES. Wie verschieden auch hier nach den Einzelbedingungen die Ergebnisse sind, zeigt aber die Mitteilung von *Munck*[9]), der bei fortgesetzter Vitalspeicherung mit Trypanblau eine *Hemmung* des Wachstums transplantierter Mäusekarzinome beobachtete.

Alle diese Befunde beweisen, dass eine Lähmung des Retikulo-Endothelsystems, eine Ausschaltung seiner Funktion und auch — für einige Wochen —

---

[1]) *Peracchia*, Tumori **2**, 403 (1928) u. Rev. Biol. **10**, 295 (1928). — [2]) *Brüda*, Z. Krebsforschg **27**, 380 (1928). — [3]) *Brüda*, Wien. klin. Wschr. **1929**, 166. — [4]) *Lehmann* und *Tammann*, Z. Immunforschg **45**, H. 6 (1926). — [5]) *Rh. Erdmann*, Z. Krebsforschg **27**, 69 (1928). — [6]) *Urbach* und *Schnitzler*, Wien. klin. Wschr. **1928**, 941. — [7]) *Lignac* und *Kreuzwendedich von dem Borne*, Krkhforschg **6**, 265 (1928). — [8]) *Roskin*, Russ. Path. Tag. 1926. — [9]) *Munck*, Z. Krebsforschg **26**, 377 (1928).

die künstliche Entfernung der Milz das Geschwulstwachstum wesentlich fördern. Es muss daraus der Schluss gezogen werden, dass die Zellen dieses Systems in ihrer funktionellen Tätigkeit Wirkungen ausüben, die Entwicklung und Wachstum von Geschwulstzellen schwer schädigen. Der Mechanismus dieser Wirkung ist damit natürlich in keiner Weise aufgeklärt und es ist lediglich ein Verlegenheitsschluss, wenn wir die Annahme machen, dass die genannten Zellen irgendwelche Körper produzieren, welche das Geschwulstwachstum hemmen. Auf jeden Fall ergibt sich aus alle dem die weitere Aufgabe, ob nicht eine Steigerung der Tätigkeit dieser Zellsysteme Entwicklung und Wachstum der Geschwulstzellen in erheblichem Maße schädigen kann. Es ist eine alte und immer wieder vertretene Anschauung, dass die natürliche Widerstandsfähigkeit des Körpers gegen Geschwulstbildung durch die Funktion und Proliferation bestimmter Gewebe und zwar der Abkömmlinge des Mesenchyms (Bindegewebszellen, Retikulo-Endothel, weisse Blutkörperchen) bestimmt und gewährleistet ist [z. B. *Goforth*[1]) s. meine „Allgemeine Geschwulstlehre" S. 1718 ff]. Erklärt wird diese Widerstandsfähigkeit nicht durch humorale und Immunitätsvorgänge, sondern durch die fermentartigen Abwehrkräfte des Körpers, deren Quelle in erster Linie das RES. ist [vgl. z. B. *Patrone*[2]), *Meniti*[3])]. In neuerer Zeit ist betont worden, dass die Steigerung dieser spezifischen fermentativen Leistungen des Organismus das einzige Mittel zur wirksamen Bekämpfung der Geschwülste sei.

Die Steigerung dieser Abwehrkräfte, also der Tätigkeit des Mesenchyms kann in verschiedener Weise erfolgen. Von der Annahme ausgehend, dass jene funktionellen Wirkungen auf der Produktion besonderer Stoffe beruhen, hat man entsprechend der Hormontherapie die Substanzen direkt zuführen wollen. Da das RES. nicht in besonderen Organen konzentriert ist, so kann man hier nur Gewebsbrei derjenigen Organe, die relativ viel Retikulo-Endothel enthalten, also Knochenmark, Lymphdrüsen und vor allem Milz, verwenden oder Extrakte aus solchen Organen. Emulsionen von Milz oder Lymphknoten bewirken nach parenteraler Injektion eine starke Zunahme der Sauerstoffzehrung und in geeigneter Dosis eine Steigerung der Blutfunktion und Blutregeneration [*Sato*[4])], wie umgekehrt die Vermehrung der roten Blutkörperchen in verdünnter Luft nach Milzexstirpation ausbleibt [*Drastich*[5])]. *Lichtwitz* und *Francke*[6]) dagegen berichten, dass die Injektion eines Milzextraktes der Promonta-Fabrik eine starke Abnahme der roten Blutkörperchen bei einem Fall von Polyzythämie bewirkte. *Nipperdey*[7]) erreichte dasselbe durch Milzdiät. *Smits*[8]) gibt an, dass durch Injektion von Milzextrakt in einem Fall von Eosinophilie die Zahl der eosinophilen Zellen auf ein Drittel herab-

---

[1]) *Goforth*, Ann. int. Med. **2**, 275 (1928). — [2]) *Patrone*, Arch. di Biol. **5**, 39 (1928). — [3]) *Meniti*, Arch. di Biol. **5**, 35 (1928). — [4]) *Sato*, Sci. Rep. Gov. Inst. inf. Dis. (Tokyo) **6**, 293 (1928). — [5]) *Drastich*, Pflügers Arch. **217**, 598 (1927). — [6]) *Lichtwitz* und *Francke*, Klin. Wschr. **1929**, 17. — [7]) *Nipperdey*, Dtsch. med. Wschr. **1928**, 1517. — [8]) *Smits*, Münch. med. Wschr. **1927**, 896.

gedrückt wurde. Diese widersprechenden Angaben sind wohl einerseits auf die Verschiedenheit der verwandten Präparate zurückzuführen, andererseits zeigen sie die ungemein grosse Wichtigkeit der Dosierung, die wir auch bei der Beeinflussung des Geschwulstwachstums durch Milzpräparate kennen lernen werden.

Die enge Beziehung zwischen RES. insbesondere der Milz und karzinolytischer Fähigkeit des Serums wurde bereits erwähnt. *Waterman* und *de Kromme*[1]) geben an, dass sie die krebszellösende Substanz aus Kalbsmilzen- und Lymphdrüsen als eiweiss- und fermentfreie Lösungen dargestellt haben. Die Bedeutung von Milz, Thymus und Knochenmark für die Karzinolyse des Serums ist schon von einer Reihe von Autoren aus ihren Untersuchungen erschlossen worden [s. bei *Peracchia*[2])].

6. Die Wirkung der Mesenchymaktivierung auf das Geschwulstwachstum.

Es ergibt sich also im ganzen aus den Feststellungen des vorigen Kapitels eine starke *Begünstigung des Geschwulstwachstums* durch Ausschaltung der Tätigkeit von Milz und Retikulo-Endothelsystem, durch Milzextirpation und Lähmung des RES. Aus indirekten Beobachtungen kann ebenso auf eine *Hemmung des Geschwulstwachstums* durch lebhafte und erhöhte Tätigkeit dieser Abwehrsysteme des Körpers geschlossen werden, wobei natürlich zu bedenken ist, dass auch die Art der gesteigerten Gewebstätigkeit hier von Bedeutung sein mag. Es ist nicht gesagt, dass *jegliche* Art von Aktivierung der funktionellen und Stoffwechselvorgänge in Milz und RES. die Abwehrkräfte des Organismus gegen das Geschwulstwachstum steigern müsste. Trotzdem werden wir uns auf Grund all dieser Tatsachen fragen müssen, ob wir nicht durch eine aktive und künstlich erzeugbare Steigerung der Tätigkeit jener Abwehrsysteme des Organismus das Wachstum bösartiger Geschwülste wesentlich hemmen und schädigen können.

Aus vielen und z. T. bereits erwähnten Untersuchungen geht hervor, dass alle unspezifischen Reize die das RES. treffen, insbesondere die Blockade mit Farbstoffen, Tusche, Lipoiden, Eiweisskörpern nach einer vorübergehenden Schädigung, Lähmung der Zellen des RES. zu einer verstärkten Tätigkeit, ja einer regenerativen Zellvermehrung führen. Wenn man das Wesen der Entzündung mit *Rössle*[3]) in der Verdauung von Fremdmaterial im Gewebe erblickt, so darf gesagt werden, dass diese *Abwehrmechanismen* des Gesamtkörpers in der *Milz* geradezu *konzentriert* sind, dass die Milz geradezu als „*organgewordene Entzündung*" bezeichnet werden kann [*Rössle*[3])]. Es fragt sich dann, ob man einen solchen Entzündungsapparat noch zu verstärkter Tätigkeit überhaupt anregen kann und soll. Aber gerade so wie wir verschiedene Arten, Formen und Grade der Entzündung haben und wie unter

---

[1]) *Waterman* und *de Kromme*, Versl. Akad. Wetensch. Amsterdam **36**, 308 (1927) (Holländisch). — [2]) *Peracchia*, Z. Krebsforschg **26**, 42 (1927). — [3]) *Rössle*, Verh. dtsch. Path. Ges. 23. Tag. Wiesbaden 1928.

ganz bestimmten Voraussetzungen die Steigerung der Entzündungsvorgänge eine wichtige therapeutische Maßnahme darstellt, so ist es durchaus berechtigt die Steigerung der Milzfunktionen für bestimmte Zwecke zu versuchen. Wir sahen ja bereits, dass für die Antikörperbildung und Infektionsabwehr der Milz und dem RES. eine wesentliche Bedeutung zufällt und so zeigt es sich denn in der Tat, dass auch bei Infektionskrankheiten eine künstliche Steigerung der Funktion des RES. von günstigem Einfluss ist. Ich erwähne als Beispiel die guten Erfolge der *Milzbestrahlung* bei allgemeiner *Sepsis*. Diese Leistungssteigerung der Milz durch Röntgenbestrahlung kann auch durch Injektionen von Tusche und ähnl. nachgewiesen werden [*Schürer*[1])]. Auch die guten Erfolge von Milzverfütterung bei Gelenktuberkulose [*Fliegel*[2])] wären hier zu erwähnen.

Wir erwähnten z. B., dass nach Milzexstirpation die heteroplastische Transplantation von Tumoren nur in den ersten zwei Wochen möglich ist. Später — etwa 2 Wochen nach diesem groben Eingriff — ist die Abwehrfähigkeit des Körpers wieder stärker und die Bedeutung dieser reaktiven Zellwucherungen sogar für den Organstoffwechsel geht ja einwandfrei aus unseren eigenen Untersuchungen hierüber hervor (vgl. *Büngeler* S. 426 d. Bd.). Eine solche Leistungssteigerung des RES. als Spätfolge der Speicherung ist sogar gegenüber anorganischen Giften nachzuweisen: *Vacca*[3]) fand, dass nach Trypanblau und Kollargolspeicherungen grössere Mengen von Blei vertragen wurden, während umgekehrt durch zu starke Dosen die Widerstandskraft des Körpers gegen Bleivergiftung herabgesetzt wurde. Leistungssteigerungen des RES. insbesondere der Milz durch Speicherung stellte auch *Wallbach*[4]) fest. *Leites* und *Riabow*[5]) haben in systematischen Prüfungen gefunden, dass die erste Phase jeder Blockade des RES. eine Abnahme der Speicherungsfähigkeit, die zweite Phase eine Zunahme derselben ist. „Es lässt sich daher, schreiben sie, durch die Blockademethode die funktionelle Fähigkeit des RES. sowohl im positiven wie im negativen Sinne beeinflussen." Das aber ist es gerade, was wir für unsere Versuche und Fragestellung nötig haben. Auch bei parenteralen Seruminjektionen wurde derselbe Unterschied für kleine und grosse Dosen gefunden [*Neumann*[6])], wie auch wir in eigenen Versuchen die gleichen Unterschiede für Injektionen von Globulinlösungen und Embryonalextrakt feststellen konnten (vgl. *Büngeler*). Auch *Siegmund*[7]) und *Dietrich*[8]) fanden starke Aktivierung der histiozytären Elemente des ganzen Organismus durch Injektion von Eiweißstoffen (Kasein, Pepton usw.) oder durch Bakterieninjektion.

Das leitet über zu Aktivierungen des RES. durch Bakterien oder durch Bakterientoxine. Die Beobachtung, dass zuweilen Hautkarzinome des Menschen

---

[1]) *Schürer*, Wien. klin. Wschr. 1928, 1581. — [2]) *Fliegel*, Dtsch. Med. Wschr. 1928, 2053. — [3]) *Vacca*, Arch. Farmacol. sper. 44, 177 (1928). — [4]) *Wallbach*, Z. exper. Med. 60, 709 (1928). — [5]) *Leites* und *Riabow*, Z. exper. Med. 58, 314 (1927). — [6]) *Neumann*, Med.-biol. Jg. 3, 81 (1927). — [7]) *H. Siegmund*, Beitr. Med. Klin. H. 1, 1927. — [8]) *Dietrich*, Z. exper. Med. 50, 85 (1926).

sich bei Auftreten eines interkurrenten Erysipels zurückbilden können, hat
zu dem Verfahren der Krebsbekämpfung nach *Coley* geführt, der ein Gemisch
von Toxinen, von Streptokokken und Prodigiosus [vgl. *Schinz*[1])] zur Krebsbekämpfung anwendet. Ich glaube, dass man unschuldigere und einfachere
Verfahren anwenden kann, um die Aktivierung des RES., auf die es ja
offenbar ganz allein ankommt, zu erzielen.

Von anderen Methoden zur Aktivierung und Vermehrung des Retikulo-
Endothels erwähne ich die Angabe von *Papilian* und *Jianu*[2]), die nach Pilokarpininjektion eine Vermehrung der *Kupfferschen* Sternzellen und Endothelzellen feststellen konnten, eine Angabe, die gerade wegen der früher erörterten
Bedeutung des Pilokarpins für die Krebstherapie von besonderem Interesse ist.
Weiterhin kann man natürlich auch durch eine geeignete Röntgenbestrahlung
der Milz eine Steigerung der Zelltätigkeit in diesem Organ erzielen und eine
systematische Ausnutzung dieser Möglichkeit dürfte durchaus lohnend sein.
Auch sonst sind Bestrahlungswirkungen hier sehr beachtenswert. *Backmund*[3])
hat gefunden, dass nach Bestrahlung grösserer Körperteile mit künstlicher
Höhensonne eine erhebliche Steigerung der Muskelleistung auftritt und dass
diese Leistungssteigerung auf einer Allgemeinwirkung beruht, an der das
Nervensystem wesentlich beteiligt ist. Auch dies ist im Hinblick auf das
früher über die Vaguswirkung Gesagte für unsere Fragen von Bedeutung.
Weiterhin aber ist gezeigt, dass gerade durch allgemeine Ultraviolettbestrahlung
des Körpers eine Steigerung der Milztätigkeit hervorgerufen wird [vgl. *Memmesheimer*[4])], eine Tatsache, die wir auch bei den wenigen menschlichen Krebsfällen, die wir mit unserer Methode behandelt haben, ausgenutzt haben.

Weitere Reizungen der Milztätigkeit entstehen bei der *Hämolyse*. Schon
die starken Anschwellungen der Milz in den „Milzkrisen" beim hämolytischen
Ikterus [*Lepehne*[5])] weisen darauf hin. Auf die Bedeutung der hämolytischen
Prozesse für die Aktivierung des RES. insbesondere der Milz komme ich
später bei Darstellung unserer eigenen Versuche noch zurück. Eine Beeinflussung ist weiter denkbar durch starke Muskelanstrengung, denn wir sahen
ja früher, dass hierbei eine Kontraktion der Milz mit starker Blutauspressung
eintritt. Diese Mobilisierung des Milzblutes mit Zunahme des Sauerstoffverbrauchs [*Binet*[6])] könnte ebenfalls, besonders bei regelmäßigen Wiederholungen, zu einer Leistungssteigerung des RES. führen.

Von anderen Methoden erwähne ich noch als beachtenswert die künstliche
Ableitung des Milzvenenblutes in die Vena cava inferior [*Silberstein* und
Kretz[7])] und die Ligatur der Milzvene nach *Tinozzi* — beide Verfahren könnten
durchaus zu wichtigen Leistungssteigerungen des gesamten RES. führen.
Wichtig erscheint mir ferner, dass nach *Haendel* und *Malet*[8]) zahlreiche Hormone

---

[1]) *Schinz*, Schweiz. Med. Wschr. **1929**, 375. — [2]) *Papilian* und *Jianu*, C. r. Soc. biol.
98, 60 (1928). — [3]) *Backmund*, Münch. Med. Wschr. **1929**, 230. — [4]) *Memmesheimer*,
Strahlentherapie **29**, 1, 1928. — [5]) *Lepehne*, Münch. Med. Wschr. **1929**, 716. —
[6]) *Binet*, Arch. méd.-chir. Appar. respirat. **2**, 237 (1927). — [7]) *Silberstein* und *Kretz*,
Wien. Klin. Wschr. **1929**, 443. — [8]) *Haendel* und *Malet*, Dtsch. Med. Wschr. **1929**, 671.

(für uns besonders wichtig das Insulin) eine bei der Tuschespeicherung deutlich nachweisbare Funktionssteigerung des RES. hervorrufen. *Stephan*[1]) hat zur Leistungssteigerung des RES. bei der Krebsbehandlung die Entfernung eines grossen Teiles des Nebennierengewebes aus dem Körper (weil dies die Funktion des RES. lähmen soll) empfohlen.

Damit wollen wir übergehen zu denjenigen Arbeiten, welche bereits günstige Beeinflussungen von bösartigen Geschwülsten durch Methoden aufgefunden haben, die wir als leistungssteigernd für das RES. insbesondere die Milz auffassen müssen, oder die auch von den Autoren selbst schon mit dieser Arbeitshypothese angestellt wurden. Wenn *Nakahara*[2]) bei bakteriellen Infektionen wie auch bei Tumoren günstige Erfolge durch intraperitoneale Ölinjektionen erzielt und *Roosen*[3]) für die Tumorbehandlung intraperitoneale Injektion von Olivenöl mit Farbstoffen wirksam findet gegen Impfkarzinome der Maus, so dürfte hier wohl die aktivierende Wirkung dieser Methoden auf das RES. von wesentlicher Bedeutung sein.

Tatsächlich sind nun auch Erfolge durch Zufuhr von Milz- und Thymus-Emulsionen beim Tumor erzielt werden. So hat *Woglom* durch Milzinjektion Mäuse gegen übertragbare Karzinome völlig widerstandsfähig machen können, wenn die Milzzellen nicht geschädigt waren. Eine erhöhte Resistenz gegen Tumorübertragung erzeugte *Magnini*[4]) durch Thymusvorbehandlung bei Ratten. *Kaminer* und *Morgenstern*[5]) fanden, dass Thymusextrakte stark karzinolytisch wirkten. Eine starke Abwehr auch gegen das menschliche Karzinom erzielte *Theilhaber*[6]) durch Implantation von Milz und Thymus. *Yamagiwa* und Mitarb.[7-9]) konnten das Wachstum von transplantiertem Mammakarzinom der Maus hemmen und in einzelnen Fällen die Geschwulst zur völligen Rückbildung bringen durch intravenöse Injektion von Milzextrakt aus Kaninchen, die mit einer Emulsion von Mäusekarzinom vorbehandelt waren. Dieselben Autoren erzielten das gleiche Ergebnis durch subkutane Injektion dieses Antikarzinommilzextraktes.

Am einfachsten (wenn auch nicht vielleicht am wirksamsten) ist natürlich die Zufuhr des frischen Organes in Substanz (sowohl per os, wie durch Implantation) oder von Milzextrakten.

Milzpräparate, die für unsere Zwecke geeignet wären, werden bereits fabrikmäßig an verschiedenen Stellen dargestellt, z. B. von den Promontawerken in Hamburg, der chemischen Fabrik Henning in Berlin und von den Nordmarkwerken in Hamburg (Splenotrat). Auf unsere eigenen Versuche mit solchen Präparaten komme ich später zu sprechen. Von Versuchen mit

---

[1]) *Stephan*, Dtsch. Z. Chir. **195**, 170 (1926). — [2]) *Nakahara*, J. exper. med. **42**, 201 (1925). — [3]) *Roosen*, Z. Krebsforschg **22**, 480 (1925). — [4]) *Magnini*, Tumori **2**, 325 (1912). — [5]) *Kaminer* und *Morgenstern*, Wien. Klin. Wschr. 1917, Nr. 2. — [6]) *Theilhaber*, Jkurse ärztl. Fortbildg 20. Jg. Jan.-Heft 1929, München J. F. Lehmann. — [7]) *Yamagiwa*, Gann **21**, 1 (1927). — [8]) *Yamagiwa, Tsukahara* und *Morimoto*, Proc. imp. Acad. Tokyo **3**, 570 (1927) u. **4**, 315 (1928). — [9]) *Yamagiwa*, Virchows Arch. **267**, 17 (1928).

diesen Präparaten bei Krebskranken ist mir bisher nichts bekannt, doch ist die Milzdiät, wie schon erwähnt, mit Erfolg gegen Hyperglobulie bei Menschen angewandt worden und *Fliegel*[1]) beschreibt günstige Erfolge mit der gleichen Diät bei fistelnder Gelenktuberkulose.

Auch die Strahlenbehandlung der Tumoren wirkt sicherlich nicht allein durch die direkte Beeinflussung des Tumors (vgl. S. 186). Zellkulturen in vitro werden von Röntgenstrahlen nicht zerstört [z. B. *Roffo*[2])], und wenn Rezidive gerade im Zentrum, in der Zone der direkten Strahlenwirkung beim Karzinom eintreten [*Lahm*[3])], so werden wir auch hieraus schliessen, dass ausser der direkten auch noch eine indirekte Strahlungswirkung und zwar eine Aktivierung des RES. von Bedeutung ist. Auch bei den Wirkungen von Radium und Radiumemanation kommen vielleicht derartige unterstützende Faktoren in Frage [*Nemenow* und *Grossmann*[4])].

Wenn *Tinozzi*[5]) über Heilung von Rattentumoren durch Ligatur der Milzvene berichtet oder *Auler*[6]) die Heilung eines Mammakarzinoms beim Menschen durch Injektion von Pilokarpin und Eigenblut beobachtete, so entspricht das ganz der oben gegebenen Darstellung und dürfte als Wirkung einer lebhaften Aktivierung des RES. gedeutet werden können.

Eine aktive Steigerung der Funktion des RES. erzeugte *Neumann*[7]) beim transplantierten Mäusekrebs durch parenterale Injektion von Normalserum oder Immunserum und erzielte einen deutlich hemmenden Einfluss solcher Injektionen bei kleinen Dosen, während grössere Dosen die Tumorbildung auffallend begünstigten. Mit diesem Versuch scheint mir bereits die fundamentale Bedeutung von Lähmung und Reizung des RES. für das Geschwulstwachstum und die eben so grosse Bedeutung der Dosierungsfrage erwiesen zu sein.

Für alle Versuche einer spezifischen Beeinflussung der Geschwülste durch spezifische Immunsera ist für die kritische Beurteilung von Wichtigkeit daran zu denken, dass alle diese Immunsera natürlich auch Mesenchymaktivierungen ganz unspezifischer Art hervorrufen können.

7. Eigene Versuche über Gasbehandlung bösartiger Geschwülste in Verbindung mit Mesenchymaktivierung.

Unter den Begriffen der „*Mesenchymaktivierung*" und der „*Reizkörpertherapie*" werden sicher sehr heterogene Dinge zusammengefasst. Beide Begriffe tragen die grossen Gefahren des Schlagwortes an der Stirn und ihre Benutzung kann sehr leicht zur Oberflächlichkeit verführen. Wie ich seit vielen Jahren die zu reichliche und missbräuchliche Anwendung des *Reizbegriffes* bekämpfe, weil dieser gar zu leicht Erklärung und Verständnis vortäuscht, wo beides

---

[1]) *Fliegel*, Ges. d. Ärzte in Wien. Münch. med. Wschr. 1928, 2035. — [2]) *Roffo*, Rev. Soc. argent. Biol. Jg. 3, 378, 1927 (Spanisch). — [3]) *Lahm*, Strahlenther. 30, 277 (1928). — [4]) *Nemenow* und *Grossmann*, Brit. J. of radiol. 1, 187 (1928). — [5]) *Tinozzi*, Med. Diskus. z. d. Krebsv. 40. Kongr. inn. Med. Wiesbaden, J. F. Bergmann, München, 1928. — [6]) *Auler*, Z. Krebsforschg 22, 214 (1925). — [7]) *Neumann*, Med.-biol. Z. (russ.) Jg. 3, 81 (1927).

fehlt[1]), so lassen sich die allerverschiedensten biologischen Vorgänge als Reizkörperwirkungen „*erklären*". Das Gefahrvolle dieser Begriffe liegt vor allem darin, dass sie *immer* richtig sind, jeder Lebensvorgang kann als Reizwirkung aufgefasst und dargestellt werden. Das, was wir aber allein für den Fortschritt nötig haben, ist die wirkliche Analysierung des Reizvorganges, die Aufdeckung des tatsächlichen Mechanismus der einzelnen Lebensvorgänge. Darum scheint mir auch in der „Mesenchymaktivierung" und „Reizkörpertherapie" unsere wichtigste Aufgabe zunächst darin zu liegen, die Mechanismen dieser Wirkungen genauer und im einzelnen aufzuklären. Diese Aufgabe kann auf morphologisch-experimentellem Wege, wie die zahllosen Arbeiten über die Speicherungsvorgänge zeigen, nur bis zu einem gewissen Punkte gelöst werden. Darüber hinaus wäre die Kenntnis der bei den Reizkörperwirkungen ablaufenden Stoffwechselvorgänge für Analyse und Verständnis von der allergrössten Bedeutung. Besonders für die Geschwulstfrage und die Einwirkung solcher Mesenchymaktivierungen auf das Geschwulstwachstum ist die Aufdeckung der Stoffwechselvorgänge m. E. eine dringende Forderung. Ich habe daher sehr grossen Wert auf genaue Aufklärung der feineren Stoffwechselvorgänge bei der parenteralen Reiztherapie insbesondere mit Eiweisskörpern und Speichersubstanzen gelegt. Erst diese Kenntnis dürfte auch in der Geschwulstfrage zu einem Fortschritt führen können, denn gerade bei diesen Reizkörperwirkungen und Mesenchymaktivierungen hängt doch sehr viel, wenn nicht alles von den quantitativen Verhältnissen, von Menge und Zeitintervallen ab. Wir sind also mit ausgedehnten Untersuchungen dieser Art beschäftigt und in diesem Bande S. 426 gibt *Büngeler* den ersten Bericht über die verschiedenen und charakteristischen Stoffwechselveränderungen bei parenteraler Reizkörperwirkung. Nur durch gleichzeitige chemische und morphologische Untersuchungen konnten hier klare und für uns sehr wichtige Ergebnisse gewonnen werden, deren Auswertung auch für die Geschwulstfrage nicht vernachlässigt werden soll. Es ist von grosser Bedeutung, für die Wirkung der parenteralen Reizkörperzufuhr und der Mesenchymaktivierung wirklich zahlenmäßige Unterlagen und einen objektiven Maßstab zu bekommen, denn nur so werden wir lernen, die Wirkungen wirklich qualitativ und quantitativ in der gewünschten Weise abzustufen. Alles hängt ja bei diesen „unspezifischen Reizen" von Art, Menge und zeitlicher Verteilung der Reizkörperzufuhr ab. Unsere Untersuchungen stellen einen Versuch dar, in dieser Richtung weiterzukommen und objektive Maßstäbe für die Wirkung von „Mesenchymaktivierungen" zu erhalten, wie sie die Morphologie allein nicht geben kann.

Zunächst haben wir solche bessere Unterlagen nicht besessen und uns an das bisher Bekannte sowie an unsere eigenen früheren experimentellen Erfahrungen halten müssen.

---

[1]) Vgl. *Bernh. Fischer*, Der Ursachenbegriff, Münch. med. Wschr. **1919**, 985. — **1920**, 74. Der Entzündungsbegriff, J. F. Bergmann, München 1924. Vitalismus und Pathologie, Julius Springer, Berlin 1924.

Durch zahlreiche systematische — auch eigene — Speicherungsversuche ist uns bekannt, dass man eine starke Lähmung und Aktivierung, ja Zellvermehrung des Retikulo-Endothelsystems künstlich erzeugen kann. Hier kommt alles auf die Zeitabstände und die Dosierung nach Art, Menge und Lösungsmedium des Reizmittels an. Selbstverständlich verhalten sich die einzelnen Speichersubstanzen verschieden und wir können vom Wirkungsmechanismus der einen nicht auf die andere schliessen. Dazu kommt die erwähnte und sehr wichtige Organeigenart der Kapillarsysteme, die gerade bei den verschiedenen Speicherungen zum Vorschein kommt. Die stärkste Reizung und Schädigung des RES. fanden wir in unseren Versuchen durch Injektionen von Embryonalextrakt. Da dieser die Tumorzelle im Gegensatz zur Normalzelle nach den Versuchen von *Alb. Fischer* direkt schädigen kann, so waren Versuche hiermit vielleicht lohnend.

Unsere eigenen Versuche mit Injektionen verschiedener Eiweißstoffe sind bereits auf S. 176, 177, 180 mitgeteilt.

Auch durch andere Speicherungen waren Aktivierungen des RES. zu erzielen. Diese waren besonders wichtig im Hinblick auf jene speicherfähigen Farbstoffe, die bereits als wirksam gegen das Tumorwachstum von uns und anderen befunden wurden, also vor allem beim Trypanblau, Isaminblau, Eisenzucker. Ich halte es für durchaus möglich, dass die Wirkungen dieser Körper, zum Teil vielleicht sogar im wesentlichen, auf solchen Aktivierungen des RES. beruhen. Damit würde die Dosierungsfrage auch hier in den Vordergrund rücken, ebenso würde es bei der Wirksamkeit auf eine Reihe weiterer Nebenumstände ankommen. Über unsere Erfahrungen mit diesen Mitteln ist früher bereits berichtet (s. S. 176), worauf ich verweise.

Die Aufgabe, die wir uns weiter stellten, bestand zunächst darin, eine Aktivierung des Retikulo-Endothelsystems und eine Hyperplasie gerade des Organs zu erzeugen, in dem ein sehr grosser Teil des RES. konzentriert ist, also der Milz. Durch Speicherung kann man ja ähnliches, insbesondere Splenisationherde in der Leber erzeugen (s. oben und die Arbeit von *Büngeler*, S. 426 ds. Bd.).

Weiter aber legte ich mir zunächst die Frage vor, auf welchem Wege es überhaupt mit hinreichender Sicherheit gelingt Milztumoren, insbesondere Hyperplasien des Milzgewebes künstlich zu erzeugen. Die Tatsache, dass bei den bösartigen Geschwülsten der reguläre Sektionsbefund eine hochgradige Atrophie der Milz aufweist (auch beim Spontantumor der Maus besonders stark beim Teerkarzinom und der chronisch-arsenvergifteten Maus (s. *Büngeler*, S. 426 ds. Bd.), während bei der transplantierten Geschwulst das Gegenteil der Fall ist), weist schon darauf hin, ebenso wie der nicht selten festgestellte Einfluss von Injektionen, dass Milzhyperplasien einen Einfluss auf das Geschwulstwachstum haben könnten. Selbstverständlich soll damit nicht gesagt sein, dass dies für jede Art von Milztumor z. B. auch für jede Art der Infektion, für jede toxische Milzschwellung oder Stauungsmilz zutrifft, denn wir können, ja müssen hier wie in anderen Organen auch qualitativ verschiedene Organ-vergrösserungen annehmen.

Wir stellten uns daher zunächst die Aufgabe überhaupt zu versuchen, auf welchen verschiedenen Wegen es am sichersten und leichtestens gelingt, Milztumoren beim Tier zu erzeugen.

Aus eigenen früheren Versuchen war mir bekannt, dass eine deutliche Milzhypertrophie durch Zucker- und Harnstoffinjektionen beim Kaninchen zu erzielen ist. Die Erfahrungen bei den Speicherungen liessen natürlich Versuche mit den verschiedenen Speichersubstanzen, vor allem mit Eiweiss-körpern angezeigt erscheinen und die Angabe von *Scheer*[1]), dass durch Ver-fütterung grosser Mengen von B-Vitamin (Hevitan) eine Hyperplasie der Thymusdrüse zu erzielen ist, veranlasste uns, auch Versuche in dieser Richtung anzustellen.

Diese Versuche sind aber deshalb noch nicht abgeschlossen, weil wir sie zunächst (auch mit Rücksicht auf unsere Geschwulstarbeiten) nur an der Maus durchgeführt haben. Ausgedehnte Kontrollversuche zeigten uns aber bald, dass es an der Maus ungemein schwer ist, die Milzvergrösserungen mit Sicherheit zahlenmäßig festzustellen. Bei den Tieren jedenfalls, die wir für unsere Ver-suche von den Händlern erhalten, schwanken die Milzgewichte in sehr weiten Grenzen. Es mag dies daran liegen, dass wir über die Vorgeschichte dieser Tiere, Fütterung, etwa durchgemachte Krankheiten und ähnliches nichts wissen. Einwandfreie Zahlen würde man nur aus sehr grossen Serien erhalten, noch besser aber wäre es, an selbstgezüchteten Tieren und Tieren gleichen Wurfes die Bestimmungen durchzuführen. Das haben wir bisher nicht gemacht und die folgenden Angaben sind deshalb nicht mehr als Eindrücke, die wir aus einer Reihe von Versuchen gewonnen haben, beziehen sich auch nur auf die Maus. Wir sind z. Z. damit beschäftigt, sichere Zahlen zu gewinnen und auch die Versuche auf andere Tierarten auszudehnen.

Bei Mäusen konnte ein erheblicher Milztumor mit starker Follikel-Hyperplasie erzielt werden durch Fütterung von Vitamin-B. Eine geringere Milzvergrösserung wurde erzielt durch intraperitoneale Injektion von Tusche oder Eisenzucker. Hier stand die Pulpa-Hyperplasie ganz im Vordergrund. Auch durch Injektion von Fremdblut wurden Milzhyperplasien erzeugt. Leberzellinfiltrate traten besonders reichlich bei der genannten Fütterung und bei Fremdblutinjektionen auf.

Bei Kaninchen konnten wir erhebliche Milztumoren besonders durch häufig wiederholte Fremdblutinjektionen erzielen.

Bei beiden Tierarten wurden starke Milzvergrösserungen erzielt durch hämolytische Eingriffe, nämlich intravenöse Injektionen von Aqua destillata und durch subkutane oder intravenöse Injektionen von Milzextrakt. Auch wiederholte Bestrahlungen mit Höhensonne ergaben eine mäßig starke Hyper-plasie der Milz.

---

[1]) *Scheer*, Mschr. Kinderheilk. **34**, 213 (1926).

Aber alle diese Milztumoren reichten nicht an Grösse und Zuverlässigkeit des Erfolges an diejenigen heran, die durch intravenöse Blutinjektion erzielt wurden. Die Bedeutung der Milz für Blutbildung, Blutmasse und Blutdruck ist bereits früher erörtert. Artfremde rote Blutkörperchen, in den Kreislauf gebracht, verschwinden schon innerhalb 30 Minuten und werden in den Zellen des RES. abgebaut [*Kikuchi*[1])]. Auch hier steht die Milz im Vordergrunde: sie hält einen wesentlichen Teil des transfundierten Blutes zurück (wodurch sie zugleich an Grösse zunimmt), während bei entmilzten Tieren das fremde Blut schneller abgebaut und herausgeschwemmt wird [*Weicksel*[2])]. Intravenöse Tierbluteinspritzungen machen sogar bei Kachektischen lebhafte Reaktionen, die in der Regel von erheblicher Gewichtszunahme gefolgt sind [*Kisch* und *Bergmann*[3])]. Natürlich tritt eine Hämolyse ein und es können sich Nierenschädigungen, Lebernekrosen als Folge der Eiweisszerfallstoxikose anschliessen [*Lindau*[4])]. Der Abbau des Blutes in den Zellen des RES. wird besonders deutlich durch die Hämosiderinbildung in den Zellen, die durch Bakterien oder artfremdes Serum stark begünstigt wird [*Wallbach*[5])]. An wiederholte Injektionen passt sich der Organismus an und baut die Blutkörperchen immer rascher ab, die dann frei oder phagozytiert besonders in den Gefässen von Leber und Milz gefunden werden [*Simonetta*[6])]. Die quantitative Bestimmung der Urobilinogenausscheidung nach der Bluttransfusion gibt einen guten Maßstab für den Zerfall des infundierten Blutes [*Leidick*[7])]. Die Grundlage des bei der intravenösen Blutinjektion entstehenden Milztumors ist also die Zerstörung des Blutes (Hämolyse), die Speicherung der zerstörten Blutzellen und des Hämoglobins in den Zellen des RES. und die später darauf einsetzende Wucherung und starke Vermehrung des Retikulo-Endothels.

Also jede Hämolyse des fremden wie des eigenen Blutes (für letzteres sind ja schon die Milztumoren beim hämolytischen Ikterus genügender Beweis) führt zu einer Belastung und bei günstiger Anpassung zu einer Leistungssteigerung des RES., sowie zur Entwicklung eines hyperplastischen Milztumors.

Die Hämolyse ist viel studiert und wird in zahllosen Versuchsanordnungen für die Methoden der Bakterienforschung und der Immunitätslehre benutzt. Ich verweise auf die Handbücher hierüber.

Wie gesagt, hatten unsere Versuche zur Erzeugung hyperplastischer Milztumoren sehr bald das Ergebnis, dass diese sehr gut durch intravenöse Injektion artfremden Blutes zu erzeugen sind. Aber auch durch die Hämolyse eigenen Blutes lassen sich Milztumoren leicht erzeugen und da ja seit langem bekannt ist, dass Aqua dest. ein ausgezeichnetes Mittel ist, um eine rasche Hämolyse herbeizuführen, so haben wir auch systematische Untersuchungen

---

[1]) *Kikuchi*, J. of Biochem. **3**, 325 (1924). — [2]) *Weicksel*, Z. exper. Med. **64**, 336 (1929). — [3]) *Kisch* und *Bergmann*, Münch. med. Wschr. 1928, 1790. — [4]) *Lindau*, Acta path. Scand. (Kobenh.) **5**, 422 (1928). — [5]) *Wallbach*, Dtsch. Path. Ges. 22. Tgg. Danzig 1927, 163. — [6]) *Simonetta*, Pathologica (Genova) **20**, 556 (1928). — [7]) *Leidick*, Ukrain. med. Visti Nr. 5, 462, 1928.

mit intravenöser Injektion von Aqua dest. durchgeführt mit dem Ergebnis, dass hierdurch zwar Anämien aber auch grosse hyperplastische Milztumoren entstehen. Die Angabe von *Shen*[1]), dass er durch Injektion von Phenylhydrazin oder von destilliertem Wasser zwar Anämien aber keinen nennenswerten Einfluss auf die Grösse der Milz gesehen habe, ist uns daher unverständlich. Vielleicht bezieht sie sich lediglich auf ganz kurze Versuche, da mit extrakutaner Verlagerung der Milz gearbeitet wurde. Wir konnten wenigstens durch Injektionen von Aqua dest., ja von hypotonischen Lösungen überhaupt grosse Milztumoren leicht und rasch erzielen.

Wenn das Blut in der Milz und durch die Milzzellen, normalerweise abgebaut und für den endgültigen Untergang in der Leber, besonders im Retikulo-Endothel der Leber vorbereitet wird, so müsste auch Milzextrakt zu starker Hämolyse und damit zur Bildung von Milztumoren führen. Der Versuch bestätigte diese Annahme. Wir haben mit ungeheuer kleinen Mengen des uns von den Promentawerken gelieferten Milzextraktes sehr grosse Milztumoren künstlich erzeugen können, aber auch hier trat eine Anämie auf, wie wir ja auch früher schon (s. S. 222) erwähnten, dass Milzextrakt die Zahl der roten Blutkörperchen herabsetzt.

Auch die ultravioletten Strahlen können durch Oxydationssteigerung Hämolyse hervorrufen [*Koeppe*[2])]. Bluthämolyse lässt sich ferner noch durch eine Reihe von Giften erzeugen: durch Bilirubin in grösseren Dosen [*Verzar*[3])], durch Saponin und Natriumtaurocholat [*Shattuck*[4])], durch bestrahltes Ergosterin und Cholesterin [*R. Fischer*[5])], durch Benzin [*Schustrow* und *Salistowskaja*[6])] und, was für unsere Säureversuche recht interessant ist, auch durch Wirkung anorganischer Säuren, insbesondere Salzsäure [*Bodansky*[7])]. Ich verweise auf die Möglichkeit, dass auch in unseren Versuchen die Säuren zu einer Aktivierung des RES. führen. Auch das Licht kann hämolytisch wirken [*Meyerstein*[8])] und die angegebenen günstigen Wirkungen der Bleivergiftung auf das Geschwulstwachstum könnten sehr wohl auf der Blutschädigung durch das Blei beruhen, die ja seit langem bekannt ist und klinisch im Vordergrunde des Vergiftungsbildes besonders in den Frühstadien steht.

Injektionen von Fremdblut zur Behandlung von menschlichen Tumoren sind schon vor langer Zeit von *Bier* empfohlen worden. Wir möchten Allgemeinwirkungen dieser Methode vor allem auf die Hämolyse und die dadurch erzeugte Mesenchymaktivierung zurückführen. Auch die „*posthämorrhagische Milzschwellung*", die *Roessle* und *Strauss*[9]) bei Blutungen beschreiben, möchten wir als Folge einer *Blutresorption*, also als hämolytische Milzschwellung

---

[1]) *Shen*, J. of Physiol. **66**, 74 (1928). — [2]) *Koeppe*, Arch. Kinderheilk. **85**, 81 (1928). — [3]) *Verzar* und *Zih*, Biochem. Z. **205**, 388 (1929). — [4]) *Shattuck*, J. gen. Physiol. **12**, 17 (1928). — [5]) *Fischer, R.*, Biochem. Z. **199**, 294 (1928). — [6]) *Schustrow* und *Salistowskaja*, Dtsch. Arch. klin. Med. **150**, H. 5 (1926). — [7]) *Bodansky*, J. of. biol. Chem. **79**, 229 (1928). — [8]) *Meyerstein*, Klin. Wschr. 1928, 2344. — [9]) *Roessle* und *Strauss*, Verh. dtsch. path. Ges. 23. Tag. Wiesbaden, 1928, 89.

ansehen. Die Reinjektion des eigenen Blutes wird heute auch therapeutisch schon viel angewandt, ist auch experimentell eingehend studiert [s. *Macco*[1])].

Der Erfolg von *Auler* bei einem menschlichen Karzinom mit Injektion von Eigenblut und Pilokarpin wurde oben erwähnt. *Lintvarev*[2]) berichtet ebenfalls über einzelne günstige Beeinflussungen menschlicher Karzinome durch Injektionen von Eigenblut. Ich bin überzeugt, dass diese Beobachtungen keine Täuschungen sind, und dass ihnen eben Aktivierungen des RES. zu Grunde liegen. Es ist aber klar, dass eine solche Wirkung allein kaum ausreichen dürfte, um eine etwa schon weit vorgeschrittene Geschwulst zum Wachstumsstillstand oder gar zur Resorption zu bringen.

Unsere eigenen Versuche am Geschwulsttier mit Gasbehandlung in Verbindung mit Mesenchymaktivierung und insbesondere mit Erzeugung von hyperplastischen Milztumoren waren recht ermutigend.

Die Ergebnisse der Säureversuche, die ja wie gesagt ebenfalls mit Mesenchymaktivierung einhergehen können, haben wir bereits besprochen. Ebenso kann ich auf die Versuche mit Speicherung von Farbstoffen verweisen, die ja z. T. sehr günstige Ergebnisse hatten. Speicherungsversuche mit Metallen und Metallsalzen haben wir ausser den schon erwähnten (s. S. 109) nicht vorgenommen, ebenso haben wir keine Versuche bisher mit ausgesprochen hämolytischen Giften gemacht. Dagegen haben wir auch am Tumortier Versuche durchgeführt:

a) mit intravenösen Injektionen von artfremdem Blut,

b) mit Injektionen von Milzextrakten,

c) mit intravenösen Injektionen von Aqua bidestillata.

Die Ergebnisse all dieser Versuche am Geschwulsttier waren folgende:

1. *Versuche mit intravenösen Injektionen gewaschener Rindererythrozyten*, kombiniert mit Gasatmung (Versuch 46/3).

Bei allen Tieren deutliche Wachstumshemmung, meist sogar Verkleinerung der Tumoren, auch vorübergehendes Verschwinden, aber spätere Rezidive. Das Resultat bleibt dasselbe, wenn die Behandlung mit intravenösen Glukoseinjektionen kombiniert wird.

Bei fast allen mit roten Blutkörperchen behandelten Mäusen findet sich eine deutliche Vergrösserung der Milz, die jedoch im allgemeinen nicht über das Doppelte der normalen Grösse hinausgeht (100—150 *mg*).

2. Versuche mit verschiedenen *Milzpreßsäften und Milzextrakten* (Versuch 157/3, 157/4, 157/5, 158/2, 158/3, 158/4).

Bei fortlaufenden, teils intravenösen, teils subkutanen Injektionen ist im Anfang des Versuchs eine Wachstumshemmung oder sogar Wachstumsstillstand fast regelmäßig erkennbar. In den späteren Stadien lässt dieser Einfluss nach und die Tumoren wachsen weiter. Mitunter verschwinden kleine Tumoren ganz, doch kommt es nach Aussetzen der Behandlung öfters zum

---

[1]) *Macco*, Riv. Pat. sper. **3**, 390 (1928). — [2]) *Lintvarev*, Russk. Klin. **8**, 341 u. 357 (1927) (Russ.).

Rezidiv. Unter 84 Tieren mit kleineren Ausgangstumoren 7 *Heilungen*. Bei den mit Milzpreßsäften und Milzextrakten, sowohl intravenös als subkutan behandelten Tieren, finden sich regelmäßig deutliche Milzvergrösserungen, die oft ein Mehrfaches der normalen Grösse betragen. Bei einzelnen Milzextrakten konnten Milztumoren bis zu 400 mg bei der Maus erzielt werden.

3. Versuche mit fortlaufenden intravenösen Injektionen von *Aqua destillata* (Versuch 155/1, 158/1).

Bei fortlaufenden intravenösen Injektionen, kombiniert mit Gasbehandlung, ist, besonders bei kleineren Tumoren, im Anfang des Versuchs eine Wachstumshemmung deutlich. Später ist jedoch eine Beeinflussung nicht mehr erkennbar. Unter 36 Tieren kommt es einmal, bei einem allerdings kleinen Ausgangstumor, zur Heilung. Subkutane Wasserinjektionen (Kontrollen) zeigen keine Beeinflussung. Bei den mit intravenösen Wasserinjektionen behandelten Mäusen findet sich regelmäßig eine deutliche Milzvergrösserung, häufig auch eine Schwellung der Leber. Die Milztumoren erreichen Grössen bis zu 350 mg. Am häufigsten sind mittlere Vergrösserungen von etwa 150 mg.

J. Die Ergebnisse der Gasbehandlung bösartiger Geschwülste beim Menschen.

Es lag nahe, die ausgedehnten neuen tierexperimentellen Erfahrungen über geeignete Kombinationen der Gasbehandlung mit anderen Methoden auch bei inoperablen und aussichtslosen menschlichen Krebskranken zur Anwendung zu bringen. Diese Absicht wurde dadurch wesentlich unterstützt, dass ja die Durchführung unserer Gasatmung beim kranken Menschen eigentlich auf keinerlei wesentliche objektive oder subjektive Schwierigkeiten stiess. Wir haben ja schon wiederholt erwähnt, dass auch stundenlange immer wiederholte und durch Monate hindurch täglich fortgeführte Atmung unseres Gasgemisches selbst von Schwerkranken gut vertragen wurde. Schädigungen haben wir niemals gesehen und insbesondere die gefürchtete Sauerstoffpneumonie ist nicht nur niemals beobachtet worden (s. S. 34 ds. Bd.), sondern im Gegenteil konnte unsere Methode sogar zur Verhinderung postoperativer Pneumonien mit Erfolg angewandt werden. Dieser Erfolg beruht natürlich vor allem auf der starken Steigerung der Atemtätigkeit durch die Kohlensäure. Von amerikanischer Seite werden in neuester Zeit sogar recht gute Erfolge der Behandlung schon entwickelter Pneumonien durch Sauerstoff-Kohlensäureatmung berichtet [*Boothby*[1])]. Die Gefahr der Sauerstoffpneumonie scheint aber überhaupt, wenn wirklich vorhanden, ganz minimal zu sein, denn auch *Auler* und Mitarbeiter[2]) berichten, dass sie bei Sauerstoffüberdruckatmung weder irgendwelche unangenehmen Allgemeinsymptome noch Lungensymptome jemals beobachtet hätten. Sie betonen ausdrücklich, dass „der menschliche Organismus ohne Schaden O_2-Konzentrationen von 94,5 % mehrere Stunden

---

[1]) *Boothby* und *Haines*, J. amer. med. Assoc. **90**, 372 (1928). — [2]) *Auler*, *Herzogenrath* u. *Wolff*, Z. Krebsforschg **5**, 466 (1929).

vertragen kann", sie wollen sogar die bei Überdruck beobachtete Pneumonie nicht dem Sauerstoff sondern eher dem Stickstoff zur Last legen.

Irgendeine Gefahr ist also durch unsere Gasatmung nicht gegeben, wenn man auch bei schwerkranken Menschen, die schon an Herzschwäche, erhöhtem Blutdruck oder ähnlichem leiden, vorsichtig sein wird, besonders in der Dosierung, wie auch der folgende Bericht von Herrn Dr. *Westhues* betont.

Es fragt sich nun, in welcher Weise die Atmung unseres Gasgemisches beim Menschen am besten durchzuführen sein wird. *Auler* und Mitarbeiter haben gegen die Sauerstoffverabreichung mit der *Atemmaske* geltend gemacht, dass diese die Haut an der Sauerstoffatmung nicht teilnehmen lässt und eine Überdruckatmung dabei nicht möglich ist. Aus demselben Grunde lehnen die Autoren auch die subkutane Sauerstoffinjektion ab.

Die letztere kommt für uns aus vielen Gründen nicht in Frage und auch der Einwand, dass ein Überdruck bei der Atemmaske nicht möglich sei, spielt für uns keine Rolle, da wir einen Überdruck nicht anwenden und auch im Tierversuch bei Überdruckatmung unserer Gasmischung Vorteile hiervon *nicht* gesehen haben. Dagegen ist die Teilnahme der Haut tatsächlich von Wichtigkeit, und zwar vielleicht noch wichtiger für die Kohlensäure als für den Sauerstoff. Es ist bekannt, dass die sehr leicht diffundierende Kohlensäure sowohl durch die Haut austritt wie bei hohen Konzentrationen in der umgebenden Luft durch die Haut aufgenommen werden kann (vgl. S. 132). Es könnte also wirklich ein wesentlicher Unterschied sein, ob wir unsere Gasmischung nur durch die Maske atmen lassen oder ob der ganze Körper von dem Gas umgeben ist. Wir haben daher bei Maskenatmung auch Bestimmungen der CO_2-Ausscheidung durch die Haut gemacht (s. oben S. 132). Tatsächlich zeigt sich hierbei ein Durchtreten der Kohlensäure durch die Haut, in hohem Grade abhängig von der Durchblutungsstärke und der Temperatur des Hautorgans und der Umgebung. Trotzdem glauben wir, dass bei der reichlichen Zufuhr von CO_2 in unserem Gasgemisch dieser Durchtritt von CO_2 durch die Haut nach seiner Quantität keine wesentliche Rolle spielt und wenn wirklich, was nach unseren Feststellungen sehr unwahrscheinlich ist, erhebliche Mengen von CO_2 durch die Haut austreten sollten, so wäre dieses Defizit ja sehr leicht durch eine geringe Erhöhung des Kohlensäuregehaltes in unserer Gasmischung auszugleichen, zumal ja auch 6- und 7 %ige CO_2-Mischungen vom Menschen gut vertragen werden. Dieser Gesichtspunkt stellt also einen wesentlichen Einwand gegen die Verwendung der Atemmaske nicht dar und für den viel schwerer diffusiblen Sauerstoff trifft das in erhöhtem Maße zu.

Trotzdem waren uns Versuche mit der Atmung unseres Gases in der pneumatischen Kammer aus vielen Gründen erwünscht. *Auler* und Mitarbeiter betonen mit Recht den grossen psychologischen Vorteil der freien Atmung in der pneumatischen Kammer, der auch sicherlich *sehr* wertvoll ist.

Aber wenn schon die Durchführung unserer Gasatmung mit der Maske wegen der auf die Dauer sehr erheblichen Kosten des Sauerstoffs auf viele Schwierigkeiten stiess, so war diese Kostenfrage bei der Atmung in der pneumatischen Kammer noch wesentlicher. Wir konnten zu diesem Zweck nur eine hierfür besonders hergerichtete alte Telefonzelle benutzen und haben sowohl Gesunde wie Kranke darin ohne jeden Schaden stundenlang atmen lassen. Aber die Kosten für die Füllung des Raumes mit dem Gas und für das ständig nachströmende Gas waren recht erheblich. Die Kosten würden sich natürlich erheblich verringern lassen, ja unter Umständen würden diese Kosten des Gasverbrauches in der pneumatischen Kammer viel geringer sein, wenn man eine grössere pneumatische Kammer mit einem Schleusen-Vorraum zur Verfügung hätte, in der man nach einmaliger Füllung lediglich den verbrauchten Sauerstoff ersetzen und etwa zu reichlich sich ansammelnde CO_2 durch Alkali binden würde. Leider haben uns zur Durchführung solcher Versuche der Raum sowohl wie die Mittel zum Bau einer solchen Kammer gefehlt.

Gezwungenerweise haben wir also fast ausschliesslich die Gaszufuhr beim Menschen durch eine Gasmaske vorgenommen, wofür allerdings die gewöhnlichen Gasmasken ungeeignet sind. Nach unseren Angaben haben die Drägerwerke dann Gasmasken gebaut, die geeignet sind, d. h. die sowohl die Einatmung wie die Ausatmung ohne jede Schwierigkeit gestatten und den Kranken in keiner Weise belästigen. Das ist für die beim krebskrankenMenschen notwendige monatelange Durchführung des Verfahrens von grösster Bedeutung.

Weiterhin ergaben sich Schwierigkeiten bei der Herstellung des Gasgemisches. Die Sauerstoffwerke in Griesheim a. M. haben die Herstellung der Gasmischung genau nach unseren Vorschriften und die Lieferung der fertigen Gasmischungen in grossen Sauerstoffbomben übernommen. Es ergaben sich aber Schwierigkeiten für die Versendung des Gasgemisches. Erst seit ganz kurzer Zeit ist die Lieferung und Versendung unseres Gasgemisches für ganz Preussen durch eine ministerielle Verfügung genehmigt worden, und zwar in besonderen Stahlflaschen unter dem Namen „Karbogen".

Diese Schwierigkeiten veranlassten uns schon vor längerer Zeit mit den Drägerwerken in Lübeck in Verbindung zu treten, die dann nach unseren Angaben ausser den schon genannten zweckentsprechenden Masken auch noch einen *Mischapparat* gebaut haben, der es gestattet ohne weiteres aus Sauerstofflaschen und Kohlensäureflaschen, die ja überall leicht zu haben sind, die gewünschte Mischung unseres Gases herzustellen[1]). Damit ist auch diese Schwierigkeit überwunden, aber wegen des grossen Sauerstoffverbrauches bei unserer Methode sind die Kosten des Verfahrens immer noch recht erhebliche. Sollte sich unsere Methode für die Bekämpfung des menschlichen

---

[1]) Der vollständige Mischapparat mit Nasen- und Gesichtsmaske (s. Abb. 2, S. 234) ist zum Preise von 295 Mk. zu beziehen durch die Sauerstoffzentrale Dr. E. Silten, Berlin NW 6, Karlstr. 31. 1 Gesichtsmaske *allein* kostet 30.80 Mk, 1 Nasenmaske 28,80 Mk, 1 Atmungsbeutel 7,40 Mk, 1 Reduzierventil 75 Mk.

Karzinoms tatsächlich und auf die Dauer bewähren, so ist in Aussicht genommen, einen Mischapparat mit *Kreisatmung* zu bauen, der durch Wiederbenutzung des ausgeatmeten und bei dem jetzigen Verfahren zwecklos in die Luft abgegebenen Sauerstoffs eine wesentliche Herabsetzung der Kosten der Gasatmung ermöglichen wird. Weiterhin wäre es natürlich in hohem Grade erwünscht, für die Durchführung der Versuche in grösserem Maßstabe pneumatische Kammern zu besitzen, in denen eine grössere Zahl von Kranken gleichzeitig und ohne jede Belästigung atmen könnten und in denen ja ebenfalls lediglich der verbrauchte Sauerstoff ersetzt und die Kohlensäurekonzentration kontrolliert werden müsste. Bisher fehlt uns leider eine solche Kammer.

Zu Stoffwechselbestimmungen sind ja derartige Apparate und pneumatische Kammern vielfach angewandt worden, ich verweise auf die Respirationsapparate nach *Benedikt, Krogh, Zuntz, Geppert, Knipping*[1]), *Pierce*[2]), *McClendon* und Mitarbeiter[3]), *Fenn, Douglas-Haldane, Simonson*[4]) u. a.). Zur Bekämpfung des Asthmas und verwandter Zustände werden heute die allergenfreien Kammern nach *Storm van Leeuwen* viel benutzt und an der *Mayo-Klinik* ist im grossen Umfange die Behandlung von Kranken in Sauerstoffkammern durchgeführt [*Boothby* und *Haines*[5])], es sind also Vorbilder in genügender Menge vorhanden.

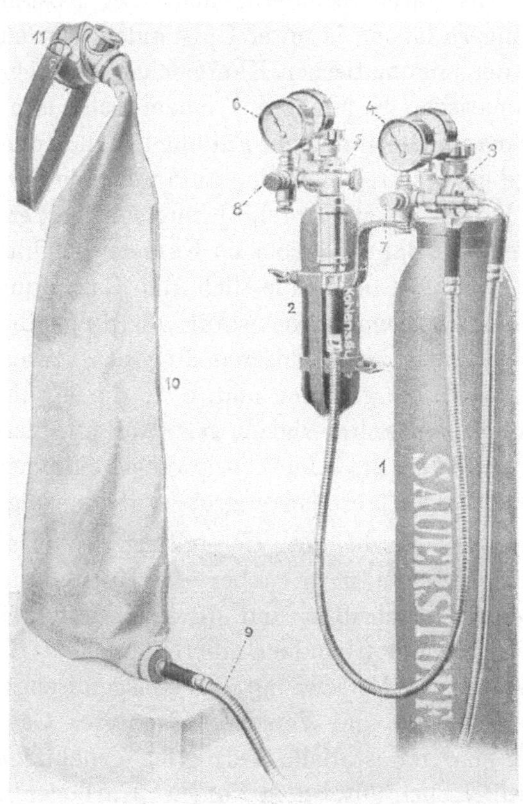

Abb. 2. Der Sauerstoff-Kohlensäure-Mischapparat der Drägerwerke.

Unser Apparat gibt die Möglichkeit, Kohlensäure und Sauerstoff gleichzeitig inhalieren zu lassen und für Sauerstoff die Litermenge pro Minute, für Kohlensäure den Prozentgehalt zu dosieren. Der Apparat besitzt je ein Dosierungsreduzierventil für Sauerstoff und Kohlensäure, und zwar lässt sich beim Sauerstoff eine Menge von 10, 15 oder 20 Litern pro Minute einstellen; Kohlensäure kann in einem Gehalt von 4 bis 8 % für alle drei Sauerstoff-

[1]) *Knipping*, Münch. med. Wschr. **1924**, 553, 1169, 1539. — [2]) *Pierce*, Amer. J. Physiol. **85**, 399, (1928). — [3]) *Mc Clendon*, J. of biol. Chem. **77**, 413 (1928). — [4]) *Simonson*, Erg. Hyg. **9**, 385 (1928) u. Arb. physiol. **1**, 224 (1928). — [5]) *Boothby* und *Haines*, Trans Assoc. amer. Physicians. **42**, 287 (1927) u. J. amer. med. Assoc. **90**, 372 (1928).

dosierungen gegeben werden. Die ganze Apparatur wird einschliesslich des kleinen Kohlensäurezylinders am 10-Liter-Sauerstoffzylinder befestigt.

Beide Gase werden mit Hilfe von zwei Dosierungs-Druckreduzierventilen gesondert aus zwei Stahlzylindern entnommen. Entsprechend dem verschiedenen Gasverbrauch (etwa 95 % Sauerstoff und 5 % Kohlensäure) weicht auch die Grösse der Stahlzylinder für beide Gase stark voneinander ab. Der CO_2-Gehalt des Gasgemisches kann von 4—8 % genau eingestellt und durch einen Handgriff geändert werden.

Die Atmung des Kranken kann mit einer *Gesichtsmaske* erfolgen, die das ganze Gesicht bedeckt, so dass der Kranke überhaupt nicht die Möglichkeit hat, etwas anderes, als das zugeführte Gas, einzuatmen. Bei verständigen Kranken kann man aber auch sehr gut mit einer besonderen *Nasenmaske* auskommen. Der Kranke muss dann bei geschlossenem Munde durch die Nase das Gas atmen, hat aber ohne weiteres die Möglichkeit, auch während der Atmung zu sprechen. Natürlich muss in diesem Falle darauf geachtet werden, dass nicht zu viel Luft durch den Mund geatmet wird. Beide Arten von Masken sind so gebaut, dass grosse leichtgängige Glimmerventile eine stundenlange widerstandslose Ein- und Ausatmung ermöglichen. Durch die Anordnung eines langgestreckten beutelähnlichen Gaszuführungsschlauches aus dünnem Gummistoff ist erreicht worden, dass nichts an der Maske zerrt. Der Patient kann deshalb den Kopf zwanglos bewegen.

Beschreibung und Bedienung des Apparates.

Der Stahlzylinder 1 enthält 1500 (bei den grösseren Stahlflaschen 4500) l Sauerstoff und reicht im Durchschnitt für eine Behandlungsdauer von drei (bzw. neun) Stunden. Der kleine CO_2-Zylinder 2 enthält 250 l CO_2 und reicht für durchschnittlich fünf Stunden. Er wird von einem über den Hals des Sauerstoffzylinders gehängten Korb getragen.

Mit Hilfe des Dosierungs-Druckreduzierventils 3 wird nach einer Skala des Manometers 4 je nach der Atemtiefe und Atemfrequenz eine Minutenmenge von 10 oder 20 l eingestellt. Die Kohlensäuredosierung geschieht durch Einstellen des Druckreduzierventils 5 auf den gewünschten Prozentgehalt nach einer Doppelskala des Manometers 6.

Für die allgemeine Gasbehandlung kommt ein CO_2-Zusatz von 4½ bis 5 % in Frage.

Beim Einstellen der Gase sind die Hähne 7 und 8 zu öffnen. Die in einem T-Stück zusammengeführten Gase strömen durch den Schlauch 9 in den schlauchartigen Atmungsbeutel 10, und sobald dieser gefüllt ist, kann die Nasenmaske 11 aufgesetzt werden. Im Beutelstutzen der Maske befindet sich das Einatmungsventil, im zweiten Stutzen das Ausatmungsventil, dessen periodisches Öffnen und Schliessen von aussen beobachtet werden kann.

Nach dem Gebrauch oder bei Unterbrechung der Behandlung sind die Hähne 7 und 8 zu schliessen.

Von der Maske können der Kopfgurt und der Gummiwulst leicht abgenommen und die Einzelteile in geeigneter Weise sterilisiert werden.

Von Wichtigkeit ist ferner gerade bei der Maskenatmung unseres Gases die zugeführte Gasmenge. Sie ist nämlich gerade bei unserem Gas recht erheblich, gibt doch bereits *Speck*[1]) an, dass die bei normaler Atmung des erwachsenen Menschen in der Ruhe notwendige Luftmenge von 5—7 l in der Minute bei Zusatz von 1 % CO_2 zur Atemluft um 2 l, bei 7 % CO_2 um 16 l in der Minute ansteigt. Die Kohlensäure in unserem Gasgemisch steigert eben das Atemvolumen sehr erheblich und deshalb müssen auch unsere Gasmischapparate die Möglichkeit einer Gaszufuhr von 10—30 l in der Minute besitzen, um dem Kranken jedes Gefühl von Luftmangel sicher zu ersparen. Leider steigen natürlich durch die grosse Gasmenge wieder die Kosten der Atmung. Der von den Drägerwerken gebaute und hier abgebildete Mischapparat erfüllt die sämtlichen genannten Forderungen und gestattet es auch den CO_2-Gehalt des zugeführten Gases ja nach Bedarf auf 4—8 % einzustellen.

Über die Wirkung unserer Gasatmung am Menschen habe ich früher bereits berichtet. Schon unsere Gasatmung allein ist natürlich eine ausgesprochene *Säuretherapie* und ich habe ihre stark azidotische Wirkung zur Behandlung aller Zustände von Alkalose, besonders Tetanie, beim Menschen bereits in meinem ersten Vortrage empfohlen und ein Beispiel beigebracht (s. S. 14 ds. Bd.), wo die offenbar unter wesentlichem Einfluss der Alkalose bei einem Krebskranken entstandenen Krämpfe (bei der Sektion keine Gehirnmetastasen!) durch unsere Gasatmung beseitigt wurden und bis zum Tode nicht wieder auftraten [vgl. auch *Westhues*[2])].

Über die Erfahrungen, die in der ersten Zeit unserer Versuche an der hiesigen chirurgischen Klinik über die Wirkung der Gasatmung gesammelt wurden, hat inzwischen Herr Dr. *Westhues* auf der Chirurgentagung zu Berlin einen kurz zusammenfassenden Bericht erstattet und ich bringe diesen Bericht hier mit Erlaubnis des Verfassers zum Abdruck. Er lautet[2]):

„Zur Bekämpfung chronisch kachektischer Zustände benutzten wir ein Gas, das zu 5 % aus Kohlensäure und zu 95 % aus Sauerstoff besteht, wie es uns ja in der Chirurgie, besonders von der Narkose her, bekannt ist.

Wir sind von der Wirsamkeit dieses Gases um so mehr überzeugt, als wir anfangs dieses Gas nicht auf Grund theoretischer Überlegungen hin zur Bekämpfung kachektischer Zustände in Anwendung brachten, sondern als vielmehr diese Wirkunsweise sich uns am Krankenbette als willkommener Nebenbefund bei der Krebsbehandlung nach der Methode von Prof. *Fischer-Wasels*, die ihnen ja inzwischen bekanntgeworden ist, präsentierte . . . . .

Wichtiger als die Deutung der Wirkungsweise ist der Nachweis der therapeutischen Brauchbarkeit dieser Inhalationsmethode“.

---

[1]) *Speck*, Z. med. Wissensch. 1876. — [2]) *Westhues*, Zur Gasbehandlung kachektischer Krankheitszustände. 22. Tgg. Dtsch. Ges. f. Chir. April 1928. Arch. klin. Chir. Kongressb. **152**, 47 (1928).

Als Beispiel der Einwirkung auf kachektische Krankheitszustände wird je ein Fall von chirurgischer Tuberkulose und von Krebs geschildert:

„Sie sehen hier die Kurven einer jugendlichen Patientin mit einer Tuberkulose der Articulatio sacroiliaca, die mir nach monatelanger vergeblicher Krankenhausbehandlung als völlig hoffnungslos zur Gasbehandlung übergeben wurde. An der Allgemeinbehandlung wurde nichts geändert. Das Körpergewicht stieg von 41 kg auf 55 kg, die Erythrozyten von 3 000 000 auf 5 200 000 und das Hämoglobin von 60 % auf 85 %. Die Blutsenkungsgeschwindigkeit, die in den ersten Wochen der Behandlung keine wesentliche Besserung erkennen liess, besserte sich aber dann von Woche zu Woche gleichmäßig, so dass wir von anfänglich 15 Minuten Senkungsdauer jetzt bereits auf 80 Minuten gestiegen sind.

Wenn man sich heute nach über 20wöchiger Behandlung nur den lokalen tuberkulösen Prozess ansieht, so ist man nach wie vor überzeugt, dass die Patientin eines Tages doch an Amyloidose und Kachexie zu Grunde gehen muss; betrachtet man sich die Patientin aber in ihrem Gesamtzustand, so kann man unmöglich annehmen, dass ein derartig aufblühender Organismus nicht doch mit dem Krankheitsprozess fertig werden sollte. Das weitere bleibt aber immerhin abzuwarten. (Mittlerweile hat sich nach weiteren vier Wochen die Blutsenkung auf 140 Minuten gebessert.)

Als zweites und letztes zeige ich Ihnen die Kurve eines Mannes von 42 Jahren mit ausgedehntem Gesichtskarzinom, das nach 6jähriger abwechselnder röntgenologischer und chirurgischer Behandlung ebenfalls völlig hoffnungslos der Gasbehandlung zugeführt wurde. Ich zeige ihnen absichtlich gerade diese Kurve, um nicht unberechtigterweise den Anschein zu erwecken, als besässe man in der Gasbehandlung eine Methode, mit der man alle möglichen hoffnungslosen Fälle heilen könne. Sie sehen, wie diese ganzen Kurven deutlich in zwei Teile zerfallen: Zunächst der allgemeine Anstieg bis zu einem gewissen Höhepunkt, von da ab der Abfall bis zum schliesslichen Exitus latalis. In der 8wöchigen Periode der allgemeinen Besserung stieg immerhin das Körpergewicht von 53 kg auf 62 kg, die Erythrozyten von 3 000 000 auf 4 200 000, das Hämoglobin von 65 % auf 80 %. Eine merkliche Besserung der Blutsenkungsgeschwindigkeit konnte aber in dieser Periode der allgemeinen Besserung nicht erzielt werden.

Zum Schluss noch ein kurzes Wort zur Technik der Inhalation. Diese Gasbehandlung ist eine Methode, die absolut nicht indifferent ist und deshalb wie jedes andere wirksame Medikament individuell dosiert werden muss. Vor allem ist vor einem zu brüsken Vorgehen besonders im Anfange bei sehr geschwächten Patienten dringend zu warnen, kollapsartige Zustände können auftreten. Ferner scheint die Wirkung auf das Allgemeinbefinden günstiger zu sein, wenn man z. B. nicht auf einmal 1—2 Stunden inhalieren lässt, sondern wenn man die Dosis auf den Tag verteilt, also etwa 6mal 10—20 Minuten inhalieren lässt."

Diese Beobachtungen stammen aus der Zeit, wo wir die Kombinationen mit Injektion von Farbstoffen, insbesondere Eisenfarbstoffen und später auch mit intravenösen Injektionen stark hypertonischer Zuckerlösungen oder Zuckerdauerinfusion durchführten.

Auch an unserer medizinischen Poliklinik wurden mehrere Fälle vorgeschrittener *inoperabler Magenkarzinome* mit unserer *Gasatmung und gleichzeitigen Zuckerinjektionen* behandelt. Nach der Mitteilung der behandelnden Ärzte Prof. Dr. *Strasburger* und Oberarzt Dr. *Adler* war sehr auffallend bei der Durchführung dieser Behandlung das monatelang bestehende subjektive Wohlbefinden der Kranken und die ebenfalls monatelang anhaltende Gewichtskonstanz, während vorher eine von Woche zu Woche rasch fortschreitende Gewichtsabnahme und Verschlechterung des subjektiven Befindens beobachtet war. Schliesslich konnte allerdings auch hier der Exitus nicht aufgehalten werden, wenn auch in einem Falle das vorher inoperable Karzinom nun als operationsfähig erklärt wurde.

Besonders bemerkenswert an unseren Beobachtungen ist die immer wiederkehrende und auffallende Tatsache, dass unter dem Einfluss der Gasbehandlung das Blutbild der Krebskranken sich häufig wesentlich verbesserte, in anderen Fällen aber, wo ein Erfolg für die Geschwulstheilung selbst ausblieb, das Blutbild sich zum wenigsten monatelang nicht verschlechterte. Das ist um so bemerkenswerter als ja in ungünstig verlaufenden Karzinomfällen Hämoglobin- und Erythrozytenwerte gewöhnlich dauernd absinken [*Einar*[1])]. Unsere Tierversuche hatten zwar auf der einen Seite einwandfrei gezeigt, dass die Geschwulstzelle des bösartigen transplantierten Mäusetumors durch unsere Gasatmung geschädigt wird, aber sie hatten ebenso ergeben, dass eine bereits entwickelte Geschwulst durch unsere Gasatmung allein nicht zur Rückbildung gebracht werden kann. Bei der von mir seit jeher vertretenen Auffassung des *grundsätzlichen* Unterschiedes zwischen transplantiertem Mäusetumor und Spontantumor war um so weniger daran zu denken, dass etwa beim Menschen durch die Gasatmung allein ein wesentlicher Erfolg bei bösartigen Tumoren erzielt werden könnte. Schon im Tierversuch, also am transplantierten Tumor, konnten die Erfolge mit den Farbstoffen noch nicht als vollkommen gelten und noch weniger konnten wir die in der Literatur berichteten Erfolge mit Schwermetallen oder Metallsalzen schon als etwas Vollkommenes betrachten. Wir suchten daher zunächst im Tierversuch, wie die vorangegangenen Kapitel gezeigt haben, nach besseren und wirkungsvolleren Methoden und haben bis heute eine solche bessere Methode vor allem in den Kombinationen mit Säurezufuhr gefunden.

Wenn wir von den operativen Methoden absehen, so gibt es heute wohl nur ein Verfahren, von dem die völlige und dauernde Beseitigung einer malignen Geschwulst mit voller Sicherheit erwiesen ist, das ist die *Strahlenbehandlung*,

---

[1]) *Rud. Einar*, Strahlenther. **25**, 195 (1927).

die *Röntgen-* und *Radium*therapie. Aber wir wissen, dass immer noch eine grosse Zahl von Fällen, insbesondere von inoperablen Krebsfällen vorkommen, die auch gegen diese Behandlungsweise refraktär sind. Wollten wir also die Wirkung unseres neuen Verfahrens auf den menschlichen Krebs erproben, so lag es nahe, unsere Methode mit der Strahlenbehandlung, insbesondere der *Röntgentherapie zu kombinieren* und festzustellen, ob eine wesentliche Besserung der Ergebnisse des Röntgenverfahrens durch Kombination mit Gassäurezufuhr zu erzielen ist.

Hierbei haben wir zunächst an röntgenbestrahlten Krebskranken unsere Gasatmung allein durchgeführt. Über die Ergebnisse habe ich schon auf dem Wiesbadener Kongress für innere Medizin 1928 kurz berichtet. Einwandfrei wurde hier vor allem festgestellt (vgl. S. 45 ds. Bd.), dass unsere Gasatmung, wie wir dies von Anfang an beobachteten und wie es vor allem von *Westhues* (s. oben) berichtet ist, selbst bei kackektischen Kranken eine günstige und in vielen Fällen sehr auffallende *Beeinflussung des Allgemeinzustandes* herbeiführt. Ferner stellte sich eine deutliche *lokale Reaktion der Geschwulst* auf die Gasatmung ein, die zu — zuweilen heftigen — *Schmerzen im Tumor* führten. Diese lokale Schmerzreaktion auf unsere Gasbehandlung konnten wir bei allen äusseren Karzinomen, beim Mammakarzinom und bei Knochensarkomen (Periost) immer wieder beobachten. Auch bei mehreren Fällen von Ulteruskarzinom sind sie in der Form verstärkten Spannungsgefühls und ähnl. beobachtet worden, wie mir von anderer Seite berichtet wurde. Selbst bei einem mit den Bauchdecken verwachsenen Dickdarmkrebs gab der Kranke spontan leichte Schmerzen in der Geschwulstgegend nach der Atmung an. Sonst haben wir diese Schmerzreaktion bei Geschwülsten der inneren Organe nicht gesehen, was vielleicht mit den besonderen Sensibilitätsverhältnissen der Eingeweide zusammenhängt.

Bei der Röntgenbehandlung menschlicher Geschwülste mit unserer Gasatmung allein oder auch in Verbindung mit intravenöser Zuckerzufuhr haben wir Dauererfolge bisher nicht beobachten können. Über die Kombination von Gas, Zucker und Insulin haben wir nicht genügende Erfahrungen, um uns hierüber ein Urteil bilden zu können. Bei der Kombination von Röntgenbestrahlung mit Gasatmung hat der Direktor unseres Röntgeninstitutes, Herr Prof. *Holfelder* mir angegeben, dass er einen sehr günstigen Eindruck von dieser Kombination habe. Von ihm und anderen wurden starke Besserungen des Allgemeinbefindens, Verzögerungen der Geschwulstentwicklung und ganz offenbare Verlängerung des Lebens durch unsere Gasbehandlung beobachtet, in vielen Fällen fiel ganz besonders auf, dass das Fortschreiten der Kachexie durch die Gasbehandlung für mehrere Monate zum Stillstand kam. So sehr diese Erfolge ermutigten, strebten wir doch danach, eine Heilung ganz inoperabler Karzinomfälle zu erzielen und dadurch den Beweis für die Wirksamkeit unserer Methode zu erbringen.

Ohne dies wird es immer bei der enormen Differenz der einzelnen menschlichen Tumorfälle sehr schwer sein, subjektive Deutungen völlig auszuschalten und eine einwandfreie Klarheit über die Bedeutung unserer Gasatmung in jedem Einzelfalle zu erhalten. Das wäre erst möglich durch kritische Beobachtung eines grossen Materials, das die Möglichkeit zu Vergleichen der Röntgenwirkung mit und ohne Gasbehandlung gäbe. Eine solche Möglichkeit bestand für uns nicht.

Bei dieser Sachlage mussten wir nunmehr daran denken, unsere günstigen Erfahrungen über die Gasbehandlung mit Säurezufuhr beim Mäusekarzinom auf den Menschen zu übertragen. Hier ergab sich jedoch sofort eine grosse Schwierigkeit. Unsere günstigen Ergebnisse beim Mäusekrebs sind erzielt worden durch unsere Gasatmung mit gleichzeitiger *intravenöser* Säurezufuhr. Es ist durchaus denkbar, dass diese Methode auch auf den Menschen anwendbar ist, aber wir haben uns bisher noch nicht dazu entschliessen können, derartige Versuche beim Menschen durchzuführen, da wir die Gefahr intravenöser Säureinjektion beim Menschen recht hoch einschätzen. Es ist bekannt, dass hierbei leicht Thrombosen entstehen und wenn wir diese auch bei der Maus in irgendwie nennenswertem Umfange nicht gesehen haben, so beweist das nichts, denn die Maus verträgt überhaupt eine Reihe sehr starker Eingriffe, die der Mensch nicht aushält. Aus diesen Gründen haben wir vorerst davon Abstand genommen, die im Tierversuch wirksam gefundenen Säuren beim Menschen intravenös anzuwenden, sondern wir sind einen anderen Weg gegangen.

Wie die früheren Darlegungen gezeigt haben, denke ich gar nicht daran anzunehmen, dass die Wirkung unserer Gasatmung, dass insbesondere die Kohlensäure in unserem Gas lediglich durch die Säuerung auf die Geschwulst einwirkt. Es kommt hier sehr wesentlich, mag auch die Azidose von grosser Bedeutung sein, auch auf die *Art des Säureanions* an und die Gründe für die Annahme einer ganz besonderen Wirkung des Kohlensäureanions auf die Geschwulstzelle sind bereits früher (s. S. 17 ds. Bd.) eingehend dargelegt. Aber wenn all dies auch richtig sein mag, so zeigen die Erfolge unserer Säure-Gasversuche doch, dass auch die Azidität eine Rolle spielt und dass durch die Verstärkung der Azidose durch gleichzeitige Zufuhr einer anderen Säure neben der CO_2 sehr günstige Wirkungen auf den Tumor erzielt werden können. Wie die verschiedene Wirksamkeit der verschiedenen Säuren im Tierversuch zeigt, die keineswegs allein von der azidotisch wirkenden Fähigkeit der einzelnen Säure abhängt, spielt auch hier die *Art der Säure* eine grosse Rolle. Aber bei den Versuchen am Menschen war zunächst einmal zu prüfen, ob nicht durch azidotisch wirkende Maßnahmen neben der CO_2-Einatmung die Ergebnisse verbessert werden könnten.

Hierzu aber bedurfte es nicht einer intravenösen Säurezufuhr. Wir können Säuren und azidotisch wirkende Salze peroral zuführen und hierdurch recht starke Blutazidosen mit gleichen, ja sogar stärkeren Herabsetzungen der p_H-Zahl des Blutes (*Gollwitzer-Meier*) erzeugen, deren Wirkung dann in Verbindung mit der Gasatmung zu studieren war. Es muss hier kurz der Grund erwähnt werden, warum wir Versuche *dieser Art* nicht an *Geschwulstmäusen* durchgeführt haben. Der Grund liegt einfach in einer technischen Schwierigkeit: Es wäre unbedingt nötig gewesen, die Säuren dem Tier mit der Schlundsonde zuzuführen. Das ist zwar auch bei der Maus möglich, aber die Tiere leiden unter dieser Behandlung derart, dass eine regelmäßig wiederholte Einführung der Schlundsonde kaum möglich sein dürfte, jedenfalls nicht ohne einen sehr erheblichen Tierverlust. Dann aber ist die Wirksamkeit der Methode nicht mehr zu beurteilen, besonders da ja ohnedies schon Methoden, die den Gesamtorganismus schädigen, bei der Maus sehr häufig hemmend auf das Tumorwachstum einwirken.

Es blieb also nichts anderes übrig, als derartige Versuche sofort beim Menschen durchzuführen, was ja gar keine Schwierigkeiten machen konnte, da irgend eine Gefahr damit nicht verbunden war.

Über diese Versuche sei zum Schluss noch kurz berichtet, wobei ich zunächst begründen muss, weshalb wir bisher nur über zwei Fälle verfügen, die mit dieser Methode behandelt wurden und schon längere Zeit beobachtet sind. Der Grund liegt darin, dass wir einerseits wegen der Kosten der Methode diese in grösserem Umfange nicht anwenden konnten, zumal ich, wie früher schon bemerkt, zunächst grösseren Wert auf eine weitere Vertiefung unserer Kenntnisse über die Wirksamkeit unserer Gasatmung im Tierversuch legte und die vorhandenen Mittel hierfür verwandte. Sodann aber wurde uns eine Baracke, die zunächst für die Durchführung unserer Versuche und für völlig inoperable Geschwulstfälle am *Holfelderschen* Röntgeninstitut zur Verfügung gestanden hatte, wegen einer Scharlachepidemie entzogen und erst seit Juli 1929 steht sie wieder zur Verfügung, so dass wir jetzt erst beginnen, an einer etwas grösseren Zahl von Fällen den gleichen Versuch anzustellen. Bei den gleich zu beschreibenden zwei Fällen, die lediglich durch eine Zeitungsnotiz über unsere Tierversuche, wie ich sie in der Klinischen Wochenschrift Januar 1928 mitgeteilt habe, auf unser Verfahren aufmerksam wurden, konnten wir die Behandlung in der richtigen Weise und lange genug durchführen, weil die Kranken die Kosten dieser Behandlung selbst tragen konnten.

Es handelt sich in beiden Fällen um Kranke mit *völlig inoperablen Geschwülsten,* die von anderer Seite als *absolut hoffnungslos* aufgegeben waren. Sie wurden beide auf ihren eigenen dringenden Wunsch in Behandlung genommen und bei beiden führte die Gas-Säuretherapie und gleichzeitige Röntgenbestrahlung zu sehr auffallenden Ergebnissen.

I. Der **erste Fall** betrifft eine *54 Jahre* alte Dame mit *inoperablem Magenkarzinom.* Die Patientin, deren Mutter mit 36 Jahren an Mammakrebs gestorben ist, war früher immer gesund und hat sieben gesunde Kinder. *Seit 1926* klagte sie über Schwächegefühl und Schmerzen und Brennen im Magen. Seit 1928 starke Gewichtsabnahme, sehr viel Brennen und Schmerzen im Oberbauch, häufige „Magenkrämpfe". Nach wiederholten Röntgenuntersuchungen wurde im Battle-Creek-Sanatorium eine Geschwulst im Magen festgestellt und die Kranke zur Operation der Mayoklinik in Rochester überwiesen. Die Laparatomie am 31. Oktober 1928 durch Dr. *C. H. Mayo* ergab ein völlig *inoperales Magenkarzinom* mit Drüsenmetastasen, dessen Natur durch Probeexzision und histologische Untersuchung gesichert wurde. Der kurze Bericht der Mayoklinik über das Ergebnis der Probelaparatomie lautet wörtlich:

„Mayo Clinic Rochester, Minnesota, November 13, 1928.

Mrs. J. T. She registered here October 24, 1928, giving a history of stomach trouble beginning in June.

Our examination showed negative urine analysis and blood Wassermann, hemoglobin of 58 per cent, red blood cells 3,890,000, white blood cells 10,600, differential count practically normal. Gastric analysis showed total acidity of 22 and no free hydrochloric acid. X-Ray examination revealed a carcinoma extending, faitly high on the posterior wall and greater curvature of the stomach.

On October 31 she was explored by Dr. *C. H. Mayo.* There were many adhesions in the upper righ abdomen secondary to an appendectomy and cholecystostomy done in 1916. The upper three-fourths of the stomach including all the posterior wall and part of the anterior wall was involved with carcinoma; there was also involvement of the lymph nodes about the cardia just beneath the diaphragm and along the spine. A gland removed from the gastrocolic omentum for biopsy showed carcinoma. As there was no obstruction a gastroenterostomy was not done and the abdomen was closed as an exploration.

She was discharged from our care on November 11. We shall appreciate anything you may be able to do for Mrs. T.

gez. *Henderson*

First Assistant to Dr. *C. H. Mayo.*"

Die Kranke wurde darauf nach Hause entlassen und den Angehörigen die völlige Aussichtslosigkeit mitgeteilt unter der Angabe, dass man nur noch mit einer Lebensdauer von 5—6 Monaten rechnen könnte (November 1928).

Das Befinden verschlechterte sich immer weiter, Übelkeiten und „Magenkrämpfe" häuften sich. Im Dezember 1928 wandte sich die Kranke telegraphisch an uns mit der Bitte, die Behandlung zu übernehmen.

Am *9. Dezember 1928* wurde sie in Frankfurt a. M. in klinische Behandlung aufgenommen mit schlechtem Allgemeinzustand, mit kachektischem Aussehen, Erbrechen. Schlechte Nahrungsaufnahme, starke krampfartige Schmerzen in der Oberbauchgegend. Schlaffe graugelbe Hautfarbe, heftigste Schmerzen nach jeder Nahrungsaufnahme, stark abgemagert, Gewicht 66,8 Kilo. Deutlich durch die Bauchdecken fühlbarer Tumor im linken Hypochrondium.

Die Röntgenuntersuchung ergab einen *kindskopfgrossen Tumor des Magens*, der auch sehr gut zu palpieren war, wobei ziemlich starke Schmerzen ausgelöst werden konnten.

Es wurde sofort mit der Gasbehandlung begonnen, die Kranke begann mit dreimal täglicher Atmung von 45 Minuten Dauer. Zugleich wurde Salzsäure und Azidolpepsin in steigenden Mengen gegeben und die Röntgentiefentherapie nach der Methode von Prof. *Holfelder* durchgeführt[1]). Ausserdem Höhensonnenbestrahlung des ganzen Körpers (zur Mesenchymaktivierung vgl. S. 224).

Schon nach zwei Wochen der Behandlung stellte sich eine subjektive Besserung des Befindens ein, die — höchstens einmal von Tagen stärkerer Schwäche infolge der Röntgenbestrahlungen unterbrochen — ganz langsam aber ständig fortschritt. Nach vier Wochen waren Erbrechen und Schmerzen vollständig verschwunden, die Nahrungsaufnahme war besser, die Kranke machte trotz des strengen Winters täglich stundenlange Spaziergänge und erholte sich von Tag zu Tag. Im März 1929 war unter dieser Behandlung die Geschwulst nach Röntgenbild und Palpation auf etwa $^1/_3$ der ursprünglichen Grösse zurückgegangen, war aber immerhin noch faustgross, hart, höckerig und gut palpabel. Eine leichte Druckschmerzhaftigkeit bestand auch jetzt noch.

Besserung und Gewichtszunahme hielten an und am *1. Mai 1929* ist *eine Geschwulst in der Magengegend weder zu fühlen noch im Röntgenbild mehr nachzuweisen*. Das Schleimhautrelief des Magens ist jetzt völlig normal, die Peristaltik bei Röntgendurchleuchtung völlig unbehindert. Die *Gewichtszunahme* betrug von Dezember 1928 bis Juli 1929 *20 Pfund* (von 66 kg auf 76 kg).

Durch einen Sturz zieht sich die Kranke Anfang Mai 1929 eine typische Radiusfraktur zu, die einen normalen Heilungsverlauf nimmt. Mitte Mai wird sie, völlig frei von Beschwerden, nach Hause entlassen mit der Anweisung sich bei erneutem Auftreten von Beschwerden, spätestens aber nach 6 Monaten zur Nachuntersuchung hier vorzustellen, und mit der weiteren Anweisung auch in den nächsten Monaten noch die Gasatmung regelmäßig durchzuführen und ebenso Salzsäure zu nehmen[2]).

II. Bei dem **zweiten Fall** handelt es sich um einen *63 Jahre* alten Mann, der früher immer gesund war und seit *Dezember 1926* an typischen Schluckbeschwerden und Stenoseerscheinungen im unteren Teil des Ösophagus erkrankte und bei dem ein *typisches Ösophaguskarzinom* klinisch diagnostiziert

---

[1]) Natürlich ist auch die *Art der Röntgentiefenbestrahlung* von grösster Bedeutung. Über das in unseren Fällen eingeschlagene Verfahren vgl. *Holfelder*, Arch. klin. Chir. **134**, 647 (1925); Handb. d. Röntgenther. chir. Krankh., 2. Spez. Teil, Leipzig bei Georg Thieme, 1928; Strahlenther. **31**, 33 (1929), **33**, 131 (1929); Röntgenpraxis, 1. Jahrgang, H. 1, 19, (1929). — [2]) *Anmerkung bei der Korrektur:* Ich sah die Patientin zuletzt am Schiff in New York am 19. September 1929, sie war frei von allen Beschwerden und bot das Bild völliger Gesundheit.

werden musste. Die Krankheit schritt langsam fort, so dass der Patient schliesslich das Bild höchster Abmagerung zeigte und nur mehr mit Mühe flüssige Nahrung in geringen Mengen zu sich nehmen konnte. Ablehnung jeder operativen Behandlung, auch einer Gastrostomie.

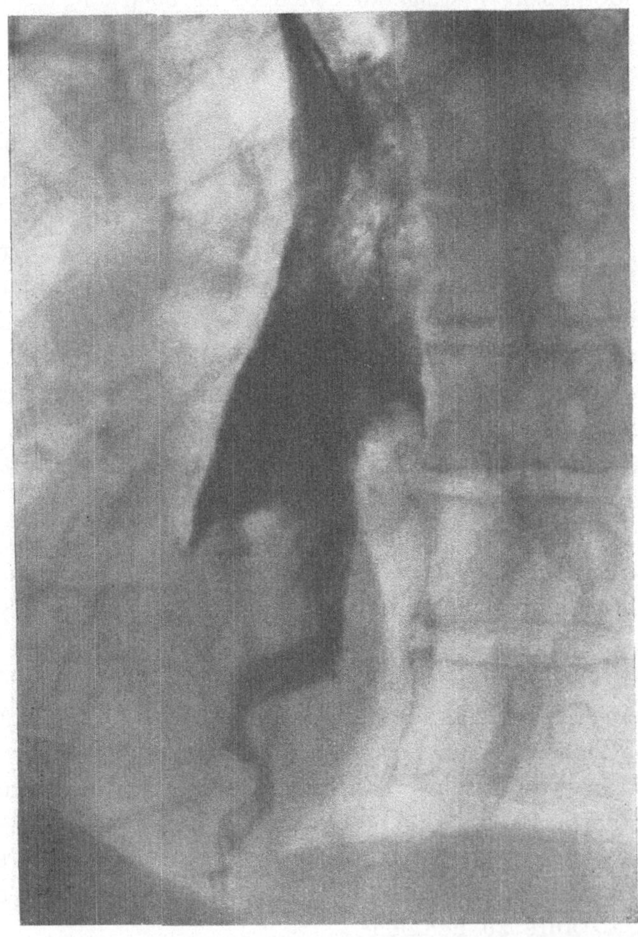

Abb. 3. Röntgenaufnahme des Falles II am 3. Juni 1929. Die karzinomatöse Stenose des Ösophagus, handbreit über der Kardia. Ausschnitt aus der Originalaufnahme des Frankfurter Röntgeninstituts (Prof. *Holfelder*), verkleinert auf $^2/_3$ der natürlichen Grösse.

Eine Anfrage der Angehörigen im März 1929, ob wir die Behandlung des Kranken übernehmen wollten, wurde von uns wegen der vorgeschrittenen Erkrankung und der offenbar völlig infausten Prognose, ablehnend beantwortet. Trotz dieses Abratens erscheint der Kranke am 5. Juni 1929 in Frankfurt und wurde daher auf seine dringende Bitte in klinische Behandlung genommen. Das Röntgenbild ergab eine sehr hochgradige und typische handbreite Ösophagusstenose des unteren Teiles, bis zur Kardia reichend (vgl. die Abbildungen 3 u. 4).

Die Behandlung wurde in derselben Weise durchgeführt wie im ersten Fall: Gasatmung, Salzsäurezufuhr per os — hier wegen stärkerer Beschwerden zunächst in geringerer Menge und stärkerer Verdünnung — Höhensonnenbestrahlung und Röntgentiefentherapie nach Prof. *Holfelder*.

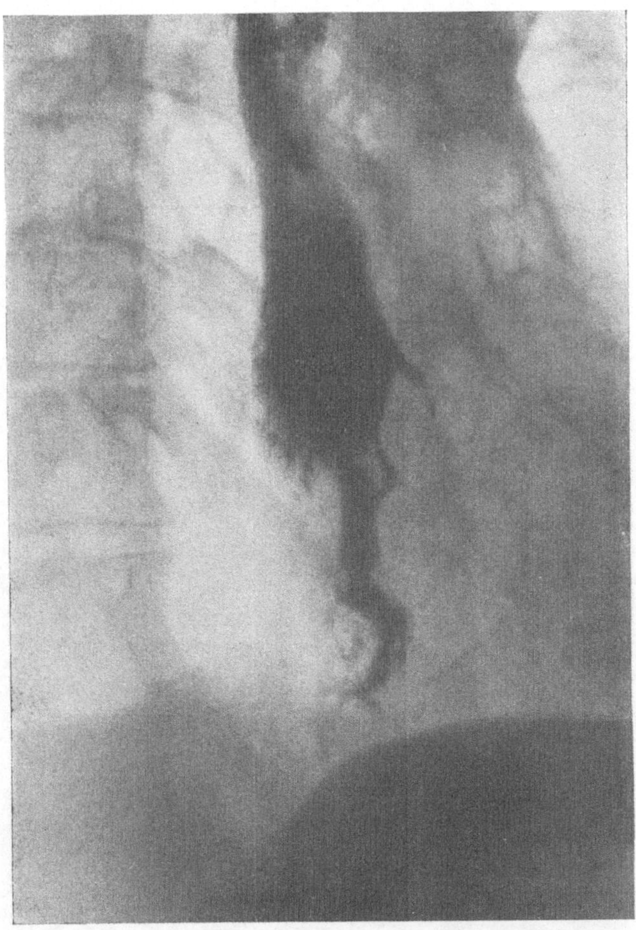

Abb. 4. Röntgenaufnahme des Falles II am 3. Juni 1929: Die karzinomatöse Stenose des Ösophagus, handbreit über der Kardia. Ausschnitt aus der Originalaufnahme des Frankfurter Röntgeninstituts (Prof. *Holfelder*), verkleinert auf $^2/_3$ der natürlichen Grösse.

Der Verlauf des Falles war nun ausserordentlich auffallend. Schon nach 10 Tagen trat eine sehr starke subjektive Besserung ein, die Schluckbeschwerden wurden wesentlich geringer und nach 14 Tagen konnte der Kranke auch feste Nahrung zu sich nehmen, bei ausgezeichnetem Allgemeinbefinden. Am 21. Juni 1929 zeigt das Röntgenbild eine vollkommene Veränderung des Zustandes gegenüber dem Aufnahmebefund. Die Speiseröhre ist in ihrem ganzen Verlauf fast gleichmäßig weit, die Stenose ist verschwunden, das Schleimhautrelief nähert sich sehr stark der Norm und zeigt nur noch an

wenigen Stellen leichte Unebenheiten und Rauhigkeiten (s. Abb. 5.) Am
30. Juni sind sämtliche subjektive Beschwerden des Kranken verschwunden.
Auch bei Nahrungsaufnahme niemals das geringste Aufstossen. Es werden
sämtliche Speisen in jeder Form und ohne Beschwerden genommen. Die
Röntgenaufnahme zeigt eine weitere Besserung, auch die Unebenheiten des

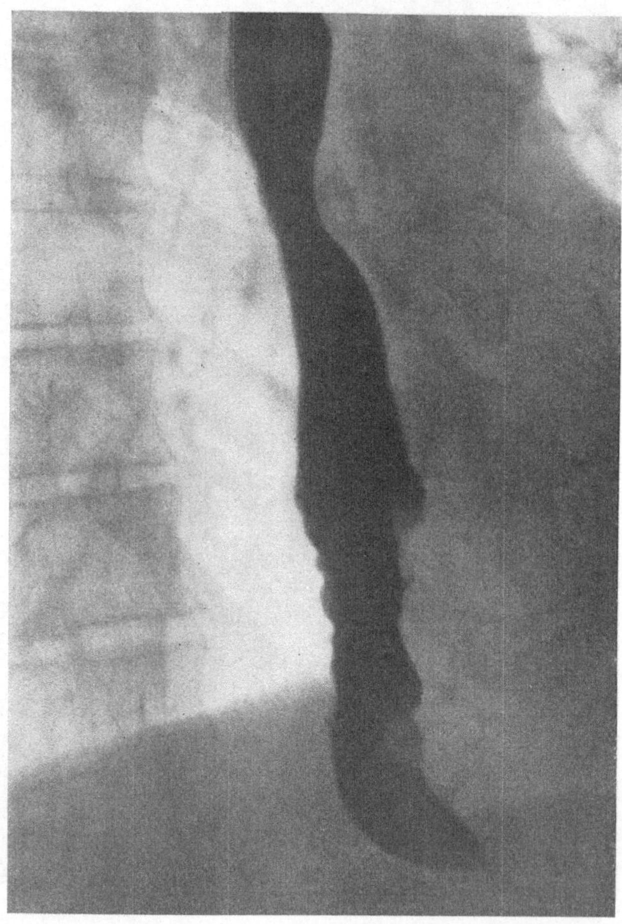

Abb. 5. Röntgenaufnahme des Falles II nach Röntgentiefenbestrahlung und 18 tägiger Gas-Säurebehandlung am 21. Juni 1929: Die Stenose des Ösophagus ist vollkommen verschwunden, die Schleimhaut zeigt noch ganz geringe Rauhigkeiten. Ausschnitt aus der Originalaufnahme des Frankfurter
Röntgeninstituts (Prof. *Holfelder*), verkleinert auf ²/₃ der natürlichen Grösse.

Schleimhautbildes sind verschwunden (s. Abb. 6) und bei der Röntgendurchleuchtung zeigt sich eine sehr gute Peristaltik.

Am 11. Juli 1929 wird der Kranke vorläufig nach Bad Nauheim entlassen mit der Anweisung weiterer strenger Durchführung der Gasatmung
und der peroralen Salzsäurezufuhr und mit der weiteren Anweisung, sich alle
zwei Wochen in Frankfurt zur Nachuntersuchung vorzustellen, zumal in
Aussicht genommen ist, in wenigen Wochen eine zweite Röntgentiefen-

bestrahlung nach der Methode von Prof. *Holfelder* zur Sicherung des Erfolges durchzuführen. Der Kranke hat inzwischen (bis zum 18. Juli 1929) 22 Pfund Gewicht zugenommen (von 65 kg auf 76 kg in 6 Wochen) und ein blühendes Aussehen. Auch die nach dem Rücken zu ausstrahlenden starken Schmerzen, über die bei der Aufnahme noch sehr lebhaft geklagt wurde, sind vollkommen

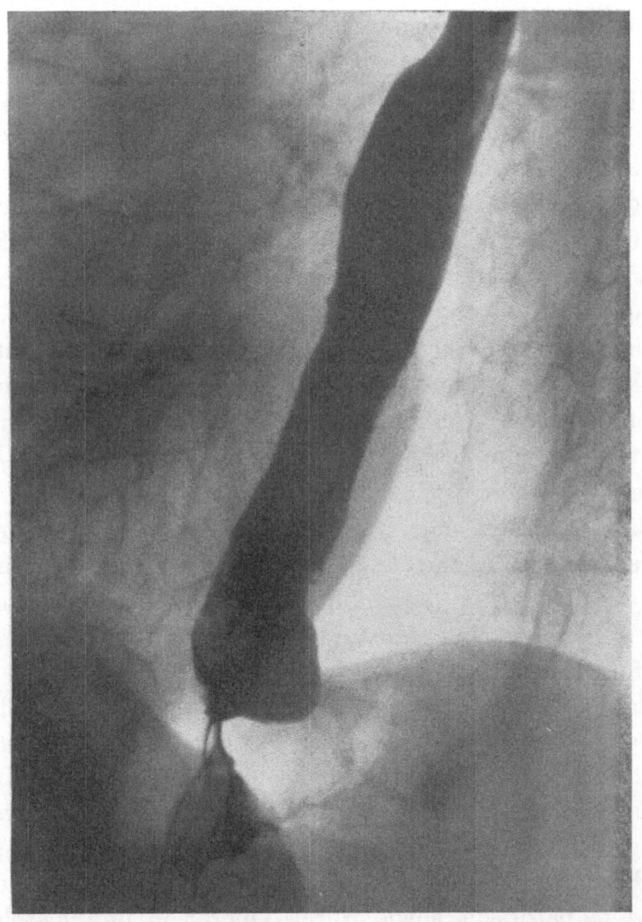

Abb. 6. Röntgenaufnahme des Falles II nach Röntgentiefenbestrahlung und 32 tägiger Gas-Säure-behandlung am 5. Juli 1929, bei geschlossener Kardia: Die Stenose ist weiter völlig verschwunden, ebenso sind jetzt die Rauhigkeiten der Schleimhaut nicht mehr zu sehen. Auf dem Röntgenschirm normale Peristaltik. Ausschnitt aus der Originalaufnahme des Frankfurter Röntgeninstituts (Prof. *Holfelder*), verkleinert auf ²/₃ der natürlichen Grösse.

verschwunden und es bedarf grosser Mühe und Energie, den Kranken zur Fortsetzung der Behandlung zu bewegen, da ihm bisher die Karzinomdiagnose sorgfältig verschwiegen wurde und er behauptet jetzt ein völlig gesunder Mensch zu sein.

Welche Schlüsse können wir aus diesen Beobachtungen ziehen? Da wir bis heute nur über zwei Fälle verfügen, die mit unserer Gas-Säuremethode behandelt sind, so kann die Wirksamkeit unserer Methode, mag sie auch durch den Tierversuch sehr stark gestützt sein, für den Menschen noch *keineswegs* als völlig erwiesen gelten. Zunächst einmal ist die Beobachtungszeit viel zu kurz, um überhaupt von Heilung reden zu können. Weiterhin könnte es ja ein Zufall gewollt haben, dass wir es in beiden Fällen mit ungewöhnlich strahlen- und gasempfindlichen Tumoren zu tun haben. Bei dem Magenkarzinom ist die Diagnose auch durch histologische Untersuchung ganz einwandfrei sichergestellt. Bei dem Ösophaguskarzinom ist das leider nicht der Fall, da wir im Anfang, überzeugt von der absolut ungünstigen Prognose des Falles, es leider versäumt haben, eine Probeentnahme vorzunehmen, die ja mit dem Ösophagoskop möglich gewesen wäre. Später konnten wir uns zu einer solchen Entnahme nicht mehr entschliessen, da sie ja in den Heilungsverlauf eingegriffen und vielleicht eine Schädigung des Kranken gebracht hätte. Es liegt also hier die Möglichkeit vor, dass etwas anderes der Erkrankung zu Grunde liegt als ein Karzinom. Jeder, der die Röntgenbilder gesehen und die Krankengeschichte gehört hat, wird diese Annahme ablehnen müssen, denn Stenosierungen anderer Art ergeben andere Stenose-Röntgenbilder und der über mehr als zwei Jahre lang absolut progrediente Verlauf sprechen für die Karzinomdiagnose. Möglich wäre natürlich, dass eine *sarkomatöse* Geschwulst vorliegt, die besser auf Röntgen anspricht, die aber einerseits im Ösophagus sehr selten ist, andererseits meist ganz andere Stenoseformen im Röntgenbild darbietet und gewöhnlich einen mehr traubig-lappigen Bau zeigt. Können wir also auch eine andere Tumorform als Karzinom in diesem Falle nicht absolut sicher ausschliessen, so dürfte die Wahrscheinlichkeit hierfür doch denkbar gering sein und auch bei einer anderen Geschwulstart wäre der Erfolg schon recht bemerkenswert.

Ich glaube kaum, dass in der Beurteilung dieser Fälle andere noch kritischer sein können als wir selbst. Für das Magenkarzinom ist es ja bekannt, dass starke Rückbildungen auch nach Röntgenbestrahlung zuweilen beobachtet werden [vgl. *Holfelder*[1]), *Schinz*[2])]. Auch hier dürfte aber eine so lange dauernde Besserung mit völligem Verschwinden schwerster subjektiver Beschwerden und ebensolchem völligen Verschwinden des röntgenologisch und palpatorisch sowie durch Operation und histologische Untersuchung nachgewiesenen grossen Tumors mit gleichzeitiger Wiederherstellung der vollen Motilität des Magens und einer Gewichtszunahme von 22 Pfund zu den Seltenheiten gehören. Ob wirklich eine völlige Heilung vorliegt, kann natürlich mit wissenschaftlicher Sicherheit erst nach Jahren gesagt werden.

Anders liegt die Frage bei dem Ösophaguskarzinom. Hier ist uns aus der gesamten Literatur eine analoge Beobachtung mit derartiger Beseitigung der Stenose und derartiger Besserung sämtlicher Erscheinungen und des Gesamtbefundes nicht bekannt.

---

[1]) *Holfelder*, Verh. Röntgenkongress Wien **1929**. — [2]) *Schinz*, Schweiz. med. Wschr. **1929**, 375.

Trotzdem ist der *einzige* Schluss, den wir wirklich aus unseren Beobachtungen ziehen — das bitte ich sehr scharf betonen zu dürfen — der, dass wir *berechtigt* und *verpflichtet* sind, auf dem eingeschlagenen Wege mit aller Energie weiter zu arbeiten. Was endgültig dabei herauskommt, kann auch heute noch niemand sagen und es ist eine sehr billige Kritik, uns dies vorzuhalten. Jahre, ja Jahrzehnte hat es gedauert, bis die Strahlenbehandlung der bösartigen Geschwülste den Stand erreicht hat, den sie heute einnimmt, und man würde wohl mit Recht die Behauptung ablehnen, dass auf diesem Wege schon das Höchsterreichbare tatsächlich geglückt sei. Dasselbe gilt von unserer Methode.

Man wird nun fragen, warum wir diese spärlichen Ergebnisse schon veröffentlichen und nicht noch einige Jahre warten. Der Grund liegt darin, dass wir eben einerseits in unseren Tierversuchen und in ausgedehnten physiologischen Untersuchungen doch schon derartig festbegründete Grundlagen unserer Methode geschaffen haben, dass überhaupt die Prüfung des Verfahrens am Menschen vollauf berechtigt erscheint. Der weitere Grund liegt darin, dass, um am Menschen zu einem genügend gesicherten Urteil zu gelangen, eben *Jahre* erforderlich sind und wir uns nicht für berechtigt halten, die Durchführung und den Ausbau dieser Methode für so lange Zeit als ein Reservatrecht für uns zurückzuhalten. Wir haben natürlich den Erfolg unseres Vorgehens in den beiden so völlig aussichtslosen Karzinomfällen nicht allein vom wissenschaftlichen Standpunkt aus begrüsst, sondern uns auch mit den Kranken und ihren Angehörigen darüber menschlich gefreut. Wir sehen also nicht ein, warum wir ein Verfahren, das hinreichend physiologisch und biologisch begründet ist, noch Jahre lang zurückhalten sollen. Es liegt doch die Möglichkeit vor, dass es noch andere Krebsfälle gibt, die in gleicher oder ähnlicher Weise auf unser kombiniertes Verfahren ansprechen könnten. Wenn wir schon in wenigen Monaten endgültige und sichere Ergebnisse beim Menschen überhaupt vorlegen könnten, so hätten wir sicher noch mit der Veröffentlichung gewartet. Diese Möglichkeit ist aber nicht gegeben, dazu bedarf es sicher noch mehrerer Jahre, und wenn diese Zeit schon einmal nötig ist, so ist es besser, dass inzwischen auch von anderer Seite unsere Methode einer eingehenden und kritischen Untersuchung unterzogen wird. Dazu kommt, dass wir bisher eben so ausserordentlich wenig Gelegeneit hatten, die Methode am krebskranken Menschen durchzuführen, und wir erst seit wenigen Wochen wieder eine kleine Baracke für inoperable Krebsfälle benutzen können[1]). Eine wirkliche Prüfung der Wirkung auf den Menschen ist aber nur an einem ganz grossen Material möglich und Erfolg versprechend.

---

[1]) *Anmerkung bei der Korrektur:* Leider stiess auch die Durchführung dieser Heilversuche am krebskranken Menschen auf sehr grosse Schwierigkeiten. Viele Kranken konnten der Kosten wegen nur wenige Wochen in der Behandlung bleiben, andere hielten es wegen der schlechten Unterbringung in der Baracke nicht lange genug aus, so dass die Behandlungsdauer natürlich in allen Fällen völlig unzureichend war. Die Krankenhausverwaltung erklärte ferner, die Kosten der Gaslieferungen nicht tragen zu können und aus Stiftungsmitteln konnten wir lediglich einen Zuschuss von 2000 RM.

Diese auffallenden Erfolge beim Magen- und Ösophaguskarzinom können natürlich ihre Ursache darin haben, dass wir bisher Geschwülste anderer Art mit der Gas-Säuretherapie nicht in Behandlung genommen haben, bzw. erst seit zwei bis drei Wochen. Andererseits liegt aber auch der Gedanke nahe, dass hier zu unserer Gastherapie nicht nur die allgemeine Säurewirkung hinzutritt, sondern auch noch eine lokale Säurewirkung. Gerade für den sehr auffallenden und sehr raschen Erfolg beim Ösophaguskarzinom hat sich mir dieser Gedanke sehr aufgedrängt. Bei der Ösophagusstenose wird es natürlich besonders leicht zu einer längeren Stagnation der peroral zugeführten Säure oder des aufgenommenen Azidol-Pepsins kommen. Sollte dies der Fall sein, so würde das den Wert unserer Methode gerade für die bisher so vollkommen aussichtslosen Fälle von Ösophaguskarzinom oder vorgeschrittenem Magenkarzinom erhöhen. Es wird zu prüfen sein, ob dieser lokale Faktor der Säurebehandlung wirklich von besonderer Wichtigkeit ist und wenn dies sich tatsächlich nachweisen lässt, so könnte das von grosser Bedeutung auch für andere Geschwulstformen werden und eine lokale Säuretherapie derselben, z. B. durch intratumorale und peritumorale Säureinjektionen oder Injektionen von Säure in die zugehörigen Gefässe einleiten. Versuche in dieser Richtung könnten ja zunächst am Tier durchgeführt werden.

Auch eine weitere wichtige Frage sei hier angeschnitten. Nach all den von uns beigebrachten physiologischen Unterlagen darf man sich die Wirkung unserer Gasatmung auf die Geschwulstzelle vielleicht so vorstellen, dass die Zelle hierbei unter den Druck einer hohen Oxydationsspannung gesetzt wird, die ihren Stoffwechsel schädigt und ihre Lebensbedingungen wesentlich verschlechtert. Nun haben wir aber weder beim Menschen noch beim Tier diese Einwirkung zu einer dauernden gestaltet, sondern nur täglich mehrere Stunden die Wirkungen dieser Gasdrucke ausgenutzt. Es ist demnach die Frage, ob wir nicht eine wesentliche Verstärkung in der Wirkung unserer Kombinationstherapie erzielen können, wenn wir die Röntgentiefenbestrahlung gleichzeitig, d. h. während unserer Gasatmung, durchführen. Wenn z. B. der Kranke eine Stunde lang atmet, so könnte in der Zeit von der 20. bis zur 40. Minute etwa die Bestrahlung vorgenommen werden, was ja keinerlei technische Schwierigkeiten macht. Versuche in dieser Richtung hoffen wir ebenfalls bald durchführen zu können.

Unsere Feststellungen über die Beeinflussung der Gewebsmilchsäure durch unser Gas lassen Versuche mit tagelanger Gasatmung bei Karzinomkranken dringend erwünscht erscheinen. Selbst tagelanger Aufenthalt in unserem Gas wird vom Tier gut vertragen. Selbstverständlich sind aber ähnliche Versuche am Menschen überhaupt nur in einem grossen Sauerstoffzimmer möglich.

---

in diesem Jahre für diesen Zweck zur Verfügung stellen, so dass schon Anfang Oktober die Behandlung bei vielen abgebrochen werden musste. Trotzdem haben wir schon in dieser kurzen Zeit noch in einigen weiteren Fällen von inoperablem Magenkrebs und Ösophaguskarzinom sehr ermutigende Besserungen gesehen.

Wir glauben nicht in unserer Gasmethode ein sicheres Verfahren zur Heilung aller Arten von bösartigen Geschwülsten gefunden zu haben. Auch wenn die Zukunft zeigen sollte, dass Erfolge wie bei den oben beschriebenen beiden Karzinomfällen beim Menschen häufiger zu erzielen sein werden, bin ich zu sehr von der Individualität der Geschwulstzelle, von der Eigenart jedes einzelnen Tumors überzeugt (weil eben die Geschwulstfrage für mich ein wesentliches allgemein-biologisches Problem und keine einfache Frage pathologischer Reizung oder gar der Infektion darstellt, vgl. meine „Allgemeine Geschwulstlehre" S. 1366 u. S. 1731 ff.), als dass ich annehmen könnte, es würde ein Allheilmittel für die Geschwulstkrankheit zu finden sein. Der Weg der Forschung wird hier ein langsamer und mühevoller sein müssen, denn es wird sich zeigen, dass auch hier bei der Reaktion auf Behandlungsmethoden die Geschwülste Individualitäten sind und wir daher für die sehr verschiedenen Formen die jeweils günstigsten Behandlungsmethoden langsam herausarbeiten müssen.

Es ist dabei selbstverständlich, dass auch in jedem einzelnen Krankheitsfalle nicht nach einem groben Schema verfahren wird, sondern streng individualisiert werden muss. Selbstverständlich müssen Blutbild (Anämie) und Urin (Albuminurie) ständig kontrolliert werden und ausserdem ist es wichtig, den Grad der erzeugten Azidose zu verfolgen. Um zu starke und zu schwache Wirkungen zu vermeiden, bestimmen wir wöchentlich zweimal die p_H-Zahl des Urins, die wir möglichst auf 5,4—5,6 zu halten suchen. Art, Form und Quanten der Säurezufuhr, Dauer und Verteilung der Atmungszeiten, Wege der Mesenchymaktivierung seien nur als Beispiele für das in jedem Einzelfall verschiedene und sorgfältig abzuwägende Vorgehen erwähnt.

Von all diesen Aufgaben sehen wir aber heute erst die ersten Anfänge. Auch bei der Gas-Säuretherapie wird noch zu erforschen sein, welches die beste Art der Säurezufuhr oder Salzzufuhr sein wird, ob und wie die Pufferungsverhältnisse zu beeinflussen sind, und dann ganz besonders, ob nicht unsere Methode durch geeignete Ernährung, insbesondere saure Ernährung und durch mancherlei pharmakologische Maßnahmen (Pilokarpin, Insulin) wesentlich unterstützt werden kann. Für alle diese Fragen geben die Tierversuche heute schon mancherlei wichtige Hinweise, die der Bearbeitung am menschlichen Karzinom harren und für die viele kritische Mitarbeiter nötig sind. Besonders möchte ich auch betonen, dass uns ausgedehnte Tierversuche von der grossen Bedeutung der Mesenchymaktivierung, insbesondere der Milztätigkeit überzeugt haben, und dass auch hieraus wertvollste Anregungen für die Beeinflussung menschlicher Geschwulstfälle gezogen werden können.

Für all dies werden Jahre, vielleicht Jahrzehnte notwendig sein und wir würden uns freuen, wenn unsere Arbeiten die Anregung zu einer sehr intensiven Tätigkeit auf diesem Gebiete geben würden. Viele Jahre und sorgfältigste kritische Beobachtung an einem grossen und sehr gut durchuntersuchten menschlichen Karzinommaterial werden ja auch nötig sein zur Beantwortung der sehr wichtigen Frage, ob unsere Gas-Säurebehandlung fähig ist, *Rezidive* und *Metastasenbildung* nach Krebsoperationen zu *verhüten.*

Bis heute haben wir noch keinen völlig zwingenden Beweis dafür, dass auch die menschliche Krebszelle selbst durch unsere Gasbehandlung direkt geschädigt oder vernichtet werden kann, denn nur im Tierversuch ist bisher eine solche Schädigung klar erwiesen. Für den Menschen erscheint mir bisher aus unseren Beobachtungen nur bewiesen, dass der krebskranke Organismus in seinem Kampfe gegen die Krankheit durch unsere Gasbehandlung eine wesentliche Hilfe und Unterstützung erfährt und dass diese Gasatmung auch der so schädlichen Kachexie entgegenwirkt. Durch all dieses müssen die lokal wirksamen Methoden, insbesondere Röntgen, Radium und Operation in ihrem Erfolge gesteigert und wesentlich unterstützt werden. Wichtig ist dabei, dass die Kranken tatsächlich auch mehrere Stunden am Tage das Gas wirklich atmen und nicht, wie das bei der Maskenatmung leider nicht selten vorkommt, nur scheinbar Gas atmen, oder nur ab und zu etwas Gas einatmen. Hier würde die Behandlung in einer Kammer die grössten Vorteile bringen.

Trotz alledem sind die sämtlichen von uns beigebrachten physiologischen Grundlagen unserer Methode und die Erfolge beim Tierkrebs im Experiment derart, dass wir auf dem eingeschlagenen Wege mit aller Energie weiter arbeiten und hoffen dürfen, durch weitere Vervollkommnung unserer Methode noch bessere Ergebnisse zu erzielen.

Auf eines aber möchte ich noch hinweisen. Es wird langsam Zeit, den ganz allgemeinen nicht nur bei Laien, sondern auch bei den Ärzten verbreiteten Pessimismus über die Heilungsmöglichkeiten inoperabler Geschwülste aufzugeben. In vielen Fällen erreichen Röntgen und Radium heute schon gute Resultate und gerade der Tierversuch zeigt, dass offenbar noch recht viele und verschiedenartige Wege möglich sind, um die Tumorzelle auch im Körper und von der Blutbahn aus zu schädigen und zu vernichten. Hier liegen, gerade für Untersuchungen am Menschen, noch grosse unbearbeitete Gebiete vor uns, deren Inangriffnahme wir nicht wegen des herrschenden Pessimismus versäumen dürfen. Aus der grossen Zahl unserer tierexperimentellen Untersuchungen haben wir ja bisher nur eine einzige Kombinationsmethode herausgegriffen, deren Aussichten für die Behandlung menschlicher Tumoren uns besonders günstig erschienen. Es gibt aber noch eine Reihe anderer Wege, mit denen wir auch im Tierversuch gute Resultate erzielen konnten. Ich erwähne nur die Wirkung von Insulin mit Gas, von Oxantin mit Gas und ferner die Erfolge mit systematischer Mesenchymaktivierung. Sicherlich ist also noch mancher Weg vorhanden, der bisher noch nicht begangen wurde, und für den sich Anregungen aus unseren Tierversuchen ergeben.

Allerdings bin ich der Überzeugung, dass wir hier auf biologischem Wege weiterkommen als durch Hoffen und Suchen nach irgendeiner wunderbaren Substanz, welche die Geschwulstzelle an sich ohne weiteres abtöten soll. Alle Methoden, welche in ihrer Anwendung die Gefahr einer schweren Schädigung des Gesamtkörpers ohne weiteres mit sich bringen, wie die Schwermetalle und ihre Salze oder das Blei und ähnliches, haben wir vernachlässigt, weil wir uns gerade von diesem Weg *am wenigsten* versprachen. Es soll damit nicht gesagt sein, dass die Metallsalztherapie absolut aussichtslos wäre, schon durch die Verstärkung der Autolyse der Tumorzelle könnte sie wirksam sein und vielleicht ist eine günstige Kombination ausfindig zu machen, die uns im Kampf gegen das Karzinom helfen könnte. Man darf sich nur über den Mechanismus dieser Wirkungen, der besonders auf Fermentbeeinflussung und Mesenchymaktivierung beruht, keine falschen Vorstellungen machen.

Wie der Tierversuch zeigt, gibt es eine Reihe verschiedener Möglichkeiten mit ganz ungefährlichem Vorgehen, die Geschwulstzelle biologisch zu beeinflussen und wir glauben, dass diese Wege zunächst sehr energisch begangen werden sollten und die Aussichten für den Erfolg hier ganz besonders günstig sind. Uns selbst ist weder die Möglichkeit gegeben, so umfangreiche tierexperimentelle und physiologische Untersuchungen durchzuführen, noch vor allem ausgedehntere und systematische Untersuchungen an inoperablen menschlichen Tumorfällen auszuführen, wie dies für eine baldige Erreichung des Ziels notwendig wäre. Darum bitten wir um kritische Mitarbeit in jeder Weise.

Vor allem hoffen wir aber, dass unsere Arbeiten einen guten Teil des Pessimismus zerstören werden, der heute noch mit einem gewissen Recht bei allen Beteiligten herrscht, wenn es sich um die Aufgabe handelt, einem nicht mehr operierbaren oder bereits mit Metastasen versehenen krebskranken Menschen zu helfen. Natürlich können wir nicht daran denken, die weit vorgeschrittenen kachektischen Fälle oder Moribunde mit irgendeiner Hoffnung auf Erfolg in Behandlung zu nehmen. Bei allen anderen aber ist, falls der Kräfteverfall noch nicht zu weit vorgeschritten ist, schon heute die Möglichkeit gegeben, auf verschiedenen biologischen Wegen den Versuch der Hilfe zu machen, und es wird sich zeigen, dass mit dem Fortschreiten unserer Kenntnisse und Arbeiten dieser Versuch von Jahr zu Jahr immer mehr von Erfolg gekrönt sein wird. Die Grundlagen für jeden weiteren Fortschritt auf diesem Gebiete dürfen wir aber nach meiner Überzeugung nur erhoffen von einem tieferen Eindringen in die pathologische Physiologie der Krebszelle und des krebskranken Organismus.

IV.

Die aktuelle Blut- und Gewebsreaktion des normalen und krebskranken Organismus und ihr Verhalten bei experimenteller Azidose.

Von

Dr. Gustav Joos
Assistent am Institut.

Mit 1 Abbildung und zahlreichen Tabellen im Text.

Durch zahlreiche Arbeiten ist die Bedeutung des Säurebasenhaushaltes im Organismus und seiner Störungen als wichtiger Vorgang beim Ablauf krankhaften Geschehens immer mehr erkannt und in den Mittelpunkt des Interesses gerückt worden. Die H^+ und OH^--Ionen nehmen den anderen Ionengemischen und Gleichgewichten gegenüber eine besondere Stellung ein und sind in ihrer Bedeutung für biologische Vorgänge schon weitgehend studiert. Mit zunehmender Verbesserung der Methodik sind die Begriffe der Azidose und Alkalose einer exakten Messung zugängig gemacht worden. Änderungen der Wasserstoffionenkonzentration im Organismus hängen mit vielen regulatorischen Vorgängen zusammen, deren gegenseitiges Wechselspiel die optimalen Bedingungen der Lebensfunktion gewährleistet. Es kann im Organismus eine azidotische oder alkalotische Stoffwechselrichtung vorhanden sein, ohne dass die Wasserstoffionenkonzentration selbst verändert ist. Treten im Organismus Störungen ein, die die Konstanz der Wasserstoffionenkonzentration gefährden, so stehen dem Körper Regulationsmechanismen mannigfacher Art zur Verfügung. Durch vermehrte Abatmung von Kohlensäure durch die Lunge, durch die Ausscheidung eines sauren Urins entledigt sich der Körper saurer Valenzen und durch die vermehrte Ausscheidung von Ammoniak können fixe Alkalien eingespart werden. Nicht zuletzt aber ist die Pufferung des Blutes und der Gewebe der wirksamste und sicherste Schutz des Körpers gegen eine erhebliche Verschiebung der Wasserstoffionenkonzentration. Kommt es also überhaupt zu einer Änderung der H^+-Ionenkonzentration, so besagt dies, dass die Regulationsmöglichkeiten des Organismus stark erschöpft sind. Wenigstens gilt dieses für Verschiebungen der C_H des Blutes, dessen Pufferkapazität unter verschiedenen Bedingungen eingehend untersucht ist; viel weniger bekannt und erforscht sind die Verhältnisse im Gewebe, wohl in der Hauptsache deshalb, weil auch heute noch keine zuverlässige und einwandfreie Methode zur Bestimmung der Gewebsreaktion und seiner Pufferungsfähigkeit existiert. So zieht man auf die Pufferungsfähigkeit der

Gewebe meist Schlüsse aus indirekten Methoden (Speicherungsfähigkeit für Kohlensäure), wobei die einzelnen Autoren, wie *Eppinger*, *Brocklehurst* und *Henderson*, *Krötz* zu erheblich divergierenden Resultaten kommen. Als sicher darf aber angenommen werden, dass die Pufferungsfähigkeit des Blutes erheblich besser ist als die des Gewebes.

Im Blut sind es die roten Blutkörperchen selbst, die infolge ihres Hämoglobingehaltes dem Blut eine grosse Pufferungsfähigkeit verleihen. Die Plasmaeiweisskörper spielen dabei eine erheblich geringere Rolle. *Hamburger*[1] hatte festgestellt, dass bei Erhöhung der Kohlensäurespannung Chlorionen aus dem Plasma in die Blutkörperchen eintreten; es werden Chlorionen des Plasma gegen Bikarbonationen der Blutkörperchen ausgetauscht. Allgemein wird angenommen, dass dieser Vorgang auf einem *Donnan*-Gleichgewicht beruht. Ein solcher Vorgang findet statt, wenn zwei Lösungen durch eine Membran getrennt sind, welche für die eine Ionenart undurchlässig ist. Es tritt dann ein Verteilungsgleichgewicht derart ein, dass die nicht diffundierende Ionenart sämtliche diffusiblen Ionen am Durchtritt durch die Membran um so mehr zurückhält, je grösser ihre Konzentration ist.

Im Plasma sind neben den Eiweisskörpern die wesentlichen Puffersysteme die Bikarbonatpuffer und die Phosphatpuffer, letztere von untergeordneter Bedeutung. Man kann im grossen und ganzen das Plasma als reinen Bikarbonatpuffer betrachten und die Pufferungsfähigkeit durch die Gleichung

$$h = k' \cdot \frac{(CO_2)}{(Bicarb).}$$

ausdrücken, wobei k' die Dissociationskonstante der Kohlensäure, reduziert auf den Gesamtelektrolytgehalt des Blutes, darstellt. Das heisst also: Die Wasserstoffionenkonzentration im Blut wird — unter Vernachlässigung der Hämoglobinpufferung — bestimmt durch das Verhältnis der freien Kohlensäure zu der gebundenen Kohlensäure.

Der Pufferungszustand des Blutes wird am besten durch die Kohlensäurebindungskurve dargestellt. Denn diese gestattet eine quantitative Angabe über die dem Blut zur Verfügung stehende Alkalireserve. Da aber die C_H des Blutes nicht nur von der Höhe der Alkalireserve abhängt, sondern auch von der Höhe der Säureausscheidung durch Lunge und Nieren, so ist es natürlich nicht möglich, lediglich aus der Änderung der Kohlensäurebindungskurve Schlüsse auf die Stoffwechsellage zu ziehen, da eine Herabsetzung der Alkalireserve sowohl Begleitumstand einer vermehrten Säurebildung, Azidose, wie auch einer erhöhten Kohlensäureabatmung, Alkalose, sein kann. Nur aus der Bestimmung aller Faktoren können eindeutige Schlüsse auf die H-Ionenkonzentrationen gezogen werden.

Für das Blut liegen zahlreiche Untersuchungen über den normalen p_H-Wert von verschiedenen Autoren vor. Nach *Straub*[2] schwanken die

Normalblutwerte beim Menschen zwischen p_H 7,28 und 7,50 als äusserste Grenze. Der Unterschied zwischen arteriellem und venösem Blut ist sehr gering. *Hasselbalch*[3] findet, wenn die Messung bei gleicher CO_2-Spannung vorgenommen wird, für Arterienblut 7,45, für Venenblut 7,31. Wenn aber Arterienblut bei arterieller und Venenblut bei venöser CO_2-Spannung gemessen wird, so ist fast kein Unterschied mehr vorhanden. Die Wasserstoffionenkonzentration unterscheidet sich dann nur um 5—10 % im arteriellen und venösen Blut. Dementsprechend weist auch die Kohlensäurebindungskurve des arteriellen und venösen Blutes keine deutlichen Unterschiede auf.

Über die Wasserstoffionenkonzentration normaler Gewebe ist nur wenig bekannt[1]). *Michaelis* und *Kramztyk*[4] suchten die Wasserstoffzahl der Gewebe durch elektrometrische Bestimmungen im wässerigen Gewebsextrakt festzustellen. Die Organe waren vorher gekocht, die Kohlensäure also ausgetrieben. *Pechstein*[5] fand nach dieser Methode für den ruhenden Muskel $p_H = 7{,}43$, für den ermüdeten Muskel $p_H = 6{,}85$ bei 18°. *Schade, Neukirch* und *Halpert*[6] haben später durch Einführung einer Subkutanelektrode die Wasserstoffzahlen des Gewebes intra vitam auf elektrometrischem Wege bestimmt. Sie fanden mit dieser Methode für das Subkutangewebe des Menschen einen p_H-Wert von 7,09—7,29. *Henning*[7] prüfte die Reaktion normaler Mäusegewebe mit der Indikatorenmethode *Gräffs* und fand für die verschiedenen Organe einen p_H von 7,0–7,3. Die jüngsten Untersuchungen über die Gewebs-p_H sind von *Carlström, Ege* und *Henriques*[8] angestellt und diese Autoren fanden mit einer besonderen Extraktionsmethode und elektrometrischer Bestimmung des p_H im Extrakt für einzelne Organe einen Wert von p_H 6,5—6,9.

Über die Blutveränderungen und die Möglichkeiten der C_H-Beeinflussung auf experimentellem Wege liegen zahlreiche Arbeiten vor, deren Fragestellungen meist von der Divergenz in der Meinung über die Atmungsregulation ausgehen. Trotzdem aber sichergestellt ist, dass Verschiebungen der Wasserstoffionenkonzentrationen im Blut nur in engen Grenzen vom Organismus ertragen werden, erscheinen in den letzten Jahren noch immer Arbeiten, die von phantastischen Zahlen des Blut-p_H bei experimenteller Beeinflussung berichten. So soll z. B. nach einer Arbeit von *Lumière* und *Sors*[9] bei Injektion von 5 ccm einer 0,35%igen HCl-Lösung beim Meerschweinchen im Blut ein p_H-Wert von 5,6 zu beobachten sein. Diese abnormen Zahlen sind in der Hauptsache wohl auf unzulängliche Methodik zurückzuführen. Wenn bei den Indikatorenmethoden unter gewöhnlichen Bedingungen der Salz- und Eiweissfehler auch unbedeutend sein mag, so ist doch wahrscheinlich, dass bei vorhandener Azidose durch die Veränderungen der Eiweissfraktionen im Blut und durch die Mineralverschiebungen dieser methodische Fehler bedeutend mehr ins Gewicht fällt. Die Standardmethode zur Bestimmung der p_H im Blut ist die elektrometrische Messung und wir erachten die elektrometrische p_H-

---

[1]) Grundlagen und Grenzen der p_H-Bestimmungen im Gewebe sind in einer Arbeit von *F. Leuthardt* (Kolloidchem. Beih. 28, 262, 1929) eingehend dargelegt.

Bestimmung vor allem dann als unerlässlich, wenn es sich um die Messung experimentell hervorgerufener grosser p_H-Verschiebungen handelt. Aber auch dazu soll betont werden, dass die elektrometrische Methode für die Messungen im Blut nicht absolute Vollkommenheit bedeutet, jedoch immerhin zuverlässige Vergleichswerte gibt.

Auf die sehr interessanten und zum Teil recht kompliziert liegenden Verhältnisse, die im Blut bei Änderung der Stoffwechselrichtung unter verschiedenen Bedingungen auftreten, können wir hier nicht eingehen. Diese sind im Lauf der letzten 20 Jahre weitgehend untersucht worden, so vor allem durch die bekannten Arbeiten von *Barcroft*, *Haldane*, *Henderson und Mitarbeiter*, *H. Straubs* und seiner Schule, *Kroghs*, um nur die wichtigsten und grundlegendsten zu nennen. Unsere Kenntnisse auf diesem Gebiet haben sich sehr erweitert, und die Störungen des Säurebasengleichgewichts bei klinischen Erkrankungen und experimentellen Veränderungen namentlich auch in bezug auf Störungen der Atmungsregulation und deren Mechanismus sind weitgehend erforscht, wenngleich in wichtigen Fragen, wie z. B. gerade der Theorie der Atmungsregulation eine allgemeine Einigung noch nicht erreicht werden konnte. Uns sollen hier nur die Verhältnisse beschäftigen, die mit pathologischen Fragestellungen eng zusammenhängen, insbesondere die Verhältnisse normaler und pathologisch veränderter Gewebe unter normalen Bedingungen und bei der experimentellen Azidose.

Über die beim Karzinom vorherrschende Stoffwechselrichtung liegen mehrere Arbeiten vor, die zum Teil zu erheblich verschiedenen Resultaten gelangen. Die Rolle der Wasserstoffionenkonzentration beim Zellwachstum wurde in den letzten Jahren immer mehr beachtet, nachdem erwiesen war, dass für fermentative Vorgänge das Ionenmilieu von grösstem Einfluss ist. So besteht, was uns hierbei besonders interessiert, ein enger Zusammenhang zwischen Glykolyse und Wasserstoffionenkonzentration. *Rona* und *Wilenko*[10] haben gezeigt, dass im Blut das Optimum der Glykolyse bei p_H 7,52 liegt, und dass unterhalb p_H 6,3 eine Glykolyse im Blut nicht mehr nachweisbar ist. *Warburg*, *Posener* und *Negelein*[11] haben nachgewiesen, dass zwischen p_H 8—6 die Glykolyse des Karzinomgewebes mit steigender Wasserstoffionenkonzentration abnimmt. *Vlés* und *de Coulon*[12] ermittelten den isoelektrischen Punkt für Mäusemuskelbrei durch Kataphorese zwischen p_H 5,8 und 7,0 und fanden bei Impf- und Spontantumoren der Maus den isoelektrischen Punkt nach der alkalischen Seite verschoben. Dabei glaubten sie, eine Parallele feststellen zu können zwischen der Verschiebung der p_H-Zahl nach der alkalischen Seite und dem schlechteren Angehen der Tumoren bei der Überimpfung. *Kulikov*[13] hat darauf hingewiesen, dass die das Karzinom umgebenden Gewebe alkalischer sind als normale Gewebe. Nach *Sugiura*, *Noyes* und *Falk*[14] hat die Vorbehandlung der zu überpflanzenden Tumoren in Puffergemischen von verschiedenen p_H grossen Einfluss auf das spätere Angehen der Tumoren. Wurden die Tumoren in einer Phosphatpuffermischung vom

p_H 7,0 vorbehandelt, so zeigte sich kein Einfluss auf das Angehen der Tumoren, betrug das p_H der Puffermischung 5,8, so zeigte sich später nach Überimpfung keinerlei Wachstum. Im Gegensatz zu diesen Untersuchungen fanden *Harde* und *Manysz-Michel*[15], dass die Reaktion von sarkomatösem und karzinomatösem Gewebe einem p_H unter 6,6 entspricht und diese Autoren glauben, obwohl sie sich der Unzulänglichkeit ihrer Methodik bewusst sind, auf eine besonders saure Reaktion der pathologischen Gewebe schliessen zu können.

Auch mit der aktuellen Reaktion des Blutes beim Karzinom beschäftigen sich einige Arbeiten. *Sennié* und *Peyre*[16] untersuchten die Blutreaktion bei Kranken mit Schleimhautkrebsen. In ihren Untersuchungen fand sich eine geringe Erhöhung der p_H-Zahl bei deutlicher Erhöhung der Alkalireserve, also eine im wesentlichen kompensierte Alkalose. *Corran* und *Lewis*[17] stellten beim Krebskranken im Vergleich zum Gesunden nur grössere Schwankungen des p_H fest, ohne dass sie eine ausgesprochene Reaktionsverschiebung hätten finden können. *Laclau* und *Rabinowich*[18] fanden im Blut von Ratten, denen Spindelzellensarkome transplantiert waren, gegenüber dem p_H-Wert im Blut gesunder Ratten keinen Unterschied. *Weiss, Sümegi* und *Udvardy*[19] untersuchten die Blutreaktion karzinomkranker Menschen und stellen fest, dass fast alle untersuchten Fälle eine alkalotische Stoffwechselrichtung aufwiesen. Im Gegensatz dazu glaubten *Schneider* und *Achelis*[20] zeigen zu können, dass bei Karzinomkranken die Untersuchung der Pufferkapazität des Blutes immer mehr auf eine Verschiebung der Stoffwechsellage in azidotischer Richtung hinweist[1]).

Aus allen diesen angeführten Arbeiten geht hervor, dass zwar die meisten Autoren beim Karzinom sowohl im Karzinomgewebe selbst als auch im Blut karzinomkranker Menschen und Tiere eher eine alkalotische als azidotische Reaktionsrichtung finden, dass aber eine feste Meinung über diese Frage aus den Literaturangaben nicht zu gewinnen ist.

Die Versuchsergebnisse von Herrn Prof. *Fischer-Wasels* mit der Säureapplikation bei Mäusen, denen bösartige Tumoren überimpft waren, waren für ihn Anlass, die Frage, wie sich die Wasserstoffionenkonzentration in transplantierten Mäusetumoren verhält und inwieweit diese Reaktion durch Säureapplikation zu beeinflussen ist, eingehend prüfen zu lassen. Bei der Divergenz der bestehenden Ansichten musste zunächst untersucht werden, wie sich die Reaktion des Gewebes maligner Tumoren im Vergleich zu der Reaktion normaler Organe derselben Tierart verhält, des weiteren aber, wieweit die Reaktion des Blutes und besonders der Gewebe durch Säureintoxikation zu beeinflussen ist und ob sich dabei auch ein Einfluss auf die Wasserstoffionenkonzentration des Tumorgewebes nachweisen lässt.

Methodik: In unseren Versuchen haben wir die p_H des Blutes zum Teil elektrometrisch direkt gemessen, zum Teil nach der *Henderson-Hasselbalchschen*

---

[1]) *Anmerkung bei der Korrektur:* Die jüngsten Untersuchungen stammen von *Schreus* (Klin. Wschr. 1929, 1764), der beim Karzinomkranken ein im Durchschnitt erhöhtes Blut-p_H findet.

Gleichung berechnet. Nach der von *Hasselbalch*[21] eingeführten Methode kann aus dem Verhältnis der freien zur gebundenen Kohlensäure im Blut die Wasserstoffzahl berechnet werden und zwar nach der Gleichung

$$p_H = p_{K1} + \log \frac{(\text{Bicarb.})}{(CO_2)} = p_{K1} + \log \frac{s}{\frac{2.100.p.\alpha}{760}} = p_{K1} + \log \frac{3,8.s}{p.\alpha}.$$

Hierbei bedeutet s die gebundene Kohlensäure, p den Partialdruck der Kohlensäure und α den Absorptionskoeffizienten der Kohlensäure für Blut bei 38^0. p_{K1} bedeutet p_H bei äquivalenter Konzentration von Salz und Säure; dieser Wert ändert sich im umgekehrten Sinne wie die Konzentration des Bikarbonats. *Hasselbalch* hat diese Grösse für jede Bikarbonatkonzentration ermittelt und in einer Kurve aufgetragen. Hat man die Bikarbonatkohlensäure im Blut bestimmt, so kann aus der *Hasselbalchschen* Kurve p_{K1} für die gegebene Bikarbonatkonzentration abgelesen und der p_H-Wert für jeden Punkt der Kohlensäurebindungskurve aus der oben angegebenen Gleichung berechnet werden.

Die dazu notwendigen Kohlensäurebindungskurven wurden nach der von *Straub* und *Meier*[22] ausgebildeten Technik gewonnen. Um das Blut mit verschiedenen Kohlensäurespannungen ins Gleichgewicht zu bringen, wurden die von *Straub*[23] angegebenen Tonometer mit 2—3 ccm Blut beschickt; das Tonometer rotierte 10 Minuten im Wasserbad bei 37^0. Die Kohlensäureanalysen des Blutes wurden in den kleinen *Barcroft*-Differential-Blutgasanalysenapparaten für 0,1 ccm Blut vorgenommen. Die Eichung der Apparate geschah nach der Methode von *Münzer* und *Neumann*[24]. Für die Darstellung der Kohlensäurebindungskurve wurden je 3 Punkte bei verschiedenen Kohlensäurespannungen bestimmt. Die CO_2-Spannung der Alveolarluft wurde der CO_2-Spannung des Blutes gleichgesetzt. Die Alveolarluft wurde nach dem Verfahren von *Haldane* und *Priestley* in der Anordnung von *Straub* und der CO_2-Gehalt im *Haldaneschen* Gasanalysenapparat bestimmt. Die Inhalation der kohlensäurehaltigen Gasmischungen geschah hierbei durch eine dichtschliessende und mit leicht gehenden Glimmerventilen versehene Nasenmaske, so dass das Mundstück des Schlauches, in den die Alveolarluft ausgeatmet wurde, schon einige Zeit vor der Gewinnung der Alveolarluft bequem im Munde gehalten werden konnte.

Die elektrometrischen p_H-Bestimmungen im Blut nahmen wir mittels der von *Winterstein*[25] angegebenen Mikroelektrode (Wasserstoffelektrode) vor, die sich uns in sehr zahlreichen Bestimmungen ausgezeichnet und zuverlässig bewährt hat. Zur Ausführung einer Bestimmung genügen etwa 50—70 cmm Blut, was bei Ausführung von Reihenversuchen und bei der Blutentnahme aus peripheren Gefässen kleiner Tiere namentlich zur Ermöglichung von Parallelbestimmungen von grösstem Vorteil ist. Der für Flüssigkeit und Wasserstoff bestimmte Raum fasst höchstens 100 cmm. Es würde also bei einer

Kohlensäurespannung im Blut von 40 mm und bei einer Wasserstoffblase von 40 mm der Kohlensäureverlust etwa 2 cmm betragen, was auf den c_H-Wert von nicht messbarem Einfluss ist. Als Bezugselektrode diente eine gesättigte Kalomelelektrode. Die Einstellung des Potentials erfolgt nur sehr langsam und nimmt 30—45 Minuten in Anspruch, ein Umstand, der sich bei laufenden Untersuchungen als sehr zeitraubend bemerkbar macht. Die Resultate sind aber so zuverlässig, dass der Nachteil einer langsamen Potentialeinstellung in Kauf genommen werden kann.

Zur Bestimmung des Gewebs-p_H benützten wir zuerst eine von *Gräff*[26] angegebene kolorimetrische Methode. Diese Methode umfasst mit Methylrot, Propylrot, Bromkresolpurpur, Bromthymolblau, Neutralrot, Phenolrot und Kresolrot als Indikatoren den p_H-Bereich von 4,7—8,5. Die Organe werden dem Tier entnommen und daraus ausgeschnittene Gewebsstückchen von ungefähr Erbsengrösse auf einer mit weissem Filtrierpapier unterlegten Glasplatte ausgebreitet und mit 1—2 Tropfen der genannten Indikatorlösungen übergossen. Die Indikatorlösungen wurden durch Vergleich mit Pufferlösungen, deren p_H-Wert elektrometrisch bestimmt war, geeicht und die Farbnuance empirisch festgelegt. Da uns die Ergebnisse, die wir mit dieser Methode erhalten konnten, nicht befriedigten, suchten wir nach einer geeigneten Methode, die es erlaubt unter möglichster Einschränkung des Kohlensäureverlustes die Wasserstoffzahl der Gewebe zu bestimmen. Die Schwierigkeiten, die sich jeder Bestimmung des Gewebs-p_H von vornherein entgegenstellen, liegen vor allem in den sofort nach Entnahme des Materials aus dem Tierkörper einsetzenden postmortalen Veränderungen, die eine wesentliche Erniedrigung der Wasserstoffzahl zur Folge haben. Nach *Sevringhausen, Köhler* und *Bradley*[27] beruht dies auf dem Freiwerden von Phosphorsäure und Fettsäure durch Enzyme; ausserdem spielt natürlich auch die postmortale Glykolyse eine Rolle. Zum Zweiten liegt eine Schwierigkeit der Gewebs-p_H-Bestimmungen in dem Kohlensäureverlust, wenngleich sich dieser bei den Bestimmungen im Gewebe nicht in so grossem Ausmaß störend bemerkbar macht, wie bei den p_H-Bestimmungen im Blut. Wenn nicht nur die Reaktion der Gewebsflüssigkeit, die sich zwischen den Zellen befindet, gemessen werden soll, sondern die Reaktion des Gewebes im Ganzen, so muss das zu bestimmende Gewebe fein zerteilt werden. Die Zerkleinerung des Gewebes aber vermehrt die Wirkung der störenden Faktoren.

In einer vor wenigen Monaten erschienenen Arbeit haben *Carlström, Ege* und *Henriques*[28] eine sinnreiche Methode vorgeschlagen, mit deren Hilfe es gelingt, den störenden Faktoren nach Möglichkeit zu begegnen; vor allem haben diese Autoren nachgewiesen, dass Milchsäurebildung ein Vorgang des Zellgewebes ist, im Gewebsextrakt aber unterbleibt. Die Herstellung des Gewebsextraktes geschieht auf folgende Weise: In ein Zentrifugenglas wird eine bestimmte Menge kohlensäurefreier physiologischer Kochsalzlösung abgemessen und mit einer dicken Schicht von paraff. liquid. überdeckt. Das

Zentrifugenglas steht in einer Kältemischung von etwa -3^0. Das Gewebe wird durch eine kleine Fleischmaschine getrieben, deren unterer Teil durch die Paraffinschicht hindurch in die Kochsalzlösung eintaucht. Das auf diese Weise unter Luftabschluss in der Extraktionsflüssigkeit fein zerteilte Gewebe wird nach 4 Minuten scharf abzentrifugiert. Die p_H-Bestimmungen der Extraktionsflüssigkeit wurden von *Carlström, Ege* und *Henriques* in der *Kerridgeschen* Glaselektrode vorgenommen, wir selbst bedienten uns auch hierbei der *Wintersteinschen* Mikrowasserstoffelektrode. Die Verdünnung bei der Extraktion wurde so gewählt, dass auf 1 g Gewebe 4 ccm Extraktionsflüssigkeit kamen. Bis zu dem Verhältnis 1:4 hat die Verdünnung keinen messbaren Einfluss auf den p_H-Wert. Die p_H-Bestimmungen in unseren Versuchen wurden bei etwa 18^0 vorgenommen.

Wir haben zunächst nach der *Gräffschen* Indikatorenmethode an Organen und Tumoren weisser Mäuse die p_H-Zahl zu bestimmen versucht. Dabei zeigt sich, dass die p_H-Werte für die normalen Organe der Maus zwischen p_H 6,7 und 7,0 als Mittelwerte liegen. Für die Tumoren liegt der p_H-Wert bei etwa 7,2 und für die nekrotischen Tumorstellen bei etwa 7,5 (vgl. Tab. 1).

Tabelle 1: **p_H-Bestimmungen an den Organen und Tumoren karzinomkranker Mäuse nach der Methode Gräff.**

Organ:	Maus Nr. 1 p_H	Maus Nr. 2 p_H	Maus Nr. 3 p_H	Maus Nr. 4 p_H	Maus Nr. 5 p_H	Maus Nr. 6 p_H	Maus Nr. 7 p_H	Mittelwert:
Niere . .	6,8	6,6	6,9	6,5	6,8	7,0	6,6	6,7
Leber . .	7,1	7,0	6,8	6,4	6,7	6,9	7,2	6,8
Herz . . .	6,7	6,5	6,8	6,9	6,9	7,2	6,8	6,8
Lunge . .	7,2	7,0	7,0	7,2	6,8	6,9	7,2	7,0
Tumor . .	7,3	7,4	7,3	7,1	7,0	7,2	7,2	7,2
Nekrose .	7,5	7,4	7,6	7,6	7,4	7,3	7,6	7,5

Die nach dieser Indikatorenmethode für dieselben Organe verschiedener Versuchstiere ermittelten p_H-Werte weichen untereinander recht erheblich ab, was den Vorteil der Methode, die bequeme und einfache Anwendungsweise, bei vergleichenden Untersuchungen, vor allem wenn es sich um geringe Verschiebungen des p_H-Wertes handelt, erheblich abschwächt. Wesentlich einheitlicher sind die Werte, die wir mittels der Extraktionsmethode erhalten haben (vgl. Tab. 2). Aus den in dieser Tabelle angeführten Untersuchungen geht hervor, dass die Niere mit einem Durchschnitts-p_H von 6,75 das Organ der Maus darstellt, dessen Reaktion am weitesten auf der sauren Seite liegt. Am weitesten auf der alkalischen Seite liegt von den normalen Mäuseorganen die Lunge mit einem Durchschnitts-p_H von 7,16. In der Mitte liegen die Werte für Leber und Herzmuskulatur, mit einem

p_H-Mittelwert von 7,03 und 6,98. Zur Bestimmung der p_H-Zahl der Tumoren sind wir so vorgegangen, dass wir möglichst keine sehr grossen Tumoren zum Versuch verwendet haben, da sich in den grossen Tumoren immer ausgedehnte Nekrosen und wenig zellreiches Tumorgewebe findet. Zur Messung der Reaktion des Tumorgewebes benützten wir nur die äusseren Randpartien, die von nekrotischen Stellen frei sind. Dabei stellte sich heraus, dass *die Reaktion der transplantierten Mäusetumoren mit einem Durchschnitts-p_H von 7,23 erheblich auf der alkalischen Seite liegt*[1]) *und dass die Tumornekrosen bei einem Durchschnitts-p_H von 7,40 noch weit alkalischer sind.*

Tabelle 2: **p_H-Bestimmungen an Tumor und Organen karzinomkranker Mäuse**
(elektrometrisch im Extrakt).

Organ:	Maus Nr. 1 p_H	Maus Nr. 2 p_H	Maus Nr. 3 p_H	Maus Nr. 4 p_H	Maus Nr. 5 p_H	Maus Nr. 6 p_H	Maus Nr. 7 p_H	Maus Nr. 8 p_H	Mittelwert:
Niere	6,80	—	—	6,74	—	6,72	6,77	6,74	6,75
Leber . . .	—	7,11	—	7,16	7,01	—	6,99	7,08	7,03
Herzmuskel	6,99	—	6,98	—	—	6,95	—	7,01	6,98
Lunge . . .	—	7,14	7,17	—	7,22	7,14	7,12	—	7,16
Tumor . . .	7,32	7,28	7,21	7,24	7,19	—	7,18	7,21	7,23
Nekrose . .	7,42	7,36	—	7,44	7,35	7,46	—	—	7,40

Die Werte, die wir für die Organe normaler Kaninchen erhalten haben, stimmen mit den p_H-Werten der Mäuseorgane ziemlich überein (vgl. Tab. 3) und bedürfen keiner näheren Erläuterung.

Tabelle 3: **p_H-Bestimmungen an Organen normaler Kaninchen** (elektrometrisch im Gewebsextrakt).

Organ:	Tier Nr. 1 p_H	Tier Nr. 2 p_H	Tier Nr. 3 p_H	Tier Nr. 4 p_H	Tier Nr. 5 p_H	Tier Nr. 6 p_H	Mittelwert:
Niere . . .	6,78	6,64	6,69	—	6,66	6,74	6,70
Leber . . .	6,99	6,95	—	7,02	7,04	—	7,00
Herzmuskel	—	6,99	7,02	6,96	6,98	7,05	7,00
Lunge . . .	7,15	—	7,19	7,22	—	7,12	7,17

Nachdem wir nun die p_H-Werte für normale Organe und transplantierte Tumoren am experimentell unbeeinflussten Tier festgestellt hatten, konnten wir dazu übergehen, die Frage zu untersuchen, wie sich diese Organe und

---

[1]) *Anmerkung bei der Korrektur:* Diese Feststellung erklärt wohl die Befunde von *Schreus* (Vortr. Medizin. Gesellsch., Düsseldorf; Ref. Klin. Wschr. 1929, 1002), nach denen die Differenz zwischen der aktuellen Reaktion des venösen und der aktuellen Reaktion des arteriellen Blutes beim Karzinomkranken nur halb so gross ist wie beim Normalen.

Tumoren bei Säurezufuhr in bezug auf ihre Reaktion und in bezug auf die dabei vorhandene Änderung der Blutreaktion verhalten.

Da für die Reaktion des Blutes das Verhältnis der freien Kohlensäure zur Bikarbonatkohlensäure maßgebend ist, also

$$C_H = K \cdot \frac{H_2CO_3}{HCO_3} \, ,$$

so wird eine Verschiebung der Wasserstoffionenkonzentration im Blut eintreten müssen, wenn entweder der Wert des Zählers oder der Wert des Nenners sich ändern. Ersteres ist der Fall, wenn die Kohlensäurespannung des Blutes zunimmt, wie bei der Kohlensäureinhalation, letzteres aber, wenn dem Organismus fixe Säuren einverleibt werden, die sich des Blutalkalis bemächtigen, wodurch eine Herabsetzung der Alkalireserve eintritt. Auf beiden Wegen lässt sich eine Änderung der Blut-C_H erreichen und in den folgenden Untersuchungen soll festgestellt werden, welcher Weg für die Beeinflussung des Gewebs-p_H der gangbarere ist, ohne dass der Gesamtorganismus wesentlich geschädigt wird. Wir wollen uns zunächst mit der Beeinflussung der Wasserstoffionenkonzentration des Blutes und der Gewebe durch intravenöse Säureapplikation beschäftigen und später die Beeinflussung durch die Kohlensäureatmung behandeln.

Der ganze Symptomenkomplex der Säurevergiftung am Tier wurde durch die grundlegende Arbeit *Walters*[28] bereits in allen Grundzügen dargelegt. *Walter* injizierte seinen Versuchstieren in den Magen-Darmkanal Mineralsäuren, organische Säuren und Säuren der aromatischen Reihe. Den Begriff der Wasserstoffionenkonzentration gab es zu *Walters* Zeit noch nicht. Er stellte aber mit einer sehr vollkommenen Methodik bei seinen Versuchstieren (Kaninchen) fest, dass bei Säureinjektionen der CO_2-Gehalt des Blutes bis auf 2,07 Vol.% sinken konnte. Die Reaktion prüfte er mit empfindlichem Lackmuspapier und es stellte sich heraus, dass der Tod des Versuchstieres früher eintrat, als das Blut saure Reaktion angenommen hatte. *Walter* hatte bereits ausgesprochen, dass eine vollständige Alkalientziehung während des Lebens unmöglich erscheint. 0,9 g Salzsäure pro Kilogramm Tier stellte die maximal verträgliche Dosis dar. Über dieses Maß hinaus trat eine tödlich endende Säurevergiftung auf. Dabei kommt es zuerst zu einer Steigerung der Atemfrequenz, dann werden die Atembewegungen tiefer und mühsamer. Daran anschliessend tritt Kollaps ein und die Atemzüge hören auf. *Spiro*[29] wandte intravenöse Säureinjektion an und er vermochte durch Injektion saurer Phosphatlösungen das Bild der Säurevergiftung ausserordentlich schnell hervorzurufen. Er stellte weiterhin fest, dass sich im Kollapsstadium eine Erholung erzielen lässt, wenn rechtzeitig Soda injiziert wird. Dabei ist beim Hund die Erholung noch möglich zu einer Zeit, wo sie beim Kaninchen nicht mehr möglich erscheint. *Jaquet*[30] fand als erster, dass im In-vitro-Versuch der Säurezusatz die von ihm sogenannte „Alkalireserve" vermindert. Neueren

Datums sind Untersuchungen von *Straub* und *Meier*[31], die feststellten, dass die Senkung der Kohlensäurebindungskurve, wenn in vitro dem Blut Säure zugesetzt wird, nicht genau der molaren Konzentration der zugesetzten Säure entspricht, sondern geringer ist und sie erklären dies damit, dass sie annehmen, ein Teil der zugesetzten Säure werde in irreversibler Form an Eiweiss gebunden. *Haggard* und *Henderson*[32] fanden, dass die durch Salzsäureapplikation hervorgerufene Senkung der Kohlensäurebindungskurve durch die dabei auftretende Überventilation völlig kompensiert wird, so dass im allgemeinen die Reaktion des Blutes gewahrt bleibt. Nur wenn sehr rasch grosse Mengen von Säure injiziert wurden, trat eine Verschiebung der Reaktion nach der sauren Seite ein. *Fleisch*[33] hatte nach intravenöser Infusion von Monophosphat eine Verschiebung der Blutreaktion von p_H 7,3 auf p_H 7,16 beobachtet, also trotz Senkung der Kohlensäurespannung keine Kompensation. *Ege* und *Henriques*[34] sahen nach intravenöser Säureverabreichung das Blut-p_H bis etwa 6,8 verschoben.

In unseren eigenen Versuchen verwandten wir zur intravenösen Injektion fast nur organische Säuren. Als Versuchstiere standen uns lediglich Kaninchen zur Verfügung. Das Kaninchen verhält sich der Säurevergiftung gegenüber wenig resistent, wie überhaupt Herbivoren den Carnivoren gegenüber, welche die Möglichkeit reichlicherer Ammoniakbildung zur Neutralisation der Säure besitzen, im Nachteil sind. Da aber die meisten Versuche anderer Autoren ebenfalls an Kaninchen ausgeführt sind, so ergeben sich aus unseren Untersuchungen für die allgemeine Beurteilung der p_H-Verschiebung im Blut gute Vergleichsresultate.

Der normale p_H-Wert des Kaninchenblutes schwankt in unseren Versuchen für die einzelnen Versuchstiere zwischen 7,26 und 7,42 als äusserster Grenze. Die Injektionen kleinerer Säuremengen führten wir an denOhrvenen aus, die Blutentnahme zur p_H-Bestimmung erfolgte dann aus der Ohrarterie. In den Versuchen, in denen wir grössere Säuremengen infundierten, legten wir am leicht narkotisierten Tier (1 g Urethan pro kg Körpergewicht) die Vena jugularis und die Carotis frei. Die Infusion geschah in die Vena jugularis, die Blutentnahme zur p_H-Bestimmung aus der Carotis. Aus den in Tab. 4 angeführten Versuchen geht hervor, dass eine deutliche Abhängigkeit von der Art der injizierten Säure auf die Grösse der p_H-Verschiebung im Blut nicht nachweisbar ist. *Ege* und *Henriques*[34] weisen auch darauf hin, dass es eigentlich gleichgültig ist, welche Säure man injiziert, wenn ihre Dissoziationskonstante nur grösser ist als 10^{-5}. In allen Versuchen ist aber ein deutlicher Einfluss der Säureinjektion auf den Blut-p_H ersichtlich, das eine zum Teil erhebliche Erniedrigung zeigt. Bereits kurze Zeit nach beendigter Injektion aber steigt die p_H-Zahl im Blut wieder an und etwa eine Stunde nach beendigter Säurezufuhr ist der normale p_H-Wert annäherungsweise wieder erreicht. Senkungen der p_H-Zahl bis etwa 6,99 werden von dem Versuchstier ohne Auftreten besonders auffallender Störungen vertragen. Sinkt die p_H-Zahl weiter, so

Tabelle 4. p_H-Veränderungen im Blut normaler Kaninchen bei intravenöser Säureapplikation.

Nr.	p_H des Blutes vor Säureverabreichung	Art der Säureverabreichung	Zeit der Blutentnahmen nach der Säureverabreichung	p_H der Blutproben nach Säureverabreichung	Bemerkungen über das Verhalten des Tieres nach der Säureverabreichung
1	7,28	Intravenöse Infusion von 70 ccm 0,5 % Glutarsäurelösung während 30 Min. Weitere Infusion von 50 ccm derselben Lösung während 20 Min.	30 Min. nach Beginn der Infusion 50 Min. nach Beginn der Infusion	7,06 6,92	5 Min. nach Aufhören der Infusion Krämpfe d. Tieres, gesteigerte Reflexerregbarkeit, dann Koma. Tod 4 Std. später.
2	7,27	Intravenöse Injektion von 25 ccm $n/_3$ Essigsäure während 20 Min.	5 Min. nach beendeter Injektion 30 Min. nach beendeter Injektion 2 Stunden nach beendeter Injektion	6,99 7,18 7,28	Das Tier zeigt keine besonderen Erscheinungen.
3	7,42	Intravenöse Infusion einer $0,1\%$ Weinsäurelösung 50 ccm während 20 Min.	5 Min. nach beendeter Infusion 40 Min. nach beendeter Infusion	7,08 7,35	Keine besonderen Erscheinungen.
4	7,34	Intravenöse Injektion von 20 ccm $0,5\%$ Bernsteinsäurelösung während 5 Min.	5 Min. nach Injektion 40 Min. nach Injektion	7,01 7,31	Keine besonderen Erscheinungen.
5	7,38	Intravenöse Infusion von 80 ccm $0,1\%$ Glutarsäurelösung	5 Min. n. beend. Inf. 20 ,, ,, ,, ,, 40 ,, ,, ,, ,, 60 ,, ,, ,, ,, 2 Std. ,, ,, ,,	6,96 7,01 7,18 7,20 7,35	Krämpfe nach der Infusion. Das Tier erholt sich im Lauf von 24 Stunden.
6	7,34	Intravenöse Injektion von 20 ccm 1%ige Glutarsäure während 8 Min.	5 Min. nach beendeter Injektion	6,88	Klonische Krämpfe, Tod des Tieres nach $1^1/_2$ Stunden.
7	7,30	Intravenöse Injektion von 15 ccm $2,5\%$ primärer, saurer Natriumphosphatlösung (NaH_2PO_4). Dauer der Injektion 5 Min.	3 Min. nach beendeter Injektion 10 Min. nach beendeter Injektion 40 Min. nach beendeter Injektion	7,17 7,14 7,27	Keine Erscheinungen.

Tabelle 5. P_H-Veränderungen in Blut und Gewebe normaler Kaninchen bei intravenöser Säureapplikation.

Nr.	P_H des Blutes vor Säureapplikation	Art der Säureapplikation	Zeit der 2. Blutentnahme	Blut P_H nach Säureapplikation	P_H einiger Gewebe nach Säureapplikation	Mittelwert des P_H derGewebe normaler Kaninchen	Bemerkungen
1	7,42	Intravenöse Injektion von 20 ccm 10 fach verdünnter Azetatpufferlösung vom $P_H = 3,60$ Dauer der Injektion 10 Min.	5 Minuten nach beendeter Injektion	6,92	Niere: 6,45 Leber: 6,82 Herz: 6,90 Lunge: 6,99	Niere: 6,70 Leber: 7,00 Herz: 7,00 Lunge: 7,17	Am Schlusse der Injektion angestrengte Atmung
2	7,36	Intravenöse Infusion von 80 ccm 0,1% Fumarsäurelösung in $1^1/_2$ Std.	5 Minuten nach beendeter Infusion	6,90	Niere: 6,25 Herz: 6,75 Lunge: 6,92	Niere: 6,70 Herz: 7,00 Lunge: 7,17	Gegen Schluss der Infusion angestrengte, oberflächl. Atmung.
3	7,26	Intravenöse Injektion von 15 ccm saurer primärer Natriumphosphatlösung (NaH_2PO_4)	4 Minuten nach Injektion	7,16	Niere: 6,52 Leber: 6,98 Herz: 7,02	Niere: 6,70 Leber: 7,00 Herz: 7,00	Keine besonderen Erscheinungen.
4	7,42	Intravenöse Injektion 5 ccm 5% ige Weinsäurelösung während 4 Minuten	5 Minuten nach Injektion	6,98	Leber: 6,72 Herz: 6,88 Lunge: 6,89	Leber: 7,00 Herz: 7,00 Lunge: 7,17	Keine besonderen Erscheinungen.
5	7,34	Intravenöse Infusion 80 ccm 0,1% Glutarsäurelösung in $1^1/_2$ Std.	3 Minuten nach beendeter Infusion	6,88	Niere: 6,22 Leber: 6,61 Lunge: 6,87	Niere: 6,70 Leber: 7,00 Lunge: 7,17	Am Ende der Infusion Kollaps und Bewusstlosigkeit.

tritt das Bild der Säurevergiftung auf und unterhalb p_H 6,88 — die p_H-Zahl kann agonal noch weiter sinken — tritt alsbald der Tod des Tieres ein. Ein Blut-p_H unter 6,88 scheint also beim Kaninchen mit den Bedingungen der Lebensfunktion nicht mehr vereinbar zu sein.

In weiteren Versuchen haben wir das Verhalten der Gewebsreaktion bei intravenöser Säureapplikation geprüft. Wir setzen zur Beurteilung der Reaktionsverschiebung der Gewebe die erhaltenen p_H-Zahlen zu dem p_H-Mittelwert der normalen Organe in Beziehung. Dabei zeigt sich, *dass in den meisten Versuchen die Verschiebung des Gewebs-p_H geringer ist als die Verschiebung des Blut-p_H.* Immerhin tritt eine deutliche Säuerung der Gewebe ein, die sich vor allen in den p_H-Werten der Niere bemerkbar macht. Sehr wenig davon betroffen wird die Herzmuskulatur und die Leber, in etwas grösserem Ausmaß die Lunge (vgl. Tab. 5).

Bei Mäusen haben wir nur die Bestimmungen des Gewebs-p_H durchgeführt, da an diesen Tieren die Blutgewinnung in ausreichenden Mengen schwierig ist und deshalb zu unzuverlässigen Resultaten führen würde. Wir wollen auch in diesen Versuchen die Durchschnittszahlen des p_H der normalen Gewebe und Tumoren unbeeinflusster Tiere mit den p_H-Werten vergleichen, die wir an Organen und Tumoren säurevergifteter Mäuse gewonnen haben. Dabei zeigt sich (vgl. Tab. 6), dass der Unterschied bei Mäusen wesentlich

Tabelle 6. **p_H-Bestimmungen an Organen und Tumoren karzinomkranker Mäuse bei intravenöser Säureapplikation.**

Nr.	Art der Säureverabreichung	Zeit der Tötung des Tieres nach der Säureverabreichung	p_H der Organe des Versuchstieres	p_H-Mittelwert der Organe unbeeinflusster Mäuse
1	Intravenöse Injektion von 0,4ccm $1^0/_0$ Glutarsäurelösung	3 Min.	Niere: 6,54 Lunge: 7,01 Tumor: 6,98 Nekrose: 7,38	Niere: 6,75 Lunge: 7,16 Tumor: 7,23 Nekrose: 7,40
2	Intravenöse Injektion von 0,4ccm $1^0/_0$ Fumarsäurelösung	3 Min.	Niere: 6,61 Herz: 6,92 Tumor: 7,04 Nekrose: 7,41	Nieren: 6,75 Herz: 6,98 Tumor: 7,23 Nekrose: 7,40
3	Intravenöse Injektion von 0,4ccm $1^0/_0$ Weinsäurelösung	5 Min.	Leber: 6,88 Niere: 6,52 Tumor: 6,89	Leber: 7,03 Niere: 6,75 Tumor: 7,23
4	Intravenöse Injektion von 0,4ccm $1^0/_0$ Glutarsäurelösung	10 Min.	Nieren: 6,71 Lunge: 7,14 Tumor: 7,08 Nekrose: 7,44	Nieren: 6,75 Lunge: 7,16 Tumor: 7,23 Nekrose: 7,40
5	Intravenöse Injektion von 0,3ccm $1^0/_0$ Essigsäure	4 Min.	Leber: 6,94 Tumor: 6,94	Leber: 7,03 Tumor: 7,23

geringer ist als bei Kaninchen. Auch hier zeigt von den normalen Organen das p_H der Nieren den deutlichsten Unterschied, in fast noch höherem Maße nimmt nach der Säureapplikation das p_H des Tumors ab. Herz und Lunge sind nur sehr wenig beeinflussbar, und keinerlei Änderung der Reaktion ist in dem nekrotischen Gewebe festzustellen. Dies ist wohl dadurch zu erklären, dass in dem nekrotischen Gewebe die Blutversorgung völlig fehlt.

Diese Untersuchungen sprechen gegen die Ergebnisse *Hennings*[35], wonach bei intravenösen Säuren- oder Alkaligaben bei Mäusen eine Änderung der Wasserstoffionenkonzentration im Gewebe nur dann nachweisbar ist, wenn tödliche Dosen injiziert wurden.

Nachdem wir nun die Verschiebungen des Blut- und Gewebs-p_H nach intravenöser Verabreichung fixer Säuren besprochen haben, wenden wir uns den durch die Kohlensäureatmung hervorgerufenen Veränderungen zu.

Das deutlichste und auffallendste Symptom bei Erhöhung des Kohlensäuregehaltes der Einatmungsluft ist die Zunahme der Atemgrösse. Diese nimmt mit steigendem Kohlensäuregehalt zu bis etwa zu einer Konzentration der CO_2 in der Einatmungsluft von 12 Vol.%. Nimmt der Kohlensäuregehalt der Inspirationsluft noch mehr zu, so nimmt die Ventilationsgrösse allmählich ab, wobei sich bei weiteren Steigerungen des Kohlensäuregehaltes narkotische Wirkungen bemerkbar machen. Subjektives Dyspnoegefühl besteht erst von einer Konzentration von etwa 6 Vol.% in der Exspirationsluft an. Das Atemzentrum reagiert auf geringe Zunahmen der alveolaren Kohlensäurespannung ausserordentlich empfindlich. Ein Anstieg der alveolaren CO_2-Spannung um 2 mm steigert die Ventilation um 100% des Ruhewertes. Die Alveolarspannung selbst steigt bei Einatmung kohlensäurehaltiger Gasgemische um nur sehr geringe Werte an, wie Untersuchungen von *Haldane* und *Priestley*[34], *Lindhard*[35] und *Yamada*[36] zeigen. Beim Menschen ändert sich die Kohlensäurebindungskurve beim Einatmen von Gasgemischen, die etwa 5 Vol.% CO_2 enthalten, gar nicht oder nur sehr unwesentlich, während *Henderson* und *Haggard*[37] im Tierversuch hierbei eine Zunahme der Kohlensäurekapazität feststellen konnten. Die Verträglichkeit der Kohlensäure in höheren Konzentrationen wird sehr viel besser, wenn die Kohlensäureinhalation in Verbindung mit gleichzeitiger reichlicher Sauerstoffzuführung erfolgt. Nach unseren Erfahrungen am Menschen ist das subjektive Dyspnoegefühl bei gleichzeitiger erhöhter Sauerstoffzufuhr, selbst bei Gemischen, die 12,5 Vol.% Kohlensäure enthalten, viel geringer als bei der Kohlensäureluftatmung. Kaninchen vertragen, wenn das einzuatmende Gasgemisch aus Sauerstoff und Kohlensäure besteht, selbst längere Dauer einer Einatmung von 70 Vol.% Kohlensäure. Es ist bekannt, dass Sauerstoff und Kohlensäure im Blut auf die Bindung beider Gase einen gegenseitigen Einfluss ausüben und zwar so, dass einerseits bei hohen Kohlensäurespannungen die Sauerstoffbindung im Blut geringer wird, andererseits Blut, das mit Sauerstoff völlig gesättigt ist, die Kohlensäurebindungsfähigkeit des Blutes herabsetzt. So wird bei der Sättigung des

Blutes mit Sauerstoff vor allem der Kohlensäuregehalt der Blutkörperchen vermindert, während das Plasma weniger beeinflusst wird. Die Kohlensäurebindungskurve im vollständig reduzierten Blut verläuft um etwa 7 % tiefer als im sauerstoffgesättigten Blut. Wir haben untersucht, ob bei der Kohlensäureinhalation ein gleichzeitig erhöhtes Sauerstoffangebot auf die Kohlensäurebindungskurve einen wesentlichen Einfluss ausübt. Das ist aber, wie aus Abb. 1 hervorgeht, nicht der Fall. Nach *Henderson*[38] beruht der Einfluss der Kohlensäure auf das Hämoglobin-Sauerstoffgleichgewicht auf einer chemischen Reaktion zwischen Hämoglobin und Kohlensäure. *Hasselbalch, Douglas, Haldane* und *Parsons* hatten festgestellt, dass Oxyhämoglobin eine stärkere Säure darstellt als reduziertes Hämoglobin und dass die Hämoglobinsalze eine grössere Affinität zu Sauerstoff haben als das Hämoglobin selbst. Die Tatsache, dass der Säurecharakter des Hämoglobins durch Sauerstoffaufnahme verstärkt wird, ist von Bedeutung für den Kohlensäuretransport. Denn durch diese Änderung des Säuregrades wird bewirkt, dass die Aufnahme der Kohlensäure aus den Geweben reichlicher geschehen kann und dass die Kohlensäureabgabe durch die Lunge von einer geringeren Änderung der Wasserstoffionenkonzentration begleitet ist als dies sonst der Fall wäre. Da das

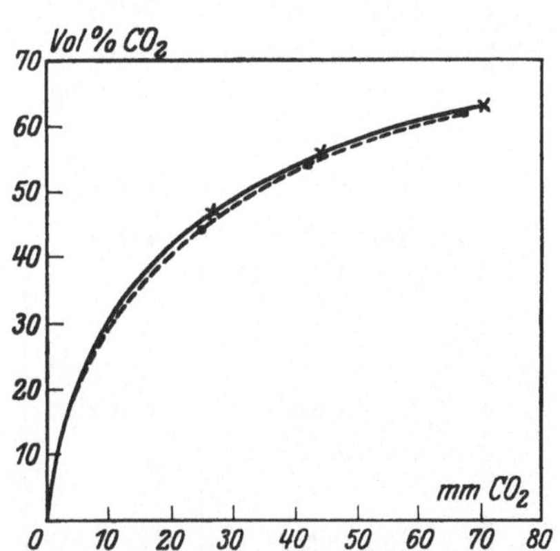

Abb. 1. Ausgezogene Kurve = Kohlensäurebindungskurve bei Atmung eines Gasgemisches, das aus Luft und 6,5 Vol. % CO_2 besteht. Gestrichelte Kurve: Kohlensäurebindungskurve bei Atmung eines Gasgemisches, das aus reinem Sauerstoff und 6,5 Vol. % CO_2 besteht.

Hämoglobin aber bei der gewöhnlichen Sauerstoffspannung schon fast maximal mit Sauerstoff gesättigt ist, so wird bei Erhöhung der Sauerstoffspannung in der Inspirationsluft nur die physikalisch absorbierte Sauerstoffmenge im Blut ansteigen, die chemische Bindung aber sich nur ganz unwesentlich verändern. Die Erhöhung des Sauerstoffdrucks in der Einatmungsluft hat demnach auf die Kohlensäurebindung im Blut keinen wesentlichen Einfluss.

Über die Veränderung des Blut-p_H bei Kohlensäureatmung liegen zahlreiche Arbeiten vor, so von *Fleisch*[33], *Ege* und *Henriques*[34], *Eppinger*[40] und anderen. Aus allen diesen Arbeiten geht hervor, dass durch die Kohlensäureatmung, und zwar dann, wenn hochprozentige Gemische inhaliert werden, der Blut-p_H beträchtlich abfällt. So beobachteten *Ege* und *Henriques* nach Einatmung eines 75%igen CO_2-Gemisches im Blut eines Kaninchens einen p_H von etwa 5,6, während sie bei Säureinjektion die p_H-Zahl nur bis etwa 6,8 verschoben fanden.

In eigenen Versuchen an Kaninchen konnten wir feststellen, dass nach Einatmung eines Sauerstoff-Kohlensäuregemisches regelmäßig eine Senkung des Blut-p_H vorhanden ist (vgl. Tab. 7). Diese Senkung ist bei Einatmung

geringprozentiger Kohlensäuregemische nicht sehr beträchtlich, die p_H-Zahl
sinkt bei Inhalation eines Gasgemisches, das neben reinem Sauerstoff etwa
5 Vol.% Kohlensäure enthält, um ungefähr 0,07. Dagegen ist die Senkung
der p_H-Zahl nach Einatmung hochprozentiger Kohlensäuregemische sehr
erheblich; bei Einatmung eines Sauerstoffkohlensäuregemisches von 70 Vol.%

**Tabelle 7. Veränderungen des Blut- und Gewebs-p_H bei Kaninchen unter dem Einfluss
der Kohlensäureinhalation.**

Nr.	Zusammen-setzung des Gasgemisches	Dauer des Versuchs	p_H des Blutes vor dem Versuch	p_H des Blutes nach dem Versuch	p_H der Gewebe nach dem Versuch	Mittelwert der p_H der Gewebe normaler Kaninchen
1	Sauerstoff +25 Vol. % CO_2	2 Std.	7,32	7,08	Niere: 6,14 Leber: 6,56 Herz: 6,72 Lunge: 7,08	Niere: 6,70 Leber: 7,00 Herz: 7,00 Lunge: 7,17
2	Sauerstoff +40 Vol. % CO_2	1 Std.	7,34	7,02	Niere: 5,80 Leber: 6,34 Lunge: 7,02	Niere: 6,70 Leber: 7,00 Lunge: 7,17
3	Sauerstoff +50 Vol. % CO_2	$1^1/_2$ Std.	7,28	6,97	—	—
4	Sauerstoff +45 Vol. % CO_2	$1^1/_2$ Std.	7,45	7,11	—	—
5	Sauerstoff + 5 Vol. % CO_2	2 Std.	7,28	7,21	Niere: 6,55 Leber: 6,84 Herz: 6,95 Lunge: 7,12	Niere: 6,70 Leber: 7,00 Herz: 7,00 Lunge: 7,17
6	Sauerstoff +70 Vol. % CO_2	45 Min.	7,33	6,90	Niere: 5,66 Herz: 6,55 Lunge: 6,80	Niere: 6,70 Herz: 7,00 Lunge: 7,17

Kohlensäuregehalt, einer Konzentration, die vom Kaninchen ohne Schädigung
ertragen wird, sank die p_H-Zahl von 7,33 auf 6,90. Auch mit Sauerstoff-
kohlensäuregemischen, deren Kohlensäuregehalt 25—50 Vol% beträgt, lassen
sich erhebliche Senkungen des p_H erzielen.

In einigen Versuchen haben wir gleichzeitig Bestimmungen des Gewebs-p_H
durchgeführt und wir fanden, *dass auch im Gewebe eine deutliche Säuerung
eintritt.* Diese ist besonders bei Verwendung hochprozentiger Kohlensäuregemische vorhanden; so konnten wir für die Niere eines Kaninchens,
das 45 Minuten lang 70 Vol.% Kohlensäure neben reinem Sauerstoff
geatmet hatte, einen p_H-Wert von 5,66 ermitteln, während der Wert

für die Niere eines unbehandelten Tieres bei p_H 6,70 liegt. Bei Inhalation von Gasgemischen, deren Kohlensäuregehalt niedriger ist, konnten wir ebenfalls eine deutliche Beeinflussung des Gewebs-p_H beobachten, wenn auch in geringerem Maße als dies bei hochprozentigen Kohlensäuregemischen der Fall ist.

Versuche, die wir an karzinomkranken Mäusen mit Kohlensäure-inhalation durchgeführt haben (vgl. Tab. 8), ergaben ähnliche Verhältnisse

Tabelle 8.　**p_H-Bestimmungen an Organen und Tumoren karzinomkranker Mäuse bei Kohlensäureinhalation.**

Nr.	Zusammensetzung des Gasgemisches	Dauer des Versuchs	p_H der Organe nach dem Versuch	p_H-Mittelwert der Organe unbeeinflusster Mäuse
1	$O_2 + 5$ Vol. $^0/_0$ CO_2	4 Std.	Nieren: 6,70 Leber: 6,98 Tumor: 7,18 Nekrose: 7,44	Nieren: 6,75 Leber: 7,03 Tumor: 7,23 Nekrose: 7,40
2	$O_2 + 25$ Vol. $^0/_0$ CO_2	2 Std.	Nieren: 6,52 Tumor: 7,04 Nekrose: 7,46	Nieren: 6,75 Tumor: 7,23 Nekrose: 7,40
3	$O_2 + 75$ Vol. $^0/_0$ CO_2	1 Std.	Nieren: 6,18 Leber: 6,65 Tumor: 6,82 Nekrose: 7,36	Nieren: 6,75 Leber: 7,03 Tumor: 7,23 Nekrose: 7,40
4	$O_2 + 45$ Vol. $^0/_0$ CO_2	2 Std.	Lunge: 7,02 Herz: 6,89 Tumor: 6,76	Lunge: 7,16 Herz: 6,98 Tumor: 7,23
5	$O_2 + 36$ Vol. $^0/_0$ CO_2	2 Std.	Nieren: 6,44 Herz: 6,82 Tumor: 6,93 Nekrose: 7,34	Nieren: 6,75 Herz: 6,98 Tumor: 7,23 Nekrose: 7,40
6	$O_2 + 10$ Vol. $^0/_0$ CO_2	3 Std.	Herz: 6,90 Lunge: 7,02 Tumor: 7,00	Herz: 6,98 Lunge: 7,16 Tumor: 7,23
7	$O_2 + 70$ Vol. $^0/_0$ CO_2	1 Std.	Nieren: 6,22 Herz: 6,88 Tumor: 6,61 Nekrose: 7,38	Nieren: 6,75 Herz: 6,98 Tumor: 7,23 Nekrose: 7,40

wie am Kaninchen. Auch hierbei sehen wir eine deutliche *Säuerung des Gewebes*, so vor allem der Niere *und*, was uns sehr bemerkenswert erscheint, *auch der transplantierten Tumoren*. Dagegen zeigte sich, dass nekrotisches Tumorgewebe sich einer Beeinflussung gegenüber durchaus resistent verhält. Schon Untersuchungen anderer Autoren sprachen dafür, dass durch Kohlensäureinhalation eine Säuerung der Gewebe eintritt. *Gesell* und *Hertzmann*[41] maßen mittels einer Mangandioxydelektrode kontinuierlich die Reaktion des strömenden Blutes und sie stellten fest, dass die Inhalation von Kohlensäure die Wasserstoffionenkonzentration sowohl im arteriellen wie auch venösen Blut beträchtlich steigert, und zwar stieg die C_H im arteriellen Blut mehr und plötzlicher als im venösen. Aus diesem Umstand schliessen die Autoren, dass bei der CO_2-Atmung eine Steigerung der Gewebsazidität vorhanden ist. *Eppinger* suchte über die Vorgänge im Gewebe bei der CO_2-Atmung dadurch Aufschluss zu erhalten, dass er die Wasserstoffionenkonzentration der Lymphe und des Kammerwassers untersuchte. Dabei konnte er feststellen, dass die Verschiebung der Wasserstoffionenkonzentration des Blutes nach der sauren Seite sich auch auf die anderen Körperflüssigkeiten auswirkt, denn er fand nach Kohlensäureinhalation sowohl in der Lymphe wie auch im Kammerwasser ein sehr bedeutendes Sinken der Wasserstoffzahl. *Eppinger* zog daraus den Schluss, dass der Anstieg der Kohlensäurespannung im Blut ein Abdiffundieren der Kohlensäure gegen die Gewebe zur Folge hat.

Über die Speicherungsfähigkeit der Gewebe für Kohlensäure bestehen unter den einzelnen Autoren verschiedene Meinungen. *Brocklehurst* und *Henderson*[42] versuchten, die Pufferungsfähigkeit der Gewebe durch indirekte Methoden zu bestimmen und kamen auf Grund ihrer Ergebnisse zu der Ansicht, dass die Kohlensäurebindungsfähigkeit der Gewebe wesentlich niedriger ist als die des Blutes. Sie veranschlagen den Gesamtkohlensäuregehalt des erwachsenen Menschen auf 4—5 Ltr. und glauben, dass mindestens die Hälfte davon sich im Blut findet. *Shaw*[43] stellte mit ähnlicher Methodik fest, dass bei Erhöhung der Kohlensäurespannung um 1 mm 1 g Blut 0,331 Vol.-$^0/_0$, 1 g Gewebe aber 0,160 Vol.-$^0/_0$ CO_2 aufnimmt. *Eppinger*[40] berechnete, dass bei einem 12—14 kg schweren Tier die in 90 Minuten aufgenommene Kohlensäuremenge 7—9 Ltr. betrug. Aus der Gegenüberstellung der Blutkohlensäure zur gesamten aufgenommenen Menge ergab sich, dass der Hauptteil in den Geweben und nur ein geringer Teil im Blut vorhanden war. *Eppinger* schreibt dem Organismus und ganz speziell dem Gewebe ein ausserordentlich beträchtliches Kohlensäurebindungsvermögen zu. *Kroetz*[44] kam auf Grund von Versuchen, in denen bei CO_2-Atmung diejenige Retention von CO_2 pro 100 g Gewebe und pro Minute bestimmt wurde, die einem gemessenen Anstieg der CO_2-Spannung entsprach, zur Ansicht, dass sich das Gewebe in bezug auf die CO_2-Bindung wie Wasser verhält, dass die CO_2 im Gewebe im wesentlichen also physikalisch gelöst ist. Dies würde aber besagen, dass die Pufferungsfähigkeit der Gewebe nicht eben gut ist. Der Mangel einer guten Pufferungsfähigkeit muss sich dadurch bemerkbar machen, dass das Ansteigen der CO_2-Spannung eine Verschiebung der Wasserstoffionenkonzentration zur Folge hat, wie dies ja auch aus unseren mitgeteilten Versuchen am Kaninchen und an der Maus deutlich hervorgeht.

Untersuchungen über den Gewebs-p_H am Menschen konnten wir aus naheliegenden Gründen nicht ausführen. Wir haben aber Versuche angestellt, in denen bei Inhalation von Sauerstoffkohlensäuregemischen mit verschiedenem CO_2-Gehalt die Wasserstoffzahl des Blutes nach der *Henderson-Hasselbalchschen* Gleichung bestimmt wurde. (Vgl. Tab. 9). Dabei ergab sich, dass bei Einatmung eines Gasgemisches, das nur 1,2 Vol. % Kohlensäure enthält, die p_H-Zahl fast unbeeinflusst bleibt, dagegen zeigt sich bei 6,5 Vol. % bereits ein sehr deutlicher Einfluss, und bei Inhalation eines Gasgemisches, dessen Kohlensäuregehalt z. B. 14,4 Vol. % beträgt, sank die p_H-Zahl von 7,35 auf 7,19. In Analogie zu unseren Tierversuchen ist anzunehmen, dass bei solchen Veränderungen der Wasserstoffkonzentration im Blut auch eine Säuerung der Gewebe vorhanden sein muss.

Tabelle 9. Versuche über die Beeinflussung der Blut-p_H an normalen Versuchspersonen.

Nr.	Versuchsperson	Zusammensetzung des Gasgemisches	Dauer des Versuchs	p_H des Blutes vor dem Versuch	p_H des Blutes nach dem Versuch
1	G.	Sauerstoff + 1,2 Vol. % CO_2	40 Min.	7,35	7,34
2	R.	Sauerstoff + 12,5 Vol. % CO_2	40 Min.	7,38	7,22
3	E.	Sauerstoff + 14,4 Vol. % CO_2	45 Min.	7,35	7,19
4	D.	Sauerstoff + 6,5 Vol. % CO_2	30 Min.	7,31	7,27
5	W.	Sauerstoff + 7 Vol. % CO_2	45 Min.	7,33	7,28
6	M.	Sauerstoff + 9,9 Vol. % CO_2	35 Min.	7,32	7,17

Tritt eine Erhöhung der Kohlensäurespannung im Gewebe ein, so ist es wahrscheinlich, dass durch die Haut eine erhöhte Diffusion von Kohlensäure nach der Aussenluft nachweisbar sein müsste. Auf Veranlassung von Herrn Prof. *Fischer-Wasels* haben wir auch diese Frage näher untersucht. Da uns grössere Apparate nicht zur Verfügung standen, und da es uns hierbei weniger auf exakte Messungen als vielmehr auf eine prinzipielle Entscheidung der Frage ankam, ob bei Erhöhung der Kohlensäurespannung eine erhöhte Diffusion durch die Haut stattfindet, verwandten wir eine einfache Methode, die aber eine ausreichende Untersuchung der Fragestellung erlaubt. *Hediger*[45] hat unlängst eine solche angegeben. Bei unseren Versuchen gingen wir nach *Hedigers* Vorgang unter kleineren Abänderungen seiner Methodik so vor, dass eine kleine Glasglocke von etwa 50 ccm Inhalt, die nach oben zwei tubusartige Öffnungen hatte, mittels Gummilösung und Leukoplast auf der Bauchhaut einer Versuchsperson befestigt wurde. Die eine Öffnung wurde durch

einen Gummistopfen luftdicht verschlossen, durch den durchbohrten Gummistopfen der anderen Öffnung ragte ein Thermometer in das Gefäss hinein.
Gefüllt wurde das Gefäss (nach der Befestigung auf der Bauchhaut) mit
gemessenen Mengen destillierten Wassers, das durch Kochen von CO_2 befreit
war. Die Glocke blieb 3 Stunden auf der Bauchhaut liegen. Nach Beendigung
des Versuchs wurden 10 ccm mittels Pipette aus der Glocke entnommen und
in 5 ccm Barytwasser hinzugegeben. Titriert wurde gegen Phenolphthalein
mit Oxalsäure (5,6325 g kristall. Oxalsäure auf 1 Ltr. aqua dest. 1 ccm $=$ 1 ccm
CO_2). Die Barytlauge wurde hergestellt aus 1,7 g eines Gemisches von 20 Teilen
Bariumhydroxyd und 1 Teil Bariumchlorid auf 1 Ltr. aqua dest.

In 5 Versuchen unter gewöhnlichen Bedingungen fanden wir nach
3 Stunden in dem Wasser einen CO_2-Gehalt von 2,6—3,2 Vol. %. Bei Atmung
eines Sauerstoff-Kohlensäuregemisches mit 5 Vol. % Kohlensäuregehalt fanden
wir nach 3 Stunden in dem Wasser 3,4—4,1 Vol. %. Bei Atmung eines Gasgemisches von 12 Vol. % Kohlensäuregehalt betrug der Kohlensäuregehalt
des Wassers 4,4—4,7 Vol. %. Wenn auch die angewandte Methode keineswegs
absolute und zuverlässige Werte liefert, so können wir aus unseren Versuchen
doch immerhin feststellen, *dass bei Erhöhung der Kohlensäurespannung eine
erhöhte Diffusion von Kohlensäure durch die Haut stattfindet,* dass also die
Kohlensäurespannung der Gewebe auch beim Menschen erhöht ist.

Vergleichen wir nunmehr zum Schluss die Resultate, die wir an Blut
und Gewebe bei Verabreichung fixer Säuren und bei der CO_2-Inhalation
erhalten haben, so ergibt sich, *dass beim Kaninchen der Blut-p_H bei der
intravenösen Säureapplikation stärker abfällt als bei der Inhalation selbst
hochprozentiger CO_2-Gemische. Der Gewebs-p_H jedoch zeigt nach CO_2-
Inhalation niedrigere Werte als nach der intravenösen Darreichung fixer
Säuren.* Bei der Maus ist das Verhalten des Gewebs-p_H den fixen Säuren
und der CO_2 gegenüber ähnlich wie beim Kaninchen, das heisst auch hierbei
steigt die Wasserstoffionenkonzentration im Gewebe nach CO_2-Inhalation
höher an als nach der intravenösen Säureapplikation.

Diese Tatsachen lassen sich möglicherweise so erklären, dass bei der intravenösen Säureinjektion die injizierte Säure im Blut sofort zum grössten Teil
neutralisiert wird. Des weiteren ist zu bedenken, dass dem Gewebe die Fähigkeit zur Synthese und zum Abbau zukommt; wenn die injizierte Säure vom
Blut in die Gewebe diffundiert, so wird sie dort alsbald solchen Veränderungen
unterliegen.

Bei der CO_2-Inhalation beruht die p_H-Verschiebung im Blut im wesentlichen auf Erhöhung der freien Kohlensäure, die leicht in die Gewebe diffundiert.
Auch im Gewebe wird eine erhöhte CO_2-Spannung eintreten müssen, die sich
bei der angenommenen schlechten Pufferungsfähigkeit der Gewebe durch
eine grössere Verschiebung der Wasserstoffzahl nach der sauren Seite bemerkbar
machen muss.

Die Schädigung des Organismus durch die intravenöse Säureverabreichung ist erheblicher als bei der CO_2-Inhalation. Erst nach 2 Tagen manchmal ist eine völlige Erholung der Versuchstiere eingetreten. Bei der Kohlensäureatmung dagegen war selbst nach der Einatmung hochprozentiger Kohlensäuregemische das Versuchstier kurze Zeit nach Aufhören der Inhalation völlig erholt.

Zusammenfassung.

An einzelnen Organen normaler Kaninchen wird im Gewebsextrakt die p_H-Zahl ermittelt. Den niedrigsten p_H-Wert weist die Niere auf ($p_H = 6{,}70$), den höchsten die Lunge ($p_H = 7{,}17$). Zwischen diesen Werten liegen die Wasserstoffexponenten für Leber ($p_H = 7{,}00$), und Herzmuskulatur ($p_H = 7{,}00$).

Die p_H-Bestimmungen an denselben Organen bei weissen Mäusen ergeben fast dieselben Werte wie beim Kaninchen. Für transplantierte Mäusetumoren wird die p_H-Zahl bei 7,23 gefunden, für Tumornekrose bei p_H 7,40. Die Reaktion des Gewebes transplantierter Mäusetumoren liegt im Vergleich zu den normalen Geweben also deutlich auf der alkalischen Seite, nekrotisches Tumorgewebe ist noch alkalischer als das Tumorgewebe selbst.

Bei intravenöser Säurezufuhr sinkt beim Kaninchen die Wasserstoffzahl des Blutes in grösserem Maße als bei der Inhalation hochprozentiger Kohlensäuregemische (als Inhalationsgemische wurden reiner Sauerstoff und Kohlensäure verwendet). Dabei tritt auch ein Sinken der Wasserstoffzahlen der Gewebe ein, am deutlichsten im Gewebe der Niere. Weniger beeinflussbar sind Leber, Herzmuskulatur und Lunge. Bei Inhalation hochprozentiger Kohlensäuregemische ist die Senkung des Blut-p_H geringer als bei der intravenösen Säurezufuhr, der p_H der Gewebe aber ist dabei deutlich niedriger als bei der intravenösen Säureverabreichung. Auch hierbei zeigt sich das Nierengewebe am meisten beeinflussbar.

In Versuchen an weissen Mäusen, denen maligne Tumoren transplantiert waren, zeigen sich am Gewebe ähnliche Verhältnisse bei der Säureapplikation wie beim Kaninchen. Auch bei den Mäusen ist der Gewebs-p_H durch Kohlensäureinhalation mehr beeinflussbar als durch intravenöse Säureinjektion, wenngleich die Unterschiede nicht so erheblich sind wie bei den Kaninchen. Niere und transplantierte Tumoren zeigen die grössten Erniedrigungen der Wasserstoffzahl gegenüber den anderen Organen wie Herz und Lunge.

Beim Menschen tritt nach Atmung eines Sauerstoff-Kohlensäuregemisches mit einem CO_2-Gehalt von 5—14 Vol. % eine deutliche Senkung der Wasserstoffzahl des Blutes ein. Es wird ferner nachgewiesen, dass bei Erhöhung der CO_2-Spannung in der Inspirationsluft die CO_2-Ausscheidung durch die Haut vermehrt ist. Es ist demnach anzunehmen, dass auch beim Menschen eine Erhöhung der CO_2-Spannung im Gewebe bei der CO_2-Inhalation vorhanden ist mit einer dadurch bedingten Gewebssäuerung.

Literaturverzeichnis.

1. *Hamburger*, Z. Biol. **28**, 405 (1891). — 2. *Straub, H.*, Erg. inn. Med. **25**, 1 (1924). — 3. *Hasselbalch*, Biochem. Z. **78**, 112 (1916). — 4. *Michaelis* und *Kramztyk*, Biochem. Z. **62**, 425 (1914). — 5. *Pechstein*, Biochem. Z. **68**, 229 (1915). — 6. *Halpert, Neukirch* und *Schade*, Z. exper. Med. **24**, 11 (1921). — 7. *Henning*, Z. exper. Med. **46**, 459 (1925). — 8. *Carlström, Ege* und *Henriques*, Biochem. Z. **198**, 442 (1928). — 9. *Lumière* und *Sors*, Arch internat. Pharmaco-Dynamie **30**, 157 (1925). — 10. *Rona* und *Wilenko*, Biochem. Z. **62**, 1 (1924). — 11. *Warburg, Posener* und *Negelein*, Biochem. Z. **152**, 309 (1924). — 12. *Vlès* und *de Coulon*, Arch. Physique biol. **5**, 125 (1926). — 13. *Kulikov*, Kongresszbl. **45**, 594. — 14. *Sugiura, Noyes* und *Falk*, J. Canc. Res. **6**, 285 (1922). — 15. *Harde* und *Manysz-Michel*, C. r. Soc. Biol. **95**, 1489 (1926). — 16. *Sennié* und *Peyre*, Kongresszbl. **44**, 498. — 17. *Corran* und *Lewis*, Biochem. J. **18**, 1358 (1924). — 18. *Laclau* und *Rabinowich*, C. r. Soc. Biol. **93**, 1635 (1925). — 19. *Weiss, Sümegi* und *Udvardy*, Klin. Wschr. **1928**, 1178. —20. *Schneider* und *Achelis*, Klin. Wschr. **1928**, 1955. — 21. *Hasselbalch*, Biochem. Z. **78**, 112 (1916). — 22. *Straub* und *Meier*, Biochem. Z. **89**, 156 (1918). — 23. *Straub, H.*, Abderhaldens Handbuch der biolog. Arbeitsmethode Abt. V, T. 10, H. 1. — 24. *Straub, H.*, Erg. inn. Med. **25**, 1 (1924). — 25. *Winterstein*, Pflügers Arch. **216**, 267 (1927). — 26. *Gräff*, Beitr. path. Anat. **72**, 603 (1924). — 27. *Sevringhausen, Köhler* und *Bradley*, J. of biol Chem. **57**, 18 (1923). — 28. *Walter*, Arch. exper. Path. **7**, 148 (1877). — 29. *Spiro*, Hofm. Beitr. **1**, 269 (1901). — 30. *Jaquet*, Arch. exper. Path. **30**, 311 (1892). — 31. *Straub* und *Meier*, Biochem. Z. **90**, 305 (1918). — 32. *Haggard* und *Henderson*, J. of biol. Chem. **39**, 163 (1919). — 33. *Fleisch*, Pflügers Arch. **190**, 270 (1921). — 34. *Ege* und *Henriques*, Biochem. Z. **176**, 441 (1926). — 35. *Henning*, Z. exper. Med. **46**, 459 (1925). — 36. *Yamada*, Biochem. Z. **89**, 27 (1918). — 37. *Henderson* und *Haggard*, J. of biol. Chem. **33**, 333 (1918). — 38. *Henderson*, Erg. Physiol. **8**, 254 (1909). — 39. *Fleisch*, Pflügers Arch. **190**, 270 (1921). — 40. *Eppinger, Kisch* und *Schwarz*, Das Versagen des Kreislaufs. Monographie. Berlin 1927. — 41. *Gesell* und *Hertzmann*, Amer. J. Physiol. **78**, 610 (1926). — 42. *Brocklehurst* und *Henderson*, J. of biol. Chem. **72**, 665 (1927). — 43. *Shaw*, Amer. J. Physiol. **79**, 91 (1926). — 44. *Kroetz*, Ref. Klin. Wschr. **1929**, 521. — 45. *Hediger*, Klin. Wschr. **1928**, 1553.

v.

Über den Einfluss der Azidose und der Alkalose auf das weisse Blutbild.

Von

Dr. S. Heinsheimer.

Die Arbeiten unseres Instituts über die physiologischen Auswirkungen der Azidose, insbesondere der durch Kohlensäureatmung erzeugten Azidose, gaben den Anlass zu der Frage, wie sich das Blutbild, insbesondere das weisse Blutbild bei diesen Azidosen verhält. In der Literatur liegen zu der Frage der Wirkungen von Azidosen auf das Blutbild eingehende Untersuchungen von *Hoff* vor, der den Einfluss saurer und alkalischer Faktoren auf das Verhältnis der myeloischen und lymphatischen Zellen des Blutbildes an einem grossen Material von Leukämien, infektiösen Zuständen und im Tierexperiment studiert hat. Bei der Einwirkung saurer Einflüsse beobachtete er eine relative Zunahme der myeloischen, bei der Einwirkung alkalischer Einflüsse eine relative Zunahme der lymphatischen Zellelemente im Blutbild. Diese Angaben sind inzwischen von *Földes* und *Sherman* bestätigt worden.

Herr Prof. *B. Fischer-Wasels* hat mir nun die Aufgabe gestellt, die Verschiebung der myeloischen und der lymphatischen Zellen des Blutes unter dem Einfluss der Säurewirkung, insbesondere der CO_2-Atmung im Tierversuch eingehend zu untersuchen. Als Kontrolle dienten uns Versuche, bei denen wir das Verhältnis der myeloischen und der lymphatischen Zellen untereinander bei alkalotischen Zuständen feststellten.

Zu unseren Versuchszwecken eignete sich am besten das Kaninchen. Wir erzeugten die Azidose des Blutes dadurch, dass wir die Tiere Gasgemische einatmen liessen, die einen Kohlensäuregehalt von wechselndem Prozentsatz hatten. Ausserdem injizierten wir bei einzelnen Tieren wässrige Lösungen von Salzsäure, Glutarsäure und Fumarsäure. Vereinzelte Versuche führten wir am Menschen aus, indem wir während einer Stunde lang ein Gasgemisch von 4½ % Kohlensäure und 95½ % Sauerstoff einatmen liessen. Zur Einatmung wurden die Tiere unter eine grössere, luftdicht abgeschlossene Glasglocke gebracht, die vermittels Gummischläuchen von den Gasgemischen durchströmt wurden. Die wässrigen Säurelösungen wurden in die Ohrvene injiziert. Die absoluten Leukozytenwerte wurden durch Zählung in der *Thomaschen* Kammer bestimmt, die relativen Werte durch Differenzierung der nach der panoptischen Methode nach *Pappenheim* gefärbten Ausstriche. Das zu untersuchende Blut wurde aus einer kleineren Ohrvene gewonnen.

Die bei unseren Versuchen angewandten Gasgemische setzten sich folgendermaßen zusammen:

1. 4½ % Kohlensäure und 95½ % Sauerstoff.
2. 10 % Kohlensäure und 90 % Sauerstoff.
3. 4½ % Kohlensäure und 95½ % Luft.
4. 10 % Kohlensäure und 10 % Sauerstoff und 80 % Stickstoff.

Die Gemische wurden durch *Haldane*-Gasanalyse kontrolliert.

Zu unseren Injektionen benutzten wir folgende Lösungen:

1. 10 *ccm* einer 0,35%igen Salzsäurelösung.
2. 5 ccm einer 1%igen Glutarsäurelösung.
3. 10 ccm einer gesättigten Fumarsäurelösung.
4. 80 ccm einer 0,1%igen Glutarsäurelösung gegeben als Dauer-infusion.

Unsere Ergebnisse mit dem ersten Gasgemisch sind auf Tabelle 1 zusammengestellt und waren folgende:

Tabelle 1.

	Zahl der weissen Blut-körperchen	Pseudo-eos. %	Lym-pho-zyten %	Mono-zyten %	Baso-phile %	Eos. %
Kaninchen 183 (Gew. 1630 g)						
Vor der Atmung	12 100	5	92	3	—	—
Atmung 3 Stunden im Gasgemisch (4½ % Kohlens. — 95½ % Sauerst.)						
Sofort nach der Atmung . .	8 800	10	78	7	1	4
2 Stunden nach der Atmung	9 800	52	41	5	1	5
Kaninchen 184 (Gew. 1240 g)						
Vor der Atmung	7 500	20	87	1	—	2
Atmung 3 Stunden im Gasgemisch (4½ % Kohlens. — 95½ % Sauerst.)						
Sofort nach der Atmung . .	9 500	17	72	5	2	4
3 Stunden nach der Atmung	9 600	62	28	3	5	2
5 Stunden nach der Atmung	9 900	52	42	2	4	—
Kaninchen 181 (Gew. 1890 g)						
Vor der Atmung	11 500	25	69	—	6	—
Atmung 3 Stunden im Gasgemisch (4½ % Kohlens. — 95½ % Sauerst.)						
Sofort nach der Atmung . .	11 900	35	54	2	7	2
1 Stunde nach der Atmung	10 200	68	23	4	3	2
2 Stunden nach der Atmung	11 500	42	45	3	10	—
Kaninchen (182 Gew. 1760 g)						
Vor der Atmung	13 200	51	41	1	6	1
Atmung 3 Stunden im Gasgemisch (4½ % Kohlens. — 95½ % Sauerst.)						
Sofort nach der Atmung . .	12 000	48	44	1	7	—
5 Stunden nach der Atmung	9 500	70	22	1	7	—

Zu Tabelle 1.

	Zahl der weissen Blutkörperchen	Pseudoeos. %	Lymphozyten %	Monozyten %	Basophile %	Eos. %
Kaninchen 178 (Gew. 1450 g)						
Vor der Atmung	15 200	17	79	1	1	2
Atmung im Gasgemisch (4 ½ % Kohlens. — 95 ½ % Sauerst.)						
1 Stunde während der Atmung	10 200	23	71	3	2	1
3 Stunden während der Atmung	14 500	68	27	—	2	3
2 Stunden nach der Atmung	18 400	75	19	1	2	3
5 Stunden nach der Atmung	17 000	52	43	1	1	3

Tabelle 2.

	Zahl der weissen Blutkörperchen	Pseudoeos. %	Lymphozyten %	Monozyten %	Basophile %	Eos. %
Kaninchen 185 (Gew. 1930 g)						
Vor der Atmung	15 800	24	73	1	1	1
Atmung 3 Stunden im Gasgemisch (10 % Luft — 90 % Sauerst.)						
Sofort nach der Atmung . .	12 200	45	51	1	3	—
1 ½ Stunden nach der Atmung	12 500	60	29	4	2	5
2 Stunden nach der Atmung	14 500	58	37	3	1	1
Kaninchen 186 (Gew. 2500 g)						
Vor der Atmung	17 000	21	63	6	3	2
Atmung 3 Stunden im Gasgemisch (10 % Luft — 90 % Sauerst.)						
Sofort nach der Atmung . .	15 500	52	34	7	5	2
4 Stunden nach der Atmung	10 500	60	25	2	8	4
5 Stunden nach der Atmung	10 300	48	42	3	4	3

Absolute Leukozytenwerte: Die Tiere haben alle drei Stunden geatmet. Die Zahl der weissen Blutkörperchen ging während der Atmung und unmittelbar nach der Atmung zunächst etwas zurück, stieg dann im Verlauf der nächsten zwei Stunden an, um nach fünf Stunden ungefähr wieder die Anfangswerte zu erreichen. Die Veränderungen waren jedoch bei den einzelnen Tieren in keiner Weise gleichmäßig. Zuweilen fanden wir sehr hohe Leukozytenwerte, die wohl auf eine lokale Stauung in dem Gefäss, aus dem die Blutentnahme erfolgte, zurückzuführen ist. Beim zweiten und dritten Gasgemisch (Tabelle 2 und 3) waren die Verhältnisse ähnlich, wohingegen beim vierten Gasgemisch (Tabelle 4) eher eine Abnahme der absoluten Leukozytenwerte zu beobachten war. Die Versuche, die am Menschen mit dem ersten Gasgemisch gemacht wurden, zeigten hinsichtlich der absoluten

Leukozytenwerte keine besonderen Veränderungen. Bei den mit den Säuren injizierten Tieren ging überall die Zahl der weissen Blutkörperchen zurück. Im Verlauf der nächsten fünf Stunden stieg sie oft sogar wieder bis über die Anfangswerte an.

Tabelle 3.

	Zahl der weissen Blutkörperchen	Pseudo-eos. %	Lymphozyten %	Monozyten %	Basophile %	Eos. %
Kaninchen 188 (Gew. 1420 g).						
Vor der Atmung	21 800	19	71	4	3	3
Atmung 3 Stunden im Gasgemisch (4 ½ % Kohlens. — 95 ½ % Luft)						
Sofort nach der Atmung . .	31 300	36	57	4	1	2
2 Stunden nach der Atmung	28 000	52	43	—	1	4
5 Stunden nach der Atmung	9 100	42	46	2	6	4

Tabelle 4.

	Zahl der weissen Blutkörperchen	Pseudo-eos. %	Lymphozyten %	Monozyten %	Basophile %	Eos. %
Kaninchen 181 (Gew. 1890 g).						
Vor der Atmung	16 000	44	50	3	3	—
Atmung 3 Stunden Gasgemisch (10 % Sauerst. — 10 % Kohlens. — 80 % Stickstoff)						
Sofort nach der Atmung . .	15 000	33	58	1	8	—
2 Stunden nach der Atmung	12 000	50	32	6	6	6
Kaninchen 182 (Gew. 1760 g).						
Vor der Atmung	15 200	61	29	3	5	2
Atmung 3 Stunden Gasgemisch (10 % Sauerst. — 10 % Kohlens. — 10 % Stickstoff)						
Sofort nach der Atmung . .	24 800	69	26	—	5	—
4 Stunden nach der Atmung	10 500	77	16	3	1	3
5 Stunden nach der Atmung	12 500	46	28	6	13	7

Prozentzahl der polynukleären Leukozyten (pseudoeosinophile): In allen Fällen zeigte sich bei den Tieren, die Gasgemische geatmet haben, nach der Atmung, bei einzelnen auch schon während der Atmung ein deutlicher, oft sogar ein hochgradiger Anstieg der pseudoeosinophilen Zellen. Dasselbe fand sich auch bei den mit Säureinjektionen behandelten Tieren. Beim Menschen konnte, wenn auch nicht in so hohem Ausmaße, dieselbe Beobachtung gemacht werden. Der Anstieg setzte sich fort, oft noch bis zur vierten Stunde nach Abschluss der Atmung, bzw. nach der Injektion. Dann trat meistens wieder ein Rückgang der Werte, zuweilen bis zu den Anfangswerten ein. Bei den eosinophilen und basophilen Zellen war ein Anstieg ebenfalls zu beobachten. Die Höhepunkte des Anstiegs dieser Zellen waren jedoch so wechselnd, dass von einer Gesetzmäßigkeit nicht gesprochen werden kann. Wenn auch der Anstieg der pseudoesinophilen Zellen durchweg beobachtet wurde, so ergaben sich doch gewisse individuelle Unterschiede im Ausmaß der Leukozytenvermehrung bei den einzelnen Tieren.

Prozentzahlen der Lymphozyten: Der relativen Zunahme der pseudoeosinophilen Leukozyten lief parallel eine Abnahme der Lymphozyten. Die Lymphozyten erreichten ihren tiefsten Wert dann, wenn die Werte der pseudoeosinophilen Leukozyten ihren Höhepunkt erreicht hatten. Mit dem Abstieg der Werte der pseudoeosinophilen Leukozyten trat ein Anstieg der Werte der Lymphozyten ein.

Die Ergebnisse, die wir bei den mit Salzsäure, Glutar- und Fumarsäure injizierten Tieren erzielten, unterscheiden sich in keiner Weise von denen, die wir bei den Tieren gewannen, welche Kohlensäuregemische geatmet haben. Auch hier fanden wir Anstieg der Zahl der pseudoeosinophilen Zellen und Rückgang der Lymphozytenzahl. Bei einzelnen Tieren führten wir die Säurelösungen in Form einer Dauerinfusion während zwei Stunden ein. Dabei konnte beobachtet werden, dass sich die oben beschriebenen Veränderungen bereits im Verlauf der Infusion einstellten. Der Zweck der Dauerinfusion, bei der durchschnittlich etwa 80 ccm einer 0,01%igen körperwarmen Glutarsäurelösung langsam in die Ohrvene infundiert wurde, war, eine höhere Azidose zu erzielen (vgl. Tab. 8). Die Ergebnisse dieser Versuche sind in den Tab. 5, 6, 7 und 8 zusammengestellt.

Tabelle 5.

	Zahl der weissen Blutkörperchen	Pseudoeos. %	Lymphozyten %	Monozyten %	Basophile %	Eos. %
Kaninchen 189 (Gew. 1480 g).						
Vor der Injektion	14600	53	36	2	7	2
Injektion von 10 ccm einer 0,35%igen Salzsäurelösung						
Sofort nach der Injektion . .	8700	24	68	3	3	2
4 Stunden nach der Injektion	10300	80	14	1	1	4
5 Stunden nach der Injektion	20250	74	21	—	1	1

Tabelle 6.

	Zahl der weissen Blutkörperchen	Pseudoeos. %	Lymphozyten %	Monozyten %	Basophile %	Eos. %
Kaninchen 190 (Gew. 1800 g).						
Vor der Injektion	12800	47	48	3	1	1
Injektion von 5 ccm einer 1%igen Glutarsäurelösung						
Sofort nach der Injektion. .	9900	45	43	2	5	5
2 Stunden nach der Injektion	11900	80	15	1	3	1
5 Stunden nach der Injektion	10100	58	34	4	3	1

S. Heinsheimer,

Tabelle 7.

	Zahl der weissen Blutkörperchen	Pseudo-eos. %	Lymphozyten %	Monozyten %	Basophile %	Eos. %
Kaninchen 73 (Gew. 1750 g).						
Vor der Injektion	14 500	50	43	4	1	2
Injektion von 10 ccm gesättigter Fumarsäurelösung						
Sofort nach der Injektion . .	11 500	45	46	2	3	4
3 Stunden nach der Injektion	19 100	88	9	1	2	—
5 Stunden nach der Injektion	28 000	72	23	2	1	2

Tabelle 8.

	Zahl der weissen Blutkörperchen	Pseudo-eos. %	Lymphozyten %	Monozyten %	Basophile %	Eos. %	p_H*)
Kaninchen 28 (Gew. 2830 g).							
Vor der Infusion	10 100	31	64	2	3	—	7,28
Infusion von 80 ccm einer wässrigen 0,1 %igen körperwarmen Glutarsäurelösung							
45 Min. während der Infusion	6 100	34	59	1	2	4	
105 Min. während der Infusion	5 800	55	42	—	1	2	6,40
3 Stunden nach der Infusion	13 000	73	22	1	3	1	7,26
Kaninchen 29 (Gew. 2750 g).							
Vor der Infusion	9 500	48	47	2	1	2	7,28
Infusion von 80 ccm einer 0,5 %igen körperwarmen Glutarsäurelösung in Ringerlösung							
45 Min. während der Infusion	8 100	71	26	—	1	2	6,42
90 Min. während der Infusion	9 700	82	11	1	1	5	6,07

Tötung des Tieres durch Luftembolie.

*) Elektrometrisch bestimmt.

Die Versuche, die wir in zwei Fällen am Menschen anstellten, zeitigten dieselben Ergebnisse. Zur Erzeugung der Azidose liessen wir während einer Stunde das erste Gasgemisch (4½ % Kohlensäure und 95½ % Sauerstoff) einatmen. Die Versuchspersonen waren nüchtern und atmeten das Gasgemisch durch eine Maske, die durch Gummischläuche mit den das Gasgemisch enthaltenden Behältern verbunden war. Die Blutuntersuchungen wurden vorher, während der Atmung und bis zwei Stunden nach der Atmung halbstündlich vorgenommen. Dabei zeigte sich in beiden Fällen eine deutliche Vermehrung der segmentkernigen Leukozyten und eine Verminderung der Lymphozyten. In einem Falle konnte eine Zunahme der eosinophilen Leukozyten um 5 % beobachtet werden. Eine Linksverschiebung im Sinne des *Schillingschen* Hämogrammes konnte nicht festgestellt werden. Zwei Stunden nach Beendigung der Atmung waren die Anfangswerte fast genau wieder erreicht. Die Ergebnisse dieser Versuchsreihe sind in Tab. 9 zusammengestellt.

Bei einem Atmungsversuch (Tab. 10) haben wir um ein Maß der Kohlensäureanreicherung im Blut zu haben, den Kohlensäuregehalt[1]) des arteriellen Blutes bestimmt. Wir verwandten hierbei die Barcroft-Differentialmanometer (0,1 ccm Blut) und zur Berechnung der p_H nach der *Henderson-Hasselbalchschen* Gleichung die von *Straub* und *Meier* beschriebene tonometrische Methode zur Anfertigung der Kohlensäure-Bindungskurven. Die p_H-Werte beziehen sich auf die alveolare Kohlensäurespannung.

Tabelle 9.

	Leuko.	Baso.	Eos.	Myel.	Jug.	Stab.	Segm.	Mon.	Lymph.	p_H
Dr. Hhr.										
Vor der Atmung	13 400	—	4	—	—	1	51	2	42	7,37
Atmung 1 Stunde Gasgem. ($4^1/_2\,^0/_0$ Kohlens. — $95^1/_2\,^0/_0$ Sauerst.)										
1 Std. während d. Atmung	11 600	—	9	—	—	—	57	2	32	7,29
2 Std. nach der Atmung	12 500	—	3	—	—	—	48	7	42	7,42
Dr. J.										
Vor der Atmung	14 200	1	2	—	—	—	65	2	25	7,37
Atmung 1 Stunde Gasgem. ($4^1/_2\,^0/_0$ Kohlens. — $95^1/_2\,^0/_0$ Sauerst.)										
1 Std. während d. Atmung	15 300	3	4	—	—	—	67	2	24	7,25
1 Std. nach der Atmung	13 500	2	1	—	—	—	83	2	23	—
2 Std. nach der Atmung	14 200	1	1	—	—	—	62	1	35	7,41

Tabelle 10.

	Zahl der weissen Blutkörperchen	Pseudoeos. $^0/_0$	Lymphozyten $^0/_0$	Monozyten $^0/_0$	Basophile $^0/_0$	Eos. $^0/_0$	CO_2-Gehalt des arter. Blutes in Vol. $^0/_0$	p_H des arter. Blutes
Kaninchen 27 (2450 g Albino)								
Vor der Atmung. . . .	10 500	30	60	4	5	1	34,57	7,32
Atmung im Gasgem. ($4^1/_2\,^0/_0$ Kohlens. — $95^1/_2\,^0/_0$ Sauerst.)								
1 Std. während d. Atmg.	6 500	43	52	2	2	1	46,98	7,06
3 Std. während d. Atmg.	9 700	56	45	3	5	2	44,96	7,09
4 Std. nach der Atmung	6 600	25	70	3	1	1	34,72	7,29
5 Std. nach der Atmung	10 000	49	43	2	5	1	—	—

Die in den übrigen Versuchen angegebenen p_H-Werte wurden elektrometrisch mittels der *Wintersteinschen* Mikro-Wasserstoffelektrode bestimmt.

---

[1]) Die Bestimmung des Kohlensäuregehaltes und der p_H-Werte des Blutes hat in liebenswürdiger Weise Herr Dr. *Joos* übernommen, wofür wir ihm an dieser Stelle unseren Dank aussprechen.

Die durch unsere Atmungsversuche erzeugte Azidose ist, wie aus den p_H-Werten des Blutes zu ersehen ist, nicht so hochgradig, wie die durch Säureinfusion erzielte. Trotz der wesentlich höheren Azidose bei den Infusionen ist im Blutbild ein höheres Ansteigen der Leukozytenwerte nicht zu beobachten.

Zur Ergänzung unserer Beobachtungen, gleichsam als Kontrolle stellten wir nun eine Versuchsreihe auf, in der wir bei Tieren eine Alkalose erzeugten, und während dieses Zustandes das Blut untersuchten. Zu diesem Zwecke injizierten wir den Tieren je 10 ccm einer 2,5%igen Lösung von Natrium-Karbonat.

Die absoluten Leukozytenwerte änderten sich auch hier nicht wesentlich. Nach geringfügigem anfänglichem Rückgang stiegen die Werte wieder an und zeigten dann geringfügige Schwankungen in der Höhe des Anfangswertes.

Die Zahl der pseudoeosinophilen Zellen ging zurück und erreichte ihren tiefsten Punkt meist schon etwa eine Stunde nach der Injektion. Eine halbe Stunde später waren fast immer die Anfangswerte wieder erreicht, und nach drei Stunden waren dieselben wesentlich überschritten.

Parallel dem Absinken der Zahl der pseudoeosinophilen Zellen lief ein Ansteigen der Lymphozyten. Auch hier waren die höchsten Werte zu dem Zeitpunkt erreicht, als die Zahl der pseudoeosinophilen Zellen an ihrem tiefsten Punkt angekommen war. Die Erholung setzte ebenfalls ziemlich rasch ein, so dass die Anfangswerte zwei Stunden nach der Injektion annähernd wieder erreicht waren. Man kann also annehmen, dass der Einfluss der Alkalose auf das Blutbild nicht von so starker Wirkung ist, wie der der Azidose.

Bezüglich des Verhaltens der eosinophilen und der basophilen Blutzellen kann man auch hier sagen, dass sie dieselbe Bewegungsrichtung haben, wie die pseudoeosinophilen Zellen. Sie verschwinden während des Absinkens der pseudoeosinophilen Zellen und erscheinen wieder bei deren Anstieg.

Man kann also erkennen, dass die Wirkung der Alkalose bezüglich der Verhältniszahlen der Blutzellen gerade die entgegengesetzte ist, wie bei der Azidose. Während wir bei der Azidose ein Ansteigen der pseudoeosinophilen Zellen, der Monozyten, der eosinophilen- und basophilen Zellen, und ein starkes Absinken der Lymphozyten beobachten konnten, liess sich bei der Alkalose ein Absinken der pseudoeosinophilen — der eosinophilen —, der basophilen Zellen und der Monozyten, und ein Ansteigen der Lymphozyten feststellen. Dabei scheint aber offenbar der Einfluss der Azidose stärker zu sein, als der der Alkalose. Auf die absoluten Leukozytenwerte wurde sowohl durch Azidose, als auch durch Alkalose ein Einfluss nicht ausgeübt.

Auch hier wurden die p_H-Werte im Blut bei einem Tier elektrometrisch bestimmt und ergaben eine eindeutige Alkalose. Die Ergebnisse dieser Versuchsreihe sind in Tab. 11 zusammengestellt.

Tabelle 11.

	Zahl der weissen Blutkörperchen	Pseudo-eos. $^0/_0$	Lym-pho-zyten $^0/_0$	Mono-zyten $^0/_0$	Baso-phile $^0/_0$	Eos. $^0/_0$	p_H
Kaninchen 25 (2300 g)							
Vor der Injektion	15 600	25	67	2	3	3	7,32
Injektion von 10 ccm einer 2,5 $^0/_0$igen Lösung von Natrium carbonicum.							
1 Stunde nach der Injektion	11 800	20	78	—	1	1	8,52
3 Stunden nach der Injektion	14 600	26	72	—	1	1	7,35
Kaninchen 26 (1900 g)							
Vor der Injektion	17 400	35	52	1	—	2	—
Injektion von 10 ccm einer 2,5 $^0/_0$igen Lösung von Natrium carbonicum.							
1 Stunde nach der Injektion	22 200	23	75	—	2	—	—
3 Stunden nach der Injektion	20 000	52	45	2	1	—	—

Unsere Versuche zeigten also mit ziemlicher Eindeutigkeit, dass die Zusammensetzung des Blutbildes bezüglich der Zellen der myeloischen und der lymphatischen Reihe von dem Säure-Basengleichgewicht des Blutes sehr stark beeinflusst werden kann. In der Arbeit von *Hoff* wird ja auch ausdrücklich darauf hingewiesen, dass bei Zuständen, die „eine Verschiebung des Säure-Basengleichgewichtes in der Richtung zum Sauren", wie das bei Entzündungen, im Beginn fieberhafter Erkrankungen, bei Muskelarbeit, in der Schwangerschaft, im Prämenstrum und bei der Diabetesazidose der Fall ist, fast immer eine Vermehrung der Zellen des myeloischen Systems vorhanden ist. Beim Abklingen der oben erwähnten Zustände und beim Morbus Basedow beobachtete er eine Vermehrung der Zellen der lymphatischen Reihe. Während er die Ursache der ersten Veränderung in einer Verschiebung des Säure-Basengleichgewichtes nach der sauren Seite sieht, macht er für die zweite eine Verschiebung des Säure-Basengleichgewichtes des Blutes nach der alkalischen Seite verantwortlich.

Die Ergebnisse unserer Arbeit decken sich vollständig mit denen der inzwischen von *Földes* und *Sherman* erschienenen Arbeit. Es hat sich also herausgestellt, dass das periphere Blutbild in einfacher Weise von dem Säure-Basengleichgewicht des Blutes abhängt. Wie weit durch eine künstliche Verschiebung dieses Gleichgewichtes nun auch chronische und qualitative Veränderungen des Blutbildes verursacht werden können, muss weitere Arbeit ergeben. Immerhin ist es heute schon notwendig, unsere Versuchsergebnisse in Beziehung zu setzen zu der grossen Anzahl von Arbeiten über die Verteilungsleukozytose, die im Anschluss an die Arbeiten von *Widal* und *E. F. Müller* entstanden sind. Das schlagwortartige Ergebnis all dieser Untersuchungen ist heute, dass die Verteilung der Blutzellen und das qualitative Blutbild überhaupt, die Regeneration und Ausschwemmung der Blutzellen aus dem

Knochenmark in weitem Maße in Zusammenhang zu bringen ist mit dem Reizzustand des sympathischen und parasympathischen Systems. Dass einfache Gefässerweiterungen und Verengerungen in den verschiedenen Gefässabschnitten, die in erster Linie vom sympathischen und parasympathischen System reguliert werden, Ursache der verschiedenen Blutzellverteilung sind, ist nach experimentellen Untersuchungen von *Tannenberg* nicht anzunehmen. Dagegen haben Untersuchungen vor allem aus der *Embdenschen* Schule und dann später von *Kraus* und *Zondek* den Nachweis geführt, dass sympathische und parasympathische Reize in ihrer Wirkung gleichzusetzen sind mit bestimmten Ionenverschiebungen im Blut (K, Ca-Ionen). In demselben Sinne sei auf Ergebnisse von *Loewi* und *Asher* verwiesen. Nach deren Untersuchungen tritt bei Reizung des sympathischen Systems eine Veränderung der in einem Froschherzen befindlichen Flüssigkeit ein, die bei einem anderen Herzen dieselbe Wirkung allein durch die Flüssigkeit aus dem Innern des zuerst gereizten Herzens bewirken kann.

Alles weist also darauf hin, dass durch Reizung des sympathischen und des parasympathischen Systems humorale Veränderungen am Reizort entstehen, wahrscheinlich im Sinne einer Ionenverschiebung, durch die sowohl das qualitative Blutbild, der Verteilungsschlüssel der Blutzellen, wie auch die Regeneration des Blutes an seinen Bildungsstätten beeinflusst wird. Im selben Sinne sprechen auch die Untersuchungen von *Mandelstamm, Büngeler, Frank, Papilian* und *St. J. Jianu*, welche durch Injektion von Adrenalin, Serumalbumin, Serumglobulin und Embryonalpreßsaft durch einmalige und mehrmalige Gaben Veränderung der Leukozytenverteilung, Linksverschiebung und Proliferationserscheinungen an den Blutbildungsstätten nachweisen konnten. Es ergibt sich aus allen diesen Beobachtungen die Aufgabe, zu prüfen, wie weit diese verschiedenen Eingriffe, welche Änderungen am Blutbild bewirken, dieses durch eine primäre Störung des Säure-Basengleichgewichtes tun, sei es im Sinne einer kürzeren oder längeren Alkalose oder Azidose. Ebenso ist natürlich umgekehrt die Frage berechtigt, ob durch die primäre Änderung des Säure-Basengleichgewichtes im Blute zunächst eine Beeinflussung des sympathischen Systems erfolgt, und auf diesem Wege eine Ca-K-Ionenverschiebung eintritt, oder eine mehr oder weniger starke Hormonausschüttung (Azetylcholin *Loewi*), die ihrerseits die Blutzellen und deren Bildungsstätten beeinflusst.

Zusammenfassung.

1. Wir konnten hochgradige Azidosen des Blutes sowohl durch Einatmung von Kohlensäure, wie durch intravenöse Injektion verdünnter Salzsäure, Glutarsäure oder Fumarsäure erzeugen. Ebenso wurden starke Alkalosen des Blutes durch intravenöse Injektionen von Sodalösung im Tierexperiment erzeugt. Die p_H-Zahlen des Blutes gingen bei der Kohlensäureatmung beim Menschen von 7,37 auf 7,25—7,29, beim Kaninchen von 7,32 auf 7,06, bei

den Säureinjektionen von 7,28 auf 6,07—6,42 zurück.   Bei den Soda-
injektionen stiegen sie von 7,32 auf 8,52.

2. Die hierdurch gesetzte Störung des Säure-Basengleichgewichtes im
Blute erzeugt Veränderungen im peripheren Blutbild in dem Sinne, dass
Azidose eine Vermehrung der Zellen der myeloischen, Alkalose eine Ver-
mehrung der Zellen der lymphatischen Reihe verursacht.

3. Als Ursache dieser Veränderungen wird ein verschiedenartiger Reizzustand des sympathischen, bzw. des parasympathischen Systems verantwortlich gemacht.

4. Die absoluten Leukozytenwerte wurden durch Störung des Säure-
Basengleichgewichtes des Blutes nicht beeinflusst.

Literaturverzeichnis.

1. *Asher*, Z. Biol. **52**, 298 (1909); Pflügers Arch. **193**, 84 (1921). — 2. *Büngeler, W.*,
Frankf. Z. Path. **34**, 350 (1926). — 3. *Földes, E.* und *Sherman, I.*, Z. klin. Med. **107**, H. 6,
731 (1928). — 4. *Hasselbalch*, Biochem. Z. **78**, 112 (1917). — 5. *Hoff, F.*, Krkhforschg **4**,
H. 2, 89 (1927); Dtsch. Med. Wschr. Jg. **54**, Nr. 22, 908 (1928). — 6. *Kraus* und *Zondeck*,
Klin. Wschr. 1924, Nr. 3, 707. — 7. *Loewi*, Pflügers Arch. **189**, 239 (1921); **193**, 201 (1922);
Klin. Wschr. **1923**, 1840. — 8. *Mandelstamm, M.*, Virchows Arch. **261**, 858 (1926). —
9. *Müller, E. F.*, Münch. med. Wschr. Jg. **69**, Nr. 51. — 10. *Tannenberg*, Frankf. Z. Path.
31, 173. — 11. *Straub* und *Meier*, Biochem. Z. **89**, 156 (1918). — 12. *Widal*, Press.
méd. 1920.

VI.

Die Sauerstoffaufnahme des Organismus bei Atmung verschiedener Gasgemische.

Von

Prof. Dr. Bernh. Fischer-Wasels und Priv.-Doz. Dr. Walter Büngeler.

Mit 1 Abbildung und 8 Tabellen im Text.

Inhaltsverzeichnis.

A. Aufgabe und Methodik.

Der Idee, die zu der Entdeckung der wirksamen Behandlung bösartiger Geschwülste durch Sauerstoff-Kohlensäureatmung geführt hat, lag die Absicht zu Grunde, die äussere und die innere Atmung des Körpers und der Geschwulst zu verstärken. Dass Kohlensäureatmung die äussere Atmung verstärkt, ist seit langem bekannt und wird jetzt auch klinisch ausgenutzt. *Fischer-Wasels* hat aber angenommen, dass durch den Kohlensäurezusatz auch die Spannung des Sauerstoffs im Gewebe erhöht wird und die physiologischen Gründe für diese Annahme eingehend auseinandergesetzt. Die erzielten Erfolge mit Atmungsgemischen von Kohlensäure und reinem Sauerstoff konnten als Bestätigung der theoretischen Annahme gedeutet werden. Im Laufe unserer Arbeiten verstärkte sich jedoch bei uns immer mehr der Wunsch, diese theoretische Annahme auf ihre tatsächliche Berechtigung zu prüfen und den Nachweis zu versuchen, ob und in welcher

Höhe eine stärkere Sauerstoffaufnahme durch Atmung des Sauerstoff-Kohlensäuregemisches wirklich *nachgewiesen* werden kann.

Die Schwierigkeiten des Nachweises einer erhöhten Sauerstoffzehrung bei der Atmung eines Sauerstoff-Kohlensäuregemisches liegen vor allem in der Methodik. Die sehr zahlreichen und für andere Zwecke sehr brauchbaren Respirationsapparate sind fast ausnahmslos für die Luft- bzw. Sauerstoffatmung angegeben. Zudem handelt es sich um sehr kompliziert aufgebaute Apparaturen, die besonders für Messungen in kurzen Zeitintervallen nicht geeignet erscheinen (vgl. dazu *R. Tigerstedt*, Respirationsapparate. Handbuch der physiologischen Methodik, Bd. 1, 3. Abtlg. 1913 und *Rona*, Praktikum der Physiolog. Chemie, Bd. 3, Julius Springer, Berlin 1928). Zur Vereinfachung unserer Untersuchungen schien uns der von *Warburg* ausgearbeitete Weg der *manometrischen* Messung des Gasverbrauchs als Grundlage einer neuen Methode geeignet. Aber auch die *Warburgsche* Methode ist ja ursprünglich nur für die Messung einer Druckschwankung angegeben, die in einem geschlossenen System durch das Auftreten oder Verschwinden eines Gases entsteht, vorausgesetzt, dass das *verschwindende* Gas nicht bereits vorher im Gasraum vorhanden war. Trotzdem schien uns der von *Warburg*[1]) beschrittene Weg der beste zu sein, um den Sauerstoffverbrauch kleiner Tiere in verschiedenen Gasgemischen genau festzustellen und wir beschlossen daher, unsere Untersuchungen auf dieser Grundlage durchzuführen.

In Verfolgung dieses Weges gelang es *Büngeler* mit verhältnismäßig einfachen Mitteln eine Methode zur Bestimmung des Sauerstoffverbrauches kleiner Tiere auszuarbeiten, die neben dem grossen Vorzug der Einfachheit (der Apparat kann in kurzer Zeit zusammengestellt werden) auch den Vorzug grösster Genauigkeit besitzt. Zunächst geben wir eine genaue Beschreibung der Apparatur.

Wir benutzen als Grundlage den *Warburgschen* Apparat zur Messung der Sauerstoffzehrung am überlebenden Gewebsschnitt, den wir für unsere Zwecke in folgender Weise umgebaut haben:

Die Apparatur (vgl. Abb. 1) besteht aus einem Gasometer (5) zur Aufnahme des Tieres (Maus) und einem damit beweglich verbundenen Manometer (14). Der Gasraum wird durch einen dreifach durchbohrten Gummistopfen oder besser noch durch einen entsprechenden Glasstopfen luftdicht verschlossen. Arbeitet man mit einem Gummistopfen, so ist sorgfältiges Abdichten durch Vaseline und hochsiedendes Paraffin erforderlich. Der Verschluss trägt ein Thermometer (8) zur Messung der Innentemperatur des Gasometers. Ferner sind luftdicht in ihn eingelassen zwei Glasrohre, die oben je einen Dreiweghahn (4 und 18) tragen. Das eine Glasrohr (7) ist innerhalb des Gasometers so gebogen, dass seine Öffnung bis dicht an die Gefässwand reicht; dadurch breitet sich eine unter Druck durch diese Röhre einfliessende Flüssigkeit (KOH) an der Gefässwand breit aus, wodurch die CO_2-Absorption

---

[1]) *Warburg*, Biochem. Ztschr. **142**, 317 (1923).

wesentlich beschleunigt wird. Oberhalb der Dreiweghähne sind die beiden Glasrohre durch zwei etwa 60 cm lange Vakuumschlauchstücke (9 und 10) mit einem durch eingeschliffene Hähne leicht zu isolierenden Kalilaugereservoir verbunden. Das nach unten zu offene U-förmig gebogene Glasrohr ist durch einen Schliff mit dem eigentlichen KOH-Behälter (11) verbunden. Durch

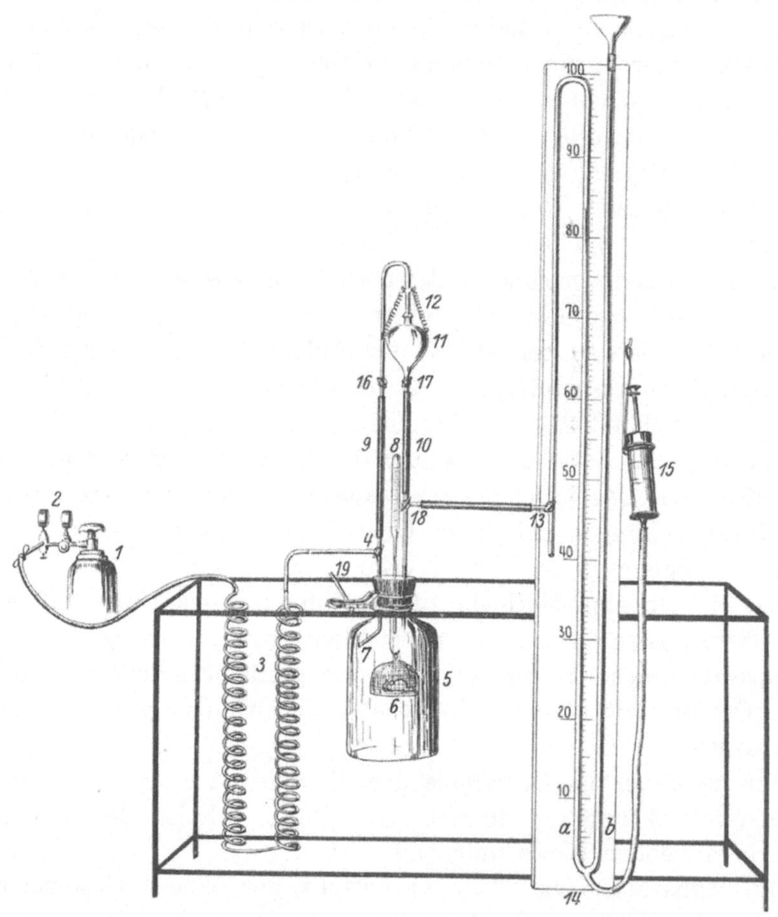

Abb. 1. Apparat zur Messung des Sauerstoffverbrauchs kleiner Tiere.

straffe Stahlfedern (12) wird diese Verbindung fixiert. Durch die beiden Dreiweghähne steht der Gasraum (5) einerseits mit dem Gasbehälter (1), andererseits mit dem Manometer (14) in Verbindung. Die beiden Schenkel des Manometers enthalten *Brodiesche* Lösung:

$$\text{Na. Chlorat.} \quad\quad 23,0$$
$$\text{Na. gallic.} \quad\quad 5,0$$
$$\text{Aq. dest.} \quad\quad 500,0$$
$$\text{Alkohol. Thymollösg. gtt. V.}$$

An ihrem unteren Ende kommunizieren sie mit einem Schlauch, an dessen Ende eine 50 ccm Rekordspritze eingepasst ist. Die Füllung des Manometers mit der Sperrflüssigkeit geschieht am besten mittels der Spritze, wodurch das Auftreten der lästigen und nur schwer zu entfernenden Luftblasen sicher vermieden wird. Die Weite der Manometerkapillare beträgt 2 mm.

Zwischen dem Gasometer und der Gasbombe ist eine möglichst lange Heizschlange (3) geschaltet. Die Entnahme des Gases aus der Bombe (1) geschieht durch ein genau zu regulierendes Reduzierventil (2).

Die Maus befindet sich in einem Drahtkörbchen (6), das am Gasometerverschluss aufgehängt ist und das am Boden zweckmäßig mit Watte ausgelegt wird.

Zur Berechnung des Sauerstoffverbrauchs aus den im Manometer (14) auftretenden Druckdifferenzen muß das Volumen des Gasometers (5) bis zu den Hähnen 16 und 17 sowie bis zur Höhe der Sperrflüssigkeit im Manometerschenkel a bekannt sein. Wir ermitteln das Volumen nach der von *Warburg* angegebenen manometrischen Methode zur Eichung der Atmungsgefässe. Der Dreiweghahn 4 wird so gestellt, dass die senkrechte Verbindung mit dem Schlauchstück 9 offen, die Verbindung mit der Heizschlange (3) geschlossen ist. Die Hähne 16 und 17 werden geschlossen, Hahn 18 ist nach drei Wegen geöffnet. Hahn 13 wird zunächst nach drei Wegen geöffnet. Der Gasraum (5) wird vor der Eichung innen befeuchtet. Durch Anziehen des Spritzenstempels (15) wird dann die Sperrflüssigkeit in beiden Manometerschenkeln auf die Marke 0 eingestellt und dann der Hahn 13 nach unten geschlossen. Durch Eindrücken des Spritzenstempels wird nunmehr die Sperrflüssigkeit imManometerschenkel a bis zu einer bestimmten Marke hochgetrieben. Die Flüssigkeit im Schenkel b überragt dann diejenige im Schenkel a um die Höhe h_1. Nunmehr wird der Gasraum 5 zur Hälfte mit Wasser gefüllt, die zugefüllte Wassermenge bezeichnen wir mit a. Wie vorher stellen wir die Sperrflüssigkeit wieder auf Marke 0, schliessen Hahn 13 nach unten und treiben mittels der Spritze die Sperrflüssigkeit im Schenkel a bis zu derselben Höhe wie bei der ersten Bestimmung. Jetzt überragt die Flüssigkeit im Manometerschenkel b diejenige im Schenkel a um h_2.

Das Volumen v berechnen wir nach der Formel:

$$V = a \frac{h_2}{h_2 - h_1}.$$

Voraussetzung für die Richtigkeit der Bestimmung ist die Konstanz des äusseren Luftdrucks und die Konstanz der Temperatur. Bei Messungen in kurzen Zeitabständen sind die Änderungen des Luftdrucks zu vernachlässigen. Temperaturgleichgewicht stellen wir dadurch her, dass wir den Gasraum (5), der beweglich an einem Stativ (19) aufgehängt ist, bis zum Verschluss in einen Wasser-Thermostaten mit präzis arbeitender Thermoregulation eintauchen. Als Thermostat (auf unserer Abbildung nur angedeutet) benutzen wir den in Abhandlung IX auf Seite 431 ds. Bd. abgebildeten, der auch für die manometrische Messung des Stoffwechsels am überlebenden Gewebe gebraucht wird. Die bei der von uns beschriebenen Thermoregulationsvorrichtung auftretenden Temperaturschwankungen sind so gering (bei einem Thermometer mit $^1/_{100}{}^0$-Einteilung eben messbar), dass sie vernachlässigt werden können. Vor Beginn unserer Messung stellen wir mit Hilfe des Manometers fest, ob Temperaturgleichgewicht eingetreten ist.

Bei der Messung des Sauerstoffverbrauchs füllen wir den Gasraum (5) mit einer bestimmten Menge (V_F) 10%iger Kalilauge. Das Gasvolumen V_G ist also $V-V_F$.

Bei der von uns benutzten Apparatur ist $V = 1500$, V_F (KOH) $= 50,0$ also $V_G = 1450$.

a) Berechnung des Sauerstoffverbrauchs bei Füllung des Gasometers mit Luft oder Sauerstoff.

Bei der Atmung verschwindet Sauerstoff, die entstehende Kohlensäure wird durch die Kalilauge absorbiert. Es entsteht also im Gasometer ein Unterdruck, der sich im Manometer durch eine entsprechende Druckdifferenz erkennen lässt. Wir arbeiten während des ganzen Versuches bei *gleichem Volumen*. Um auf der Manometerskala einen möglichst grossen Spielraum zu haben, stellen wir bei Beginn auf die Marke 90 ein. Durch Absaugen der Sperrflüssigkeit mit der Spritze (15) halten wir die Flüssigkeitssäule im Manometerschenkel a konstant auf 90. Die Druckabnahme im Gasometer wird am kontinuierlichen Absinken der Flüssigkeitssäule im Manometerschenkel b erkannt. Bezeichnen wir mit x die bei der Atmung verbrauchte O_2-Menge und mit h die durch die Druckänderung bedingte Differenz der Manometerschenkel (in mm Brodie), so ist

$$ x = h \cdot \left[\frac{V_G \cdot \dfrac{273}{T} + V_F \cdot \alpha}{10000} \right] $$

In unseren Versuchen beträgt z. B. $V_G = 1450$. T (absolute Versuchstemperatur) $= 301$, $V_F = 50,0$, α (Absorptionskoeffizient von O_2 bei T^0) $= 0,024$. Der Wert für den in der Klammer stehenden Bruch, (die „Gefässkonstante" K) berechnen wir demnach: **Ko$_2$ = 136,17.**

Wir ermitteln den Sauerstoffverbrauch, indem wir h mit K multiplizieren.

Ausführung.

Für die Bestimmung des Sauerstoffverbrauchs bei der Atmung in Luft oder Sauerstoff füllen wir zunächst in den Gasometer (5) 50 ccm 10%iger KOH. Dann füllen wir mit Sauerstoff, indem wir unmittelbar aus einer Sauerstoffbombe das Gas kräftig einblasen lassen. Der Gasometer wird schnell verschlossen, vorher die zu untersuchende Maus in ihrem Drahtkorb an der Aufhängevorrichtung des Stopfens befestigt. Der Stopfen wird zuvor mit Vaseline gut abgedichtet und der ganze Verschluss nachher mit hochsiedendem Paraffin überzogen. Der Wasserthermostat ist auf 28,2^0 C eingestellt. Wir befestigen das Atmungsgefäss an der beweglichen Aufhängevorrichtung (19) so, dass es bis zum Stopfen ins Wasser eintaucht. Dann verbinden wir mit der Heizschlange (3) und dem Manometer. Die Hähne 4, 13 und 18 werden zunächst nach drei Wegen geöffnet. Die Hähne 16 und 17 bleiben während des ganzen Versuches geschlossen. (Das KOH-Reservoir 11 wird nur für Versuche bei Atmung in CO_2/O_2-Gemischen benutzt, s. u.) Durch vorsichtiges Öffnen des Reduzierventils (2) lassen wir etwa 10 Minuten lang Sauerstoff (bzw. Luft) durch das ganze System blasen. Während dieser Zeit beruhigt sich das Versuchstier, und die störenden Muskelbewegungen lassen nach. Wir schliessen nunmehr die Hähne 4 und 13 und warten ab, bis Temperaturgleichgewicht eingetreten ist, was in der Regel nach etwa 5 Minuten der Fall ist. Den Temperaturausgleich beschleunigen wir durch leichtes Schütteln mittels der Aufhängevorrichtung (19). Ist Temperaturgleichgewicht eingetreten, so öffnen wir für einen Augenblick den Hahn 13 nach drei Wegen, stellen mittels der Spritze (15) beide Manometerschenkel auf 90 und schliessen Hahn 13 nach unten. Man kann jetzt die durch das Verschwinden des Sauerstoffes auftretende Druckdifferenz am Manometer unmittelbar verfolgen. Die Flüssigkeitssäule im Manometerschenkel a halten wir konstant auf 90. Aus der Druckdifferenz h des Schenkels b erhalten wir für jede beliebige Zeiteinheit durch Multiplikation von h mit der Gefässkonstanten K den absoluten Sauerstoffverbrauch.

Tabelle 1. **Normale Maus.** Gewicht 16 g.
Gasometerfüllung: **Luft.** KO_2: 132,0. Manometereinstellung: 90,0. Beginn: 9^{05}.

1 Ablesung	2 h	3 T. i. C^0	4 Zeit	5 absoluter O_2-Verbrauch in ccm in der Zeiteinheit (15 Minuten)
81,0	9,0	18,5	9^{20}	11,88
72,0	9,0	18,5	9^{35}	11,88
64,0	8,0	18,5	9^{50}	10,56
56,0	8,0	18,5	10^{05}	10,56
48,0	8,0	18,5	10^{20}	10,56
40,0	8,0	18,5	10^{35}	10,56
31,0	9,0	18,5	10^{50}	11,88
23,0[1])	8,0	18,5	11^{05}	10,56
85,0	8,0	18,5	11^{20}	10,56
77,0	8,0	18,5	11^{35}	10,56
69,0	8,0	18,5	11^{50}	10,56
61,0	8,0	18,5	12^{05}	10,56
52,0	9,0	18,5	12^{20}	11,88
44,0	8,0	18,5	12^{35}	10,56
36,0	8,0	18,5	12^{50}	10,56
28,0	8,0	18,5	1^{05}	10,56
20,0	8,0	18,5	1^{20}	10,56
12,0	8,0	18,5	1^{35}	10,56

[1]) Neueinstellung auf 93,0.

Tabelle 1 gibt ein Beispiel eines Versuches, bei dem der Gasraum mit Luft gefüllt war. In der ersten Reihe der Tabelle sind die auf der Manometerskala b abgelesenen Zahlen angegeben. In Reihe 2 finden sich die nach den abgelesenen Zahlen errechneten Einzelhöhen h, d. h. die Druckänderungen. In Reihe 3 ist die Temperatur innerhalb des Gasraums registriert, Reihe 4 gibt die Zeit der Ablesung an. In der letzten Reihe finden sich die Werte für den absoluten O_2-Verbrauch in Kubikzentimeter für die Zeiteinheit, d. h. für je 15 Minuten. Der O_2-Verbrauch beträgt demnach für eine Stunde: 42,24 ccm.

Tabelle 2. **Normale Maus.** Gewicht 24 g.

Gasometerfüllung: **Sauerstoff.** K$_{O_2}$: 132,0. Manometereinstellung: 90,0. Beginn: 9^{50}

1	2	3	4	5
Ablesung	h	T. i. C^0	Zeit	absoluter O_2-Verbrauch in ccm in der Zeiteinheit (15 Minuten)
78,5	11,5	21,5	10^{05}	15,18
66,5	12,0	21,5	10^{20}	14,86
55,0	11,5	21,5	10^{35}	15,18
44,5	10,5	21,5	10^{50}	13,86
34,0	10,5	21,5	11^{05}	13,86
23,5 [1]	10,5	21,5	11^{20}	13,86
79,0	11,0	21,5	11^{35}	14,52
68,0	11,0	21,5	11^{50}	14,52
57,5	10,5	21,5	12^{05}	13,86
46,0	11,5	21,5	12^{20}	15,18
34,0	12,0	21,5	12^{35}	14,86
22,5 [2]	11,5	21,5	12^{50}	15,18
78,5	11,5	21,5	1^{05}	15,18
67,0	11,5	21,5	1^{20}	15,18
56,0	11,0	21,5	1^{35}	14,52
44,0	12,0	21,5	1^{50}	14,86
32,5 [3]	11,5	21,5	2^{05}	15,18
49,0	11,0	21,5	2^{20}	15,20
38,5	11,5	21,5	2^{35}	15,18
27,0	11,5	21,5	2^{50}	15,18

[1] Neueinstellung auf 90. — [2] Neueinstellung auf 90. — [3] Neueinstellung auf 60.

Tabelle 2 gibt eine Übersicht über einen Versuch an einer normalen Maus bei Füllung des Gasometers mit reinem Sauerstoff. Der O_2-Verbrauch beträgt hier für eine Stunde 61 ccm. Es ergibt sich also für beide Tiere pro Gramm Körpergewicht ein annähernd gleich grosser Sauerstoffverbrauch bei Atmung in Luft und in Sauerstoff. Bei einer Maus von 16 g Gewicht (s. Tab. 1) beträgt der Gesamtsauerstoffverbrauch je Stunde 42,24 ccm, d. h. je Gramm Körpergewicht und Stunde: 2,64 ccm. Bei einer Maus von 24 g

Gewicht (s. Tab. 2) beträgt der Gesamtsauerstoffverbrauch je Stunde 61 ccm, d. h. je Gramm Körpergewicht und Stunde 2,54 ccm.

Diese weitgehende Übereinstimmung des Sauerstoffverbrauches ist naturgemäß nur dann zu erwarten, wenn die Tiere unter völlig gleichen Bedingungen gehalten werden. Die Tiere bekamen das gleiche Futter; sie wurden morgens nüchtern untersucht, die letzte Fütterung lag 14 bis 16 Stunden zurück. Aber selbst unter diesen Bedingungen sind die Abweichungen in der Regel grösser als in den beiden angeführten Versuchen. Um die individuellen Schwankungen in der Sauerstoffzehrung sicher auszuschalten, verzichten wir auf Vergleichswerte, die durch Versuche an *verschiedenen* Tieren gewonnen werden. Wir stellen vielmehr in kurzen Zeitabständen bei demselben Tier die Grösse des Sauerstoffverbrauchs unter verschiedenen Bedingungen fest. Wir lassen z. B. ein Tier zunächst in Luft, dann in reinem Sauerstoff, dann in Kohlensäure-Sauerstoffgemischen (s. u.) atmen und berechnen dann die prozentualen Schwankungen im O_2-Verbrauch bei den verschiedenen Versuchsbedingungen bei *demselben* Tier. Bezüglich der Reihenfolge der Versuche mit verschiedenen Gasgemischen konnten wir uns davon überzeugen, dass die Veränderungen in der Grösse der Sauerstoffaufnahme nur abhängig sind von der Zusammensetzung der Gase. Dabei ist es ganz gleichgültig, ob man ein Tier zuerst Luft bzw. Sauerstoff und dann eine Sauerstoff-Kohlensäuremischung atmen lässt oder ob man die Reihenfolge anders wählt. Der für das einzelne Gas oder Gasgemisch errechnete Sauerstoffverbrauch bleibt in jeder Reihenfolge derselbe.

b) Berechnung des Sauerstoffverbrauches bei Füllung des Gasometers mit Sauerstoff-Kohlensäuregemischen.

Die vorher beschriebene Methode ist genau für alle Versuche, bei denen die Atmungskohlensäure durch die am Boden des Atmungsgefässes befindliche Kalilauge während des Versuchs absorbiert wird. Dagegen ist sie in dieser Anordnung ungeeignet für alle Versuche, bei denen das Versuchstier in einem Gasgemisch atmet, das teilweise aus Kohlensäure besteht.

Wollen wir unter letzteren Bedingungen den Sauerstoffverbrauch manometrisch bestimmen, so verzichten wir auf die Absorption der Kohlensäure während des Versuches. Das Tier atmet eine bestimmte Zeit (etwa ½ oder 1 Stunde) in dem mit dem Gasgemisch angefüllten Atmungsgefäss. Der Einsatz (11) enthält Kalilauge, die Hähne 16 und 17 bleiben zunächst geschlossen. Die Manometerschwankungen während des Versuches bleiben zunächst unberücksichtigt. Am Ende des Versuches lassen wir aus dem Einsatz (11) Kalilauge in das Atmungsgefäss (5) durch Öffnen der Hähne 16 und 17 einströmen. Es entsteht jetzt durch die CO_2Absorption ein Unterdruck, aus der Manometerdifferenz lässt sich in der vorher beschriebenen Weise die Menge der absorbierten Kohlensäure und damit der Sauerstoffverbrauch berechnen. Die Menge der bei Beginn des Versuches im Atmungsgefäss befindlichen

Kohlensäure ist bekannt. Die Differenz derselben mit der am Ende des Versuches berechneten absorbierten Gesamtmenge CO_2 ist *Atmungs*kohlensäure. Die Druckdifferenz, die durch Absorption der *Atmungs*kohlensäure entsteht, entspricht dem Sauerstoffverbrauch durch das Versuchstier.

Durch die Einschaltung des Kalilaugebehälters (11) verändert sich das Gefäss- und Gasvolumen (V_G und V_F). Der Behälter hat ein Volumen von 70 ccm. Es ist also jetzt $V = 1570$, $V_F = 70{,}0$, $V_G = 1500$. Damit berechnen wir für die Gefässkonstante $K_{O_2} = 136{,}22$.

Ausführung.

Die Mischung von Sauerstoff und Kohlensäure stellen wir selbst her:

In eine leere Kohlensäurebombe lassen wir durch ein dickwandiges Kupferrohr so lange Kohlensäure aus einer gefüllten Kohlensäureflasche einfliessen, bis der in das Rohr eingeschaltete Druckmesser nach Verschluss der gefüllten Bombe einen Druck von 5 Atmosphären anzeigt. Dann füllen wir aus einer grossen Sauerstofflasche so lange Sauerstoff zu, bis der Druckmesser in der Kohlensäurebombe 100 Atmosphären anzeigt. Die Zusammensetzung des Gasgemisches ist jetzt annähernd 5% CO_2 und 95% O_2.

Eine genaue Bestimmung der Gasgemische ist jedoch nach diesem Verfahren nicht möglich, wir analysieren deshalb das Gasgemisch noch nach der Methode von *Haldane*. Die Menge von Kohlensäure, die sich bei der Füllung des Gasraumes in demselben befindet, wollen wir zum Unterschied von der bei der Atmung entstehenden „*Atmungskohlensäure*" einfach als „*Gaskohlensäure*" bezeichnen. Bei der bekannten Zusammensetzung unseres Gasgemisches und dem bekannten Gefässvolumen ist das Volumen der „*Gaskohlensäure*" bekannt. Kontrollversuche, die wir so angestellt haben, dass wir den leeren Gasraum mit dem Gasgemisch auffüllten und nach dem Temperaturausgleich aus dem Behälter (11) Kalilauge zufliessen liessen, zeigte uns, dass der aus der Manometerdifferenz errechnete Wert für die „Gaskohlensäure" bis zu 10% von dem aus dem Gefässvolumen und der Zusammensetzung des Gasgemisches errechneten Wert abweicht. Es ist deshalb erforderlich, vor jedem Tierversuch einen Leerversuch unter den gleichen Bedingungen wie beim Tierversuch zu machen, um die durch die Absorption der „Gaskohlensäure" bedingte Manometerschwankung zu ermitteln.

Ein vollständiger Versuch verläuft also folgendermaßen: Unmittelbar aus der die O_2/CO_2-Mischung enthaltenden Stahlflasche füllen wir den innen angefeuchteten Gasbehälter (5) und verschliessen nach sorgfältigem Abdichten mit Vaseline und Paraffin. Der Gasraum 5 wird in dem auf $28{,}2^0$ C erwärmten Thermostaten gebracht. Der Behälter (11) enthält 70 ccm 10% Kalilauge. Die Hähne 16 und 17 sind geschlossen. Der Schliff bei 12 wird gleichfalls nach dem Einfetten mit hochsiedendem Paraffin überzogen. Wir legen dann den durch die Vakuumschläuche 9 und 10 mit dem Gasbehälter verbundenen Behälter gleichfalls in den Thermostaten, um Temperaturgleichgewicht zu erzielen. Die Hähne 4, 18 und 13 werden nach drei Wegen geöffnet und wir lassen durch vorsichtiges

Öffnen des Reduzierventils (2) etwa 10 Minuten lang das Gasgemisch (das durch die Heizschlange 3 vorgewärmt wird) durch die ganze Apparatur durchströmen. Ist Temperaturgleichgewicht eingetreten, so schliessen wir die Gasbombe 1 und den Hahn 13 nach unten. Der Hahn 4 wird so gestellt, dass der Gasraum verschlossen ist, dagegen das Schlauchstück 9 mit der Heizschlange 3 in offener Verbindung steht. Wir öffnen kurz den Hahn 16. Es gleicht sich jetzt der durch die Erwärmung des Kalilaugebehälters (11) entstandene Überdruck aus. Nach kurzem Öffnen von Hahn 13 stellen wir mittels der Spritze (15), die keine Luftblasen enthalten darf, die Flüssigkeit in beiden Manometerschenkeln (a und b) auf 90 ein. Jetzt schliessen wir Hahn 13 nach unten, die Hähne 18 und 4 werden so gestellt, dass nur der Weg in der senkrechten Richtung offen, die seitlichen Abzweigungen zum Manometer (14) und zur Heizschlange (3) geschlossen sind. Der Einsatz (11) wird aus dem Thermostaten senkrecht hochgehoben, die Hähne 16 und 17 geöffnet, bis die gesamte Kalilauge in den Gasbehälter eingeflossen ist. Der Gasraum wird während dieser Zeit mittels der Aufhängevorrichtung (19) kräftig im Thermostaten geschüttelt. Der Einsatz (11) wird dann wieder in den Thermostaten gebracht, um Temperaturgleichgewicht zu erhalten. Die beim Einfliessen der Kalilauge sofort eintretenden Manometerschwankungen hören nach 8 bis 10 Minuten auf. Verändert sich der Druck im Gasraum nicht mehr und bleibt der Flüssigkeitsspiegel in beiden Manometerschenkeln konstant, so stellen wir die Sperrflüssigkeit im Schenkel a auf 90. Aus der Differenz der Höhen a und b berechnen wir h. Den Wert für h müssen wir in den späteren Versuchen entsprechend berücksichtigen. Am zweckmäßigsten bestimmen wir zunächst nach der zuerst beschriebenen Methode den Sauerstoffverbrauch des Versuchstieres in Sauerstoff für eine bestimmte Zeiteinheit, z. B. für 30 Minuten. Dann lassen wir das Tier 30 Minuten in der O_2/CO_2-Mischung atmen. Während der CO_2-Absorption durch die Kalilauge, die 10 Minuten dauert, atmet das Tier annähernd reinen Sauerstoff. Der nach 40 Minuten errechnete Wert für den Sauerstoffverbrauch gibt also an, wieviel Sauerstoff das Tier in den 30 Minuten Atmung in CO_2/O_2 und den 10 Minuten Atmung in O_2 verbraucht hat. Den Sauerstoffverbrauch während der Atmung im Kohlensäure-Sauerstoff-Gemisch ermitteln wir durch Subtraktion der Sauerstoffmenge, die in 10 Minuten Atmung in O_2 verbraucht wird (die wir aus dem ersten Versuche berechnen können) von der im ganzen verbrauchten O_2-Menge.

Zur besseren Erläuterung geben wir noch ein Versuchsprotokoll wieder.

Versuch 21. Mai 1929. Normale Maus, Gewicht 25 g.

I. Leerversuch.

Thermostat — Temperatur 28,2⁰ C.

Temperatur im Atmungsgefäss 28,0⁰ C.

Füllung des Gasraums mit einem CO_2/O_2-Gemisch in einem Verhältnis von ca. 4,5% CO_2 und 95,5% O_2.

Manometereinstellung 90,0 (nach Temperaturausgleich).
Dauer der CO_2-Absorption durch KOH 10 Minuten.
Manometerdifferenz nach CO_2=Absorption 90,0/61,0; h = 29,0

$$V_{CO_2} = h.K = 40,77 \text{ ccm}.$$

II. Versuch mit Atmung in Sauerstoff.

Thermostat — Temperatur 28,2⁰ C.

Thermostat — Temperatur $28,2^0$ C.
Temperatur im Atmungsgefäss $28,0^0$ C.
Füllung des Gasraumes mit reinem Sauerstoff und 50 ccm KOH.
Manometereinstellung nach Temperaturausgleich 95,0.
Ablesung nach 30 Minuten langer Atmung: 95,0/77,0; h = 18,0.
Sauerstoffverbrauch in 30 Minuten = h.K = **25,308** ccm (50,616 ccm pro
Stunde).

III. Versuch mit Atmung in Luft.

Thermostat — Temperatur $28,2^0$ C.
Temperatur im Atmungsgefäss $28,0^0$ C.
Füllung des Gasraumes mit Luft und 50 ccm KOH.
Manometereinstellung nach Temperaturausgleich 95,0.
Ablesung nach 30 Minuten langer Atmung: 95,0/77,0; h = 18,0.
Sauerstoffverbrauch in 30 Minuten = h × K = 25,308 ccm (50,616 ccm pro
Stunde).

IV. Versuch mit Atmung in 4,5% CO_2 und 95,5% O_2.

Thermostat — Temperatur $28,2^0$ C.
Temperatur im Atmungsgefäss $28,0^0$ C.
Füllung des Gasraumes mit einer Mischung von 4,5% CO_2 und 95,5% O_2.
Manometereinstellung nach Temperaturausgleich 95,0.
Einfüllung der Kalilauge unter kräftigem Schütteln des Atmungsgefässes
    30 Minuten nach Beginn des Versuches.
Ablesung 10 Minuten nach Einfüllung der Kalilauge: 95,0/37,0.
h = 58,0.

Die Druckschwankung h ist bedingt

1. durch Absorption der Gaskohlensäure (h_{CO_2});
2. durch die Absorption der Atmungskohlensäure, gebildet während
   30 Minuten langer Atmung im O_2/CO_2-Gemisch (h_{O_2/CO_2}) und dem
   entsprechenden Sauerstoffverbrauch;
3. durch die Absorption der Atmungskohlensäure, gebildet während
   10 Minuten langer Atmung in O_2 (h_{O_2}) $\cdot h_{CO_2}$ ist bekannt = 29,0
   (vgl. Leerversuch I). h_{O_2} berechnen wir aus Versuch II = 6

$$h_{O_2/CO_2} = h - (h_{CO_2} + h_{O_2}) = 23,0; \quad h.K = 32,338 \text{ ccm}.$$

Wir berechnen also den Sauerstoffverbrauch für eine 30 Minuten lange
Atmung in einem 4,5% CO_2- und 95,5% O_2-Gemisch mit 32,33 ccm (64,67 ccm
pro Stunde).

c) Die Bestimmung des respiratorischen Quotienten.

Bei unserer vorher beschriebenen Versuchsanordnung bestimmen wir nur den absoluten Sauerstoffverbrauch. Die Menge der gebildeten Atmungskohlensäure lassen wir unberücksichtigt. Kommt es für besondere Versuche darauf an, den respiratorischen Quotienten zu bestimmen, so lässt sich ausser dem verbrauchten Sauerstoff auch die vom Tier gebildete Kohlensäure m a n o m e t r i s c h bestimmen.

Wir gehen von den einfacheren Versuchsbedingungen aus. Das Versuchstier atmet in reinem Sauerstoff oder in Luft. Wir benutzen die gleiche Zusammenstellung der Apparatur wie zur Bestimmung des Sauerstoffverbrauchs bei der Atmung eines Kohlensäure-Sauerstoffgemisches. Den Gasraum (5) füllen wir mit Luft oder Sauerstoff. Der Einsatz (11) enthält Kalilauge. Die Hähne 4, 16 und 17 sind bis zum Ende des Versuchs geschlossen. Der Hahn 18 ist so gestellt, dass die Verbindung vom Gasraum (5) zum Manometer (14) offen ist. Nach Temperaturausgleich stellen wir die Sperrflüssigkeit in den Manometerschenkeln a und b auf die gleiche Höhe. Wenn der respiratorische Quotient $\dfrac{CO_2}{O_2}$ gleich 1 ist, d. h. wenn das Volumen des verbrauchten Sauerstoffs genau so gross ist wie das Volumen der gebildeten Atmungskohlensäure, so entsteht innerhalb des Gasraums (5) keine Druckschwankung; es tritt also keine Veränderung im Stand der Manometer-Sperrflüssigkeit ein. Ist der respiratorische Quotient grösser als 1, wird also mehr CO_2 gebildet als O_2 verschwindet, so steigt die Sperrflüssigkeit im Manometerschenkel b. Die Flüssigkeit im Schenkel a halten wir konstant auf derselben Höhe. Die Differenz zwischen a und b bezeichnen wir als h_r. Sie ist in diesem Falle positiv. Ist der respiratorische Quotient kleiner als 1, ist also das Volumen der gebildeten Kohlensäure kleiner als dasjenige des verbrauchten Sauerstoffs, so sinkt die Sperrflüssigkeit im Schenkel b, es wird jetzt h_r negativ. Hat das Tier eine bestimmte Zeit, z. B. eine Stunde geatmet, so lesen wir zuerst h_r ab, dann lassen wir durch Öffnen der Hähne 4, 16 und 17 die KOH in den Gasraum (5) einfliessen, und lesen jetzt die Höhe der Manometerschwankung ab. Aus der Manometerdifferenz h berechnen wir den Sauerstoffverbrauch x. Addieren wir x mit h_r, so erhalten wir die Menge der gebildeten Atmungskohlensäure y. Der respiratorische Quotient ist also $\dfrac{y}{x}$. Lässt man das Versuchstier in einem vollständig trockenen Gasraum atmen, so kann durch den bei der Atmung abgegebenen Wasserdampf eine Druckschwankung auftreten, die unter Umständen zu Fehlern in der Berechnung des respiratorischen Quotienten Anlass geben kann. Diese Fehlerquelle vermeiden wir dadurch, dass wir den Gasraum durch Einfüllen weniger Kubikzentimeter Wasser mit Wasserdampf sättigen. Das Wasser sättigen wir vorher mit CO_2.

B. Berechnung des Sauerstoffverbrauchs der weissen Maus bei der Atmung verschiedener Gasgemische.

a) Versuche an normalen Tieren.

Bevor wir unsere an Tumormäusen gewonnenen Versuchergebnisse besprechen, stellen wir in Form einer Tabelle (Tab. 3) die Veränderungen der Sauerstoffzehrung der normalen Maus bei der Atmung in Luft, in reinem Sauerstoff und in unserem Sauerstoff-Kohlensäuregemisch zusammen. Die aus der Tabelle 3 ersichtlichen verschieden grossen Werte für die Sauerstoffzehrung der einzelnen Tiere bei der Atmung in Luft bzw. in Sauerstoff sind bedingt durch das verschiedene Körpergewicht der Tiere, abgesehen von den geringen individuellen Schwankungen in der Atmung gleichschwerer Tiere. *Mit grösster Regelmäßigkeit stellen wir fest, dass der absolute O_2-Verbrauch bei Atmung in Luft und in Sauerstoff gleich gross ist. Dagegen ist der Sauerstoffverbrauch bei der Atmung im Sauerstoff-Kohlensäuregemisch wesentlich grösser als bei der Luft- oder Sauerstoffatmung. Wir berechnen aus den Durchschnittszahlen einen Mehrverbrauch von Sauerstoff bei der Atmung unseres Gasgemisches von 25%.*

Tabelle 3. **Versuche an normalen Mäusen.**

Nr.	O_2-Verbrauch pro Stunde in cbcm bei Atmung in Luft	O_2-Verbrauch pro Stunde in cbcm bei Atmung in Sauerstoff	O_2-Verbrauch pro Stunde in cbcm bei Atmung in $4,5\%$ CO_2—$95,5\%$ O_2
1	50,62	50,62	64,68
2	52,00	52,00	57,00
3	50,00	50,00	70,00
4	51,68	51,68	70,72
5	49,46	49,46	61,00
6	46,72	46,72	50,32
7	36,94	37,00	46,24
8	50,04	50,04	58,66
9	42,24	42,24	50,86
10	61,00	61,00	72,44
11	50,61	50,61	64,68
12	41,76	41,76	55,00
13	48,00	48,00	60,40
14	51,74	51,00	64,86
15	39,00	39,00	51,00
Durchschnitt:	48,00	48,00	60,00

Zunahme des Sauerstoffverbrauchs bei Atmung in $4,5\%$ CO_2—$95,5\%$ O_2 gegenüber der Atmung in Luft bzw. in reinem Sauerstoff 25%.

Ozorio de Almeida[1]) hat bereits Versuche über die Beeinflussung des Sauerstoffverbrauchs durch gleichzeitige Kohlensäureatmung mitgeteilt. Er stellte dabei eine starke Vermehrung des O_2-Verbrauchs fest, die aber nur dann nachweisbar war,

---

[1]) *Ozorio de Almeida:* J. Physiol. et Path. gén. **23**, 525. 1925.

wenn das Nervensystem der Tiere nicht vor dem Versuch künstlich zerstört worden war. Bei *Tieren mit zerstörtem Nervensystem* bewirkte der Zusatz von Kohlensäure zur Atmungsluft eine dem Prozentsatz des Kohlensäuregehalts entsprechende Verringerung des Sauerstoffverbrauchs, d. h. der Sauerstoffverbrauch wurde um so kleiner, je mehr Kohlensäure der Atmungsluft zugesetzt worden war. Für uns ist nur die Feststellung *Almeidas* wichtig, dass der Kohlensäurezusatz zur Atmungsluft bei erhaltenem Nervensystem eine wesentliche Vergrösserung des Sauerstoffverbrauchs bewirkt. Dass bei all diesen Lebensvorgängen auch das Nervensystem eine wichtige Rolle spielt, und dass bei einer Zerstörung des ganzen Nervensystems auch die Stoffwechselvorgänge in den Zellen und Organen schwerste Störungen aufweisen können, kann nicht bestritten werden. Es entsprechen übrigens diese Feststellungen umgekehrt auch der Tatsache, dass bei Erregung des gesamten Nervensystems z. B. durch Koffein der Sauerstoffverbrauch aller Organe und Zellen erhöht ist (*Erich Meyer* und *Reinhold*)[1]. Die Konzentration der CO_2 schwankte in den Versuchen *Almeidas* zwischen 2,5 und 11,49%, den grössten Sauerstoffverbrauch beobachtete er bei einer Konzentration von 4,93% CO_2.

b) Versuche an Mäusen mit transplantierten Geschwülsten.

In der Tabelle 4 haben wir die Ergebnisse unserer Untersuchungen an Mäusen mit transplantierten Geschwülsten zusammengestellt. Es handelt sich dabei um je drei Tiere mit transplantiertem *Adenokarzinom* (sogenannter „Frankfurter Stamm"), *solidem Karzinom* und *Teerkarzinom* (Stamm aus dem Reichsgesundheitsamt). Die Geschwülste waren bei allen Tieren durchschnittlich bohnengross. Die untersuchten Mäuse machten äusserlich keinen kranken Eindruck. Zufälligerweise beträgt das Durchschnittsgewicht dieser Tiere ebensoviel wie der in Tabelle 3 zusammengestellten Mäuse, nämlich 15 g, so dass wir die am Ende der Tabellen errechneten Durchschnittswerte unmittelbar vergleichen können.

Entsprechend unseren Versuchen an normalen Mäusen stellen wir auch bei Tieren mit transplantierten Geschwülsten einen absolut gleichen Sauerstoffverbrauch bei der Atmung in Luft und in reinem Sauerstoff fest. Dagegen ist auch hier wieder der Sauerstoffverbrauch bei der Atmung in 4,5% CO_2/95,5% O_2 wesentlich erhöht. *Aus den Durchschnittswerten von 12 Untersuchungen errechnen wir einen Mehrverbrauch von 30% Sauerstoff bei der Atmung des Gasgemisches gegenüber der gewöhnlichen Atmung.* Die Zunahme der Sauerstoffzehrung ist also bei Tieren mit transplantierten Geschwülsten durchschnittlich noch etwas grösser (um 5%) als bei normalen Tieren. Vergleichen wir die Atmung in Luft oder Sauerstoff bei normalen Tieren mit derjenigen von Tieren mit transplantierten Geschwülsten, so finden wir eine fast gleichgrosse Atmung in beiden Versuchsreihen (48,00/46,00); d. h., der Sauerstoffverbrauch eines Tieres mit einer mittelgrossen transplantierten Geschwulst entspricht demjenigen eines Normaltieres. Dagegen ist die Beeinflussung der Atmung durch unser Gasgemisch im Sinne einer Steigerung der Sauerstoffaufnahme bei der Geschwulstmaus etwas deutlicher. Wir werden später sehen, dass sich in dieser Hinsicht der transplantierte Tumor vom Spontantumor unterscheidet.

---

[1] *Meyer, Erich* und *Reinhold*, Klin. Wschr. **1926**, 1696.

Tabelle 4. **Versuche an Mäusen mit transplantierten Geschwüren.**

Nr.	O_2-Verbrauch pro Stunde in cbcm bei Atmung in Luft	O_2-Verbrauch pro Stunde in cbcm bei Atmung in Sauerstoff	O_2-Verbrauch pro Stunde in cbcm bei Atmung in $4,5^0/_0$ CO_2—$95,5^0/_0$ O_2
1	50,00	50,00	66,00
2	44,20	44,20	59,44
3	39,28	39,28	55,27
4	48,44	48,44	64,00
5	50,14	50,14	65,32
6	40,80	40,80	52,00
7	56,08	56,08	76,70
8	51,00	51,00	72,24
9	42,84	42,84	53,46
10	48,00	48,00	54,37
11	39,80	39,80	52,46
12	46,70	46,70	50,00
Durch-schnitt:	46,00	46,00	60,00

Zunahme des Sauerstoffverbrauchs bei Atmung in $4,5^0/_0$ CO_2—$95,5^0/_0$ O_2 gegenüber der Atmung in Luft bzw. in reinem Sauerstoff: $30^0/_0$.

c) Versuche an Mäusen mit spontanen Geschwülsten.

Wir hatten bis jetzt nur Gelegenheit, an sechs Mäusen mit *spontanen* Geschwülsten unsere Versuche durchzuführen, weil wir leider bisher nicht mehr Tiere mit Spontantumoren für diesen Versuch bekommen konnten. Trotz dieser geringen Zahl tragen wir keine Bedenken, unsere Ergebnisse mitzuteilen, da dieselben so eindeutig sind, dass wir sicher sein dürfen, hier keine Zufallsbefunde vor uns zu haben. Wir geben die Befunde getrennt für jedes einzelne Tier wieder:

1. Maus 1, Sp. T., Gewicht 16 g. Etwas über erbsengrosses spontanes Mammakarzinom in der linken Inguinalbeuge. Die inneren Organe zeigen bei der späteren Tötung keine Besonderheiten, insbesondere keine Tumormetastasen. Der Tumor erweist sich histologisch als ein typisch gebautes, in kleinen Alveolen wachsendes *Adenokarzinom* mit einzelnen grösseren Zysten, die zähflüssiges schleimiges Sekret enthalten. Das Gewicht des freipräparierten Tumors beträgt 0,8 g. Der Sauerstoffverbrauch in Kubikzentimeter während einer Stunde beträgt:

a) bei Atmung in *Luft* 36,00 ccm,
b) bei Atmung in reinem *Sauerstoff* 36,00 ccm,
c) bei Atmung in unserem *Sauerstoff-Kohlensäuregemisch* 54,00 ccm.

Die Zunahme der Sauerstoffzehrung im Kohlensäure-Sauerstoffgemisch gegenüber der Atmung in Luft bzw. reinem Sauerstoff beträgt **50%**.

Vergleichen wir den absoluten Sauerstoffverbrauch dieses Tieres mit demjenigen eines gleichschweren normalen Tieres, so ist die starke Herabsetzung des O_2-Verbrauchs deutlich zu erkennen. Eine Maus von 16 g Gewicht verbraucht durchschnittlich in der Stunde 42,24 ccm, d. h. 6 ccm = 15% Sauerstoff mehr als eine gleichschwere Maus mit einem Spontantumor. Dieser primär schlechteren Atmung steht die wesentlich deutlichere Beeinflussung der Sauerstoffzehrung im Sinne einer Atmungssteigerung durch unser Gasgemisch entgegen. Diese beträgt bei einer normalen Maus (vgl. Tab. 3) 25%, bei einer Maus mit einem transplantierten Tumor 30% und bei unserem Versuchstier mit spontanem Mammakarzinom 50%.

2. Maus 2, Sp. T., Gewicht 24 g. Über bohnengrosses spontanes Mammakarzinom in der linken Axilla. Bei der späteren Tötung finden sich in der Lunge zahlreiche durchschnittlich stecknadelkopfgrosse *Metastasen*. Die übrigen Organe zeigen makroskopisch und mikroskopisch keine Besonderheiten. Histologisch erweist sich der Tumor als ein von zahlreichen grossen sekretgefüllten Zysten durchsetztes zellreiches *Adenokarzinom* mit vielen Blutungen und einzelnen kleineren Nekrosen. Die Metastasen in der Lunge zeigen den gleichen Bau, sind aber frei von Blutungen und Nekrosen. Die Lunge zeigt sonst keine Veränderungen, insbesondere keinerlei entzündliche Infiltrate. Das Gewicht des freipräparierten Tumors beträgt 2,2 g. Nach dem histologischen Bild dürfte jedoch höchstens der vierte Gewichtsteil auf Kosten der zelligen Bestandteile des Tumors zu rechnen sein. Der Sauerstoffverbrauch des Tieres in Kubikzentimeter während einer Stunde beträgt:

    a) bei Atmung in *Luft* 48,00 ccm,

    b) bei Atmung in reinem *Sauerstoff* 48,00 ccm,

    c) bei Atmung in unserem *Sauerstoff-Kohlensäuregemisch* 67,12 ccm.

Die Zunahme der Sauerstoffzehrung im Kohlensäure-Sauerstoffgemisch gegenüber der Atmung in Luft bzw. in reinem Sauerstoff beträgt **40%**.

Bei einem gleichschweren Normaltier beträgt der normale Sauerstoffverbrauch in Luft während einer Stunde durchschnittlich 61,00 ccm. Auch hier fällt also wieder die starke Herabsetzung der Gesamtatmung auf. Ein gleichschweres Normaltier verbraucht in der gleichen Zeiteinheit 13 ccm, d. h. etwa 25% Sauerstoff mehr als ein Tier mit einem spontanen Mammakarzinom.

3. Maus 3, Sp. T., Gewicht 19,5 g. Fast bohnengrosses spontanes Mammakarzinom in der linken Inguinalbeuge. Bei dem spontanen Tod des Tieres (Paratyphus-B-Seuche im Stall), drei Tage nach der Untersuchung finden sich in der Lunge ganz vereinzelte und nur mikroskopisch nachweisbare Metastasen. Die Milz ist etwas vergrössert (140 mg), sonst zeigen die inneren Organe makroskopisch und mikroskopisch keine Besonderheiten. Die mikroskopische Untersuchung des Tumors ergibt ein sehr zellreiches, in kleinen Alveolen wachsendes *Adenokarzinom* mit vereinzelten fast stecknadelkopfgrossen Zysten. Der Tumor zeigt keine Nekrosen, das angrenzende Bindegewebe ist frei von entzündlichen Veränderungen. Das Gewicht des freipräparierten Tumors beträgt 0,9 g. Der Sauerstoffverbrauch des Tieres in Kubikzentimeter während einer Stunde beträgt:

a) bei Atmung in Luft 49,00 ccm,

b) bei Atmung in reinem Sauerstoff 50,40 ccm,

c) bei Atmung in unserem Sauerstoff-Kohlensäuregemisch 64,20 ccm.

Die Zunahme der Sauerstoffzehrung im Kohlensäure-Sauerstoffgemisch gegenüber der Atmung in Luft bzw. in reinem Sauerstoff beträgt 28%.

Bei einem gleichschweren Normaltier beträgt der Sauerstoffverbrauch in Luft während einer Stunde durchschnittlich 50,00 ccm; es ist also *bei diesem Tier* die Sauerstoffzehrung bei der Atmung in Luft oder in Sauerstoff nicht kleiner als in der Norm. Die Zunahme der Sauerstoffzehrung bei der Atmung eines Sauerstoff-Kohlensäuregemisches beträgt 28%, d. h. nur 3% mehr als bei einem Normaltier. Eine Erklärung dafür, dass bei diesem Tier im Gegensatz zu den zuerst untersuchten spontantumorkranken Mäusen der Sauerstoffverbrauch nicht erniedrigt war, und dass dementsprechend auch die Vergrösserung des Sauerstoffverbrauchs durch die Atmung unseres Sauerstoff-Kohlensäuregemisches nicht über das Maß der bei normalen Mäusen beobachteten Vergrösserung der Atmung hinausging, haben wir nicht finden können. Dass es sich aber um einen Ausnahmebefund handelt, geht aus den anderen Versuchen hervor.

4. Maus 4, Sp. T., 21 g schwere weisse Maus mit einem ½ bohnengrossen Spontantumor an der linken Halsseite. Der Tumor ist von knorpelharter Konsistenz und mit der Unterlage sehr fest verwachsen. Im übrigen macht das Tier keinen kranken Eindruck. Die histologische Untersuchung des Tieres bei dem späteren spontanen Tod ergibt ein stark verhornendes Plattenepithelkarzinom.

Der Sauerstoffverbrauch des Tieres in Kubikzentimeter während einer Stunde beträgt:

a) bei Atmung in Luft 48,00 ccm,

b) bei Atmung in reinem Sauerstoff 48,00 ccm,

c) bei Atmung in unserem Sauerstoff-Kohlensäuregemisch 74,00 ccm.

Die Zunahme der Sauerstoffzehrung im Kohlensäure-Sauerstoffgemisch gegenüber der Atmung in Luft bzw. in reinem Sauerstoff beträgt 50%.

Bei einem gleichschweren Normaltier beträgt der Sauerstoffverbrauch in Luft während einer Stunde etwa 53,00 ccm. Wie sehen also wieder bei unserem Geschwulsttier eine deutliche Herabsetzung der Gesamtatmung. Ein gleichschweres Normaltier verbraucht in der gleichen Zeiteinheit 5 ccm, d. h. 10% Sauerstoff mehr als ein Tier mit einem Spontantumor.

Wir lassen jetzt noch die Protokolle von zwei Versuchen an Tieren mit Spontangeschwülsten folgen, deren Ergebnisse von den bisher beschriebenen abweichen, bei denen sich aber für dieses veränderte Verhalten eindeutige Gründe finden liessen. Es handelt sich in beiden Versuchen um Tiere, bei denen ausser dem Tumor noch Herde einer eitrigen Entzündung bestanden.

Wie Versuche, über die an anderer Stelle berichtet werden soll, ergeben haben, kommt besonders der eitrigen Entzündung für den Stoffwechsel eine grosse Bedeutung zu. Herr *Hess* an unserem Institut konnte in bisher unveröffentlichten Untersuchungen nachweisen, dass die eitrige Entzündung (z. B. des subkutanen Gewebes) eine starke Vergrösserung der Sauerstoffzehrung der Leber, weniger der Milz und der Niere verursacht. Herr *Göbel* konnte dann, gleichfalls an unserem Institut und mit der vorher beschriebenen Apparatur feststellen, dass auch die Sauerstoffzehrung des ganzen Tieres bei einer gleichzeitig bestehenden eitrigen Entzündung wesentlich vergrössert ist. Bei Berücksichtigung dieser Ergebnisse werden uns die Befunde bei den beiden folgenden Versuchen leicht verständlich.

5. Maus 5, Sp. T. Graue Maus mit einem fast kirschgrossen spontanen Mammakarzinom in der rechten Inguinalbeuge. Gewicht 24 g. Das Tier macht einen schwerkranken Eindruck.

Bei der späteren Sektion wurde folgender Befund erhoben: Der Tumor ist breit durch die Haut durchgebrochen und grösstenteils verjaucht. Die rechte Niere liegt in einem grossen Eitersack, der die Haut in der Lendengegend stark vorbuchtet. Es besteht ein riesiger Milztumor (390 mg!) und eine starke Leberschwellung. Die übrigen Organe zeigen makroskopisch keine Besonderheiten.

Die *mikroskopische Untersuchung* des Tumors ergibt ein ausserordentlich zellreiches, in kleinen und kleinsten Alveolen wachsendes *Adenokarzinom*, das in die umgebende Muskulatur in vielen kleinen Nestern und Strängen einwuchert. Der Tumor ist bis auf eine etwa 2 mm breite Randzone ganz nekrotisch und von leukozytären Infiltraten ganz durchsetzt. Am Rande des Tumors besteht gleichfalls eine starke phlegmonöse Entzündung. In der Gegend der rechten Nierenkapsel ein Abszess, der phlegmonös in die Rückenmuskulatur fortschreitet. Beide *Nieren* zeigen eine hochgradige trübe Schwellung der Kanälchenepithelien und hochgradige perivaskuläre Rundzelleninfiltration. In der Rinde der rechten Niere ein kleiner Abszess. Die *Leber* zeigt deutliche trübe Schwellung der Leberzellen und eine hochgradige Endothelaktivierung. Es finden sich ausserdem in der Leber sehr zahlreiche kleine Blutbildungsherdchen. Die *Milz* zeigt histologisch eine ganz undeutliche Follikelstruktur, die Pulpa ist ungewöhnlich zellreich, enthält massenhaft Riesenzellen und sehr viele Myelozyten und polymorphkernige Leukozyten. Um die Trabekel Ablagerung breiter Stränge von Amyloid. Die *Lunge* ist von zahlreichen sehr kleinen und vielfach noch innerhalb von Gefässen liegenden Tumormetastasen ganz durchsetzt.

Der Sauerstoffverbrauch des Tieres während einer Stunde betrug:

a) bei Atmung in Luft 70,00 ccm,

b) bei Atmung in reinem Sauerstoff 72,40 ccm,

c) bei Atmung in unserem Sauerstoff-Kohlensäuregemisch 77,00 ccm.
Zwei Stunden nach Beendigung des Versuches wird das Tier getötet und seziert (s. oben).

Es fällt bei diesem Versuch zunächst der ungewöhnlich hohe Sauerstoffverbrauch des Tieres bei gewöhnlicher Atmung auf. Ein Normaltier vom gleichen Gewicht verbraucht in einer Stunde 61 ccm O_2, wir stellen also einen Mehrverbrauch von 16 ccm fest. Die Zunahme des Sauerstoffverbrauchs bei der Atmung unseres Sauerstoff-Kohlensäuregemisches beträgt dagegen nur 5 ccm, das sind etwa 2,5%. Nach unseren vorher beschriebenen Versuchen müssen wir annehmen, dass die grosse Sauerstoffzehrung, die bei einem Tier mit einem Spontantumor ganz ungewöhnlich erscheint, die *Folge der bei der Sektion nachgewiesenen eitrigen Entzündung* ist. Wir müssen weiter annehmen, dass diese Atmungssteigerung durch die Entzündung fast die Grenze des Möglichen erreicht, da auch bei der Atmung unseres Sauerstoff-Kohlensäuregemisches keine wesentliche Vergrösserung der Atmung mehr eintritt.

6. Maus 6, Sp. T. 23 g schwere schwarze Maus mit einem über bohnengrossen spontanen Mammakarzinom in der linken Inguinalbeuge. Der Tumor ist oberflächlich ulzeriert. Das Tier macht einen schwerkranken Eindruck, es besteht eine hochgradige Konjunktivitis.

Bei dem *spontanen Tod* des Tieres am Tage nach der Untersuchung findet sich eine hochgradige beiderseitige *Pneumonie* mit trübem Exsudat in der Pleurahöhle. Gleichzeitig besteht ein grosser Milztumor (280 mg) und eine deutliche Leberschwellung. Die *histologische Untersuchung* des Tumors ergibt ein zellreiches kleinalveoläres *Adenokarzinom* mit einzelnen grösseren sekretgefüllten Zysten und mit ausgedehnten Nekrosen. In der Umgebung des Tumors starke kleinzellige und leukozytäre Infiltration. Die *Lunge* ist ganz durchsetzt mit kleinen Tumormetastasen, die vielfach ausgedehnte zentrale Nekrosen aufweisen. Fast alle Bezirke der Lungen sind von grösseren konfluierenden pneumonischen Herden mit einem leukozytenreichen Exsudat durchsetzt. Gleichzeitig besteht eine hochgradige eitrige Bronchitis und fibrinös-eitrige Pleuritis. Die *Leber* zeigt das Bild hochgradiger Endothelaktivierung, in der *Milz* finden sich massenhaft Megakaryozyten und polymorphkernige Leukozyten sowie deren unreife Vorstufen.

Der Sauerstoffverbrauch des Tieres in Kubikzentimeter während einer Stunde betrug:

a) bei Atmung in Luft 60,00 ccm,

b) bei Atmung in reinem Sauerstoff 60,00 ccm,

c) bei Atmung in unserem Sauerstoff-Kohlensäuregemisch 72,00 ccm.

Bei einem gleichschweren Normaltier beträgt der Sauerstoffverbrauch in einer Stunde 58,00 ccm. Wir stellen also einen annähernd normalen Sauerstoffverbrauch bei unserem Tumortier fest. Die Zunahme der Sauerstoffzehrung bei der Atmung im Kohlensäure-Sauerstoffgemisch beträgt 12 ccm in der Stunde, das sind 20%. Bei einem Normaltier beträgt die Zunahme der Sauerstoffzehrung 25%. Wir sehen also bei diesem Tier wieder eine geringere Beeinflussung der Atmung durch das Gasgemisch als bei einem Normaltier oder einem anderen Tier mit Spontantumor. Auch dieser Befund wird uns nur verständlich bei Berücksichtigung des Sektionsergebnisses.

Die eigenartigen Befunde bei den beiden zuletzt beschriebenen Versuchen geben uns einen wichtigen Hinweis darauf, mit wieviel Vorsicht ähnliche Untersuchungen am Menschen in dieser Hinsicht zu bewerten sind. Hier hängt alles von dem jeweiligen Zustande des Tumors sowie von besonderen Veränderungen, Entzündungen, Infektionen usw. ab.

Wir stellen die Ergebnisse unserer Untersuchungen an Tieren mit spontanen Geschwülsten in der Tabelle 5 zusammen.

Tabelle 5. **Versuche an Mäusen mit spontanen Geschwülsten.**

Nr.	Gewicht in g	O_2-Verbrauch pro Stunde in ccm bei Atmung in Luft	O_2-Verbrauch in ccm pro Std. bei Atmung in Sauerstoff	O_2-Verbrauch pro Std. in ccm bei Atmung in Sauerstoff	Bemerkungen
1	16	36,00	36,00	54,00	
2	24	48,00	48,00	67,12	
3	19,5	49,00	50,40	64,20	
4	21	48,00	48,00	74,00	
5	24	70,00	72,40	77,00	Verjauchter Tumor, Abszess, Milztumor, Leberschwellung.
6	23	60,00	60,00	72,00	Ulzerierter, z. T. nekrotischer Tumor, Pneumonie, Milztumor.

d) Versuche an Mäusen mit experimentell erzeugter allgemeiner Geschwulstdisposition.

Büngeler (vgl. Abhandlung VII, S. 314 ds. Bd.) hat nachgewiesen, dass der Stoffwechsel der Organe bei Tieren mit spontanen Geschwülsten sich wesentlich vom Organstoffwechsel normaler Tiere unterscheidet: Sie besitzen eine geringere Atmung und einen erhöhten Gärungsstoffwechsel. In dieser Hinsicht unterscheiden sich auch Tiere mit spontanen Geschwülsten von Tieren mit transplantierten Geschwülsten. Bei letzteren lässt sich im allgemeinen die Verringerung der Atmung nicht nachweisen. Unsere Ergebnisse überraschen nach diesen Befunden nicht. Der verringerten Organatmung beim spontantumorkranken Tier entspricht der geringere Sauerstoffverbrauch des ganzen Tieres, dagegen lässt eine Maus mit transplantierter Geschwulst entsprechend den Verhältnissen der Organatmung diese Abnahme der Sauerstoffzehrung des ganzen Tieres nicht erkennen. Für unsere Fragestellung besonders wichtig ist aber hier die Feststellung, dass *diese stark verringerte Gesamtatmung durch unser Gasgemisch so gesteigert werden kann, dass der Sauerstoffverbrauch noch über die Werte ansteigt, die wir beim Normaltier bei Luft- oder Sauerstoffatmung berechnen.*

In früheren Versuchen haben wir zeigen können, dass es gelingt, durch chronische Arsen- oder Teervergiftung eine Allgemeindisposition zur Geschwulstbildung zu erzeugen, in dem Sinne, dass bei derartig vorbehandelten Tieren Regenerationsvorgänge in einem grossen Prozentsatz zu bösartigen Neubildungen entarten (vgl. Abhandlung VII, S. 330 u. 338 ds. Bd.). Es findet sich aber, wie erwähnt, bei dieser Allgemeindisposition eine grundsätzliche Stoffwechselveränderung, die ganz derjenigen entspricht, die wir auch bei Tieren mit spontanen Geschwülsten nachgewiesen haben. Bei Tieren mit einer experimentell erzeugten allgemeinen Geschwulstdisposition lässt sich eine Verkleinerung der Organatmung und eine Erhöhung des Gärungsstoffwechsels nachweisen. Da wir aber bei Tieren mit spontanen Geschwülsten ganz ähnliche Verhältnisse haben und da sich bei diesen Tieren entsprechend auch eine Abnahme der Sauerstoffzehrung im Gesamtorganismus beim Atmungsversuch nachweisen lässt, lag der Gedanke nahe, auch bei chronisch arsen- bzw. teervergifteten Tieren den Gesamtsauerstoffverbrauch und die Beeinflussung desselben durch unser Gasgemisch zu untersuchen. Derartige Versuche haben wir bei vier weissen Mäusen, die 5 Monate lang mit Teer gepinselt waren und bei drei Mäusen, die 6 Monate lang mit Arsen gefüttert waren, durchgeführt. (Über die Art der Teerpinselung sowie der Arsenfütterung vgl. diesen Band S. 330 u. 338. An gleicher Stelle finden sich auch die Angaben über die Verhältnisse des Gewebsstoffwechsels bei derartig vorbehandelten Tieren.)

Die Ergebnisse unserer Gasstoffwechseluntersuchungen sind in Tabelle 6 und 7 zusammengestellt. Das Durchschnittsgewicht der in Tabelle 6 zusammengestellten Teermäuse beträgt 15 g. Eine normale Maus vom gleichen Gewicht

Tabelle 6. Versuche an teergepinselten Mäusen.

Nr.	O_2-Verbrauch pro Stunde in ccm bei Atmung in Luft	O_2-Verbrauch pro Stunde in ccm bei Atmung in Sauerstoff	O_2-Verbrauch pro Stunde in ccm bei Atmung in $4{,}5\%\ CO_2$—$95{,}5\%\ O_2$
1	39,40	39,40	53,00
2	42,00	42,00	61,08
3	36,42	36,42	42,00
4	32,00	32,00	44,00
Durchschnitt:	37,00	37,00	50,00

Zunahme des Sauerstoffverbrauchs bei Atmung in $4{,}5\%CO_2$—$95{,}5\%\ O_2$ gegenüber der Atmung in Luft bzw. in reinem Sauerstoff: 35%.

Tabelle 7. Versuche an arsengefütterten Mäusen.

Nr.	O_2-Verbrauch pro Stunde in ccm bei Atmung in Luft	O_2-Verbrauch pro Stunde in ccm bei Atmung in Sauerstoff	O_2-Verbrauch pro Stunde in ccm bei Atmung in $4{,}5\%\ CO_2$—$95{,}5\%\ O_2$
1	47,00	47,00	63,42
2	52,00	52,00	72,00
3	43,60	43,60	60,84
Durchschnitt:	48,00	48,00	65,42

Zunahme des Sauerstoffverbrauchs bei Atmung in $4{,}5\%\ CO_2$—$95{,}5\%\ O_2$ gegenüber der Atmung in Luft bzw. in Sauerstoff: 33%.

verbraucht in derselben Zeiteinheit 40 ccm Sauerstoff, d. h. 3 ccm = 8%
mehr als eine Teermaus. Die Beeinflussung der Sauerstoffzehrung durch unser
Gasgemisch ist auch hier wieder stärker als bei der Normalmaus (35% gegenüber 25%) und bei der Maus mit einem transplantierten Tumor (35% gegenüber 30%), dagegen nicht so stark als bei einer Maus mit einem Spontantumor
(35% gegenüber 40% bzw. 50%). Das Durchschnittsgewicht der in Tabelle 7
zusammengestellten Arsentiere beträgt 20 g. Eine normale Maus vom gleichen
Gewicht verbraucht in derselben Zeiteinheit 53 ccm Sauerstoff, d. h. 5 ccm =
10% mehr als eine gleichschwere Arsenmaus. Die Beeinflussung der Sauerstoffzehrung im Sinne einer Atmungssteigerung durch unser Gasgemisch beträgt
35% gegenüber 25% beim Normaltier, 30% bei einem Tier mit transplantiertem
Tumor und 40 bis 50% bei einem Tier mit spontanem Mammakarzinom.

Nachdem gezeigt ist, dass sowohl bei einem Tier mit spontanem Karzinom
als auch bei Tieren mit einer experimentell erzeugten allgemeinen Geschwulstdisposition eine Änderung im Stoffwechsel der Organe vorliegt, und nachdem
wir zeigen konnten, dass es durch Atmung unseres Sauerstoff-Kohlensäuregemisches gelingt, die bei diesen Tieren gleichfalls verringerte Atmung des
Gesamtkörpers zu steigern, lag für uns der Gedanke nahe, die Beeinflussung
des Organstoffwechsels zu untersuchen, nachdem das Versuchstier vorher
mehrere Stunden unser Gasgemisch eingeatmet hatte. Gegen diese Versuche
lassen sich allerdings wichtige theoretische Einwände machen. Einmal ist
es mit der von *Warburg* angegebenen Methode naturgemäß nicht möglich,
den Stoffwechsel *während* der Gasatmung zu untersuchen. Zwischen der
Beendigung der Gasatmung und dem Beginn des Stoffwechselversuchs am
überlebenden Gewebsschnitt vergehen auch bei schnellstem Arbeiten
wenigstens 15—20 Minuten. Unsere Versuche am ganzen Tier haben aber
bereits einwandfrei ergeben, dass sofort nach der Beendigung der Atmung
im Kohlensäure-Sauerstoffgemisch, also mit Beginn der gewöhnlichen Luft-
oder Sauerstoffatmung auch bezüglich des Sauerstoffverbrauchs wieder
normale Verhältnisse eintreten, d. h. beim Übergang von der Atmung unseres
Gasgemisches zur Atmung von Luft oder Sauerstoff sinkt der gesteigerte
O_2-Verbrauch fast unmittelbar zur Norm ab. Vor allem aber sprach gegen die
Möglichkeit des Nachweises einer Stoffwechseländerung am Gewebe der
Umstand, dass bei der von *Warburg* angegebenen Methode der Sauerstoffverbrauch des Gewebsschnittes in einem Gasgemisch bestimmt wird, das in
seiner Zusammensetzung unserer Gasmischung entspricht. Trotzdem haben
wir derartige Versuche vorgenommen. Unsere Bestimmungen beschränkten
sich auf die Ohren und die Lebern von chronisch mit Arsen gefütterten Tieren.
Die Vorbehandlung der Tiere war dieselbe wie bei den Arsentieren, deren
Gesamtsauerstoffverbrauch (vgl. Tabelle 7) gemessen wurde. Die Untersuchungen wurden nach der *Warburgschen* Methode vorgenommen.

Bei der Bestimmung des Stoffwechsels der Ohren gingen wir so vor,
dass zunächst dem lebenden Tier mit einem Scherenschlag ein Ohr abge-

schnitten und daran der Stoffwechsel (Atmung und Gärung unter aëroben und anaëroben Bedingungen) gemessen wurde. Während dieser Bestimmung atmete das Tier 3 Stunden lang unser Gasgemisch, dann wurde in gleicher Weise der Stoffwechsel des anderen Ohrs gemessen. Diese Methode, die leider nur am Ohr anwendbar ist, hat den grossen Vorzug, dass man unmittelbare Vergleichswerte am gleichen Tier gewinnt. Bei der Leber waren wir auf den Vergleich der Durchschnittswerte mit denjenigen anderer Arsentiere, die nicht vorher das Gasgemisch geatmet hatten, angewiesen. Die Technik der Versuche ist in Abhandlung IX auf S. 430 ds. Bd. eingehend beschrieben. Zur Bestimmung des Stoffwechsels am Ohr benutzten wir besonders kleine Tröge, deren Gefässkonstanten zwischen 0,2 und 0,3 lagen, und mit deren Hilfe sich auch bei den geringen Gewichten und der normalerweise geringen Atmung der Ohrteilchen genügend genaue Werte erzielen lassen. Wir können hier auf eine genaue Wiedergabe unserer Versuche verzichten, da alle Ergebnisse durchaus negativ waren: Einen Unterschied im Gewebsstoffwechsel vor und nach der Atmung unseres Gasgemisches konnten wir nicht feststellen. Diese Feststellung spricht aber nach dem vorher ausgeführten keineswegs dagegen, dass *während* der Atmung unseres Gasgemisches die untersuchten Organe trotzdem eine stärkere O_2-Aufnahme zeigten, wie sie durch unsere Befunde am ganzen Tier nachgewiesen ist.

e) Die Bedeutung des Sauerstoff-Partialdrucks in unserem Sauerstoff-Kohlensäuregemisch.

Alle unsere bisherigen Versuche sind mit einer Gasmischung durchgeführt worden, die 5% CO_2 *in reinem Sauerstoff* enthielt. Nachdem wir festgestellt hatten, dass der absolute Sauerstoffverbrauch des ganzen Körpers bei der Atmung eines derartigen Gemisches wesentlich höher ist als bei der Atmung von Luft oder von reinem Sauerstoff allein, mussten wir uns die Frage vorlegen, welche Bedeutung dem Sauerstoff in unserem Gasgemisch zukommt. Es schien uns möglich, dass die Vergrösserung der Sauerstoffzehrung des Organismus lediglich eine Folge des Kohlensäuregehalts der Gasmischung war, um so mehr, als wir jetzt festgestellt hatten, dass bei der Atmung in Luft genau soviel Sauerstoff verbraucht wird, als bei der Atmung in reinem Sauerstoff. Aus diesem Grunde haben wir noch eine Reihe von Versuchen angestellt, in denen der Sauerstoffverbrauch bei der Atmung eines Gasgemisches berechnet wurde, welches 5% CO_2 *in gewöhnlicher Luft* enthielt. Die Ergebnisse dieser Bestimmungen sind in der Tabelle 8 zusammengestellt.

Bei einem Vergleich dieser Tabelle mit der Tabelle 3 wird klar, dass der Sauerstoff in unserer Gasmischung eine nicht unwesentliche Bedeutung für die Vergrösserung der Sauerstoffzehrung hat. Während wir bei einem Zusatz von 5% CO_2 zur Atmungsluft eine Steigerung des Sauerstoffverbrauchs um 19% berechnen, beträgt die Steigerung bei gleichem Kohlensäuregehalt in reinem Sauerstoff 25%, also 6% mehr. Lediglich zur Kontrolle haben wir noch einen Versuch an einer Maus mit einem Spontantumor durchgeführt, wobei wir das Tier nacheinander in Luft, Sauerstoff, Sauerstoff-Kohlensäure und Luft-Kohlensäure atmen liessen. Es handelt sich dabei um dasselbe Tier, von dem wir bereits bei den Versuchen mit spontan-tumorkranken Tieren berichtet haben (Sp. T. 4; 21 g schwere Maus mit bohnengrossem Spontantumor an der linken Halsseite). Der Sauerstoffverbrauch des Tieres in Kubikzentimeter während einer Stunde betrug:

    a) bei Atmung in Luft 48,00 ccm,

    b) bei Atmung in reinem Sauerstoff 48,00 ccm,

    c) bei Atmung in einem 5%igen *Kohlensäure-Sauerstoff*gemisch 74,00 ccm,

    d) bei Atmung in einem 5%igen *Kohlensäure-Luft*gemisch 59,00 ccm.

Tabelle 8. **Sauerstoffverbrauch normaler Tiere bei der Atmung eines Kohlensäure-Luftgemisches.**

Nr.	O_2-Verbrauch pro Stunde in ccm bei Atmung in Luft	O_2-Verbrauch pro Stunde in ccm bei Atmung in Luft mit Zusatz von 5% CO_2	Steigerung der Sauerstoffzehrung durch den Zusatz von CO_2 in ccm	Steigerung der Sauerstoffzehrung durch den Zusatz von CO_2 in %
1	50,00	58,10	8,10	16
2	58,20	69,30	11,10	26
3	46,00	56,00	13,00	21
4	61,20	69,40	8,20	22
5	68,00	74,00	6,00	12
			Durchschnitt	19

Während also die Zunahme der Sauerstoffzehrung im Kohlensäure-*Sauerstoff*gemisch 26 ccm = 50% beträgt, erhöht sich der Sauerstoffverbrauch bei der Atmung eines Kohlensäure-*Luft*gemisches in der gleichen Zeiteinheit um nur 11 ccm oder um 22%. Aus diesem Versuch erhellt die Bedeutung der Sauerstoffkonzentration des Gasgemisches ohne weiteres.

Diese Feststellungen erbringen also den Beweis dafür, dass der von *Fischer-Wasels* eingeschlagene Weg durch Kohlensäurezusatz zur Einatmungsluft den Körper zu einer erhöhten Sauerstoffaufnahme zu zwingen, tatsächlich erfolgreich ist. Die miteingeatmete Kohlensäure verursacht eine sehr wesentlich verstärkte Sauerstoffaufnahme und so wird es auch verständlich, dass selbst ein stark verminderter Sauerstoffdruck vom Organismus besser vertragen wird, wenn gleichzeitig Kohlensäure eingeatmet wird (vgl. diesen Band, S. 122). Andererseits beweisen unsere Versuche, dass der Grad der vermehrten Sauerstoffaufnahme zugleich von dem Partialdruck des Sauerstoffes in der Einatmungsluft abhängig ist. Immerhin sind die Unterschiede hier nicht derartig bedeutend, dass wir zur Erreichung unseres Zieles unbedingt Kohlensäure mit *reinem* Sauerstoff atmen lassen müssten. Vielleicht wird fast die gleiche Wirkung erzielt, wenn man eine Mischung von etwa 50% reinem Sauerstoff, 45% Stickstoff und 5% Kohlensäure atmen lässt. Wir haben diesen Weg bisher nicht eingeschlagen, weil für uns die Herstellung der anderen Mischung auch technisch einfacher war. Bei der Benutzung einer Sauerstoffkammer dagegen, ist wegen der erheblichen Kosten des reinen Sauerstoffs diese Feststellung von Bedeutung, da man hierbei vielleicht nicht unbedingt reinen Sauerstoff nötig hat, sondern auch mit einem gegenüber der atmosphärischen Luft auf das zwei- oder dreifache gesteigerten Sauerstoffgehalt gut auskommen und fast das Gleiche erreichen dürfte. Allerdings ist hierbei ein Punkt nicht zu vergessen: Wenn auch die Sauerstoffaufnahme im Kohlensäure-Luftgemisch erhöht ist, so erreicht die Erhöhung doch nicht die Grade wie bei Atmung reinen Sauerstoffes mit Kohlensäure. Grade für die Beseitigung der Milchsäure im Gewebe ist aber dieser Faktor offenbar von sehr erheblicher Bedeutung. Wenigstens gelang es uns bisher nicht, durch Atmung von Kohlensäure-Luftgemischen dieselbe Verminderung des Milchsäuregehaltes der Gewebe zu erzielen, wie durch Atmung von Kohlensäure mit reinem Sauerstoff (s. d. Arbeit VIII, *Joos*, S. 403 d. Bd.). Das ist aber für die Einwirkung auf die Geschwulstzelle offenbar doch von allergrösster Bedeutung.

Für die Kohlensäurewirkung erscheint es uns von Interesse, dass *de Almeida* (a. a. O.) die stärkste Steigerung des Sauerstoffverbrauchs bei einem Kohlensäuregehalt der Einatmungsluft von 4,93% feststellte. Das entspricht also recht genau unserer Erfahrung, wonach wir die günstigsten Wirkungen mit einem etwa 5%igen Kohlensäuregemisch erzielen konnten.

C. Schlussfolgerungen.

Aus sämtlichen hier mitgeteilten Bestimmungen dürfen wir folgende Schlüsse ziehen:

1. *Die Sauerstoffaufnahme des Körpers der Maus in der Ruhe ist gleich gross bei Atmung von Luft wie bei Atmung von reinem Sauerstoff*[1]*).*

2. *Die Sauerstoffaufnahme des Körpers einer normalen, gesunden Maus in der Ruhe ist wesentlich, und zwar durchschnittlich um 25% erhöht, wenn das Tier ein Gemisch von 95% reinem Sauerstoff mit 5% Kohlensäure atmet.*

3. *Diese erhöhte Sauerstoffaufnahme durch Sauerstoff-Kohlensäureatmung ist wesentlich grösser, wenn es sich handelt:*

    a) *um eine Maus mit* vollentwickeltem *transplantiertem* Krebs. Hier beträgt die Steigerung der Sauerstoffaufnahme durchschnittlich 30%;

    b) *um eine Maus,* die sich durch *chronische Teer- oder Arsenvergiftung* im präkanzerösen Stadium befindet (künstlich erzeugte *Krebsdisposition*). Hier beträgt die Steigerung der Sauerstoffaufnahme durchschnittlich 33%—35%:

    c) *um eine Maus mit* einem *spontan* aufgetretenen *Karzinom.* Hier beträgt die Steigerung der Sauerstoffaufnahme durchschnittlich 40—50%.

---

[1]) Die Sauerstoffaufnahme bei Atmung von O_2 unter erhöhtem Druck haben wir bisher nicht geprüft.

4. *Die Höhe der Steigerung der Sauerstoffaufnahme bei der Atmung eines Kohlensäure-Sauerstoffgemisches ist abhängig von der Grösse der Sauerstoffkonzentration.* Die Steigerung der Atmung ist geringer bei einem Kohlensäure-Luftgemisch als bei der Atmung in einer Mischung von Kohlensäure mit reinem Sauerstoff.

Diese Feststellungen beweisen, dass die von *Fischer-Wasels* gemachte Annahme einer wesentlichen Steigerung der Sauerstoffaufnahme im Körper durch Zusatz von Kohlensäure zu reinem Sauerstoff bei der Atmung zutrifft.

Nachdem gezeigt ist, dass bei der allgemeinen Krebsdisposition eine verringerte Atmung, d. h. Sauerstoffaufnahme nicht nur im Tumor (*Warburg*), sondern auch im Gesamtkörper des krebskranken Tieres (*Büngeler*) vorliegt, kann eine derartig durch Sauerstoff-Kohlensäureeinatmung erzwungene Mehraufnahme von Sauerstoff im Körper für den krebskranken Organismus nicht gleichgültig sein. Diese Mehraufnahme von Sauerstoff greift zweifellos in die — so weit wir bis heute wissen — wesentliche Stoffwechselstörung des krebskranken Körpers ein und dürfte zum allermindesten eine Unterstützung der Abwehrkräfte des Gesamtkörpers gegen das Geschwulstwachstum darstellen.

Es ergibt sich die Frage, was im Körper mit dem Sauerstoffüberschuss, der bei der Atmung unseres Gases aufgenommen wurde, geschieht. Eine bindende Antwort auf diese Frage geben unsere Versuche bisher nicht. Eine einfache Speicherung von Sauerstoff, der dann später langsam in normaler Weise verbraucht würde (nach Beendigung der Gasatmung), liegt nicht vor, da wir ja dann in der Periode mit Luftatmung nach Abschluss der Kohlensäure-Sauerstoffatmung einen verringerten Verbrauch hätten finden müssen. Das war aber nicht der Fall, der Verbrauch war auch in der nachfolgenden Periode immer normal. Wir dürfen also wohl annehmen, dass die erhöhte Sauerstoffaufnahme zu einer Steigerung der Oxydationen und der Wärmebildung im Gesamtkörper führt. Dafür spricht auch, dass diese Sauerstoffaufnahme eben dort, wo die Oxydationen, wie wir einwandfrei gezeigt haben, darniederliegen, nämlich im krebsdisponierten Organismus und im Körper mit Spontankarzinom erheblich stärker ist, als im normalen Organismus.

Der hier geführte Nachweis, dass der Zusatz von Kohlensäure bei Sauerstoffatmung zu einer starken Erhöhung der Sauerstoffaufnahme im Organismus führt, dürfte auch für zahlreiche weitere klinische Fragen von Wichtigkeit sein. Überall da, wo es darauf ankommt, dem Körper möglichst rasch eine grosse Sauerstoffmenge zuzuführen, wird man mit grösserem Vorteil von der Atmung unseres Gasgemisches als von der Atmung reinen Sauerstoffes Gebrauch machen. Bei Erstickungsgefahr, bei Kollapszuständen, bei Vergiftungen usw. wird man daher prüfen müssen, ob nicht die Zufuhr unseres Gasgemisches rascher und sicherer Hilfe bringt, als die Zufuhr von reinem Sauerstoff.

VII.

Tierexperimentelle und zellphysiologische Untersuchungen zur Frage der allgemeinen Geschwulstdisposition[1).

Von

Privatdozent Dr. med. **Walter Büngeler,**

Mit 35 Abbildungen und 23 Tabellen im Text.

Inhaltsverzeichnis.

[1) Habilitationsschrift, eingereicht der Medizin. Fakultät zu Frankfurt a. M. im Dezember 1928.

A. Einleitung.

Unter Disposition verstehen wir eine besondere Empfänglichkeit oder besser eine Anlage zu gewissen Erkrankungen. Während der Begriff der Disposition bei gewissen Erkrankungen (z. B. der Tuberkulose) an besondere anatomische Eigentümlichkeiten des betreffenden Individuums geknüpft ist, die wir leicht erkennen und analysieren können, so gibt es andererseits viele sogenannte „Dispositionen", deren Vorhandensein wir nur aus der Tatsache erkennen können, dass ein Organ oder Organsystem immer wieder in gleicher Weise erkrankt. Hier lassen uns anatomische Methoden bei der Suche nach einer Erklärung im Stich. Oft decken dann physiologische, chemische oder Stoffwechseluntersuchungen Eigentümlichkeiten auf, die uns das Wesen der „Disposition" erkennen lassen. Mit der Erkenntnis der pathologisch-anatomischen oder pathologisch-physiologischen Grundlage einer „Disposition" ist diese dann aus dem Bereiche eines blossen Begriffs in die Möglichkeit der experimentellen Forschung gerückt.

Wenn noch bis vor kurzer Zeit von einer *Disposition für die Geschwulstkrankheit* die Rede war, so lag in diesem Ausdruck nicht viel mehr als die Erkenntnis, dass eben nicht jeder Mensch im Laufe seines Lebens an einer Geschwulst erkrankt. Erst die Fortschritte der letzten Jahre auf dem Gebiet der experimentellen Geschwulstforschung haben uns den Begriff dieser Disposition enger fassen lassen und uns gleichfalls die Möglichkeit gegeben, auf experimentellem Wege an die Erforschung ihrer Grundlagen zu gehen.

Es bedarf hier zunächst einer Erklärung, was wir unter einer *Allgemeindisposition zur Geschwulstbildung* zu verstehen haben und in welchem Sinne wir diese Bezeichnung in unseren späteren Ausführungen anwenden wollen.

Zum besseren Verständnis sei uns gestattet, zunächst unsere, durch die Ergebnisse vieler experimenteller Untersuchungen gestützte Anschauung über die Bildung der „*Geschwulstkeimanlage*" kurz wiederzugeben. Seit langen Jahren hat *B. Fischer-Wasels* immer wieder betont, dass die Bildung der „Geschwulstkeimanlage" auf zwei verschiedenen Wegen erfolgen kann. Der eine Weg ist der der embryonalen Gewebsmissbildung. Der zweite ist der Weg, der durch irgend eine äussere Beeinflussung eine Umbildung einer normalen Körperzelle zur Geschwulstzelle zur Folge hat. Dieser Weg ist heute durch viele, im Experiment erzeugte und beim Menschen beobachtete Geschwülste (das experimentelle Teerkarzinom, das Röntgenkarzinom, das Spiropterakarzinom u. a.) zur Genüge sichergestellt. Mit Recht betont *B. Fischer-Wasels*, dass das Gemeinsame aller dieser durch äussere Einwirkungen entstandenen Tumoren darin liegt, dass diese äusseren Einwirkungen immer und ausnahmslos zunächst einen regenerativen Prozess hervorrufen, aus dem dann die Geschwulstkeimanlage durch eine Entwicklungsstörung,

die durchaus der embryonalen Entwicklungsstörung bei der Geschwulstbildung analog ist, hervorgeht.

Immerhin ist es verhältnismäßig sehr selten, dass sich aus einem Regenerationsvorgang eine Geschwulst entwickelt; mindestens stellt diese Entwicklung
ebenso sehr eine Ausnahme dar, wie die Entgleisung eines embryonalen Entwicklungsvorganges zur Geschwulstkeimanlage. Wir sind also zu der Annahme gezwungen, dass noch andere Faktoren im Spiel sein müssen, die
offenbar für die Geschwulstbildung aus regenerierenden oder embryonalen
Zellen von grosser Bedeutung sind. *Diese Faktoren, soweit sie einen besonderen
Zustand des Gesamtorganismus darstellen, der bestimmend auf den Verlauf eines
embryonalen oder regenerativen Entwicklungsvorganges einwirkt, wollen wir
unter dem Begriff der „Allgemeindisposition zur Geschwulstbildung" zusammenfassen*[1]). In Versuchen, die *B. Fischer-Wasels* und *W. Büngeler*[2]) über die
Bedeutung der Regeneration für die Geschwulstentstehung gemacht haben,
konnte gezeigt werden, dass der gleiche regenerative Vorgang ausnahmslos
zu einer Restitutio führt, wenn die Allgemeindisposition fehlt, dagegen in
einem hohen Prozentsatz zur Geschwulstbildung führt, wenn die Tiere „dis-
poniert" sind. Wird der Körper von einer Allgemeinschädigung betroffen,
die eine Geschwulstdisposition zu erzeugen fähig ist, so dauert es eine bestimmte
Zeit bis dieses Stadium der allgemeinen Geschwulstdisposition erreicht ist.
Dieses Stadium ist daher von *B. Fischer-Wasels* als die *„Sensible Periode"*
bezeichnet worden. Es zeigt sich nämlich bei einer Allgemeinschädigung der
Versuchstiere durch Teer, dass diese nur in einem ganz bestimmten Zeitraum
des Versuches zur Geschwulstbildung auf dem Boden eines regenerativen
Prozesses neigen. Wir müssen also annehmen, dass während dieser „sensiblen
Periode" eine hohe Allgemeindisposition zur Geschwulstbildung besteht.
Diese Tatsachen machen es auch verständlich, dass nur ganz bestimmte
Quantitäten der Gifteinwirkung diese sensible Periode zu erzeugen fähig
sind. Ist die chronische Gifteinwirkung zu stark oder zu schwach, so
misslingt der Versuch und wir dürfen auch hieraus schliessen, dass die
Bildung der Geschwulstzellen ein eigenartiger pathologischer Entwicklungsvorgang ist, der an ganz bestimmte quantitative Verhältnisse der Zellschädigung geknüpft ist.

Nachdem uns also die Möglichkeit gegeben war, im Tierexperiment
eine „sensible Periode" mit hoher Geschwulstdisposition zu erzeugen, lag es
für uns nahe, in systematischen Untersuchungen nachzuprüfen, erstens: durch
welche Beeinflussungen des Gesamtorganismus eine derartige Geschwulst-

---

[1]) Vgl. dazu das Kapitel: Die Allgemeindisposition zur Geschwulstbildung von
B. Fischer-Wasels, Allgemeine Geschwulstlehre S. 1694 (Handb. d. norm. u. path.
Physiol. **14 II** (1927). — [2]) *B. Fischer-Wasels*, Über Regenerationsgeschwülste 22. Tag.
Dtsch. Path. Ges., Danzig **1927**, 70; *Derselbe* und *W. Büngeler*, Regeneration und
Geschwulstbildung Roux' Arch. **112.** Festschrift für *Hans Driesch* **2,** 184 (1927).

disposition zu erzeugen ist und zweitens: bei Tieren mit einer experimentell erzeugten Geschwulstdisposition nach deren Grundlagen zu forschen.

B. Die spontane allgemeine Geschwulstdisposition.

Wenn wir uns die Frage vorlegen, welche Faktoren es sind, die bei einer vorhandenen embryonalen oder regenerativen Fehldifferenzierung in dem Sinne bestimmend einwirken, dass sich aus der Geschwulstkeimanlage eine Geschwulst entwickelt, so kommen dafür einmal äussere, sekundär hinzukommende, erworbene Faktoren und zweitens angeborene, ererbte Faktoren in Frage. Es soll nicht unsere Aufgabe sein, auf alle, für die Bildung einer Geschwulstkeimanlage beschuldigten erworbenen Dispositionen, z. B. die Bedeutung der Konstitution, der Rassendisposition, der Altersdisposition, der Organdisposition, der Bedeutung der inneren Sekretion, der Schwangerschaft usw. kritisch einzugehen, zumal wir hier auf die eingehende Darstellung von *B. Fischer-Wasels* verweisen können. Die Bedeutung der genannten Faktoren ist teils noch zu umstritten, teils können wir sie nur indirekt aus der Beobachtung am Menschen erschliessen, ohne einen genaueren Einblick in die komplizierten Verhältnisse zu haben. Es fehlen uns hier noch exakte Untersuchungen im Tierexperiment, so dass einstweilen eine kritische Stellungnahme dazu noch verfrüht erscheinen muss.

Anders verhält es sich mit der Bedeutung der vererbten Geschwulstdisposition. Hier haben uns die grossartigen, an ungewöhnlich grosser Zahl von Versuchstieren durchgeführten systematischen Untersuchungen von *Maud Slye*[1]) Aufklärung geschaffen. Auf diese Versuche wollen wir kurz eingehen.

Die Untersuchungen von *Slye* stützen sich auf die genaue Beobachtung zahlreicher Mäusestämme (über 75000 Tiere!), deren sämtliche Individuen bis zum natürlichen Ende beobachtet wurden; sie konnte zunächst zeigen, dass es ganz tumorfreie Stämme gibt, dass andere Stämme dagegen in einem bestimmten, verschieden hohen Prozentsatz an Geschwülsten erkranken. Durch geeignete Kreuzung der verschiedenen Stämme konnte sie den Prozentsatz der später tumorkranken Tiere verringern oder erhöhen. So gelang es ihr, Stämme zu züchten, die bis zu 100 % an Spontantumoren zu Grunde gingen! Während sich diese Angaben zunächst auf die verschiedensten Tumoren bezogen, gelang es *Slye* später, auch solche Stämme zu züchten, bei denen ganz bestimmte Geschwülste in einem hohen Prozentsatz auftraten (z. B. Mammakarzinome, Hautkarzinome usw.), ja, sie konnte sogar durch entsprechende Kreuzung eine besondere Lokalisation des Tumors erzwingen. So erzielte sie Stämme, bei denen z. B. der Mammatumor sich stets in einer Achselhöhle, oder andere bei denen der Mammatumor sich regelmäßig in einer

---

[1]) *Slye*, J. of med. Res. **32** (1915); J. Canc. Res. **6**, 139 (1921), **7**, 107 (1923), **11**, Nr. 2, 135 (1927).

Inguinalbeuge entwickelte. Die Vererbung dieser Disposition richtet sich nach den *Mendelschen* Vererbungsgesetzen.

Aus den Untersuchungen geht ferner die grosse Bedeutung der Regeneration für die Geschwulstbildung hervor. So konnte *Slye* zeigen, dass bei Stämmen mit einer vererbten Geschwulstdisposition es genügt, an der betreffenden disponierten Körperstelle einen Regenerationsvorgang auszulösen, der dann regelmäßig zur Geschwulstbildung führt. Trifft der Regenrationsvorgang eine andere Stelle, so kommt es zur Heilung.

Diese Untersuchungen von *Slye* zusammen mit den zahlreichen Beobachtungen über erbliches und familiäres Vorkommen von Geschwülsten beim Menschen lassen keinen Zweifel darüber bestehen, dass ein Teil der Geschwülste aus embryonaler Anlage hervorgeht, und dass bei gewissen Geschwülsten die vererbte Disposition eine ausschlaggebende Rolle spielt.

C. Die experimentelle Erzeugung einer Geschwulstdisposition.

Bei unseren Versuchen, die wir nun besprechen wollen, gingen wir immer von dem Gedanken aus, irgend einen embryonalen oder regenerativen Entwicklungsvorgang durch bestimmte Eingriffe *nicht lokaler* Art zu beeinflussen, um zu sehen, unter welchen Bedingungen sich aus diesen Entwicklungsvorgängen eine Geschwulst bildet.

1. Künstliche Beeinflussung des retikulo-endothelialen Systems und ihre Bedeutung für die Geschwulstentwicklung.

Zu unseren Untersuchungen in dieser Frage wurden wir ursprünglich angeregt durch die Arbeiten von *Rhoda Erdmann. Rhoda Erdmann*[1]) speicherte Ratten mit Tusche und injizierte dem einen Teil der so behandelten Tiere einen mit Chloroformwasser abgetöteten und an den Kontrollen geprüften Filtratrückstand des *Flexner-Joblingschen* Rattenkarzinoms, dem anderen ein zellfreies Berckefeldfiltrat desselben Tumors. Dabei erzielte sie in beiden Serien Impftumoren; sie schliesst daraus, dass die Übertragung dieses Tumors an die Existenz eines „Virus" gebunden sei und dass zu dessen Haften die „Reizung des R.E.S." des neuen Wirts erforderlich sei. Da sie aber auch bei einigen Tieren, deren R.E.S. nicht künstlich „gereizt" war, positive Resultate bei der Impfung erzielte, zieht sie den Schluss, dass das R.E.S. dieser Tiere vorher auf irgend eine Weise geschädigt war. Diese Schädigung nimmt sie analog auch bei allen Spontantumoren an. Sie glaubt, dass alle „später tumortragenden Tiere und Menschen vorher durch eine, durch das tägliche Leben bedingte Schädigung bildungs- oder aufnahmefähig für den X-stoff geworden" seien. (Unter X-stoff ist das Virus zu verstehen, wobei *Erdmann* offen lässt, ob dieses Virus ein belebter, ultravisibler Erreger

---

[1]) *Rhoda Erdmann*, Dtsch. med. Wschr. **1926**, Nr. 9, 352; Arch. exper. Zellforschg. **3,** 368 (1927).

oder ein Enzym ist.) *Erdmann* schliesst ihre Veröffentlichungen folgendermaßen:
„Es ist also nicht von der Hand zu weisen, dass die Beziehungen zwischen
Krebserkrankung und retikulo-endothelialem Apparat sehr enge sind, ich
möchte nach meinen Beobachtungen sagen, zum endothelialen Apparat[1])."

Wir haben diese Untersuchungen *Erdmanns* nachgeprüft und früher
bereits darüber berichtet[2]). Uns ist es nicht gelungen, mit einem sicher zellfreien Berckefeldfiltrat eines leicht transplantablen Mäusekarzinoms weder
bei Normaltieren noch bei Mäusen, die verschieden stark sowohl allgemein
als lokal mit Tusche gespeichert waren, Tumoren zu erzeugen. Mit dem mit
Chloroform behandelten Filterrückstand gelang es uns allerdings, bei einer
Anzahl von Tieren, die vorher hochgradig allgemein und lokal mit Tusche
gespeichert waren, Tumoren zu erzeugen. Bei den Tieren, die nur geringe
Tuschemengen bekommen hatten (deren R.E.S. also im Sinne *Rhoda Erdmanns* nur „gereizt" war), gelang die Transplantation nicht. Wir haben
bereits in unserer früheren Veröffentlichung darauf hingewiesen, dass die
Ergebnisse dieser Untersuchungen weder zu der Annahme eines „Virus" noch
zu der Annahme näherer genetischer Beziehungen zwischen R.E.S. und
Geschwulst*entstehung* zwingen.

Dass der mit Chloroform behandelte Filterrückstand abgetötet ist, ist nach
zahlreichen neueren Untersuchungen [*Harkins, Schamberg* und *Kolmer*[3]), *Ernst
Fränkel*[4])] zum mindesten unwahrscheinlich. Sicher ist, dass das Geschwulstgewebe
durch die Chloroformbehandlung schwer geschädigt wird und unter normalen Verhältnissen nicht mehr transplantabel ist. Erst ein so schwerer Eingriff in die Abwehr-
vorgänge des Organismus, wie ihn die hochgradige Tuschespeicherung darstellt,
ermöglicht das Anwachsen dieser Geschwulstteilchen. Es handelt sich also bei
diesen Versuchen lediglich um Beeinflussung der Transplantationsfähigkeit eines
bestimmten Gewebes, deren Ergebnisse uns nach den bisher bekannten Beobachtungen
nicht überraschen können. Wir erinnern nur daran, dass *Lehmann* und *Tammann*[5])
durch eine hochgradige Speicherung des neuen Wirts das Anwachsen transplantierter
Hautstückchen bei Mäusen erzielen konnten, während dies bei Normaltieren niemals
gelingt. Diese Untersuchungen wurden später von *Morpurgo*[6]) bestätigt. Ferner
konnte *Klinge*[7]) die lokale anaphylaktische Entzündung durch eine vorausgegangene
lokale Speicherung sicher verhindern.

Diese Untersuchungen zeigen also im Grunde dasselbe wie die Untersuchungen *Erdmanns* und unsere eigenen: Die vitale Farbstoffspeicherung
beeinträchtigt die Abwehrreaktionen des Organismus so, dass Gewebs- oder
Geschwulsttransplantationen mit besserem Erfolg ausgeführt werden können

---

[1]) Welche Beobachtungen *Rh. Erdmann* veranlassen, dem Endothel gegenüber
dem R.E.S. eine Sonderstellung zuzusprechen, ist nicht ersichtlich. — [2]) Vgl. *B. Fischer-
Wasels*, West. Path. Tag. 4. Juli 1926, Wiesbaden, Zbl. Path. **38**, 591 (1026) und
W. Büngeler, Geschwulsttransplantation am gespeicherten Tier. Frankf. Z. Path. **35,** 67
(1927). — [3]) *Harkins, Schamberg* und *Kolmer*, J. Canc. Res. **10**, Nr. 1, 66—101 (1926). —
[4]) *Fränkel*, Konferenz der Deutschen Zentralkommission zur Erforschung und Bekämpfung der Krebskrankheit, Düsseldorf, September 1926. — [5]) *Lehmann* und
Tammann, Bruns Beitr. **135**, H. 2, 159. — [6]) *Morpurgo*, Verh. dtsch. path. Ges.
Wiesbaden 1928. — [7]) *Klinge*, Krkh.forschg 1927.

als unter normalen Umständen. Zu einem ähnlichen Resultat führen auch die Untersuchungen von *Roskin*[1]), der ein „schwaches" Adenokarzinom der Maus, das sonst bei der Transplantation nur selten angeht, mit weit besserem Erfolg, selbst auf Hühner, deren R.E.S. vorher mit Eisenzucker „blockiert" war, übertragen konnte.

Wir haben ähnliche Versuche bei Mäusen angestellt. Ein typisches spontanes Adenokarzinom der Mamma der Maus, das sich nach unseren Erfahrungen im allgemeinen nicht transplantieren lässt, wurde auf 50 normale Mäuse transplantiert, denen vorher in Abständen von 3 Tagen zuerst 0,3 ccm einer zehnfach verdünnten Pelikantusche intravenös und dann zweimal 0,3 ccm derselben Tusche unter die Rückenhaut injiziert worden war. Das Ergebnis dieser Vorbehandlung ist eine ungemein hochgradige Tuscheablagerung in fast allen Zellen des R.E.S. und in den Bindegewebszellen des subkutanen Gewebes am Orte der lokalen Speicherung. Zwei Tage nach der letzten Tuscheinjektion wurde der Tumor an die Stelle der lokalen Tuschespeicherung transplantiert. Bei den 50 nicht vorbehandelten Mäusen ging kein Tumor an. Bei den vorbehandelten Tieren zeigte nur eines nach 2 Monaten am Orte der Transplantation ein fast erbsengrosses Knötchen; das Tier ging 10 Wochen nach der Transplantation spontan an einer Pneumonie zu Grunde. Der Tumor wurde zur Hälfte auf 20 normale Mäuse transplantiert, die andere Hälfte histologisch untersucht. Mikroskopisch zeigte er stellenweise noch Ähnlichkeit mit dem adenoiden Aufbau des Ausgangstumors, z. T. zeigte er deutliche Entdifferenzierung und mehr soliden Bau. Die Transplantation war erfolglos. Auch dieser Versuch beweist uns nur, dass man durch lokale Eingriffe am Bindegewebe die Abwehrreaktionen des Organismus so beeinflussen kann, dass eine Geschwulsttransplantation, die sonst nicht möglich ist (wovon wir uns in zahlreichen anderen Versuchen überzeugen konnten), mit Erfolg ausgeführt werden kann. Besonderes Interesse verdient bei diesem Versuch die Tatsache, dass der bei einer gespeicherten Maus gewachsene Tumor nur noch stellenweise eine Übereinstimmung seines histologischen Aufbaus mit dem Ausgangstumor zeigt. Die Übergänge der adenoiden Strukturen zu den entdifferenzierten, und solider gebauten Partien sind jedoch so fliessende, dass es sich in allen Teilen der Geschwulst um ein echtes Transplantat und nicht um einen aus den Wirtszellen neugebildeten Tumor handeln kann. Dafür spricht auch, dass die Tumorzellen selbst frei von Tusche waren, obwohl die unmittelbar angrenzenden Bindegewebszellen intensiv mit Tusche beladen waren. Inwiefern die Tuschespeicherung für die Entdifferenzierung des transplantierten Tumors verantwortlich zu machen ist, lässt sich an diesem vereinzelten Versuchsergebnis nicht sagen.

In diesem Zusammenhang verdienen die Untersuchungen von *Lignac* und *Kreuzwendedich von dem Borne*[2]), Beachtung. Die Autoren konnten fest-

---

[1]) *Roskin*, Z. Krebsforschg **24**, H. 6, 515 (1927). — [2]) *Lignac* und *Kreuzwendedich von dem Borne*, Krkh.forschg **5**, H. 2, 113 (1927).

stellen, dass die Vorbehandlung von Mäusen mit Trypanblau eine grössere Ausbeute bei der Überimpfung eines Sarkoms ergab. Dieses bei gespeicherten Mäusen üppig wachsende Sarkom ging bei der Zurückimpfung auf ungespeicherte Mäuse gar nicht oder nur sehr mangelhaft an, dagegen lässt es sich auf gespeicherte Mäuse wieder transplantieren. Wir haben diesen Versuch in ähnlicher Anordnung nachgeprüft und keine so einheitlichen Resultate erzielen können wie die genannten Autoren. Unser Chondromstamm (Stamm *Ehrlich*), der aus dem Institut für experimentelle Therapie in Frankfurt stammt, geht im allgemeinen in 100 % bei der Transplantation an. Wir transplantierten diesen Tumor auf 24 mit einer Mischung von Eisenzucker und Isaminblau vorbehandelte Mäuse. Unter diesen 24 ging nur bei 8 Tieren der Tumor an. Hier dürfte wohl die bereits bekannte schädliche Wirkung des Isaminblaus auf die Tumorzelle für das schlechte Resultat verantwortlich zu machen sein. Bei 12 mit Eisenzucker vorbehandelten Mäusen erzielten wir 9 positive Impfungen. Bei 34 mit Trypanblau vorbehandelten Mäusen ging ein solides Karzinom (Stamm *Ehrlich*), das sich im Kontrollversuch bei 54 von 58 Mäusen transplantieren liess, bei 29 Tieren an. Die Rücktransplantation dieses Tumors auf 109 ungespeicherte Tiere gab 100 positive Resultate. Die bei diesen 100 Tieren entstandenen Tumoren erwiesen sich jedoch gegenüber dem gewöhnlich sehr bösartigen soliden Karzinomstamm als wesentlich gutartiger, was aus der Beobachtung der Wachstumsgeschwindigkeit und der Beobachtung von Spontanheilungen hervorging.

Bezüglich der erfolgreichen Heterotransplantationsversuche von *Roskin* (Transplantation eines Mäusekarzinoms auf gespeicherte Hühner) können wir nur von ähnlichen eigenen, aber ergebnislosen Versuchen berichten. Wir transplantierten Stücke eines zellreichen soliden Drüsenzellenkarzinoms der Mamma des Menschen noch lebensfrisch unmittelbar nach der Mammaamputation auf 30 normale und 30 mit Tusche vorbehandelte Mäuse. Letztere hatten zur Hälfte 3 Stunden vor der Operation je 0,2 ccm einer zehnfach verdünnten Pelikantusche intravenös bekommen, zur anderen Hälfte hatten wir den Tieren an den beiden vorhergehenden Tagen jedesmal die gleiche Menge intravenös und 3 Stunden vor der Transplantation 0,5 ccm derselben Tuschelösung subkutan (an die Stelle der nachfolgenden Transplantation) eingespritzt. Bei keinem der 60 Tiere kam es zur Entwicklung eines Geschwulst. Bereits nach 24 Stunden waren die Karzinomzellen ausnahmslos, die mittransplantierten Stromazellen zum grössten Teil nekrotisch. Nach 3 Tagen war das ganze transplantierte Gewebe zu Grunde gegangen. Die Tiere wurden z. T. 8 Monate lang beobachtet. Sie zeigten später an der Stelle der Transplantation mitunter noch fibröses Narbengewebe, bei der Mehrzahl der Tiere liess sich vom Transplatat überhaupt nichts mehr nachweisen.

In einem weiteren Versuch versuchten wir ein sehr bösartiges Adenokarzinom der Maus (sog. „Frankfurter Stamm"), das eine Impfausbeute von 100 % gibt, auf Ratten zu transplantieren. (Der Tumor geht nach unseren

Erfahrungen auch bei grauen Mäusen in 100 % an.) Wir transplantierten auf 12 normale Ratten, ferner auf 15 Ratten, die zuvor stark mit Tusche intravenös und subkutan am Orte der nachfolgenden Transplantation und auf 22 Ratten, die bis zu intensiver allgemeiner Blaufärbung vorher mit Trypanblau gespeichert waren. Sämtliche Transplantationen blieben erfolglos. Bei den Tieren, die zwischen 2 und 13 Wochen beobachtet wurden, war von dem Transplantat nichts mehr nachweisbar.

Die verschiedenen Ergebnisse dieser Versuche über vitale Speicherung und Tumortransplantation scheinen uns für die Erklärung mancher Versuchsergebnisse über die Beeinflussbarkeit der Geschwulsttransplantation bei milzlosen Tieren von Bedeutung zu sein. Dass die Exstirpation der Milz — die ja in mancher Hinsicht einer Verkleinerung oder Einengung des retikuloendothelialen Systems gleichkommt — in ihren Auswirkungen auf den Gesamtorganismus viel Ähnlichkeit mit der durch Farbstoffspeicherung erzielten sog. „Blockade“ des R.E.S. hat, geht aus zahlreichen neueren Untersuchungen einwandfrei hervor. Nur so lassen sich auch die Ergebnisse älterer Autoren bei der Geschwulsttransplantation erklären. *Apolant*[1]) konnte z. B. zeigen, dass das Zustandekommen einer aktiven Resistenz des Körpers gegen das Angehen geimpfter Geschwulstzellen durch Milzexstirpation verhindert werden kann. Ferner fanden *von Eiselsberg*[2]) und *Joannowics*[3]), dass bei Ratten und Mäusen die Milzexstirpation das Angehen von Karzinomimpfungen begünstigt. Aus diesen Untersuchungen ergibt sich ohne weiteres die Analogie der Wirkung der Milzexstirpation und der Farbstoffspeicherung für den Erfolg der Geschwulsttransplantation. Dass es sich dabei aber ausschliesslich um Beeinflussungen der Transplantationsfähigkeit eines bestimmten Gewebes und nicht um die künstliche Erzeugung einer besonderen Geschwulstdisposition handelt, geht aus den Versuchen *Fibigers* hervor, der durch die Milzexstirpation keinerlei Einfluss auf die Entstehung des experimentellen Teerkarzinoms erzielen konnte.

Zusammenfassend liesse sich über die bisherigen Untersuchungen sagen, dass die Eingriffe an Milz und retikulo-endothelialem System (dem aktiven „Mesenchym“ *Siegmunds*) nur den Beweis dafür erbracht haben, dass die allgemeine Schädigung des Mesenchyms das Anwachsen und das Weiterwachsen transplantierter Geschwulstteilchen begünstigt. Das Geschwulstgewebe verhält sich dabei in keiner Weise anders als andere Gewebsarten (z. B. Haut nach den Untersuchungen von *Lehmann* und *Tammann* sowie *Morpurgos*).

Zu dem Ergebnis, dass den künstlichen Veränderungen am aktiven Mesenchym eine Bedeutung für die autochthone Geschwulstentstehung *nicht* zukommt, kamen wir besonders auf Grund eigener umfangreicher experi-

---

[1]) *Apolant*, Z. f. Immunforschg 17, 219 u. 18, 337 (1913). — [2]) *v. Eiselsberg*, 43. Tg. dtsch. Ges. f. Chir. April 1914. — [3]) *Joannowics*, Klin. Wschr. 1923, Nr. 51, 2301.

menteller Untersuchungen, die auf Anregung von Herrn Prof. *B. Fischer-Wasels* durchgeführt wurden. Wir gingen dabei so vor, dass wir bei Ratten und Mäusen verschiedene Regenerationsherde erzeugten und gleichzeitig durch vitale Speicherung eine „Allgemeindisposition" zu erzeugen suchten. Ausser der Erzeugung von Regenerationsherden transplantierten wir bei einem Teil der Tiere arteigenes, frisch von trächtigen Tieren entnommenes embryonales Gewebe, sowie künstlich erzeugtes Granulationsgewebe. Wir geben im folgenden das wesentliche der Protokolle aus den einzelnen Versuchsserien wieder.

In der ersten Versuchsserie machten wir zur Auslösung eines lokalen Regenerationsherdes Verbrennungen der Haut. Dass diese Methode bei einer vorhandenen Disposition zur Geschwulstbildung leicht zur Entwicklung echter Hautkarzinome führt, haben *B. Fischer-Wasels* und *W. Büngeler* in früheren Versuchen über die Beziehungen zwischen Regeneration und Geschwulstbildung nachweisen können[1]). Die Versuche wurden an 120 Mäusen und 100 Ratten durchgeführt. Je nachdem, ob wir nur eine vorübergehende „Reizung" oder eine möglichst lang anhaltende „Blockade" des R. E. S. erzielen wollten, spritzten wir bei der Hälfte der Tiere jedesmal 3—5 Stunden vor einer Hautverbrennung bei Mäusen 0,2, bei Ratten 1,0 ccm einer zehnfach verdünnten Pelikantusche intravenös. Bei der andern Hälfte der Tiere spritzten wir an den beiden unmittelbar der Verbrennung vorausgehenden Tagen die gleichen Mengen intravenös und 3—5 Stunden vor der Verbrennung die gleichen Mengen Tusche unter die Haut in den Bereich der nachfolgenden Verbrennung. Die Verbrennungen wurden in Abständen von 3—5 Wochen gemacht. Mit dieser Methode erzielten wir bei den Tieren ungewöhnlich hochgradige Tuschespeicherungen. Die histologische Untersuchung, besonders der frischen Verbrennungen bei spontan eingegangenen Tieren lieferten uns für manche Entzündungsfragen wertvolle Aufschlüsse[2]). Die Entwicklung einer Geschwulst in einer Brandnarbe haben wir dagegen *niemals* beobachten können. Dabei konnten wir eine Anzahl Tiere bis zu 14 Monaten nach Versuchsbeginn beobachten; die Tiere waren z. T. bis zu 15mal an der gleichen Hautstelle verbrannt worden.

Das gleiche negative Ergebnis hatte eine zweite Versuchsserie, bei der wir bei gleicher Vorbehandlung mit Tusche bei 28 Ratten und 40 Mäusen durch Kieselgurinjektionen Fremdkörpergranulome erzeugten. Auch hier kam es trotz langer Versuchsdauer (ein Jahr) und oft wiederholter Kieselgureinspritzung bei keinem der Tiere zu einem geschwulstmäßigen Wachstum der Granulome.

Wir werden später noch zeigen können, dass es bei einer vorhandenen Geschwulstdisposition gelingt, durch Injektionen von Scharlachgranugenol in die Brustdrüse echte metastasierende Adenokarzinome der Mamma zu

---

[1]) Vgl. *B. Fischer-Wasels* und *W. Büngeler*, a. a. O. S. 316. — [2]) Vgl. *W. Büngeler*, Über Leukozytenbildung aus Histiozyten. Verh. Dtsch. Path. Ges. 22. Tg. 1927, 243.

erzeugen. Die Versuche, die mit derselben Technik, wie wir sie später beschreiben
werden, an 22 Ratten und 40 Mäusen, die in der oben angegebenen Weise
mit Tusche vorbehandelt waren, durchgeführt wurden, hatten das gleiche
negative Ergebnis.

Nachdem *Askanazy*[1]) zeigen konnte, dass bei Ratten durch chronische
Zufuhr geringer Arsenmengen eine Geschwulstdisposition entsteht, so dass
sich in einem grossen Prozentsatz aus transplantiertem, arteigenem Embryonalgewebe bösartige Geschwülste entwickelten, haben wir dieselben Versuche
bei Ratten und Mäusen mit der von *Askanazy* angegebenen Technik durch-

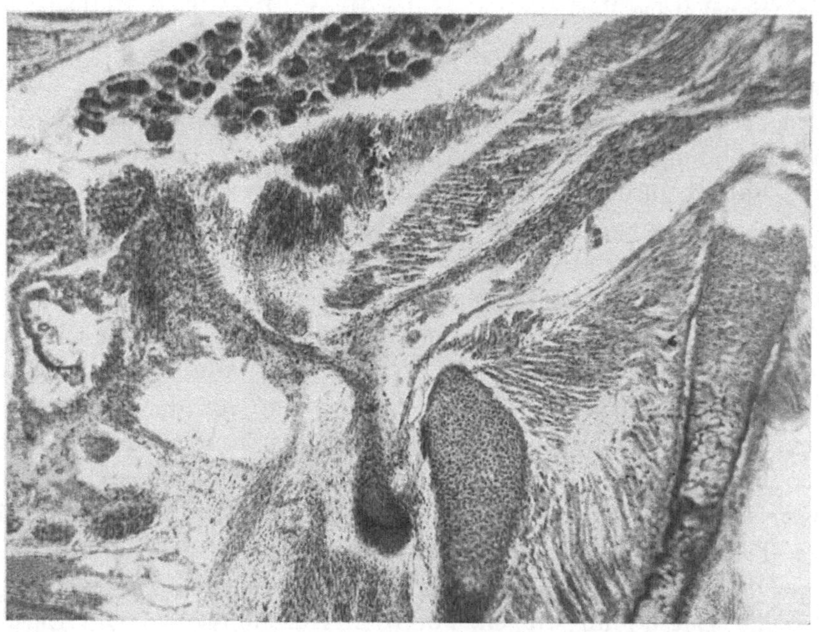

Abb. 1. Teratoide Bildung, entwickelt aus transplantiertem Embryonalbrei nach zwei Monaten bei einer
mit Tusche vorbehandelten Maus. Man erkennt rechts die Anlage von Knorpel- und Knochenbälkchen
mit zellreicher embryonaler Muskulatur.

geführt, mit dem Unterschied, dass wir die chronische Arsenzufuhr durch
Tuschespeicherung in der oben angegebenen Weise ersetzten. Wir konnten
in unseren Versuchen fast regelmäßig die Entstehung teratoider Bildungen
aus dem transplantierten Embryonalgewebe beobachten, diese bildeten sich
aber regelmäßig spätestens nach 8 Monaten vollständig zurück. Bemerkenswert
erscheint uns dabei die Feststellung, dass sich entgegen den Angaben *Askanazys*
(die sich natürlich auf ungespeicherte Tiere beziehen) auch bei weissen Mäusen,
wenn sie mit Tusche vorbehandelt waren, diese teratoiden Bildungen entwickelten. So zeigt Abb. 1 ein Teratom, das sich bei einer mit Tusche vorbehandelten Maus innerhalb zwei Monaten nach der Embryonalbreieinspritzung
entwickelt hat. Wir sehen darin einen weiteren Beweis dafür, dass die hoch-

---

[1]) *Askanazy*, Verh. dtsch. Path. Ges., 21. Tg., Freiburg 1926, 182.

gradige Tuschespeicherung günstig auf das Anwachsen eines Transplantates wirkt. Dagegen haben wir niemals die Entwicklung einer echten Geschwulst aus dem Transplantat beobachten können. (Die Ergebnisse beziehen sich auf 30 Ratten und 40 Mäuse.)

In ähnlicher Weise vorgenommene Versuche, bei denen wir die Tuschespeicherung mit den verschiedensten Eingriffen kombinierten, hatten das gleiche negative Resultat (Leberverbrennungen, homoioplastische Transplantationen von Hoden, Nieren und Milz, Scharlachrot-Injektionen in die Leber, in die Magenwand, die Zunge, die Parotis und in die Hoden).

Gemeinsam mit Herrn cand. med. *Steinmetz* haben wir acht Monate lang eine weitere Versuchsreihe an weissen Mäusen durchgeführt. Wir gingen dabei so vor, dass wir nach vorausgegangener, lokaler Tuschespeicherung im subkutanen Gewebe ein Kieselgurgranulom erzeugten, dieses nach 14—20 Tagen aseptisch entnahmen, zur Hälfte in Stückchen und zur anderen Hälfte zu Brei verarbeitet wieder auf mit Tusche vorbehandelte Tiere transplantierten. Nachdem das Transplantat 14—20 Tage in dem neuen Wirt belassen war, wurde es in gleicher Weise weiter transplantiert. Wir konnten während der acht Monate in einer Reihe von Versuchen dasselbe Granulom in 13 Generationen forttransplantieren. Wir gingen bei diesen Versuchen von der Vorstellung aus, dass wegen der durch die hochgradige Tuschspeicherung gehemmten Abwehrkräfte der frisch geimpften Tiere, das Transplantat leichter anwachsen und sich schneller entwickeln könnte, so dass sich nach einer Reihe von Transplantationen eine erhöhte, geschwulstähnliche Selbständigkeit der Granulome entwickeln könnte. Aus den histologischen Untersuchungen der Transplantate bei spontan eingegangenen Tieren ergab sich aber, dass sicher der grösste Teil des Transplantats in dem jeweils neuen Wirt zu Grunde geht. Es wird immer wieder von neuem frisch organisiert, so dass es uns zweifelhaft erscheint, dass schon nach dreimaliger Transplantation überhaupt noch Zellen des ersten Tieres in dem Granulom vorhanden waren. Die Entstehung einer Geschwulst aus diesen Granulomen haben wir nie beobachten können.

In ähnlicher Weise, wie die Wirkung der Tuschespeicherung oder die Entfernung der Milz, dürfte auch die Einwirkung der Röntgenstrahlen auf die Geschwulsttransplantation zu erklären sein.

Murphy und *Tailor*[1]) konnten zeigen, dass die natürliche Resistenz junger Tiere gegen Tumortransplantation durch Röntgenstrahlen aufgehoben wird. Ferner beobachteten *Murphy* und *Morton*[2]) (deren Ergebnisse durch Versuche von *Caspari*[3]) bestätigt wurden), dass die bei Mäusen mitunter vorkommende natürliche Immunität gegenüber transplantierten Geschwülsten durch eine starke Röntgenbestrahlung aufgehoben werden kann.

Diese Versuche zeigen uns dasselbe wie die Untersuchungen über die Speicherung und Milzexstirpation: *Jede allgemeine Mesenchymschädigung*

---

[1]) *Murphy* und *Tailor*, J. of exper. Med. **28**, 1 (1918). — [2]) *Murphy* und *Morton*, J. of exper. Med. **22**, 204 und 800 (1915). — [3]) *Caspari*, Z. f. Krebsforschg **19**, 76 (1922), Strahlentherapie **15**, 831 (1923) u. **18**, 17 (1924).

begünstigt die Entwicklung tranplantierter Geschwulstteilchen. (*B. Fischer-Wasels.*) Dass die Beziehungen zwischen Röntgenbestrahlung und der Geschwulsttransplantation ganz ähnliche sind wie zwischen der durch Speicherung erzielten Blockade und der Geschwulsttransplantation geht auch aus neueren Untersuchungen von *Schürer*[1]) hervor. *Schürer* konnte zeigen, dass durch eine Röntgenbestrahlung der Milz eine vollkommene Blockade des R. E. S. erzielt werden kann. *Zacherl*[2]) kam nach Ganzbestrahlungen seiner Versuchstiere zu ganz ähnlichen Ergebnissen: Während nach einer schwachen Bestrahlung eine nur durch Reiz auf das R. E. S. erklärbare Steigerung des Speicherungsvermögens eintritt, folgt nach einer starken Ganzbestrahlung eine deutliche Lähmung der Speicherfähigkeit des R. E. S. Es handelt sich also um ganz ähnliche Erscheinungen, wie sie nach Einspritzungen kolloidaler Substanzen bekannt sind, und diese gleichsinnige Beeinflussung des R. E. S. erklärt uns auch die gleichen Einwirkungen auf die Geschwulsttransplantation.

Wir haben in mehreren Versuchsreihen gemeinsam mit Herrn Prof. *Holfelder*[3]) die Bedeutung der allgemeinen Mesenchymschädigung durch Röntgenbestrahlung für die autochthone Geschwulstbildung nachzuweisen versucht. Die Versuche wurden an 90 Mäusen und 8 Kaninchen durchgeführt.

Zur Auslösung eines lokalen Regenerationsherdes machten wir bei den Mäusen Hautverbrennungen, Kieselgurinjektionen unter die Haut sowie Scharlachrot-Granugenol-Injektionen in die Brustdrüse. Die Technik der Mammainjektionen werden wir später noch genauer beschreiben. Ein Teil der Tiere wurde jedesmal 1—2 Tage vor dem Eingriff möglichst intensiv allgemeinbestrahlt. Diese Serie (16 Mäuse) wurde acht Monate beobachtet und in dieser Zeit fünfmal bestrahlt. Eine zweite Serie (50 Tiere) wurde zuerst in Abständen von drei Wochen im ganzen fünfmal stark bestrahlt, dann wurde in Abständen von vier Wochen abwechselnd bestrahlt und Regenerationsherde erzeugt. Die Tiere blieben bis zu zehn Monaten im Versuch. Bei zwei weiteren Serien (16 und 8 Mäuse) wurden zuerst Regenerationsherde erzeugt und dann Allgemeinbestrahlungen in Abständen von 14 Tagen ausgeführt; die Regenerationsherde wurden in Abständen von 4—5 Wochen erneuert.

Technik der Bestrahlungen: Es handelt sich bei allen Versuchen ausschliesslich um *Ganzbestrahlungen.* Die jeweilige Dosis schwankte zwischen 3% und 10% der H.E.D., die in 1 m Fokus-Hautabstand verabreicht wurde. Bestrahlungen über 6% der H.E.D. vertragen die Mäuse schlecht, die Tierverluste sind dabei zu gross, so dass sich die grösste Mehrzahl unserer hier angegebenen Versuche auf 5% der H.E.D. bezieht. Auch diese Bestrahlungen bedeuten für die Tiere noch einen recht schweren Eingriff.

Bei vielen Tieren entwickelten sich im Verlaufe des Versuchs hochgradige Anämien, Ödeme, fettige Degenerationen von Nieren und Leber,

---

[1]) *Schürer*, *F.*, Wien. Klin. Wschr. **1928**, Nr. 46. — [2]) *Zacherl*, Wien. klin. Wschr. **1928**, Nr. 47. — [3]) Zum Teil unter Mitarbeit von Herrn Dr. *Dassel* und Herrn Dr. *Chassel* an unserem Institut.

hochgradige Atrophien der Milz, mitunter enorme Eisenablagerungen in Milz und Leber. Die Hautverbrennungen zeigten durchweg schlechte Heilungstendenz, die Kieselgurgranulome entwickelten sich langsamer und nicht so üppig wie bei normalen Kontrollen. Die Entwicklung einer Geschwulst haben wir *nicht* beobachten können.

Bei den Kaninchen machten wir Hautverbrennungen sowie Scharlachrot-Granugenol-Injektionen in die Ohrmuscheln. Wir werden später noch zeigen, dass bei einer allgemeinen Geschwulstdisposition durch Arsen die durch Scharlachrot erzeugten Epithelwucherungen (die nach den durch viele Nachprüfungen bestätigten früheren Untersuchungen von *B. Fischer-Wasels* immer gutartig sind) zu bösartigem Wachstum entarten können. Die Tiere wurden in Abständen von 5—8 Wochen bestrahlt, die Verbrennungen und Scharlachrot-Injektionen in den gleichen Zeitabständen wiederholt. Die Hälfte der Tiere blieb bis zu 16 Monaten im Versuch. Auch hier war das Ergebnis vollständig negativ. Bei keinem Tier konnten wir die Entstehung eines echten Tumors beobachten. Die Ausbildung der Epithelwucherungen nach Scharlachrot-Einspritzungen in den Ohrlöffel unterschied sich nicht von derjenigen bei normalen Tieren.

2. Bedeutung der Vitamine für die Allgemeindisposition zur Geschwulstbildung.

Der grösste Teil der bisherigen Untersuchungen über den Zusammenhang zwischen Geschwulstbildung und der Ernährung bezieht sich auf transplantierte Geschwülste bzw. auf die Geschwulsttransplantation selbst. Alle diese Untersuchungen haben für das Problem der Geschwulstbildung nur sehr bedingten Wert. Wenn z. B. von einer Anzahl von Autoren ein besseres Angehen der in schlecht ernährte oder hungernde Tiere eingeimpften Geschwülste beobachtet wurde, so haben diese Untersuchungen für das Wesen einer Geschwulstdisposition keine Bedeutung. Sie zeigen uns dasselbe wie die vorher besprochenen Versuche über die Beeinflussung des Mesenchyms für die Tumortransplantation: Sie bestätigen nur die alte Erfahrung, dass eine Allgemeinschädigung das Anwachsen überimpfter Geschwülste begünstigt. Dass bei diesen Untersuchungen das Geschwulstgewebe sich prinzipiell nicht anders verhält wie irgend ein anderes transplantiertes Gewebe, erhellt aus den kürzlich mitgeteilten Beobachtungen von *Morpurgo*[1]), der zeigen konnte, dass Hunger und Avitaminose die Abwehrreaktionen des Organismus (von Ratten) gegen transplantierte fremdartige Gewebselemente zu hemmen imstande sind. *Morpurgos* Versuche beziehen sich auf Hauttransplantationen, sie kommen also zu dem gleichen Ergebnis wie *Lehmann* und *Tammann*, die dieselben Resultate durch eine allgemeine Mesenchymschädigung mittels vitaler Farbstoffspeicherung erzielen konnten. Wie gering die Bedeutung der Untersuchungen am transplantierten Tierkrebs in dieser Hinsicht zu veranschlagen sind, erhellt ohne weiteres aus den Versuchen, bei denen die Erfahrungen am

---

[1]) *Morpurgo*, Verh. dtsch. Path. Ges. Wiesbaden 1928.

transplantierten Mäusekrebs auf das experimentelle Teerkarzinom oder auf
Spontantumoren bei Menschen und Tieren übertragen wurden. Für die Entstehung und das Wachstum bösartiger Geschwülste beim Menschen werden
in der Literatur alle nur erdenklichen Ernährungsfaktoren beschuldigt, die
sich vielfach widersprechen. Ernährungsmethoden, die nach den einen Ursachen
des Krebses sind, werden von anderen als Heilmittel gepriesen. Diese Arbeiten
entbehren fast ausnahmslos jeder sicheren Grundlage. Es erübrigt sich näher
darauf einzugehen.

Es ist nicht verwunderlich, dass neuerdings von verschiedenen Autoren
die Bedeutung der *Vitamine* für das Geschwulstwachstum und die Geschwulstentstehung eingehend studiert wurde. So fand *Ludwig,* dass ein
sonst in fast 100 % angehendes transplantables Mäusekarzinom sich bei vitamin-
frei vorbehandelten Mäusen nicht implantieren liess. Dagegen hatte die vitamin-
freie Nahrung keinen Einfluss auf das Weiterwachsen der bereits angegangenen
Geschwulst. Auch *Caspari* fand in Übereinstimmung mit *Cramer* keine
Wirkung des Vitaminmangels auf das Krebswachstum. *Wyard* konnte irgend
einen Einfluss einer Vitamin-A-freien Kost in Versuchen an 64 krebskranken
Menschen nicht nachweisen.

Saiki[1]) gelang es zuerst, durch eine an Vitaminen unbalancierte Diät krebs-
verdächtige Wucherungen der Magenschleimhaut zu erzielen. Bei einem Wechsel
von Avitamin freier und A-Vitamin reicher Nahrung fand er im Vormagen der Ratte
Epithelproliferationen, welche histologisch sich als Krebs erwiesen. (Eine möglichst
lange dauernde A-Vitaminose wurde dadurch erzielt, dass die A-Vitaminfreie Kost
ab und zu durch einen Tag mit A-Vitaminhaltiger Nahrung unterbrochen wurde.)
Es entwickelten sich bei den Tieren zunächst Hyperkeratosen des Plattenepithels
und eine typische Epithelproliferation verschiedenen Grades in den inneren Organen.
Die auffallendsten Veränderungen fanden sich im Vormagen und in der Blase. Später
beobachteten *Erdmann, Hagen* und *Börnstein*[2]) bei Ratten, die mit „vitaminun-
balancierter Nahrung" und abwechselnd mit vitaminreicher Nahrung gefüttert
waren, bei 2 von 80 Tieren das Auftreten von Brustdrüsentumoren. Immerhin
geben die Autoren zu, dass bei der Häufigkeit spontaner Mammatumoren bei Mäusen
aus diesen Versuchen keine bindenden Schlüsse über den Einfluss der Ernährung
gezogen werden dürfen. Auf Grund späterer Untersuchungen glauben *Erdmann*
und *Hagen*[3]), dass die „vitaminunbalancierte Diät" zusammen mit einer Vitamin-
B-Betonung bei der Ratte zu einer Begünstigung der Entstehung und zur Bildung
von Tumoren führen kann. Bei dieser Disposition spielen dann äussere Reize eine
auslösende Rolle. Den Vorstellungen von *Rh. Erdmann* über die Wirkung der Vitamin-
Gleichgewichtsstörungen auf die tierische Zelle lässt sich nur schwer folgen und es
soll auf diese hier auch nicht weiter eingegangen werden. Dagegen interessiert
hier der anatomische Befund von *W. Busch*[4]), der die Versuchstiere *Erdmanns*
untersucht hat. Irgendwelche Anhaltspunkte für „gewebliche Umstimmungen",
„Lockerungen der Zellverbände" u. ä. Dinge, die die Geschwulstbereitschaft verraten

[1]) *Saiki,* Dtsch. med. Wschr. **53,** H. 13, 517 (1927). — [2]) *Erdmann, Börnstein*
und *Hagen,* Dtsch. med. Wschr. **1927,** H. 19. — [3]) *Erdmann* und *Hagen,* Z. Krebsforschg **26,** H. 4, 333 (1928). Ferner: Tagung d. Deutsch. Zentralkom. z. Erforschg und
Bekämpfung der Krebskrankheit. Wiesbaden, 14. und 15. April 1928. Referat: Münch.
med. Wschr. **1928,** Nr. 20, 886. — [4]) *Busch,* Z. Krebsforschg **26,** H. 4, 348 (1928).

könnten, oder Vorstadien eines Blastoms konnte *Busch* bei keinem der Tiere nachweisen. Dagegen fand er bei einem Tier ein Papillom des Vormagens und dreimal ein Adenokarzinom der Mamma. *Busch* selbst wagt nicht zu entscheiden, ob das dreimalige Vorkommen bösartiger Geschwülste in einer verhältnismäßig grossen Zahl von Experimenten als Folge der besonderen Behandlung der Tiere oder einfach als zufällige Spontanerkrankung auszufassen ist.

Nach diesen Untersuchungen schien uns die Bedeutung der A-Avitaminose für die Geschwulstentstehung zumindestens noch nicht sicher zu sein. Bei der grossen Bedeutung, die ihr aber besonders von *Erdmann* u. a. auch für das menschliche Karzinom zugesprochen wird (die Empfehlung einer richtig vitaminbalancierten Diät für den Menschen zur Vermeidung einer Geschwulsterkrankung konnte natürlich nicht fehlen!), haben wir uns zu einer Nachprüfung der *Erdmannschen* Untersuchungen entschlossen. Bei kritischer Einstellung zu den spontan auftretenden Tumoren waren wir uns aber von Anfang an darüber klar, dass den Versuchen nur dann eine Beweiskraft zukommen könne, wenn entweder spontane Geschwülste in einer ganz ungewöhnlich hohen Zahl auftreten würden, oder wenn es uns gelänge, durch die „vitaminunbalancierte Diät" eine Geschwulstdisposition zu erzeugen, so dass künstlich erzeugte Regenerationsherde oder durch transplantiertes Embryonalgewebe erzeugte teratoide Bildungen zu blastomatösem Wachstum entarteten.

Unsere Versuche wurden an 32 Ratten durchgeführt. Bei 8 Tieren transplantierten wir unter die Haut einer Ratte frisch entnommene und verkleinerte Embryonen. Nachdem wir bei allen Tieren z. T. bis bohnengrosse teratoide Bildungen tasten konnten (durchschnittlich drei Wochen nach der Transplantation), begannen wir mit der Diät, die genau nach den Angaben *Erdmanns*[1]) durchgeführt wurde.

Die Zusammensetzung der Nahrung ist folgende:

1000 g	Kartoffelstärke
125 g	Plasmon
50 g	Butter
100 g	Filtrierpapier
800 ccm	Salzlösung I
200 ccm	Salzlösung II

Salzlösung I:	36,05 g Weinsäure
	12 g Magnesiumkarbonat
	67,5 g Kalziumkarbonat
	94 ccm $n/_1$ Schwefelsäure
	175 ccm Salzsäure (1,19)
	525 ccm 3n Phosphorsäure
	3001 ccm Wasser

Salzlösung II:	70,7 g Kaliumkarbonat
	70,2 g Natriumkarbonat
	3,2 g Eisenzitrat
	1000 ccm Wasser.

---

[1]) *Erdmann*, Arch. exper. Zellforschg **3,** 368 (1927).

Die Bestandteile werden gut durchgemischt und dann zu kleinen Kuchen gebacken. Bei acht weiteren Ratten erzeugten wir die Teratoide erst, nachdem die Tiere bereits 10 Wochen lang mit vitaminunbalanciertem Futter ernährt waren. Bei den anderen 16 Tieren wurden in Abständen von 4—5 Wochen lokale Regenerationsherde durch Hautverbrennungen, Leberverbrennungen, Scharlachrot-Injektionen in die Mamma und in die Wand des Vormagens (nach Laparatomie), sowie subkutane Kieselgureinspritzungen gemacht.

Der Versuch konnte bei einzelnen Tieren bis zu fünf Monaten durchgeführt werden. Das Ergebnis war ein vollständig negatives. Eine echte Geschwulst haben wir bei keinem Tier sehen können. Die durch transplantierten Embryonalbrei entstandenen Teratoide bildeten sich spätestens bis zum Abschluss des Versuchs zurück. Bei den an den Folgen der Ernährung eingegangenen Tieren liess sich kein Zeichen eines bösartigen Wachstums nachweisen. Die Scharlachrot-Injektionen führten am Vormagen zu einer manchmal zapfenförmig in die Tiefe vorspringenden Epithelverdickung, die aber in gleicher Weise auch ohne Vitaminstörung zu erzielen ist. Das Verhalten der Kieselgurgranulome zeigte gleichfalls keine Besonderheiten. Die Hautverbrennungen heilten zwar wesentlich langsamer als bei normalen Tieren, zeigten aber sonst keine Besonderheiten.

Im Verlaufe des Versuches stellten sich bei allen Tieren Erkrankungen als Folge der fehlerhaften Ernährung ein: Xerophthalmie, Keratomalacie, Konjunktivitis, schwerste Kachexie. Anatomisch konnten wir bei einer Reihe von Tieren, bei denen gleichzeitig Bronchopneumonien und eitrige Bronchitiden bestanden, Plattenepithelmetaplasien der Bronchialepithelien nachweisen. Der Nachweis irgendwelcher atypischer Epithelwucherungen gelang bei keinem Tier.

Es erübrigt sich, hier auf die Theorien *Burrows*[1]) über die Bedeutung des Vitamin-A-Mangels für die Geschwulstentstehung näher einzugehen, da es sich bei *Burrows* ausschliesslich um *Theorien* handelt, die in keiner Weise durch irgendwelche beweisende Beobachtungen oder Tierexperimente gestützt sind.

Zusammenfassend können wir sagen, dass sich weder aus den bis jetzt bekannten Beobachtungen und Versuchen noch aus unseren eigenen Tierexperimenten sichere Anhaltspunkte dafür ergeben, dass sich auf dem Boden einer Vitamin-Mangelkrankheit eine Geschwulstdisposition entwickelt.

3. Die Erzeugung einer allgemeinen Geschwulstdisposition durch Teer.

Der Gedanke, dass bei der Entstehung eines Teerkarzinoms nicht nur die örtliche Teerwirkung entscheidend ist, sondern dass es auch zu einer schweren Allgemeinschädigung kommt, die für die Entstehung eines Tumors von Bedeutung sein kann, wurde schon von *Bierich*[2]), *Lipschütz*[3]), *Mertens*[4]),

---

[1]) *Burrows*, Arch. of Path. **4**, H. 3 (1927). — [2]) *Bierich* und *Moeller*, Münch. med. Wschr. **1921**, Nr. 42. — [3]) *Lipschütz*, Z. Krebsforschg **21**, (1924). — [4]) *Mertens*, Z. Krebsforschg **21** (1924) u. **23** (1926).

Moeller[1]) u. a. geäussert. *Lipschütz* glaubt sogar, dass den Veränderungen des Gesamtorganismus bei der Entstehung des Teerkarzinoms die überragende Rolle zukommt. Wenn auch *Yamagiwa*[2]) diese, das lokale Tumorwachstum beeinflussende Allgemeinwirkung des Teers ablehnt, so liegen uns in der Literatur (vgl. *Mertens*) doch zahlreiche Beobachtungen vor, die durchaus in diesem Sinne sprechen, und die schweren Organveränderungen bei den teergepinselten Tieren lassen ja an der Tatsache der Allgemeinwirkung keinen Zweifel. Für die Anschauung einer Allgemeinwirkung des Teers sprechen u. a. die Beobachtungen *Moellers*, der bei zahlreichen Ratten nach Teerpinselung Lungentumoren erzielte, ohne dass am Orte der Teereinwirkung ein Tumor entstand. *Bonne*[3]) beobachtete bei Mäusen, die mit Teer gepinselt waren, gleichfalls häufig Lungentumoren, die den spontan auftretenden Lungengeschwülsten entsprechen. Im gleichen Sinne sprechen die Versuche von *Buschke* und *Langer*[4]), die nach rektaler Verabreichung von Teer bei ihren Versuchstieren Hyperkeratosen und papilläre Wucherungen im Vormagen erzielten.

Nachdem aber *M. B. Schmidt* gezeigt hat, dass bei weissen Mäusen *verfüttertes* Scharlachrot u. a. durch die Haut ausgeschieden wird und hier, also am Orte der Ausscheidung, ähnliche Veränderungen am Epithel auslöst, wie man sie bei lokaler Anwendung erzielt, lag der Gedanke nahe, dass es sich bei diesen „Fernwirkungen“ des Teers um nichts anderes handelte, als um Veränderungen, die durch die Ausscheidung des Teers an den betreffenden Stellen hervorgerufen wurden. Dieser Gedanke wurde in letzter Zeit besonders von *H. Fischer*[5]) vertreten und durch seine Untersuchungen gestützt.

H. Fischer verfütterte Teer oder führte ihn bei weissen Mäusen rektal ein. Dabei beobachtete er neben Bronchiektatischen Veränderungen in der Lunge auch die Bildung echter epithelialer Lungentumoren, die den von *Murphy*[6]) beschriebenen entsprechen. *H. Fischer* glaubt, dass es sich in der Lunge um eine durch Teerausscheidung bedingte *lokale* Teerwirkung handele und dass man auch die von *Bonne, Murphy, Lipschütz, Moeller, Bloch* und *Dreyfuhs*[7]) beschriebenen „Metastasen“ wenigstens in manchen Fällen in diesem Sinne auffassen müsse.

Neben diesen Veränderungen an der Lunge beobachtete *H. Fischer* bei seinen Versuchen in grosser Zahl echte Hautkarzinome, für deren Entstehung er gleichfalls die Teerausscheidung durch die Haut verantwortlich macht.

Die Beobachtungen *H. Fischers* über die Allgemeinwirkung des Teers sind sicherlich richtig, stellen aber insofern keinen neuen Befund dar, als sich schon in der früheren Literatur (vgl. u. a. bei *Döderlein*[8]) genügend Anhaltspunkte dafür finden, dass auch bei der Teerpinselung der Teer den ganzen Organismus durchdringt und auch in sichtbarer Form abgelagert wird. Besonders in der Milz konnten wir bei teergepinselten Mäusen in früheren Untersuchungen

---

[1]) *Moeller*, Z. Krebsforschg **19**, 393 (1923). — [2]) *Yamagiwa*, Gann, 1925. — [3]) *Bonne*, Z. Krebsforschg **25**, 1 (1927). — [4]) *Buschke* und *Langer*, Z. Krebsforschg **21** (1924). — [5]) *Fischer, H.*, Münch. med. Wschr. **1928**, Nr. 27, 1151. — [6]) *Murphy*, J. of exper. Med. **42** (1925). — [7]) *Bloch* und *Dreyfuhs*, Schweiz. med. Wschr. **1921**, 1033 und Krebskonferenz Amsterdam, Oktober 1922. — [8]) *Döderlein*, Z. Krebsforschg **23**, H. 4/5.

gewöhnlich reichlich ein eigenartiges braunes Pigment nachweisen, bei dem
es sich nur um feine Teerpartikelchen handeln konnte. Der Nachweis gelingt
gewöhnlich auch in den Lymphdrüsen, in der Leber, den Nieren und in der
Haut. Dass der Teer so auch an anderen Organen, mit denen er nur indirekt
in Berührung gekommen ist, seine eigenartigen Wirkungen entfaltet, kann
deshalb nicht überraschen. In einer an unserem Institut von Herrn Dr. *Sternberg* durchgeführten Versuchsreihe, bei der die Mäuse ziemlich häufig und im
Bereiche einer grösseren Hautpartie mit Teer gepinselt wurden, konnten wir
z. B. die Entwicklung eines Plattenepithelkarzinoms weit vom Orte der
Pinselung entfernt unter der intakten Haut (über der Schwanzwurzel) beob-

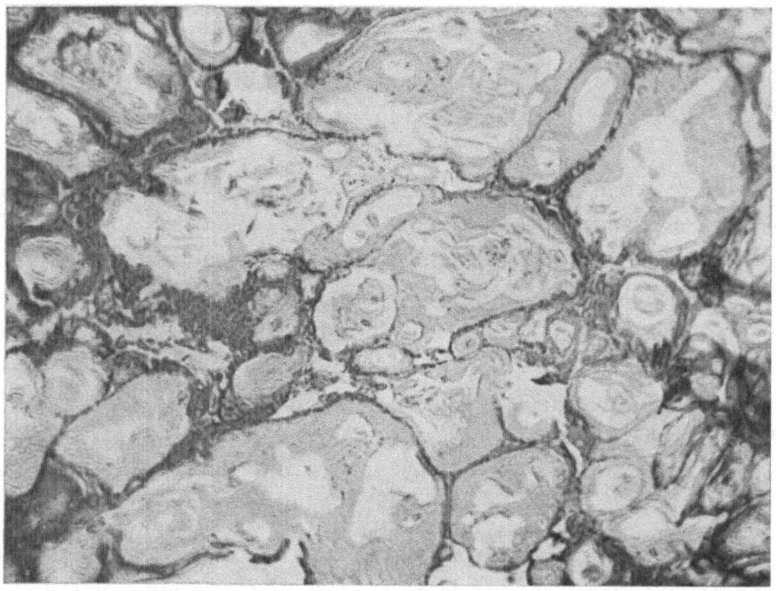

Abb. 2. Plattenepithelkarzinom mit starker Verhornung, enstanden bei einer Teerpinselmaus unter der
intakten Haut, vom Orte der Pinselung entfernt.

achten (vgl. Abb. 2), während sich im Bereiche der Pinselung (am Nacken)
kein Tumor entwickelt hatte. Der Zusammenhang des Tumors mit der Haut
liess sich an keiner Stelle nachweisen, so dass wir annehmen müssen, dass der
Tumor von einem Haarbalg oder einer Talgdrüse ausgegangen ist, also von
einer Stelle, die direkt nicht mit dem Teer in Berührung gekommen ist. In
ähnlicher Weise müssen wir uns auch die Entstehung der Hyperkeratosen,
der papillären Wucherungen und der Geschwülste des Vormagens und der
Bronchien vorstellen. Plattenepithelmetaplasien in den Bronchien finden
sich nach unseren Beobachtungen bei Teerpinselmäusen ungemein häufig,
oft findet man cholesteatomähnliche Bildungen in der Lunge, die durch Druck
allein eine Lunge zerstören können (vgl. Abb. 3). Diese Bildungen, die sich
auch zu bösartigen Geschwülsten entwickeln können, lassen sich aber in der
Regel leicht von echten Metastasen eines Hautkarzinoms unterscheiden,

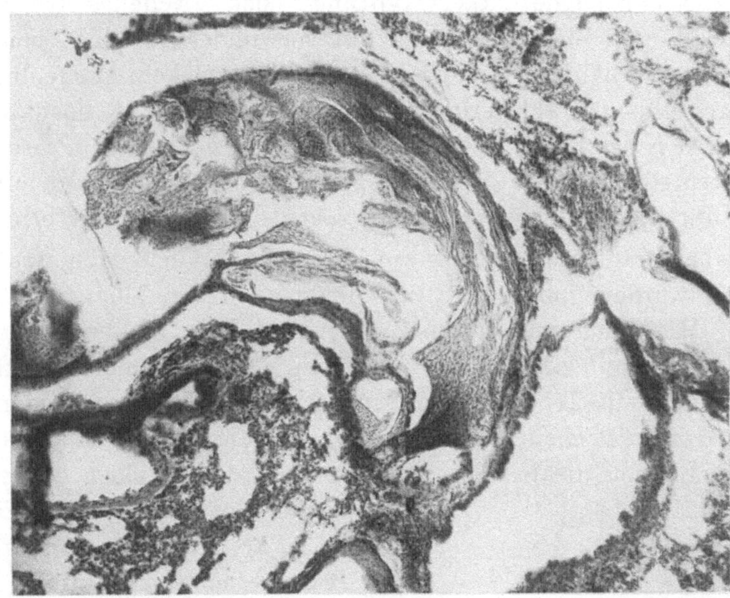

Abb. 3. Plattenepithelmetaplasie eines Bronchus bei einer Teerpinselmaus mit enormer cholesteatom-
ähnlicher Hornbildung.

besonders dann, wenn die Metastasen noch nicht sehr gross geworden sind
(vgl. Abb. 4). Im einen Fall lässt sich schon bei wenigen Stufenschnitten der
Zusammenhang mit einem Bronchus nachweisen, während man kleinere
Metastasen mitunter noch in einem erweiterten Gefäss findet.

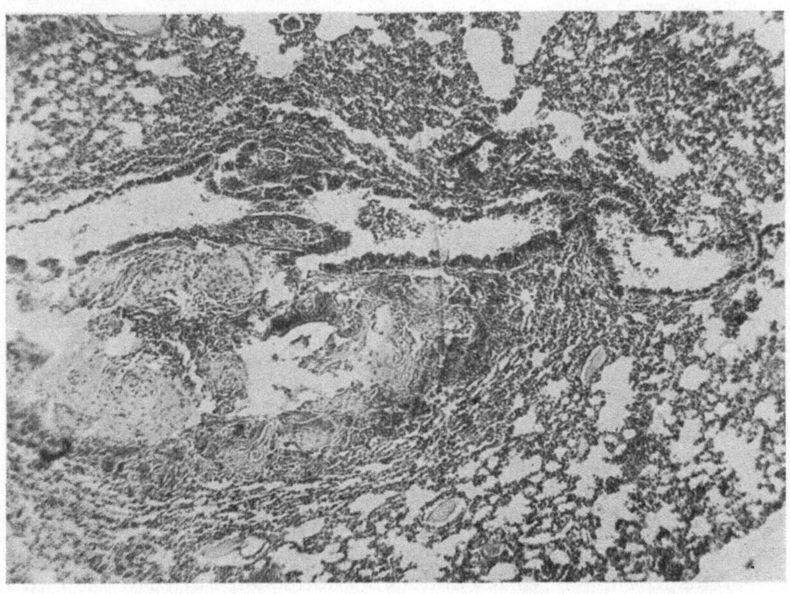

Abb. 4. Unmittelbar an einen Bronchus angrenzende Metastase eines Teerkarzinoms der Haut. Die
Metastase grenzt nur zufällig an einen Bronchus, hat aber keine nähere Beziehungen zu ihm, was sich
an Hand von Stufenschnitten leicht nachweisen lässt.

Da die allgemeine „Teervergiftung“ sich zweifellos bei allen teergepinselten Mäusen einstellt, ist es nur verwunderlich, dass sich bösartige Geschwülste nicht häufiger an inneren Organen entwickeln. Es fehlt hier ausser dieser durch die Teerablagerung bedingten Bereitschaft noch ein zweiter Faktor. *B. Fischer-Wasels* hat hier besonders regenerative Prozesse für die Geschwulstentstehung verantwortlich gemacht und gemeinsam mit *Büngeler* konnte er für diese Anschauung den experimentellen Beweis bringen.

Wir beschränken uns hier auf die kurze Wiedergabe der Versuche. 150 Mäuse wurden immer an verschiedenen Hautstellen mit Karboneol gepinselt. Es gelang uns auf diese Weise, die Entwicklung eines Tumors am Orte der Teereinwirkung zu vermeiden. An verschiedenen Stellen der Haut, die nicht mit Teer in Berührung gekommen waren, wurden schon in Abständen von 4 Wochen Verbrennungen gemacht. Nach 15 Monaten lebten noch 12 Tiere, von diesen hatte sich bei 6 Tieren in einer Brandnarbe ein Tumor entwickelt, bei 3 Tieren multiple Papillome (darunter eins auf dem Boden einer Konjunktivitis am Auge) und bei 3 Tieren echte Plattenepithelkarzinome. Nach 18 Monaten hatten von 4 überlebenden Tieren zwei ein Karzinom und eins multiple Papillome.

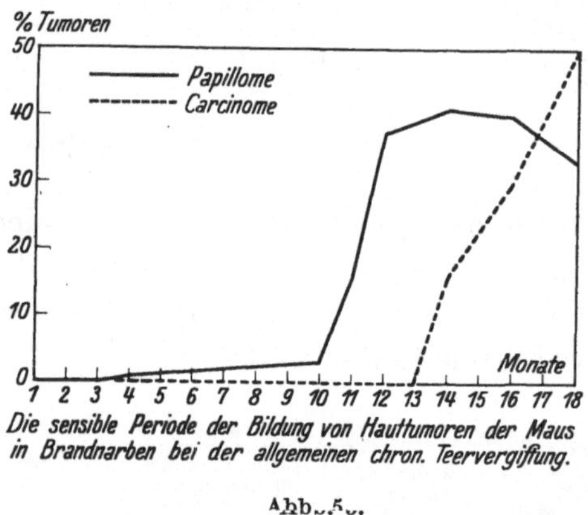

Die sensible Periode der Bildung von Hauttumoren der Maus in Brandnarben bei der allgemeinen chron. Teervergiftung.

Abb. 5.

Aus der Zusammenstellung der Versuchsergebnisse in Form einer Tabelle (Seite 335) (die der Arbeit von *B. Fischer-Wasels* und *Büngeler* entnommen ist) geht die Bedeutung der „sensiblen Periode“ besonders klar hervor. Während in den ersten 9 Monaten des Versuches die Brandwunden (mit einer Ausnahme) stets abheilten, kam es erst nach dem neunten Monat bei verhältnismäßig vielen Tieren zur Geschwulstbildung.

Das Resultat dieser Untersuchungen war der erste exakte Beweis dafür, dass durch den Einfluss des Teers eine allgemeine Geschwulstdisposition entsteht. Zugleich zeigten unsere Versuche zum erstenmal auch im Tierexperiment die überragende Bedeutung der Regeneration für die Geschwulstentstehung.

Die gleichzeitig mit uns durchgeführten ähnlichen Untersuchungen von *Beck*[1]) führten zum gleichen Ergebnis. *Beck* gelang es, durch längere intravenöse Zufuhr eines leicht emulgierbaren Teerpräparates eine allgemeine Disposition zum Teerkrebs zu schaffen. Während es bei normalen Kaninchen niemals gelang, durch intrakutane Teereinspritzungen Karzinome zu erzeugen, bildeten sich bei 21 von 38 mit intravenösen Teereinspritzungen vorbehandelten Kaninchen am Orte einer intrakutanen Teerquaddel echte Karzinome.

---

[1]) *Beck*, Z. Krebsforschg **24**, 278 (1926).

Tabelle 1.

Versuchs-dauer Monat	Zahl der noch lebenden Tiere	Von diesen haben Tumoren folgende neun Mäuse									Gesamtzahl d. Tumortiere	in Proz.
		31	87	120	103	133	119	17	135	121		
1	123											
2	108											
3	89											
4	82	Papillom									1	1,21
5	80										1	1,25
6	79										1	1,27
7	70										1	1,43
8	63											—
9	51											—
10	39										1	2,59
11	25										4	16
12	16		Papillom	Papillom	Papillom	Papillom	Papillom	Ca.	Papill. Ulc. Karz.	Ulc. Karz.	6 3 multipel / 3 solitär	37,5
13	15		Papillom Papillom	Papillom	Papillom			Papillom			6 3 multipel	40
14	12			Cornu cutaneum							6 4 multipel	50
15	12										6 3 multipel	50
16	10										5 2 multipel	50
17	6										3 1 multipel	50
18	4										3 1 multipel	75

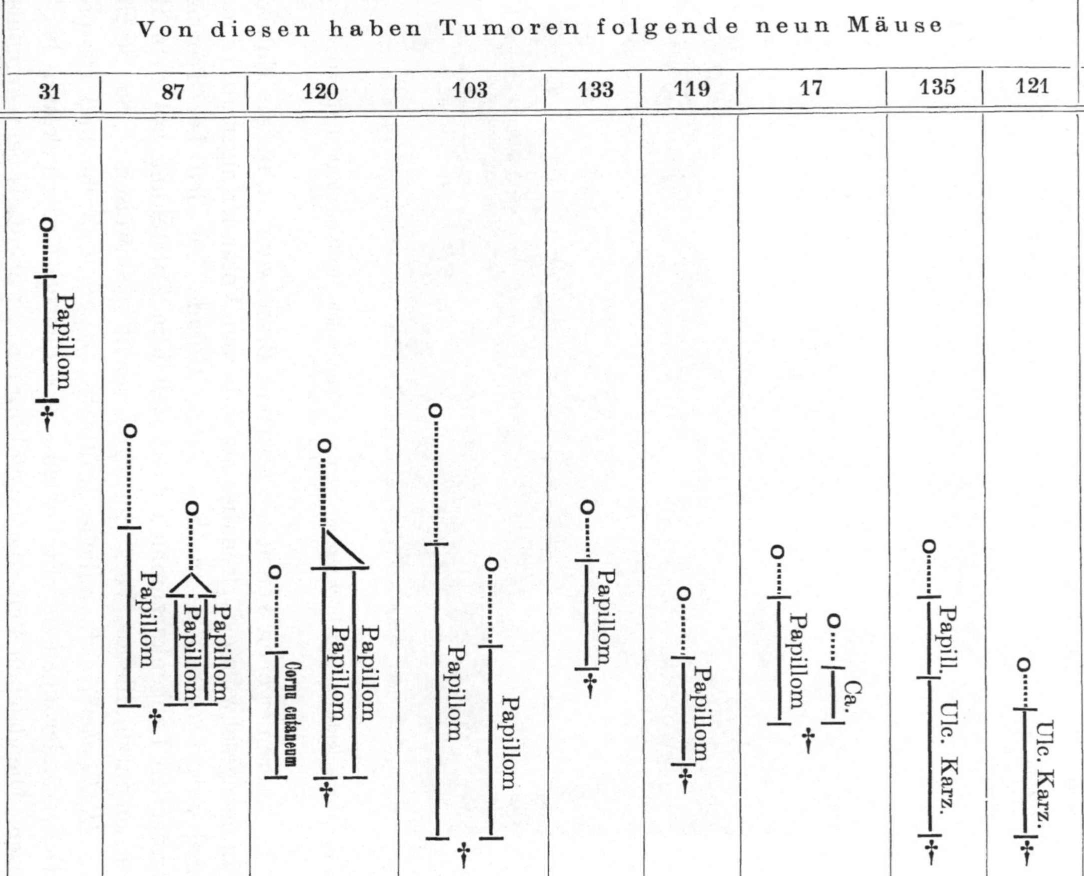

Bestätigt wurden unsere Untersuchungen ferner durch *Kreyberg*[1]), der bei Mäusen untersuchte, ob geteerte Tiere auf andere Hautreize ebenfalls mit einer Geschwulstbildung reagieren, während ungeteerte Kontrolltiere dieses nicht tun. Als zweiter Hautreiz wurde (wie bei uns) eine Thermokauterisation vorgenommen. Ergebnis: Bei acht Tieren entwickelten sich in der Brandnarbe Geschwülste.

Nach allen diesen Untersuchungen dürfte kein Zweifel darüber bestehen, dass es leicht gelingt, durch Teer eine allgemeine Disposition zur Geschwulstbildung zu erzeugen. Für viele Beobachtungen in der Literatur lässt sich nachweisen, dass die lokale Geschwulstentwicklung bei einer allgemeinen Teerwirkung fast ausnahmslos an einen lokalen Regenerationsprozess geknüpft

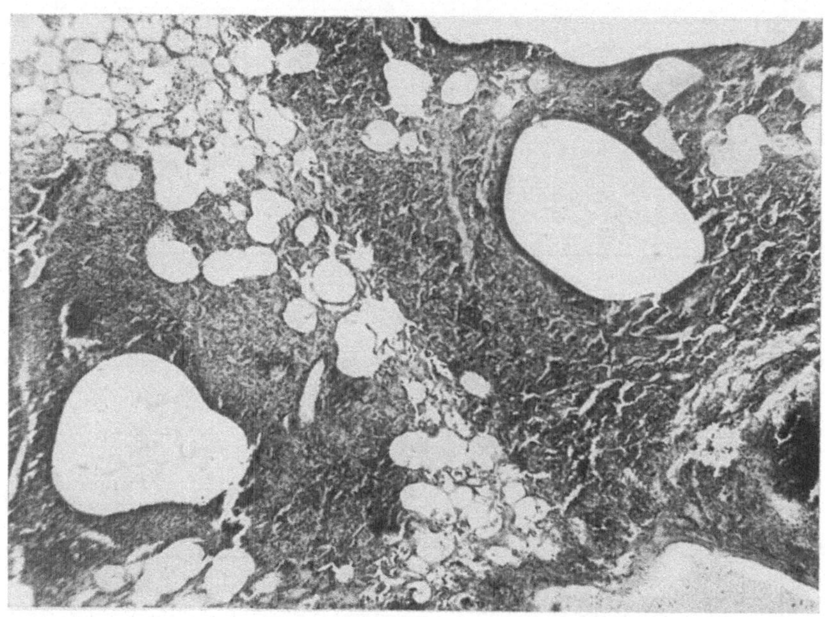

Abb. 6. Bronchiektasen und hochgradige chronisch-entzündliche peribronchiale Infiltration bei einer Teerpinselmaus.

ist. In unseren eigenen Versuchen waren es Brandwunden, für die Entstehung der Lungengeschwülste dürften die entzündlichen Veränderungen am Bronchialepithel verantwortlich zu machen sein. Gerade bei den bei Teermäusen auftretenden Lungenkarzinomen lässt sich ihre Entstehung auf dem Boden chronisch-entzündlicher Veränderungen leicht nachweisen. So beschreibt z. B. *H. Fischer*[2]) entzündliche Infiltrate, hypertrophische und atrophische Epithelveränderungen der Bronchien sowie richtige Bronchiektasen bei Teermäusen. Die gleichen Veränderungen konnten wir ebenfalls bei teergepinselten Mäusen beobachten. So zeigt Abb. 6 die Lunge einer Teerpinselmaus mit hochgradigen chronisch-entzündlichen peribronchialen Rundzelleninfiltrationen in einer Ausdehnung, wie sie uns häufig begegnet ist. Nach den Versuchen

[1]) *Kreyberg*, Brit. J. exper. Path. 8, Nr. 5, 352 (1927). — [2]) *Fischer, H.*, Münch. med. Wschr. 1928, Nr. 27.

von *B. Fischer-Wasels* und *Büngeler* ist es leicht erklärlich, dass sich bei einer allgemeinen Teerschädigung auf dem Boden dieser chronischen regenerativen Vorgänge leicht ein Tumor entwickeln kann.

Es erhebt sich nunmehr für uns die Frage, wie wir uns diese eigenartige Geschwulstdisposition erklären müssen. Wenn vom Orte der Applikation der Teer resorbiert wird und er in die verschiedenen Organe gelangt, so können es in jedem Fall offenbar nur Spuren von Teer sein, die so für die fatale Beeinflussung eines regenerativen Vorgangs bedeutungsvoll werden.

Für das Verständnis dieser Tatsache sind die Versuche von *Carrel*[1]), *Murphy* und *Landsteiner*[2]) von grösster Wichtigkeit. Es gelang diesen Untersuchern in der Kultur aus embryonalen Zellen (vom Huhn) durch Behandlung mit Spuren von Teer (oder Arsen) Sarkomzellen zu züchten, die bei der Implantation in Hühner sehr bösartige, schon nach 15 Tagen zum Tode führende Geschwülste bildeten. Der Versuch liess sich auch in vivo ausführen: Implantierte man Hühnern embryonale Zellen und injizierte den Tieren längere Zeit hindurch stark verdünnte Teeremulsionen (oder Arsenlösungen) so bildeten sich an der Stelle des implantierten Embryonalbreies sehr bösartige Sarkome. Eine wie geringe Teermenge bereits für diese Beeinflussung ausreichend ist, zeigen auch die Versuche von *H. Laser*[3]), der Milzgewebe eines Hühnerembryos in Plasma züchtete, das von einem mit intravenösen Teerinjektionen vorbehandeltem Tier stammte. Ein Tier, dem eine sieben Tage alte Kultur dieses Milzgewebes implantiert worden war, ging nach 28 Tagen an allgemeiner Sarkomatose zu Grunde. Das Sarkom erwies sich als transplantabel.

Diese Versuche beweisen uns, dass nur ganz geringe, kaum noch nachweisbare Mengen von Teer wirksam sind. Wir müssten uns also die durch Teer hervorgerufene Allgemeindisposition zur Geschwulstbildung so vorstellen, dass überall im Organismus, in allen Zellen, die wirksame Substanz des Teers vorhanden ist, der die Beeinflussung regenerativer Wachstumsvorgänge im Sinne einer Geschwulstbildung zuzuschreiben ist. Damit ist aber über die Art dieser Beeinflussung nichts ausgesagt.

Es lag zunächst nahe, nach besonderen morphologisch fassbaren Veränderungen der Organe zu suchen, die uns das Wesen der Geschwulstdisposition erklären könnten. Derartige angeblich für den Teer spezifische Organveränderungen sind von verschiedenen Autoren z. T. ausführlich beschrieben worden (*Deelmann, Mertens, Bierich, Lipschütz, Döderlein* u. a.). Wir nennen hier nur die Milzatrophie mit ausgedehnten Myelosen, die perivaskulären Rundzelleninfiltrate in fast allen Organen, die Anämien, die Mastzellenvermehrungen in der Haut und in anderen Organen, sowie ausgedehnte Amyloidentartungen. In den Versuchen von *B. Fischer-Wasels* und *Büngeler* sowie in einer anderen gemeinsam mit Herrn Dr. *Sternberg* durchgeführten Versuchsreihe, konnten wir bei Teerpinselmäusen die meisten in der Literatur beschriebenen Veränderungen bestätigen. *B. Fischer-Wasels* und *Büngeler*

---

[1]) *Carrel*, J. americ. med. Assoc. **84,** 157 (1925): C. r. Soc. Biol.; **92,** 1492; **93,** 10, 12, 85, 491, 1083 u. 1278 (1925). — [2]) *Murphy* und *Landsteiner*, J. of exper. Med. **41,** 807 (1925); J. americ. med. Assoc. **24.** April 1926. — [3]) *Laser*, Klin. Wschr. **1927,** Nr. 15, 698.

haben jedoch früher schon darauf hingewiesen, dass alle diese Veränderungen
uns zwar zeigen, dass auch bei der lokalen Teerapplikation eine schwere
Allgemeinschädigung des Tiers auftritt, dass aber alle beschriebenen Organveränderungen in keiner Weise spezifische Folgen des Teers sind. Sie treten
bei Mäusen bei den allerverschiedensten Erkrankungen, bei alten Tieren auch
ohne nachweisbare Ursache in gleicher Intensität auf. Ausserdem werden
die bei Mäusen beobachteten Organerkrankungen bei teergepinselten Kaninchen
zumeist vermisst. Eine Erklärung für das Wesen der Geschwulstdisposition
können wir in diesen Organveränderungen keinesfalls sehen.

Nachdem *O. Warburg* seine grundlegenden Beobachtungen über den
Stoffwechsel der Tumoren mitgeteilt hat, lag es für uns nahe, daran zu denken,
dass wir mit einer rein morphologischen Betrachtungsweise dem Problem der
allgemeinen Geschwulstdisposition durch Teer nicht näher kommen können,
sondern dass die Untersuchung des Stoffwechsels hier eine Erklärung geben
würde. Über diese Untersuchungen soll in einem späteren Kapitel berichtet
werden.

4. Die Erzeugung einer allgemeinen Geschwulstdisposition durch Arsen.

Das Arsen wurde schon lange als eine „Ursache" der bösartigen Ge-
schwülste betrachtet. Besonders die Beobachtungen des Schneeberger
Lungenkarzinoms legten die Annahme einer ursächlichen Bedeutung des
Arsens nahe.

Auch für den Teerkrebs glaubte *Bayet*[1]), dass seine Entstehung auf den Arsengehalt des Teeres zurückzuführen sei, eine Annahme, die durch spätere Untersuchungen
nicht bestätigt werden konnte. *Leitch* und *Kennaway*[2]) berichten zum erstenmal
über die Entstehung von Hautkarzinomen bei Mäusen, die mit *Paraffin* und *Arsenik*
gepinselt waren. Es handelte sich hier um Tumoren, die am Orte der Pinselung
entstanden waren. Die Allgemeinwirkung des Arsens geht also aus diesen Versuchen
nicht klar hervor. Dass dem Arsen überhaupt eine besondere Rolle bei der experimentellen Erzeugung maligner Geschwülste zukommt, haben uns erst neuere Versuche
bewiesen. So konnte *Carrel* aus Embryonalzellen Geschwulstzellen züchten, wenn
er dem embryonalen Gewebe arsenige Säure in einer Konzentration von 1:250000
bis 1:150000 zusetzte. Ähnlich wie in den gleichartigen Versuchen mit Teer, war
auch hier für das Gelingen des Versuchs die Menge bzw. die Verdünnung der arsenigen
Säure entscheidend: eine nur wenig stärkere Konzentration (1:5000—1:50000)
der Arsenlösung hatte im gleichen Versuch ein negatives Ergebnis. *Carrel* konnte den
Versuch auch so durchführen, dass er einem Huhn zuerst den nicht vorbehandelten
Embryonalbrei implantierte und dann das Tier mit Arsenwasser in entsprechender
Verdünnung fütterte.

Immerhin handelte es sich bei diesen Versuchen *Carrels* um Hühner-
tumoren, deren Stellung heute noch nicht so weit geklärt erscheint, dass
die Ergebnisse dieser Versuche ohne weiteres auf den Säuger übertragen
werden können. Eine um so grössere Bedeutung kommt deshalb den Ver-

---

[1]) *Bayet*, Cancer **1**, 5 (1923). — [2]) *Leitch* und *Kennaway*, Brit. med. J. Nr.
3232, S. 1107. 1922.

suchen *Askanazys*[1]) zu, die die unmittelbare Veranlassung zu unseren eigenen Versuchen bildeten und auf die deshalb kurz eingegangen werden soll.

Askanazy, der sich seit über 20 Jahren mit experimentellen Untersuchungen über die Einpflanzung embryonalen Gewebes befasst, konnte zeigen, dass es mit dieser Methode leicht gelingt, Blastoide, die den Ovarialdermoiden vergleichbar sind, zu erzeugen. Von ganz vereinzelten, seltenen Ausnahmen abgesehen (in hunderten von Versuchen entstanden nur dreimal bösartige Gewächse) blieb es bei diesen Teratoiden, die sich zudem zum Teil nach einiger Zeit wieder zurückbildeten. In Anlehnung an frühere Untersuchungen *Heubners*[2]), der durch Behandlung von gewissen Protozoen mit minimalen Arsenverdünnungen (1:40 Millionen) eine lebhafte Vermehrung derselben beobachten konnte, behandelte *Askanazy* seine mit Embryonalbrei geimpften Ratten gleichfalls mit stark verdünnten Arsenlösungen, die er z. T. fortlaufend in das Transplantat einspritzte oder die an die Ratten verfüttert wurden. Für die Injektionen wählte *Askanazy* jeden zweiten Tag 1 ccm, vom fünften Tag nach der Transplantation des Embryonalbreies jeden zweiten Tag $\frac{1}{2}$ ccm einer 1:4millionstel As-Lösung. Für die Fütterung benutzte er täglich 1 ccm einer 1%igen Lösung von Kal. arsenicos. bzw. *Fowlerscher* Lösung; diese Dosis wurde alle drei Tage gesteigert bis zu mehrreen Kubikzentimetern. Die Zahlen gelten stets für mehrere (bis zu 6) Tiere, die in einem Käfig mit gemeinsamem Wassernapf sassen. Die Arsenfütterung wurde 4—5 Monate lang fortgesetzt. Bei dieser Behandlung entwickelten sich in einem hohen Prozentsatze bei verschiedenen Versuchsreihen aus dem transplantierten embryonalen Gewebe maligne Geschwülste, Karzinome und Sarkome.

Diese Versuche *Askanazys* sind ein Beweis dafür, dass bei einer, durch chronische Arsenschädigung erzeugten Geschwulstdisposition aus Embryonalzellen bösartige Geschwülste entstehen können.

Auf Anregung von Herrn Prof. *Fischer-Wasels* haben wir seit der ersten Veröffentlichung *Askanazys* in zahlreichen Versuchsserien die Bedeutung der *Regeneration* für die Geschwulstentstehung bei gleichzeitiger chronischer *Arsenzufuhr* untersucht. Über diese Versuche soll im folgenden ausführlich berichtet werden[3]).

Von der direkten Einspritzung von Arsenlösung in einen Regenerationsherd, wie sie *Askanazy* in einem Teil seiner Versuche durchgeführt hat, haben wir bewusst abgesehen, da wir jede *lokale* Beeinflussung nach Möglichkeit vermeiden wollten. In der grössten Zahl aller Versuche (soweit diese bei Mäusen und Ratten durchgeführt wurden) wurde Arsen verfüttert, bei einem kleineren Teil vom Regenerationsherd entfernt unter die Haut oder in die Bauchhöhle eingespritzt. Bei Kaninchen wurde Arsen ausschliesslich subkutan injiziert.

Die ersten Versuche wurden an 90 Ratten durchgeführt. Bei 20 von diesen Tiere wurden Arsen injiziert, und zwar zur Hälfte intraperitoneal,

---

[1]) *Askanazy*, Verh. dtsch. path. Ges. 21 Tg. Freiburg 1926. 182. — [2]) *Heubner*, Verh. dtsch. path. Ges. **1923**, 113. — [3]) Über die Ergebnisse hat Herr Prof. *B. Fischer-Wasels* bereits in der Münch. med. Wschr. **1928**, Nr. 2, 73 (Über experimentelle Erzeugung von Mammakarzinomen) und auf der Westdeutschen Patholog. Tagung, Köln, Oktober 1928, berichtet.

zur anderen Hälfte subkutan.   Zur Injektion benutzten wir eine ½%ige
Lösung von Calium arsenicosum, davon bekamen die Tiere jeden
zweiten Tag 0,2 ccm. Die Dosis wurde jede Woche von 0,1 ccm bis
zu 0,5 ccm gesteigert. An die 70 übrigen Tiere wurde Arsen verfüttert.
In den ersten 3 Wochen bekamen die Tiere, die zu je 3—4 in einem
Topf gehalten wurden, Trockenfutter und dazu in einem Schälchen
pro Ratte 4 ccm einer 0,2%igen Lösung von Kal.
arsenicos. Bei dieser Versuchsanordnung blieb jedoch die
tatsächlich getrunkene Arsenmenge völlig unkontrollierbar.
Wir gingen dann dazu über, neben der anderen Kost
gleichgrosse Stückchen Brot (in Würfeln von ca. 3 ccm
geschnitten) zu verfüttern, das vorher in 0,4%ige Lösung
von Kal. arsenicosum eingeweicht war. Da nach unseren
Bestimmungen die einzelnen Brotwürfel durchschnittlich
2 ccm Flüssigkeit aufsogen, und das Brot stets ganz gefressen
wurde, konnten wir damit rechnen, eine ständig einigermaßen
gleichbleibende Arsenmenge zu verfüttern. Nach drei-
monatiger Versuchsdauer wechselten wir auch diese Methode.
Die Tiere wurden jetzt alle einzeln in Gläser gesetzt, die ein
Trinkrohr (vgl. Abb. 7) enthielten, das mit genau abmess-
baren Mengen Flüssigkeit gefüllt werden konnte und bei
denen man leicht täglich die wirklich von dem Tier getrunkene Menge Flüssigkeit bestimmen konnte. Bei dieser
Methode bekam jede Ratte täglich 4—5 ccm einer 0,2%igen
Lösung von Kal. arsenicosum.

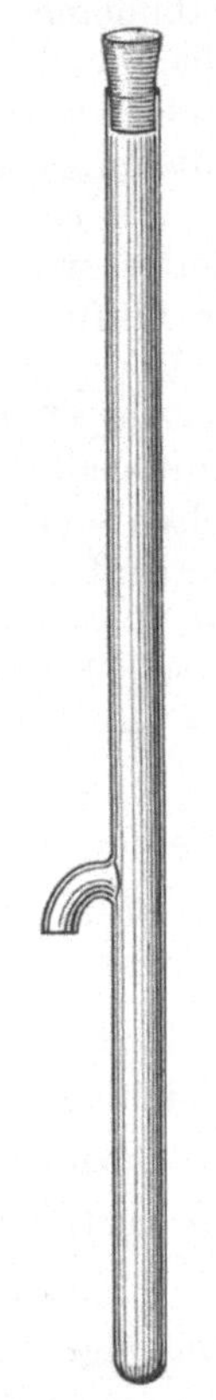

Abb. 7. Trinkrohr zur
Verfütterung einer
genau messbaren
Arsenmenge an Mäuse
und Ratten.

Zur Auslösung eines lokalen Regenerationsvorganges
machten wir, ähnlich wie in früheren Versuchen, in
Abständen von 3—4 Wochen Hautverbrennungen, Scharlachrotölinjektionen in die Mamma, die Hoden, in Uterus
und Tuben, in die Leber, in die Magenwand, unter die
Zungenschleimhaut, sowie Kieselgurinjektionen unter die
Haut und in die Bauchhöhle.

Die Versuche wurden 250 Tage lang durchgeführt und
hatten ausnahmslos ein negatives Ergebnis. Die Epithelwucherungen, die wir besonders durch Scharlachrot erzeugen konnten, blieben
stets gutartig. Zur Geschwulstbildung kam es bei keinem Tier. Der Nachweis
einer auf die Arsenfütterung zurückzuführenden Organveränderung gelang uns
nicht. Die vielfach an interkurrierenden Erkrankungen, oft auch an den
Folgen des Versuches (Erzeugung von Regenerationsherden) eingegangenen
Tiere boten in keinem Zeitpunkte des Versuchs irgendeine Organ-
erkrankung, die nicht auch in gleichem Ausmaße bei anderen Ratten
vorkommt, noch fanden wir mit einiger Gesetzmäßigkeit eine bestimmte
Erkrankung besonders häufig.

a) Die experimentelle Erzeugung von Mammakarzinom bei Mäusen.

Gleichzeitig mit den zuvor besprochenen Versuchen an Ratten wurden in ähnlicher Anordnung Versuche an weissen Mäusen durchgeführt, die, da sie zu einem positiven Ergebnis führten, im folgenden ausführlicher besprochen werden sollen. In den Versuch genommen wurden 150 junge weisse Mäuse, die wir, wie alle übrigen Tiere von demselben Züchter bezogen hatten.

Es sei hier schon bemerkt, dass wir Spontantumoren und besonders Mammakarzinome bei Mäusen aus dieser Zucht nur sehr selten gesehen haben. Bei dem z. Z. sehr grossen Verbrauch weisser Mäuse (ca. 2000 im Jahr) haben wir an Spontantumoren, die während der Zeit unserer Beobachtung auftraten, nur viermal Mammakarzinome (Adenokarzinome) gesehen. Allerdings handelte es sich bei dem weitaus grössten Teil dieser Mäuse um junge Tiere, die auch bei uns gewöhnlich nur zu kurzdauernden Versuchen gebraucht wurden. Immerhin blieb eine nicht unerhebliche Zahl auch in länger dauernden Versuchsreihen, die z. T. dieser Versuchsdauer entsprechen, so dass wir annehmen können, dass bei den von uns benutzten Tierrassen Spontantumoren nicht allzu häufig sein dürften.

Die Mäuse wurden in ähnlicher Weise wie die Ratten mit Arsen gefüttert; wir benutzten wieder den Liquor kalii arsenicosi, von dem je 10 Mäuse (die alle einzeln in Gläsern gehalten wurden) 1 ccm in soviel Wasser bekamen, als zum Einweichen der Brotstückchen nötig war. Das Futter bestand im übrigen aus geringen Mengen Hafer, etwas verdünnter Milch und kleinen Speckteilchen.

Unter den 150 Mäusen waren 63 Weibchen. Die Methoden zur Auslösung eines Regenerationsherdes waren bei den männlichen und bei 23 weiblichen Tieren die gleichen wie in den Versuchen an Ratten. Es erübrigt sich, näher auf diese einzugehen, da sie zu dem gleichen negativen Resultat führten. Bei 40 weiblichen Tieren beschränkten wir uns auf Injektionen heiss gesättigter Scharlachrotgranugenollösung in die Mammae, die in Abständen von 1—3 Monaten wiederholt wurden.

Die Mamma der Maus macht den jeweiligen funktionellen Zuständen entsprechend weitgehende morphologische Veränderungen durch, die vielfach eine gewisse Ähnlichkeit mit den später zu besprechenden Veränderungen nach Scharlachrotgranugenolinjektionen aufweisen und die deshalb wenigstens in ihren wichtigsten Punkten etwas genauer besprochen werden sollen. Die Maus besitzt gewöhnlich acht Milchdrüsen, jederseits vier, davon zwei mehr nach der hinteren Extremität und zwei nach der vorderen zu gelagert. Häufig findet sich eine akzessorische Drüse beiderseits in der Achselhöhle, etwas weniger häufig jederseits eine kaudalwärts in der Inguinalbeuge. Selten beobachtet man auch eine weitere akzessorische Milchdrüse an der Innenseite der Oberschenkel. Die Mammillen sind bei nicht trächtigen Tieren nur schwer auffindbar; die Brustwarzen sind als feine Wärzchen inmitten eines kleinen haarfreien Hofes eben erkennbar. Mikroskopisch findet man bei der nicht trächtigen Maus nur ganz vereinzelte tubuläre Drüsen mit kubischem einschichtigem Epithel. Im Lumen findet man hin und wieder abgestossene Epithel-

zellen, die Drüsenläppchen sind eingelagert in ein sehr lockeres Bindegewebe, das
gewöhnlich reich an grossen histiozytären Elementen ist. Bei älteren Mäusen bilden
loch- und gelapptkernige Leukozyten einen regelmäßigen Befund im Bindegewebe.
Unmittelbar um die Drüsenläppchen ist das Bindegewebe dichter gebaut, faser-
und zellreicher; hier findet man gewöhnlich auch reichlichere Leukozyten und
Makrophagen. Im Bindegewebe der Brustwarze finden sich spärliche glatte Muskelfasern (vgl. Abb. 8).

Schon in den ersten Tagen der Trächtigkeit ist an der Mamma eine deutliche
Umwandlung bemerkbar. Zu einer Zeit, in der man am Uterus nur eine angedeutete
knötchenförmige Auftreibung entsprechend der Zahl der Embryonen bemerken
kann und in der erst die mikroskopische Untersuchung des Uterus die Diagnose
der Trächtigkeit sichert, sieht man an der Mamma bereits hochgradige Veränderungen.
Die Mammilla ist deutlich vergrössert, sehr gefässreich und hyperämisch und zeigt
eine mäßige Zunahme glatter Muskelfasern. Der Hauptausführungsgang ist ziemlich

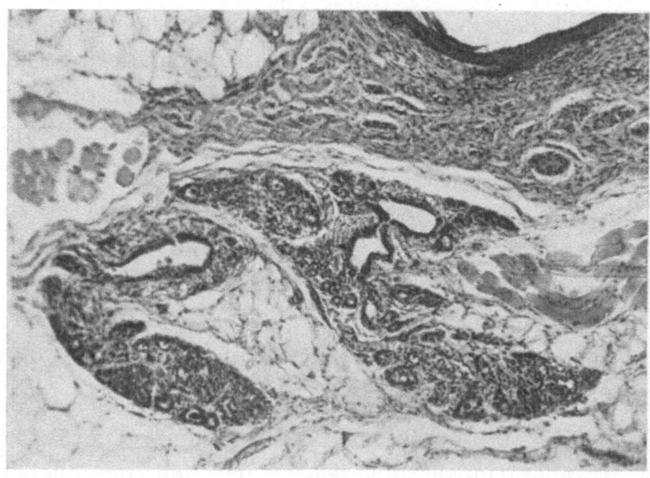

Abb. 8. Normale Mamma der Maus. Man erkennt deutlich den dichteren Aufbau des Bindegewebes um
die einzelnen Drüsenläppchen. Oben: Haut der Brustwarze, darunter glatte Muskulatur.

weit, mit einem zwei- bis dreischichtigen Epithel ausgekleidet; die Drüsenläppchen
liegen in dichten Häufchen zusammen und sind an Zahl gegenüber der Norm um
das vier- bis fünffache vermehrt. Das Mammabindegewebe ist ödematös und hyperämisch. Im Lumen der Drüsenläppchen finden sich vereinzelte abgestossene Epithelien, sowie hin und wieder ein lochkerniger oder polymorphkerniger Leukozyt.
Ein auffallender Unterschied im Bau der Mamma eines Tieres im Beginne der Trächtigkeit gegenüber derjenigen eines nichtträchtigen Tieres besteht ausser in der Zahl
der Drüsenläppchen noch in einer mit Regelmäßigkeit anzutreffenden ziemlich
deutlichen Veränderung des unmittelbar um die einzelnen Drüsenläppchen gelegenen
Bindegewebes. Während bei dem nichtträchtigen Tier das Bindegewebe hier ziemlich
dicht angeordnet ist und die Tubuli wie ein fester Mantel umschliesst, wird dieser
Bindegewebsmantel schon in den ersten Tagen der Trächtigkeit durch ein starkes
Ödem aufgelockert und ist dann kaum noch von dem übrigen Mammabindegewebe
zu unterscheiden. Während der weiteren Trächtigkeit bis zu ihrem Ende nimmt
die Zahl der Drüsenläppchen noch weiter zu, gleichfalls hyperthrophiert die Mammilla.
Das Bindegewebe ordnet sich gegen Ende der Trächtigkeit wieder dichter um die
einzelnen Drüsenläppchen; es ist aber gegenüber der Norm sehr gefäss- und zellreich.

Im Lumen der Drüsenläppchen findet man jetzt regelmäßig homogenes, bei Häma-
toxylin-Eosinfärbung rotviolett gefärbtes Sekret.

Für die von uns durch Scharlachrotgranugenol erzeugten Veränderungen an der Brustdrüse haben die genannten Umwandlungen während
der Trächtigkeit keine störende Bedeutung, da alle Tiere einzeln gehalten
wurden und mit den Einspritzungen erst frühestens 4 Wochen nach Beginn
der Arsenfütterung begonnen wurde. Eine Gravidität der Tiere war also
ausgeschlossen.

Die Technik der Scharlachrotgranugenoleinspritzungen war folgende:
(Benutzt wurde in allen Versuchen eine im Wasserbad von 100^0 heissgesättigte
Lösung von Scharlachrot in unverdünntem Granugenol). Eine lange und
dünne Kanüle wurde möglichst weit von der betreffenden Mamma entfernt
in die Haut eingestochen und subkutan bis zur Mammilla vorgeschoben.
Bei Einspritzungen in die kaudalen Drüsen wurde im Bereich der vorderen
Extremität, bei Einspritzungen in die kranialen Drüsen in die Haut des Oberschenkels eingestochen. Mit der Spitze der Kanüle wird die Brustwarze etwas
hochgehoben und unmittelbar unter die Haut der Warze ein feines Tröpfchen
(ca. 0,03 ccm) der Lösung eingespritzt. Nun wird die Kanüle zurückgeführt
und gleichzeitig der Spritzenstempel zurückgezogen, wodurch vermieden wird,
dass noch Spuren der Lösung in den Stichkanal austreten und so zu einer
Fistel führen, durch die in wenigen Tagen das ganze eingespritzte Scharlachgranugenol nach aussen ausläuft und zu keinen Veränderungen der Drüse
führt. Nach einer in der angegebenen Weise vorgenommenen Einspritzung
bildet sich innerhalb einer Woche um das Tröpfchen Scharlachrotgranugenol
eine aus zellreichem jungen Bindegewebe bestehende Kapsel, die man dann
leicht durch die Haut zerdrücken kann und deren Inhalt sich dann ziemlich
gleichmäßig in dem locker gebauten Bindegewebe der Mamma verteilt. Die
entzündlichen Reaktionen, die durch diese geringen Mengen der Lösung ausgelöst werden, sind sehr gering. Zwei Tage nachdem man die Granugenolzyste zerstört hat, findet man in der betreffenden Mamma überall zerstreut
feinste Scharlachrotgranugenoltröpfchen, die man am besten im frischen
Präparat erkennen kann. Hyperämie und Ödem des Mammabindegewebes
sind sehr gering, polymorphkernige Leukozyten sind nur wenig vermehrt.
Nach 5—8 Tagen zeigt sich dagegen eine deutliche histiozytäre Reaktion.
Grosse einkernige Rundzellen (Makrophagen) sind stark vermehrt und zeigen
vielfach ganz feintropfige Fetteinlagerungen (Scharlachgranugenol?). Um
kleine Scharlachgranugenoltröpfchen lagern sich oft mehrere Makrophagen;
10—14 Tage später treten die Makrophagen an Zahl zurück, dagegen zeigt
die Mamma jetzt einen viel dichteren Aufbau des Interstitiums, es ist wesentlich zell- und faserreicher; die Bindegewebszellen lassen vielfach eine sehr
feintropfige stäubchenförmige Verfettung erkennen. Diese Veränderungen
des Interstitiums sind von Dauer und lassen sich in gleicher Stärke oft noch
5—6 Monate nach der letzten Einspritzung erkennen. (Vgl. Abb. 9—11).

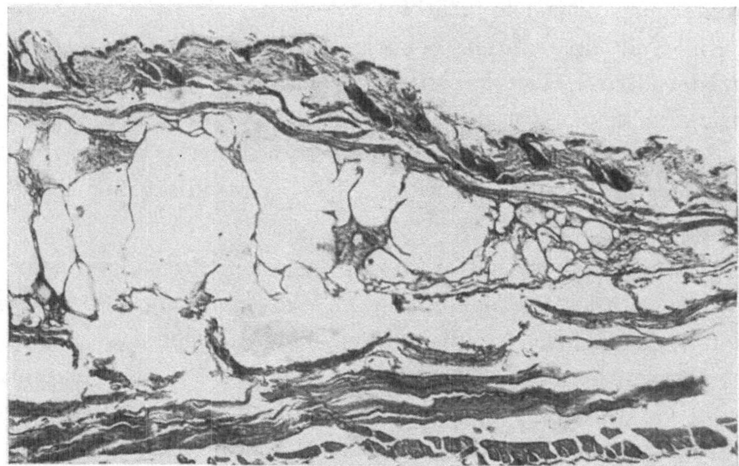

Abb. 9. Die Abbildung zeigt den Befund einer Mamma zwei Tage nach der Injektion von Scharlachgranugenol. Die Bindegewebssepten sind zerrissen, in den weiten Hohlräumen dazwischen liegen grosse
Tropfen von Scharlachgranugenol, die im Schnitt nicht erkennbar sind (es handelt sich um einen Paraffin-
schnitt). Man erkennt deutlich, dass im Bindegewebe akut entzündliche Veränderungen fehlen.

Erst nach der Ausbildung dieser ziemlich typischen und regelmäßigen
Veränderungen des Interstitiums, also etwa 4—6 Wochen nach einer Einspritzung treten Veränderungen am Drüsenepithel auf. Der häufigste Befund
ist eine Erweiterung der tubulären Endkammern, die mitunter schon makroskopisch als stecknadelkopfgrosse, mit trübem Sekret gefüllte Zysten erkennbar
sind. Das Epithel dieser Zysten ist durchweg einschichtig, oft stark abgeplattet

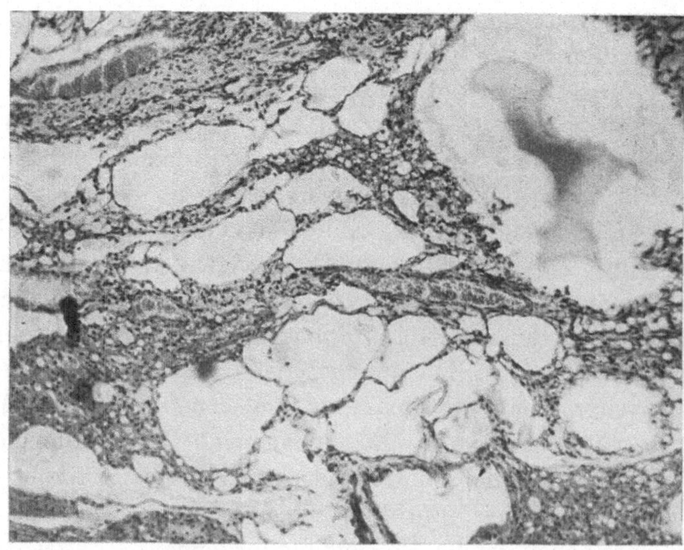

Abb. 10. Die Abbildung zeigt den Befund einer Mamma 10 Tage nach einer Scharlachgranugenolinjektion. Man erkennt wieder multiple Granugenoltropfen und die deutliche histiozytäre Reaktion der
Umgebung, durch die die einzelnen Tropfen bereits abgekapselt sind.

(vgl. Abb. 12).   In einzelnen Fällen findet man an Stelle der Mamma nur noch ein zellreiches Bindegewebe, in das zahlreiche derartige Zysten eingelagert sind. (Vgl. Abb. 13.)   Auch die grösseren und kleineren Ausführungsgänge machen ähnliche Veränderungen durch.   In einem Falle fanden wir 8 Wochen nach einer Einspritzung nur noch eine fast erbsengrosse, mit plattem einschichtigem Epithel ausgekleidete Zyste, die von einem derben feintropfig verfetteten Bindegewebe umschlossen war, unmittelbar in der Brustwarze. Von dem übrigen Mammagewebe war nichts mehr zu erkennen.   In späteren Stadien, besonders aber nach wiederholter Injektion, kann man vereinzelt auch zapfen- und leistenförmige Epithelsprossen in den Zysten erkennen, doch ist der Aufbau der Epithelien zunächst stets regelmäßig.

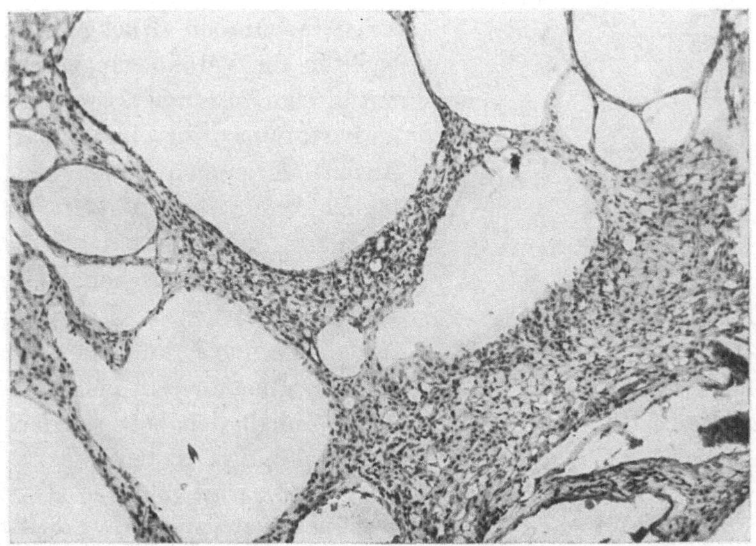

Abb. 11.   Befund einer Mamma 20 Tage nach einer Granugenolinjektion.   Abkapselung der einzelnen Granugenoltropfen durch dickere und dünnere Balken eines zellreichen jungen Bindegewebes.

Während in den meisten Fällen die epitheliale Auskleidung der Zysten ohne weiteres die Abstammung aus den Tubuli der Drüse erkennen lässt, sahen wir auch bei einzelnen Tieren, und zwar besonders dann, wenn zwischen der Scharlachrotinjektion und der Untersuchung längere Zeit (bis zu 10 Monaten) verstrichen war, multiple, oft miteinander zusammenhängende Zysten, die mit einem zwei- bis vierschichtigen nicht verhornenden Plattenepithel ausgekleidet waren.   Ob es sich hier um Epithelmetaplasien innerhalb der Drüse oder um eingewuchertes Hautepithel bzw. Epithel von Haarbälgen oder Talgdrüsen handelte, liess sich nicht sicher entscheiden. (Vgl. Abb. 14).   In vereinzelten Fällen fanden sich nur noch ganz vereinzelte zusammengedrängte Drüsenschläuche und eine mit Hornmassen ausgefüllte Plattenepithelzyste. (Vgl. Abb. 15.)

Die Entstehung der zystischen Veränderungen in der Mamma dürfte leicht zu erklären sein. Die durch die Scharlachgranugenoleinspritzung angeregte Bindegewebsneubildung führt vielfach zu Abschnürung von Ausführungsgängen und von einzelnen Tubuli, die dann zystisch entarten. Bei der nach den Versuchen von *B. Fischer-Wasels* bekannten Wirkung des Scharlachgranugenols auf Epithelien ist auch die mitunter beobachtete geringe Epithelwucherung der Zysten verständlich.

Bis zu dem beschriebenen Grade treten die Veränderungen bei normalen Mäusen und bei arsengefütterten Mäusen in gleichem Maße auf. Bei einer Versuchsdauer von 17 Monaten konnten wir einen spontanen Rückgang nicht beobachten, die Veränderungen scheinen also mit diesem Zustande abgeschlossen zu sein und stationär zu bleiben. Bei einer Anzahl derjenigen Tiere, die gleichzeitig täglich mit Arsen gefüttert wurden, entwickelten sich dagegen offenbar aus den beschriebenen zystischen Veränderungen heraus bösartige, z. T. metastasierende Adenokarzinome, an denen die Tiere zu Grunde gingen. Wir geben den wesentlichen Inhalt der betreffenden Versuchsprotokolle kurz wieder.

1. *Maus* 394/26. Im vierten Monat nach Beginn der Arsenfütterung Scharlachgranugenoleinspritzung in die unterste linke Mamma (bei dem Tier wird nur eine Einspritzung gemacht). Nach 14 Tagen bildet sich eine kleine Scharlachgranugenolzyste in der Mamma, die zerdrückt wird. Im achten Versuchsmonat ist die Mamma fast erbsengross, sie besteht aus vier etwa stecknadelkopfgrossen Zysten. Brustwarze stark hervortretend. Nach weiteren zwei Monaten ist die Mamma etwa halb bohnengross, Brustwarze verstrichen, noch eben erkennbar. Mamma sehr derb, zeigt viele kleine Zysten. Im elften Versuchsmonat Probeexzision. Die mikroskopische Untersuchung ergibt ein zellreiches *Adenokarzinom*. Zwölf Monate nach Beginn des Versuchs und acht Monate nach der Scharlachrotgranugenoleinspritzung wird die Maus, die erst in den letzten Tagen einen kranken Eindruck machte und die sich wegen der Grösse des jetzt über kirschgrossen Tumors kaum fortbewegen konnte, getötet. Es findet sich eine hochgradige allgemeine Abmagerung und beträchtliche allgemeine Anämie. Unterhautzellgewebe ödematös. Auffallende Atrophie von

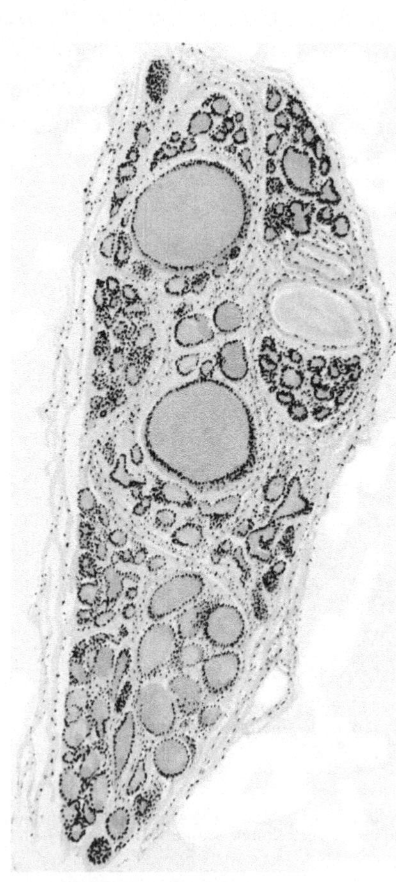

Abb. 12. Charakteristische Veränderung einer Mamma 5 Monate nach einer Scharlachgranugenolinjektion. Vom Granugenol ist nichts mehr nachzuweisen, es findet sich eine diffuse Verdichtung des interstitiellen Bindegewebes und eine ausgesprochen zystische Entartung der Tubuli.

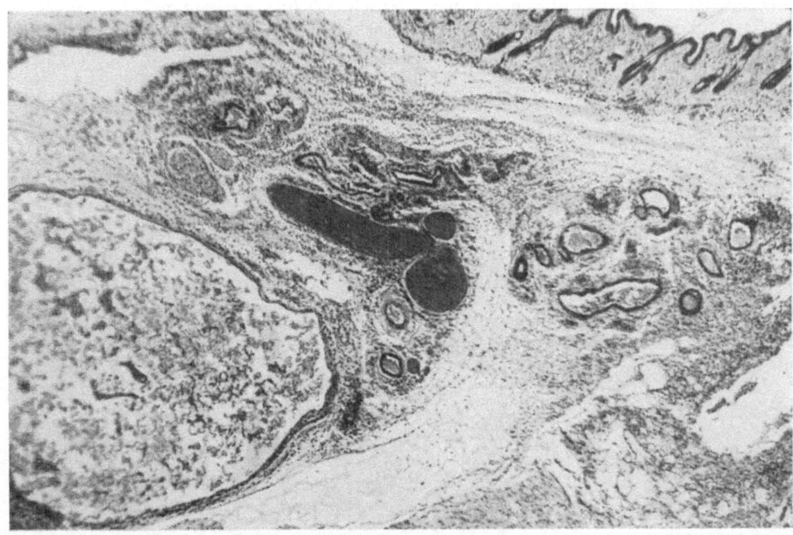

Abb. 13. Befund einer Brustdrüse nach dreimaliger Scharlachgranugenolinjektion. Starke Vermehrung des interstitiellen Bindegewebes, darin eingestreut viele zystisch erweiterte, sekretgefüllte Tubuli, links eine grosse Epithelzyste.

Leber und Milz, Nieren blass, etwas gelblich. Mammatumor etwas über kirschgross, ziemlich derb, Haut über dem Tumor haarlos, stellenweise ulzeriert. Auf dem Durchschnitt ist der Tumor markig weiss, durchsetzt von zahlreichen punktförmigen Blutungen und vielen durchschnittlich stecknadelkopfgrossen Zysten, die dickflüssige bräunliche Flüssigkeit enthalten. Die Begrenzung des Tumors gegen die

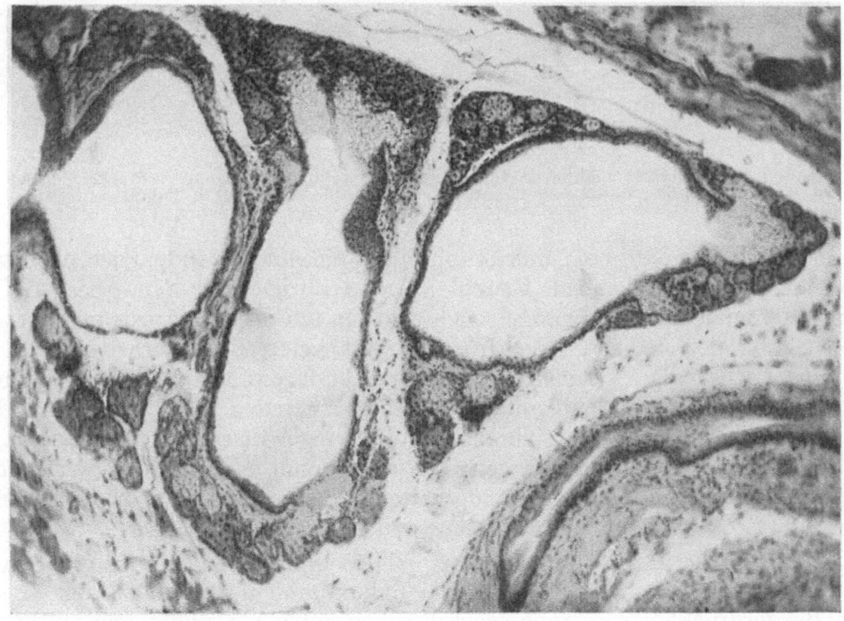

Abb. 14. Multiple Plattenepithelzysten in der Mamma, unten rechts ein Ausführungsvorgang.

Haut ist ziemlich scharf, mit der Bauchmuskulatur und der Muskulatur des Oberschenkels ist der Tumor verwachsen. Etwa ½ cm kranialwärts findet sich in der
seitlichen Bauchwand ein etwas über erbsengrosser scharf begrenzter und leicht
ausschälbarer Knoten von gleichem Bau.

Histologisch: Der ausserordentlich zellreiche Mammatumor besteht aus ziemlich
kleinen kubischen Zellen, die durchweg in kleinen Alveolen angeordnet sind. Dazwischen finden sich einzelne grössere, stecknadelkopf- bis erbsengrosse Zysten mit
der gleichen epithelialen Auskleidung, in deren Lumina teils homogene eosinophile,
sich mit Scharlachrot gelblich färbende Massen, teils geronnenes Blut befindet
(vgl. Abb. 16). Das spärliche Stroma zeigt vielfach stäubchenförmige Verfettung.
Die Geschwulst dringt in die Muskulatur des Oberschenkels und der Bauchwand

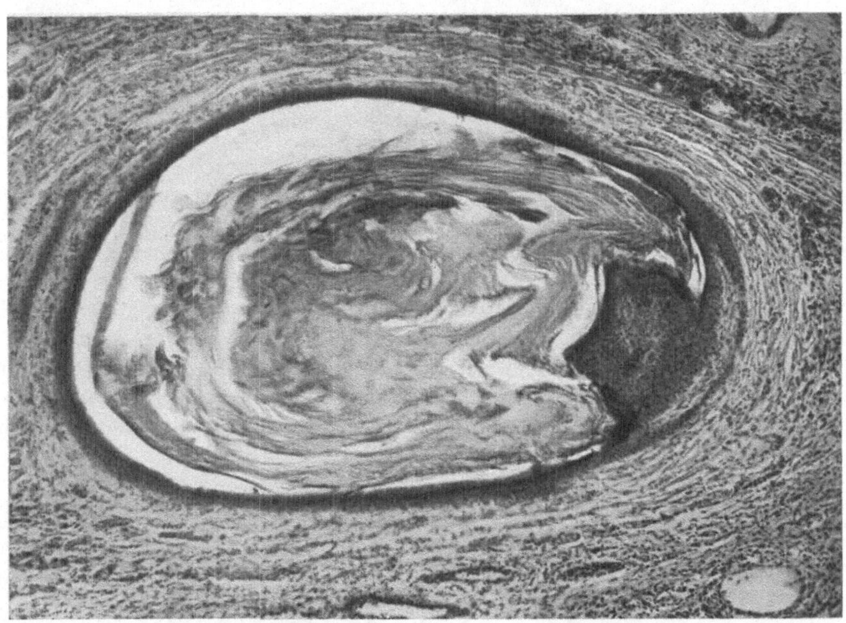

Abb. 15. Solitäre cholesteatomähnliche Plattenepithelzyste in der Mamma. Starke Verdichtung des
Bindegewebes, darin eingestreut einzelne zusammengedrückte Tubuli (unten).

ein. Der zweite Knoten lässt mikroskopisch in einzelnen Randpartien noch spärlich
lymphoides Gewebe erkennen, besteht aber im übrigen aus dem gleichen Gewebe
wie der Mammatumor. Es handelt sich also um eine Lymphdrüsenmetastase. Die
Untersuchung der übrigen Brustdrüsen ergibt keine Besonderheiten. Die *Milz*
zeigt eine hochgradige Vermehrung fibrösen Bindegewebes in der Pulpa und eine
starke Ablagerung von Eisenpigment. In der Leber finden sich spärliche Rundzellenanhäufungen im periportalen Gewebe und geringe Eisenpigmentablagerungen in
den Sternzellen. Die Nieren zeigen eine ausgedehnte feintropfige Verfettung der
Rindenkanälchen, sonst keine Besonderheiten. Ausser der Drüsenmetastase konnten
andere Metastasen nicht nachgewiesen werden.

2. *Maus* 412/26. Im zweiten Monat nach Beginn der Arsenfütterung Scharlachrotgranugenoleinspritzung in die unterste linke Mamma. Es bildet sich eine kleine
Zyste, die zerdrückt wird. Nach sechs Wochen keine Veränderungen an der Brustdrüse. Im vierten Versuchsmonat Scharlachrotgranugenoleinspritzung in die oberste

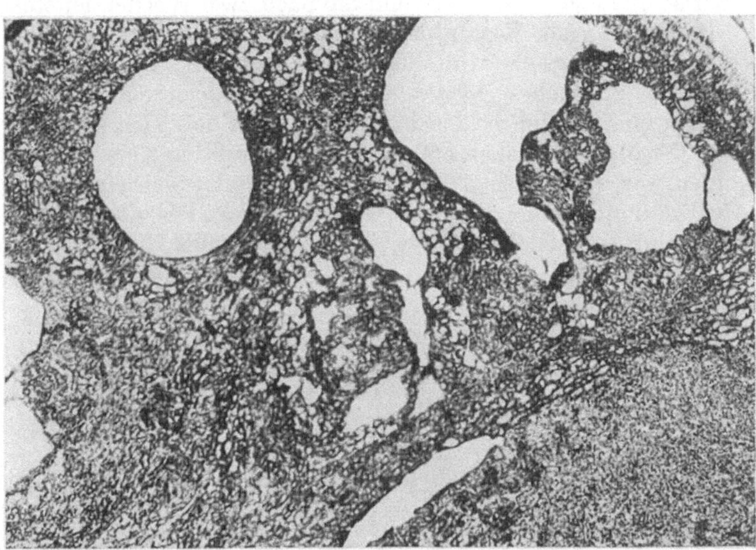

Abb. 16.   Sehr zellreiches kleinalveoläres Adenokarzinom der Mamma mit einzelnen grösseren Zysten, entstanden bei einer 11 Monate lang mit Arsen gefütterten Maus nach einer Scharlachrotgranugenoleinspritzung.

linke Mamma.   Nach vier Wochen keine Besonderheiten an der Drüse feststellbar. Sieben Monate nach Versuchsbeginn Scharlachrotgranugenolinjektion in die unterste rechte Mamma.   Nach drei Wochen etwa erbsengrosse, sehr derbe Zyste, die zerdrückt wird.   Vier Monate nach der Injektion ist die zuletzt injizierte Brustdrüse etwa erbsengross, sehr derb, gut verschieblich.   Dieser Zustand bleibt etwa zwei Monate unverändert, dann macht sich eine deutliche Vergrösserung der Drüse bemerkbar. Im elften Versuchsmonat wird in die oberste linke Mamma zum zweitenmal ein

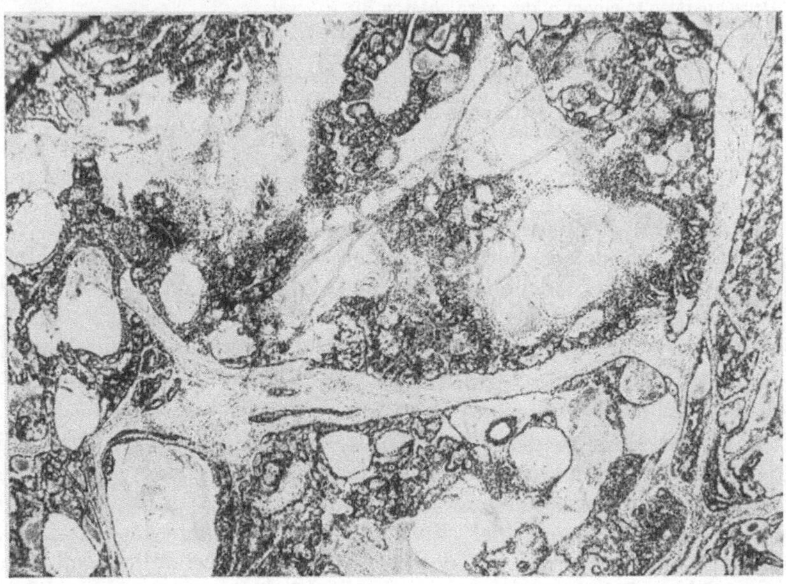

Abb. 17.   Grossalveoläres zystisches Adenokarzinom der Mamma, entstanden bei einer 13 Monate lang mit Arsen gefütterten Maus nach einer Scharlachrotgranugenoleinspritzung.

Tropfen Scharlachgranugenol injiziert und die nach zwei Wochen entstehende Zyste zerdrückt. 13 Monate nach Beginn des Versuchs ist die unterste rechte Drüse fast bohnengross; die histologische Untersuchung einer jetzt vorgenommenen Probeexzision ergibt ein zellreiches *Adenokarzinom*. Nach weiteren drei Monaten geht das Tier spontan ein. In den beiden letzten Monaten liess sich auch eine deutliche Vergrösserung der obersten linken Mamma, die im zwölften Versuchsmonate zuletzt injiziert worden war, feststellen. Bei der Sektion findet sich eine hochgradige allgemeine Abmagerung; an den inneren Organen keine Besonderheiten. Die Milz ist entsprechend gross, vielleicht etwas grösser als in der Norm.

Der Tumor der untersten rechten Mamma, der sich zuletzt bis über Bohnengrösse entwickelt hat, erscheint auf dem Durchschnitt von schmutzig braunroter

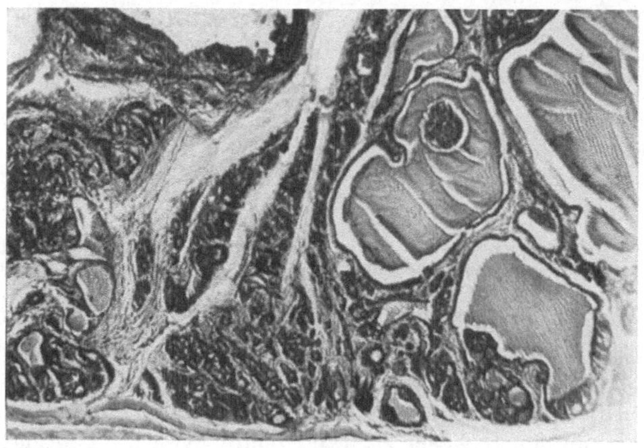

Abb. 18.

Abb. 18. Die Abbildung zeigt in schwacher Vergrösserung das Bild der zweiten Mamma von Maus 412/26. Man sieht links noch normale Drüsenpartien in einem mäßig verdichteten Bindegewebe, rechts daneben mehrere grosse, mit homogenen Massen ausgefüllte zystisch erweiterte Drüsenläppchen.

Abb. 19 zeigt eine der in Abb. 18 bei schwacher Vergrösserung wiedergegebenen Zysten. Man sieht deutlich die stellenweise soliden Epithelwucherungen und die zapfen- und leistenförmigen Epithelsprossen.

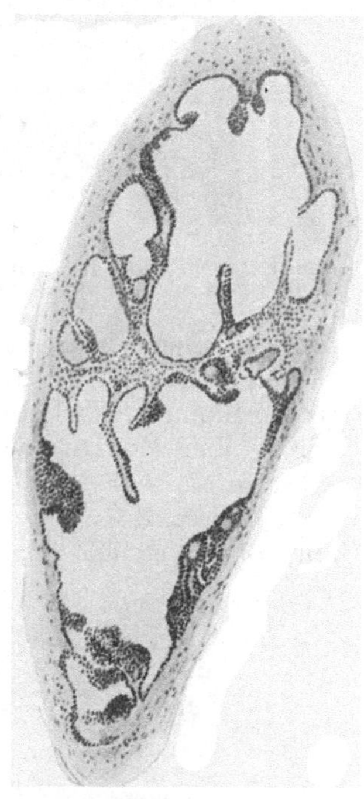

Abb. 19.

Farbe. Er ist überall mit der Umgebung fest verwachsen und lässt sich nur im Zusammenhang mit dieser herauspräparieren. Die histologische Untersuchung ergibt ein sehr zellreiches Adenokarzinom, das fast nur aus grossen, oft konfluierenden Epithelzysten besteht und nur in einzelnen Randpartien kleinalveolär gebaut ist. Von diesen mehr solider gebauten Partien aus dringen dann zahlreiche Nester und Stränge in die Umgebung vor. Seine Zysten enthalten zum grössten Teil homogene, sich violett färbende Massen, z. T. Blut oder braunes Blutpigment (vgl. Abb. 17).

Eine zweite Mamma desselben Tieres, die vier Monate vorher injiziert war und die bei dem spontanen Exitus des Tieres fast erbsengross war, zeigt Veränderungen, die wir wohl als präkanzerös bezeichnen können. Das Bindegewebe dieser Drüse ist ungewöhnlich dicht angeordnet. In ihm liegen sehr zahlreiche zystisch erweiterte Drüsenlumina, deren Epithel oft mehrzeilig und ungewöhnlich zellreich ist. Es ist dies ein Bild, wie wir es bezüglich der Epithelwucherungen in gleicher Stärke bei nicht mit Arsen gefütterten Tieren nie gesehen haben (vgl. Abb. 18 und 19).

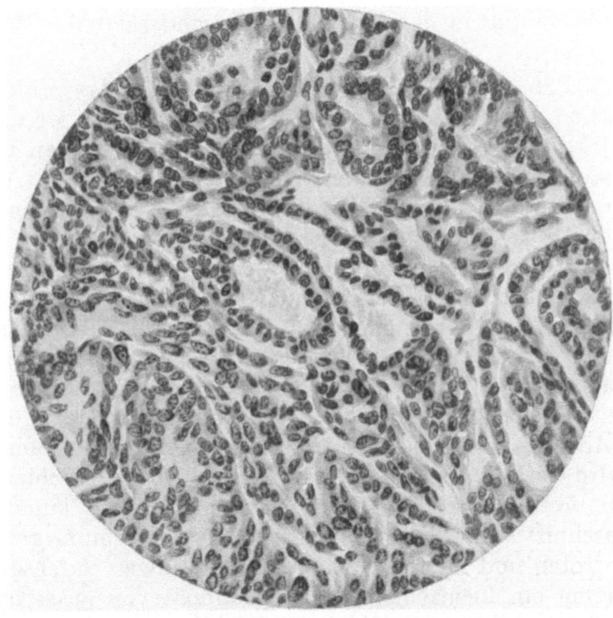

Abb. 20. Sehr zellreiches kleinalveoläres, teils zystisches Adenokarzinom der Mamma, entstanden bei einer 16 Monate lang mit Arsen gefütterten Maus nach einer Scharlachrotgranugenoleinspritzung.

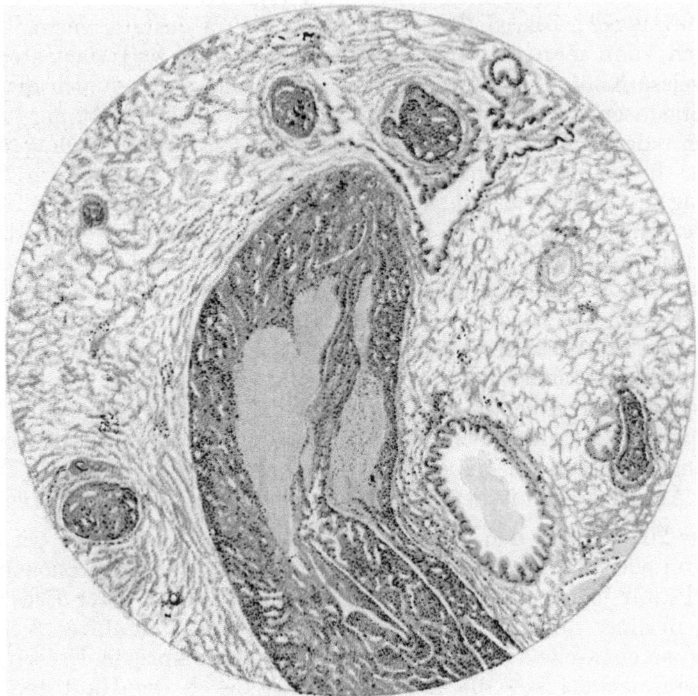

Abb. 21. Multiple grössere und kleinere Lungenmetastasen des experimentell erzeugten Mammakarzinoms von Abb. 20.

Die mikroskopische Untersuchung der inneren Organe ergibt, abgesehen von einer geringen Eisenablagerung in der Milz, keine Besonderheiten. Metastasen konnten wir nicht nachweisen.

3. *Maus* 308/26. Drei Monate nach Beginn der Arsenfütterung Scharlachgranugenolinjektion in die oberste rechte Mamma, nach weiteren vier Wochen eine weitere Injektion in die unterste rechte Mamma. In beiden Drüsen entwickeln sich zunächst kleine Granugenolzysten, die zerdrückt werden. Vier Monate nach Beginn des Versuchs zeigt die zuerst injizierte Drüse keine Besonderheiten, in der zuletzt injizierten Drüse findet sich ein etwa stecknadelkopfgrosses derbes Knötchen, das zunächst keine Veränderungen erkennen lässt. Im elften Monat des Versuches wird eine dritte Injektion in die zweite kranialwärts gelegene rechte Mamma gemacht. Nachdem die entstandene Granugenolzyste zerdrückt ist, lassen sich zunächst an dieser Drüse keine Besonderheiten feststellen. Dagegen vergrössert sich jetzt das Knötchen in der untersten rechten Mamma sehr deutlich und erreicht im 14. Versuchsmonat fast Bohnengrösse. Eine jetzt vorgenommene Probeexzision ergibt ein zellreiches Adenokarzinom. Zwei Monate später, also 16 Monate nach Beginn des Versuchs, wird das Tier getötet. Der Tumor erreicht zum Schluss über Pflaumengrösse, die Haut über ihm bleibt intakt, ist aber mit dem Tumor fest verbacken. Auf dem Durchschnitt scheint der Tumor ausgesprochen bunt, grauweiss, von zahlreichen frischen roten und älteren rostbraunen Blutungen durchsetzt. Histologisch handelt es sich um ein kleinzelliges Adenokarzinom von ausserordentlichem Zellreichtum. Der Tumor bildet neben kleinen und kleinsten Alveolen zahlreiche grosse Zysten, die z. T. mit Blut, z. T. mit homogenen eosinophilen Massen ausgefüllt sind. Die Begrenzung gegen das umliegende Gewebe ist absolut unscharf, der Tumor dringt hier in langen schmalen Strängen vielfach auch in ganz losgelösten einzelnen Zellkomplexen in das umgebende Gewebe vor (vgl. Abb. 20). *Lungen:* Die Lungen erscheinen auffallend gross, sind z. T. mit der Pleura costalis verwachsen. Schon makroskopisch kann man in beiden Lungen zahlreiche, z. T. fast stecknadelkopfgrosse grauweisse Knötchen erkennen. Mikroskopisch erweisen sich diese Knötchen als Tumormetastasen, die den gleichen Bau zeigen wie der Primärtumor (vgl. Abb. 21). Oft kann man deutlich erkennen, dass kleinere Metastasen noch ganz innerhalb eines Gefässes liegen. Die Lunge zeigt sonst, abgesehen von kleinen Blutungen in der Umgebung der Geschwulstmetastasen keine Besonderheiten. Die Milz ist etwas kleiner als der Norm entspricht. Histologisch findet sich eine ausgedehnte Eisenablagerung in ziemlich grobkörniger Form in der Pulpa. In Leber und Nieren spärliche perivaskuläre Rundzellenherde, sonst zeigen die inneren Organe keine Besonderheiten. An der zuletzt, also vor fünf Monaten injizierten Brustdrüse finden sich auch bei diesem Tier Veränderungen, die wir ähnlich wie bei Maus 412/26 als „präkanzeröse" bezeichnen müssen, obwohl das Bild ein von dem bei Maus 412 recht verschiedenes ist. Hier überwiegt in der Brustdrüse das Bindegewebe. Es ist nur wenig zellreich und ziemlich dicht gebaut. In den Bindegewebsspalten liegen abgeplattete längliche Drüsenschläuche mit oft mehrzeiligem Epithel. Das Bild hat eine gewisse Ähnlichkeit mit der Fibrosis mammae des Menschen (vgl. Abb. 22).

4. *Maus* 207/26. In den ersten elf Versuchsmonaten werden bei dem Tier in Abständen von vier bis fünf Wochen sechs Scharlachrotgranugenoleinspritzungen gemacht, und zwar jedesmal in eine andere Brustdrüse. In einer Drüse entwickeln sich solitäre, in einer multiple kleine Zysten. In einer im fünften Versuchsmonat injizierten Drüse entwickelt sich zunächst (wie bei den übrigen Drüsen) eine kleine Scharlachrotgranugenolzyste, die nach 14 Tagen durch die Haut zerdrückt wird. Nach vier Monaten ist die Mamma etwa erbsengross, von vielen ziemlich kleinen Zystchen durchsetzt. Die Drüse erreicht im 13. Versuchsmonat Bohnengrösse.

Die mikroskopische Untersuchung einer jetzt vorgenommenen Probeexzision ergibt wiederum ein *Adenokarzinom*. Der Tumor erreicht nach weiteren zwei Monaten Kirschgrösse. Die Haut darüber ist grösstenteils haarlos und stellenweise ulzeriert. In den nächsten Wochen bricht die Geschwulst grösstenteils durch die Haut und verjaucht. Das Tier verendet 15 Monate nach Beginn des Versuchs.

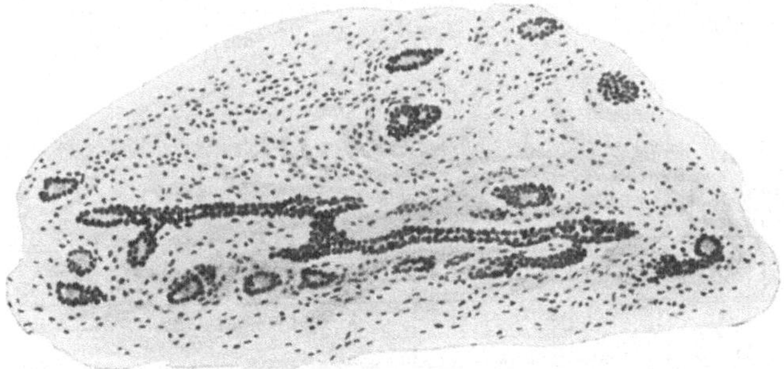

Abb. 22. Das Bild zeigt den Befund an der zweiten Mamma bei Maus 308/26. Man erkennt die hochgradige Verdichtung und teilweise Hyalinisierung des Interstitiums und die darin eingestreuten teils stark abgeplatteten Drüsenschläuche.

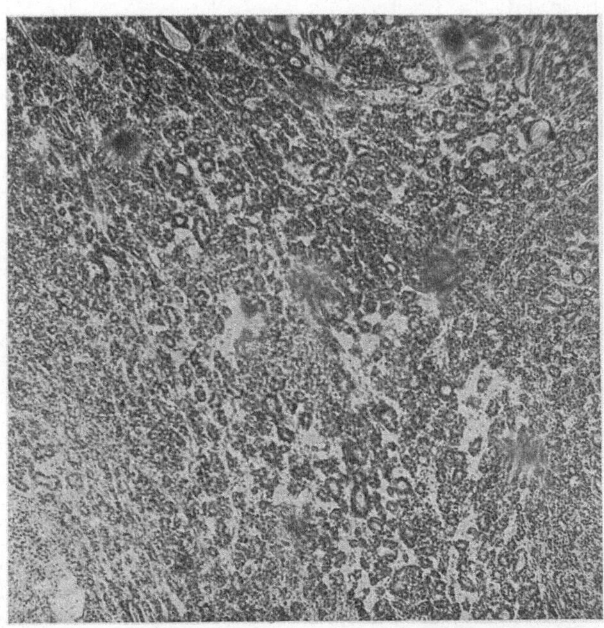

Abb. 23. Sehr zellreiches und kleinalveoläres Adenokarzinom der Mamma, entstanden bei einer 13 Monate lang mit Arsen gefütterten Maus nach einer Scharlachrotgranugenoleinspritzung.

Der in der rechten Achselhöhle gelegene kirschgrosse Tumor ist auf dem Durchschnitt grösstenteils markig weiss, durchsetzt von zahlreichen, oft konfluierenden braunroten schmierigen Herden. Der Tumor ist mit der Haut, mit der Oberschenkelmuskulatur und der vorderen Bauchwand fest verwachsen. Histologisch handelt es sich um ein ungeheuer zellreiches, sehr kleinzelliges *Adenokarzinom*, das in ganz kleinen Nestern infiltrierend wächst, stellenweise auch ganz diffus in zusammenhanglosen Strängen und Nestern die Muskulatur infiltriert (vgl. Abb. 23). Auffallend ist der Befund zahlreicher vielkerniger Riesenzellen im Tumor. Die Milz des Tieres

ist von entsprechender Grösse, vielleicht etwas grösser als in der Norm. An den
inneren Organen lassen sich sonst keinerlei Besonderheiten feststellen, insbesondere
konnten Tumormetastasen nicht nachgewiesen werden. Die beiden Brustdrüsen,
in denen sich nach den Einspritzungen kleine Zystchen entwickelt hatten, zeigen
ein ähnliches Bild, wie wir es als präkanzeröse Veränderung bei Maus 412 beschrieben
haben: Vermehrung des Bindegewebes und darin eingestreut zahlreiche grössere
und kleinere Zysten mit manchmal mehrschichtigem Epithel.

Tabelle 2.

Versuchsdauer (Monate)	Zahl der noch lebenden Tiere	Von diesen haben Mammageschwülste folgende Mäuse:				
		394	412	308	207	318
2	37					
3	37					
4	35	○Injektion		Injektion○		○Injektion
5	32				○Injektion	
6	32					
7	30		○Injektion			°°Cysten
8	30	°°Cysten		Cysten°°		○Injektion
9	30				○Injektion	
10	28				°°Cysten	
11	28	×Ca. (Probeexcision)	°°Cysten	Injektion○	Injektion○	Injektion○
12	28	×Ca. mit ✝Drüsenmetast.	Injektion○			
13	23		×Ca.(Probeexcision)		×Ca. Probe exc.	
14	21			×Ca. Probeexc.		
15	21				×Ca.✝ °°°° Cysten	
16	19		×Ca.✝ °°Cysten	°°Gysten ×Ca.✝mit Lungenmetast.		
17	18					×Ca.mit ✝Lungenmetast. °° °° Cysten

○ Scharlachrot-Granugenolinjektion   °° Cystenbildung in der Mamma   × Mammacarcinom

5. *Maus* 318/26. Vier Monate nach Beginn der Arsenfütterung wird mit den
Scharlachrotgranugenoleinspritzungen in die Mammae begonnen. In Abständen
von ca. acht Wochen werden fünf Drüsen je einmal injiziert. In drei Drüsen entwickeln sich Zysten, von denen zwei im weiteren Verlauf unverändert bleiben. Bei
einer im vierten Versuchsmonat injizierten Drüse (die erste kranialwärts gelegene
linke Brustdrüse) entwickelt sich, nachdem die zuerst entstandene Granugenolzyste
zerquetscht wurde, schon nach acht Wochen ein fast erbsengrosses derbes Knötchen,
das sich dann sehr langsam vergrössert. 17 Monate nach Beginn des Versuchs wird
die Maus getötet. Der Mammatumor ist fast kirschgross, die darüberliegende Haut
vielfach ulzeriert. Auf dem Durchschnitt zeigt der Tumor ein markig weisses Aus-

sehen, das stellenweise von rotbraunen schmierigen Herden unterbrochen wird. Mit der Umgebung ist der Tumor festverwachsen, durch die Bauchwand ist er in die Bauchhöhle durchgebrochen und mit mehreren Dünndarmschlingen verklebt. Das Tier ist hochgradig abgemagert. Die Lungen sind stellenweise fest mit der Pleura costalis verwachsen. Sie lassen schon makroskopisch zahlreiche stecknadel-kopfgrosse unregelmäßig begrenzte grauweisse Knötchen erkennen. Die Leber ist ziemlich gross, etwas gelblich gefärbt. Milz sehr klein, braunrot, Nieren ziemlich gross, gelblich.

Mikroskopisch: Die histologische Untersuchung des Tumors ergibt ein in grossen Alveolen wachsendes, sehr zellreiches Adenokarzinom, das an vielen Stellen grosse Zysten, an anderen einen mehr soliden Bau zeigt. In das umgebende Gewebe dringt der Tumor in zahllosen kleinen Nestern und Strängen vor. In der Wand der

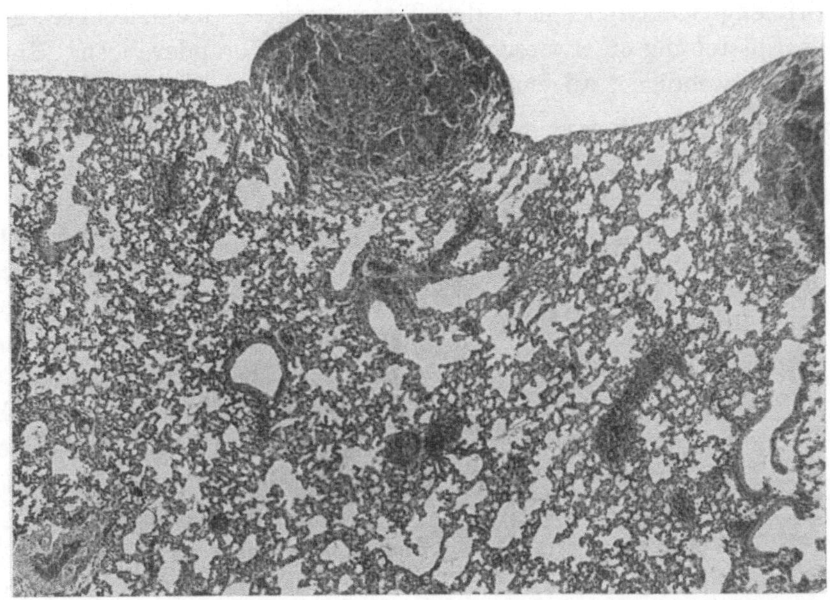

Abb. 24. Einzelne kleinere (teilweise noch innerhalb von Gefässen liegende) und grössere Geschwulst-metastasen in der Lunge bei experimentell erzeugtem Mammakrebs (Maus 318/26).

mit dem Tumor verklebten Darmschlinge finden sich gleichfalls zahlreiche Geschwulst-nester. Die *Lungen* sind von unregelmäßig begrenzten zahlreichen kleineren und einzelnen grösseren Tumorknoten von gleichem Bau ganz durchsetzt (vgl. Abb. 24).

Die Leber und die Niere zeigen eine geringe feintropfige Verfettung des Paren-chyms. In der atrophischen Milz findet sich eine hochgradige Eisenablagerung in der Pulpa.

Die beiden Mammae, in denen sich nach den Scharlachgranugenoleinspritzungen Zysten entwickelt hatten, zeigen histologisch ähnliche Veränderungen wie bei Maus 412/26.

In Tabelle 2 und auf Abb. 25 haben wir das Ergebnis dieser Versuchs-reihe in Form einer Tabelle bzw. Kurve zusammengestellt. Ein Vergleich dieser Kurve mit derjenigen auf S. 334 zeigt ohne weiteres die grosse Ähnlichkeit. Hier wie dort tritt erst nach einer gewissen Zeit eine „sensible Periode" auf, während der offenbar eine hohe Disposition für die geschwulstartige Ent-

gleisung eines Regenerationsvorganges besteht und in der in beiden Versuchsreihen sich Geschwülste entwickeln. In gleicher Weise, wie uns früher der
Nachweis gelang, dass durch die chronische, perkutane Teerzufuhr eine allgemeine Disposition zur Geschwulstbildung entsteht, gelang uns hier der
Nachweis einer ganz analogen Wirkung bei chronischer Arsenzufuhr. Aus
unserer Tabelle geht ferner hervor, dass erst nach verhältnismäßig langer Versuchsdauer diese Disposition erreicht wird und dass diese mit der Versuchsdauer zunimmt. Weiter aber zeigen uns gerade diese Versuche, wie lange
der Prozess der Zystenbildung in der Mamma latent bleiben kann, bis dann
zu einem gewissen Zeitpunkt die experimentell erzeugte Geschwulstdisposition
die bösartige Entartung bedingt. Zysten konnten wir nach den Scharlachrotöleinspritzungen auch bei normalen Tieren erzielen, niemals aber sahen wir
hier die Entstehung einer Geschwulst aus diesen Veränderungen. Hier fehlte
eben die notwendige „Allgemeindisposition".

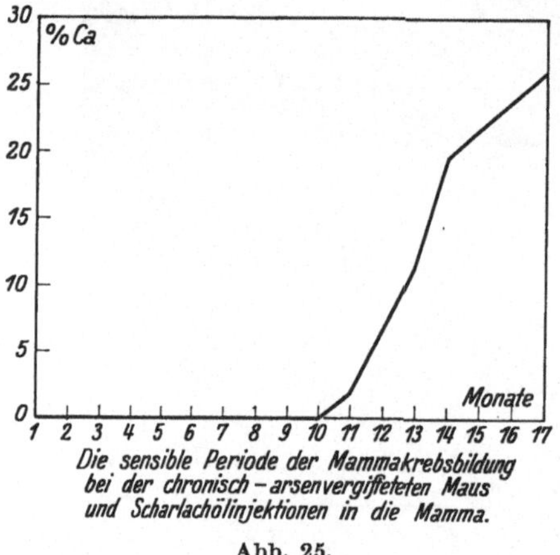

Die sensible Periode der Mammakrebsbildung
bei der chronisch – arsenvergifteten Maus
und Scharlachölinjektionen in die Mamma.

Abb. 25.

Der wichtigste Einwand, der gegen
unsere Versuche gemacht werden könnte,
wäre der, dass die Entstehung der
Geschwülste — es handelt sich in allen
Fällen um ziemlich ähnlich gebaute
Adenokarzinome — keinen Zusammenhang mit unseren Versuchen hat und
dass es sich bei diesen Tumoren einfach
um spontan entstandene Geschwülste
handelt. Wir glauben aber diesen Einwand hinreichend entkräften zu können.
Wie wir schon vorher betont
haben, stammen die Mäuse unserer Ver-
suche aus einer Zucht, über die wir ein ziemlich grosses Vergleichsmaterial
haben. Spontantumoren sind bei diesen Tieren ziemlich selten, keinesfalls
erreicht aber ihre Häufigkeit die in unseren Versuchen beobachtete Zahl von
25 %. Der Einwand wird aber besonders dadurch hinfällig, dass wir gewissermaßen morphologische Reihen in der Entwicklung der Geschwülste beobachten konnten. Die Scharlachrotölinjektionen führen zuerst zu Zystenbildungen, später zu Epithelwucherungen und dann erst zu Karzinomen.
Und letzteres nur bei solchen Tieren, die mit Arsen gefüttert sind. Die Tumoren
entwickelten sich also *nur* am Orte der Injektion. Es wäre also unter diesen
Umständen die Annahme zu gesucht, dass sich nur in der Versuchsreihe *mit*
Arsenfütterungen und gerade nur in den mit Scharlachrotöl injizierten Brustdrüsen in einer bestimmten Versuchsperiode in einem hohen Prozentsatz
spontane Mammakarzinome entwickelt hätten.

Unsere Kontrollen wurden an je 40 Mäusen so durchgeführt, dass wir
bei einer Reihe nur Arsenfütterungen, bei der andern Reihe nur Scharlachrotöleinspritzungen in der gleichen Weise machten. In beiden Versuchsreihen

war das Ergebnis ein absolut negatives. Die Scharlachrotöleinspritzungen führen, wie wir vorher schon ausführten, zu narbigen Veränderungen des Interstitiums, zu Zystenbildungen und geringen Epithelwucherungen in der Mamma, nie dagegen zu einem Karzinom.

b) Die experimentelle Erzeugung eines Hautkarzinoms beim Kaninchen.

B. Fischer-Wasels[1]) ist es zum ersten Male gelungen, durch intra- und subkutane Injektionen von Scharlachrotöl in den Ohrlöffel des Kaninchens Epithelwucherungen zu erzeugen, die histologisch einem infiltrierenden Plattenepithelkarzinom sehr ähnlich waren. Diese Untersuchungen sind von zahlreichen Autoren nachgeprüft und bestätigt worden. Niemals aber ist es in einem Versuche gelungen, auf diese Weise echte Karzinome zu erzielen. Obwohl die Ähnlichkeit im mikroskopischen Bilde oft verblüffend sein kann, fehlen diesen Wucherungen doch die dem Karzinom charakteristischen Eigenschaften, sie metastasieren nie, zeigen auch nie ein fortschreitendes, über den Bereich der Injektion vordringendes infiltrierendes Wachstum und bilden sich wieder spontan zurück. Es war deshalb verlockend, die Art des Wachstums dieser gutartigen Epithelwucherungen bei einer experimentell erzeugten Geschwulstdisposition zu verfolgen. Die Versuche wurden wieder auf Veranlassung von Herrn Prof. *Fischer-Wasels* an einer grösseren Zahl von Kaninchen durchgeführt.

In der ersten Serie, die gemeinsam mit Herrn Prof. *Holfelder* durchgeführt wurde (8 Kaninchen), versuchten wir, wie in früheren Versuchen an Mäusen, eine allgemeine Geschwulstdisposition durch eine schwere allgemeine Röntgenschädigung zu erzielen. Die Tiere wurden zunächst durch 3, in Abständen von 14 Tagen durchgeführte Totalbestrahlungen von 5 % der H.E.D. in 1 m Fokus Abstand behandelt und dann wurden durch Scharlachrotöleinspritzungen Epithelwucherungen am Ohr erzeugt. Gleichzeitig machten wir bei einzelnen Tieren im Bereiche der Rückenhaut subkutane Kieselgurinjektionen und Hautverbrennungen. Während des Versuches, durchschnittlich alle 5—6 Wochen, wurden die Tiere wieder in gleicher Weise allgemeinbestrahlt.

Die Versuche hatten ausnahmslos ein negatives Ergebnis. Die Epithelwucherungen am Ohr blieben sogar in unseren Versuchen hinter den bei anderen Kaninchen erzielten eher zurück. Nach den subkutanen Kieselgureinspritzungen, die bei denselben Tieren am Rücken vorgenommen wurden, bildeten sich nur selten gut entwickelte Granulome, in den meisten Fällen kam es trotz aseptischen Vorgehens zu Abszessbildungen und später narbiger Ausheilung. Die Brandwunden an der Haut heilten in ausnahmslos kurzer Zeit. Der Versuch dauerte 9 Monate.

---

[1]) *Bernh. Fischer*, Münch. med. Wschr. 1906, S. 2041.

In einer weiteren Reihe speicherten wir die Kaninchen vor dem Versuch mit Tusche. Die Tiere bekamen dreimal in Abständen von einer Woche je 8 ccm einer fünffach verdünnten Pelikantusche intravenös, eine Woche bevor wir mit Scharlachrotöleinspritzungen in die Ohren begannen, speicherten wir ausserdem bei jedem Tier ein Ohr lokal mit Tusche, indem wir diese möglichst proximal in die zentrale Ohrarterie einspritzten und gleichzeitig die Ohrrandvene leicht stauten. Auf diese Weise erzielt man eine schöne gleichmäßige Tuschespeicherung im ganzen Löffel. Bei den so vorbehandelten Tieren wurden in der bekannten Weise mit Scharlachrotöl Epithelwucherungen erzeugt. Auch diese Versuche — die Tiere wurden z. T. bis zu 16 Monaten beobachtet — hatten ein negatives Ergebnis. Die Epithelwucherungen unterscheiden sich in keiner Weise von denjenigen bei normalen Kontrollen.

Bei der dritten Versuchsreihe — sie umfasst 18 Kaninchen — versuchten wir, analog den zuvor beschriebenen Versuchen, durch chronische Zufuhr geringer Arsenmengen eine Geschwulstdisposition zu erzeugen. Auch bei diesen Versuchen erzeugten wir Scharlachrotöl-Epithelwucherungen am Ohr. Ausserdem machten wir subkutane Kieselgurinjektionen und Hautverbrennungen im Bereiche des Rückens, die aber zu keinem Ergebnis führten und die wir in unseren folgenden Ausführungen unberücksichtigt lassen wollen.

Bei Kaninchen eine bestimmte Flüssigkeitsmenge zu verfüttern, ist praktisch unmöglich, es sei denn, dass man die Schlundsonde benutzt. Wir spritzten deshalb in dieser Versuchsreihe Arsen ausschliesslich subkutan unter die Rückenhaut. Die Tiere bekamen vom Beginn des Versuches an jeden zweiten Tag 0,25 ccm einer Lösung von Natrium arsenicos. in der Verdünnung 0,001:100,0. Die Scharlachrotölinjektionen wurden in der Regel alle zwei Monate wiederholt. Dazu benutzten wir wieder eine heiss gesättigte Lösung von Scharlachrot in unverdünntem Granugenol. Die Technik der Einspritzungen am Ohr war dieselbe, wie sie *B. Fischer-Wasels* früher angegeben hat. Von den 18 Tieren leben nach 16 Monaten noch 8. Alle Tiere zeigen zu dieser Zeit hochgradige Epithelwucherungen an den Ohren, über deren Schicksal z. T. noch nichts ausgesagt werden kann, da der Versuch noch nicht abgeschlossen ist. Bei einem Tier dagegen hatte sich auf dem Boden der Scharlachrotwucherungen ein sehr bösartiges Karzinom entwickelt, dem das Tier erlag. Wir geben kurz den Inhalt des Versuchsprotokolls wieder:

Kaninchen 3/26. Beginn der Arsenfütterung am 8. Sept. 1926. In den ersten fünf Monaten werden am rechten Ohr drei Scharlachrotinjektionen gemacht, die zu üppigen, stellenweise papillären Wucherungen führen. Diese bilden sich bis zum Ende des Versuchs bis auf drei kleinere cholesteatomähnliche Epithelzysten von Erbsen- bis Bohnengrösse wieder zurück. In der Zeit vom 20. Febr. 1927 bis 28. Okt. 1927 werden am linken Löffel, und zwar im Bereiche des obersten Drittels, drei Injektionen gemacht. (Letzte Einspritzung am 28. Okt. 1927.) An der injizierten Stelle entwickeln sich zunächst wieder die gewöhnlichen Epithelwucherungen, die gegenüber denjenigen bei den anderen Tieren zunächst keine Besonderheiten zeigen. Aber schon nach drei Monaten, im Verlaufe des Januar 1928 lassen sich deutliche

Anzeichen eines beginnenden fortschreitenden Wachstums der Epithelwucherungen erkennen: In der Mitte des Ohrs entstehen zunächst umschriebene Verdickungen unter der Haut, die im Verlaufe der nächsten Monate das ganze Ohr befallen und zu kirschgrossen Auftreibungen führen, die z. T. durch die Haut nach oben und unten durchbrechen. Es entstehen ausgedehnte Ulzerationen und Jauchungen; das Ohr wird fast zur Hälfte brandig und abgestossen (d. h. der Teil des Ohrs, in den ursprünglich Scharlachrotöleinspritzungen gemacht wurden). Der übrig gebliebene Stumpf ist hochgradig verdickt und knorpelhart, die Oberfläche zerklüftet und mit eingetrockneten Sekretmassen bedeckt (vgl. Abb. 26 und 27). Die mikroskopische

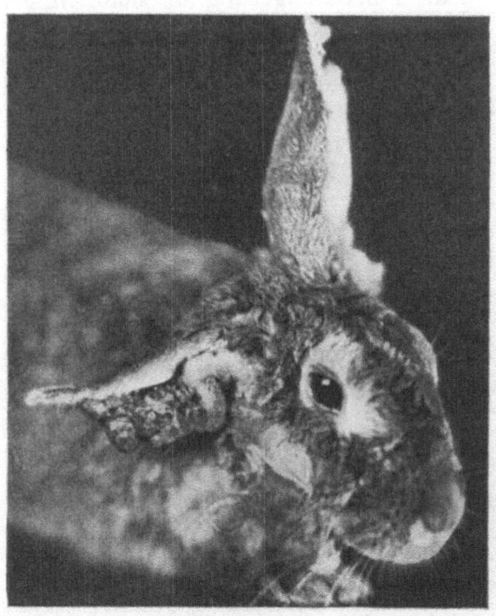 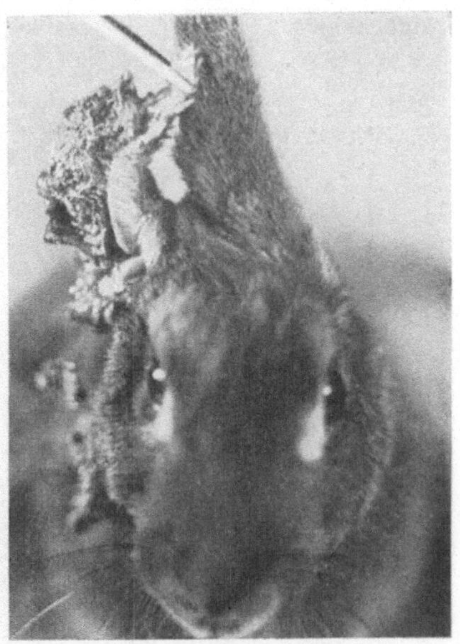

Abb. 26.   Abb. 27.

Polypöses und infiltrierendes Karzinom am Ohr des Kaninchens 3/26, entstanden nach einer Scharlachrotgranugenoleinspritzung. Dauer der Arsenfütterung: 2 Jahre.

Untersuchung einer am 27. Aug. 1928 vorgenommenen Probeexzision ergibt ein infiltrierendes *Plattenepithel*karzinom. Der Tumor dringt im weiteren Verlauf auf die Haut der seitlichen Halspartien über.

Die Arseneinspritzungen wurden im Februar 1928 eingestellt, nachdem die Art der Epithelwucherungen Anzeichen ihrer Bösartigkeit erkennen liess. Das Tier geht am 14. Nov. 1928, also 27 Monate nach Beginn des Versuches spontan zu Grunde.

Sektionsbefund: Hochgradig abgemagertes Tier. Fell in beiden Inguinalbeugen und über den Schulterblättern, besonders über dem linken, struppig, stellenweise mit dicken borkigen Auflagerungen. Am Hals unmittelbar unter dem rechten Unterkieferrand, auf der Haut festhaftende, stinkende Borken; die Haut der rechten Gesichts- und Halshälfte ist vollständig enthaart, am Ohrwinkel eitrig belegt. Das rechte Ohr zeigt der Innenfläche und Aussenfläche aufsitzende, bohnen- bis kirschgrosse, oberflächlich ulzerierte Knoten. Vom Ohr besteht nur noch die Hälfte. Die äussere Ohrspitze fehlt (es ist die Stelle, an der ursprünglich die Scharlachrotölinjektionen vorgenommen wurden). Im rechten Ohr finden sich drei scharf umschriebene Zysten mit derber Wand und grützigem Inhalt, die darüberliegende Haut ist z. T. enthaart, z. T. zeigt sie eine von der übrigen Behaarung scharf unterschiedene, dichte flockigweisse Behaarung. Die Halsorgane zeigen keine Besonder-

heiten, insbesondere keine sichtbar vergrösserten Drüsen. Mundhöhle o. B.   Herz
klein, schlaff, Ventrikel weit.   Lungen: gut lufthaltig, ohne Besonderheiten, Gewicht:
10 g.   Leber: hochgradig verkleinert, von dunkelbraunroter Farbe und stark vermehrter Konsistenz.   Oberfläche feinhöckerig, Schnittfläche auffallend glatt, anscheinend sehr bindegewebsreich, Gewicht: 26 g.   Milz sehr klein, Gewicht: ca. 1 g.
An den übrigen Organen keine Besonderheiten.

Mikroskopisch: Die hochgradig atrophische Milz zeigt histologisch eine starke
Atrophie der Follikel und deutliche Bindegewebsvermehrung der Pulpa.   Mäßige
Leukozytenanreicherung in der perifollikulären Zone.   Keine Myelozyten, keine
Knochenmarksriesenzellen.   In der Pulpa findet sich in den Sinusendothelien und
besonders in den Retikulumzellen eine starke Eisenablagerung in ziemlich grob-
körniger Form.

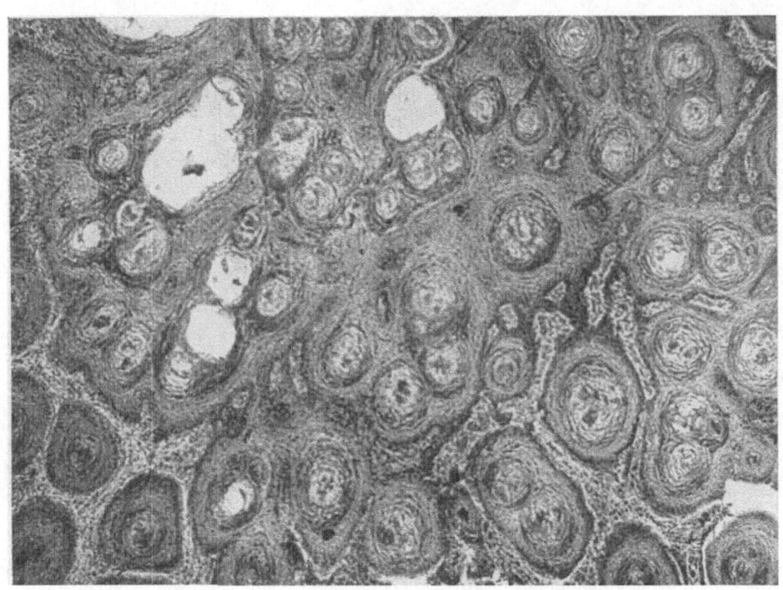

Abb. 28.   Typisches verhornendes Plattenepithelkarzinom am Ohr von Kaninchen 3/26.

Das Oberschenkelmark besteht mikroskopisch aus einem zellreichen Mark,
in dem sich besonders reichliche Leukozyten und deren Vorstufen finden, wogegen
die Vorstufen der roten Blutkörperchen gegenüber der Norm an Zahl deutlich vermindert sind.

Die Leber zeigt eine deutliche Atrophie der Leberzellen.   In dem stark ver-
breiterten periportalen Bindegewebe finden sich reichliche chronisch-entzündliche
Rundzelleninfiltrate und an einzelnen Stellen deutliche Gallengangswucherungen.
In den Leberzellen in der Peripherie und im Zentrum der Azini geringe feintropfige
Verfettung, in den Sternzellen Spuren von feinkörnigem Eisenpigment.

In der Niere, besonders an der Grenze von Mark und Rinde, zahlreiche grössere
und kleinere perivaskuläre Rundzelleninfiltrate, sowie eine ausgedehnte Epithel-
verfettung der Rindenkanälchen.

In der Lunge finden sich gleichfalls zahlreiche grössere und kleinere perivaskuläre und peribronchiale Rundzellenherde, die bei diesem Tier einen grösseren
Umfang erreichen, als es den normalerweise vorkommenden lymphoiden Herden
der Kaninchenlunge entspricht.   Sonst zeigt die Lunge keine Besonderheiten.

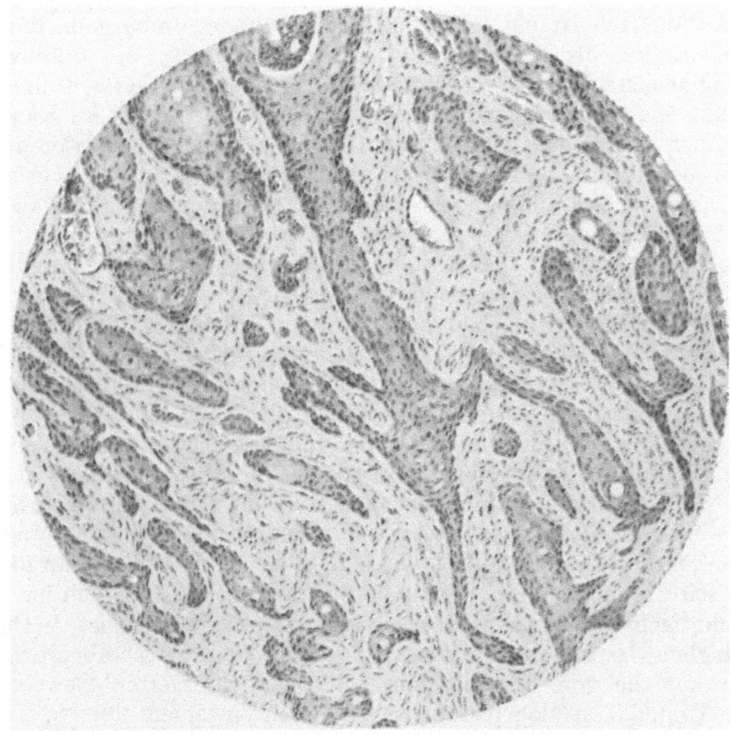

Abb. 29 zeigt eine andere Stelle desselben Tumors. Starke Infiltration des Bindegewebes mit kleinen Nestern und Strängen der Geschwulst.

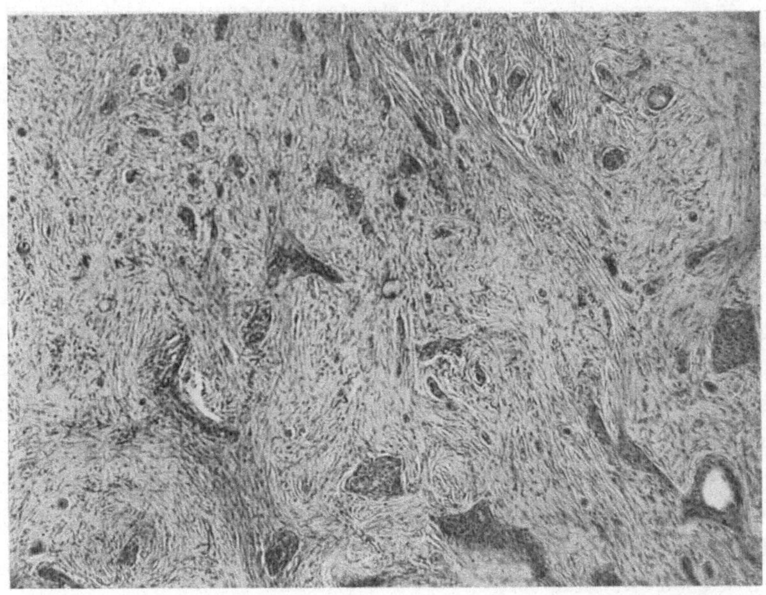

Abb. 30 zeigt die hochgradige Entdifferenzierung des Tumors bei Kaninchen 3/26 an einer anderen Stelle Man sieht zahlreiche kleine und kleinste solide Epithelzellenhaufen in den Spalten eines zellarmen fibrösen Bindegewebes.

Der *Tumor* zeigt an den verschiedenen untersuchten Stellen ein unterschiedliches Bild. Vielfach ist ein mäßig zellreiches Bindegewebe ganz durchsetzt von zahlreichen runden bis länglichen Plattenepithelnestern, die durchweg zentrale Hornbildung zeigen. Die Bilder erinnern am meisten an die auch ohne chronische Arsenwirkung leicht zu erzielenden Plattenepithelwucherungen des Kaninchenohres. Doch lässt auch im Bereiche dieser Partien der ausgesprochen infiltrierende Charakter der Epithelwucherungen an ihrer Bösartigkeit keinen Zweifel. Dass es sich wirklich um einen echten Hautkrebs handelt, geht aber noch deutlicher aus anderen untersuchten Stellen hervor. Hier verlieren die Epithelwucherungen oft ganz ihren charakteristischen Aufbau. Lange schmale Züge solider, ziemlich undifferenzierter Zellhaufen dringen tief in die Bindegewebsspalten vor, wachsen von unten her in das normale Epithel und durchbrechen dieses, dringen durch den Ohrknorpel, um auf der anderen Seite des Ohrlöffels das Epithel zu durchwachsen. Die Entdifferenzierung im histologischen Bau des Tumors ist oft so hochgradig, dass bei einzelnen Stellen der Ausgang der Geschwulst vom Hautepithel nicht mehr zu erkennen ist und der Tumor als ein solides Drüsenzellenkarzinom imponiert. Das interstitielle Bindegewebe ist an den Stellen, an denen der Tumor durch die Haut ulzeriert ist, zellreicher, durchsetzt von chronisch-entzündlichen Rundzelleninfiltraten und spärlichen Leukozyten. Das in der Tiefe liegende interstitielle Bindegewebe ist weit weniger zellreich, stellenweise deutlich hyalin, so dass vielfach Bilder entstehen, die an das Bild eines Carcinoma scirrhosum erinnern. Reste von Scharlachrot lassen sich im Bereiche des Tumors nicht nachweisen, was ja auch ohne weiteres erklärlich ist. (Die Stelle, an der ursprünglich das Scharlachgranugenol injiziert wurde, ist abgestossen und wir haben hier nur die vom Primärtumor sekundär infiltrierten Gewebspartien vor uns.) Der Tumor lässt sich histologisch noch in einzelnen Nestern und Strängen auch unterhalb der Ohrwurzel im subkutanen Bindegewebe der seitlichen Halspartien nachweisen, während Metastasen in den Lymphdrüsen oder in anderen Organen nicht nachgewiesen werden konnten. Wir geben im folgenden drei Abbildungen vom histologischen Aufbau des Tumors, Abb. 28 zeigt das Bild eines typischen Plattenepithelkarzinoms mit starker Verhornung, Abb. 29 und 30 zeigen den Tumor im Bereiche einer an das Gebiet von Abb. 28 unmittelbar angrenzenden Stelle. Hier zeigt der Tumor fast den Aufbau eines diffus infiltrierenden soliden Drüsenzellenkarzinoms. Die Untersuchung der Haut an anderen Körperstellen ergab keine Besonderheiten, desgleichen liess sich an den Schleimhäuten des Verdauungstraktus nichts besonderes feststellen.

Von den übrigen Kaninchen leben z. T. (also 28 Monate nach Beginn des Versuches) noch 6 Kaninchen. Bei sämtlichen noch lebenden Tieren bestehen ungewöhnlich hochgradige Epithelwucherungen an den Ohren, ein Karzinom haben wir dagegen bei einem der anderen Tiere noch nicht nachweisen können. Bei den inzwischen eingegangenen Tieren haben wir gleichfalls bei den meisten hochgradige Epithelwucherungen am Orte der Scharlachgranugenolinjektionen gesehen, dagegen haben wir auch hier ein echtes Karzinom nicht beobachten können. Auf Grund der früher angeführten Tatsachen vermuten wir auch, dass es uns nicht in allen Fällen dieser Kaninchenversuche gelungen ist, die chronische Giftwirkung quantitativ so genau in jedem Einzelfall zu bemessen, dass wirklich „die sensible Periode" der allgemeinen Geschwulstdisposition erzielt wurde.

Wir haben ein besonderes Augenmerk darauf gerichtet, ob nach dieser chronischen Arsenwirkung bestimmte Organveränderungen auftreten, die

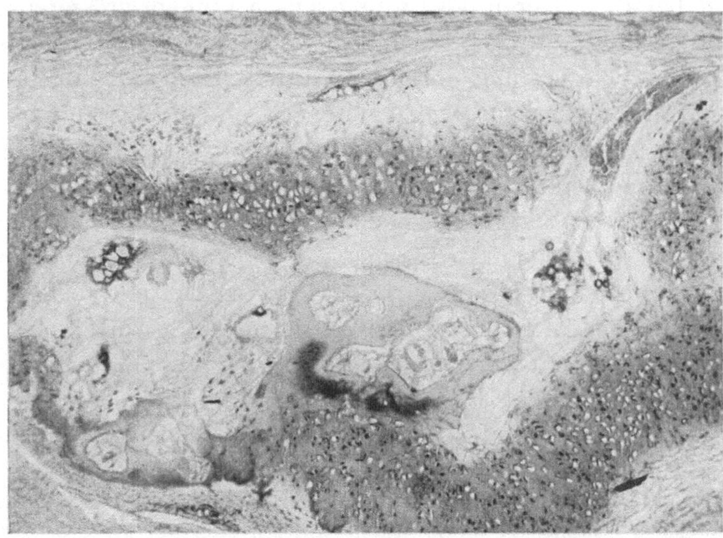

Abb. 31.

sich mit einiger Gesetzmäßigkeit bei allen Tieren oder wenigstens bei dem grössten Teil derselben nachweisen liessen. Die einzige Erscheinung, die fast ausnahmslos bei allen Tieren vorhanden war, war die Atrophie der Milz, manchmal auch der Leber. Die Atrophie der Milz ging vorwiegend auf Kosten der Follikel, die Pulpa zeigte regelmäßig eine deutliche Bindegewebsvermehrung. Die vermehrten Rundzellenherde in Leber, Niere und Lunge

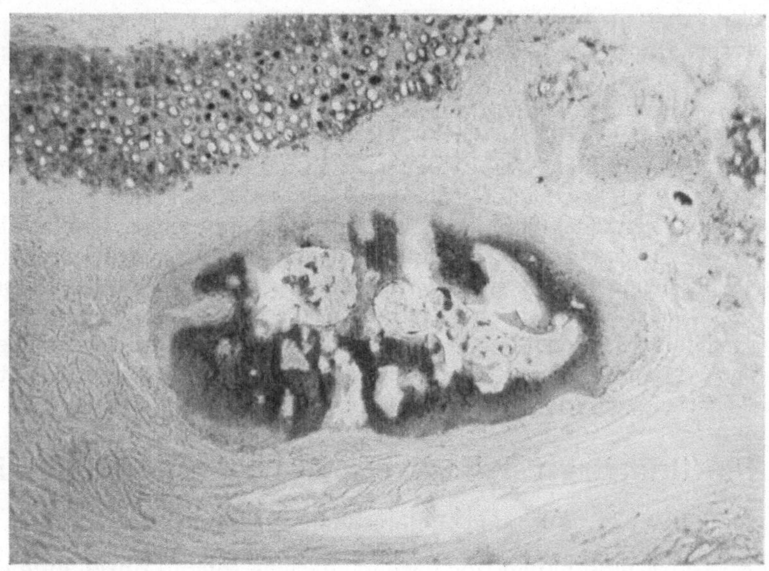

Abb. 32.

Abb. 31 und 32. Knorpel- und Knochenwucherungen im subkutanen Bindegewebe am Ohr eines Kaninchens nach Scharlachrotgranugenoleinspritzungen. Man erkennt u. a. deutlich die verfetteten Knorpelzellen.

waren nicht bei allen Tieren oder wenigstens bei einem grösseren Teil gesetzmäßig nachweisbar. Ob wir in der Milzatrophie eine charakteristische, durch
Arsen bedingte Veränderung erblicken dürfen, lässt sich aus unseren Versuchen nicht mit Sicherheit sagen. (Bei Tieren, die in anderen Versuchen
von gleich langer Dauer waren, sahen wir mitunter noch stärkere Atrophien
der Milz, ohne dass diese Tiere Arsen bekommen hatten.)

Auch aus diesen Versuchen geht die Bedeutung der Allgemeindisposition
und der „sensiblen Periode" klar hervor. Die in den ersten 5 Monaten erzeugten
Epithelwucherungen bilden sich zurück. Erst die Epithelwucherungen, deren
Entstehung in die Zeit der durch Arsenzufuhr geschaffenen „sensiblen
Periode" fällt, entarten und werden Ausgang für ein bösartiges Karzinom,
dem das Tier erliegt!

Einige Veränderungen am Ohr des Kaninchens nach besonders zahlreichen Scharlachgranugenolinjektionen wollen wir noch kurz besprechen. Bei Tieren, es handelt
sich besonders um diejenigen, bei denen sich keine wesentlichen Epithelwucherungen
im Verlaufe des Versuches gebildet haben, spielen sich am *Bindegewebe* mehr oder
weniger hochgradige Veränderungen ab. Es entwickelt sich ganz diffus ein ödematöses
zellreiches junges Bindegewebe, in das zahlreiche grössere und kleinere Fettröpfchen
(Scharlachgranugenol?) eingestreut sind. Dieses Granulationsgewebe ist bei manchen
Tieren so kräftig entwickelt, dass das sonst höchstens 5 mm dicke Kaninchenohr
bis zu 5 cm stark wird. Um die Fettröpfchen lagern sich schon nach kurzer Zeit
grosse Makrophagen an, in späteren Stadien sieht man häufig ausserordentlich
grosse Fremdkörperriesenzellen, die im Innern einen grossen Fettropfen enthalten.
Es verfetten auch die Knorpelzellen des Ohrknorpels sehr stark, so dass man häufig
in grösseren Knorpelgebieten überhaupt keine Zellen in den Knorpelhöhlen erkennen
kann. Diese sind dann ganz von einem grossen Fettropfen ausgefüllt. Der Ohrknorpel verliert ausserdem seine Struktur, er wird vielfach durch Bindegewebszüge
unterbrochen und die so isolierten Knorpelstückchen wuchern bis zu erbs- und
bohnengrossen Knoten. Teilweise im Zusammenhang, teilweise unabhängig von
diesen Knorpelwucherungen entstehen zahlreiche grössere und kleinere Herde von
spongiösen Knochen, bei denen nur selten Knochenmark zu finden ist (vgl. Abb. 31
und 32). Merkwürdigerweise stehen diese Veränderungen in einem gewissen Gegensatz
zu den Epithelwucherungen: Sie schliessen sich nämlich fast regelmäßig gegenseitig
aus, ja wir konnten sogar nachweisen, dass gerade in den Fällen, in denen Knorpelwucherungen, Knochenneubildungen und ein besonders üppiges Granulationsgewebe
entstanden waren, das Epithel der Haut deutlich atrophisch geworden war. Bei
den Tieren, bei denen wir die stärksten Epithelwucherungen gesehen haben, fehlten
diese chronisch-entzündlichen proliferierenden Prozesse ganz oder waren nur sehr
wenig ausgedehnt. Bestenfalls entstand in dem Granulationsgewebe eine sich mitunter bis zu Pflaumengrösse vergrössernde Plattenepithelzyste mit stark abge-
plattetem Epithel und enormer Hornbildung nach Art eines Cholesteatoms.

D. Die Grundlagen der allgemeinen Geschwulstdisposition.

1. Die morphologischen Grundlagen.

Unsere Versuche haben uns gezeigt, dass es sowohl durch eine chronische
Teer- als auch durch chronische Arsenzufuhr gelingt, eine Allgemeindisposition
zur Geschwulstbildung zu erzeugen. Es erhebt sich nun für uns die Frage:

Wie wirken diese Substanzen auf den Organismus und was ist in unseren Versuchen das Wesen dieser Geschwulstdisposition? Man könnte zunächst daran denken, dass durch Teer oder durch Arsen bestimmte morphologisch nachweisbare Organveränderungen entstehen, die für die Geschwulstentstehung eine besondere Bedeutung haben könnten. Aus unseren Versuchsprotokollen geht aber einwandfrei hervor, dass das nicht der Fall ist. Die mitunter bei den verschiedenen Versuchstieren beobachteten Organerkrankungen stellen nie eine charakteristische Erkrankung aller Tiere des betreffenden Versuches dar, sie haben vielmehr die Bedeutung eines zufälligen Nebenbefundes und lassen uns bei dem Versuche einer Erklärung im Stich, warum gerade bei diesen Tieren sich eine Geschwulst entwickelt hat.

2. Die Stoffwechselveränderungen bei allgemeiner Geschwulstdisposition.
(Gewebsatmung und Glykolyse.)

Nach den grundlegenden Versuchen *Warburgs* über den Stoffwechsel der Tumoren lag für uns der Gedanke nahe, dass vielleicht wichtige und für das Wesen der Geschwulstdisposition bedeutungsvolle Veränderungen im Stoffwechsel der Gewebe bei solchen Tieren nachzuweisen sind, die an einer Geschwulst erkrankt waren oder bei denen durch chronische Teer- oder Arsenzufuhr experimentell eine Allgemeindisposition zur Geschwulstbildung erzeugt war.

Bei karzinomkranken Tieren und Menschen sind bereits zahlreiche Abweichungen im Stoffwechsel beschrieben worden. *Dische* und *Laszlo*[1]) untersuchten besonders den Kohlehydratstoffwechsel der Leber und Niere von karzinomkranken Mäusen. Es handelt sich dabei um Mäuse mit transplantierten Tumoren. Nach der Methode von *Dische* und *Popper* wurden die Gesamtkohlenhydrate bestimmt, die sich in dem zum Glukoseversuch verwendeten *Gewebsbrei* und der zugesetzten zuckerhaltigen Ringerlösung am Anfang und am Ende des Versuchs befanden. Aus der Differenz dieser beiden Grössen wurde die Menge der durch die Glykolyse des Gewebsbreis abgebauten Kohlenhydrate unmittelbar errechnet. Sie verstehen dabei unter „Glykolyse" jeden (anaëroben) Abbau von Kohlenhydraten. Die zu Brei verarbeiteten Organe wurden in glukosehaltiger Ringerlösung suspendiert und in einem verschlossenen Gefäss im Brutschrank in einer Atmosphäre von Stickstoff mit 5% Kohlensäure geschüttelt. Es zeigte sich, dass die Niere und mehr noch die Leber von Karzinommäusen Kohlehydrate in höheren Mengen abbauen als die entsprechenden Organe normaler Mäuse. Die nicht karzinomatöse Leber von Karzinomtieren besitzt eine beträchtliche Erhöhung des glykolytischen Vermögens gegenüber der Norm. Sie vermag sowohl den von aussen zugeführten Traubenzucker als auch wahrscheinlich ihr eigenes Glykogen abzubauen. Wir werden später noch zeigen, dass wir bei der Untersuchung von Tieren mit einer allgemeinen Geschwulstdisposition und mit spontanen Geschwülsten zu ganz ähnlichem Resultate gekommen sind. Dagegen gelang uns der Nachweis dieser Stoffwechseländerung bei Mäusen mit transplantierten Geschwülsten *nicht*. Wahrscheinlich dürfte das an der Methode liegen. Die von *Dische* und *Laszlo* angegebene Versuchsanordnung entspricht naturgemäß nicht der Genauigkeit der *Warburgschen* Apparatur. Es liegt auf der Hand, dass eine manometrische Messung an frischen Gewebsschnitten unter physiologischen

---

[1]) *Dische* und *Laszlo*, Über das glykolytische Vermögen tierischer Organe beim Karzinom. Biochem. Z. **175,** 412 (1926).

Bedingungen den Anspruch auf grössere Genauigkeit erheben kann gegenüber
einer Methode, bei der sich autolytische Prozesse nicht sicher ausschliessen lassen.

Neuschloss[1]) zeigte ferner, dass bei karzinomkranken Tieren alle Organe bis
auf die Milz (die hier eine Ausnahmestellung einnimmt) eine gegenüber der Norm
verminderte Atmung aufweisen. *Dische* und *Laszlo* glauben, dass die von ihnen
mitgeteilten Stoffwechselveränderungen an der Leber darauf hinzuführen sind, dass
vom Tumor glykolysesteigernde Substanzen in die Blutbahn übertreten und so
auch in metastasenfreien Organen Stoffwechseländerungen hervorrufen können.
In seiner Mitteilung über Gärung und Wachstum weist aber *Rosenthal*[2]) bereits darauf
hin, dass die Annahme einer Übertragbarkeit des glykolytischen Ferments resp.
eines Fermentaktivators aus den Untersuchungen von *Dische* und *Laszlo* durchaus
nicht zwingend ist, vielmehr könne auch die Leber eines tumorkranken Individuums
infolge der Resynthese der vom Tumor in den Kreislauf abgegebenen Milchsäure
reicher an einer leicht vergärenden Zwischensubstanz sein als die Leber eines gesunden
Vergleichstieres.

Nach unseren Untersuchungen (s. unten) ergibt sich ausserdem, dass in den
meisten Fällen die histologische Untersuchung der Organe hinreichende Aufschlüsse
über die eigentliche Ursache des veränderten Stoffwechsels ergibt, soweit es sich
wenigstens um Tiere mit transplantierten Geschwülsten handelt.

Den Gesamtstoffwechsel bei experimentellen bösartigen Geschwülsten untersuchte *Reprev*[3]). Er konnte zeigen, dass bereits die kleinste Menge einer transplantierten Geschwulst einen bestimmten Einfluss auf den Gesamtorganismus ausübt.
Reprev betrachtet demgemäß die Wirkung der transplantierten Substanz als die
eines chemischen Agens, dessen Eigenschaften von fermentativem Charakter sind.
Dieser Einfluss zeigt sich deutlich in der Stoffwechseländerung bezüglich des Wassers,
der Salze, beim Stickstoffstoffwechsel usw. Der Wassergehalt des Körpers nimmt zu.
Nach der Impfung tritt eine Verstärkung von Dissimilationsprozessen im Organismus ein, die sich durch die Verminderung der CO_2-Ausscheidung und des O_2-
Verbrauchs kundgibt. Im Anschluss daran folgt ein Absinken der Stoffwechsel-
intensität selbst unter die Norm. Es kann dann wiederum ein Anstieg der
Dissimilationsprozesse erfolgen.

Die Gesamtmenge des Urins sowie des Stickstoffs, der Chloride und Phosphate
in demselben vermehren sich sofort nach der Transplantation. Die Harnstoffmenge
nimmt in der Geschwulstperiode ab, der Reststickstoff hat dagegen zugenommen.
Die Blutfermente bei krebskranken Menschen und Tieren verändern sich nach
den Untersuchungen *Reprevs* folgendermaßen: Die Peroxydase und Katalasequo-
tienten werden kleiner, die von Protease und Esterase grösser. Die Reversibilitäts-
fähigkeit der Erythrozyten nimmt scheinbar bei Krebskranken zu.

Okamoto[4]) untersuchte besonders das Verhalten der Milz bei Krebsratten.
Er fand, dass die bei krebskranken Ratten häufig auftretende Milzvergrösserung
mit einer Zunahme der anaëroben Glykolyse parallel verläuft. *Okamoto* denkt
(ähnlich wie *Dische* und *Laszlo*), dass ein Transport des glykolytischen Ferments
vom Tumor ins Milzgewebe stattfindet. Auffallend ist aber die Angabe *Okamotos*,
dass andere Organe eine Änderung des glykolytischen Verhaltens vermissen lassen.
Neben einer wahrscheinlichen Aufstapelung des glykolytischen Ferments in der

---

[1]) *Neuschloss*, Klin. Wschr. **1924**, Nr. 2, 57. — [2]) *Rosenthal*, Gärung und Wachstum. Z. Krebsforschg **27**, 131 (1928). — [3]) *Reprev*, A., Der Stoffwechsel bei
experimentellen bösartigen Geschwülsten. Voprossy onkologii **1**, H. 1, 1 (1928). —
[4]) *Okamoto*, Studien über die Milz bei Krebsratten. Proc. imp. Acad **3**, 184 (1927).

Milz infolge des vermehrten Leukozytenuntergangs denkt *Okamoto* auch an eine antikarzinomatöse Reaktion des retikuloendothelialen Systems mit Vergrösserung desselben und Steigerung seiner Glykolyse.

Joltrain, *Révész* und *Wolff*[1]) prüften an unbehandelten Krebskranken und an Normalen den respiratorischen Quotienten und die Kalorienabgabe nach der Aufnahme von Zucker. Es zeigte sich, dass bei Krebskranken der respiratorische Quotient unverändert bleibt, oder höchstens in ganz engen Grenzen steigt, also wesentlich hinter der Steigerung beim Normalen zurückbleibt. Aus diesen Versuchen geht hervor, dass der Krebskranke seinen Zucker nicht so verbrennt wie andere Menschen.

Landegger und *Pirker*[2]) untersuchten das Glykolysevermögen menschlicher Karzinomkranker. Von einem Karzinomkranken und einem gesunden Menschen wurden je 2 ccm Blut entnommen, defibriniert, und fünf Stunden bei 37⁰ gehalten; vor und nach der Bebrütung wurde der Zuckergehalt bestimmt. In mehreren Fällen konnte so nachgewiesen werden, dass der Zuckerabbau beim Karzinomkranken stärker war als beim Normalen. Sie konnten ferner im Serum Karzinomkranker, Schwangerer sowie der Mehrzahl gesunder Menschen eine gärungsfördernde Substanz nachweisen. *Landegger* und *Pirker* vermuten nach ihren Ergebnissen, dass die glykolysefördernde Eigenschaft des Serums eine Voraussetzung für das Zustandekommen eines Karzinoms ist.

Louros und *Gaessler*[3]) fanden beim Uteruskarzinom eine deutliche allgemeine Stoffwechselstörung. Diese betrifft alle Stoffwechselsysteme in eindeutiger Weise; die auffälligste Erscheinung war der in jedem Stoffwechselsystem festzustellende geringere Sauerstoffverbrauch.

a) Methodik unserer Untersuchungen.

Unsere Untersuchungen beziehen sich ausschliesslich auf die Organe der weissen Maus. Zur Bestimmung des Stoffwechsels, d. h. der Atmung in Sauerstoff, der Glykose bei Anwesenheit von Sauerstoff und der Glykose in sauerstoffreiem Medium bedienten wir uns der von *Warburg* angegebenen Apparatur, auf deren genaue Beschreibung wir unter Hinweis auf die Darstellung bei *Warburg* verzichten können. Einige Bemerkungen bezüglich der Technik seien noch gestattet.

Für die Bestimmung der Sauerstoffzehrung benutzten wir die von *Warburg* angegebene hohe Form der Atmungströge (vgl. Abb. 33), deren Volumen (V) zwischen 22 und 23 ccm und deren Gefässkonstanten K_{O_2} zwischen 1,9 und 2,0 liegen

$$\left(K_{O_2} = \frac{V_g \cdot \dfrac{273}{T} + V_f \cdot \alpha}{10\,000} \quad \text{bei } V_g = 21{,}62 \text{ bis } 23{,}13,\ T = 310{,}5,\ V_f = 600 \text{ und} \right.$$

$\alpha_{O_2} = 0{,}024$).

Für die Bestimmung der Glykolyse unter aëroben und anaëroben Bedingungen benutzten wir die flache Form der Tröge (vgl. Abb. 34), bei denen das Volumen zwischen 15,77 und 16,73 ccm lag. Die Gefässkonstanten schwankten zwischen

---

[1]) *Joltrain*, *Révész* und *Wolff*, Cancer et troubles du métabolisme des sucres. Bull. Assoc. franç. **17**, Nr. 3, 125 (1928). — [2]) *Landegger* und *Pirker*, Zur Frage des Einflusses menschlicher Sera auf die Gärung mit besonderer Berücksichtigung der Krebskrankheit. Z. Immunforschg **25**, 358 (1928). — [3]) *Louros* und *Gaessler*, Der allgemeine Stoffwechsel beim Uteruskarzinom. Klin. Wschr. 8. Jg., Nr. 11, **1929**.

1,31 und 1,425 (K_{CO_2} nach der vorhergehenden Formel berechnet, wobei $V_f = 1000{,}0$, $\alpha_{CO_2} = 0{,}56$ und $T = 310{,}5$ betrug). Bei der Grösse der Gefässkonstanten kamen bei unseren Untersuchungen nur Bestimmungen an mehreren Schnitten in Frage. Bei der Kleinheit der Organe der Maus ist es nicht immer möglich, von demselben Tier genügend Schnitte für die gleichzeitige Messung der Atmung und der Glykolyse zu erhalten. Das gilt besonders für die Untersuchungen am Zwerchfell, an der Magenschleimhaut und an den Ohren, deren Grösse für die drei verschiedenen Bestimmungen nicht ausreicht. Wir gingen deshalb dazu über, für eine Bestimmung stets mehrere Tiere vom gleichen Gewicht, die unter denselben Bedingungen gehalten waren, zu nehmen. Es ist klar, dass diese Methode Fehlerquellen besitzt, die aber bei Berücksichtigung zahlreicher Versuche vernachlässigt werden können. Dadurch, dass wir in jedem Trog zu gleicher Zeit Atmung oder Glykolyse von einer bezüglich der Zahl und der Grösse der Schnitte gleichmäßig zusammengesetzten Schnittemischung bestimmten, stellen die Ergebnisse gewissermaßen bereits einen Mittelwert dar.

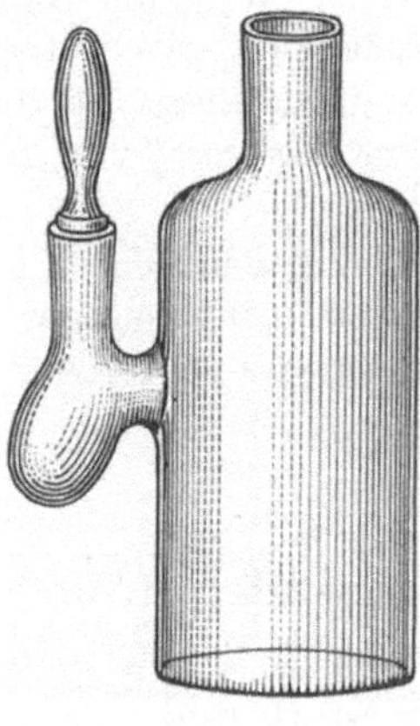

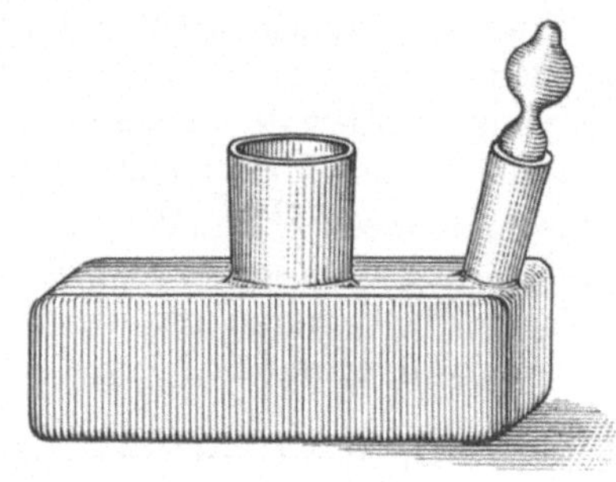

Abb. 34.

Abb. 33.   Hohe Form des Atmungstroges zur Bestimmung der Sauerstoffzehrung.

Abb. 34.   Flache Form des Troges zur Bestimmung der aëroben und anaëroben Glykolyse.

Abb. 33.

Bei der Ausführung der Bestimmungen haben wir uns an die *Warburgschen* Vorschriften gehalten[1]), die wir als bekannt voraussetzen müssen. Berechnung der Schnittdicke nach der Formel $\sqrt{8\,C_0\,\dfrac{D}{A}}$

Eichung der Gefässe nach der Formel $a \cdot \dfrac{h2}{h2 - h1}$.

Einer Anregung von Herrn Dr. *Lehnartz* folgend, haben wir auch bei der Bestimmung von h1 die Tröge mit einer geringen, genau abgemessenen Wassermenge (y) aufgefüllt. Diese Methode hat den Vorteil, dass man bei beiden Ablesungen unter gleichen Bedingungen arbeitet. Es ist dann $V = a \cdot \dfrac{h2}{h2 - h1} + y$. Berechnung des Sauerstoffverbrauchs bzw. der Kohlensäurebildung unter anaëroben Bedingungen nach der Formel $x = h \cdot \left[\dfrac{V_g \dfrac{273}{T} + V_f \cdot \alpha}{10\,000} \right]$

Der Atmungstrog zur Messung der Sauerstoffzehrung enthielt 0,5 ccm einer dem Ratten- und Mäuseserum isotonen Ringerlösung mit einer Gefrierpunktserniedrigung

---

[1]) *Warburg, Otto,* Über den Stoffwechsel der Tumoren. Berlin 1926.

von $-0,56^0$, der Einsatz 0,1 ccm einer $5,0\%$igen Kalilauge. Die Manometer wurden mit reinem Sauerstoff gefüllt. Zur Bestimmung der anaeroben Glykolyse füllten wir die Tröge mit 1,0 ccm der von *Warburg* angegebenen „Ringerlösung zur Glykolyse" mit $2,5 . 10^{-2}$ Mole/Liter Bikarbonat und $0,2\%$ Glukose. Die Manometer wurden mit einer Mischung von 5% CO_2 in Stickstoff, die vorher ein glühendes Kupferrohr passiert hatte, aufgefüllt. Zur Bestimmung der aëroben Glykolyse arbeiteten wir mit einer Mischung von 5 Vol $\%$ CO_2 in 95 Vol $\%$ O_2.

Berechnung der bei der aëroben Glykolyse entstehenden Extrakohlensäuremenge nach der Formel: Extrakohlensäure $= X_{CO_2} + X_{O_2}$, wobei

$$X_{O_2} = h \cdot \left[\frac{K_{CO_2} \cdot K_{O_2}}{K_{CO_2} + y \cdot K_{O_2}}\right], \quad X_{CO_2} = h \cdot \left[\frac{\dfrac{K_{CO_2} \cdot K_{O_2}}{K_{CO_2}}}{y} + K_{O_2}\right]$$

und $y = \dfrac{K_{CO_2}}{K_{O_2}} \cdot \dfrac{H - h \cdot \dfrac{K_{O_2}}{K_{O_2}}}{h - H}$.

Berechnung des Quotienten nach der Formel:

$$Q_{CO_2}^{O_2} = \frac{X_{CO_2}^{O_2} + X_{O_2}}{m \cdot t}.$$

Bei einzelnen Bestimmungen bedienten wir uns auch der von *Warburg*[1]) zuerst angegebenen Methode zu Messung der Glykolyse unter aëroben Bedingungen. Bei dieser Methode wird mit zwei gleichgrossen Atmungströgen gearbeitet, in einem wird die bei der Atmung entstehende Kohlensäuremenge, im zweiten Troge die Atmungskohlensäure $+$ diejenige Kohlensäuremenge, die bei der Milchsäurebildung aus dem Bikarbonat der Ringerlösung als „Extrakohlensäure" entsteht, gemessen. Die Berechnung dieser „Extrakohlensäure" geschieht nach der Formel:

$$X_{CO_2} = \left(H^{II} - H^{I} \cdot \frac{m^{II}}{m^{I}}\right) \cdot K_{CO_2}^{II}, \text{ wobei } K_{CO_2}^{II}$$

die Gefässkonstante für Kohlensäure des Troges II bedeutet. Auch diese Methode ergibt nach unseren Untersuchungen hinreichend genaue Werte.

Die Dauer der einzelnen Versuche betrug gewöhnlich $\frac{1}{2}-1$ Stunde, nur bei einzelnen Versuchen mit wenigen oder sehr kleinen Schnitten zwei Stunden.

Die Messungen an Organen mit trägem Stoffwechsel (z. B. an den Ohren) wurden in der Regel nach zwei Stunden vorgenommen. Die Thermostattemperatur wurde durch eine Thermoregulationvorrichtung, deren Beschreibung auf Seite 430 dieses Bandes folgt, absolut konstant auf $37,5^0 C$ gehalten. Bei gleichbleibender Zimmertemperatur zeigte in unserer Versuchsanordnung der leerlaufende Thermobarometer keine Ausschläge. Zahl der Manometerschwingungen in der Schüttelvorrichtung 120 pro Minute. Die Schnitte wurden nach dem Versuch kurz abgespült, $8-24$ Stunden bei $100^0 C$ bis zur Gewichtskonstanz getrocknet, zwei bis drei Stunden im luftleeren Exsiccator aufbewahrt und dann auf der Mikrowage von *Sartorius* gewogen. Die Trockengewichte unserer Gewebsschnitte schwankten zwischen 2,04 und 15,82 mg. Es handelt sich bei allen Versuchen um Mehrfachbestimmungen, bei denen zum Schluss der Mittelwert errechnet wurde.

Die Grösse der Atmung bestimmten wir durch den Quotienten.

$$\text{I. } Q_{O_2} = \frac{\text{cmm verbrauchten Sauerstoffs}}{\text{mg Gewebe} \cdot \text{Stunden}} \quad \text{(Atmung)}$$

---

[1]) *Warburg, Otto*, Versuche an überlebendem Karzinomgewebe (Methoden). Biochem. Z. **142**, 317 (1923).

II. Die Grösse der Glykolyse nach dem Quotienten

$$Q^{O_2}_{CO_2} = \frac{\text{cmm Extrakohlensäure, gebildet in Sauerstoff}}{\text{mg Gewebe . Stunden}}$$

(Glykolyse unter aëroben Bedingungen) und

$$\text{III. } Q^{N_2}_{CO_2} = \frac{\text{cmm Extrakohlensäure, gebildet in Stickstoff}}{\text{mg Gewebe . Stunden}}$$

(Glykolyse unter anaëroben Bedingungen),

$$\frac{\text{II}}{\text{I}} \quad \frac{Q^{O_2}_{CO_2}}{Q_{O_2}} = \frac{\text{aërobe Glykolyse}}{\text{Atmung}}$$

Das zur Untersuchung gelangende Gewebe wurde dem Tiere frisch entnommen und zu dünnen Rasiermesserschnitten verarbeitet. Zur Untersuchung der Muskulatur benutzten wir entweder das Zwerchfell nach der Entfernung des Zentrum tendineum, das eine genügend dünne Schicht reinen Muskelgewebes darstellt[1]), oder eine dünn präparierte Schicht der vorderen Bauchmuskulatur. Die Schleimhaut des Vormagens wurde vor der Untersuchung von der Muskulatur abgezogen. Zur Untersuchung der Haut benutzten wir die Ohren. Über die Tauglichkeit dieser Methode liegen von *Groll*[2]) eingehende Untersuchungen vor, auf die wir verweisen. *Groll* berechnete die Grenzschnittdicke für das Ohr der Maus nach der Formel $\sqrt{8\,C_0\frac{D}{A}}$ auf 0,727 mm. Bei normalen Mäusen lag die errechnete Dicke meist unter 0,5 mm, so dass damit den Anforderungen der *Warburgschen* Methode entsprochen ist.

Wir stellen zunächst die Ergebnisse von Untersuchungen an normalen Tieren in Form von Tabellen (Tab. 3—8) zusammen, wobei zu berücksichtigen ist, dass die bei den einzelnen Versuchen notierten Werte bereits Mittelwerte von Bestimmungen an verschiedenen Tieren darstellen. Im allgemeinen stellt jeder in den Tabellen angegebene Wert den Mittelwert aus den Bestimmungen an 6 Tieren dar. Wir haben uns zu dieser Zusammenfassung entschliessen müssen, weil die Anführung sämtlicher Einzelwerte die Wiedergabe unverhältnismäßig umfangreicher und zahlreicher Tabellen erforderlich gemacht hätte.

Tabelle 3. Leberschnitte von normalen Mäusen.

Nr.	I Q_{O_2} (Atmung)	II $Q^{O_2}_{CO_2}$ (Glykolyse in Sauerstoff	III $Q^{N_2}_{CO_2}$ (Glykolyse in Stickstoff	IV II/I $\left(\frac{\text{aërobe Glykolyse}}{\text{Atmung}}\right)$
1	10,82	0,60	3,22	
2	10,24	0,08	2,95	
3	11,66	0,004	1,19	
4	11,82	0,805	1,004	
5	10,98	0,204	3,640	
6	11,98	0,92	3,78	
7	12,78	1,00	1,94	
8	11,76	0,069	0,48	
Mittel . .	**11,505**	**0,4603**	**2,275**	**0,03999**

[1]) Vgl. *Wels*, Pflügers Arch. **209**, H. 1, 32 (1925). — [2]) *Groll*, Krkhforschg **2**, (1926).

Tabelle 4. Nierenschnitte von normalen Mäusen.

Nr.	I Q_{O_2}	II $Q_{CO_2}^{O_2}$	III $Q_{CO_2}^{N_2}$	IV II/I $Q_{CO_2}^{O_2}/Q_{O_2}$
1	20,50	0	3,00	
2	21,4	0	2,12	
3	22,14	0	3,14	
4	19,73	0	2,89	
5	21,4	0	3,24	
6	17,44	0	2,43	
7	18,84	0	2,67	
8	21,46	0	2,73	
9	20,60	0	3,00	
Mittel . .	**20,339**	0	**2,802**	0

Tabelle 5. Plattenepithelschleimhaut des Vormagens normaler Mäuse.

Nr.	I Q_{O_2} (Atmung)	II $Q_{CO_2}^{O_2}$ (aërobe Glykolyse)	III $Q_{CO_2}^{N_2}$ (anaërobe Glykolyse)	IV II/I $Q_{CO_2}^{O_2}/Q_{O_2}$ $\left(\dfrac{\text{aërobe Glykolyse}}{\text{(Atmung)}}\right)$
1	4,414	0	2,46	
2	3,38	0	6,51	
3	4,17	0,34	4,114	
4	5,64	0,40	4,036	
5	3,54	0	5,11	
6	4,84	0	3,33	
7	5,12	0	4,21	
8	4,83	0	4,48	
Mittel . .	**4,49**	**0,09**	**4,28**	**0,02**

Tabelle 6. Ohr normaler Mäuse.

Nr.	I Q_{O_2}	II $Q_{CO_2}^{O_2}$	III $Q_{CO_2}^{N_2}$	IV II/I $Q_{CO_2}^{O_2}/Q_{O_2}$
1	3,00	0,22	3,30	
2	2,74	0	5,90	
3	4,26	0	4,20	
4	3,84	0,03	3,24	
5	4,00	0	4,68	
Mittel . .	**3,98**	**0,05**	**4,26**	**0,012**

Tabelle 7. Zwerchfell normaler Mäuse.

Nr.	I Q_{O_2} *) (Atmung)	II $Q_{CO_2}^{O_2}$ (aërobe Glykolyse)	III $Q_{CO_2}^{N_2}$ (anaërobe Glykolyse)	IV II/I $Q_{CO_2}^{O_2}/Q_{O_2}$ $\left(\dfrac{\text{aërobe Glykolyse}}{\text{Atmung}}\right)$
1	6,93	0	3,23	
2	4,103	0	2,02	
3	9,204	0	2,00	
4	7,63	0	1,84	
5	11,74	0	2,00	
6	9,38	0	1,42	
7	10,14	0	2,03	
8	6,71	0	2,42	
9	7,40	0	1,84	
Mittel . .	8,14	0	**2,09**	0

*) Bestimmungen nach Zusatz von 1 Teil $^1/_6$ mol. Phosphatlösung (Na_2HPO_4) auf 10 Teile Flüssigkeit (Ringerlösung).

Tabelle 8. Bauchmuskulatur normaler Mäuse.

Nr.	I Q_{O_2}	II $Q_{CO_2}^{O_2}$	III $Q_{CO_2}^{N_2}$	IV II/I $Q_{CO_2}^{O_2}/Q_{O_2}$
1	2,82	0	1,42	
2	2,44	0	1,04	
3	1,84	0	1,66	
4	2,05	0	2,06	
5	1,64	0	1,95	
6	2,26	0	2,68	
Mittel . .	**2,18**	0	**1,95**	0

b) Der Stoffwechsel der Organe bei Mäusen mit transplantierten Geschwülsten.

Da uns Mäuse mit spontanen Geschwülsten zunächst nicht zur Verfügung standen, waren wir auf Untersuchungen an Tieren mit transplantierten Geschwülsten angewiesen. Die Ergebnisse beziehen sich auf Tiere mit transplantiertem Adenokarzinom (sog. Frankfurter Stamm), Chondrom (Stamm *Ehrlich*), einem solid gebauten Tumor („Heidelberger Stamm") und einem transplantablen Teerkarzinom, das uns vom Reichsgesundheitsamt überlassen wurde. Alle diese Tumoren neigen schon nach geringer Grössenentwicklung zu ausgedehnten zentralen Nekrosen. Diese sind für den Organstoffwechsel von grosser Bedeutung, wie wir noch zeigen werden. In allen Fällen wurde der Rest der nicht zur Stoffwechseluntersuchung verwandten Organe histologisch untersucht. Gerade diese Untersuchungen erwiesen sich im Hinblick auf die Ergebnisse der Stoffwechselbestimmungen als besonders aufschlussreich.

In Tab. 9 und 10 haben wir zunächst eine Reihe von Versuchen zusammengestellt, die an Leber- und Nierenschnitten von Mäusen gemacht wurden, bei denen der transplantierte Tumor nicht über erbsengross war und bei denen noch keine oder keine wesentlichen zentralen Tumornekrosen zu sehen waren. Die Transplantation lag bei diesen Tieren nicht mehr als zehn Tage zurück. Für die Zusammenstellung in diesen Tabellen haben wir ausserdem nur solche Tiere ausgewählt, die an den übrig gebliebenen Organteilen histologisch keine Veränderungen nachweisen liessen.

Tab. 9. Leberschnitte von Mäusen mit transplantierten Geschwülsten.

Art und Grösse des Tumors[1])	I Q_{O_2} (Atmung)	II $Q_{CO_2}^{O_2}$ (aërobe Glykolyse)	III $Q_{CO_2}^{N_2}$ (anaërobe Glykolyse)	IV II/I $Q_{CO_2}^{O_2}/Q_{O_2}$ $\left(\dfrac{\text{aërobe Glykolyse}}{\text{Atmung}}\right)$
Teerkarzinom	11,64	0	2,36	
Teerkarzinom	10,32	0,14	1,08	
Chondrom	12,00	0,60	3,23	
Solides Karzinom (Heidelberger Stamm)	11,74	0,23	3,74	
Heidelberg. Stamm	9,84	0,45	1,47	
Adenokarzinom	10,44	0,06	1,98	
Mittel	**10,99**	**0,24**	**2,31**	**0,02**

Tab. 10. Nierenschnitte von Mäusen mit transplantierten Geschwülsten.

Art und Grösse des Tumors[1])	I Q_{O_2}	II $Q_{CO_2}^{O_2}$	III $Q_{CO_2}^{N_2}$	IV II/I $Q_{CO_2}^{O_2}/Q_{O_2}$
Teerkarzinom	18,96	0	2,00	
Adenokarzinom	23,38	0	3,24	
Adenokarzinom	21,64	0	3,06	
Solides Karzinom	22,00	0	2,83	
Teerkarzinom	20,90	0	2,90	
Teerkarzinom	17,40	0	2,73	
Mittel	**20,71**	**0**	**2,83**	**0**

[1]) Die Grösse der einzelnen Tumoren ist in der Wiedergabe auf die **Hälfte** verkleinert dargestellt.

Vergleichen wir die Ergebnisse, d. h. die Mittelwerte der Untersuchungen mit denjenigen von normalen Tieren (Tab. 3 und 4), so ergibt sich, dass die Werte für die Niere fast übereinstimmen und diejenigen für die Leber nur ganz unwesentliche Abweichungen von der Norm aufweisen. Berücksichtigen wir aber, dass es sich bei diesen Messungen um sehr kleine Gewichtsmengen handelt, so dürfen wir die bestehenden geringfügigen Unterschiede — da die Werte in Tab. 9 alle etwas kleiner sind als in Tab. 3 — auf die bei der grossen Gefässkonstante nicht zu vermeidenden Fehlerquellen beziehen. Wir können also feststellen, dass der Organstoffwechsel bei Mäusen mit transplantierten Geschwülsten demjenigen von normalen Tieren entspricht, vorausgesetzt, dass die Tumoren keine Nekrosen und die Organe keine anatomischen Veränderungen aufweisen. Dass diese Feststellung nur unter diesen Voraussetzungen gültig ist, zeigen unsere Untersuchungen an Mäusen mit besonders grossen (transplantierten) Geschwülsten, die ausnahmslos ausgedehnte zentrale Nekrosen zeigten. Dabei haben wir nur solche Tiere genommen, bei denen die Geschwülste nicht durch die Haut durchgebrochen, ulzeriert und zum Teil vereitert waren. Es handelt sich also bei den Nekrosen um „aseptische Nekrosen", womit nicht gesagt werden soll, dass die nekrotischen Geschwulstteile wirklich keimfrei waren. Bakterien findet man so gut wie immer in grösseren Geschwulstnekrosen, nur sind sie offenbar nicht sehr virulent und erzeugen keine stärkere entzündliche Reaktion. Die grossen Nekrosen sind jedoch für den Organismus keineswegs harmlos. Ein regelmäßiger Befund ist bei solchen Mäusen eine mitunter enorme Vergrösserung der Milz sowie eine deutliche Leberschwellung. Histologisch zeigt die *Leber* gewöhnlich eine starke Schwellung der Sternzellen und der Leberzellen, vielfach starke Rundzelleninfiltrate und lymphoide Knötchen im periportalen Gewebe. Die *Milz* zeigt einen ungewöhnlichen Zellreichtum, der in erster Linie auf eine starke Wucherung und Schwellung retikulo-endothelialer Elemente zurückzuführen ist. In Tab. 11 und 12 haben wir einige Untersuchungen zusammengestellt, die sich auf Leber- und Nierenschnitte von Mäusen beziehen, die sämtlich sehr grosse Tumoren mit hochgradigen Nekrosen aufweisen.

Ein Vergleich der Tabellen 11 und 12 mit 9 und 10 lässt uns die Beeinflussung des Organstoffwechsels sehr deutlich erkennen. Die Leber zeigt eine Erhöhung der O_2-Atmung um fast 50 %, während aërobe und anaërobe Glykolyse gegenüber der Norm (vgl. Tab. 3) unverändert sind. Bei der Niere ist die Erhöhung der O_2-Atmung ebenfalls deutlich, wenn auch nicht so stark wie bei der Leber. Bei allen Tieren liegen die Werte um etwa 15 % höher als in der Norm (vgl. Tab. 4). Auch bei der Niere entsprechen die Werte für aërobe und anaërobe Glykolyse denjenigen bei normalen Tieren.

Wir können also feststellen, dass bei Tieren mit grossen, stark nekrotischen transplantierten Geschwülsten eine deutliche Erhöhung der Organatmung vorhanden ist. Gleichzeitig bestehen bei diesen Tieren typische anatomische Organveränderungen. Wir müssen uns nun die Frage stellen, sind diese Stoff-

Tabelle 11.　Leberschnitte von Mäusen mit transplantierten Geschwülsten.

Art und Grösse des Tumors[1])	I $Q\,O_2$	II $Q\,_{CO_2}^{O_2}$	III $Q\,_{CO_2}^{N_2}$	IV II/I
Teerkarzinom 1	15,84	0,34	3,24	
Teerkarzinom 2	14.37	0,47	2,86	
Solides Karzinom 3	15,00	0,63	3,62	
Adenokarzinom 4	15,08	0,44	2,68	
Mittel	**15,07**	**0,47**	**3,10**	**0,03**

Tabelle 12.　Nierenschnitte von Mäusen mit transplantierten Geschwülsten.

Art und Grösse des Tumors	I $Q\,O_2$	II $Q\,_{CO_2}^{O_2}$	III $Q\,_{CO_2}^{N_2}$	IV II/I
Vgl. Tabelle 11, 1	22,73	0	2,00	
Vgl. Tabelle 11, 2	24,85	0	2,48	
Vgl. Tabelle 11, 3	23,00	0	3,13	
Vgl. Tabelle 11, 4	23,84	0	3,07	
Mittel	**23,805**	**0**	**2,67**	**0**

wechseländerungen charakteristische Veränderungen, die durch die Geschwulst
als solche bedingt sind oder handelt es sich hier um sekundäre Folgeerscheinung
der Nekrosen. Schon aus der Gegenüberstellung der Tab. 9, 10, 11 und 12,
lässt sich diese Frage beantworten: Die transplantierte Geschwulst macht
erst dann Stoffwechselveränderungen, wenn sie nekrotisch wird. Solange die
Geschwulst frei von Nekrosen bleibt, fehlen auch die Veränderungen. Offenbar
stellt also die Atmungssteigerung der Organe eine Reaktion auf die Resorption
von Zerfallsprodukten dar, ähnlich wie wir auch die Milz- und Leberschwellung
bei diesen Tieren als gleichartige Reaktionserscheinungen auffassen müssen.

Auf alle von uns beobachteten Abweichungen im Gewebsstoffwechsel bei
Tieren mit transplantierten Tumoren können wir hier nicht im einzelnen eingehen.
Diese Untersuchungen sollen in einer weiteren Mitteilung ausführlich besprochen
werden. Wir möchten jedoch schon hier darauf hinweisen, dass wir bei einzelnen

---

[1]) Die Grösse der einzelnen Tumoren ist in der Wiedergabe auf die Hälfte
verkleinert dargestellt.

Tieren mit sehr grossen und nekrotischen Geschwülsten in der Leber — und zwar
vorwiegend in dieser — eine geringe aber deutliche Hemmung der Atmung und eine
gleichfalls geringe Zunahme von aërober und anaërober Glykolyse nachweisen konnten.
Dieser Stoffwechsel entspricht somit demjenigen bei Tieren mit einer experimentell
erzeugten allgemeinen Geschwulstdisposition, was aus unseren später beschriebenen
Untersuchungen hervorgeht. Trotzdem handelt es sich aber hier um ganz andere
Verhältnisse. Einmal beschränkt sich die Stoffwechseländerung bei einem Tier mit
einem transplantierten Tumor vorwiegend auf die Leber, also auf ein Organ mit reichlichem aktiven Mesenchym. Ferner lassen sich in diesen Lebern regelmäßig deutliche
Wucherungs- und Neubildungsvorgänge nachweisen, z. B. eine starke Splenisation
der Leber. Es erscheint uns also berechtigt, diese Veränderungen lediglich als die
Folge lange dauernder Resorptionsvorgänge aus dem nekrotischen Tumor und der
dadurch bedingten Zellwucherungen in der Leber aufzufassen.

Sollte diese Ansicht richtig sein, so müsste sich nachweisen lassen, dass
durch die Einverleibung artfremden Materials ähnliche Stoffwechselveränderungen künstlich erzeugt werden können. Über diese Versuche soll
in folgendem Abschnitt berichtet werden.

c) Die Änderungen des Stoffwechsels bei Eingriffen am aktiven Mesenchym.

Die in den nächsten Tabellen zusammengestellten Zahlen sind die Ergebnisse von Mehrfachversuchen, stellen also bereits Mittelwerte dar. Es handelt
sich um Stoffwechselbestimmungen bei Tieren, denen zuvor kolloidale Metall-
lösungen oder Eiweiss intravenös injiziert war. Es hat sich gezeigt, dass wir
durch die Einspritzungen keinen einheitlichen Einfluss auf den Organstoffwechsel erzielen, sondern dass die Änderungen zu verschiedenen Zeiten nach
der Einspritzung ganz verschieden sind. Besser als längere Erklärungen geht
die Verschiedenheit der Reaktion aus einem Vergleich der Tabellen 13
und 14 hervor.

Die Betrachtung der Tab. 13, in der die Ergebnisse der Messungen in
der ersten Stunde nach der Einspritzung zusammengestellt sind, zeigt uns,
dass zuerst eine deutliche Hemmung der Oxydationsprozesse eintritt. 45 Minuten
nach einer Tuscheeinspritzung liegt der Wert für Q_{O2} um 30 % tiefer als in
der Norm; besonders deutlich ist die Stoffwechselbeeinflussung durch Elektroferrol. Nach einer Stunde zeigt die Leber eine um 60 %, die Niere und die
Magenschleimhaut eine um 75 % geringere O_2-Atmung, während die Oxydationsprozesse der Muskulatur anscheinend unbeeinflusst bleiben. Beim Eisenzucker
liegen die Werte etwas höher; Senkung der Oxydationsgeschwindigkeit bei
der Leber um 40 %, der Niere um 50 %, während Haut oder Muskulatur fast
unbeeinflusst bleiben. Anders liegen die Verhältnisse bei Eiweisseinspritzungen.
Nach 20 Minuten bestehen keine Abweichungen von der Norm.

Ganz andere Ergebnisse erzielten wir, wenn wir die Organe 6—8 Stunden
nach der intravenösen Einspritzung untersuchten. Tab. 14 zeigt, dass in
allen Versuchsreihen eine deutliche Beschleunigung der Oxydationsprozesse
nachweisbar ist. 7 Stunden nach der Tuscheeinspritzung zeigt die Leber eine

Tabelle 13. Stoffwechsel, $^1/_2$—1 Stunde nach intravenöser Einspritzung.

Art der Einspritzung	Zeit vor Beginn des Versuchs Min.	Organ	I $Q\,O_2$ Atmung	II $Q_{CO_2}^{O_2}$ aërobe Glykolyse	III $Q_{CO_2}^{N_2}$ anaërobe Glykolyse	IV II./I. $Q_{CO_2}^{O_2}/Q\,O_2$	Anatomischer Organbefund
0,2 ccm Pelikantusche 1:10 intravenös	45	Leber	7,408	0,54	3,47	0,07	Geringe Vergrösserung derMilz, Leber o. B. Tusche grösstenteils noch in den Kapillaren
0,1 ccm Elektroferrol intravenös	60	Leber	4,206	0,072	1,84	0,017	Geringe Vergrösserung derMilz. In Milz und Leber feine diffuse Blaufärbung der R. E. (Berliner-Blau). Gelöstes Eisen grösstenteils in den Kapillaren
		Niere	5,904	0	1,14	0	
		Schleimhaut des Vormagens	1,200	0	2,87	0	
		Zwerchfell	8,538	0	0	0	
0,2 ccm 3 %ige Lösung v. Ferr. oxyd. sacch. intravenös	60	Leber	6,44	0,43	2,46	0,07	Milz u. Leber o. B. Eisen grösstenteils in den Kapillaren, meist den Endothelien feinkörnig aufgelagert
		Niere	11,87	0	2,80	0	
		Ohr	3,22	0	4,64	0	
		Zwerchfell	6,84	0	1,83	0	
0,2 ccm 2 %ige Serum-Globulinlösung intravenös	20	Leber	9,86	0,64	3,30	0,06	Geringe Leukozytenanreicherung in den Leberkapillaren, sonst an den inneren Organen keine Besonderheiten
		Niere	20,04	0	2,84	0	
		Ohr	4,88	0,14	4,00	0,04	
		Zwerchfell	9,23	0	2,75	0	
0,2 ccm 2 %ige Serum-Globulinlösung intravenös	65	Leber	13,47	0,45	2,74	0,03	Grosser, hellroter Milztumor. Deutliche Schwellung der R. E. in Milz und Leber. Sonst innere Organe o. B.
		Niere	24,83	0	2,95	0	
		Ohr	5,24	0	2,85	0	
		Zwerchfell	7,04	0	1,74	0	
		Schleimhaut des Vormagens	5,48	0,10	3,95	0,02	

Tabelle 14. Stoffwechsel, 6—8 Stunden nach intravenöser Einspritzung.

Art der Einspritzung	Zeit vor Beginn des Vers.	Organ	I Q_{O_2}	II $Q_{CO_2}^{O_2}$	III $Q_{CO_2}^{N_2}$	IV II./I.	Anatomischer Organbefund
0,2 ccm Pelikantusche 1:10 intravenös	7 h	Leber	15,0	0,58	3,85	0,02	Starke Vergrösserung der Milz, deutliche Leberschwellung. Mikroskopisch: Tusche auf die Endothelien niedergeschlagen, überall in den R.E. feinkörnige Speicherung. Hochgrad. Schwellung der Retikulo-Endothelien.
		Niere	27,36	0	2,00	0	
		Ohr	4,05	0	3,80	0	
0,1 ccm Elektroferrol intravenös	6,30 h	Leber	12,04	0,09	2,87	0,009	Deutliche Vergrösserung der Milz und Leber. Diffuse (gelöste) Eisenablagerung in den deutlich geschwollenen R.E. von Milz und Leber, vielfach auch Ablagerung von Eisen in feinkörniger Form. Nieren und übrige Organe o. B.
		Niere	29,00	0	2,74	0	
		Ohr	4,27	0	2,85	0	
		Schleimhaut des Vormagens	5,27	0,24	4,00	0,05	
		Zwerchfell	7,34	0	2,02	0	
0,2 ccm 3 %ige Lösung von Ferr. sacch. oxydat. intravenös	8 h	Leber	16,05	0,6	3,48	0,04	Hochgradige Vergrösserung der Milz, deutliche Leberschwellung. Mikroskopisch: In den geschwollenen Retikulo-Endothelien von Milz und Leber starke feinkörnige Eisenablagerung. In einzelnen Glomerulusschlingen feinkörnige Eisenablagerung.
		Niere	27,00	0	3,00	0	
		Ohr	5,27	0	3,05	0	
0,3 ccm einer 2 %igen Serumglobulinlösung intravenös	7,40 h	Leber	15,15	0,48	3,00	0,03	Grosser hellroter Milztumor, starke Leberschwellung. Mikroskopisch: Hochgradige Schwellung der Retikulo-Endothelien deutliche trübe Schwellung der Nierenepithelien.
		Niere	26,45	0	2,90	0	
		Ohr	4,85	0	2,87	0	
		Zwerchfell	8,00	0	1,83	0	
		Schleimhaut des Vormagens	6,38	0	3,70	0	

um 50 %, die Niere um 35 % erhöhte Sauerstoffzehrung, während die äussere Haut wieder unbeeinflusst bleibt. 6½ Stunden nach der Elektroferroleinspritzung liegt der Wert für Q_{O2} bei der Leber 20 %, bei der Niere 30 % höher als in der Norm, während die äussere Haut, die Magenschleimhaut und die Muskulatur unverändert atmen. Ähnlich ist die Wirkung des Eisenzuckers: 8 Stunden nach der Einspritzung bei der Leber 60 %, bei der Niere 35 % höhere Werte für Q_{O2}, bei der Haut keine Veränderung.

Bei der Eiweisseinspritzung, die zunächst keine Einwirkungen erkennen liess, tritt die Erhöhung der O_2-Atmung offenbar schon früher ein als bei Tusche oder Eisen. Schon 63 Minuten nach der Einspritzung (Tab. 13) liegt der Wert für Q_{O2} bei der Leber 30 %, bei der Niere 20 % höher als in der Norm. Nach 7 Stunden 40 Minuten erreicht die Steigerung bei der Leber 50 %, bei der Niere 30 %. Bei beiden Messungen sind die Werte für die äussere Haut, die Magenschleimhaut oder die Muskulatur nahezu unverändert.

Bei der Untersuchung in einem noch späteren Stadium nach einer intravenösen Reizkörpereinspritzung, besonders aber nach wiederholten Einspritzungen, findet man mitunter eine Verringerung der Atmungsvorgänge und eine Steigerung der glykolytischen Prozesse. Diese Veränderung beschränkt sich allerdings im wesentlichen auf die Leber, in der sich histologisch gewöhnlich besonders hochgradige Wucherungsprozesse am aktiven Mesenchym und Neubildungen von lymphoidem Gewebe (Splenisation) nachweisen lassen. Diese „Umkehr des Stoffwechseltypus" geht also parallel mit bestimmten morphologischen Veränderungen. Diese eigenartigen und besonders für die Frage der parenteralen Reizkörperwirkung bedeutungsvollen Erscheinungen können hier nur angedeutet werden. In einer weiteren Mitteilung (s. S. 426 d. Bd.) werden wir noch ausführlicher darauf zurückkommen.

Unsere Versuche zeigen also, dass nach der intravenösen Zufuhr von Tusche und Eisen zunächst eine Verminderung, dann eine Erhöhung der Sauerstoffzehrung in der Leber oder der Niere eintritt; nach Eiweissinjektionen kommt es nicht zuerst zur Hemmung, sondern von Anfang an zu einer Steigerung der Oxydationsgeschwindigkeit. Die stärkste Beeinflussung erfährt von den von uns untersuchten Organen die Leber. Gleichzeitig mit der Erhöhung der Atmung treten anatomische Veränderungen auf, die wir unter dem Schlagwort „Endothelaktivierung" zusammenfassen können. Wir sehen also, dass der Vorgang der „Reizung des Retikuloendothels" auch mit einer Veränderung des Stoffwechsels, und zwar mit einer Oxydationssteigerung verbunden ist. Nach zahlreichen Untersuchungen müssen wir annehmen, dass unmittelbar nach intravenöser Zufuhr kolloidaler Lösungen eine „Blockade" des R. E. S. eintritt; diese „Blockade" lässt sich auch im Stoffwechsel an einer deutlichen Oxydationshemmung erkennen.

Gross und *Neuhaus*[1]) konnten zeigen, dass auch bei der Speicherung von Glykogen oder Eiweiss in der Leber, die durch eine besondere Ernährung erreicht wurde, die Werte für Q_{O2} wesentlich höher liegen als in der Norm. *Oonk*[2]) hat dann am Institut von *Gross* die Beeinflussung der Nierenatmung durch die Speicherung

---

[1]) *Gross* und *Neuhaus*, Zieglers Beitr. **77**, 304 (1927). — [2]) *Oonk*, Zieglers Beitr. **79**, 754 (1928).

untersucht und kommt dabei zu ganz ähnlichen Ergebnissen wie wir. Beim Trypanblau (0,5 ccm einer 1%igen Lösung) beobachtete er eine Stunde nach der Einspritzung 23,6, nach zwei Stunden 23,6, nach drei Stunden 23,3 und nach vier Stunden wieder normale Werte für Q_{O_2}. Innerhalb der ersten Stunde hat *Oonk* nicht untersucht. Ähnliche Ergebnisse erreichte er mit Vital-Neutralrot oder Lithionkarmin, noch grössere Steigerungen (bis 25,4 nach 14 Stunden) bei Einspritzung von Ferrum citricum. *Oonk* lässt die Frage offen, ob es sich bei dieser Wirkung um eine spezifische katalytische Wirkung des Eisens handelt. Wir glauben, auf Grund unserer Untersuchungen, die Annahme einer katalytischen Eisenwirkung nach intravenöser Einspritzung nicht zustimmen zu können. Das Eisen wird in der Niere nicht gespeichert, wir müssen also annehmen, dass es in gelöster Form im Blute vorhanden ist; wäre es hier katalytisch wirksam, so müssten ja auch andere Organe (z. B. Haut, Schleimhaut, Muskulatur) eine Atmungserhöhung erfahren, was sich aber nicht nachweisen lässt. Ferner wirken andere Kolloide, z. B. Tusche in ganz ähnlicher Weise wie Eisen. Besonders aber spricht gegen die Annahme einer katalytischen Wirksamkeit des Eisens in dieser Form die Beobachtung, dass unmittelbar nach einer intravenösen Eisenzufuhr die Atmung deutlich gehemmt ist. Ob das Eisen später in eine katalytisch wirksame Form übergeführt wird, können wir nicht entscheiden. Wir müssen aber annehmen, dass in unseren Versuchen das Eisen lediglich als kolloidaler Körper in unspezifischer Weise wirkt.

Vergleichen wir zusammenfassend die Ergebnisse unserer Untersuchungen über den Stoffwechsel der Organe bei Mäusen mit transplantierten Geschwülsten mit den zuletzt beschriebenen, so zeigt sich, dass Speicherungsvorgänge, Resorption parenteral zugeführten Eiweisses und das Vorhandensein grosser Geschwulstnekrosen ähnliche Stoffwechselveränderungen an den Organen hervorrufen. Damit dürfte der Beweis erbracht sein, dass die bei Mäusen mit grossen, teilweisen nekrotischen Geschwülsten beobachtete Erhöhung der Sauerstoffzehrung nicht die Folge der Einwirkung der intakten Geschwulst, sondern die Folge der Resorption toten Materials aus dem Tumor ist.

d) Die lokalen Stoffwechselveränderungen bei der Regeneration.

Die Bildung der „Geschwulstkeimanlage" ist entweder an embryonale oder an regenerative Entwicklungsvorgänge gebunden (*B. Fischer-Wasels*). Wie verhält sich nun der Stoffwechsel embryonalen oder regenerierenden Gewebes? *Negelein*[1]) hat diese Frage für das embryonale Gewebe hinreichend untersucht. Er konnte zeigen, dass Rattenembryonen eine sehr hohe anaërobe Glykolyse ($Q_M^{N_2} = 32$ im Höchstfalle) zeigen, die sich mit derjenigen bösartiger Tumoren vergleichen lässt. Dagegen ist die aërobe Glykolyse sehr klein.

Für regenerierendes Gewebe liegen entsprechende Untersuchungen von *Pentimalli*[2]) vor. *Pentimalli* bestimmte den Stoffwechsel des Hühnermuskels und der Kaninchenhaut, bei denen er durch Schnitte lokale Regenerationsherde erzeugte. Es zeigte sich, dass bei der Regeneration die Atmung herabgesetzt und die Gärung gesteigert wird. Selbst unter aëroben Bedingungen konnte *Pentimalli* ein Persistieren des Gärungsstoffwechsels nachweisen.

---

[1]) *Negelein,* Biochem. Z. **165,** 122 (1925). — [2]) *Pentimalli,* Z. Krebsforschg **25,** 347 (1927).

Ganz anders liegen dagegen die Verhältnisse bei der akuten Entzündung. *Borger* und *Groll*[1]) konnten zeigen, dass bei der ganz akuten, durch Reizung mit Krotonöl und anderen reizenden Substanzen erzeugten Entzündung des Mäuseohres eine deutliche Erhöhung der Sauerstoffzehrung eintritt. Diese Atmungssteigerung war um so grösser, je früher nach der Reizung untersucht wurde. Erst wenn stärkere Gewebsschädigungen und Nekrosen eintreten, wird die Atmung wieder kleiner und kann bei entsprechend starker Schädigung ganz aufhören, was mit dem Gewebstod gleichbedeutend ist.

Aus diesen Untersuchungen geht also hervor, dass embryonales und regenerierendes Gewebe einen Stoffwechsel zeigen, der bereits weitgehende Ähnlichkeit mit dem Stoffwechsel bösartiger Geschwülste aufweist. Von diesem Stoffwechsel ist derjenige des akut entzündeten Gewebes völlig verschieden. Diese Tatsachen machen uns die Bedeutung der Regeneration und der embryonalen Entwicklungsstörung für die Geschwulstbildung verständlich, geben uns aber auch die Erklärung dafür, dass auf dem Boden einer akuten Entzündung nie eine Geschwulst entsteht, ja, dass nach vielen Beobachtungen am Menschen und im Tierexperiment akute Entzündungen das Geschwulstgewebe schädigen können.

e) Die Veränderungen des Organstoffwechsels durch Arsen.

Über die Wirkung des Arsens auf den pflanzlichen und tierischen Organismus gibt es sehr zahlreiche Untersuchungen, von denen wir die wichtigsten hier kurz erwähnen müssen.

(Vgl. dazu die zusammenfassende Darstellung von *A. Heffter* und *E. Keeser:* Arsen und seine Verbindungen im Handbuch der experimentellen Pharmakologie, III. Bd., 1. Hälfte, S. 463, Berlin 1927.) *Koch*[2]) konnte nachweisen, dass Milzbrandsporen durch Arseniklösungen von 1:1000 in zehn Tagen abgetötet werden. *Abel* und *Buttenberg*[3]) zeigten, dass Arseniklösungen auf verschiedene Bakterien ganz verschieden einwirken. Während einzelne Arten (z. B. Streptokokken) bereits durch sehr geringe Arsenikmengen geschädigt werden, wirken auf andere Arten (z. B. Staphylokokken) selbst stärkere Dosen nicht nur *nicht* schädigend, sogar wachstumsanregend. *Wehmer*[4]) untersuchte die Beeinflussung der Hefegärung durch Natriumarseniklösungen und konnte bei 1—2%igen Lösungen keinen Einfluss feststellen. Dagegen fand *Schulz*[5]) eine starke Steigerung der Gärung bei Zusatz starker Verdünnungen (1:40000) von As_2O_3. Diese Versuche finden eine Bestätigung durch die Angaben *Knösels*[6]), der durch Zusatz von geringen Mengen Natriumarsenit (0,5—1,0 mg auf eine Million Hefezellen) das Gärvermögen der Hefe wesentlich steigern konnte. Besonders intersssant sind die Einwirkungen des Arsens auf Protozoen. Auf die Angaben *Heubners* haben wir vorher schon verwiesen. *Sand*[7]) beobachtete bei 0,1%igen Lösungen von As_2O_3 sofortige Tötung, bei 0,001%igen Lösungen noch Fortpflanzung und bei besonders stark verdünnten Lösungen (1:5—10 Millionen) eine besonders lebhafte Vermehrung. Auch *Neuhaus*[8]) sah bei

---

[1]) *Borger* und *Groll*, Krkhforschg **2**, 220 (1926). — [2]) *Koch*, Zit. nach *Behring*, Z. Infkrkh. **9**, 395 (1890). — [3]) *Abel* und *Buttenberg*, Z. Infkrkh. **32**, 449 (1900). — [4]) *Wehmer*, Chemiker Zeitg. **1899**, 163. — [5]) *Schulz*, Pflügers Arch. **42**, 517 (1888). — [6]) *Knösel*, Zbl. Bakter. Abtlg. 2, **8**, 301 (1902). — [7]) *Sand*, Biol. Zbl. **22**, 217 (1902). — [8]) *Neuhaus*, Arch. internat. Pharmakodyn. **20**, 393 (1910).

Infusorienkolonien nach Zusatz einer As_2O_3-Lösung in einer Verdünnung von 1 bis 20 Millionen eine starke Wachstumssteigerung.

Bei höheren Tieren liegen ähnliche Versuche leider nicht vor. Die Angaben in der Literatur beziehen sich ausschliesslich auf die Organveränderungen bei akuter oder chronischer Arsenvergiftung, wobei im Verhältnis zu unseren eigenen Untersuchungen mit sehr grossen Arsenmengen gearbeitet wurde und demgemäß auch Organveränderungen beobachtet wurden, die wir nie gesehen haben. Wichtiger erscheinen uns hier die Untersuchungen über die Verteilung des Arsens im tierischen Organismus. Aus ihnen geht hervor, dass man nach akuter und chronischer Arsenvergiftung das Gift in fast allen Organen nachweisen kann. So fand *Denigès*[1]) Arsen in Leber, Nieren, Milz, Pankreas, Lungen, Muskel, Zwerchfell, Herz, Haut und Haaren, Gehirn, Rückenmark, Hoden, Schenkelknochen. Dabei ist der Arsengehalt in Leber und Nieren am höchsten. *Stich*[2]) konnte das Gift auch im Embryo, *Ricci*[3]) in den Eiern von arsenvergifteten Hühnern nachweisen. Die Ausscheidung des Arsens erfolgt durch die Schweissdrüsen, die Nieren, den Magen und Darm, die Haut und auch (nach den Untersuchungen von *Brouardel* und *Pouchet*[4]), sowie *Bucara*[5]) durch die Mamma. Während aus den meisten Organen das zugeführte Arsen in kurzer Zeit wieder ausgeschieden wird, wird es in der Haut und ihren Anhangsgebilden lange Zeit gespeichert, so besonders auch in den Haaren *(Eulenberg*[6]), *Keeser*[7]), *Heffter*[8]).

Für unsere Untersuchungen sind die Angaben in der Literatur über die Beeinflussung des Stoffwechsels, insbesondere des Gasstoffwechsels, durch Arsen wichtig. Bekannt ist in der praktischen Medizin die fast regelmäßig zu beobachtende Gewichtszunahme nach regelmäßiger Zufuhr kleiner Arsenmengen. *Kramar* und *Tomcsik*[9]) führen diese auf eine Hemmung der oxydativen Prozesse zurück. Für diese Anschauung sprechen die Untersuchungen von *Liebesny* und *Vogl*[10]), die nach Arsenmedikation besonders bei Hyperthyreosen eine deutliche Verminderung des Grundumsatzes nachweisen konnten. Dass die Zellatmung durch As_2O_3 gehemmt wird, wies *Dresel*[11]) nach. Für die Blutkörperchen konnte *Onaka*[12]) eine Hemmung der Sauerstoffzehrung durch As_2O_3 zeigen.

Systematische Untersuchungen über die Beeinflussung des Organstoffwechsels durch Arsen mit Hilfe der von *Warburg* angegebenen Apparatur liegen bisher nicht vor. Im folgenden soll über eigene Versuche berichtet werden.

α) *Die Wirkung einer einmaligen Arsenzufuhr.*

Die in der Tabelle 15 zusammengestellten Ergebnisse sind Mittelwerte aus Mehrfachbestimmungen. Wir benutzten, wie in den vorher beschriebenen tierexperimentellen Versuchen den Liquor kalii arsenicosi in verschiedenen, aus der Tabelle ersichtlichen Verdünnungen, von denen je 0,1 ccm 1—3 Stunden vor Beginn des Versuchs den betreffenden Tieren

---

[1]) *Denigès*, Ann. Chim. Phys. 5, 559. Ref. chem. Zbl. 1905 II, 641. — [2]) *Stich*, Münch. med. Wschr. 1901, Nr. 11. — [3]) *Ricci*, Arch. ital. de Biol. 29, 217 (1898). — [4]) *Brouardel* und *Pouchet*, Ann. Hyg. publ. etc. 14, 73. — [5]) *Bucara*, Z. exper. Path. Ther. 4, 398 (1904). — [6]) *Eulenberg*, Handbuch d. Gewerbehyg. Berlin 1876, 291. — [7]) *Keeser*, Arch. f. exper. Path. 109, 370 (1925). — [8]) *Heffter*, Vjschr. gerichtl. Med. 49, 194. — [9]) *Kramar* und *Tomcsik*, Magy. orv. Arch. 25, 61 (1924). — [10]) *Liebesny* und *Vogl*, Klin. Wschr. Jg. 2, 689 (1923). — [11]) *Dresel*, Biochem. Z. 178, 70 (1926). — [12]) *Onaka*, Z. Physiol. Chem. 70, 433 (1910).

Tabelle 15. Stoffwechsel nach einmaliger Arsenzufuhr.

Nr.	Zeit d. Inj. vor Beginn des Versuchs	Organ	I Q_{O_2} Atmung	II $Q_{CO_2}^{O_2}$ aërobe Glykolyse	III $Q_{CO_2}^{N_2}$ anaërobe Glykolyse	IV II./I.	Einspritzung
1	1 Stunde	Leber	2,04	0,54	3,34	0,27	0,1 ccm Liq. Kal. arsenicos. 1:10 intraperitoneal
		Niere	3,56	0	2,43	0	
		Schleimhaut des Vormagens	0,38	0	1,114	0	
		Ohr	0,53	0	1,96	0	
		Zwerchfell	1,0	0	2,10	0	
2	3 Stunden	Leber	3,00	0,47	3,86	0,16	0,05 ccm Liq. Kal. arsenicos. 1:10 intraperitoneal
		Niere	4,76	0	3,00	0	
		Schleimhaut des Vormagens	0	0	0,75	0	
		Ohr	0,21	0	1,00	0	
		Zwerchfell	1,08	0	1,97	0	
3	1 Stunde	Leber	3,47	0,50	2,76	0,16	0,1 ccm Liq. Kal. arsenicos. 1:40 subcutan
		Niere	8,34	0	2,84	0	
		Schleimhaut des Vormagens	0,95	0	1,95	0	
		Ohr	0,50	0	1,74	0	
		Zwerchfell	2,0	0	2,00	0	
4	1 Stunde	Leber	9,86	0,49	3,50	0,05	0,1 ccm Liq. Kal. arsenicos. 1:100 subcutan
		Niere	18,04	0	2,90	0	
		Schleimhaut des Vormagens	3,86	0	3,56	0	
		Ohr	3,00	0	4,40	0	
5	1 Stunde	Leber	11,48	0,49	3,20	0,04	0,1 ccm Liq. Kal. arsenicos. 1:200 subcutan
		Niere	20,25	0	2,80	0	
		Schleimhaut des Vormagens	4,52	0	4,26	0	
		Ohr	4,00	0	4,18	0	
		Zwerchfell	4,64	0	2,12	0	

subkutan oder intraperitoneal eingespritzt wurde. Aus der Zusammenstellung ergibt sich, dass bereits 0,1 ccm der Arsenlösung, 1:10 bis 1:40 verdünnt, hochgradige Hemmungen der Oxydationsgeschwindigkeit hervorruft. Die Verminderung der Sauerstoffzehrung beträgt bei der Leber 70—80%, bei der Niere 60—80%, bei der Schleimhaut des Vormagens 90—100%, bei der Haut 90% und der Muskulatur 100%. Noch bei einer Verdünnung 1:100 lässt sich eine geringe, aber deutliche Atmungshemmung (durchschnittlich 10%) nachweisen. Eine Verdünnung von 1:200 lässt keine Einwirkung auf den Stoffwechsel erkennen.

Die in Tabelle 15 zusammengestellten Bestimmungen wurden nach der von *Warburg* zuerst angegebenen Methode ausgeführt. Bei Berücksichtigung der dabei möglichen Fehlergrenzen findet sich auch die Erklärung für den an und für sich widerspruchsvollen Befund, dass nämlich bei ganz unzureichender Atmung die Glykolyse annähernd 0 unter aëroben Bedingungen, dagegen unter anaëroben Bedingungen noch messbare Werte ergibt. Es müsste ja eigentlich die Bestimmung der aëroben und der anaëroben Glykolyse annähernd gleiche Werte ergeben. Da aber unsere Bestimmungen nur während eines kurzen Zeitraums durchgeführt wurden (½—1 Stunde), und da wir, um unter möglichst gleichen Bedingungen zu arbeiten, in beiden Trögen eine bikarbonathaltige Ringerlösung hatten (die Ringerlösung in Trog I und II unterschied sich nur durch den Gehalt von Glukose in Trog II), so erklärt sich der geringe Wert für die gefundene Extrakohlensäure daraus, dass auch in Trog I die Bildung von Kohlensäure durch das Freiwerden von Milchsäure bei der Vergärung der Gewebsglukose möglich war und deshalb eine Differenz in der Menge der gebildeten Gesamtkohlensäure nicht oder nur in geringen Mengen nachweisbar war. Nach Fertigstellung der Arbeit vorgenommene Kontrolluntersuchungen, bei denen die Ringerlösung des Troges I weder Glukose noch Bikarbonat enthielt, zeigten, dass unter diesen Bedingungen auch eine Erhöhung der aëroben Glykolyse nachweisbar ist.

β) Der Organstoffwechsel bei der durch chronische Arsenzufuhr erzeugten allgemeinen Geschwulstdisposition.

In der Tab. 16 haben wir die Ergebnisse von Untersuchungen zusammengestellt, die sich auf Organe von Mäusen beziehen, die in der auf Seite 341 beschriebenen Weise längere Zeit mit Arsen gefüttert waren. Die Dauer der Fütterung ist aus der Tabelle ersichtlich. Die Zahlen sind wieder Mittelwerte (aus durchschnittlich 6 Bestimmungen). Am Tage der Tötung haben die Tiere kein Arsenfutter bekommen, die letzte Fütterung lag in der Regel 15 Stunden zurück.

Die Ergebnisse sind für die Erklärung der Geschwulstdisposition durch Arsen von grosser Bedeutung. Wir fassen das Resultat kurz zusammen:

Nach einer Arsenfütterung von 8—12 Tagen stellen wir eine zwar geringe, aber deutliche Herabsetzung der Atmungsgeschwindigkeit fest, die für die einzelnen Organe etwa 10% ausmacht. Eine deutliche Beeinflussung der aëroben Glykose fehlt, dagegen ist die anaërobe Glykose etwas erhöht. Der Quotient $Q^{O_2}_{CO_2}/Q_{O_2}$ bleibt noch innerhalb der für normale Organe bestehenden Grenzwerte.

Tabelle 16. Stoffwechsel nach chronischer Arsenfütterung.

Nr.	Dauer der Arsen-fütterung	Organ	I. Q_{O_2} Atmung	II. $Q^{O_2}_{CO_2}$ aërobe Glykolyse	III. $Q^{N_2}_{CO_2}$ anaërobe Glykolyse	IV. II/I aërobe Glykolyse- Atmung
1	8—12 Tage	Leber	9,00	0,64	3,60	0,07
		Niere	18,42	0	3,94	0
		Schleimhaut				
		des Vormagens	4,00	0,06	4,84	0,015
		Ohr	3,63	0,028	5,00	0,009
		Zwerchfell	5,00	0	3,40	—
2	3—4 Monate	Leber	7,36	1,04	5,48	0,15
		Niere	16,34	0	3,90	0
		Schleimhaut				
		des Vormagens	2,79	0,12	5,63	0,06
		Ohr	2,83	0,094	6,48	0,04
		Zwerchfell	4,79	0	4,87	0
3	8 Monate	Leber	7,30	1,10	6,17	0,15
		Niere	15,99	0	4,00	0
		Schleimhaut				
		des Vormagens	2,08	0,12	6,00	0,06
		Ohr	2,54	0,10	6,83	0,05
		Zwerchfell	4,58	0	5,23	0

Nach einer Arsenfütterung von 3—4 Monaten ist die Atmungs-geschwindigkeit noch geringer. Der Quotient Q_{O_2} liegt bei den untersuchten Organen 20—30 % unter der Norm, am deutlichsten ist die Erniedrigung an der Haut und der Schleimhaut des Vormagens (also den Organen, die für die Arsenausscheidung, bzw. Speicherung besonders in Frage kommen).

Während bei der Niere und der Muskulatur eine Glykolyse bei gleich-zeitiger Atmung nicht nachweisbar ist, ist sie bei der Leber etwas höher als in der Norm, in der Magenschleimhaut und in der Haut eben messbar. Der Quotient $Q^{O_2}_{CO_2}/Q_{O_2}$ ist bei der Leber deutlich erhöht.

Diese eigenartige Stoffwechselveränderung wird bei Tieren nach 8 Monate dauernder Arsenfütterung noch deutlicher. Die Werte für die Sauerstoff-zehrung unterscheiden sich kaum von den vorhergehenden. Es scheint, als ob für die betreffenden Organe der angegebene O_2-Verbrauch zum Leben notwendig ist und nicht durch einen grösseren Gärungsstoffwechsel ersetzt werden kann. Die Werte für die Glykolyse bei Anwesenheit von O_2 entsprechen gleichfalls den vorher beschriebenen. Dagegen stellen wir eine wesentlich erhöhte anaërobe Glykolyse fest, $Q^{N_2}_{CO_2}$ liegt bei der Leber ca. 50 %, der Niere, der Magenschleimhaut, der Haut und der Muskulatur um 25—30 % höher als bei normalen Tieren.

Bei einem Vergleich der Befunde nach einmaliger und nach chronischer Arsenzufuhr ergibt sich deutlich die unterschiedliche Wirkung: Bei einmaliger Zufuhr einer (der Fütterungsmenge entsprechenden) kleinen Arsendosis keine Beeinflussung des Stoffwechsels, bei einmaliger Zufuhr einer grösseren Dosis zeigt sich eine hochgradige Atmungshemmung, dagegen keine Wirkung auf die Gärung. Bei chronischer Verfütterung kleiner Arsenmengen finden wir nur eine geringe Atmungshemmung, dagegen eine deutliche Vermehrung der anaëroben und eine eben messbare Vermehrung der aëroben Glykolyse.

f) Die Veränderungen des Organstoffwechsels durch Teer.

Über die Beeinflussung der Atmung und der Glykolyse durch Teer ist bisher in der Literatur nichts bekannt. Bei der in vielen Punkten arsenähnlichen Wirkung des Teers auf embryonales und regenerierendes Gewebe war anzunehmen, dass auch die Beeinflussung des Stoffwechsels durch den Teer eine ähnliche ist, wie wir sie für Arsen nachweisen konnten. Unsere diesbezüglichen Untersuchungen zeigen die Bestätigung dieser Annahme.

α) *Die Wirkung einer einmaligen Teerzufuhr.*

In gleicher Weise wie bei unseren Untersuchungen über die Wirkungsweise des Arsens haben wir auch hier zwischen der Wirkung einer einmaligen und einer chronischen Teerzufuhr geschieden. Es zeigte sich aber, dass die Wirkungen der einmaligen Teerzufuhr nicht von der Teermenge, sondern vielmehr von der Art der Teerzufuhr abhängig sind. Der Teer hat bei der Einspritzung ins Gewebe eine stark entzündungsauslösende Wirkung, die nach den Untersuchungen von *Groll* für die Stoffwechselvorgänge von grosser Bedeutung sind. Die Verhältnisse liegen also für diese Untersuchungen wesentlich komplizierter als bei den Versuchen mit Arsen. Die mitunter sich widersprechenden Ergebnisse sind deshalb verständlich.

In Tab. 17 stellen wir zunächst die Ergebnisse (Mittelwerte von sechs Mäusen) zusammen, die von Tieren stammen, denen $^1/_2$—3 Stunden vor Beginn des Versuches 0,1 ccm unverdünntes Anthrasol (ein sehr dünnflüssiges, heftige lokale Reaktionen auslösendes Teerpräparat) intraperitoneal eingespritzt wurde. Kontrolltiere gingen in der Regel 5—8 Stunden nach der Einspritzung an Vergiftungserscheinungen zu Grunde. Betrachten wir zunächst die Ergebnisse 30 Minuten nach der Einspritzung. Wir stellen eine geringe, etwa 15 % betragende Erhöhung der Sauerstoffzehrung der Leber und der Niere fest. Die Oxydationsgeschwindigkeit der Haut und der Magenschleimhaut, sowie die Gärungsprozesse in allen Organen bleiben unverändert. Eine Untersuchung der Organe zeigt nun aber, dass diese Erhöhung der O_2-Atmung im wesentlichen bedingt ist durch akut entzündliche Veränderungen. Bei der Tötung war das Peritoneum stark gerötet, die Milz etwas vergrössert. Mikroskopisch zeigt die Leber eine hochgradige Leukozytenanreicherung in der Kapsel und in den

Kapillaren, starke Hyperämie, Schwellung der Sternzellen; die Niere lässt eine deutliche trübe Schwellung der Epithelien erkennen. Magenschleimhaut und Haut sind unverändert.

Tabelle 17. Stoffwechsel nach intraperitonealer Anthrasol-Einspritzung.

Zeit der Einspritzung	Organ	I. Q_{O_2}	II. $Q^{O_2}_{CO_2}$	III. $Q^{N_2}_{CO_2}$	IV. II./I.
30 Minuten vor Beginn des Versuchs	Leber	13,87	0,46	3,00	0,04
	Niere	24,00	0	2,04	0
	Schleimhaut des Vormagens	4,98	0	4,20	0
	Ohr	3,23	0	4,00	0
3 Stunden vor Beginn des Versuchs	Leber	6,13	0,51	3,34	0,08
	Niere	12,04	0	2,82	0
	Schleimhaut des Vormagens	2,60	0	4,47	0
	Ohr	2,03	0	4,16	0

Bei der Stoffwechselmessung 3 Stunden nach der Einspritzung stellen wir eine starke Verminderung der Sauerstoffzehrung in allen untersuchten Organen fest, während die Gärung wiederum unbeeinflusst bleibt. Diese Verminderung der O_2-Zehrung dürfte die Folge der ausgedehnten Gewebsschädigungen und der allgemeinen Vergiftung sein. Bei der Tötung zeigten die Tiere eine diffuse Peritonitis, feintropfige Verfettung und kleine Nekrosen in der Leber sowie degenerative Kanälchenverfettung in der Niere. Anatomische Veränderungen am Magen und am Ohr konnten wir nicht nachweisen.

Diesen Versuchen dürfte wegen den nachgewiesenen anatomischen Veränderungen keine wesentliche Bedeutung zukommen. Um stärkere entzündliche Reaktionen zu vermeiden, spritzten wir bei einer zweiten Versuchsreihe je 0,5 ccm einer 2%igen Emulison eines ziemlich dünnflüssigen Teers unter die Rückenhaut (es handelt sich um ein Teerpräparat, das auf Veranlassung von Dr. *Beck*[1]) von den „Rütgerswerken"-Berlin hergestellt wird und das ähnliche Wirkungen entfaltet wie das von uns meistens angewandte Carboneol[2]). Die Emulsion hat den Vorteil, dass sie zunächst keine stärkeren entzündlichen Veränderungen hervorruft und so für unsere Versuche übersichtlichere Verhältnisse schafft.

In Tab. 18 haben wir die Ergebnisse dieser Versuche zusammengestellt. Dazu sei noch bemerkt, dass wir anatomische Veränderungen an den untersuchten Organen nicht nachweisen konnten. Die Messungen ergeben, dass schon nach 30 Minuten die Atmungswerte für die Leber und die Niere

---

[1]) Vgl. dazu *Beck*, Z. Krebsforschg **24**, 278. — [2]) Vgl. *Macchiarulo* und *Büngeler*, Frankf. Z. Path. **37**, 211 (1929).

deutlich, für die Magenschleimhaut nur sehr wenig herabgesetzt sind, während die Haut noch normal atmet. Nach 3 Stunden beträgt Q_{O_2} für die Leber, die Niere und die Magenschleimhaut nur 60—65% des normalen Quotienten, die Atmung der Haut ist sogar um die Hälfte niedriger. Eine Einwirkung auf die aërobe und anaërobe Glykolyse konnten wir nicht nachweisen.

Tabelle 18.　Stoffwechsel nach subkutaner Teereinspritzung.

Zeit der Einspritzung	Organ	I. Q_{O_2}	II. $Q_{CO_2}^{O_2}$	III. $Q_{CO}^{N_2}$	IV. II./I.
30 Minuten vor Beginn des Versuchs	Leber	8,46	0,58	3,67	0,07
	Niere	15,38	0	2,00	0
	Schleimhaut des Vormagens	3,63	0	3,95	0
	Ohr	3,16	0	4,15	0
3 Stunden vor Beginn des Versuchs	Leber	6,46	0,50	3,35	0,08
	Niere	13,22	0	2,30	0
	Schleimhaut des Vormagens	2,64	0	4,27	0
	Ohr	2,03	0	4,20	0

Tabelle 19.　Stoffwechsel nach einmaliger Teerpinselung der ganzen Rückenhaut.

Zeit der Teerpinselung	Organ	I. Q_{O_2} Atmung	II. $Q_{CO_2}^{O_2}$ aërobe Glykose	III. $Q_{CO_2}^{N_2}$ anaërobe Glykose	IV. II/I
6—10 Stunden vor Beginn des Versuchs	Leber	5,832	0,64	3,30	0,11
	Niere	6,59	0	2,87	0
	Schleimhaut des Vormagens	0,85	0	5,26	0
	Ohr	1,03	0	4,85	0

Es fragt sich, ob die Beeinflussung des Stoffwechsels auch durch eine einmalige Teer*pinselung* der Haut zu erzielen ist. Wir haben solche Untersuchungen gleichfalls durchgeführt. Dabei zeigte sich, dass die Pinselung einer kleinen Hautfläche (etwa 0,5 cm²) keinen deutlichen Einfluss erkennen lässt. Wir gingen dann dazu über, die ganze Rückenhaut des Tieres vom Nacken bis zur Schwanzwurzel zu pinseln. Die Haut wurde nicht enthaart, um entzündliche Veränderungen nach Möglichkeit auszuschalten. Zur Stoffwechselmessung wurden nur die Ohren von solchen Tieren verwandt, die nicht mit Teer beschmutzt waren, so dass eine lokale Teerwirkung ausgeschlossen werden kann. In Tab. 19 haben wir die Ergebnisse zusammengestellt. Auch bei diesen Versuchen konnten wir anatomische Organveränderungen bei den Tieren nicht nachweisen.

Die Untersuchungen (die in Tab. 19 angegebenen Zahlen sind Mittelwerte von 18 Tieren) hatten ein höchst überraschendes Ergebnis: Die Teerpinselung hat auf den Stoffwechsel, besonders auf die Sauerstoffzehrung einen weit grösseren Einfluss als die Teereinspritzung. Der Wert für Q_{O2} liegt bei der Leber 50 %, bei der Niere 70 %, bei der Magenschleimhaut und der äusseren (nicht teergepinselten) Haut 75 % niedriger als in der Norm. Eine Erhöhung der anaëroben Glykolyse ist bei der Haut und der Magenschleimhaut angedeutet, bei der Niere und der Leber nicht nachweisbar. Dagegen liegt der Quotient $Q_{CO_2}^{O_2}/Q_{O_2}$ bei der Leber wesentlich höher als sonst.

Die Erklärung für die stärkere Wirkung der kutanen Teerapplikation gegenüber der subkutanen und der intraperitonealen dürfte wahrscheinlich darin zu suchen sein, dass bei der kutanen Anwendung die entzündlichen atmungsbeschleunigenden Wirkungen auf ein Minimum beschränkt sind, während sie bei der subkutanen und intraperitonealen Zufuhr nicht ohne Einfluss sein dürften.

Die Ergebnisse sind ein exakter Beweis für die von *B. Fischer-Wasels* schon seit langer Zeit vertretene Anschauung, dass die Wirkung des Teers durchaus nicht nur lokaler Natur ist.

β) Der Organstoffwechsel bei der durch chronische Teerpinselung erzeugten allgemeinen Geschwulstdisposition.

Wichtiger als die Stoffwechseluntersuchungen nach einmaliger Teerzufuhr erschienen uns Untersuchungen an Organen von solchen Tieren, die längere Zeit hindurch mit Teer gepinselt waren und bei denen wir nach den früheren Untersuchungen von *B. Fischer-Wasels* und *Büngeler* eine Allgemeindisposition zur Geschwulstbildung annehmen durften. Die Ergebnisse dieser Untersuchungen haben wir in Tab. 20 zusammengestellt.

Die Tiere wurden wöchentlich zwei- bis dreimal immer an derselben Stelle mit reinem Karboneol gepinselt, die gepinselte Fläche war gewöhnlich nicht grösser als 0,5 cm². (Es handelt sich also um Pinselungen, die bei einmaliger Anwendung nach unseren Untersuchungen noch keinen Einfluss auf den Organstoffwechsel ausüben.) In Tab. 20 sind nur solche Tiere berücksichtigt, bei denen sich am Orte der Pinselung noch kein Tumor entwickelt hat. Die angegebenen Zahlen sind Mittelwerte von 6—8 Tieren.

Das in der Tab. 20 zusammengestellte Ergebnis ist den in Tab. 16 zusammengestellten Werten (die sich auf Mäuse nach chronischer Arsenfütterung beziehen) ohne weiteres vergleichbar.

Nach 4—7 Wochen langer Teerpinselung zeigt der Stoffwechsel der Leber und der Niere noch keine Veränderungen. Dagegen bemerken wir bei der äusseren Haut und bei der Magenschleimhaut eine eben messbare aërobe Glykolyse.

Nach 3—4 Monate langer Pinselung stellen wir eine geringe, aber deutliche Hemmung der Oxydationsgeschwindigkeit fest. Die aërobe Glykolyse ist wenig, aber besonders bei der Haut und der Magenschleimhaut deutlich erhöht. Am auffallendsten ist aber die wesentliche Erhöhung der anaëroben Glykolyse, die durchschnittlich 40—50% beträgt. Dieser Zustand ändert sich bis zum siebten Monat kaum.

Wir untersuchten dann noch zwei Mäuse mit Teerwarzen, die sich nach 7 Monate langer Teerpinselung am Orte der Pinselung entwickelt

Tabelle 20. Stoffwechsel nach chronischer Teerpinselung.

Dauer der Teerpinselung	Organ	I. Q_{O_2}	II. $Q_{CO_2}^{O_2}$	III. $Q_{CO_2}^{N_2}$	IV. II/I
4—7 Wochen	Leber	10,04	0,60	3,40	0,06
	Niere	19,93	0	2,93	0
	Schleimhaut des				
	Vormagens	4,37	0,0024	4,37	0,0005
	Ohr	3,42	0,012	4,65	0,004
3—4 Monate	Leber	8,63	1,00	5,02	0,12
	Niere	17,44	0	3,76	0
	Schleimhaut des				
	Vormagens	3,64	0,098	6,34	0,03
	Ohr	2,87	0,14	6,72	0,06
7 Monate	Leber	7,49	1,23	6,21	0,17
	Niere	16,32	0	3,80	0
	Schleimhaut des				
	Vormagens	2,96	0,13	6,47	0,05
	Ohr	2,68	0,14	6,70	0,05

Tabelle 21. Stoffwechsel bei Tieren mit Teerpapillomen.

Nr.	Dauer der Teerpinselung	Organ	I. Q_{O_2} Atmung	II. $Q_{CO_2}^{O_2}$ aërobe Glykose	III. $Q_{CO_2}^{N_2}$ anaërobe Glykose	IV. II/I
Maus 17/28 St.	7 Monate	Leber	8,24	1,04	5,84	0,13
		Niere	16,37	0	3,06	0
		Schleimhaut				
		des Vormagens	3,00	0,13	6,21	0,04
		Ohr	2,64	0,12	6,34	0,04
Maus 54/28 St.	7 Monate	Leber	7,49	1,13	6,23	0,17
		Niere	17,67	0	3,24	0
		Schleimhaut				
		des Vormagens	2,42	0,096	6,04	0,03
		Ohr	2,04	0,137	6,69	0,06

hatten. In Tab. 21 haben wir die Ergebnisse der Untersuchungen zusammengestellt. Der Organstoffwechsel dieser Tiere entspricht demnach durchaus demjenigen der anderen gleichlang gepinselten Tiere. Ein Vergleich der Tab. 21 mit den Tab. 9—12 zeigt ferner den fundamentalen Unterschied im Stoffwechsel solcher Tiere, bei denen sich autochthon ein Tumor entwickelt hat und bei Tieren, denen eine Geschwulst künstlich eingeimpft wurde.

g) Der Organstoffwechsel bei Mäusen mit spontanen Karzinomen.

Es war anzunehmen, dass unseren Stoffwechselbefunden bei Mäusen mit einer experimentell erzeugten Geschwulstdisposition nur dann eine Bedeutung zukommen könne, wenn sich auch bei Tieren mit spontanen Geschwülsten gleichsinnige Stoffwechselveränderungen nachweisen liessen. Am interessantesten wären naturgemäß Untersuchungen an tumorkranken Menschen gewesen. Diesen stellen sich aber leider kaum überwindliche Schwierigkeiten entgegen. Wir haben bereits früher darauf hingewiesen, dass entzündliche Veränderungen im Tumor selbst oder in seiner Umgebung, sowie stärkere Tumornekrosen Stoffwechseländerungen hervorrufen können, durch die die Verhältnisse ziemlich unübersichtlich werden. Geschwülste, bei denen diese sekundären Veränderungen fehlen, kommen beim Menschen verhältnismäßig selten zur Operation; meistens handelt es sich dann um Mammakarzinome in einem frühen Stadium. In solchen Fällen ist es aber nicht möglich, Organgewebe, insbesondere Exzisionen aus der Leber, zu bekommen. Dann kommen noch andere Bedenken. Dass eine tiefe Narkose für den Zellstoffwechsel nicht gleichgültig sein kann, liegt auf der Hand. Hier hätten uns nur zahlreiche Kontrolluntersuchungen am normalen Menschen genügende Klarheit verschaffen können. Gesunde Menschen kommen naturgemäß nicht zur Operation. Wie uns aber Untersuchungen über den Leberstoffwechsel nach intraperitonealen Injektionen bei der Maus zeigten, sind schon geringe entzündliche Veränderungen im Bereich des Peritoneums für die Zellatmung und Glykolyse der Leber höchst bedeutungsvoll, so dass schon aus diesem Grunde die Leberuntersuchungen, die gelegentlich einer Laparatomie möglich gewesen wären, keine grössere Bedeutung haben konnten; eine Laparatomie setzt naturgemäß Veränderungen von Bauchorganen voraus. Aus allen diesen Gründen mussten wir uns auf Untersuchungen am Tier beschränken. Da der Zellstoffwechsel bei den einzelnen Tierarten individuelle Schwankungen aufweist, kam für unsere Untersuchungen in erster Linie die weisse Maus in Frage.

Im Laufe der letzten Monate konnten wir an 6 Mäusen mit spontanen Mammakarzinomen Organstoffwechseluntersuchungen vornehmen. Viel mehr noch als für die normale Maus, gilt für die Tumormaus die Tatsache, dass jedes Tier seine individuellen Stoffwechseleigentümlichkeiten besitzt. Diese sind besonders abhängig vom Zustande des Tumors, insbesondere von den Nekrosen und von der sekundären Infektion. Wir werden also zunächst eine getrennte Darstellung unserer Befunde bei den einzelnen Tieren geben.

Spontantumor 1.

Weibliche Maus mit bohnengrossem spontanem Mammakarzinom in der rechten Inguinalbeuge. Gewicht: 22,0 g. Makroskopisch finden sich bei der Tötung keine Besonderheiten. *Mikroskopisch: Tumor:* Sehr zellreiches, an einzelnen Stellen solid gebautes grossalveoläres *Adenokarzinom* mit vereinzelten kleinen, nicht über stecknadelkopfgrossen Nekrosen. Die Haut über dem Tumor ist überall intakt; der Tumor ist noch ziemlich scharf gegen die Umgebung abgegrenzt, das umgebende Bindegewebe zeigt nur ganz geringe kleinzellige Infiltration. Das *Ohr* zeigt histologisch keine Besonderheiten. *Leber:* Geringe grosstropfige Verfettung der Leberzellen, vereinzelte kleine Rundzellenherde im periportalen Gewebe; Kapillaren ziemlich schmal, nur einzelne rote Blutkörperchen enthaltend. Die Kapillarendothelien durchwegs schlank mit kleinen chromatinreichen Kernen, nur vereinzelte *Kupffersche* Sternzellen erscheinen etwas vergrössert. Die Stoffwechseluntersuchungen ergaben folgende Werte:

a) *Ohr*: (Die Untersuchungen beziehen sich auf die dem lebenden Tier abgeschnittenen Ohren.) Versuchsdauer 2 Stunden. Trockengewichte zwischen 4 und 6 mg.

$$Q_{O_2} = 1{,}795 \qquad Q_{CO_2}^{O_2} = 1{,}012 \qquad Q_{CO_2}^{N_2} = 5{,}18$$

b) *Leber*: Versuchsdauer 1 Stunde. Trockengewichte zwischen 15 und 23 mg.

$$Q_{O_2} = 4{,}37 \qquad Q_{CO_2}^{O_2} = 2{,}18 \qquad Q_{CO_2}^{N_2} = 3{,}53$$

c) *Tumor*: Versuchsdauer 1 Stunde. Trockengewichte zwischen 14 und 23 mg.

$$Q_{O_2} = 6{,}05 \qquad Q_{CO_2}^{O_2} = 3{,}61 \qquad Q_{CO_2}^{N_2} = 6{,}23$$

Spontantumor 2.

Weibliche Maus mit annähernd bohnengrossem spontanem Mammakarzinom in der rechten Achselhöhle. Gewicht: 24,0 g. Bei diesem Tier konnten wir leider nur die dem lebenden Tier abgeschnittenen Ohren untersuchen, da das Tier wenige Stunden später spontan verendete (Lungenmetastasen).

Ohr: Versuchsdauer 2 Stunden. Trockengewichte zwischen 3 und 8 mg.

$$Q_{O_2} = 1{,}99 \qquad Q_{CO_2}^{O_2} = 1{,}58 \qquad Q_{CO_2}^{N_2} = 3{,}01$$

Spontantumor 3.

Weibliche Maus mit spontanem, fast kirschgrossem Mammakarzinom in der linken Inguinalbeuge. Makroskopisch zeigen die Organe keine Besonderheiten. Die Haut über dem Tumor ist nicht ulzeriert; der Tumor lässt sich nur im Zusammenhang mit den angrenzenden Bauchdecken herauspräparieren, die er weitgehend infiltriert. *Mikroskopisch: Tumor:* Ausserordentlich zellreiches in kleinen und kleinsten Alveolen wachsendes *Adenokarzinom* mit vielen stecknadelkopfgrossen bis fast erbsengrossen Zysten. Die Zysten enthalten z. T. eine gallertig klare, hellgelbliche z. T. leicht hämorrhagische Flüssigkeit. Geringe Eisenablagerung im Stroma. In der Umgebung des Tumors finden sich im Bindegewebe spärliche Rundzelleninfiltrate, dagegen keine akut entzündlichen Veränderungen. Der Tumor ist bis auf einen kleinen, etwa linsengrossen Herd im Zentrum frei von Nekrosen. Die *Leber* zeigt eine diffuse, sehr feintropfige Verfettung der Leberzellen. Die Kapillaren sind ziemlich eng, die Kapillarendothelien erscheinen besonders in der Peripherie der Azini leicht geschwollen; im periportalen Gewebe kleinere Rundzellenherde. Die *Niere* zeigt, abgesehen von geringer perivaskulärer Rundzelleninfiltration, keine Besonderheiten. Die übrigen, auf ihren Stoffwechsel untersuchten Organe, waren o. B. Die Stoffwechseluntersuchungen ergaben folgende Werte:

a) *Ohr*: Versuchsdauer 2 Stunden. Trockengewichte zwischen 6 und 15 mg.

$$Q_{O_2} = 1,328 \qquad Q_{CO_2}^{O_2} = 1,00 \qquad Q_{CO_2}^{N_2} = 4,85$$

b) *Leber*: Versuchsdauer 1 Stunde. Trockengewichte zwischen 7 und 14 mg.

$$Q_{O_2} = 3,33 \qquad Q_{CO_2}^{O_2} = 1,85 \qquad Q_{CO_2}^{N_2} = 3,05$$

c) *Niere*: Versuchsdauer 1 Stunde. Trockengewichte zwischen 2 und 9 mg.

$$Q_{O_2} = 14,01 \qquad Q_{CO_2}^{O_2} = \text{nicht bestimmt} \qquad Q_{CO_2}^{N_2} = 3,92$$

d) *Tumor*: Versuchsdauer 1 Stunde. Trockengewichte zwischen 3 und 16 mg.

$$Q_{O_2} = 2,67 \qquad Q_{CO_2}^{O_2} = 4,61 \qquad Q_{CO_2}^{N_2} = 5,53$$

Von der Lunge, der Plattenepithelschleimhaut des Vormagens und vom Zwerchfell konnten wir nur noch die Werte für Q_{O2} bestimmen. Diese waren: *Lunge* $=6,36$, *Zwerchfell* $=3,23$, *Magenschleimhaut* $=2,91$.

Spontantumor 4.

Weibliche Maus mit über kirschgrossem spontanem Mammakarzinom in der linken Achselhöhle. Makroskopisch zeigen die Organe keine Besonderheiten. Die Haut über dem Tumor zeigt keine Behaarung mehr, ist aber sonst überall intakt. Der Tumor ist nur im Zusammenhang mit der Thoraxwand und dem linken Vorderlauf herauszupräparieren, die er diffus infiltriert. *Mikroskopisch: Tumor:* Sehr zellreiches, aus kleinen bis mittelgrossen Alveolen bestehendes *Adenokarzinom* mit vereinzelten, höchstens stecknadelkopfgrossen Zysten. Die Zysten enthalten eine glasige, fadenziehende helle Flüssigkeit. Trotz der Grösse des Tumors finden sich keine Nekrosen; in der Umgebung des Tumors finden sich nur Spuren kleinzelliger Infiltrationen, dagegen keine akut entzündlichen Veränderungen. Die *Niere* zeigt in Mark und Rinde starke perivaskuläre Rundzelleninfiltrationen. In der *Leber* finden sich gleichfalls zahlreiche grössere und kleinere Rundzellenherde im periportalen Gewebe, vereinzelt auch umschriebene Sternzellenwucherungen. Die Leberkapillaren sind von mittlerer Weite, von leicht vergrösserten Sternzellen ausgekleidet und enthalten im Lumen ziemlich zahlreiche grosse einkernige Rundzellen. *Lunge:* Starke emphysemähnliche Blähung der Alveolen und starke Erweiterung der Bronchien, keine entzündlichen Veränderungen. Die Untersuchungen des Stoffwechsels ergaben folgende Werte:

a) *Leber*: Versuchsdauer 1 Stunde. Trockengewichte zwischen 8 und 10 mg.

$$Q_{O_2} = 5,00 \qquad Q_{CO_2}^{O_2} = 1,22 \qquad Q_{CO_2}^{N_2} = 3,77$$

b) *Ohr*: Versuchsdauer 2 Stunden. Trockengewichte zwischen 5 und 8 mg.

$$Q_{O_2} = 2,64 \qquad Q_{CO_2}^{O_2} = 0,10 \qquad Q_{CO_2}^{N_2} = 4,23$$

c) *Niere*: Versuchsdauer 1 Stunde. Trockengewichte zwischen 6 und 12 mg.

$$Q_{O_2} = 11,5 \qquad Q_{CO_2}^{O_2} = \text{nicht bestimmt} \qquad Q_{CO_2}^{N_2} = 2,99$$

d) *Tumor*: Versuchsdauer 2 Stunden. Trockengewichte zwischen 12 und 17 mg.

$$Q_{O_2} = 7,00 \qquad Q_{CO_2}^{O_2} = 8,89 \qquad Q_{CO_2}^{N_2} = 10,58$$

Spontantumor 5.

Weibliche Maus mit eineinhalb kirschgrossem spontanem Mammakarzinom in der rechten Inguinalbeuge. Bei dem Tier besteht eine Gravidität, die der histologischen Differenzierung entsprechend 14—18 Tage bestehen dürfte. Makroskopisch, abgesehen von einer deutlichen Milzvergrösserung (180 mg), keine Besonderheiten. *Mikroskopisch: Leber:* Hochgradige Verfettung fast aller *Kupfferscher* Sternzellen, keine Verfettung der Leberzellen. Kapillaren von mittlerer Weite mit hochgradiger Endothelaktivierung: Kern- und Protoplasmaschwellung, Protoplasmavakuolisierung. Vielfach machen die Endothelien den Eindruck der Ablösung. Starke Anreicherung von polymorphkernigen Leukozyten und grossen einkernigen Rundzellen vom Typus der Monozyten (abgestossene Endothelien) innerhalb der Kapillaren. *Lunge:* Dicke perivaskuläre und peribronchiale Rundzellmäntel. In vielen Alveolen Exsudat mit grossen Exsudatzellen. Keine Tumormetastasen. *Milz:* Stark hyperämische Pulpa und grosse aufgelockerte Follikel. Die Milz zeigt das ausgesprochene Bild eines Endothelkatarrhs: Hochgradige Schwellung der Retikulumzellen und Sinusendothelien. In der Pulpa sehr zahlreiche Knochenmarksriesenzellen, Myelozyten und polymorphkernige Leukozyten. Reichliche Ablagerung von Eisenpigment in der Pulpa. *Tumor:* Grösstenteils solid gebautes, sehr zellreiches *Drüsenzellenkarzinom* mit vielen, durchschnittlich stecknadelkopfgrossen Nekrosen. An manchen Stellen ist der Tumor kleinalveolär gebaut. Im Lumen der Alveolen stark eosingefärbte homogene Massen. Im angrenzenden Bindegewebe reichliche Rundzellen- und wenige leukozytäre Infiltrationen. In der Muskulatur der Bauchdecke und der Extremitäten viele *Mieschersche* Schläuche. Das *Ohr* zeigt histologisch keine Besonderheiten. Die Stoffwechseluntersuchungen ergaben folgende Werte:

a) *Ohr:* Versuchsdauer 2 Stunden. Trockengewichte zwischen 5 und 6 mg.

$$Q_{O_2} = 3,83 \qquad Q_{CO_2}^{O_2} = \text{nicht bestimmt} \qquad Q_{CO_2}^{N_2} = 2,20$$

b) *Leber:* Versuchsdauer 90 Minuten. Trockengewichte zwischen 8 und 30 mg.

$$Q_{O_2} = 13,30 \qquad Q_{CO_2}^{O_2} = 1,21 \qquad Q_{CO_2}^{N_2} = 2,68$$

c) *Niere:* Versuchsdauer 1 Stunde. Trockengewichte zwischen 8 und 12 mg.

$$Q_{O_2} = 14,50 \qquad Q_{CO_2}^{O_2} = 2,99 \qquad Q_{CO_2}^{N_2} = 7,51$$

Spontantumor 6.

Weibliche Maus mit gut kirschgrossem spontanem Mammakarzinom in der linken Achselhöhle. Gewicht: 23,5 g. Makroskopisch ist die dunkelrote und ziemlich konsistente Lunge ganz von kleinen weissen Knötchen durchsetzt. Die Leber ist auffallend gross mit abgerundeten Rändern; Milz gleichfalls sehr gross (200 mg). Nieren auffallend gross und blass. Der Tumor ist ziemlich unscharf begrenzt und lässt bereits makroskopisch im Zentrum ausgedehnte Nekrosen erkennen. *Mikroskopisch: Tumor:* Sehr zellreiches, vorwiegend kleinfollikulär gebautes *Adenokarzinom* mit zahlreichen grösseren, teils mit hyalinem, teils mit hämorrhagischem Sekret gefüllten Zysten. Ablagerung von reichlichem Eisenpigment im Stroma. Der Tumor zeigt ausgedehnte Nekrosen, die fast zwei Drittel der ganzen Geschwulst ausmachen. Das Geschwulststroma und das angrenzende Bindegewebe zeigen sehr starke chronisch-entzündliche Rundzelleninfiltration und etwas weniger Infiltration mit polymorphkernigen Leukozyten. Die *Milz* zeigt eine sehr blut- und zellreiche Pulpa und sehr grosse aufgelockerte Follikel, starke Schwellung der Sinusendothelien und Retikulumzellen; massenhaft Megakaryozyten, Myelozyten und polymorphkernige Leukozyten in der perifollikulären Zone der Pulpa. Das *Ohr* zeigt histologisch keine Besonderheiten. *Lungen:* Hochgradige Hyperämie, zahlreiche kleine Herdchen hämorrhagischer Pneumonie. Auf allen Stufenschnitten sind sämtliche Partien der Lunge gleichmäßig durchsetzt von zahlreichen grösseren und kleineren Nestern eines sehr zellreichen Adenokarzinoms, von ziemlich kleinfollikulärem Bau. Der Tumor zeigt hier keine Nekrosen. *Leber:* Spuren von feintropfiger Verfettung der Leberzellen, vorwiegend im Zentrum der Azini. Die Leberzellen auffallend gross, mit grobscholligem Protoplasma; die Kapillaren ziemlich eng, enthalten nur vereinzelte rote Blutkörperchen. Kapillarendothelien stark geschwollen, sehr protoplasmareich; sie enthalten zum grossen Teil im Protoplasma feinste Fettkörnchen. Innerhalb einzelner, etwas erweiterter Kapillaren finden sich (in einem Leberschnitt etwa drei) Knochenmarksriesenzellen, die frei im Lumen liegen und zum Endothel keine Beziehungen haben. Im periportalen Gewebe nur ganz vereinzelte und sehr kleine Rundzellherdchen. Die Stoffwechseluntersuchungen ergaben folgende Werte:

a) *Ohr:* Versuchsdauer 2 Stunden. Trockengewichte zwischen 2 und 7 mg.

$$Q_{O_2} = 3{,}40 \qquad Q_{CO_2}^{O_2} = 0{,}284 \qquad Q_{CO_2}^{N_2} = 10{,}98$$

b) *Leber:* Versuchsdauer 1 Stunde. Trockengewichte zwischen 6 und 13 mg.

$$Q_{O_2} = 12{,}00 \qquad Q_{CO_2}^{O_2} = 1{,}81 \qquad Q_{CO_2}^{N_2} = 4{,}82$$

c) *Niere:* Versuchsdauer 1 Stunde. Trockengewichte zwischen 4 und 8 mg.

$$Q_{O_2} = 17{,}70 \qquad Q_{CO_2}^{O_2} = 1{,}22 \qquad Q_{CO_2}^{N_2} = 7{,}69$$

Spontantumor 7.

Weibliche Maus mit spontanem Mammakarzinom in der rechten Inguinalbeuge. Tumor etwa erbsengross, Gewicht 25 g. Sehr lebhaftes, nicht krank erscheinendes Tier. Bei der Tötung findet sich eine geringe Vergrösserung der Leber und Abrundung der Ränder. Grosse, ziemlich blasse Nieren. Deutliche Vergrösserung der Milz (120 mg). *Mikroskopisch: Tumor:* Sehr zellreiches, klein- und kleinstalveoläres *Adenokarzinom* mit ganz vereinzelten, etwas grösseren Zysten, die spärlich fädige Massen enthalten. Keine Blutungen, keine Nekrosen, keine Ablagerungen von Eisenpigment. Der Tumor ist gegen die Umgebung noch ziemlich scharf abgegrenzt, das angrenzende Gewebe zeigt keine entzündlichen Veränderungen. *Leber:* Starke diffuse klein- bis mittelgrosstropfige Verfettung der Leberzellen, geringe feintropfige Fetteinlagerung in vielen Sternzellen. Leberzellen sehr gross und (ausser den Fettropfen) stark vakuolisiert. Kapillaren eng, nur wenig rote Blutkörperchen enthaltend, Kapillarendothelien leicht geschwollen, enthalten vereinzelt körniges Eisenpigment. Im periportalen Gewebe nur ganz spärliche und sehr kleine Rundzellenherdchen. *Milz:* Follikel mittelgross, besonders in den Randpartien deutlich aufgelockert, Pulpa blut- und zellreich mit massenhaften Megakaryozyten und reichlicher Ablagerung von Eisenpigment. Geringe Schwellung der Sinusendothelien. Die *Niere* zeigt histologisch keine Besonderheiten. Die Stoffwechseluntersuchungen ergaben folgende Werte:

a) *Ohr:* Versuchsdauer 2 Stunden. Trockengewichte zwischen 2 und 7 mg.

$$Q_{O_2} = 2{,}30 \qquad Q_{CO_2}^{O_2} = 0{,}625 \qquad Q_{CO_2}^{N_2} = 3{,}12$$

b) *Leber:* Versuchsdauer 1 Stunde. Trockengewichte zwischen 9 und 13 mg.

$$Q_{O_2} = 9{,}55 \qquad Q_{CO_2}^{O_2} = 0{,}714 \qquad Q_{CO_2}^{N_2} = 1{,}44$$

c) *Niere*: Versuchsdauer 1 Stunde. Trockengewichte zwischen 3 und 6 mg.

$$Q_{O_2} = 17,88 \qquad Q_{CO_2}^{O_2} = 0,20 \qquad Q_{CO_2}^{N_2} = 3,84$$

Wenn wir unsere Untersuchungen über den Organstoffwechsel von Mäusen mit spontanen Mammakarzinomen zusammenfassen, so können wir feststellen, dass alle von uns untersuchten Organe eine ziemlich charakteristische Stoffwechselveränderung aufweisen. Diese hat eine weitgehende Ähnlichkeit mit der Stoffwechseländerung, wie wir sie bei Tieren mit einer experimentell erzeugten Geschwulstdisposition und bei den Tieren mit Teerpapillomen gefunden haben: *Die Stoffwechseländerung äussert sich in einer Herabsetzung der Gewebsatmung und einer Erhöhung des Gärungsstoffwechsels unter aëroben und anaëroben Bedingungen.* Aus folgender Zusammenstellung (s. Tab. XX) wird dieses eigentümliche Verhalten noch deutlicher. Wir geben die Durchschnittswerte der von uns untersuchten Tiere wieder. (Die in den Klammern angegebenen Werte sind die Durchschnittsergebnisse unserer Untersuchungen an Normaltieren.) Am Ende unserer Zusammenstellung haben wir ausserdem die von uns gefundenen Werte für den Tumorstoffwechsel angegeben.

In einer weiteren Tabelle haben wir dann die verschiedenen Stoffwechselbefunde an der Leber in unseren einzelnen Versuchsserien zusammengestellt. Aus dieser Zusammenstellung ergibt sich klar der Unterschied bei Tieren mit transplantierten und spontanen Geschwülsten. Ferner ist auch ohne weiteres die *weitgehende Übereinstimmung im Stoffwechsel von Tieren mit einer experimentell erzeugten allgemeinen Geschwulstdisposition und von Tieren mit spontanen Mammakarzinomen* zu ersehen.

Tabelle 22.

Organ	Q_{O_2}	*)	$Q_{CO_2}^{O_2}$	*)	$Q_{CO_2}^{N_2}$	*)
Ohr	2,55 (3,98)	6	0,60 (0,05)	5	5,10 (4,26)	6
Leber	7,85 (11,50)	6	1,50 (0,46)	6	3,17 (2,27)	6
Niere	15,12 (20,34)	5	1,47 (0)	3	5,19 (2,80)	5
Tumor	5,31	3	5,70	3	7,45	3

*) Die Zahlen zwischen den Spalten geben die Anzahl von Untersuchungen an.

Wir geben noch in Form einer Tabelle (Tab. 23) eine Zusammenstellung der Stoffwechselbefunde *Warburgs*[1]) an verschiedenen Tumoren. Die hier angegebenen Werte sind Durchschnittszahlen aus einer grösseren Anzahl von Untersuchungen.

---

[1]) *Warburg, Posener* und *Negelein,* Über den Stoffwechsel der Karzinomzelle. Biochem. Z. **152**, 309 (1924).

Tabelle 23.

Tumor	$Q\,O_2$	$Q_{CO_2}^{O_2}$	$Q_{CO_2}^{N_2}$
Ftexner - Joblingscher Rattentumor........	7,2	25	31
Menschliche Karzinome	5,1	14	21
Gutartige menschliche Tumoren...........	5,2	4,6	14,0

Bei dem Vergleich der von *Warburg* gefundenen Werte fallen die geringeren Werte unserer eigenen Untersuchungen auf. Der Grund für diese verschiedenen Ergebnisse liegt nach unserer Anschauung lediglich in den anatomischen Besonderheiten der von uns untersuchten Mäusekarzinome. Wenn auch hier die spontanen Nekrosen, die bei den transplantierten Tumoren regelmäßig in grosser Ausdehnung vorhanden sind, die sich aber bei der Stoffwechselbestimmung leicht dadurch umgehen lassen, dass man nur aus den intakten Randpartien Schnitte anfertigt, keine Rolle spielen, so sind doch andere Eigentümlichkeiten sehr störend. Wie wir schon erwähnten, finden sich fast regelmäßig in spontanen Mammakarzinomen der Maus grosse, mit einem zähen, fadenziehenden Sekret gefüllte Zysten, durch die die Anfertigung genügend dünner Schnitte praktisch unmöglich ist. Ausserdem steht aus demselben Grunde das festgestellte Organgewicht in keinem richtigen Verhältnis zur Zahl der Tumorzellen, da sicher ein grosser Teil des Trockengewichtes auf Rechnung des mitgewogenen Sekrets zu beziehen ist. Die Differenzen sind rein quantitativer Art, das pathologische Verhältnis zwischen Atmung und Gärung ist in beiden Versuchsreihen das gleiche.

Bei der Durchsicht der Einzelergebnisse unserer Untersuchungen ist jedoch auffallend, dass einzelne Tiere eine sehr starke Abweichung ihres Stoffwechsels aufweisen, während bei anderen diese Abweichungen wesentlich geringer sind, ja, dass sogar bei einzelnen Tieren die Werte für die Atmung etwas über der Norm liegen, trotzdem es sich bei allen Tieren um ziemlich gleichmäßig gebaute Mammakarzinome handelt. Eine Erklärung für dieses eigenartige Verhalten gibt uns nur die eingehende histologische Untersuchung des Tumors, seiner Umgebung und der Organe. Bei dem Versuch vom 2. Mai 1929 handelt es sich z. B. um ein Tier, bei dem der Tumor trotz seiner Grösse keinerlei Nekrosen und keine entzündlichen Veränderungen in seiner Umgebung aufwies. Desgleichen fehlten hier die typischen Veränderungen der Milz und Leber, wie wir sie in unseren früheren Versuchen sowohl bei Tieren mit grossen nekrotischen transplantierten Geschwülsten als nach parenteraler Eiweisszufuhr beobachten konnten. Es entspricht also der (negative) Organbefund ganz demjenigen bei Tieren, bei denen durch chronische Arsen- bzw. Teervergiftung eine allgemeine Geschwulstdisposition experimentell erzeugt wurde. Ganz anders sind dagegen die Ergebnisse unseres Versuchs vom 13. Juni 1929. Hier liegen die Werte besonders für die Atmung bei der Leber

etwas höher als in der Norm, während sie bei den anderen Organen nicht
wesentlich kleiner sind. Diese Befunde haben demnach eine gewisse Ähnlichkeit mit den Ergebnissen unserer Stoffwechseluntersuchungen bei Tieren mit
grossen und nekrotischen transplantierten Geschwülsten. Die histologische
Untersuchung des Tumors und der Organe gibt uns auch hier die Erklärung
für dieses eigenartige Verhalten. Zunächst zeigt der Tumor ausgedehnte
Nekrosen, die fast $^2/_3$ der ganzen Geschwulst ausmachen. Als Zeichen der
sekundären Infektion finden sich in der unmittelbaren Umgebung des Tumors

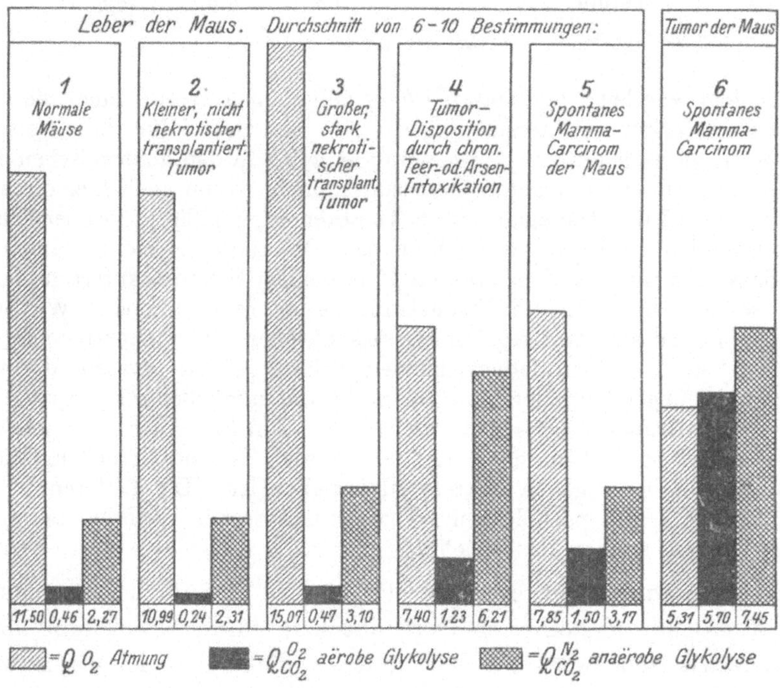

Abb. 35.

starke chronisch- und akut entzündliche Infiltrate. Auch in der Lunge finden
sich abgesehen von den sehr zahlreichen Tumormetastasen reichliche entzündliche Veränderungen. Milz und Leber weisen Befunde auf, die wir bei der
Eiweissresorption zu sehen gewohnt sind und die wir nach unseren früheren
Untersuchungen für die besondere Art ihres Stoffwechsels verantwortlich
machen müssen. Immerhin besteht auch bei diesen Tieren trotz der Erhöhung
der Atmung gleichzeitig eine grössere Gärung, die besonders deutlich an den
Nieren und am Ohr nachweisbar ist, d. h. also an den Organen, die unmittelbar
an der Verarbeitung der resorbierten Geschwulstnekrosen nicht beteiligt sind;
aber auch an der Leber ist eine Erhöhung des Gärungsstoffwechsels trotz
der erhöhten Sauerstoffzehrung nachweisbar.

Zum Schluss stellen wir in der Abb. 35 die Ergebnisse unserer Stoffwechseluntersuchungen, soweit sie sich auf die Leber beziehen, zusammen.

Ohne weiteres zu erkennen ist die deutliche Vergrösserung der Glykolyse unter aëroben Bedingungen bei einer experimentell erzeugten Geschwulstdisposition und bei spontan an einem Tumor erkrankten Tieren; ebenso ist die Erhöhung der anaëroben Glykolyse und die Verkleinerung der Atmung ersichtlich. Zum Vergleich haben wir in der Reihe 6 die Stoffwechselverhältnisse bei den von uns untersuchten spontanen Mammakarzinomen der Maus angefügt.

E. Schlussfolgerungen.

Unsere Untersuchungen waren der Frage gewidmet, durch welche Veränderungen des Gesamtorganismus ein embryonaler oder regenerativer Entwicklungsvorgang zur Geschwulstbildung entartet. Es handelt sich also um die Frage, nach der „Allgemeindisposition zur Geschwulstbildung". Unsere Beobachtungen im Tierexperiment und die kritische Würdigung der Literatur führten zunächst zu dem Ergebnis, dass zwischen dem Retikuloendothel *(Erdmann)*, den Vitaminmangelkrankheiten *(Burrows, Erdmann)* und der Geschwulstbildung nähere genetische Beziehungen *nicht* bestehen. Dagegen gelang uns der Nachweis, dass es wohl durch eine chronische Teerzufuhr als auch durch chronische Arsenzufuhr gelingt, künstlich eine Allgemeindisposition zur Geschwulstbildung zu erzeugen.

Für diese Geschwulstdisposition fehlen uns morphologische Grundlagen, die uns ihr Wesen verständlich machen könnten, dagegen gaben uns die Untersuchungen des Stoffwechsels bei Tieren mit einer künstlich erzeugten allgemeinen Geschwulstdisposition mit Hilfe der *Warburgschen* Methode wertvolle Aufschlüsse. Teer und Arsen führen nach längerer Anwendung zu einer eigenartigen Umstimmung des Gewebsstoffwechsels; sie setzen die Atmungsgeschwindigkeit herab und erhöhen die aërobe und anaërobe Glykolyse. Wir konnten zeigen, dass die genannten Substanzen schon nach einmaliger Anwendung eine starke Verminderung der Atmung hervorriefen. Wir müssen annehmen, dass die dauernde Einschränkung der Sauerstoffatmung eine Umstimmung des Stoffwechsels in dem Sinne hervorruft, dass der Energiebedarf der Zelle nicht nur durch die Oxydation, sondern auch zu einem kleinen Teil durch Gärungsvorgänge bestritten wird. Diese Umstellung lässt sich nicht durch eine einmalige Zufuhr von Arsen oder Teer erzwingen, sie ist vielmehr die Folge der sich über längere Zeit erstreckenden Vergiftung mit ganz geringen Mengen. Dieser, für die allgemeine Geschwulstdisposition (die „sensible Periode" *Fischer-Wasels*) im Tierexperiment charakteristische Stoffwechselzustand ist bei Tieren mit Teertumoren nachzuweisen, fehlt dagegen bei Tieren mit transplantierten Geschwülsten. Es zeigt sich also darin ein fundamentaler Unterschied zwischen der autochthon entstandenen und der transplantierten Geschwulst.

Unsere Befunde haben für die Geschwulstdisposition beim Menschen zunächst keine Bedeutung, da nicht anzunehmen ist, dass auch beim Menschen

Teer und Arsen als ursächliche Momente für diese Disposition in Frage kommen
können, um so mehr, da die Tierversuche gezeigt haben, dass zum Zustandekommen der Disposition eine ganz bestimmte Konzentration des Arsens
erforderlich ist. Dagegen müssen wir uns fragen, ob nicht bestimmte Stoffwechselprodukte des Menschen bezüglich der Einwirkung auf Atmung und
Glykolyse ähnliche Veränderungen hervorrufen wie das Arsen und der Teer.
Wir denken hier in erster Linie an die aromatischen Körper (Indol, Skatol
usw.), deren Bedeutung für die Geschwulstbildung bereits durch Tierversuche
sichergestellt ist *(Carrel* u. a.). Mit den Untersuchungen über die Wirkung
des Indols auf den Stoffwechsel sind wir z. Z. noch beschäftigt und werden
wir später noch ausführlicher darüber berichten. Über die Untersuchungen
über die Wirkung einer einmaligen Indolzufuhr auf die Gewebsatmung können
wir schon mitteilen, dass hier ganz ähnliche Verhältnisse vorliegen wie
beim Arsen.

Aus den Untersuchungen *Negeleins* und denjenigen *Pentimallis* über den
Stoffwechsel des embryonalen bzw. des regenerierenden Gewebes geht hervor,
dass beide Gewebsarten, die für die Bildung der „Geschwulstkeimanlage"
von überragender Bedeutung sind *(B. Fischer-Wasels)*, einen Stoffwechsel
haben, der sich nur quantitativ von demjenigen bösartiger Tumoren unterscheidet. Diese Feststellung, zusammen mit unseren Untersuchungen über
den Stoffwechsel bei allgemeiner Geschwulstdisposition drängt zu der Annahme, dass für die Geschwulstentstehung aus der „Geschwulstkeimanlage"
eine grundsätzliche Stoffwechselveränderung des Gesamtorganismus von
grosser Bedeutung ist.

F. Zusammenfassung.

Es wird zunächst eine Begriffsdefinition der allgemeinen Geschwulstdisposition gegeben. Bedeutungsvoll für die Geschwulstentstehung sind einmal lokale Entwicklungsstörungen. Diese können bei der embryonalen und
bei der regenerativen Entwicklung vorkommen. Da aber nur ausnahmsweise
bei diesen Entwicklungsvorgängen eine Geschwulst entsteht, sind wir zu der
Annahme gezwungen, dass noch andere Faktoren im Spiel sein müssen, die
offenbar für die Geschwulstbildung aus regenerierenden oder embryonalen
Zellen von grosser Bedeutung sind. Diese Faktoren, soweit sie einen besonderen
Zustand des Gesamtorganismus darstellen, der bestimmend auf den Verlauf
eines embryonalen oder regenerativen Entwicklungsvorganges einwirkt,
werden unter dem Begriff der *„Allgemeindisposition zur Geschwulstbildung"*
zusammengefasst.

Auf Grund der tierexperimentellen Untersuchungen von *Maud Slye* und
der Beobachtungen über erbliches und familiäres Vorkommen von Geschwülsten
beim Menschen wird auf die Bedeutung der familiären und vererbten Geschwulstdisposition hingewiesen.

In zahlreichen eigenen Versuchen wird die experimentelle Erzeugung einer allgemeinen Geschwulstdisposition angestrebt. Dabei kann zunächst gezeigt werden, dass das retikulo-endotheliale System keine näheren Beziehungen zur Geschwulst*entstehung* hat; dagegen ist sein Funktionszustand für das *Angehen und Weiterwachsen transplantierter Geschwülste* von grosser Bedeutung. Dem „aktiven Mesenchym" kommt dabei die gleiche Bedeutung zu wie bei der Transplantation anderer Gewebe: Eine starke Schädigung des RES. („Blockade") begünstigt die Transplantationsfähigkeit und Wachstumsgeschwindigkeit transplantierter Geschwülste. Ähnlich wie Schädigungen des RES. wirken die Exstirpation der Milz oder intensive Röntgenbestrahlungen. Auch schwere Allgemeinschädigungen durch Unterernährung oder mangelhaft zusammengesetzte Nahrung haben das gleiche Ergebnis. Unsere Untersuchungen über die Bedeutung der Vitaminmangelkrankheiten für die Geschwulstentstehung hatten ein negatives Ergebnis. Die diesbezüglichen Beobachtungen *Rh. Erdmanns* konnten wir nicht bestätigen.

In vielfach variierten Versuchen wird gezeigt, dass der Teer neben seinen lokalen Wirkungen auch eine allgemeine Geschwulstdisposition erzeugen kann. Frühere Versuche von *B. Fischer-Wasels* und *W. Büngeler* konnten zeigen, dass sich bei chronisch vergifteten Mäusen auf dem Boden eines lokalen Regenerationsvorganges (z. B. einer Brandwunde) bei einem grossen Prozentsatz der Tiere echte Karzinome entwickeln. Mehrere neuere Arbeiten bringen eine Bestätigung unserer Befunde.

Neben dem Teer wurde von uns Arsen mit Erfolg zur Erzeugung einer Geschwulstdisposition verwandt. So gelang uns bei Mäusen die Erzeugung metastasierender Adenokarzinome der Mamma durch lokale Einspritzungen von Scharlachrotöl und chronische allgemeine Vergiftung mit Arsen. In gleicher Weise konnte am Kaninchen ein Hautkarzinom erzeugt werden.

Der Versuch, bei dieser experimentell durch Teer oder Arsen erzeugten Allgemeindisposition charakteristische morphologische Organveränderungen nachzuweisen, gelang nicht. Dagegen hatten die mittels der *Warburgschen* Methode vorgenommenen Stoffwechseluntersuchungen ein überraschendes Ergebnis:

1. Mäuse mit kleinen, *nicht nekrotischen* transplantierten Geschwülsten zeigen den gleichen Organstoffwechsel wie normale Mäuse.

2. Mäuse mit grossen, stark nekrotischen transplantierten Geschwülsten haben eine stark erhöhte Atmung, eine nur wenig erhöhte aërobe und anaërobe Glykolyse. Mäuse, denen kolloidale Lösungen (besonders Eiweiss) parenteral zugeführt wurde, zeigten eine wesentliche Übereinstimmung ihres Organstoffwechsels mit demjenigen von Tieren mit nekrotischen transplantierten Geschwülsten. Aus dieser Übereinstimmung wird geschlossen, dass die Stoffwechselabweichungen bei Mäusen mit

transplantierten Tumoren nicht eine direkte Folge der Geschwulsterkrankung, vielmehr eine Folge der Resorption nekrotischen Gewebes
aus dem Tumor darstellen.

3. Bei einer experimentell durch Teer oder Arsen erzeugten allgemeinen
Geschwulstdisposition findet sich eine starke Herabsetzung der Gewebsatmung, eine Erhöhung der aëroben und anaëroben Glykolyse. Dasselbe
gilt für Tiere mit Teertumoren der Haut, sowie besonders für Tiere
mit spontanen Karzinomen. Es unterscheidet sich also der Organstoffwechsel von Tieren mit einer Geschwulstdisposition oder mit
autochthonen Geschwülsten wesentlich von dem Organstoffwechsel von
Tieren mit transplantierten Geschwülsten. Diese Beobachtung weist
uns erneut auf die biologische Verschiedenheit eines autochthonen und
eines transplantierten Tumors hin.

Wir kommen also zu dem Ergebnis, dass das wesentliche einer allgemeinen
Geschwulstdisposition eine eigenartige Stoffwechseländerung ist. Bei der
lokalen Geschwulstdisposition, insbesondere beim embryonalen und regenerierenden Gewebe sind von *Warburg* und *Negelein*, sowie von *Pentimalli* ganz
ähnliche Stoffwechseleigentümlichkeiten nachgewiesen worden. Es liegt
demnach nahe, das Zusammentreffen dieser lokalen mit den allgemeinen
Stoffwechseländerungen als eine wichtige Voraussetzung für die Geschwulstentstehung zu betrachten.

VIII.

Experimentelle Beeinflussung der Blut- und Gewebsmilchsäure am ruhenden Organismus.

Von

Dr. Gustav Joos,
Assistent am Institut.

Mit 4 Abbildungen und 9 Tabellen im Text.

B. Fischer-Wasels[1] hatte in seinem Aufsatz „Über Gasbehandlung bösartiger Geschwülste und kachektischer Zustände" bei Besprechung der physiologischen Grundlagen dieser Methode bereits über einige Versuche berichtet, in denen durch Atmung eines Sauerstoff-Kohlensäuregemisches eine Senkung des Blutmilchsäurespiegels eingetreten war. Im Rahmen der systematischen Bearbeitung dieser Versuchsergebnisse wurde mir die Aufgabe gestellt, eingehend zu untersuchen, auf welchem Wege diese Beeinflussung des Milchsäurespiegels im Blut gesunder und kranker Menschen zustande kommt und darüber hinaus zu entscheiden, ob überhaupt und unter welchen Bedingungen der Milchsäurestoffwechsel des ruhenden Organismus experimentell zu beeinflussen ist. Denn die Tatsache, dass durch Atmung eines Sauerstoff-Kohlensäuregemisches eine Senkung des Blutmilchsäurespiegels eintritt, sagt noch nichts darüber aus, ob dabei eine Beeinflussung des Milchsäurehaushaltes im ganzen Organismus, also nicht nur im Blut, sondern auch in den Geweben vorhanden ist. Die Untersuchung dieser Frage ist recht wichtig, denn der Milchsäurestoffwechsel beansprucht durch die wichtigen Ergebnisse grundlegender Arbeiten auf diesem Gebiet, so vor allem von *Embden* und seiner Schule, *Meyerhof, Warburg* und anderen erhöhtes Interesse für zahlreiche physiologische und pathologische Fragestellungen.

Wir haben unsere Untersuchungen über den Einfluss der Atmung eines Sauerstoff-Kohlensäuregemisches zunächst an gesunden Kollegen und Studenten vorgenommen. Das Blut wurde bei den nüchternen Versuchspersonen nach einstündiger völliger Körperruhe aus der ungestauten Armvene entnommen. Zur Ausführung von Parallelbestimmungen der Milchsäure genügten etwa 5 ccm. Das Gas wurde aus Stahlbomben geatmet, die die fertige Versuchsmischung enthielten. Wir benützten reine Sauerstoff-Kohlensäuremischungen, deren Kohlensäuregehalt etwa 5 Vol. % betrug. Der genaue Kohlensäuregehalt der Gasgemische in den einzelnen Bomben wurde durch Analyse einer Gasprobe im *Haldaneschen* Gasanalysenapparat kontrolliert. Der Zustrom des Gases wurde durch ein feines Reduzierventil reguliert, die

26*

Versuchsperson atmete durch eine dem Gesicht dicht anliegende und mit leicht gehendem Ein- und Ausatmungsventil versehene Gasmaske. Zwischen Zuführungsschlauch und Maske war ein langer Beutel aus Gummistoff geschaltet, der als Vorratsbeutel diente. In späteren Versuchen, in denen der Prozentgehalt der Gasmischungen an Kohlensäure variiert wurde, bedienten wir uns einer von den Drägerwerken in Lübeck auf Veranlassung von Prof. *B. Fischer-Wasels* hergestellten Apparatur, die in einfacher Weise und sehr genau eine wechselnde Kohlensäuredosierung ermöglicht. Dabei wird die Sauerstoffbombe mit einem Ventil versehen, das die Minutenmenge Sauerstoff exakt einzustellen erlaubt; der gewünschte Kohlensäureprozentgehalt bei entsprechender Ventileinstellung für die Sauerstoff-Minutenmenge kann an dem Manometer des Kohlensäureventils direkt eingestellt und abgelesen werden. Wir verwandten dazu grosse dem Gesicht enganliegende Masken mit grossen, leichtgängigen Glimmerventilen, die eine mühelose Atmung ermöglichten.

Zur Bestimmung der Milchsäure im Blut bedienten wir uns der *Fürth-Charnaßschen* Methode, nach der von *Embden* und *Hirsch-Kauffmann*[2] angegebenen Weise. Dabei wurden auch die neuerdings von *Friedemann, Cotonio* und *Shaffer*[3] angegebenen wesentlichen Verbesserungen zur Anwendung gebracht. Das Prinzip der Methode besteht darin, dass die zu bestimmende Milchsäure durch tropfenweisen Zusatz sehr stark verdünnter Kalium-Permanganatlösung in saurem Milieu quantitativ zu Azetaldehyd oxydiert wird. Als Vorlage dient eine Kaliumbisulfitlösung, titriert wird mit einer N/500 Jodlösung. Die Eiweissfällung im Blut erfolgte nach *Schenck*, die Entfernung der Kohlehydrate durch Kupfer-Kalkfällung. Die Methode, deren auch wir uns in allen Einzelheiten bedienten, ist erst vor kurzem von *Lehnartz*[4] genau beschrieben worden.

Die Bestimmung des Blutzuckers in unseren Versuchen geschah nach *Hagedorn-Jensen* am Kapillarblut.

Die Versuche, die wir mit einem Gasgemisch, das neben reinem Sauerstoff etwa 4,5—5,0 Vol. % Kohlensäure enthielt, an normalen Versuchspersonen angestellt haben, sind in Tab. 1 angeführt. *Mit absoluter Regelmäßigkeit trat bei den Versuchspersonen* nach Atmung des beschriebenen Gasgemisches *eine deutliche Senkung des Blutmilchsäurespiegels ein.*

Nur in einem einzigen Versuch erhielten wir nach Atmung des angegebenen Gasgemisches eine Steigerung des Milchsäurespiegels im Blut um etwa 6 mg %. In diesem Versuch hatte die Versuchsperson 2½ Stunden die Gasmischung geatmet und zwar durch eine Maske, deren Ausatmungsventil schwer ging und nicht einwandfrei funktionierte, wodurch auch noch eine allmähliche Anreicherung der CO_2 im Vorratsbeutel entstand. Die Atmung war aus diesen beiden Gründen sehr angestrengt, so dass die Erhöhung des Milchsäurespiegels im Blute bei dieser Versuchsperson der durch die stark vermehrte Atemarbeit mehr gebildeten und ins Blut diffundierten Milchsäure zugeschrieben werden muss. Das Ergebnis dieses Versuches beruht also lediglich auf einem Fehler in der Versuchsanordnung. —

In Kontrollversuchen, in denen wir bei derselben Versuchsanordnung wie bei den in Tab. 1 angeführten Versuchen atmosphärische Luft haben atmen lassen, blieb eine sichere Veränderung des Blutmilchsäurespiegels aus (Tab. 1a). Die in zahlreichen Versuchen gleichzeitig durchgeführten Blutzuckerbestimmungen ergaben, dass der Blutzuckergehalt durch die Atmung nicht deutlich verändert wird.

Des weiteren haben wir mit derselben Gasmischung Versuche an Karzinomkranken angestellt, die dieselben Ergebnisse in eher noch deutlicherer Weise als bei den Normalpersonen ergaben. Eine Erhöhung des Blutmilchsäurespiegels beim Karzinomkranken findet sich, wie aus Arbeiten von *Schuhmacher*[5] und *Büttner*[6] hervorgeht, nur dann, wenn gleichzeitig eine Schädigung der Leber vorliegt. Es ist im allgemeinen der Blutmilchsäurespiegel des Karzinomkranken gegen die Norm deshalb nicht erhöht, weil auch die aus dem Tumor in grösserer Menge ins Blut diffundierende Milchsäure von der Leber zu Glykogen resynthetisiert wird. Unsere Untersuchungen sind in Tab. 2 zusammengestellt. Die Differenz des Milchsäurespiegels vor und nach Atmung des Gasgemisches ist beim Karzinomkranken durchschnittlich grösser als beim Normalen. Möglicherweise ist dieser Unterschied darauf zurückzuführen, dass unsere Untersuchungen an solchen Karzinomkranken ausgeführt wurden, die vielleicht schon Lebermetastasen hatten. Sicher gilt dies für Versuch 1 und 5 der Tab. 2, bei denen Lebermetastasen auch nach dem rein klinischen Bild angenommen waren. Dafür spricht auch der hohe Ruhemilchsäurespiegel dieser Patienten. Nur in einem Versuch (Versuch 7 der Tab. 2) trat eine Senkung des Milchsäurespiegels nach Atmung des Gasgemisches nicht ein. Die Ursache ist darin zu suchen, dass bei diesem Patienten, der infolge eines Unterkieferkarzinoms eine einseitige starke Schwellung der unteren Gesichtshälfte hatte, die Maske nur oberflächlich auflag, nicht schloss und der Patient deshalb nur wenig Gas einatmete. Dieser Versuch muss also als missglückt für die Beurteilung ausscheiden.

Eine deutliche Änderung des Blutzuckers wurde auch bei den Karzinomkranken nicht festgestellt.

Es war nun die Frage zu klären, welche Bestandteile der angewandten Gasgemische für die Senkung des Milchsäurespiegels verantwortlich sind. Wir haben zur Klärung dieser Frage Versuche mit verschiedenartigen Gasgemischen angestellt, die in Tab. 3 angeführt sind. In Versuch 1 verwandten wir eine Gasmischung, die aus Luft und 5 Vol. % Kohlensäure bestand. Dabei ergab sich eine Senkung des Milchsäurespiegels in derselben Grössenordnung wie in den Versuchen, die mit Sauerstoff und Kohlensäure angestellt waren. Dasselbe zeigt Versuch Nr. 3. In Versuch Nr. 2 verwandten wir eine Gasmischung, die neben 95 Vol. % Sauerstoff 5 Vol. % Stickstoff enthielt. Dabei

Tabelle 1. Normale Versuchspersonen.
Zusammensetzung des Gasgemisches: Reiner Sauerstoff mit einem CO_2-Gehalt von 4,5 bis 5,0 Vol. $\%$.

Nummer	Ver-suchs-per-son	Dauer der Atmung	Milchsäure in mg $\%$ vor der Atmung	Milchsäure in mg $\%$ nach der Atmung	Differenz des Milch-säure-spiegels in mg $\%$	Blutzucker vor der Atmung	Blutzucker nach der Atmung
1 17. Nov. 27	J.	1 St.	6,75	3,88	—2,87	0,112	0,112
2 22. Nov. 27	M.	1 St.	12,40	9,90	—2,50	0,104	0,104
3 24. Nov. 27	H.	1 St.	11,50	11,40	—0,1	—	—
4 30. Nov. 27	Ch.	1 St.	8,07	7,01	—0,97	0,078	0,074
5 3. Dez. 27	Z.	1 St.	12,69	10,00	—2,69	—	—
6 7. Dez. 27	A.	30 Min.	9,59	7,80	—1,79	0,111	0,099
7 9. Dez. 27	Id.	30 Min.	9,92	8,53	—1,45	0,095	0,093
8 12. Dez. 27	Ho.	40 Min.	12,35	9,80	—2,55	0,108	0,109
9 14. Dez. 27	He.	50 Min.	8,60	7,22	—1,38	—	—
10 16. Dez. 27	L.	50 Min.	12,85	10,64	—2,21	0,098	0,100
11 19. Dez. 27	M.	1 St.	11,96	9,25	—2,71	0,104	0,105

Tabelle 1a. **Kontrollversuche.**
Die Versuchspersonen atmen bei derselben Versuchsanordnung atmosphärische Luft durch Beutel und Maske.

Nummer	Ver-suchs-per-son	Dauer der Atmung	Milchsäure in mg $\%$ vor der Atmung	Milchsäure in mg $\%$ nach der Atmung	Differenz des Milch-säure-spiegels in mg $\%$	Blutzucker vor der Atmung	Blutzucker nach der Atmung
1 20. Dez. 27	M.	60 Min.	12,62	12,89	+0,27	0,101	0,099
2 21. Dez. 27	S.	50 Min.	13,84	13,50	—0,34	—	—

Tabelle 2. **Versuche an Karzinomkranken.**

Zusammensetzung des Gasgemisches wie bei den Versuchen der Tabelle 1.

Nummer	Pat.	Diagnose	Dauer der Atmung	Milch-säure-spiegel in mg % vor der Atmung	Milch-säure-spiegel in mg % nach der Atmung	Differenz des Milch-säure-spiegels	Blut-zucker vor der Atmung	Blut-zucker nach der Atmung
1 29. Nov. 27	Ka.	Rektum-karzinom	30 Min.	18,58	12,77	—5,81	—	—
2 2. Dez. 27	Kn.	Pylorus-karzinom	45 ,,	15,50	13,34	—2,16	—	—
3 8. Dez. 27	S.	Mamma-karzinom	45 ,,	14,72	10,36	—4,36	0,087	0,090
4 19. Jan. 28	Schu.	Unter-kiefer-karzinom	30 ,,	15,36	10,59	—4,77	—	—
5 23. Jan. 28	N.	Öso-phagus-karzinom	1½ Std.	13,35	9,10	—4,25	0,108	0,104
6 25. Jan. 28	B.	Rektum-karzinom	1½ ,,	15,28	13,48	—1,80	0,115	0,110
7 26. Jan. 28	M.	Unter-kiefer-karzinom; Karzinom des Zungen-grundes	1 ,,	22,25	22,46	+0,21	—	—
8 8. Febr. 27	Sche.	Unter-kiefer-sarkom	50 Min.	17,49	11,60	—5,89	0,115	0,106

trat eine Änderung des Milchsäurespiegels im Blut nicht ein. In Versuch Nr. 4 bestand die angewandte Gasmischung aus 50 Vol. % Sauerstoff und 50 Vol. % Stickstoff. Auch dabei zeigt sich keine eindeutige Änderung im Blutmilchsäurespiegel. In dem Versuch der Tab. 3a wurde zuerst ein reines Sauerstoff-Stickstoffgemisch, das zu gleichen Hälften aus diesen beiden Gasen zusammengesetzt war, geatmet, nach 30 Minuten wurde erst Kohlensäure zugegeben, und zwar soviel, dass die Kohlensäurekonzentration in dem Gemisch 5 Vol. % betrug. Die Milchsäureanalysen im Blut ergaben, dass die Atmung des reinen Sauerstoff-Stickstoffgemisches ohne wesentlichen Einfluss auf den Blutmilchsäurespiegel gewesen ist, dass dagegen nach der Kohlensäurezugabe eine deutliche Senkung des Milchsäurespiegels vorhanden war. Diese Versuche sind ein eindeutiger Beweis dafür, *dass die Wirkung der von uns angewandten*

Tabelle 3. Versuche mit verschiedenen Gasmischungen.

Nummer	Versuchs-person	Gas-mischung	Dauer der Atmung	Milchsäure in mg % vor der Atmung	Milchsäure in mg % nach der Atmung	Differenz des Milchsäure-spiegels
1 22. März 28	J.	Luft + 5 Vol % CO_2	30 Min.	12,42	10,50	—1,92
2 25. Juni 28	J.	95 Vol % O_2 + 5 Vol % N	30 „	11,50	11,49	—0,01
3 14. Jan. 29	R.	Luft + 5 Vol % CO_2	45 „	13,94	11,46	—2,48
4 28. Jan. 29	J.	50 Vol % O_2 + 50 Vol % N	45 „	12,63	12,24	—0,39

Tabelle 3a.   14. Februar 1929.

Versuchs-person	Ruhemilch-säurewert in mg %	Milchsäurewert nach 30 Min. Atmung eines Gasgemisches: 50 Vol % O_2 + 50 Vol % N	Milchsäurewert nach weiteren 30 Min. Atmung von: 50 Vol % O_2, 45 Vol % N, 5 Vol % CO_2	Differenz nach Atmung des Sauerstoff-Stickstoff-gemisches	Differenz nach Atmung des CO_2-haltigen Gasgemisches
J.	9,82	9,23	7,30	—0,59	—2,52

Sauerstoff-Kohlensäuregemische auf den Blutmilchsäurespiegel lediglich dem Kohlensäuregehalt zuzuschreiben ist; eine Einwirkung des Sauerstoffs auf die Blutmilchsäure kann danach ausgeschlossen werden.

Einen Hinweis auf die Erklärungsmöglichkeit dieser Befunde geben Versuche von *Anrep* und *Cannan*[7]. Diese Autoren machten Versuche am *Starlingschen* Herz-Lungenpräparat, indem sie den Milchsäuregehalt des durchströmenden Blutes unter verschiedenen Bedingungen untersuchten. Bei der Durchströmung des Herz-Lungenpräparates mit defibriniertem Blut findet eine Eindickung und durch Kohlensäureverluste eine beträchtliche Verschiebung der Wasserstoffionenkonzentration nach der alkalischen Seite statt. Durch diese spontane Alkalose wird die Milchsäurekonzentration bei gleichzeitiger Abnahme des Blutzuckers gesteigert. In einigen Versuchen war auch dann ein weiterer Anstieg der Milchsäurekonzentration vorhanden, wenn der gesamte Blutzucker verbraucht war. In weiteren Versuchen haben *Anrep* und *Cannan* durch Kohlensäurezufuhr das Entstehen der Alkalose ver-hindert. Unter diesen Bedingungen bleibt die Steigerung der Milchsäure-

produktion aus. Der Blutzucker nimmt aber trotzdem ab. Die Milchsäurekonzentration wird im weiteren Verlauf des Versuchs langsam aber stetig
vermindert. Dieser Effekt der Kohlensäure auf die Milchsäure stellt einen
reversiblen Prozess dar. Wird zu dem Blut während des Versuches Milchsäure
zugesetzt, so wird diese Milchsäure ebenso zum Verschwinden gebracht, wie
die im Versuch selbst entstandene. Die durch den Milchsäurezusatz erhaltene
hohe Milchsäurekonzentration bleibt jedoch bestehen, wenn keine Kohlensäure zugeführt wird. *Anrep* und *Cannan* sind der Ansicht, dass die Entfernung der Milchsäure aus dem Blut unter den geschilderten Bedingungen
nicht eine Funktion des Blutes, sondern der Gewebe ist. Denn im Reagens-
glasversuch gelingt es nicht, die bei der Glykolyse entstehende Milchsäure
durch Kohlensäurezusatz zu vermindern. Auf Grund dieser Versuche äussern
Anrep und *Cannan* die Ansicht, dass diese Verminderung oder Vermehrung
der Milchsäure im Blut durch die aktuelle Reaktion des Blutes beeinflusst
wird, und sie glauben, dass unterhalb p_H 7,4 eine Beseitigung, oberhalb
dieses Punktes eine Vermehrung eintritt.

Long[8] hat die Versuche, die *Anrep* und *Cannan* am Herz-Lungenpräparat
angestellt haben, durch Versuche am Menschen nachgeprüft, und zwar verwandte er die *Fletcher-Hopkinssche* Reaktion auf Milchsäure als Testprobe
für den Milchsäuregehalt des Blutes. Er verglich die erhaltenen Färbungen
mit solchen, die aus bekannten Mengen von Zinklaktat gewonnen waren und
konnte so die vorhandene Milchsäuremenge annähernd schätzen. Unter
gewöhnlichen Bedingungen war diese Milchsäureprobe im Blut stark positiv,
nach Atmung eines Sauerstoff-Kohlensäuregemisches, das etwa 8—10 Vol. %
Kohlensäure enthielt, wurde die Milchsäureprobe schwächer, wobei gleichzeitig der Wasserstoffexponent im Blut von 7,5 auf 7,4 gefallen war. Eine
halbe Stunde nach gewöhnlicher Luftatmung war die Milchsäureprobe im
Blut wieder stark positiv. Wurde eine kohlensäurefreie Gasmischung geatmet,
so war die Milchsäureprobe im Blut vor und nach Atmung gleich stark positiv.
Auch diese Versuche *Longs* sprechen dafür, dass lediglich der Kohlensäure
eine Wirkung auf den Blutmilchsäurespiegel zukommt, und dass die Ursache
der Senkung des Blutmilchsäurespiegels in unseren bis jetzt angeführten
Versuchen nur in diesem „Anrep-Cannan-Effekt" zu suchen ist.

Eine quantitative Beziehung zwischen Kohlensäureanreicherung und
Milchsäureverminderung haben wir nicht feststellen könncn. Wir haben
zur Untersuchung dieser Frage Kohlensäurebindungskurven des Blutes angelegt und nach der *Henderson - Hasselbalchschen* Gleichung die p_H-Zahl
berechnet. Dabei wurde die CO_2-Spannung der Alveolarluft der CO_2-Spannung
des Blutes gleichgesetzt. Die Alveolarluft wurde nach dem Verfahren von
Haldane und *Priestley* in der Anordnung von *Straub*[9] gewonnen, und der
CO_2-Gehalt im *Haldaneschen* Gasanalysenapparat bestimmt. Die Inhalation
der kohlensäurehaltigen Gasmischungen geschah hierbei durch eine dicht
schliessende und mit leichtgehenden Glimmerventilen versehenen Nasen-

maske, so dass das Mundstück des Schlauches, in den die Alveolarluft ausgeatmet wurde, schon einige Zeit vor Entnahme der Alveolarluftprobe bequem im Mund gehalten werden konnte.

Bei der Einatmung kohlensäurehaltiger Gasgemische ändert sich die Kohlensäurebindungskurve gar nicht oder nur sehr unwesentlich, wie aus Versuchen von *Davies, Haldane* und *Kennaway*[10] hervorgeht. Wenigstens gilt dies für Versuche am Menschen, im Tierversuch tritt eine Erhöhung der Kohlensäurebindungskurve im Blut ein. Beim Menschen ist demnach die bei Kohlensäureatmung eintretende Reaktionsverschiebung im Blut nach der sauren Seite im wesentlichen auf die erhöhte Kohlensäurespannung zurückzuführen.

In eigenen Versuchen konnten wir die Ergebnisse *Davies, Haldane* und *Kennaways* bestätigen. Diese Autoren verwandten bei ihren Versuchen ausschliesslich Gasgemische, deren CO_2-Gehalt etwa 4 Vol. % betrug. Wir haben feststellen können, dass die Kohlensäurebindungskurve des Blutes bei Einatmung einer Gasmischung, die etwa 1,2 Vol. % Kohlensäure enthielt, kaum merklich nach oben verschoben ist. Ist die Kohlensäurekonzentration des eingeatmeten Gasgemisches höher, z. B. 9,9 oder 12,5 Vol. %, so liegt die Kohlensäurebindungskurve des Blutes nicht nur nicht höher, sondern sogar tiefer. (Vgl. Tab. 4 und Abb. 1—3.) In diesen Versuchen haben wir gleichzeitig den Milchsäurespiegel im Blut vor und nach Atmung des Gasgemisches bestimmt, und dabei stellte sich heraus, dass die Milchsäureabnahme nach Einatmung geringprozentiger Kohlensäuremischungen sich in derselben Grössenordnung bewegt, wie nach Atmung hochprozentiger. In Versuch Nr. 1 der Tab. 4 betrug die Kohlensäurekonzentration der Einatmungsluft 1,2 Vol. %. Dabei sank der Wasserstoffexponent des Blutes nur um

Tabelle 4. Versuche mit Atmung eines Sauerstoff-Kohlensäuregemisches mit variiertem CO_2-Gehalt.

Nr.	Versuchsperson	Zusammensetzung des Gasgemischs	Dauer der Atmung	Milchsäurespiegel vor Atmung	Milchsäurespiegel nach Atmung	Differenz d. Milchsäurespiegels	p_H des Blutes vor Atmung	p_H des Blutes nach Atmung
1 21. März 28	G.	98,8 Vol.% $O_2 + 1,2$ Vol.% CO_2	40 Min.	13,92	10,94	—2,98	7,35	7,34
2 25. März 28	M.	81,1 Vol.% $O_2 + 9,9$ Vol.% CO_2	35 Min.	12,56	9,27	—3,29	7,32	7,17
3 2. Aug. 28	R.	87,5 Vol.% $O_2 + 12,5$ Vol.% CO_2	40 Min.	12,54	10,06	—2,48	7,38	7,22

0,01. In Versuch Nr. 2 derselben Tabelle war der Kohlensäuregehalt der Einatmungsluft 9,9 Vol. % und der Wasserstoffexponent fiel um 0,15, was eine erhebliche Verschiebung der Blutreaktion nach der sauren Seite bedeutet. Dasselbe Ergebnis zeigt Versuch Nr. 3, in dem bei einer Kohlensäurekonzentration von 12,5 Vol. % in der Einatmungsluft der Wasserstoffexponent um 0,16 niedriger war. *Die Grösse der Verschiebung der p_H-Zahl im Blut hat demnach keinen Einfluss auf die Grösse der Milchsäureabnahme im Blut.* Denn in Versuch Nr. 1 bewegte sich die Verminderung des Milchsäurespiegels in derselben Grössenordnung wie in Versuch Nr. 2 und 3, obwohl in Versuch

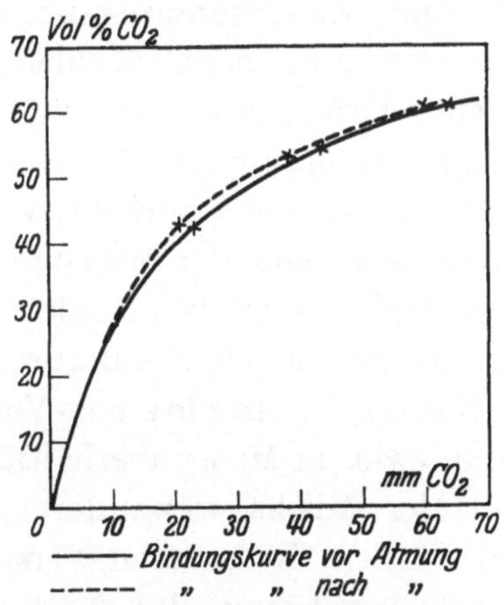

Abb. 1. Kohlensäurebindungskurve zu Versuch Nr. 1 der Tabelle 4. Gasmischung: 98,8 Vol. % O_2 +1,2 Vol.% CO_2. Dauer der Atmung: 40 Min.

Vor Atmung: CO_2 Spannung: 23,58; 44,38; 63,65; CO_2 Vol. %: 42,23; 53,72; 61,64; Alveol. CO_2: 39,48 mm. pH regul.: 7,35.

Nach Atmung: CO_2 Spannung: 21,27; 39,23; 60,38; CO_2 Vol. %: 43,54; 52,46; 60,21; Alveol. CO_2; 41,23 mm. pH regul.: 7,34.

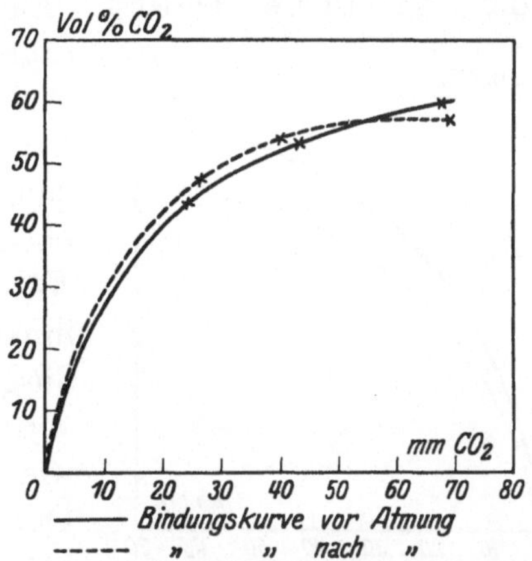

Abb. 2. Kohlensäurebindungskurve zu Versuch Nr. 2 der Tabelle 4. Gasmischung: 81,1 Vol. % O_2 + 9,9 Vol. % CO_2. Dauer der Atmung: 35 Min.

Vor Atmung: CO_2 Spannung: 24,14; 42,75; 68,08; CO_2 Vol. %: 43,97; 53,69; 59,30; Alveol. CO_2: 39,5 mm. pH regul.: 7,23.

Nach Atmung: CO_2 Spannung: 26,08; 54,55; 67,40; CO_2 Vol. %: 47,51; 54,43; 57,15; Alveol. CO_2: 62,64 mm. pH regul.: 7,17.

Nr. 1 die Wasserstoffionenkonzentration des Blutes vor und nach dem Versuch die gleiche geblieben ist, während der Unterschied in der Wasserstoffionenkonzentration vor und nach Atmung des Gasgemisches in Versuch Nr. 2 und 3 recht erheblich war.

Veränderungen der Wasserstoffionenkonzentration stehen immer im Zusammenhang mit Gleichgewichtsverschiebungen der übrigen Ionen, die sich bei gleichsinniger Reaktionsänderung in gegensätzlicher Richtung bewegen können, wie Versuche von *Gollwitzer-Meier*[11] zeigen. Diese Autorin nimmt an, dass zwischen den primären Veränderungen im Blut, die den Anstoss zur Störung des Ionengleichgewichts im Blut geben — in unseren Versuchen also die Erhöhung der Kohlensäurespannung — und der sekundären, vom Gewebe ausgehenden Transmineralisation, engere Beziehungen bestehen als zwischen der Blut-C_H und der Mineralverschiebung. Unsere zuletzt beschriebenen Versuche weisen daraufhin, dass die Ursache für das Verschwinden von Milchsäure aus dem Blut unter dem Einfluss der CO_2-Atmung sehr viel mehr in der primären Erhöhung der Kohlensäurespannung mit den durch diese bedingten sekundären Änderungen des Mineralhaushaltes und Stoffaustauschs zwischen Gewebe und Blut zu suchen sind als in der Änderung der Wasserstoffionenkonzentration.

Da bei der Abnahme des Milchsäurespiegels im Blut bei erhöhter CO_2-Spannung eine Erhöhung der Alkalireserve, die durch die Lage der Kohlensäurebindungskurve eindeutig bestimmt wird, nicht deutlich nachweisbar ist, könnte es unwahrscheinlich erscheinen, dass die Milchsäure ihr Alkali im Blut der Kohlensäure überlässt. Allerdings liegen die Differenzen im Milchsäurespiegel vor und nach Kohlensäureatmung in einer Grössenordnung, die in der Lage der Kohlensäurebindungskurve nicht zum Ausdruck zu kommen braucht, weil sie noch in die Fehlerbreite der Methode fällt. *Kl. Gollwitzer-Meier* findet bei Kohlensäureinhalationen den Na-Gehalt des Blutes sowie die gesamte Kationensumme in einem Versuch vermehrt und zwar in Mengenverhältnissen, wie sie bei der Milchsäurewanderung ins Gewebe frei würden. In anderen Versuchen bleibt diese Vermehrung des Na-Gehalts aber aus, so dass die Annahme, die Milchsäure verschwinde samt ihrem Alkali in die Gewebe, durchaus möglich erscheint. Mit Bestimmtheit lässt sich nichts darüber aussagen, ob die aus dem Blut verschwindende Milchsäure ihren Kationenanteil im Blut zurücklässt und als Säureanion ins Gewebe geht, oder ob sie samt ihrem Alkali aus dem Blut verschwindet.

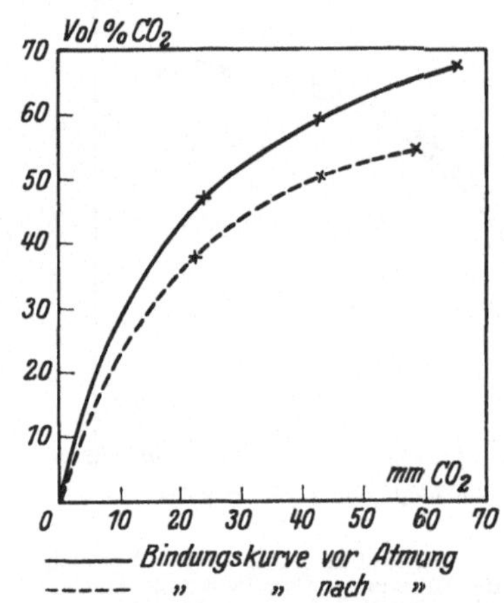

Abb. 3. Kohlensäurebindungskurve zu Versuch Nr 3. der Tabelle 4. Gasmischung: 87,5 Vol. % O_2 +12,5 Vol. % CO_2. Dauer der Atmung: 40 Min.
Vor Atmung: CO_2 Spannung: 24,15; 43,68; 65,37; CO_2 Vol. %: 47,26; 58,76; 67,86; Alveol. CO_2: 39,95 mm. pH regul.: 7,38.
Nach Atmung: CO_2 Spannung: 22,63; 43,14; 59,34; CO_2 Vol. %: 38,75; 50,27; 54,65; Alveol. CO_2: 50,41 mm. pH regul.: 7,22.

Wenn bei Erhöhung der Kohlensäurespannung eine Senkung des Milchsäurespiegels im Blut eintritt, so müsste man bei Erniedrigung der Kohlensäurespannung ein gegenteiliges Verhalten der Blutmilchsäure erwarten. Es ist bekannt, dass man durch willkürlich forcierte Atmung eine bedeutende Senkung der alveolaren Kohlensäurespannung erreichen kann, — beobachtet sind Werte bis 12 mm Hg — während die normale Kohlensäurespannung der Alveolarluft bei verschiedenen Menschen etwa zwischen 35 und 45 mm schwankt. Durch Untersuchungen von *Davies, Haldane* und *Kennaway*[10] ist nachgewiesen, dass auch hierbei in Versuchen am Menschen trotz starker Herabsetzung der alveolaren CO_2Spannung im Gegensatz zu Tierversuchen anderer Forscher die Kohlensäurebindungskurve des Blutes sich nicht merklich ändert. Diese Untersuchungen wurden von *Gollwitzer-Meier* und *Meyer*[11] bestätigt. Diese letztgenannten Autoren stellten gleichzeitig eine Verminderung des Serum-Natriums, der Leitfähigkeit und der Gefrierpunktserniedrigung fest, die auf Pufferungsänderungen im Blut bei Abnahme der CO_2-Spannung bezogen werden. Durch *Liljestrand*[12] ist nachgewiesen, dass einer Abnahme der alveolaren Kohlensäurespannung um 1 % bei gewöhnlichem Barometerstand die Auswaschung von etwa 1 l Kohlensäure entspricht. Bei der willkürlichen Hyperventilation tritt im Blut eine Verschiebung der Wasserstoffionenkonzentration nach der alkalischen Seite ein, an allgemeinen Symptomen sind bemerkenswert: Parästhesien, die bald nach Beginn der forcierten Atmung auftreten, Schwindelgefühl, erhöhte mechanische Erregbarkeit, bei disponierten Personen ausgesprochene Tetaniesyndrome. Überventiliert wurde in unseren Versuchen mit möglichst ruhiger, gleichmäßiger und tiefer Atmung, ohne dass die Versuchsperson sich dabei anstrengte, bis zum Eintritt der Apnoe. Diese war gewöhnlich nach 5—10 Minuten erreicht. Das Blut zur Milchsäureanalyse und zur Zuckerbestimmung wurde vor der Hyperventilation nach einstündiger völliger Körperruhe aus der ungestauten Armvene entnommen, nach Hyperventilation im Stadium der Apnoe auf dieselbe Weise. Gleichzeitig wurde im apnoischen Stadium die alveolare Kohlensäurespannung bestimmt. Diese zeigte Erniedrigungen um durchschnittlich etwa 50 % gegenüber dem Normalwert. Der Blutzuckerspiegel war, ähnlich wie in Versuchen von *Endres* und *Lucke*[29], meist erniedrigt. *Der Milchsäurespiegel des Blutes war in jedem Versuch wesentlich erhöht.* (Vgl. Tab. 5.) Nach Beendigung der Hyperventilation nimmt die Blutmilchsäure nur langsam ab; etwa 20 Minuten nach Beendigung des Versuches ist der Ruhewert wieder erreicht. (Versuch Tab. 5 a.)

Diese Versuche sind ein interessantes Gegenstück zu unseren Versuchen mit Atmung eines kohlensäurehaltigen Gasgemisches. Dort fanden wir regelmäßig durch die Kohlensäureanhäufung eine Erniedrigung des Blutmilchsäurespiegels, hier bei der durch starke Hyperventilation entstehenden Hypokapnie eine beträchtliche Erhöhung. Auch diese Versuche bestätigen die Ergebnisse *Anrep* und *Cannans*, die ja am Herz-Lungenpräparat in dem durchströmenden Blut bei Verschiebung der Wasserstoffionenkonzentration durch CO_2-Abdünstung nach der alkalischen Seite eine Erhöhung der Blutmilchsäurekonzentration gefunden hatten, am Menschen in sinnfälliger Weise. Wir haben zeigen können, dass die Beziehungen zwischen Milchsäure und Kohlensäure im Blut sehr eng sind und auf Veränderungen der Kohlensäurespannung sehr fein ansprechen.

Diese Beziehungen zwischen Milchsäurekonzentration und Kohlensäurespannung äussern sich nicht nur bei experimenteller Beeinflussung, sondern lassen sich auch unter rein biologischen Bedingungen nachweisen. *Krötz*[13] hat gezeigt, dass direkt im Anschluss an die Röntgenbestrahlung im Blut eine Azidose besteht bei gleichzeitiger Hypokapnie und Senkung der alveolaren CO_2-Spannung. Ein bis zwei Stunden nach der Bestrahlung aber findet er die Reaktion des Blutes nach der alkalischen Seite umgeschlagen

Tabelle 5. Versuche mit willkürlicher Hyperventilation an normalen Versuchspersonen.

Nr.	Versuchsperson	Dauer der Hyperventilation	CO$_2$-Spannung der Alveolarluft am Ende der Hyperventilation	Milchsäure in mg-$^0/_0$ vor Hyperventilation	Milchsäure in mg-$^0/_0$ nach Hyperventilation	Differenz des Milchsäurespiegels	Blutzucker vor Hyperventilation mg %	Blutzucker nach Hyperventilation mg %
1 10. Jan. 28	J.	10 Min.	—	10,52	14,32	+ 3,80	—	—
2 21. Febr. 28	Z.	16 Min.	18,72 mm Hg	6,43	22,49	+ 16,06	0,182	0,153
3 23. Febr. 28	P.	10 Min.	23,30 mm Hg	8,69	9,82	+ 1,13	0,106	0,094
4 29. Febr. 28	Sch.	5 Min.	19,23 mm Hg	11,77	20,99	+ 9,22	—	—
5 5. März 28	J.	5 Min.	—	9,68	12,05	+ 2,37	—	—
6 7. März 28	T.	10 Min.	18,45 mm Hg	12,06	19,07	+ 7,01	0,114	0,100
7 14. März 28	J.	20 Min.	15,86 mm Hg	11,26	16,89	+ 5,63	0,125	0,125

Tabelle 5a.

Versuchsperson	Milchsäurespiegel d. Blutes vor Hyperventilation	Nach 10 Min. Hyperventilation	10 Min. nach Beendigung der Hyperventilation	20 Min. nach Beendigung der Hyperventilation
H.	12,14 mg-$^0/_0$	18,64 mg-$^0/_0$	14,19 mg-$^0/_0$	11,27 mg-$^0/_0$

mit Hyperkapnie und erniedrigter alveolarer CO$_2$-Spannung. Wir haben gemeinsam mit *Heeren* in zahlreichen Versuchen, die auf S. 466 d. Bd. ausführlich veröffentlicht werden, Milchsäurebestimmungen am Menschen im Anschluss an die Röntgenbestrahlung ausgeführt. Diese Untersuchungen zeigen, dass in den Blutproben, die direkt im Anschluss an die Bestrahlung entnommen sind, höhere Milchsäurewerte vorhanden sind als in den Blutproben, die nach Körperruhe vor der Bestrahlung entnommen waren. Bei späterer Blutentnahme, etwa 3—6 Stunden nach der Bestrahlung, zeigte sich eine deutliche Abnahme des Milchsäurespiegels im Blut gegenüber dem Normalwert. Die Ergebnisse sollen hier nicht eingehender besprochen werden; sie interessieren uns aber im Zusammenhang mit der Frage des Kohlensäure-Milchsäure-Gleichgewichts im Blut bei Änderungen der alveolaren CO$_2$-Spannung.

Wir haben in unseren bisherigen Ausführungen die mögliche Rolle, die der Sauerstoff bei den von uns angewandten Gasgemischen spielt, ausser acht gelassen, und haben nur festgestellt und bewiesen, dass die Abnahme des Milchsäurespiegels im Blut in unseren Versuchen auf Grund eines *Anrep-Cannan*-Effektes zustande kommt, unter dem wir die Kohlensäurewirkung auf die Verminderung der Blutmilchsäure verstehen wollen. Wir konnten ausschliessen, dass der Sauerstoff auf die Blutmilchsäure bei Erhöhung des Sauerstoffangebotes einen nachweisbaren Einfluss hat.

Wir erweitern unsere Fragestellung jetzt dahin, dass wir untersuchen wollen, was mit der aus dem Blut verschwindenden Milchsäure, die ja mit aller Wahrscheinlichkeit in die Gewebe diffundiert, geschieht und ob das erhöhte Sauerstoffangebot auf die Gewebsmilchsäure einen wesentlichen Einfluss ausüben kann.

Im Milchsäurehaushalt spielt der Stoffwechsel des Muskels, der in dieser Richtung schon weitgehend erforscht ist, eine grosse Rolle, und wir kennen die Vorgänge und Stoffwechselveränderungen am ganzen Organismus bei körperlicher Arbeit.

Die Arbeiten von *Fletcher* und *Hopkins* und die Untersuchungen *v. Weizsäckers*, *Meyerhofs* und *Hills* haben uns gelehrt, dass der Arbeitsprozess im Muskel anaerob vor sich geht und dass lediglich die Erholungsphase oxydativ verläuft. Der Muskel vermag auch ohne Sauerstoff geraume Zeit Arbeit zu leisten, dabei tritt eine Milchsäureanhäufung im Muskel ein bei gleichzeitig rasch eintretender Ermüdung. In Sauerstoff erholt sich der Muskel sehr rasch und der Milchsäuregehalt nimmt kontinuierlich ab. Bei der Erholung des Muskels in Sauerstoff verschwindet also Milchsäure, und *Meyerhof* konnte dartun, dass der grössere Teil der Milchsäure auf nicht oxydativem Wege verschwindet und nur ein kleinerer Teil wirklich verbrannt wird. Das Verhältnis $\dfrac{\text{Milchsäure geschwunden}}{\text{Milchsäure aequival. oxyd.}}$, der Oxydationsquotient, kann hierbei verschieden sein, liegt aber oft in der Nähe von 4. Es würden in diesem Falle von 8 entstandenen Milchsäuremolekülen 6 in Kohlehydrat zurückverwandelt, 2 Moleküle dagegen verbrannt. Die Milchsäure schwindet also unter Aufwendung eines Quantums Sauerstoffes, das nur aureichen würde, ein viertel der entstandenen Milchsäure zu verbrennen. Die chemischen Vorgänge im Muskel bei Ruhe und Tätigkeit unterscheiden sich nur quantitativ dadurch, dass die chemischen Umsetzungen bei Tätigkeit erheblich gesteigert sind. Der Oxydationsquotient der Milchsäure ist in der Erholung nach geleisteter Arbeit grösser als in der Ruhe. Aus dem Sauerstoffverbrauch kann der Gesamtenergieumsatz bei der Arbeit berechnet werden. Je nach der Grösse der geleisteten Muskelarbeit ist auch der Sauerstoffmehrverbrauch verschieden gross und die in der Erholungsphase verbrauchte Sauerstoffmenge ist ein Maß für die im Muskel oxydierte Milchsäuremenge. *Hill, Long* und *Lupton*[14] haben den Sauerstoffverbrauch und den Milchsäuregehalt des Blutes nach mäßiger und schwerer Arbeit untersucht. Dabei hat sich herausgestellt, dass bei mäßiger Arbeitsleistung die Grösse der Arbeitsleistung, der Milchsäurespiegel im Blut und der Sauerstoffverbrauch gleichsinnig verlaufen. *Barr* und *Himwich*[15] verglichen beim Menschen den Milchsäuregehalt des arteriellen und venösen Blutes der Muskulatur und sie konnten zeigen, dass die von den arbeitenden Muskeln während und kurz nach der Arbeit in das venöse Blut abgegebene Milchsäure bei dem erneuten Durchgang durch die ruhenden Muskeln zum Teil verschwindet. Daraus wäre zu schliessen, dass die ruhenden Muskeln an der Beseitigung der Milchsäure nach Arbeit mitbeteiligt sind. *Janssen* und *Jost*[16] haben die Befunde *Barr* und *Himwichs* bestätigt, aber sie haben festgestellt, dass die von der Muskulatur aufgenommene Milchsäure andauernd in das Blut wieder ausgeschwemmt wird. Sie haben daraus den Schluss gezogen, dass nicht die Muskulatur, sondern andere Organe den Hauptteil der Milchsäure aus dem Körper entfernen. Auch nach *Embden* ist die Resynthese von Milchsäure zu Kohlehydrat keineswegs auf die Muskulatur beschränkt, sondern spielt sich besonders in der Leber ab.

Auf Grund der Untersuchungsergebnisse *Embden* und *Salomons* und *Embden* und *Almagias*, die zuerst die Rückumwandlung von Milchsäure in Kohlehydrat durch den tierischen Organismus zeigten, haben *Embden* und *von Noorden*[17] darauf hingewiesen, dass die im Muskel aus Kohlehydrat gebildete Milchsäure ins Blut gelangt und an anderen Stellen des Tierkörpers wieder zu Kohlehydrat aufgebaut wird, „so dass man hiernach mit einer gewissen Berechtigung von einer Art chemischen Kreislaufs der Kohlehydrate im Organismus sprechen könnte". Auf Grund der *Minkowskischen* Befunde, dass nach Leberexstirpation bei gleichzeitigem Schwund des Zuckers im Blute eine beträchtliche Milchsäurevermehrung auftritt, zogen diese Autoren den Schluss, dass die Leber als Ort der Kohlehydratregeneration aus Milchsäure zu betrachten wäre. *Embden, Griesbach* und *Laquer* haben dann aber schon sehr früh darauf hingewiesen, dass die Muskulatur ähnlich wie die Leber in der Lage wäre, Milchsäure in Kohlehydrat zurückzuverwandeln. *Hill* und Mitarbeiter sind der Ansicht, dass die Milchsäurebeseitigung nach geleisteter Arbeit im wesentlichen in der Muskulatur vor sich geht, und sie unterscheiden bei der Erholung zwei Phasen: In der ersten wird die in der Muskulatur befindliche Milchsäure beseitigt, in der zweiten Phase der Milchsäureanteil, der in das Blut diffundiert war und zu seiner Beseitigung erst wieder in das Gewebe zurückdiffundieren muss.

Man kann also soviel sagen, dass sowohl die Muskulatur, als auch die Leber unter bestimmten Bedingungen, die im einzelnen nur schwer zu übersehen sind, an der Kohlehydratresynthese Anteil haben. Für unsere Fragestellung ist es natürlich von Wichtigkeit, dass auch die ruhende Muskulatur die Fähigkeit der Milchsäurebeseitigung besitzt, da wir ja davon ausgegangen sind, dass die unter der Kohlensäureeinwirkung im Blut verschwindende Milchsäure in die Gewebe diffundiert. *Hill, Long* und *Lupton*[14] haben die interessante Tatsache festgestellt, dass bei Einatmung von Sauerstoffluftgemischen, die etwa 50 Vol. % Sauerstoff enthielten, die Erholungsgeschwindigkeit, d. h. die oxydative Beseitigung der bei der Arbeit gebildeten Milchsäure während der Arbeit und in der ersten Erholungsphase gesteigert war. Im weiteren Verlauf der Erholung machte sich ein Einfluss jedoch nicht bemerkbar. Durch die *erhöhte Sauerstoffspannung* wird eine *beschleunigte Beseitigung der in der Muskulatur sich befindenden Milchsäure* bewirkt (erste Erholungsphase). Eine Einwirkung auf die sekundäre Erholungsphase ist von vornherein unwahrscheinlich, da in der zweiten Erholungsphase die vom Blut in die Muskulatur rückdiffundierte Milchsäure oxydativ erfasst wird und, wie *Simonson*[18] ausführt, die Restitutionsgeschwindigkeit hierbei wesentlich von der Diffusionsgeschwindigkeit der Milchsäureionen abhängt.

Ausgehend von der Vorstellung, dass verstärkte willkürliche Atmung auf die Erholungsgeschwindigkeit in ähnlicher Weise wirken müsse wie die Einatmung hochprozentiger Sauerstoffluftgemische, untersuchte *Simonson* den Einfluss der willkürlichen Hyperventilation auf den Erholungsvorgang. Dabei ergab sich die äusserst bemerkenswerte und interessante Tatsache, dass die willkürliche Überventilation von den bisher bekannten Faktoren, die das Erholungsvermögen beeinflussen, denjenigen darstellt, bei dem die grösste Förderung der Restitution beobachtet werden konnte. Als sehr wesentlicher Unterschied gegenüber den Ergebnissen *Hills* hat sich herausgestellt, dass bei der Hyperventilation auch die zweite Erholungsphase von der Restitutionsbeschleunigung betroffen wird, dass also auch die ins Blut — nach unseren Feststellungen reichlicher — diffundierte Milchsäure schneller verschwindet. *Simonson* selbst ist der Ansicht, dass zur Erklärung dieses Befundes die Erhöhung der Sauerstoffspannung nicht ausreicht, sondern dass dabei noch andere Faktoren wirksam sein müssen, und er denkt zunächst an die erhöhte Kohlensäureabgabe durch die Lungen, jedoch hält er die Hyperventilationshypokapnie nicht für den wesentlichen Faktor, sondern er glaubt vielmehr der durch die Atembewegungen bewirkten Kreislaufförderung den dominierenden Einfluss zuschreiben zu müssen.

Wir sind der Ansicht, dass man der bei der Hyperventilation bestehenden Erniedrigung der Kohlensäurespannung auf Grund der Ergebnisse unserer Hyperventilationsversuche neben der Erhöhung der Sauerstoffspannung einen wesentlichen Einfluss auf die Beschleunigung der Milchsäurebeseitigung nach körperlicher Arbeit zuschreiben darf. *Simonson* hat aus der Grösse der Restitutionskonstante festgestellt, dass die Beschleunigung der Restitution durch die erhöhte Atmung ausreicht, die gesamte Milchsäure, die infolge der Atemarbeit selbst gebildet wird, noch während der Hyperventilation zu beseitigen. Diese Feststellung begegnet auch dem möglichen Einwand, dass die Erhöhung des Milchsäurespiegels im Blut nach Hyperventilation auf der bei der Hyperventilation selbst geleisteten Arbeit beruhen könnte. Über die

Vorgänge, die die Restitutionsbeschleunigung durch willkürlich verstärkte
Atmung bedingen, glauben wir uns auf Grund der Befunde *Simonsons* und
unserer eigenen Untersuchungen in Übereinstimmung mit *Simonson* folgendes
Bild machen zu können: Ähnlich wie in den Versuchen *Hills* und seiner Mitarbeiter wird durch die erhöhte Sauerstoffspannung eine beschleunigte Beseitigung der in den Muskeln befindlichen Milchsäure erreicht. Gleichzeitig
aber diffundiert Milchsäure von der Muskulatur ins Blut und zwar infolge
eines umgekehrten *Anrep-Cannan*-Effektes in höherem Maße, als dies ohne
vermehrte Kohlensäureabatmung der Fall wäre. Diese ins Blut diffundierte
Milchsäure wird entweder in der Leber, wenigstens zu einem Teil resynthetisiert,
oder sie diffundiert in die ruhende Muskulatur zurück. Die Beseitigung dieser
rückdiffundierten Milchsäure in der Muskulatur könnte schneller vor sich
gehen als unter gewöhnlichen Bedingungen, da durch die Erhöhung des
Blutmilchsäurespiegels ein erhöhtes Diffusionsgefälle vom Blut zur Muskulatur
entsteht. Damit könnte sich die Restitutionsbeschleunigung sowohl in der
ersten Erholungsphase wie auch in der zweiten bemerkbar machen, wobei
eine absolut scharfe Trennung zwischen den beiden Phasen sicherlich nicht
möglich ist, da auch bereits während der ersten Minuten nach Beginn der
Erholung ein gewisser Teil der Milchsäure vom Blut in die Muskulatur gelangt.
Die Annahme jedoch, dass ein grösserer Anteil der Blutmilchsäure gar nicht
in die Muskulatur rückdiffundiert, sondern in der Leber beseitigt wird, erscheint
sehr naheliegend. *Haldane* und *Quastel*[19] halten es für durchaus unsicher,
dass ein grösserer Anteil der Blutmilchsäure in der Muskulatur verschwindet
und sie äussern die Vermutung, dass die Permeabilität der Muskelmembrane
für Milchsäure nicht eben gross sei. Jedenfalls würde die Annahme, dass
ein grösserer Anteil der Blutmilchsäure in der Leber beseitigt und dadurch
der Oxydation in der Muskulatur überhaupt entzogen wird, die Beschleunigung
der Restitution in der zweiten Erholungsphase bei Hyperventilation ohne
Schwierigkeiten erklären.

Die Versuche *Hills* und seiner Mitarbeiter interessieren uns auch für die
Frage, ob bei erhöhtem Sauerstoffangebot mehr Sauerstoff überhaupt aufgenommen werden kann. Bei arbeitenden Personen, die beim Atmen in
atmosphärischer Luft pro Minute höchstens 3,7; 3,8; 2,4 l Sauerstoff aufnehmen konnten, betrug bei Einatmung sauerstoffreicher Luftgemische die
Sauerstoffaufnahme pro Minute 5,1; 5,9; 3,8 l. *Hill* führt die Steigerung
der Sauerstoffaufnahme bei Atmung hochprozentiger Sauerstoffluftgemische
auf eine Steigerung des Schlagvolumens zurück, wobei das Schlagvolumen
durch den Grad der Sauerstoffsättigung des in die Koronararterien eintretenden
Blutes beeinflusst werden soll. (*Furusawa*[20]).

Es besteht also bei körperlicher Arbeit eine deutliche Abhängigkeit
der Sauerstoffaufnahme des Organismus von der Höhe des Sauerstoffangebotes.
Nach *Campbell*[21], dem wir sehr interessante und wichtige Untersuchungen auf
diesem Gebiet verdanken, wird aber auch am ruhenden Organismus die Sauer-

stoffspannung der Gewebe von der Sauerstoffspannung der Atmungsluft beeinflusst. *Campbell* ging bei seinen Versuchen so vor, dass er Luft oder Stickstoffdepots unter der Haut oder in der Bauchhöhle anlegte und nach eingetretenem Gleichgewicht mit der Gasspannung der umgebenden Gewebe die Sauerstoffspannung in der Gasblase bestimmte. In den Depots unter der Haut stellte sich nach Tagen eine konstante Sauerstoffspannung von 20—30 mm ein. Wurde der Sauerstoffgehalt der Inspirationsluft erhöht, so war auch die Sauerstoffspannung unter der Haut beträchtlich höher als unter normalen Bedingungen. Bei etwa um 60 % erniedrigter Sauerstoffspannung in der Inspirationsluft sank die Sauerstoff- und Kohlensäurespannung im Gewebe beträchtlich, wobei in länger dauernden Versuchen Hämoglobinmenge und Erythrozytenzahl stark zunahmen. Wurde die Sauerstoffspannung der Einatmungsluft um den dreifachen Betrag des normalen erhöht, so trat eine geringe Erhöhung der CO_2-Spannung und eine wesentliche Erhöhung der Sauerstoffspannung im Gewebe auf. Gleichzeitig nahmen Hämoglobingehalt und Erythrozytenzahl ab. Die erreichten und von den Versuchstieren (Kaninchen) gut vertragenen Werte für die Sauerstoffspannung in der Bauchhöhle bewegten sich zwischen 25 und 50 mm, es handelt sich also um recht beträchtliche Verschiebungen.

Auch zur Erklärung der Frage, wie die erhöhte Sauerstoffausnutzung bei Arbeitsleistung zustande kommt, verdanken wir *Campbell* interessante Versuche. Ergreift man beim Kaninchen ein Hinterbein, so werden Abwehrbewegungen ausgelöst, die ziemlich lange andauern. *Campbell* untersuchte die Sauerstoff- und Kohlensäurespannung der Gewebe eines solchen Tieres in der auf die mäßige Anstrengung folgenden Erholungsperiode, nachdem er vorher Gasdepots unter die Haut und in die Bauchhöhle gebracht hatte. Dabei stellte sich heraus, dass in der Erholungsperiode die CO_2-Spannung nach kurzem Anstieg beträchtlich absinkt (von 50 auf 35 mm), was durch Vermehrung der Milchsäure erklärbar ist. Die Sauerstoffspannung nimmt hierbei um 10 mm zu. *Campbell* glaubt, dass dieser Anstieg der Sauerstoffspannung Ausdruck des sog. „Bohreffektes“ ist, d. h. der Erhöhung der Sauerstoff-Hämoglobindissoziation durch Anhäufung saurer Produkte und damit die erleichterte Sauerstoffabgabe an die Gewebe.

Bohr, Hasselbalch und *Krogh*[22] hatten nämlich gefunden, dass die Form der Sauerstoffsättigungskurve des Hunde- und Pferdeblutes von der gleichzeitigen Kohlensäurespannung abhängig ist, indem die Kohlensäure bei niedrigen Sauerstoffpartialdrucken einen stark herabsetzenden Einfluss auf die Sauerstoffbindung des Hämoglobins ausübt, während bei einem Sauerstoffpartialdruck von 150 mm bei 38° dieser Einfluss wesentlich geringer, aber doch deutlich vorhanden ist. Die in den Geweben herrschende Kohlensäurespannung kann bewirken, dass die Sauerstoffspannung im Blut ansteigt und der Sauerstoff somit durch die Gewebe besser ausgenützt werden kann. Es besteht also eine Einwirkung höherer Kohlensäurespannung auf die Sauerstoffdissoziationskurve in dem Sinne, dass die Sauerstoffspannung des Blutes bei gegebener Sauerstoffmenge grösser wird, die Sauerstoffbindung also herabgesetzt ist. (Vgl. Abb. 4.) Geringe Verschiebungen in der Wasserstoffionenkonzentration des Blutes üben einen sehr deutlichen Einfluss auf den Verlauf der Sauerstoffdissoziationskurve aus und zwar so, dass mit steigender c_H die prozentuale Sauerstoffsättigung (-Bindung) stark abnimmt. Das Minimum der Sauerstoffsättigung liegt bei p_H 6,0, unterhalb dieses Punktes nimmt die Sättigung wieder zu, wie aus den Untersuchungen von *Rona* und *Yllpö*[23] hervorgeht.

Die erwähnten Untersuchungen *Campbells* legen die Annahme doch recht nahe, dass die bei Erhöhung des Sauerstoffangebotes vorhandene erhöhte Sauerstoffspannung im Gewebe sich auf die oxydativen Vorgänge im Gewebe auch des ruhenden Organismus irgendwie auswirken müsste. *Albert Fischer*[24] betont, dass die Sauerstoffaufnahme im Organismus nicht nur eine Frage der Sauerstoffmenge im Blut ist, sondern auch eine Frage des Sauerstoffpotentials. Die Erhöhung des Sauerstoffpotentials muss sich im Gasaustausch vom Blut zum Gewebe auch dann auswirken, wenn die Sauerstoffmenge im Blut nur unbedeutend grösser ist, als bei gewöhnlichem Sauerstoffpartialdruck. Verwenden wir also Gasmischungen, die aus einem hohen Volumanteil Sauerstoff und einem geringeren Volumanteil Kohlensäure bestehen, so erreichen wir einerseits durch die Erhöhung des Sauerstoffpartialdrucks eine Erhöhung des Sauerstoffpotentials, andererseits durch die Kohlensäureanreicherung in dem Gewebe eine Verschiebung der Gewebsreaktion nach der sauren Seite und damit eine Erleichterung der Sauerstoffabgabe im Sinne des „Bohr-Effektes“.

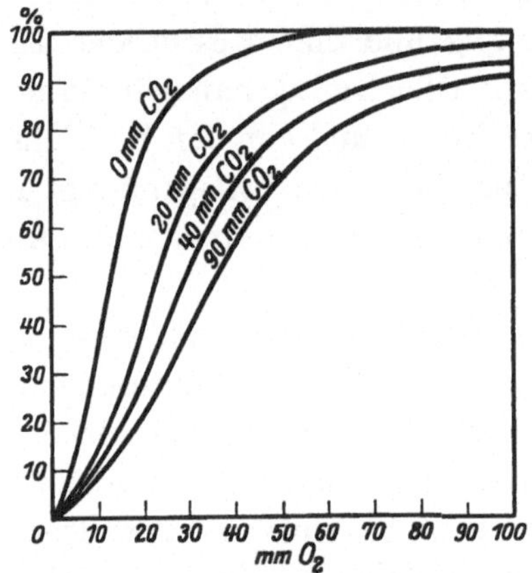

Abb. 4. Sauerstoffdissoziationskurven nach Barcroft[28]) bei verschiedenem Kohlensäuredruck. Ordinate = prozentuale Sättigung mit O$_2$. Abszisse = O$_2$ Spannung in mm Hg.

Über die Vorgänge in den Geweben können uns Analysen des Blutes keinen Aufschluss geben. Wollen wir also erfahren, was mit der unter der Kohlensäureeinwirkung aus dem Blut verschwundenen Milchsäure geschieht, und wollen wir erfahren, ob die Erhöhung des Sauerstoffpotentials auf die Gewebsmilchsäure des ruhenden Organismus überhaupt einen Einfluss auszuüben imstande ist, so können uns nur Milchsäurebestimmungen in den Geweben selbst Auskunft geben.

Zur Untersuchung dieser Frage haben wir Versuche an normalen weissen Mäusen vorgenommen. Um Unregelmäßigkeiten in den Versuchsbedingungen nach Möglichkeit auszuschalten, wurden nur Männchen benützt, die bereits einige Tage, bevor die Tiere in den Versuch genommen wurden, nur mit Milch und Brot ernährt waren. Etwa 16 Stunden vor Beginn des Versuchs wurde den Tieren die Nahrung entzogen. Milchsäureanalysen an Tieren, die nicht in dieser Weise vorbereitet waren, zeigten erhebliche Streuwerte im Milchsäuregehalt der Tiere. Das Versuchstier kam nach Feststellung des Gewichts in ein langes und weites Glasgefäss, durch das die entsprechende Gasmischung dauernd durchgeleitet wurde. Das Kontrolltier kam in ein Glasgefäss ähnlicher Art, das mit der Aussenluft in Verbindung stand. Nach Beendigung des Versuches kamen die Tiere nach nochmaliger Wägung in eine Kältemischung, die aus fester Kohlensäure und Azeton, in späteren Versuchen aus fester Kohlensäure und Äther pro narcosi bestand, wobei wir mit möglichst geringem Azeton- bzw. Ätherquantum auszukommen versuchten. Mit flüssiger Luft konnten wir aus technischen Gründen erst in den letzten Versuchen arbeiten. Ein wesentlicher Unterschied zwischen den Analysen der Tiere, die mit Kohlensäureschnee und Äther behandelt waren und denen der Tiere, die in flüssiger Luft zum Erfrieren gebracht waren, bestand nicht. In der Kältemischung blieben die Tiere 30 Minuten, bei der Herausnahme waren sie zu einer steinharten Masse gefroren. In einem hohen Mörser, der aussen auf allen Seiten von der Kohlensäureschnee-Äthermischung umgeben war, wurde das Tier unter ständiger Bedeckung mit reinem Kohlensäureschnee, bzw. mit flüssiger Luft, zu einem feinen Pulver zerstossen. Dies Pulver wurde quantitativ in 150 ccm 4%iger Salzsäure aufgenommen und das Gewicht des Tierpulvers durch Zurückwägen des die Salzsäure enthaltenden Gefässes bestimmt. Die Eiweissfällung geschah nach *Schenck*, das Schenckfiltrat wurde, wie eingangs beschrieben, zur Milchsäureanalyse weiter behandelt.

Der Milchsäuregehalt der Kontrolltiere schwankte zwischen 86 und 55 mg% in 15 Versuchen, wobei sich für die Kontrolltiere ein Milchsäuremittelwert von etwa 62 mg% ergibt.

Bei den in Tab. 6 angeführten Versuchen wurden in Versuch 1—4 die Tiere 4 Stunden in dem Gasgemisch belassen. In Versuch 2 und 4, in denen das Gasgemisch aus Luft und 10 Vol.% Kohlensäure bestand, zeigt sich gegenüber den Kontrolltieren und auch gegenüber dem Kontrollmittelwert keine verwertbare Abweichung im Milchsäuregehalt. In Versuch 1 und 3, in denen das Gasgemisch aus 90 Vol.% Sauerstoff und 10 Vol.% Kohlensäure zusammengesetzt war, ist der Milchsäuregehalt der Versuchstiere gegenüber den Kontrolltieren zwar geringer, im Vergleich zum Milchsäuremittelwert der *gesamten* Kontrolltiere aber nur um einen geringen Betrag, so dass wir daraus noch keine Schlüsse ziehen möchten. Ebenso verhält es sich in Versuch 5 und 6, in denen die Tiere 14 Stunden in Sauerstoff-Kohlensäuregemischen verblieben. Deutlich und einwandfrei verwertbar sind die Unterschiede im Milchsäuregehalt zwischen Versuchs- und Kontrolltier sowie Kontrolltiermittelwert in Versuch 7. Hier blieb das Versuchstier 24 Stunden in 95 Vol.% Sauerstoff + 5 Vol.% Kohlensäure. In Versuch 8—15 blieben die Tiere 36 Stunden in den Gasgemischen, dabei zeigten sich nun recht erhebliche

Tabelle 6. **Versuche an ganzen Mäusen.**

Nr.	Gewicht des Versuchs-tieres in g	Gewicht des Kontroll-tieres in g	Zusammen-setzung des Gasgemisches	Dauer des Versuchs Std.	Milchsäure-gehalt des Versuchs-tieres in mg %	Milchsäure-gehalt des Kontroll-tieres in mg %
1 24. Jan. 29	21,5	21,2	$90\,\mathrm{Vol\%}\ O_2 +$ $10\,\mathrm{Vol\%}\ CO_2$	4	58,69	68,28
2 26. Jan. 29	14,2	14,2	Luft $+\,10\,\mathrm{Vol\%}$ CO_2	4	65,78	86,10
3 24. Jan. 29	17,6	18,2	$90\,\mathrm{Vol\%}\ O_2 +$ $10\,\mathrm{Vol\%}\ CO_2$	4	57,04	68,25
4 26. Jan. 29	21,4	20,9	Luft $+\,10\,\mathrm{Vol\%}$ CO_2	4	66,29	60,00
5 4. Febr. 29	20,5	20,1	$90\,\mathrm{Vol\%}\ O_2 +$ $9\,\mathrm{Vol\%}\ N +$ $1\,\mathrm{Vol\%}\ CO_2$	14	58,66	65,97
6 6. Febr. 29	19,2	18,0	$95\,\mathrm{Vol\%}\ O_2 +$ $5\,\mathrm{Vol\%}\ CO_2$	14	54,51	69,16
7 7. Febr. 29	15,2	16,1	$95\,\mathrm{Vol\%}\ O_2 +$ $5\,\mathrm{Vol\%}\ CO_2$	24	49,35	69,93
8 11. Febr. 29	21,3	20,8	Luft $+\,5\,\mathrm{Vol\%}$ CO_2	36	62,89	67,52
9 13. Febr. 29	12,8	14,7	$95\,\mathrm{Vol\%}\ O_2 +$ $95\,\mathrm{Vol\%}\ CO_2$	36	29,26	64,23
10 15. Febr. 29	13,4	13,8	$95\,\mathrm{Vol\%}\ O_2 +$ $5\,\mathrm{Vol\%}\ CO_2$	36	32,31	65,61
11 18. Febr. 29	15,6	14,3	$95\,\mathrm{Vol\%}\ O_2 +$ $5\,\mathrm{Vol\%}\ N$	36	58,64	62,31
12 6. März 29	14,2	13,5	$95\,\mathrm{Vol\%}\ O_2 +$ $5\,\mathrm{Vol\%}\ CO_2$	36	39,04	56,46
13 6. März 29	14,6	17,5	$95\,\mathrm{Vol\%}\ O_2 +$ $5\,\mathrm{Vol\%}\ CO_2$	36	41,84	55,32
14 7. März 29	16,1	17,2	$95\,\mathrm{Vol\%}\ O_2 +$ $5\,\mathrm{Vol\%}\ CO_2$	36	45,65	58,72
15 7. März 29	14,8	16,1	Luft $+\,5\,\mathrm{Vol\%}$ CO_2	36	58,79	56,22

Unterschiede. In einem Gasgemisch, das aus Luft und 5 Vol. % Kohlensäure besteht, zeigt sich kein Unterschied zwischen Versuchs- und Kontrolltier. In vier Versuchen mit 95 Vol. % Sauerstoff und 5 Vol. % Kohlensäure ist der Milchsäuregehalt der Versuchstiere gegenüber dem der Kontrolltiere und gegenüber dem Kontrolltiermittelwert deutlich geringer, in zwei Versuchen sogar um etwa die Hälfte vermindert. In einem Sauerstoff-Stickstoffgemisch

von 5 Vol. % Stickstoffgehalt zeigt sich ebenfalls eine Änderung des Milchsäuregehalts der Versuchstiere gegenüber den Kontrollen und dem Kontrolltiermittelwert, der sich aber in deutlich geringerer Grössenordnung bewegt
als in den Versuchen, die mit einer kohlensäurehaltigen Sauerstoffmischung
angestellt waren.

Im Zusammenhang mit diesen Untersuchungen und mit unserer Fragestellung interessieren uns Versuche, die *Hentschel*[25] ausgehend von den Versuchen *Albert Fischers* und *Bernhard Fischer-Wasels* über den Einfluss der
von *Fischer-Wasels* angegebenen Gasmischung auf das Wachstum junger
Ratten angestellt hat.   Nach *György*, *Brehme* und *Brahdy*[26] enthält das
Säuglingsblut bis zu 83 % mehr Milchsäure als das Blut des Erwachsenen,
woraus diese Autoren auf eine vermehrte Zellglykolyse im wachsenden
Organismus schliessen.   *Hentschel* führt aus: „Wenn wirklich die Glykolyse
die energieliefernde Reaktion für das Wachstum einer Zelle ist, so war es nicht
aussichtslos, bei der grossen Wachstumsintensität des Säuglings durch erhöhte
Sauerstoffversorgung der Gewebe die Atmung so zu steigern, dass die Milchsäurebildung unterbleibt.   Diese Vorstellung setzt natürlich voraus, dass die
wachsende Zelle im Organismus wohl optimal, aber nicht maximal mit Sauerstoff versorgt wird, damit eine physiologische, eine Wachstumsglykolyse,
stattfinden kann.“   *Hentschel* konnte in seinen Versuchen zeigen, dass junge
Würfe von Ratten, die in dem von *Fischer-Wasels* angegebenen Sauerstoff-
Kohlensäuregemisch aufgezogen wurden, in Wachstum und Gewicht weit
hinter ihren in Luft aufgezogenen Geschwistertieren zurückblieben.   Milchsäureanalysen an dem Gesamttier ergaben, dass gegenüber einem Durch-
schnittsmilchsäuregehalt des in Luft aufgezogenen Tieres von 52,6 mg % der
Gesamtmilchsäuregehalt der in der Gasmischung aufgezogenen Ratten im
Mittel 20,5 mg % betrug, also auf weit über die Hälfte vermindert war.

Damit ist gezeigt, dass der Milchsäurestoffwechsel des wachsenden
Organismus durch die Sauerstoff-Kohlensäureatmung in grossem Ausmaß
beeinflusst wird und *Hentschels* Versuche sind ein sinnfälliger Beweis dafür,
wie bedeutsam die Milchsäureanhäufung der Zellen für das Wachstum ist,
worauf *Warburg*[27] besonders hingewiesen hat.

In unseren eigenen Versuchen über die Beeinflussung des Milchsäure-
stoffwechsels des ausgewachsenen ruhenden Organismus ergab sich, *dass der
Einfluss reiner Sauerstoffatmung geringer ist als der eines Sauerstoff-
Kohlensäuregemisches.* *Hentschel* gibt in seiner vorläufigen Mitteilung an,
dass bei Atmung mit reinem Sauerstoff sich auch eine hochgradige Wachtums-
minderung erzielen lässt. Aus dieser Angabe lässt sich nicht ersehen, in welcher
Grössenordnung der Sauerstoff-Kohlensäurebeeinflussung gegenüber sich diese
bewegte und ob überhaupt ein Unterschied feststellbar war.   Denkbar ist,
dass der wachsende Organismus durch die erhöhte Zellglykolysetätigkeit sich
dabei anders verhält als der ausgewachsene.

Die Ergebnisse, die wir durch die Milchsäureanalysen am Gesamtorganismus der Maus erhalten haben, können wohl so gedeutet werden, dass infolge des *Anrep-Cannan*-Effektes eine Erhöhung der Milchsäurekonzentration im Gewebe entsteht. Es werden dadurch, wenn auch in weit geringerem Ausmaß, Bedingungen geschaffen, die den Konzentrationsverhältnissen in der Muskulatur nach Arbeitsleistung ähnlich sind. *Es entsteht sozusagen ein Dauerzustand der „Ermüdung", der sich bei genügender Sauerstoffzufuhr in Bezug auf die Milchsäurebeseitigung qualitativ ähnlich verhalten muss wie der Erholungszustand nach geleisteter Arbeit.* Durch die Erhöhung der Sauerstoffspannung wird ähnlich wie in den *Hill*schen Erholungsversuchen mit Sauerstoff-Luftgemischen eine Erhöhung der Oxydationsgeschwindigkeit eintreten müssen. Erleichtert wird die Sauerstoffabgabe vom Blut an die Gewebe einmal durch die Anhäufung von Milchsäure in den Geweben, zum zweiten durch die Verschiebung der Gewebsreaktion nach der sauren Seite infolge der Kohlensäurewirkung, beides Faktoren im Sinne des „*Bohr*-Effektes". Beide Komponenten der von uns angewandten Gasmischung, *Sauerstoff und Kohlensäure, sind demnach zur vermehrten Beseitigung der Milchsäure im ruhenden Organismus wesentliche Faktoren.*

Zusammenfassung.

In Versuchen am gesunden und karzinomkranken Menschen haben wir gezeigt, dass durch Atmung eines Gasgemisches, das etwa 95 Vol. % Sauerstoff und 5 Vol. % Kohlensäure enthält, eine Abnahme der Blutmilchsäure (meistens um $10-20 \%$) eintritt. Diese Erniedrigung des Blutmilchsäurespiegels kommt lediglich durch Erhöhung der Kohlensäurespannung zustande, wie aus Versuchen, die mit verschieden zusammengesetzten Gasgemischen angestellt waren, hervorgeht. Die Grösse der dabei im Blut auftretenden p_H-Verschiebung hat auf die Grösse der Verminderung des Blutmilchsäurespiegels keinen nachweisbaren Einfluss. Umgekehrt kommt es bei Erniedrigung der Kohlensäurespannung im Blut, wie sie durch willkürliche Hyperventilation ausgelöst wird, zu einer starken, oft über 50 % betragenden Erhöhung des Blutmilchsäurespiegels. Derselbe Effekt, Erhöhung des Milchsäurespiegels bei Erniedrigung der alveolaren Kohlensäurespannung lässt sich unter bestimmten Bedingungen nach Röntgenbestrahlung nachweisen.

Durch Bestimmung des Milchsäuregehalts ganzer weisser Mäuse wird der Nachweis erbracht, dass bei Tieren, die längere Zeit (36 Stunden) in einer Sauerstoff-Kohlensäuregasmischung geatmet haben, der Milchsäuregehalt des Gesamtkörpers (meist $10-30 \%$) geringer ist als der Milchsäuregehalt der Kontrolltiere. Bei reiner Sauerstoffatmung ohne Kohlensäurezusatz zeigt sich in Übereinstimmung mit ähnlichen Versuchsergebnissen *Hentschels* zwar ein deutlicher, aber doch wesentlich geringerer Einfluss auf den Gesamtmilchsäuregehalt als bei gleichzeitigem Kohlensäurezusatz. Ist der Sauerstoffpartialdruck in der geatmeten Gasmischung nicht erhöht, so lässt sich, gleichgültig ob die Gasmischung Kohlensäure enthält oder nicht, keine Veränderung im Milchsäuregehalt der Tiere nachweisen.

Der Milchsäuregehalt einer normalen weissen Maus wird also nur maximal herabgesetzt, wenn bei erhöhtem Sauerstoffpartialdruck gleichzeitig die Kohlensäurespannung erhöht ist. Zur Erklärung wird angenommen, dass durch die Erhöhung der Kohlensäurespannung eine Erhöhung der Milchsäurekonzentration im Gewebe eintritt bei gleichzeitiger Verschiebung der Gewebs-Wasserstoffionenkonzentration nach der sauren Seite, damit aber eine Erleichterung der Sauerstoffabgabe vom Blut an die Gewebe im Sinne eines „*Bohr*-Effektes" bei gleichzeitiger Erhöhung des Sauerstoffpotentials.

Literaturverzeichnis.

1. *Fischer-Wasels, B.*, Klin. Wschr. **1928**, Nr. 2, 53-57, Nr. 4, 153-159, Nr. 3, 106-110. — 2. *Embden*, Z. physiol. Chem. **143**, 297 (1925). — *Hirsch-Kauffmann*, Z. physiol. Chem. **140**, 25 (1924). — 3. *Friedemann, Cotonio* und *Shaffer*, J. biol. Chem. **73**, 335 (1927). — 4. *Lehnartz*, Z. physiol. Chem. **179**, 1 (1928). — 5. *Schumacher*, Klin. Wschr. **1926**, 12. — 6. *Büttner*, Klin. Wschr. Nr. 33, 1507, **1926**. — 7. *Anrep* und *Cannan*, J. of Physiol. **58**, 244 (1923). — 8. *Long*, J. of Physiol. **58**, 455 (1923). — 9. *Straub, H.*, Erg. inn. Med. **25**, 34 (1924). — 10. *Davies, Haldane* und *Kennaway*, J. of Physiol. **54**, 32 (1920). — 11. *Gollwitzer-Meier, Kl.*, Biochem. Z. **160**, 433 (1925). — *Gollwitzer-Meier, Kl.* und *Meyer*, Z. exper. Med. **40**, 70 (1924). — 12. *Liljestrand, G.*, Skand. Arch. Physiol. **33**, 153 (1916). — 13. *Krötz, Chr.*, Biochem. Z. **161**, 146 (1924). — 14. *Hill, Long* und *Lupton*, Proc. roy. Soc. Med. **97**, 84 u. 155 (1925). — 15. *Barr* und *Himwich*, J. biol. Chem. **55**, 439 (1923). — 16. *Janssen* und *Jost*, Z. physiol. Chem. **148**, 41 (1925). — 17. *v. Noorden* und *Embden*, Zbl. Physiol. Path. d. Stoffw. Neue Folge **1906**, Nr. 1, 1. — 18. *Simonson*, Arb.physiol. **1**, 87 (1928). — 19. *Haldane* und *Quastel*, J. of Physiol. **59**, 138 (1924). — 20. *Furusawa*, Proc. roy. Soc. Lond. Ser. B. **98**, 287 (1925). — 21. *Campbell*, J. of Physiol. **59**, 53 (1924), **62**, 211 (1927), **60**, 20 (1925); Proc. roy. Soc. **99**, 451 (1926). — 22. *Bohr, Hasselbalch* und *Krogh*, Zbl. Physiol. **17**, 661 (1904); Skand. Arch. Physiol. **16**, 402 (1904). — 23. *Rona* und *Yllpö*, Biochem. Z. **76**, 187 (1916). — 24. *Buch Andersen* und *Fischer, Albert*, Z. f. Krebsforschg. **24**, 563 (1927). — 25. *Hentschel*, Klin. Wschr. **1928**, 1086. — 26. *Györgi, Brehme* und *Brahdy*, Jb. Kinderheilk. **118**, 178 (1927). — 27. *Warburg, O.*, Über den Stoffwechsel der Tumoren (Monographie). Berlin, Julius Springer 1926. — 28. *Barcroft* und *Poulton*, J. of Physiol. **46**, 4 (1913). — 29. *Endres* und *Lucke*, Z. exper. Med. **45**, 669 (1925).

IX.

Die Beeinflussung des Organstoffwechsels durch parenterale Reizkörperzufuhr.

Von

Privatdozent Dr. med. **Walter Büngeler.**

Mit 25 zum Teil farbigen Abbildungen und 21 Tabellen im Text.

Inhaltsverzeichnis.

A. Einleitung.

Unsere Vorstellungen über das Wesen der unspezifischen Reizkörperbehandlung beruhen auf Untersuchungen, die sich einmal auf die morphologischen Veränderungen bestimmter Zellsysteme und ferner auf die chemischphysikalischen Veränderungen des Blutes und der Gewebe beziehen. Die morphologisch nachweisbaren Veränderungen betreffen in erster Linie die Zellen des Retikuloendothels, womit keineswegs gesagt sein soll, dass nicht auch andere Zellsysteme in Mitleidenschaft gezogen sind. Zahlreiche Untersuchungen der letzten Jahre [wir erwähnen hier nur diejenigen von *Siegmund*[1]), *Oeller*[2]), *Kuczinski*[3])] konnten zeigen, dass Eiweißstoffe genau so wie kolloidale Metalle zuerst in den Uferzellen der Blutbahn, hauptsächlich in den *Kupfferschen* Sternzellen der Leber und in den Sinusendothelien und Retikulumzellen der Milz aufgenommen und verarbeitet werden. Dabei schwellen diese Zellen an, in ihrem Protoplasma treten Vakuolen auf, ihre phagozytäre Funktion wird

---

[1]) *Siegmund*, Klin. Wschr. 1922, Nr. 52; Münch. med. Wschr. 1923, 5. — [2]) *Oeller*, Dtsch. med. Wschr. 1923, Nr. 41, 1287. — [3]) *Kuczinski*, Virchows Arch. **234**, 300 (1921); **239**, 285.

zu erhöhter Leistung angeregt. Bei diesen Vorgängen werden die retikulo-endothelialen Zellen vermehrt ins Blut abgestossen, gleichzeitig setzt auch eine lebhafte Neubildung ein. Von verschiedenen Autoren, besonders *Oeller*[1]), *Domagk*[2]), *Dieckmann*[3]), wurde behauptet, dass sich bei diesen Vorgängen die Retikuloendothelien in polymorphkernige Leukozyten umwandeln.

Gerlach[4]) kommt jedoch auf Grund sehr eingehender Untersuchungen, die gerade die Frage der Umwandlung retikuloendothelialer Zellen in polymorphkernige Leukozyten berücksichtigen, zu einer völligen Ablehnung dieser Angaben. Wir haben schon früher[5]) betont, dass die im Anschluss an eine „Reizung" auftretenden Veränderungen des RES. und besonders des Blutes keinen Anhalt für eine derartige Umwandlung bieten. Eine Nachprüfung der Untersuchungen *Malyschews*[6]), die wir gemeinsam mit *Wald*[7]) durchgeführt haben, konnte uns auch davon überzeugen, dass eine Umwandlung von *Kupfferschen* Sternzellen in polymorphkernige Leukozyten selbst bei der *lokalen* Entzündung der Leber *nicht* vorkommt. Zu dem gleichen Ergebnis kam auch *Gerlach*.

Die nach parenteraler Reizkörperzufuhr auftretende polymorphkernige Leukozytose dürfte demnach als eine direkte *Reizung des Knochenmarks* aufzufassen sein. Sicher ist aber auch dieser „Reiz" sehr komplizierter Natur. Wir haben z. B. zeigen können[8]), dass beim Zustandekommen der polymorphkernigen Leukozytose die Art des injizierten Eiweisskörpers eine ausschlaggebende Rolle spielt. So erzeugt die Einspritzung von reinem *Serumalbumin* eine hochgradige *Lymphozytose*, die Einspritzung von *Serumglobulin* eine *polymorphkernige Leukozytose*. Ähnlich wie das Globulin wirken auch Nukleinsäuren.

Für das Zustandekommen einer Leukozytose spielen ferner die Azidditätsverhältnisse im Blute eine große Rolle. *Hoff* sowie an unserem Institut *Heinsheimer*[9]) haben nachgewiesen, dass eine Verschiebung der Wasserstoffionenkonzentration im Blut nach der sauren Seite eine polymorphkernige Hyperleukozytose, eine Alkalose dagegen eine Lymphozytose erzeugt. Berücksichtigen wir ferner, dass wir bei einer Azidose gleichzeitig eine Verschiebung des Bluteiweissgehaltes nach der grobdispersen Phase, also eine Zunahme des Fibrinogengehaltes und des Globulins, und umgekehrt bei einer Alkalose eine Zunahme des Albumins im Blute haben, so wird wahrscheinlich, dass wir durch die Einspritzung solcher Eiweisskörper, die eine polymorphkernige Leukozytose hervorrufen (z. B. Globulin), auch gleichzeitig eine Azidose

---

[1]) *Oeller*, Dtsch. med. Wschr. **1923**, Nr. 41, 1287. — [2]) *Domagk*, Virchows Arch. **253**, 594 (1924). — [3]) *Dieckmann*, Virchows Arch. **239**, 451, (1922). — [4]) *Gerlach*, Kurse ärztl. Fortbildg **1928**, 330; Münch. med. Wschr. **1927**, Nr. 34 und Virchows Arch. **267**, 483 (1928). — [5]) *Büngeler*, Dtsch. Path. Ges., 22. Tag. 1927, 243; Beitr. path. Anat. **76**, 182 (1927). — [6]) *Malyschew*, Beitr. path. Anat. **78**, 1, (1927). — [7]) *Büngeler* und *Wald*, Virchows Arch. **270**, 1. H., 150 (1928). — [8]) *Büngeler*, Frankf. Z. Path. **34**, 350 (1926). — [9]) *Heinsheimer*, Dieser Band S. 277 (1929).

erzeugen. Letzteres gilt aber fast ausnahmslos für alle, besonders in der Klinik angewandten „Reizkörper"[1].

Von den bei der parenteralen Reizkörpertherapie auftretenden Stoffwechselveränderungen nennen wir nur die wichtigsten. Bekannt ist das Auftreten von Fieber. *Krehl, Matthes, Schittenhelm* und *Weichardt*[2] konnten zeigen, dass nach einer Reizkörpereinspritzung eine Erhöhung der Stickstoffausscheidung nachweisbar ist. Diese Vergrösserung des Eiweissabbaues ist wesentlich höher, als dass sie durch die Zersetzung des eingeführten Eiweisses erklärt werden könnte. *Pick* und *Hashimoto*[2] fanden nach einer einmaligen Injektion von 0,5 g Pferdeserum beim Meerschweinchen eine starke Vermehrung des nicht koagulierbaren Stickstoffs in der Leber. *Bieling*[2] stellte nach parenteraler Eiweisszufuhr eine allgemeine Steigerung der Zersetzungen fest.

Die Verschiebung des Bluteiweissgehaltes nach der grobdispersen Phase, also die Zunahme des Fibrinogengehaltes und des Globulins, ferner die Verschiebungen im leukozytären Blutbild sind wahrscheinliche Folgen dieser Abbauprozesse.

Als eine weitere Folge der parenteralen Reizkörperzufuhr treten Veränderungen des Mineralstoffwechsels, mit einem Schlagwort als *Transmineralisation* bezeichnet, auf, die wir nur beiläufig erwähnen möchten.

Über die Beeinflussung des Gasstoffwechsels nach parenteraler Reizkörperzufuhr finden sich in der Literatur nur vereinzelte Angaben. *Regelsberger*[3] hat neben Bestimmungen der Blutreaktion fortlaufende Messungen der alveolaren Kohlensäurespannung empfohlen. Er fand z. B. nach intramuskulären Milcheinspritzungen dauernden, Anstieg der alveolaren CO_2-Spannung, während bei den durch kolloidale Metalle hervorgerufenen Schockreaktionen ein Abfall der CO_2-Spannung nachweisbar ist. Hier seien auch die Versuche von *E. Meyer* und *Reinhold*[4] erwähnt, die mittels einer sehr einfachen und schönen Methode die Gewebsatmung am Menschen beobachteten (spektroskopische Beobachtung des Oxyhämoglobinstreifens an den Endphalangen und den Hautfalten zwischen zwei Fingern). Sie fanden nach der Einspritzung von Proteinkörpern eine Steigerung der Gewebsatmung, auch ohne gleichzeitige Temperatursteigerung. *Zuntz* und *Mering*[5] fanden nach Injektionen von Eiweissderivaten (Albumosen und Peptonen) eine Steigerung der Oxydationsvorgänge. Dieselben Beobachtungen machte *Potthast*[6].

Systematische Untersuchungen über den Gasstoffwechsel nach parenteraler Eiweisszufuhr verdanken wir *Leimdörfer*[7]. Am *Zuntz-Geppertschen*

---

[1] Vgl. dazu *Büngeler*, Die Wirkung der parenteralen Eiweisszufuhr auf das qualitative Blutbild des Kaninchens. Frankf. Z. Path. **34**, 350 (1926). — [2] Zit. nach *Matthes*, Dtsch. med. Wschr. Jg. **53**, Nr. 41, 1715 (1927). — [3] *Regelsberger*, Z. exper. Med. **60**, H. 5—6, 591 (1928). — [4] *Meyer, Erich* und *Reinhold A.*, Klin. Wschr. Jg. 5, Nr. 37, 1692 (1926). — [5] *Zuntz* und *Mering*, Pflügers Arch. **32**, 173. — [6] *Potthast*, Pflügers Arch. **32**, 280. — [7] *Leimdörfer*, Biochem. Z. **133**, 409 (1922).

Apparat wurde an nüchternen Versuchspersonen nach parenteraler Zufuhr von Milch, Caseosan und Aolan der Gasstoffwechsel untersucht. Er fand nach Injektion von Milch eine Steigerung des O_2-Verbrauches um 7%, der CO_2-Produktion um 4%. Diese Veränderungen traten allerdings nur dann ein, wenn gleichzeitig Temperaturerhöhungen festgestellt werden konnten. Für die Oxydationssteigerung wird die Vergrösserung des Atemvolumens nur teilweise verantwortlich gemacht.

Untersuchungen über den Zellstoffwechsel (bestimmt nach der *Warburgschen* Methode) nach parenteraler Reizkörperzufuhr liegen, soweit uns bekannt, in der Literatur bisher nicht vor. Immerhin geben die Untersuchungen von *Oonk*[1]) bereits wertvolle Hinweise. Sie sollen deshalb hier erwähnt werden. *Oonk* untersuchte den Stoffwechsel der Niere nach Speicherung der Tiere mit Farbstoffen (Trypanblau, Lithionkarmin, Vitalneurot und Neutralrot) und Metallen (Eisen). Die Ergebnisse sind kurz zusammengefasst folgende: Nach der Zufuhr saurer Farbstoffe steigt in der ersten Periode der Farbstoffaufnahme der O_2-Verbrauch leicht an, während nach ausgebildeter Speicherung ein Einfluss auf die Nierenatmung nicht mehr nachweisbar ist. Bei basischen Farbstoffen (Neutralrot) bleibt diese Wirkung aus. Eine Atmungshemmung konnte *Oonk* mit keinem Farbstoff erzielen. Eisen bewirkte eine stärkere Atmungssteigerung der Niere (ohne, dass eine nachweisbare graunuläre Eisenspeicherung in den Nierenzellen auftritt). Die Wirkung klingt nach 24 Stunden wieder ab.

B. Methodik der eigenen Versuche.

Alle unsere Untersuchungen wurden nach der von *Warburg*[2]) angegebenen Methode ausgeführt. Für unsere Untersuchungen (die Bestimmungen wurden immer in kurzen Zeitabständen vorgenommen) war eine möglichst einwandfreie Temperaturkonstanz im Thermostaten unerlässlich. Für die gewöhnlichen Stoffwechseluntersuchungen mittels der *Warburg*schen Methode sind einfachere Thermoregulationsvorrichtungen vollständig ausreichend, solange die Temperaturdifferenzen nicht mehr als 1^0 Celsius betragen. Die durch diese Temperaturschwankungen auftretenden Fehler in der manometrischen Messung des Gasverbrauches oder der Gaszunahme lassen sich durch Berücksichtigung der Manometerausschläge in einem leerlaufenden Thermomanometer ausgleichen. Das gilt besonders für Versuche, die sich über längere Zeit, wenigstens aber über 30 Minuten, erstrecken. Unter anderen Bedingungen sind jedoch diese Fehler zu gross und ihre Berechnung an Hand des Thermomanometers zu umständlich. Das gilt besonders für solche Versuche, bei denen aus bestimmten Gründen die Berechnung des Sauerstoffverbrauchs in kurzen Zeitabständen erforderlich ist. Gerade bei den Untersuchungen über den Gewebs-

---

[1]) *Oonk*, Zieglers Beitr. **79**, 756 (1928). — [2]) *Warburg*, Biochem. Z. **142**, 317 (1923); Biochem. Z. **152**, 51 (1924).

stoffwechsel nach parenteraler Reizkörpereinspritzung hat sich ergeben, dass uns erst die Bestimmung der Gewebsatmung und Glykolyse in kurzen Zeitabständen einen richtigen Einblick in die feineren Stoffwechselvorgänge gestattet, während u. U. die Bestimmung des Gewebsstoffwechsels während einer grösseren Zeiteinheit eine Abweichung gegenüber der Norm nicht erkennen lassen kann. Hier ist die Einrichtung einer Thermoregulation erwünscht, welche so genau arbeitet, dass die gleichzeitige Berücksichtigung. einer Barometerschwankung in einem leerlaufenden Thermomanometer überflüssig wird. Voraussetzung für den Verzicht auf ein Thermomanometer ist jedoch eine ziemlich konstante Aussentemperatur, was sich durch ein entsprechendes Aufstellen des Thermostaten in einem geeigneten Raum leicht erreichen lässt.

Ferner ist eine genaue Thermoregulation unbedingt erforderlich bei der Benutzung des früher[1]) beschriebenen Apparates für Gasstoffwechseluntersuchungen am ganzen Tier. Hier ist der Gasraum, in dem sich das zu untersuchende Objekt befindet, so gross (ca. 1500 ccm), dass bereits minimale Temperaturschwankungen zu grossen Fehlern führen müssen, um so mehr als die Ausschaltung dieser Fehlergrenzen durch ein entsprechendes Leergefäss kaum möglich ist. Zum Gelingen derartiger Versuche ist auch hier wieder weitgehende Temperaturgleichheit im Versuchszimmer erforderlich, um gröbere Temperaturschwankungen in der Sperrflüssigkeit des Manometers und in den Manometerkapillaren selbst zu vermeiden.

Wir geben auf S. 431 eine genaue Abbildung der von uns benutzten Einrichtung (Abb. 1). Der Thermostat besteht aus einem massiven Eisenrahmen, in den dicke Spiegelglasscheiben eingelassen sind (Modell Chem.- Physiolog. Institut Frankfurt a. M.). Die Schüttelvorrichtung zur Aufnahme der Manometer ist in der aus der Abbildung ersichtlichen Weise fest an den Thermostaten montiert (19). Er gestattet auf jeder Seite die Aufnahme von acht Manometern, ausserdem können zwei weitere Manometer an der seitlichen Schmalseite als Thermomanometer fixiert werden. Eine kräftige Rührvorrichtung (5), die mit der Schüttelvorrichtung zusammen durch einen kleinen Motor bedient wird, sorgt für eine dauernde Durchmischung des Wassers. Der eigentliche Thermoregulator besteht aus einem sehr dünnwandigen Glasgefäss in der Anordnung, dass fünf senkrechte Glasröhren von ca. 25 mm Durchmesser durch eine horizontale, nach der Mitte zu leicht nach oben gebogene Glasröhre von derselben Weite kommunizierend verbunden sind. Die senkrechten Röhren werden mit ausgekochtem Chloroform aufgefüllt, das wagerechte Rohr enthält ausgekochtes Wasser. Jede Gasblase, die sich in der Flüssigkeit entwickelt und die zu Unregelmäßigkeiten in der automatischen Regulierung der Temperatur führen muss, steigt bei dieser Anordnung von selbst bis unter den Verschlusshahn (6) und kann hier durch Öffnen des Hahns leicht entfernt werden. Der U-förmige gebogene Aufsatz enthält in der Kugel und dem aussteigenden Schenkel Quecksilber.

---

[1]) Siehe diesen Band S. 289.

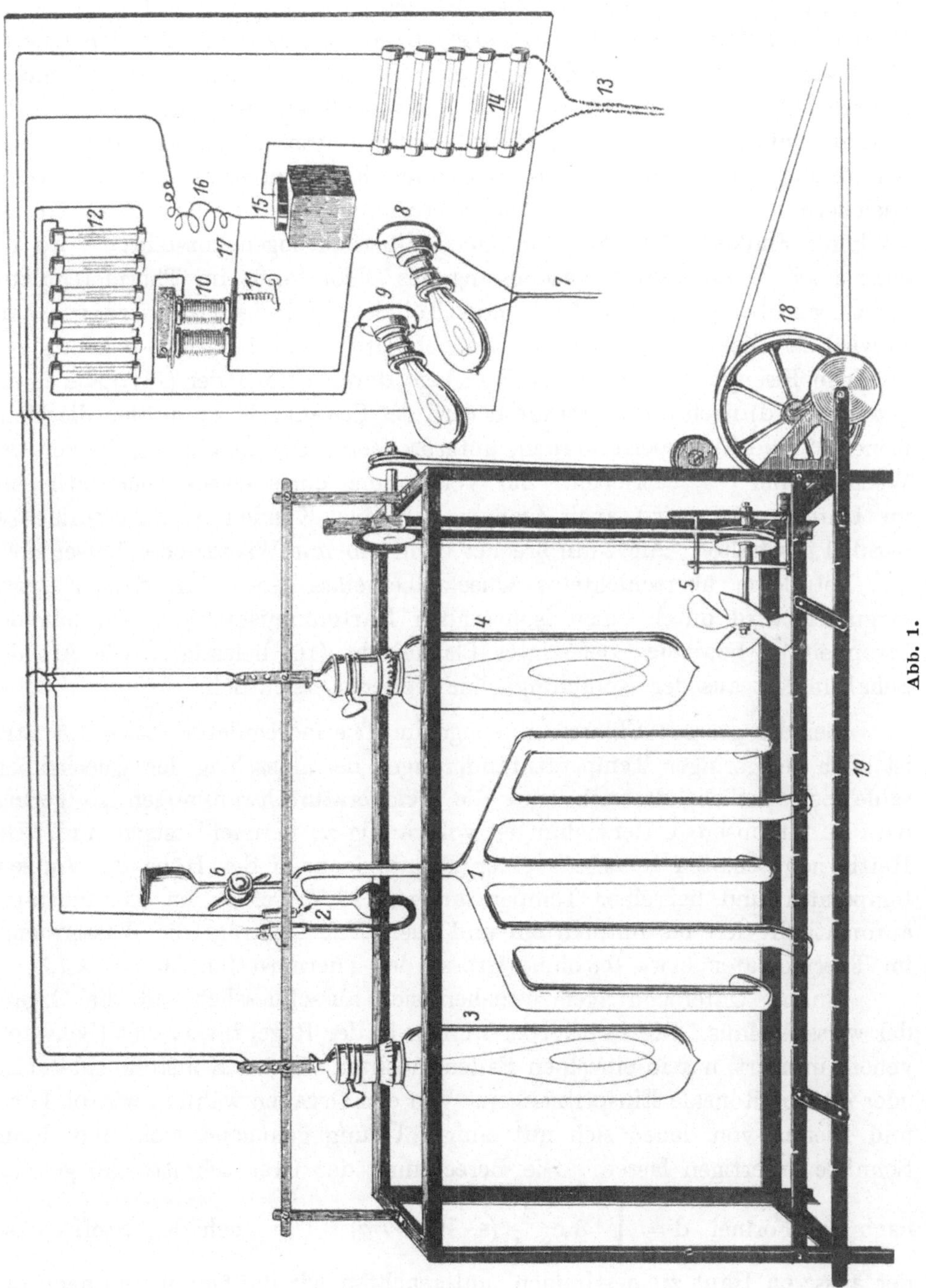

Abb. 1.

In den offenen Schenkel des Aufsatzes taucht ein Platinfaden, dessen Länge durch eine Stellschraube zu regulieren ist (2). Die Thermoregulation wird durch Gleichstrom (7) bedient. Zwei Kohlenfadenlampen (8 und 9) dienen als Widerstand. Der so reduzierte Gleichstrom geht durch einen Elektromagneten (10), zwischen diesen und den Kontakt bei 2 ist eine Batterie von Kondensatoren (12) parallel geschaltet. (Als Kondensatoren benutzen wir die in der Radiotechnik gebräuchlichen „*Minko*"-Kondensatoren.) Es wird durch diese Anordnung vermieden, dass bei dem immerhin noch etwa 20 Volt starken Gleichstrom während der Stromunterbrechung bei 2 in dem Glasrohr ein stärkerer Funken oder sogar ein Quecksilberlichtbogen entsteht. Wird bei einer noch so minimalen Ausdehnung des Chloroforms im Thermoregulator der Quecksilberspiegel im aufsteigenden Teil des U-förmigen Aufsatzes gehoben, so wird der Elektromagnet (10) in Betrieb gesetzt und hebt eine gelenkig verbundene Eisenplatte (die in der Ruhelage durch eine Feder (11) nach unten gezogen wird) nach oben. Dadurch wird der Stromkreis, durch den die Heizbirnen (3 und 4) gespeist werden, unterbrochen. Die Heizbirnen werden mit Wechselstrom (13) betrieben. Zur Vermeidung eines Quecksilberlichtbogens im Unterbrecher wird auch hier wieder eine Kondensatorenbatterie (14) parallel geschaltet. Als Unterbrecher dient ein mit Wasser oder besser noch mit Petroleum überschichtetes Quecksilbergefäss (15). An dem Elektromagneten wird durch einen isolierenden Hartgummistab (17) ein mit der Stromleitung beweglich befestigter Platindraht (16) befestigt. Die Art der Schaltung ist aus der Abbildung ohne weiteres ersichtlich.

Bei der grossen Chloroformmenge im Thermoregulator (etwa 1,5 Ltr.) ist auch bei geringen Temperaturänderungen der Ausschlag der Quecksilbersäule beträchtlich, dadurch sind die Temperaturschwankungen so gering, dass sie für unsere Untersuchungen vollständig zu vernachlässigen sind. Die Heizbirnen schalten innerhalb einer Minute je nach der Höhe der Aussentemperatur und bei einer Temperatur von 37,5⁰ Celsius im Thermostaten automatisch vier- bis fünfmal ein und aus. Dabei beträgt die Wassermenge im Thermostaten etwa 0,8 cbm (Grösse des Thermostaten $30 \times 40 \times 75$ cm).

Unsere Untersuchungen beziehen sich ausschliesslich auf die Organe der weissen Maus. Die Reizkörper werden in der Regel intravenös (Schwanzvenen) injiziert, nur in einzelnen Fällen machten wir zur Kontrolle subkutane oder intraperitoneale Einspritzungen. Von den Organen wählten wir die Leber und Nieren, von denen sich mit einiger Übung genügend viele und dünne Schnitte anfertigen lassen. Die Berechnung der Grenzschnittdicke geschah nach der Formel $d = \sqrt{8\, c_0 \dfrac{D}{A}}$ (s. *Warburg*). Um auch den Stoffwechsel der äusseren Haut zu bestimmen, untersuchten wir die Ohren, die nach den Untersuchungen von *Borger* und *Groll*[1]) für unsere Messungen genügend dünn

---

[1]) *Borger* und *Groll*, Krkh.forschg **3**, H. 6, 443 (1926).

sind. Das Arbeiten am Ohr hat ausserdem den Vorzug, dass man bereits vor dem eigentlichen Versuch den normalen Stoffwechsel der Haut bestimmen kann, indem man vor der Reizkörpereinspritzung mit einem Scherenschlag ein Ohr abschneidet und untersucht. In mehreren Fällen untersuchten wir noch den Stoffwechsel der Lunge. Dünne Rasiermesserschnitte lassen sich von diesem Organ nicht anfertigen. Bei der durch den alveolären Bau bedingten grossen Oberfläche dieses Organs genügt es jedoch, wenn mehrere etwa stecknadelkopfgrosse Stückchen vorsichtig mit der Nadel zerzupft und dann untersucht werden. Zahlreiche Kontrolluntersuchungen zeigten uns, dass man mit dieser Methode weitgehend konstante Werte erzielen kann.

Um auch mit kleinen Gewebsmengen in kurzen Zeitabständen genügend grosse Manometerausschläge zu erzielen, benutzten wir kleine Atemtröge, deren Volumen einschliesslich der Manometerkapillare nicht über 2 ccm betrug. Nach der Reizkörpereinspritzung untersuchten wir die Organe in verschiedenen Zeitabständen im allgemeinen so lange, bis die Stoffwechselwerte nach dem Abklingen der akuten Veränderungen wieder normal bzw. konstant wurden. Da gerade die erste Zeit nach einer Einspritzung die interessantesten und in kurzen Zeitabständen schwankenden Veränderungen im Organstoffwechsel aufweist, wurden die Tiere in den ersten Stunden nach einer Einspritzung in Abständen von 10 Minuten getötet. Einfacher hat sich uns aber noch ein anderer Weg erwiesen.

Tabelle 1. Werte für Q_{O_2} bei einem Normaltier.

Zeit	Leber	Niere	Ohr	Zeit	Leber	Niere	Ohr
9^{00}	10,5	19,5	3,1	10^{30}	10,5	20,0	3,0
9^{15}	10,5	20,8	3,2	10^{45}	10,5	20,5	3,0
9^{30}	11,0	20,6	3,1	11^{00}	11,0	21,0	3,2
9^{45}	10,6	20,0	3,0	11^{15}	10,8	20,6	3,2
10^{00}	10,5	20,5	3,2	11^{30}	10,5	20,5	3,1
10^{15}	10,4	20,4	3,0				

Untersucht man den Stoffwechsel eines Organs mittels der manometrischen Methode, so erhält man in gleichen Zeitabständen gleiche Manometerausschläge. Würde man also z. B. den Sauerstoffverbrauch eines Organs fortlaufend messen, und die Einzelhöhen graphisch registrieren, so ergäbe das eine annähernd wagerecht verlaufende Linie. Zur Erläuterung dieses Verhaltens haben wir auf Tabelle 1 zunächst den für einzelne Organe in Abständen von 15 Minuten errechneten Quotienten für den Sauerstoffverbrauch

$$\left(Q_{O_2} = \frac{\text{cmm verbrauchten Sauerstoffs}}{\text{mg Gewebe} \times \text{Stunden}} \right)$$ bei einer normalen Maus von 18 g

Gewicht zusammengestellt. Deutlicher wird dieses konstante Verhalten im Stoffwechsel bei graphischer Darstellung (s. Abb. 2).

Diese Gleichmäßigkeit im Stoffwechsel, auf die *Minami*[1]) bereits hingewiesen hat, ist ein sicheres Kriterium für das *Leben* der Zelle. Im allgemeinen bleiben die Atmungswerte zwei, oft drei Stunden konstant, dann werden die Werte kleiner, d. h. wir messen jetzt nicht mehr den Stoffwechsel eines intakten, sondern eines absterbenden Gewebes. Bringt man einem Tier unmittelbar vor der Tötung einen Reizkörper auf dem Blutweg bei, so ist zu erwarten, dass dieser seine Wirkungen auch noch nach der Tötung des Tieres an den einzelnen überlebenden Organen erkennen lässt. Unsere Untersuchungen haben diese Annahme vollauf bestätigt. Wir gingen so vor, dass wir einer Anzahl von gleichschweren Mäusen die gleiche Menge eines Reizkörpers in eine Schwanzvene einspritzten. Ein Tier wird sofort (etwa 1 Minute) nach der Einspritzung

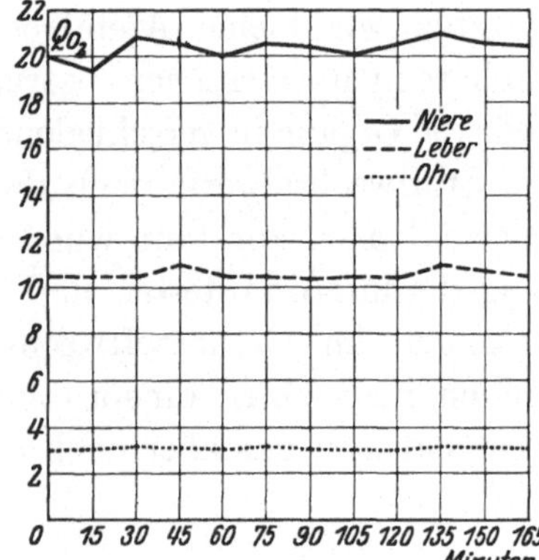

Abb. 2.   Nahezu linearer Verlauf der Stoffwechselkurve bei einem Normaltier.

getötet (Abschneiden des Kopfes und ausbluten lassen) und unter grösster Beschleunigung werden die Organe zu Schnitten verarbeitet. Ist der Versuch gut vorbereitet und verfügt man über gut eingearbeitete Hilfskräfte, so kann mit den Messungen bereits 10—15 Minuten nach der Tötung des Tieres begonnen werden. Auf diese Weise können auch die ersten Stadien der Stoffwechseländerungen erfasst werden. In Abständen von 10—15 Minuten werden die Manometerausschläge registriert, so lange, bis die Atmungs- und Glykolysewerte gleichzeitig stark absinken, sich also Absterbeerscheinungen bemerkbar machen. Ist der Versuch beendet, so wird das zweite Tier aus derselben Versuchsreihe getötet und in gleicher Weise untersucht. Danach kommt das dritte usf. Man bekommt auf diese Weise ein vollständiges Bild des Reaktionsablaufs für eine beliebig lange Zeitspanne. Für derartige Untersuchungen ist es äusserst günstig, wenn man gleichzeitig an zwei Thermostaten und mit einem genügenden Vorrat von Manometern arbeiten kann[2]).

In der Einleitung haben wir bereits auf die Beobachtungen von morphologischen Veränderungen besonders am Kapillarendothel nach Reizkörpereinspritzungen hingewiesen. Für uns ergab sich bei unserer Versuchsanordnung von selbst die Frage, in welchen Beziehungen diese *morphologischen* Veränderungen zu den beobachteten *Stoffwechselveränderungen* stehen. Besonders reizvoll war es hier, den Vorgang der *vitalen Speicherung* gleichzeitig anatomisch und stoffwechselchemisch zu beobachten. Dies lässt sich leicht dadurch erreichen, dass man die Untersuchung an einem Organ gleichzeitig in mehreren

---

¹) *Minami*, Biochem. Z. **142**, 334 (1923). — ²) Wie aus den Untersuchungen vieler anderer Autoren und auch aus unseren eigenen Arbeiten hervorgeht, unterscheidet sich der Stoffwechsel der Organe verschiedener Tiere so wenig, dass ein unmittelbarer Vergleich des Organstoffwechsels verschiedener Tiere möglich ist.

Manometern ausführt und in den gleichen Zeitabständen, in denen die Manometerausschläge registriert werden, dem Thermostaten ein Manometer entnimmt und den darin befindlichen Gewebsschnitt zur nachträglichen histologischen Untersuchung fixiert. Damit ist die Möglichkeit eines unmittelbaren Vergleiches zwischen der Veränderung des Stoffwechsels und der histologischen Zellstruktur gegeben. Untersucht man dann noch je ein Organstückchen, das sofort bei der Tötung des Tieres und nach Beendigung des Versuchs fixiert wurde, so hat man eine vollständige Übersicht über alle Reizkörperwirkungen.

Zum besseren Verständnis geben wir noch die Bedeutung der einzelnen Stoffwechselquotienten wieder:

$$QO_2 = \frac{\text{cmm verbrauchten Sauerstoffs}}{\text{mg Gewebe} \times \text{Stunden}} \text{ (Atmung).}$$

$$Q_{CO_2}^{O_2} = \frac{\text{cmm Extrakohlensäure, gebildet in Sauerstoff}}{\text{mg Gewebe} \times \text{Stunden}}$$

(Glykolyse unter aëroben Bedingungen).

$$Q_{CO_2}^{N_2} = \frac{\text{cmm Extrakohlensäure, gebildet in Stickstoff}}{\text{mg Gewebe} \times \text{Stunden}}$$

(Glykolyse unter anaëroben Bedingungen).

Als Reizkörper benutzten wir:

1. *Eiweiss* (Kaseosan „Heyden").
2. *Tusche* (verdünnte Pelikantusche).
3. *Kolloidale Metalle:*
   a) Kolloidales Eisen (Siderac „Promonta"), b) Elektroferrol („Heyden"), c) Elektrocollargol („Heyden").
4. *Farbstoffe:*
   a) Trypanblau, b) Lithionkarmin.

1. Versuche mit Eiweisseinspritzungen.

Für unsere Versuche benutzten wir die in Ampullen käufliche sterile 5%ige Kaseinlösung „*Caseosan*" (Heyden). In den meisten Versuchen wurde 0,1, vereinzelt 0,2—0,3 ccm der unverdünnten Lösung in eine Schwanzvene injiziert. Die Injektionen wurden in der Regel gut vertragen. Um Wiederholungen zu vermeiden, seien die charakteristischen makroskopischen und mikroskopischen Organbefunde bei so vorbehandelten Tieren vorausgeschickt. Kurz nach der Injektion findet man eine deutliche Vergrösserung der Milz (120—150 mg, normal etwa 80 mg), mitunter auch eine Schwellung der Leber und der Nieren. In den ersten Stunden nimmt diese Schwellung der Organe noch zu, erreicht im Verlauf der ersten 24 Stunden den Höhepunkt und nimmt dann wieder ab. Am zweiten bis dritten Tag nach einer Einspritzung findet man in der Regel wieder ganz unveränderte Organe. Histologisch zeigt die Milz während dieser Vergrösserung gewöhnlich eine deutliche Hyperämie der Pulpa. In der perifollikulären Zone findet man eine starke Anreicherung polymorphkerniger Leukozyten. Die Sinusendothelien und Retikulumzellen

erscheinen deutlich geschwollen, die Kerne teils aufgelockert und schwach
gefärbt, teils mit verdichtetem Chromatin. Das Protoplasma dieser Zellen
ist regelmäßig vergrössert und nur schwach gefärbt; es enthält gewöhnlich
viele Vakuolen, oft findet man phagozytierte rote und weisse Blutkörperchen.
In unseren späteren Ausführungen wollen wir diese Veränderungen kurz als
„*Endothelaktivierung der Milz*" bezeichnen.

Ganz entsprechend sind die histologischen Veränderungen der *Leber*. Hier
kommt es mitunter zu enormen Schwellungen der Endothelien (vgl. Abb. 13).
Man findet sie in allen Stadien der Ablösung aus dem Zellverband, in den
Kapillaren finden sich dann reichliche grosse Rundzellen vom Typus der Blut-
monozyten. In den späteren Stadien findet man oft eine ausgedehnte Ver-

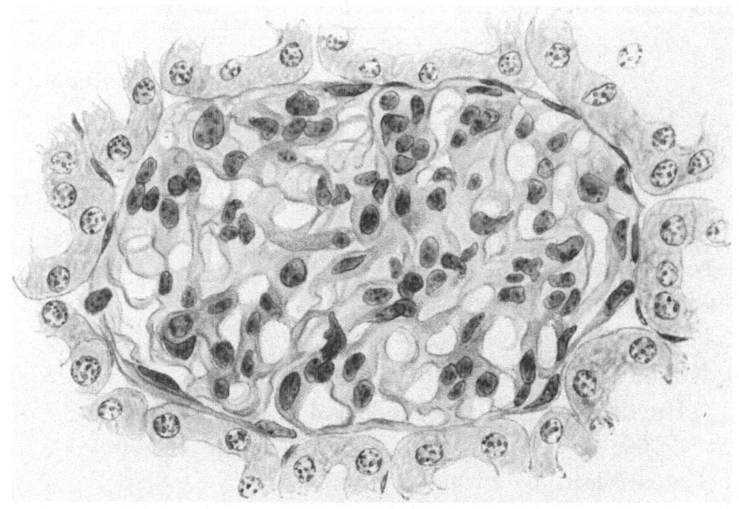

Abb. 3. Grosser, stark geschwollener Glomerulus bei einer 10 Minuten nach intravenöser Injektion
von 0,2 ccm Kaseosan getöteten Maus. Es besteht gleichzeitig eine starke Atmungssteigerung.
Fixierung der Niere: Sofort nach der Tötung.

fettung der *Kupfferschen* Sternzellen, die im Gegensatz zu den stäubchen-
förmigen Fetteinlagerungen in den Leberzellen mehr grosstropfigen Charakter
hat (vgl. Abb. 14). Hin und wieder beobachtet man in den ersten Stadien eine
starke Leukozytenanreicherung in den Kapillaren. Wenn auch die Veränderungen an den Kapillarendothelien weit im Vordergrund stehen, so lassen
sich auch an den Leberzellen Veränderungen im Sinne einer trüben Schwellung
erkennen. Weite und Blutgehalt der Kapillaren hängen wesentlich von den
Veränderungen der Leberzellen (vom Schwellungszustand) ab. Ähnlich wie
die Endothelien verhalten sich die histiozytären Elemente der bei der Maus
häufig vorkommenden periportalen Zellanhäufungen. Alle diese Veränderungen
lassen sich am besten durch die Untersuchung des frischen Präparates erkennen.

Die eigenartigsten Veränderungen findet man an der Niere. In dem
ersten Stadium findet man die Glomeruli auffallend gross, die Kapsel ganz

ausfüllend, teils prall mit Blut gefüllt, teils blutleer. Die Glomerulusschlingen erscheinen gebläht, die Endothelien stark geschwollen (vgl. Abb. 3).
In den späteren Stadien werden die Glomeruli kleiner, die Endothel-
schwellungen gehen zurück, der ganze Glomerulus retrahiert sich von der
Kapsel und schrumpft auf $^2/_3 - ^1/_2$ seiner ursprünglichen Grösse. Im Kapselraum tritt Flüssigkeit auf (vgl. Abb. 4). Die ersten Erscheinungen wollen
wir kurz als „*Glomerulusschwellung*", die späteren als „*Retraktion der
Glomeruli*" bezeichnen. Interessant ist, dass man diesen Vorgang auch „in
vitro" beobachten kann. Findet man an einer Niere unmittelbar nach

der Tötung eines mit Kaseosan
vorbehandelten Tieres eine Glomerulusschwellung und lässt man eine
dünne Scheibe derselben Niere etwa
2 Stunden in einem Atmungsgefäss
im Thermostaten, so findet man
nach dieser verhältnismäßig kurzen
Zeit bereits deutliche Retraktions-
erscheinungen. Man gewinnt fast
den Eindruck, als ob der überlebende Glomerulus sich aktiv
kontrahiert und bei diesem Vorgang
Flüssigkeit auspresst (vgl. Abb. 3
und 4).

An den gewundenen Harn-
kanälchen sind mitunter Veränderungen im Sinne einer trüben
Schwellung nachzuweisen. Auch
für die Beobachtung dieser Nieren-
veränderungen empfehlen wir besonders die Untersuchung am
frischen Präparat.

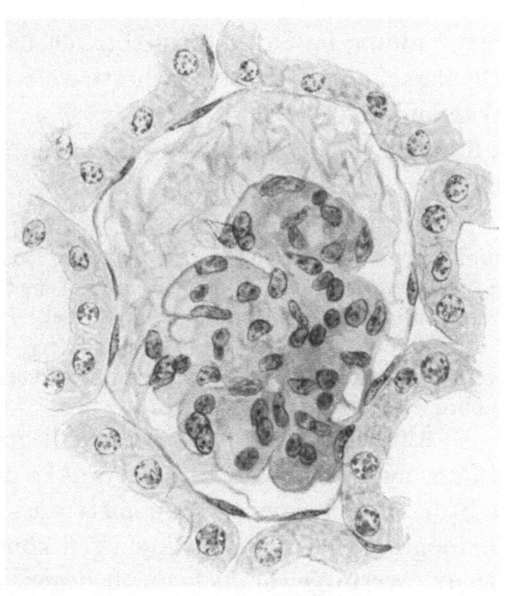

Abb. 4. „Retraktion" des Glomerulus. Es handelt sich um einen Glomerulus aus der zweiten Niere derselben Maus. An dieser Niere ist zwei Stunden lang im Thermostaten der Zellstoffwechsel untersucht worden. Fixierung der Niere: Sofort nach Beendigung des Versuchs, also 120 Min. nach der Tötung bzw. 130 Min. nach der Einspritzung von 0,2 ccm Kaseosan.

Wir besprechen zunächst unsere Untersuchungen während der ersten
Stadien nach der Injektion. In Tabelle 2 stellen wir die Ergebnisse von
Untersuchungen an elf Mäusen zusammen. Das Gewicht der Tiere schwankte
zwischen 16 und 19 g. Die Tiere wurden sofort nach der intravenösen Einspritzung von 0,1 ccm Kaseosan getötet. Die Versuche begannen in der Regel
15—20 Minuten nach der Tötung. Die errechneten Werte beziehen sich auf
die Ausrechnung an Hand der Manometerausschläge nach 2 Stunden, die
Zwischenzeiten sind nicht berücksichtigt. Wir haben auf die histologische
Untersuchung der Organe verzichtet, da wir zunächst nur feststellen wollten,
ob überhaupt die Resultate nach Bestimmungen in einer *grösseren* Zeiteinheit
Abweichungen von der Norm aufweisen.

Aus der Zusammenstellung geht ohne weiteres die starke individuelle

Tabelle 2.
Werte für Q_{O_2} nach Kaseosaneinspritzung, gemessen nach 2 stünd. Versuchsdauer.

Nr.	Leber	Niere	Ohr	Nr.	Leber	Niere	Ohr
Normal	9—10	20	3—3,5	6	16,0	28,4	4,8
1	8,4	18,2	3,2	7	9,0	19,7	2,4
2	11,4	22,3	4,2	8	7,6	20,4	3,2
3	6,2	15,8	2,8	9	11,4	21,0	2,9
4	14,2	26,4	4,0	10	13,9	22,8	3,6
5	12,8	23,2	3,8	11	16,9	28,0	4,4

Schwankung im Sauerstoffverbrauch nach einer Kaseosaneinspritzung hervor.
Die Berechnung von Durchschnittswerten erscheint demnach zunächst zwecklos.
Während einzelne Tiere (vgl. Nr. 4, 6, 11) im Gesamt-O_2-Verbrauch während
2 Stunden eine starke Steigerung zeigen, liegen bei anderen die Werte wesentlich
tiefer (vgl. Nr. 3 und 8).

Borger und *Groll*[1]), die die Atmung der Ohren nach ein- und mehrmaligen
subkutanen Kaseininjektionen untersuchten, kamen zu ganz ähnlichen Ergebnissen.
Sie fanden unter 21 Untersuchungen zwölfmal eine Herabsetzung, neunmal eine
Steigerung der Zellatmung, im Mittel eine geringe Herabsetzung innerhalb der
Fehlergrenze. Dabei war es gleichgültig, ob zwischen Injektion und Messung nur
wenige Minuten oder mehrere Stunden verstrichen oder ob nur eine Injektion oder
mehrere erfolgten.

Ähnlich wie für die Atmung liegen die Verhältnisse für die Glykolyse,
sofern man sich darauf beschränkt, die Gesamtglykolyse aus einem nach
2 Stunden abgelesenen Manometerausschlag zu berechnen. Die Milchsäurebildung unter aëroben Bedingungen können wir dabei unberücksichtigt lassen,
da die Werte gewöhnlich um 0 liegen, also nicht von der Norm abweichen.
In Tabelle 3 stellen wir die Glykolysewerte von fünf Tieren zusammen. Die
Versuchsnummern entsprechen den auf Tabelle 2 angeführten.

Wir sehen auch hier wieder ganz ähnliche Verhältnisse wie bei der Atmung.
Entsprechend den starken individuellen Schwankungen bei den Werten für
QO_2 sehen wir bezüglich der Glykolyse bei einzelnen Tieren eine deutliche
Steigerung, bei anderen eine Herabsetzung.

Im Gegensatz zu diesen Bestimmungen in einer grösseren Zeiteinheit
gewähren uns fortlaufende Messungen und Berechnungen der Stoffwechselquotienten in kurzen Zeitabständen einen ganz anderen Einblick in die Stoffwechselvorgänge. So wichtig für viele Untersuchungsmethoden auch die
Berechnung von Durchschnittwerten aus einer grösseren Zahl von Einzeluntersuchungen sein mag, so gibt uns doch die genaue Analyse des Reaktions-
ablaufes bei einem Einzeltier wesentlich genauere Aufschlüsse für feinere
Einzelheiten. Als einleuchtendes Beispiel geben wir zunächst einen kurzen
Atmungsversuch an einer 19,5 g schweren Maus wieder. Das Tier wird

---

[1]) *Borger* und *Groll*, Krkh.forschg. **3**, H 6, 443 (1926).

Tabelle 3. **Werte für $Q^{N_2}_{CO_2}$ nach Kaseosaneinspritzung (0,1 ccm), gemessen nach 2 stünd. Versuchsdauer.**

Nr.	Leber	Niere	Ohr
Normal	2,3	3,0	4,0
1	3,0	2,4	4,1
4	2,2	2,0	3,2
6	2,0	1,9	4,0
8	3,2	4,1	3,8
11	2,1	2,8	3,0

Tabelle 4. **Werte für Q_{O_2} nach Kaseosan,** gemessen in kurzen Zeitabständen.

Zeit der Manometerablesung (in Min.) nach der Tötung des Tieres	Q_{O_2} Niere	Q_{O_2} Leber
20	26,5	14,0
30	22,7	13,5
50	18,5	10,0
70	16,5	7,8

Die Reaktion in Form einer Kurve dargestellt gibt Abb. 5.

5 Minuten nach der intravenösen Injektion von 0,1 ccm Kaseosan getötet. Beginn des Versuches: 10 Minuten nach der Tötung, Versuchsdauer: 60 Minuten. Auf Tabelle 4 und Abb. 5 ist das Ergebnis der Bestimmungen in kurzen Zeitabständen wiedergegeben.

Würden wir die Werte für Q_{O_2} nur nach der einmaligen Manometerablesung am Ende des Versuches berechnen, so erhielten wir für die Niere 21,0, für die Leber 11,3, also Werte, die noch innerhalb der Fehlergrenzen etwas höher liegen als die Norm. Aus unserer kurvenmäßigen Darstellung geht hervor, dass kurz nach der Einspritzung von 0,1 ccm Kaseosan eine starke Atmungssteigerung eintritt, die kontinuierlich innerhalb einer Stunde bis zur Norm und noch etwas darunter absinkt.

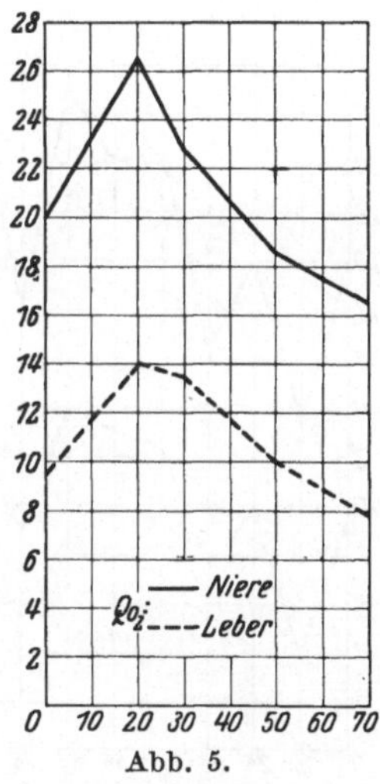

Abb. 5.

In Tabelle 5 haben wir die Ergebnisse eines Versuches zusammengestellt, bei dem in Abständen von 10 Minuten die Werte für Q_{O_2} bestimmt wurden. Eine 18 g schwere Maus wurde unmittelbar (½ Minute) nach der intravenösen Einspritzung von 0,2 ccm Kaseon getötet. Der Atmungsversuch an Leber- und Nierenschnitten begann 10 Minuten nach der Tötung. Hier sind also die ersten Stoffwechseländerungen nach der Einspritzung mitberücksichtigt. Der Versuch dauerte 3 Stunden. Der Reaktionsablauf ist besonders deutlich aus der Kurve (Abb. 6) ersichtlich. Man erkennt zunächst die für die Niere und die Leber durchaus gleichsinnigen Bewegungen der Kurve: Im Anschluss an die Einspritzung kurz dauernder tiefer Abfall der Atmung, dann wechselnder Anstieg und Abfall; zunächst liegen höchster und tiefster Punkt der Kurve noch über der Norm, dann sinken bei gleichen Schwankungen der Kurve die Werte bis zur Norm; nach 2 Stunden tritt zunehmende Verkleinerung der Atmung ein, die als Absterbeerscheinung aufzufassen ist. In ihrem ganzen Verlauf ähnelt die Kurve am meisten derjenigen eines intermittierenden Fiebers.

Tabelle 5. **Werte für Q_{O_2} nach Kaseosaneinspritzung,** berechnet in Abständen von 10 Minuten.

Zeit der Manometerablesung (in Minuten) nach der Tötung des Tieres	Q_{O_2} Niere	Q_{O_2} Leber	Zeit der Manometerablesung (in Minuten) nach der Tötung des Tieres	Q_{O_2} Niere	Q_{O_2} Leber
15	13,5	4,0	105	19,5	11,0
25	20,0	9,8	115	16,4	7,4
35	16,4	7,6	125	14,0	7,8
45	24,2	12,3	135	15,3	6,0
55	24,0	13,0	145	12,0	4,8
65	27,0	14,0	155	12,8	3,0
75	18,0	9,0	165	10,4	3,0
85	26,8	12,4	175	3,0	2,8
95	22,2	9,7	185	—	1,0

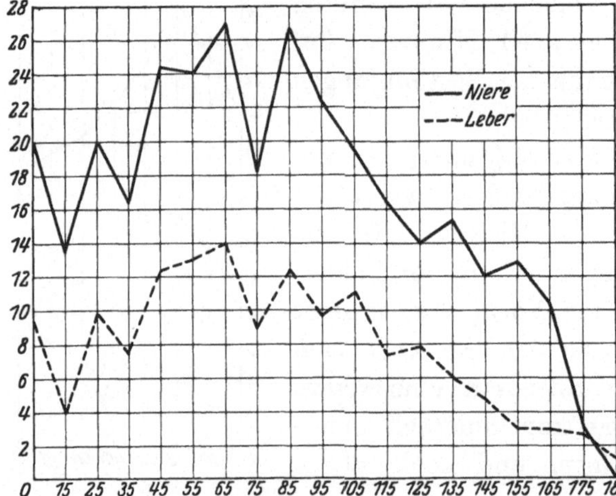

Abb. 6. Fortlaufende Messung der Atmung in Abständen von 10 Minuten nach intravenöser Kaseosaneinspritzung (Q_{O_2} für Leber und Niere).

Wir geben noch kurz den *anatomischen Befund* des Tieres. Bei der Tötung fanden sich *makroskopisch* an den Organen keine Besonderheiten. *Mikroskopisch* erscheinen die Kapillaren der Leber und der Nieren etwas weit und stark blutgefüllt, am Gefässendothel Besonderheiten nicht feststellbar. Das histologische Bild der am Ende des Versuches fixierten Organstückchen ist von demjenigen der unmittelbar bei der Tötung fixierten Stücke deutlich verschieden. Die Glomeruli der Niere sind stark retrahiert, im weiten Kapselraum findet sich reichlich Flüssigkeit. Die Leber zeigt eine hochgradige Endothelaktivierung, die zuerst weiten Kapillaren erscheinen durch die hochgradig geschwollenen Endothelien stark komprimiert.

Wir sehen also an diesem Versuch, dass der anatomisch nachweisbare Vorgang der „Endothelaktivierung" mit eigenartigen Veränderungen der Sauerstoffzehrung verknüpft ist. Wir sehen in diesen rhythmischen Schwankungen und in der Steigerung der Atmung den Ausdruck einer erhöhten Leistung und wir dürfen wohl annehmen, dass entsprechend den anatomischen Veränderungen diese Leistungssteigerungen vorwiegend das Kapillarendothel betreffen.

Wie sehr die Beeinflussung der Zellatmung von der Menge des zugeführten Reizmittels abhängig ist, geht aus einem in Abb. 7 dargestellten Versuch hervor. Hier wurde einem 15 g schweren Tier 0,4 ccm Kaseosan intravenös injiziert, das Tier sofort getötet und 10 Minuten nach der Tötung die Atmung registriert. Wir sehen nach dem sofortigen tiefen Absinken der Atmung nur eine kurze Erholung bis zur Norm, dann aber in rhythmischen Intervallen eine ständig zunehmende Verkleinerung der Atmung. Anatomisch fand sich bei dem Tier schon bei der Tötung eine deutliche Milzvergrösserung. Die Endothelaktivierung, die bei den sofort nach der Tötung fixierten Gewebsstückchen fehlte, war am Ende des Versuches stark ausgeprägt. Es wird aus diesem Versuch klar, dass die anatomisch nachweisbare Endothelaktivierung nicht ohne weiteres mit einer Steigerung der Zellfunktion identisch sein muss, vielmehr auch u. U. nur der Ausdruck einer schweren Zellschädigung sein kann.

Wir müssen noch kurz auf die Veränderungen der Milchsäurebildung im ersten Stadium nach Kaseosaneinspritzungen eingehen. Die Glykolyse unter aeroben Bedingungen können wir dabei zunächst vernachlässigen, da nach unseren Untersuchungen in den ersten Stadien nach der Reizkörpereinspritzung die Werte für $Q_{CO_2}^{O_2}$ stets um 0 liegen, also keine Abweichungen gegenüber der Norm erkennen lassen. Dagegen treten im Ablauf der anaeroben Glykolyse ähnlich wie bei der Atmung starke Schwankungen auf. Die Milch-säurebildung verläuft unter nor-

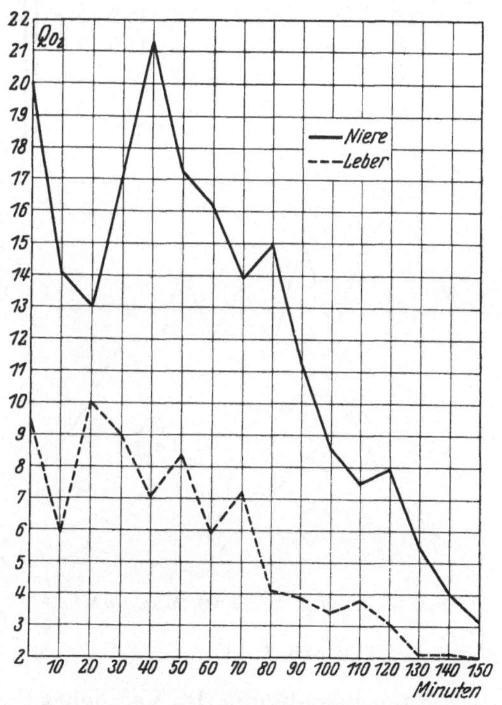

Abb. 7.   Verlauf der Atmungskurve nach intravenöser Injektion von 0,4 ccm Kaseosan (Leber und Niere).

malen Bedingungen — ganz entsprechend der Atmung — so, dass in gleichen Zeiteinheiten gleiche Mengen Extrakohlensäure gebildet werden. Würde man also die durch die Extrakohlensäure bedingten Manometerausschläge graphisch registrieren, so ergäbe das eine gerade Linie, die erst nach 2, manchmal erst nach 3 Stunden langsam absinkt. Dieser gleichmäßige Ablauf der glykolytischen Vorgänge wird nun durch Reizkörpereinspritzungen in ähnlicher Weise beeinflusst wie die Atmung.

Wir stellen in Tabelle 6 und Abb. 8, 9 die Ergebnisse gleichzeitiger Atmungs- und Glykolysemessungen bei einem Tier zusammen, dem 5 Minuten vor der Tötung 0,1 ccm Kaseosan intravenös eingespritzt wurde. Mit dem Versuch wurde 15 Minuten nach der Tötung begonnen. Gewicht des Tieres 18 g.

Tabelle 6.

Werte für Q_{O_2} und $Q_{CO_2}^{N_2}$ nach Kaseosaneinspritzung, gemessen in kurzen Zeitabständen.

Zeit der Manometer-ablesung (in Min.) nach der Tötung des Tieres	Niere		Leber		Zeit der Manometer-ablesung (in Min.) nach der Tötung des Tieres	Niere		Leber	
	Q_{O_2}	$Q_{CO_2}^{N_2}$	Q_{O_2}	$Q_{CO_2}^{N_2}$		Q_{O_2}	$Q_{CO_2}^{N_2}$	Q_{O_2}	$Q_{CO_2}^{N_2}$
20	18,2	3,2	9,5	2,5	90	19,5	4,2	10,4	1,4
30	22,4	4,9	14,2	3,0	100	16,2	2,2	6,3	1,2
40	24,7	6,7	16,1	3,6	110	20,7	1,6	9,5	1,0
50	21,9	10,0	13,2	3,2	120	14,1	2,0	6,4	1,1
60	16,4	10,4	11,0	1,4	130	15,8	2,6	4,8	0,8
70	22,6	8,3	13,1	0,8	140	12,2	3,0	3,0	0,6
80	15,7	6,4	9,6	1,2	150	9,0	2,1	0,8	0,6

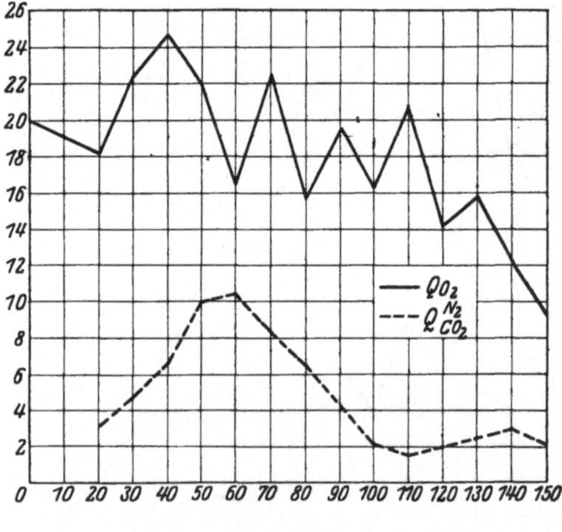

Abb. 8.

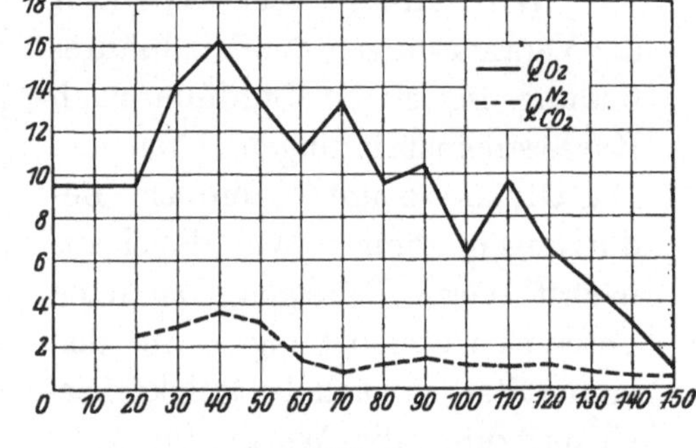

Abb. 9.

Abb. 8. Verlauf der Atmung und der anaëroben Glykolyse der *Niere* nach Kaseosaneinspritzung.

Abb. 9. Verlauf der Atmung nach der anaëroben Glykolyse der *Leber* nach Kaseosaneinspritzung.

Nach Beendigung des Versuches finden wir histologisch an der Leber und Milz eine starke Endothelaktivierung, an der Niere eine hochgradig trübe Schwellung der Epithelien und Retraktion der Glomeruli.

Fassen wir die Ergebnisse unserer Untersuchungen, soweit sie sich auf das erste Stadium nach einer Eiweisseinspritzung beziehen, kurz zusammen. Wir stellen zunächst sowohl bei der Atmung als bei der anaëroben Glykolyse im Gegensatz zu dem normalerweise linearen Verlauf starke rhythmische Schwankungen im Sauerstoffverbrauch und in der Milchsäurebildung fest. Nach kurz dauernder Hemmung des Stoffwechsels kommt es zu einer Steigerung, die in kurzen Unterbrechungen zur Norm zurückkehrt. Absterbeerscheinungen am überlebenden Gewebe machen sich im allgemeinen schon früher bemerkbar als bei einem normalen Tier. Es liegt demnach nahe, diese eigenartigen Stoff-wechseländerungen als Ausdruck einer Endothelschädigung aufzufassen, die mit vorübergehenden Schwankungen — Steigerungen und Hemmungen —

des Sauerstoffverbrauchs und der Milchsäurebildung einhergeht. Anatomisch spielen sich Veränderungen vorzugsweise am Kapillarendothel ab; doch gibt uns das histologische Bild keinen Anhalt dafür, ob es sich um eine Zellschädigung mit abgeschwächter oder um eine Reizung mit erhöhter Funktion handelt. Der anatomische Begriff der Endothelschwellung sagt demnach nichts über den eigentlichen Funktionszustand des Endothels aus. Ob wirklich eine Funktionssteigerung, „Endothelaktivierung" oder eine Endothelschädigung bei einer solchen Schwellung vorliegt, lässt sich bisher nicht aus dem anatomischen Befund ableiten, sondern nur durch funktionelle Prüfung feststellen.

Nach diesen ersten Stadien der Stoffwechseländerung nach einer Eiweisseinspritzung kommen wir nunmehr zu den Stoffwechselveränderungen, die sich nach mehreren Stunden an den einzelnen Organen abspielen. Ganz allgemein können wir feststellen, dass die Kurve des Reaktionablaufs um so gleichmäßiger verläuft, je längere Zeit die intravenöse Eiweisseinspritzung zurückliegt. Mit wenigen Ausnahmen — und diese betreffen nur solche Untersuchungen, die innerhalb der ersten Stunden nach einer Einspritzung vorgenommen wurden — nimmt die Stoffwechselkurve wieder einen mehr linearen Charakter an; dagegen weichen die nach den Ablesungen in grösseren Zeitabständen errechneten Werte vorerst noch von der Norm ab.

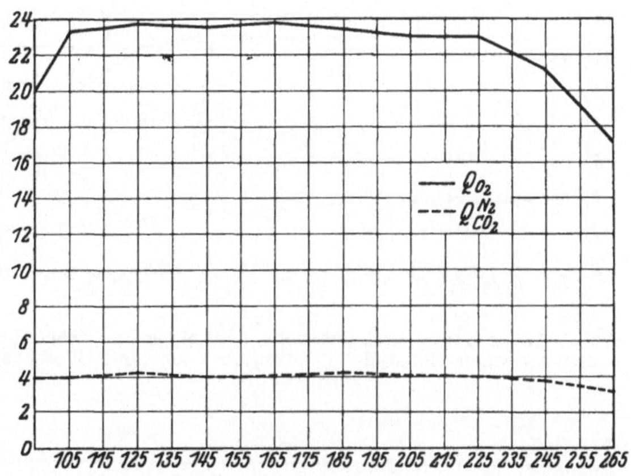

Abb. 10. Atmung und anaërobe Glykolyse der *Niere* in der Zeit zwischen 105 und 265 Minuten nach einer Kaseosaneinspritzung.

Wir geben zur Erläuterung aus unseren Protokollen wieder einzelne, für die betreffende Zeit charakteristische Versuche wieder.

Eine 19 *g* schwere Maus wird 90 Minuten nach der intravenösen Einspritzung von 0,1 ccm Kaseosan getötet. Beginn des Versuches: 15 Minuten nach der Tötung. Auf Tabelle 7 haben wir die Ergebnisse des 2½ Stunden dauernden Versuches zusammengestellt. Da die Schwankungen in den Manometerablesungen im Verhältnis zu den frühesten Stadien ziemlich klein waren, haben wir uns auf Bestimmungen in Abständen von 20 Minuten beschränkt. Der wesentlich gleichmäßigere Verlauf der Stoffwechselvorgänge wird besonders an der graphischen Darstellung in Abb. 10—12 deutlich. Wir sehen ausserdem eine deutliche Steigerung der Atmungswerte bei der Leber und der Niere. Absterbeerscheinungen machen sich erst ziemlich spät bemerkbar.

Auf Tabelle 8 stellen wir die Ergebnisse von Versuchen an sechs Mäusen zusammen, die zwischen der 4. und 5. Stunde nach der intravenösen Einspritzung von 0,1 Kaseosan getötet und untersucht wurden. Die Manometer-

Tabelle 7.

Zeit der Ablesung in Minuten nach der Eiweisseinspritzung	Niere		Leber		Ohr	
	Q_{O_2}	$Q_{CO_2}^{N_2}$	Q_{O_2}	$Q_{CO_2}^{N_2}$	Q_{O_2}	$Q_{CO_2}^{N_2}$
105	23,4	4,0	12,8	3,9	3,4	3,0
125	23,8	4,2	13,0	3,7	3,4	3,0
145	23,6	4,0	12,8	3,7	3,4	3,0
165	23,8	4,1	12,8	3,5	3,1	3,1
185	23,4	4,2	12,6	3,0	3,3	3,0
205	23,0	4,1	12,8	3,0	3,0	2,6
225	23,0	4,0	12,0	2,4	2,8	2,4
245	21,1	3,8	9,4	2,0	2,2	2,0
265	17,1	3,2	6,4	1,7	1,9	2,0

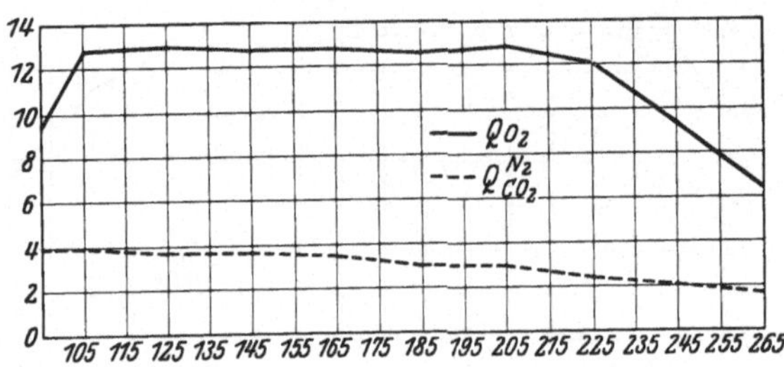

Abb. 11. Atmung und anaërobe Glykolyse der *Leber* in der Zeit zwischen 105 und 265 Minuten nach einer Kaseosaneinspritzung.

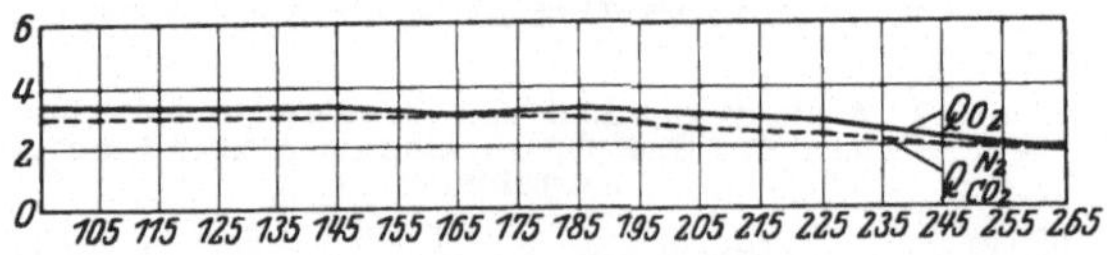

Abb. 12. Atmung und anaërobe Glykolyse der *Haut* in der Zeit zwischen 105 und 265 Minuten nach einer Kaseosaneinspritzung.

ausschläge zeigten während der Ablesung in Abständen von 20 Minuten keine, bzw. nur ganz unbedeutende und nicht charakteristische Schwankungen, so dass wir die Werte für Q_{O_2} und $Q_{CO_2}^{N_2}$ an Hand der Gesamtablesung nach 80 Minuten Versuchsdauer berechnet haben. Die Werte für $Q_{CO_2}^{O_2}$ ergaben wie in den früheren Versuchen keine wesentlichen Abweichungen von der Norm, so dass auf deren Wiedergabe verzichtet werden kann. Die anatomischen Veränderungen an den untersuchten Organen entsprechen im wesentlichen denjenigen der in früheren Stadien nach der Einspritzung erhobenen. Das Durchschnittsgewicht der Tiere betrug 17,5 g.

In der Zeit zwischen 8 und 10 Stunden nach intravenöser Injektion von 0,1 Kaseosan haben wir fünf Tiere untersucht. Die Ergebnisse sind auf Tabelle 9 zusammengestellt.

Anatomisch fand sich bei der Tötung dieser Tiere in der Regel eine deutliche Milzvergrösserung (bis 150 mg bei Nr. 2). Histologisch starke Endothelaktivierung in Milz und Leber, Schwellung der Nierenglomeruli und der Kanälchenepithelien.

Bei vier Tieren, die zwischen 18 und 20 und bei fünf weiteren, die zwischen 30 und 36 Stunden nach der Eiweisseinspritzung getötet wurden, waren histologische Veränderungen an den Organen nicht mehr nachweisbar. Die individuellen Schwankungen der berechneten Stoffwechselwerte betrugen im Höchstfalle 20%. Wir beschränken uns auf die Wiedergabe der Durchschnittswerte (Tabelle 10).

Tabelle 8. **Werte für Q_{O_2} und $Q_{CO_2}^{N_2}$, 4—5 Stunden nach der Kaseosaneinspritzung.**

Nr.	Niere		Leber		Ohr	
	Q_{O_2}	$Q_{CO_2}^{N_2}$	Q_{O_2}	$Q_{CO_2}^{N_2}$	Q_{O_2}	$Q_{CO_2}^{N_2}$
1	28,4	6,3	14,1	3,8	3,7	2,6
2	22,0	4,2	12,7	4,2	3,0	2,4
3	24,7	5,0	13,6	4,0	3,2	3,0
4	23,0	4,1	12,0	3,9	3,6	2,4
5	22,8	3,7	12,2	2,8	3,4	2,6
6	24,0	4,6	13,0	4,1	3,0	2,8
Mittel	24,1	4,9	12,9	3,8	3,3	2,6

Tabelle 9. **Werte für Q_{O_2} und $Q_{CO_2}^{N_2}$, 8—10 Stunden nach Kaseosaneinspritzung.**

Nr.	Niere		Leber		Ohr	
	Q_{O_2}	$Q_{CO_2}^{N_2}$	Q_{O_2}	$Q_{CO_2}^{N_2}$	Q_{O_2}	$Q_{CO_2}^{N_2}$
1	23,9	6,4	10,9	3,2	3,4	2,0
2	24,0	4,8	11,0	3,0	3,2	2,4
3	22,4	3,9	9,9	2,8	3,4	2,6
4	24,0	4,2	11,1	3,0	3,7	2,4
5	23,7	4,0	10,7	3,1	3,0	2,3
Mittel	23,6	4,6	10,7	3,0	3,3	2,3

Tabelle 10.

Zeit nach der Eiweiss-einspritzung	Niere		Leber		Ohr	
	Q_{O_2}	$Q_{CO_2}^{N_2}$	Q_{O_2}	$Q_{CO_2}^{N_2}$	Q_{O_2}	$Q_{CO_2}^{N_2}$
18—20 Stunden	21,4	4,2	10,0	3,2	3,4	2,4
30—36 Stunden	19,8	4,2	9,8	3,0	3,2	2,6

Wir sehen aus diesen Versuchen, dass bereits in 18—20 Stunden nach einer Eiweisseinspritzung der Organstoffwechsel wieder der Norm entspricht. Diesem Verhalten entspricht auch das anatomische Verhalten, d. h. das Zurückgehen der Endothelaktivierung.

In einer weiteren Versuchsreihe untersuchten wir den Stoffwechsel der Niere, der Leber und der Haut (Ohr), nach **mehrfach wiederholten Eiweisseinspritzungen.** Sieben Tiere bekamen in Abständen von 48 Stunden je 0,2 ccm Kaseosan intravenös, im ganzen sechsmal. 2 Tage nach

der letzten Einspritzung wurden die Tiere getötet und untersucht. Den
Abstand von 48 Stunden wählten wir, weil wir nach unseren vorher geschilderten Versuchen annehmen konnten, dass die der Einspritzung unmittelbar
folgenden Stoffwechselveränderungen zu dieser Zeit bereits abgeklungen
waren. Aus dem gleichen Grunde wurden die Tiere erst 2 Tage nach der
letzten Einspritzung getötet.

Bei der Tötung zeigten alle Tiere Vergrösserung der Milz (zwischen 120
und 230 mg), sowie eine mehr oder weniger deutliche Leberschwellung. Histologisch zeigten Leber und Milz das Bild einer hochgradigen Endothelaktivierung.
In der Milz finden sich grosse, aufgelockerte Follikel, starker Endothelkatarrh
in der Pulpa und Schwellung der Retikulumzellen. Besonders deutlich sind
in der Regel die Veränderungen in der Leber. Die Kapillarendothelien

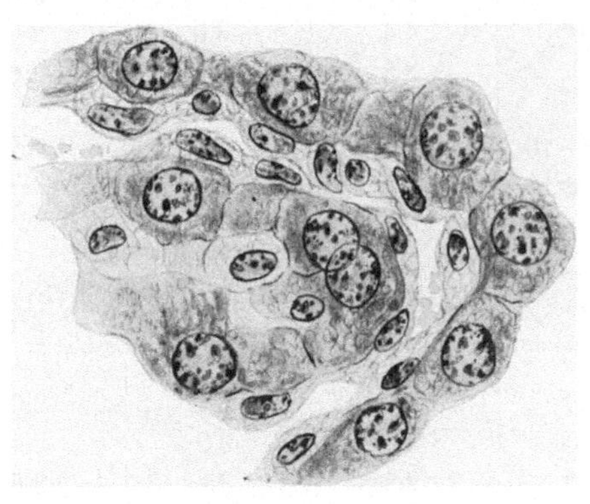
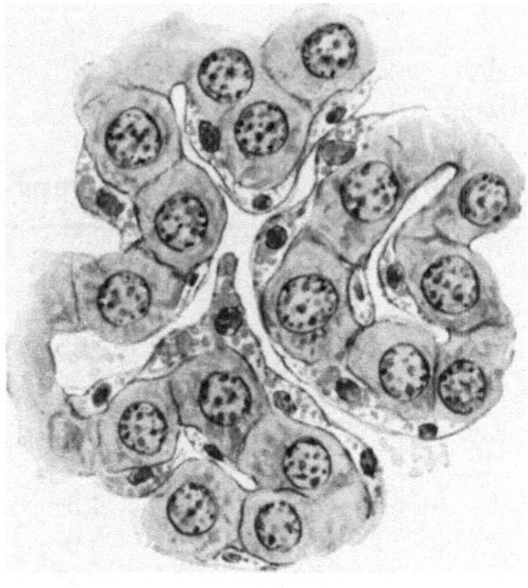

Abb. 13.   Abb. 14.

Abb. 13. Hochgradige Schwellung und Protoplasmavakuolisierung der Leberendothelien
nach mehrfacher Kaseosaneinspritzung.

Abb. 14. Starke Endothelaktivierung und Endothelverfettung nach mehrfacher Kaseosaneinspritzung
(Scharlachrotfärbung.)

erscheinen stark geschwollen, in das Gefässlumen vorragend; oft erscheinen
die Kapillaren durch die geschwollenen Endothelien verschlossen. Die Kerne
sind teils aufgelockert, blass gefärbt, teils zeigen sie eine ungewöhnlich dichte
Chromatinstruktur. Das Protoplasma ist in der Regel stark vakuolisiert
(vgl. Abb. 13), in den meisten Fällen findet sich eine isolierte Verfettung der
Sternzellen (vgl. Abb. 14). Das periportale Gewebe erscheint stark aufgelockert,
von reichlichen Rundzellenanhäufungen durchsetzt. Die in diesen Zellanhäufungen reichlichen Histiozyten sind gleichfalls gewöhnlich stark verfettet,
enthalten ausserdem wie einzelne Sternzellen in vielen Fällen Eisenpigment.

Im Gegensatz zu diesen Veränderungen an Milz und Leber lässt die Niere
in der Regel keine wesentlichen Veränderungen erkennen, wenn wir von der
hin und wieder beobachteten geringen trüben Schwellung der Kanälchenepithelien absehen wollen. Wir stellen die Ergebnisse unserer Untersuchungen
auf Tabelle 11 zusammen.

Tabelle 11. **Werte für Q_{O_2}, $Q_{CO_2}^{O_2}$ und $Q_{CO_2}^{N_2}$ nach 6maliger Kaseosaneinspritzung.**

Nr.	Niere			Leber			Ohr		
	Q_{O_2}	$Q_{CO_2}^{O_2}$	$Q_{CO_2}^{N_2}$	Q_{O_2}	$Q_{CO_2}^{O_2}$	$Q_{CO_2}^{N_2}$	Q_{O_2}	$Q_{CO_2}^{O_2}$	$Q_{CO_2}^{N_2}$
1	20,6	0,1	4,2	14,2	0,5	3,8	3,2	0	2,8
2	19,8	0	3,9	9,6	0,3	4,2	3,4	0,2	2,4
3	21,0	0,2	3,7	6,4	1,0	6,0	3,0	0	3,0
4	20,4	0	4,0	7,8	1,2	5,4	3,6	0	2,6
5	21,2	0	3,4	11,2	0,4	3,2	3,4	0,4	2,6
6	19,4	0,1	3,2	9,2	0,8	4,0	3,8	0,5	2,9
7	19,9	0	3,3	7,0	1,3	5,1	3,0	0,3	3,0
Mittel	20,3	0,06	3,7	9,4	0,8	4,5	3,3	0,2	2,7

Bei Berücksichtigung der Einzelergebnisse und der Durchschnittswerte erkennen wir, dass weder bei der Niere noch an der äusseren Haut wesentliche Abweichungen von der Norm bestehen. Dagegen sind die Veränderungen im Stoffwechsel der Leber sehr deutlich. Besonders bei Berücksichtigung der Einzelergebnisse stellen wir mit wenigen Ausnahmen (1, 2, 5) eine deutliche Verkleinerung der Atmung fest (normalerweise liegt Q_{O_2} zwischen 9 und 10). Die anaërobe Glykolyse ist dagegen durchweg deutlich erhöht (normalerweise liegt $Q_{CO_2}^{N_2}$ zwischen 3 und 3,5), ebenso verhält sich die aërobe Glykolyse (normalerweise liegt $Q_{CO_2}^{O_2}$ um 0,3). Wir sehen also nach mehrfachen Injektionen und nach dem Abklingen der akuten Veränderungen eine prinzipielle Änderung im Organstoffwechsel. Von den von uns untersuchten Organen beschränkt sich diese nur auf die Leber. Dem entspricht auch der anatomische Befund: Anatomische Veränderungen konnten wir in diesem Stadium vorzugsweise in der Leber erheben; sie sind gekennzeichnet durch das Bild hochgradigster Endothelaktivierung, Endothel*neubildung* und Verfettung. Man gewinnt den Eindruck einer lebhaften Endothelregeneration.

Fassen wir nochmals den gesamten Ablauf der Reaktion nach parenteraler Eiweisszufuhr kurz zusammen. Im ersten Stadium finden wir stark schwankende Werte für die Atmung und aërobe Glykolyse, im wesentlichen starke Steigerung, unterbrochen durch intermittierende Stoffwechselhemmungen. Diese Schwankungen im Stoffwechsel, die wir am treffendsten wohl als „*Erregungszustand*" bezeichnen können, klingen nach wenigen Stunden ab. Es folgt dann ein langsamer Anstieg der Atmung, weniger der anaëroben Glykolyse und ein entsprechend langsamer Abfall. Der normale Zustand im Stoffwechsel ist in der Regel nach 18—24 Stunden erreicht. Die aërobe Glykolyse bleibt während der ganzen Zeit unverändert.

Nach mehrfachen intravenösen Eiweissinjektionen stellt sich — vorwiegend in der Leber — ein ganz verschiedener Stoffwechseltypus ein, der charakteristisch ist durch eine verringerte Atmung und eine Erhöhung der aëroben und anaëroben Glykolyse.

Vergleichen wir die Stoffwechseländerungen, die sich bei der akuten Entzündung einstellen, mit der von uns beobachteten Stoffwechseländerung innerhalb der ersten 24 Stunden nach einer Eiweisseinspritzung, so fällt die weitgehende Übereinstimmung auf.

Untersuchungen über den Gewebsstoffwechsel bei der Entzündung nach der *Warburgschen* Methode verdanken wir *Borger* und *Groll*[1]). Die Bestimmungen beziehen sich auf entzündete Mäuseohren, und zwar wurde stets nur die Atmungsdifferenz zwischen einem entzündeten und einem nicht entzündeten Ohr *derselben* Maus berechnet. Durch diese Methode wurde der Fehler, der durch die Nichtberücksichtigung der individuellen Schwankung in der Sauerstoffzehrung entstehen kann, ausgeschaltet. Es ergab sich, dass kurze Zeit nach der (z. B. mit Kantharidin, Krotonöl oder Ameisensäure) erzeugten entzündlichen Reizung eine Erhöhung des Sauerstoffverbrauchs einsetzt, deren Maximum eine Stunde nach der Reizung erreicht ist. In der folgenden Zeit sinkt der Sauerstoffverbrauch bis zur Norm und später noch unter die Norm. Die Vergrösserung der Atmung lässt sich naturgemäß immer nur dann nachweisen, wenn die Konzentration des Reizmittels nicht so stark war, dass sie eine schwerere direkte Gewebsschädigung hervorrief. *Groll* nimmt an, dass die der anfänglichen Atmungssteigerung folgende Atmungshemmung eine Folge der Gewebsschädigung darstellt.

Die Veränderungen im Stoffwechsel der Leber, die wir nach mehrfacher Eiweissinjektion beobachten konnten, haben eine weitgehende Ähnlichkeit mit dem Stoffwechseltypus des regenerierenden Gewebes, wie dieser zuerst von *Pentimalli*[2]) untersucht wurde. *Pentimalli* bestimmte nach der *Warburgschen* Methode den Stoffwechsel des Hühnermuskels und der Kaninchenhaut, bei denen er vorher durch Schnitte lokale Regenerationsherde erzeugt hatte. Es zeigte sich, dass bei der Regeneration die Atmung herabgesetzt und die Gärungsprozesse unter anaëroben Bedingungen vergrössert sind; selbst unter aëroben Bedingungen konnte *Pentimalli* ein Persistieren des Gärungsstoffwechsels nachweisen.

Diese Beobachtungen werden durch die Untersuchungen von *Neuhaus*[3]) weitgehend bestätigt. Er konnte zeigen, dass der Stoffwechseltyp des Granulationsgewebes (tuberkulöses Granulationsgewebe, Kieselgurgranulome und Kallusgewebe unkompliziert heilender Frakturen) dadurch charakterisiert ist, dass das Verhältnis des Oxydations- zum Spaltungsstoffwechsel zugunsten des letzteren verschoben ist. Wir finden also bei wiederholten Eiweissinjektionen, ganz entsprechend den anatomischen Veränderungen, an der Leber auch einen für die Regeneration charakteristischen Stoffwechseltypus.

Hier ist auch ein Vergleich mit unseren früheren Untersuchungen[4]) über die *Beeinflussung des Blutbildes* durch eine einmalige und durch mehrfach wiederholte Eiweisseinspritzungen von Interesse. Wir konnten zeigen, dass (abgesehen vom Serum-Albumin) intravenös injizierte Eiweisskörper eine starke polymorphkernige Hyperleukozytose hervorrufen. Vergleichen wir den Ablauf der Reaktion im Blutbild mit den Stoffwechselveränderungen, so können wir feststellen, dass der primäre Abfall der Atmung zeitlich übereinstimmt mit der primären Leukozytenverminderung, dass ferner der Gipfel

---

[1]) *Borger* und *Groll*, Krkh.forschg **3**, 443 (1926); siehe auch *E. Tilk*, Krkh.forschg **7**, 94; *Borger*, Krkh.forschg **7**, 104 (1929); *Groll*, Dtsch. Path. Ges. 22. Tag., Danzig 1027, 110. — [2]) *Pentimalli*, Z. Krebsforschg **25**, 347 (1927). — [3]) *Neuhaus*, Dtsch. med. Wschr. **1929**, Nr. 17. — [4]) *Büngeler*, Frankf. Z. Path. **34**, 350 (1926).

der Atmungssteigerung mit der Höhe der Leukozytose übereinstimmt und dass Atmungssteigerung und Leukozytenverschiebung zur gleichen Zeit zur Norm zurückkehren.

Ferner haben wir bereits früher darauf hingewiesen, dass sich nach oft wiederholten Eiweisseinspritzungen eine zunehmende Verschiebung im Blutbild im Sinne einer relativen und absoluten Lymphozytose bemerkbar macht. Diese Verschiebungen waren besonders deutlich, wenn man erst zu einer Zeit untersuchte, in der die der letzten Einspritzung folgende vorübergehende Leukozytose abgeklungen war. Dieser Lymphozytose entspricht zeitlich die von uns beobachtete Umstellung des Leberstoffwechsels im Sinne einer Erhöhung des Spaltungsstoffwechsels und einer Verminderung der Atmung. Nach den an unserem Institut von *Heinsheimer*[1]) durchgeführten Untersuchungen über die Beeinflussung des Blutbildes durch Veränderungen der Wasserstoffionenkonzentration liegt die Annahme nahe, dass wir bei einer polymorphkernigen Leukozytose gleichzeitig eine relative Blutazidose, bei einer Lymphozytose eine relative Blutalkalose haben. Die charakteristischen Veränderungen nach Reizkörpereinspritzung können wir demnach in folgender Tabelle übersichtlich zusammenstellen.

	Blut	Anatomisch	Organstoffwechsel
Folgen einer einmaligen Eiweisseinspritzung:	1. relative Azidose, 2. polymorphkernige Hyperleukozytose, Monozytose, 3. Vermehrung des Globulins.	„Endothelaktivierung"	Erhöhung der Gewebsatmung
Folgen mehrfach wiederholter Eiweisseinspritzungen:	1. relative Alkalose, 2. Lymphozytose, 3. Vermehrung des Albumins.	„Endothelregeneration"	Verringerung der Gewebsatmung, Erhöhung der anaëroben Glykolyse. Persistieren des Spaltungsstoffwechsels unter aëroben Bedingungen.

2. Versuche mit Tuscheeinspritzungen.

Bei der Darstellung der nun folgenden Versuchsreihen können wir uns wesentlich kürzer fassen, da die Stoffwechseländerungen sich nur graduell von denjenigen nach Eiweisseinspritzungen unterscheiden. Dagegen geben uns gerade unsere Versuche mit Tusche wertvolle Aufschlüsse über die Beziehungen der vitalen Speicherung zum Gewebsstoffwechsel. Wenn wir auch bei unseren Eiweissversuchen eine Aufnahme des injizierten Eiweisses in den Zellen des retikuloendothelialen Systems annehmen müssen, so lässt sich dieser Vorgang

---

[1]) *Heinsheimer*, Frankf. Z. Path. **39** (1929).

                     Walter Büngeler,

doch nur indirekt aus den Endothelveränderungen schliessen. Bei der Tuschespeicherung können wir dagegen durch fortlaufende Untersuchungen den Vorgang der intrazellulären Aufnahme und die damit verbundenen Stoffwechseländerungen direkt verfolgen.

Zur Injektion benutzten wir die käufliche Pelikantusche, die mit Ringerlösung im Verhältnis 1:10 verdünnt und filtriert wurde.

Um zu zeigen, wie sehr die Wirkung auf den Stoffwechsel von der Menge der injizierten Tusche abhängig ist, stellen wir zunächst in Tabelle 12 und Abb. 15 Versuche an drei Mäusen zusammen, denen bei gleichem Körpergewicht (18 g) verschiedene Tuschemengen intravenös injiziert wurden. Die Tiere wurden im Anschluss an die Injektion (1—2 Minuten) getötet. Mit den Atmungsversuchen wurde 15 Minuten nach der Injektion begonnen. Die Werte beziehen sich nur auf die Atmung der Leber.

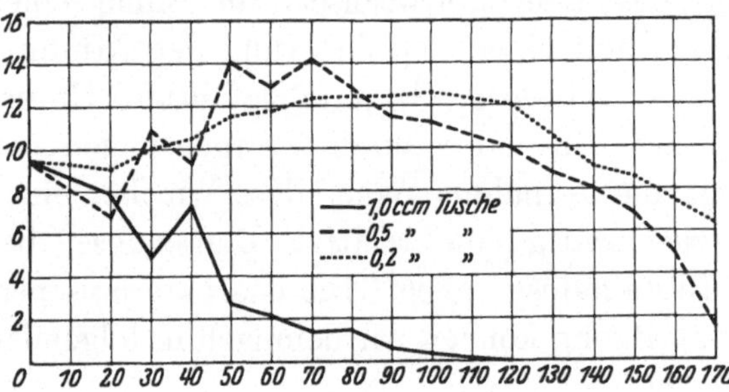

Abb. 15. Ablauf der Atmungskurve nach intravenöser Injektion verschieden grosser Tuschemengen.

Tabelle 12. **Werte für Q_{O_2}-Leber nach Einspritzung verschieden grosser Tuschemengen,** gemessen in kurzen Zeitabständen.

Zeit der Manometerablesung (in Minuten) nach der Tötung	1,0 Tusche i. v.	0,5 Tusche i. v.	0,2 Tusche i. v.	Zeit der Manometerablösung (in Minuten) nach der Tötung	1,0 Tusche i. v.	0,5 Tusche i. v.	0,2 Tusche i. v.
20	8,0	6,9	9,0	100	0,3	11,2	12,6
30	5,0	10,8	10,0	120	—	10,0	12,0
40	7,3	9,3	10,5	130	—	8,8	10,5
50	2 8	14,0	11,5	140	—	8,0	9,1
60	2,1	12,9	11,8	150	—	6,9	8,6
70	1,4	14,2	12,4	160	—	5,0	7,5
80	1,5	12,9	12,5	170	—	1,6	6,4
90	0,6	11,5	12,5				

Wir sehen nach Einspritzung von 1,0 ccm Tusche (einer für die Maus sehr grossen Menge) ein schnelles Absinken der Atmungswerte tief unter die Norm. Schon nach 2 Stunden ist die Atmung nicht mehr messbar, das Gewebe also abgestorben. 0,5 ccm Tusche bewirkt zwar auch zunächst eine kurze Atmungshemmung, dann aber steigt Q_{O_2} in rhythmischen Schwankungen über die Norm und sinkt nach 2 Stunden wieder zur Norm, später sinken die Atmungswerte tief unter die Norm. Diese frühzeitige Verkleinerung der Atmung dürfte wohl der Ausdruck einer Zellschädigung durch die Tuscheeinspritzung sein. Am übersichtlichsten ist der Ablauf der Reaktion nach Einspritzung von

0,2 ccm Tusche. Hier steigt die Atmung ziemlich gleichmäßig an (erreicht allerdings nicht die Höhe wie nach 0,5 ccm) und sinkt langsam und ziemlich gleichmäßig zur Norm und etwas darunter. Doch ist die Verkleinerung der Atmung selbst nach 170 Minuten nicht beträchtlich, d. h. die Zellschädigung dürfte hier nur gering sein.

Den Ergebnissen dieses Versuches entsprechend haben wir, um eine möglichst grosse Reizwirkung und eine geringe Zellschädigung zu erzielen, in unseren folgenden Versuchen nur Tuschemengen zwischen 0,2 und 0,5 ccm angewandt. Um Wiederholungen zu vermeiden, wollen wir kurz die wichtigsten anatomischen Besonderheiten nach der Tuscheeinspritzung besprechen. Tötet

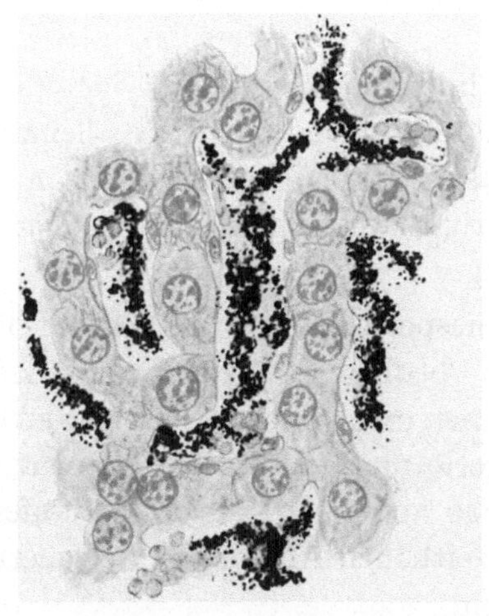 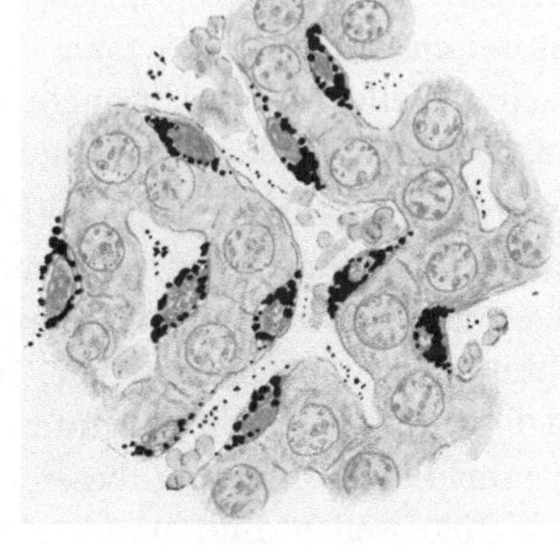

Abb. 16.　　　　　　　　　　　　Abb. 17.

Abb. 16. Leber einer Maus, 5 Minuten nach intravenöser Tuscheeinspritzung. Der grösste Teil der Tuschekörnchen liegt in der Mitte der Kapillaren. An einzelnen Stellen dichte Anlagerung der Tusche an die Oberfläche einzelner Endothelzellen.

Abb. 17. Leber einer Maus, 3 Stunden nach intravenöser Tuscheeinspritzung. Nur noch vereinzelte Tuschekörnchen im Lumen der Kapillaren. Fast alle Tusche ist in den Endothelien gespeichert. Deutliche Endothelaktivierung.

man ein Tier unmittelbar im Anschluss an eine Tuscheeinspritzung, so findet man makroskopisch in der Regel eine deutliche Milzvergrösserung, an den übrigen Organen, abgesehen von der durch die Tusche bedingten grauschwarzen Verfärbung der Leber, Milz und Lunge, keine Besonderheiten.

Histologisch findet man jetzt in der Lunge die Kapillaren fast ausnahmslos dicht angefüllt mit Tuschekörnchen, die zwar mitunter den Endothelzellen dicht angelagert erscheinen, jedoch niemals im Inneren der Endothelien nachgewiesen werden können. Die *Leber* zeigt meist auffallend weite Kapillaren. Neben roten und weissen Blutkörperchen findet man im Kapillarlumen reichlich Tusche. Vielfach finden sich vollständige Kapillarausgüsse mit Tusche, hin und wieder ist auch die Tusche auf die Oberfläche der sonst unveränderten Endothelien niedergeschlagen. Intrazelluläre Speicherung wird dagegen nur ausnahmsweise und nur in geringem Grad gefunden (vgl. Abb. 16). Immerhin können wir doch feststellen, dass selbst bei frühester Tötung des Tieres nach einer intravenösen Injektion fast immer in ganz vereinzelten *Kupfferschen* Sternzellen bereits Speicherung nachgewiesen werden kann.

Tötet man ein Tier etwa 10—15 Minuten nach der Tuscheeinspritzung, so kann man feststellen, dass sich ganz allgemein die zwar noch grösstenteils innerhalb des Kapillarlumens der Leber befindliche Tusche dicht an das Endothel angelegt hat. Doch ist auch jetzt noch eigentliche intrazelluläre Speicherung die Ausnahme. Die Kapillarendothelien zeigen dagegen bereits deutliche Schwellungserscheinungen. In den nun folgenden Zeitabschnitten findet unter gleichzeitiger „Endothelaktivierung" eine zunehmende intrazelluläre Tuscheaufnahme statt. Nach 2 Stunden bereits ist die Hauptmenge der Tusche aus dem Kapillarlumen verschwunden und in den Endothelien aufgenommen (vgl. Abb. 17).

In den späteren Stadien, in denen man in der Leber und Milz bereits eine deutliche intrazelluläre Speicherung in den retikuloendothelialen Elementen nachweisen kann, findet man die Lunge fast ganz tuschefrei. Nur in vereinzelten Zellen des peribronchialen und perivaskulären Gewebes beobachtet man spärliche feinkörnige Tuschespeicherung.

Der Vorgang der intrazellulären Tuschespeicherung in der Leber lässt sich auch am überlebenden Gewebe „in vitro" beobachten. Bringt man kleine Leberscheiben, die man einem sofort nach einer intravenösen Tuscheinjektion getöteten Tier entnommen hat, in mit Ringerlösung gefüllte Manometertröge und lässt diese im Thermostaten schütteln, so kann man durch fortlaufende Entnahme und Fixierung dieser Stücke den zeitlichen Ablauf der Speicherung am histologischen Bild unmittelbar verfolgen.

Den Veränderungen an der *Leber* entsprechen diejenigen an der *Milz*. Während wir in den ersten Stadien nach der Einspritzung die Tuscheteilchen im wesentlichen noch frei im Lumen der Kapillaren bzw. in den perifollikulären Biuträumen finden, kommt es in den späteren Stadien unter gleichzeitiger Endothelaktivierung zur intrazellulären Speicherung. Die *Niere* beteiligt sich an dieser Speicherung nicht, wenn wir von der Ablagerung ganz vereinzelter Tuscheteilchen in den Glomerulusschlingen und in einzelnen Kapillaren absehen.

Ähnlich verhält sich die *Lunge*. Unmittelbar nach einer Einspritzung findet man oft die Lungenkapillaren vollgestopft mit Tusche. Diese verschwindet jedoch innerhalb der ersten 30 Minuten fast vollständig, es zeigen dann nur vereinzelte Kapillarendothelien und etwas häufiger die Histiozyten der peribronchialen und perivaskulären Zellanhäufungen intrazelluläre Speicherung.

Wir stellen zunächst die Ergebnisse einer *Stoffwechseluntersuchung* im ersten Stadium nach der Injektion auf Tabelle 13 zusammen. Eine 17,6 g schwere Maus wird eine Minute nach intravenöser Einspritzung von 0,5 ccm Tuschelösung getötet. Beginn des Versuchs: 15 Minuten nach der Tötung. Wir beschränken uns auf die Wiedergabe der Werte für Q_{O_2} und $Q_{CO_2}^{N_2}$, da

Veränderungen der Glykolyse unter aëroben Bedingungen nicht feststellbar waren. Der Ablauf der Reaktion wird aus den Kurven (Abb. 18, 19 und 20) ohne weiteres ersichtlich.

Tabelle 13. **Werte für Q_{O_2} und $Q_{CO_2}^{N_2}$ nach Tuscheeinspritzung (0,5 ccm).**

Zeit der Manometerablesung (in Minuten) nach der Injektion	Niere		Leber		Ohr	
	Q_{O_2}	$Q_{CO_2}^{N_2}$	Q_{O_2}	$Q_{CO_2}^{N_2}$	Q_{O_2}	$Q_{CO_2}^{N_2}$
20	14,8	3,2	9,0	2,8	3,4	2,6
30	16,5	4,0	10,8	3,2	3,4	2,4
40	19,0	2,9	8,4	3,0	3,5	2,4
50	19,8	3,4	10,2	3,4	3,7	2,4
60	20,5	3,4	10,8	3,4	3,7	2,6
70	18,5	3,3	12,4	3,0	3,6	2,6
80	17,0	3,2	13,7	4,0	3,2	2,5
90	16,4	2,8	11,3	4,0	3,0	2,4
100	17,3	3,0	12,6	3,8	2,8	2,0
110	18,4	3,2	8,2	3,9	2,2	1,8
120	15,0	2,8	6,4	3,0	2,0	2,0
130	10,2	1,4	8,0	2,7	1,4	1,9
140	4,3	1,2	5,2	2,8	0,8	1,7
150	2,0	1,4	3,8	1,6	0,6	0,9
160	1,8	0,8	2,0	1,1	0,1	0,6
170	2,0	0,4	1,6	0,8	0,2	—
180	0,5	—	0,5	—	—	—

Ein Leberstückchen, das sofort bei Tötung dieses Tieres fixiert wurde, zeigte histologisch fast ausschliesslich intrakapillare Lagerung der Tuscheteilchen. Bei einem nach 100 Minuten, also zu einer Zeit starker Atmungssteigerung, entnommenen Stück fand sich bereits eine beginnende Endothelaktivierung und intrazelluläre Speicherung. Dieser Befund war bei den am Ende des Versuchs fixierten Stücken noch deutlicher.

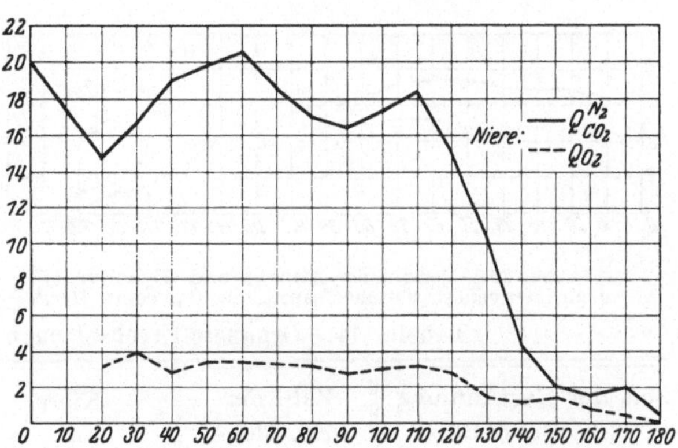

Abb. 18. Verlauf der Atmung und Glykolyse nach intravenöser Tuscheeinspritzung (0,5 ccm), *Niere*.

Wir sehen also, dass unmittelbar nach der intravenösen Tuscheeinspritzung eine Atmungshemmung eintritt. Histologisch findet man an der Leber eine dichte Anlagerung der Tuscheteilchen an die Endotheloberfläche, dagegen noch keine intrazelluläre Speicherung. Nach 1—2 Stunden kommt es zur Atmungssteigerung. Histologisch zeigt die Leber jetzt beginnende Endothelaktivierung und intrazelluläre Tuschespeicherung.

In den späteren Stadien nach einer Tuscheeinspritzung zeigt der Organstoffwechsel ein ähnliches Verhalten wie nach Kaseosaneinspritzungen. Die Stoffwechselschwankungen in kleineren Zeiteinheiten sind so gering, dass sie vernachlässigt werden können. Wir beschränken uns deshalb in den folgenden Tabellen auf die Wiedergabe von Durchschnittswerten, die aus Manometerablesungen nach 60—80 Minuten errechnet sind. Auch hier können wir auf die Wiedergabe der Werte von $Q^{O_2}_{CO_2}$ verzichten, da diese keine Abweichungen gegenüber der Norm zeigten (vgl. Tab. 14 und Abb. 21).

Die Menge der injizierten Tusche betrug in allen Versuchen 0,5 ccm. Wenn wir von den ersten Schwankungen nach der Einspritzung, die besonders die Atmung betreffen, absehen, so können wir in den ersten Stunden eine deutliche Atmungssteigerung feststellen, die besonders die Leber betrifft. Histologisch ist diese Periode gekennzeichnet durch den Vorgang der intrazellulären Speicherung. Bereits nach 14 Stunden, also zu einer Zeit, in der die Speicherungsvorgänge abgeschlossen sind, das Endothel also gewissermaßen wieder zur Ruhe kommt, sinken die Werte wieder zur Norm.

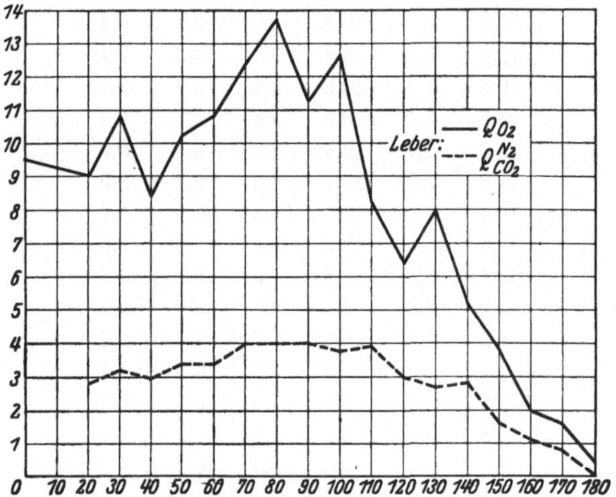

Abb. 19. Verlauf der Atmung und Glykolyse nach intravenöser Tuscheeinspritzung (0,5 ccm), *Leber.*

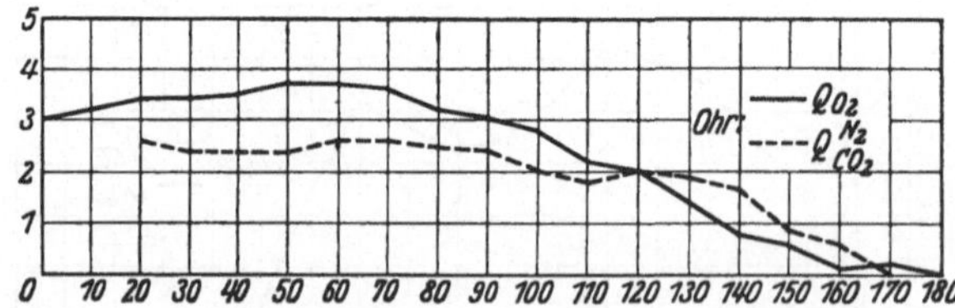

Abb. 20. Verlauf der Atmung und Glykolyse nach intravenöser Tuscheeinspritzung (0,5 ccm), *Haut.*

Tabelle 14. **Organstoffwechsel nach Tuscheeinspritzung.**

Zeit der Bestimmung (in Stunden) nach der Injektion	Zahl der Einzelbestimmungen	Niere		Leber		Ohr	
		Q_{O_2}	$Q^{N_2}_{CO_2}$	Q_{O_2}	$Q^{N_2}_{CO_2}$	Q_{O_2}	$Q^{N_2}_{CO_2}$
2	4	24,0	2,8	11,4	3,2	3,4	2,6
4	6	24,0	3,0	14,8	3,0	3,6	2,5
7	3	22,4	2,7	15,0	3,0	3,4	2,5
14	4	20,0	2,8	11,0	2,8	3,5	2,6
24	3	21,0	3,0	9,8	3,1	3,2	2,4
48	3	20,0	3,2	9,5	3,2	3,3	2,4

3. Versuche mit kolloidalen Metallen.

a) Versuche mit kolloidalem Eisen.

In dieser Versuchsreihe benutzten wir ein Eisenpräparat, das uns von der Firma „Promonta" Hamburg in liebenswürdiger Weise zur Verfügung gestellt wurde. Es handelt sich um eine vollständig klare und sehr haltbare kolloidale Lösung des von derselben Firma hergestellten Eisenpräparats „*Siderac*" [Eisenoxyd nach *Baudisch* und *Bickel*[1])]. Die kolloidale Lösung wird auch durch längeres Kochen nicht zerstört. Sie enthält 0,3% Eisen, ist aber trotz dieses hohen Eisengehaltes in fast beliebig hohen Mengen verträglich. So wird von einer 15 g schweren Maus die intravenöse Einspritzung von einem Kubikzentimeter gut vertragen. Tötet man eine Maus unmittelbar im Anschluss an die intravenöse Injektion, so findet man bei der Berliner-Blaureaktion eine diffuse Blaufärbung des Inhalts der Leberkapillaren, der peri-

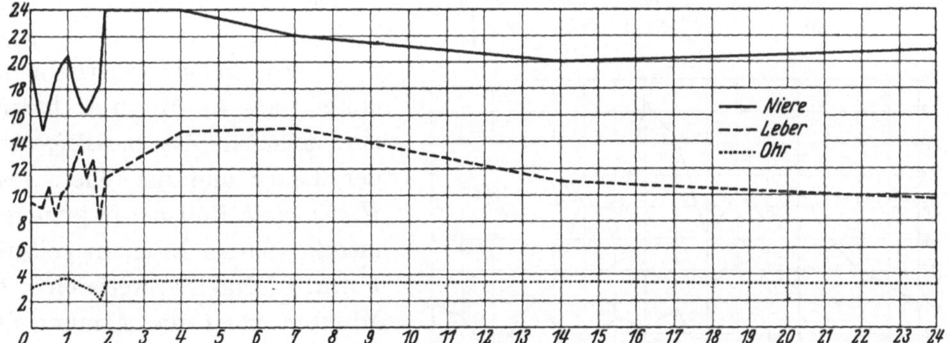

Abb. 21.   Darstellung der Gewebsatmung der Niere, Leber und Haut nach intravenöser Tuschespritzung.

follikulären Bluträume der Milzpulpa, des Inhaltes der Lungenkapillaren und weniger der Nieren-Glomeruli und -Kapillaren. (In den Kapillaren der Haut konnten wir im allgemeinen das Eisen nicht nachweisen). Diese Blaufärbung betrifft allerdings nur den Inhalt der Kapillaren (das Blutplasma), nicht die Kapillarendothelien. Bereits nach 20—30 Minuten macht sich eine deutliche diffuse Blaufärbung im Protoplasma der Milz- und Leberkapillaren bemerkbar, während aus der Lunge und der Niere das Eisen ganz verschwindet. Gleichzeitig kommt es in Milz und Leber zu einer zunehmenden Endothelaktivierung. Nach mehreren Stunden tritt dann im Protoplasma der retikuloendothelialen Elemente der Milz und Leber eine zunächst noch feinkörnige Ausfällung des Eisens auf; nach 24 Stunden findet man das Eisen nur noch in feinen und gröberen Schollen in den Endothelien körnig gespeichert. Eine diffuse Blaufärbung bei der Eisenreaktion ist dann nicht mehr nachweisbar. *Auch dieser Vorgang lässt sich,* soweit er die ersten Stadien an der Leber betrifft, leicht *in vitro verfolgen.*

---

[1]) *Bickel*, Biochem. Z. **186**, 178 (1927); Med. Welt **1927**, Nr. 4.

Wir geben zunächst auf Tabelle 15 und Abb. 22 den Ablauf der Stoffwechselveränderungen bei einem Tiere nach Einspritzung von 1,0 Sideraclösung
wieder. Eine 16,5 g schwere Maus wird 1 Minute nach der intravenösen Eiseneinspritzung getötet; Beginn des Versuches 15 Minuten nach der Tötung.

Tabelle 15. **Werte für Q_{O_2} nach intravenöser Eiseneinspritzung.**

Zeit der Manometer-ablesungen (in Minuten) nach der Einspritzung	Niere Q_{O_2}	Leber Q_{O_2}	Ohr Q_{O_2}	Zeit der Manometer-ablesungen (in Minuten) nach der Einspritzung	Niere Q_{O_2}	Leber Q_{O_2}	Ohr Q_{O_2}
20	22,0	10,0	3,4	100	24,0	19,0	3,2
30	24,0	10,1	3,6	110	27,0	16,0	3,3
40	27,4	14,0	3,6	120	21,0	13,0	3,1
50	25,0	11,0	3,4	130	19,5	14,0	3,4
60	27,0	13,0	3,2	140	16,4	10,4	3,0
70	24,0	16,0	3,2	150	19,0	9,4	3,1
80	29,0	19,4	3,0	160	20,0	10,0	3,2
90	32,0	18,3	3,2				

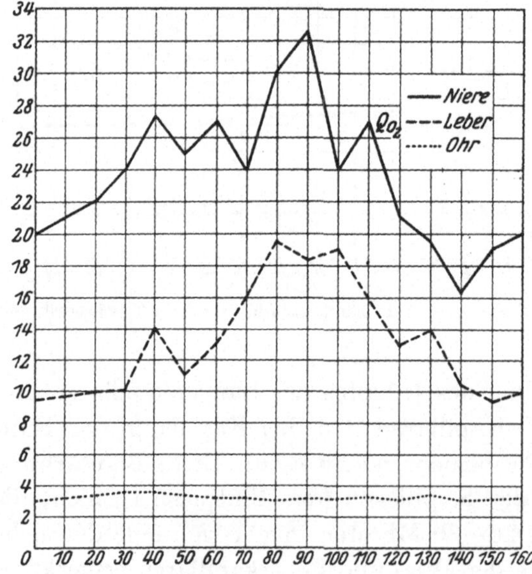

Abb. 22. Verlauf der Atmung nach intravenöser
Eiseneinspritzung (1,0 Siderac).

Wir stellen innerhalb der ersten 30—40 Minuten bereits eine deutliche *Atmungssteigerung* der Leber und der Niere fest. *Histologisch* finden wir jetzt nur intrakapilläres Eisen in gelöster Form. Nach weiteren 60 Minuten steigt die Atmung der Leber und Niere sehr stark an. Histologisch finden wir eine deutliche Endothelaktivierung mit diffuser Blaufärbung des Protoplasmas der Leberendo-thelien bei der Eisenreaktion. In der Niere liegt das Eisen anscheinend gelöst im Lumen der Kapillaren. Die Glomeruli zeigen teils deutliche Schwel-lung, zum kleineren Teil be-ginnende Retraktion der Glomeruli. Am Ende des Versuches sind die Veränderungen an der Leber noch deutlicher.

Wir stellen also fest, dass das Eisen, obwohl es in grosser Menge zugeführt
wurde, keine Atmungshemmung hervorruft. Es kommt vielmehr zu einer
hochgradigen Atmungssteigerung, die erst nach 160 Minuten zur Norm absinkt.
Eine Zellschädigung ist dabei unwahrscheinlich, da wir selbst nach 160 Minuten
noch keine Absterbeerscheinungen feststellen konnten.

Versuche, die wir mit geringeren Mengen der gleichstarken Eisenlösung unternahmen, zeigten, dass im Gegensatz zu den Versuchen mit Tusche und Eiweiss die *Atmungssteigerung direkt abhängig ist von der Menge des injizierten Eisens.* Je geringer die injizierte Eisenmenge, um so geringer die Atmungssteigerung. Auch bei Zufuhr grosser Mengen kommt es nicht zu einem Abfall der Atmung! Eine Beeinflussung des Spaltungsstoffwechsels konnten wir durch Eisen *nicht* nachweisen. Zur Erläuterung geben wir noch ein Versuchsprotokoll wieder. Es handelt sich hier um eine 17 g schwere Maus, die im Anschluss an die intravenöse Einspritzung von 0,1 ccm der Sideraclösung getötet wurde. Beginn des Versuches 15 Minuten nach der Einspritzung (vgl. Tab. 16 und Abb. 23).

Tabelle 16. **Werte für Q_{O_2} nach intravenöser Injektion von 0,1 ccm Sideraclösung.**

Zeit der Manometerablesung (in Minuten) nach der Einspritzung	Niere	Leber	Ohr	Zeit der Manometerablesung (in Minuten) nach der Einspritzung	Niere	Leber	Ohr
20	21,0	9,8	3,4	110	20,7	11,8	3,5
30	22,0	9,7	3,7	120	19,9	11,4	3,3
40	21,4	10,0	3,7	130	20,0	11,0	3,2
50	23,0	12,4	3,8	140	20,2	10,9	3,2
60	23,8	13,8	3,6	150	20,3	10,7	3,3
70	23,0	14,0	3,4	160	20,2	10,0	3,2
80	21,7	12,9	3,4	170	20,0	9,8	3,0
90	21,4	12,9	3,4	180	20,0	9,9	3,0
100	22,0	13,0	3,3				

Wir sehen also auch hier eine deutliche Atmungssteigerung der Leber und der Niere, die sich jedoch weit unter derjenigen hält, die nach Einspritzung der 10fachen Menge eintritt. Auch hier können wir aus dem Verlauf der Atmungskurve schliessen, dass durch die Eiseneinspritzung keinerlei Zellschädigungen eingetreten sind. Der histologische Befund der Organe, besonders der Leber, entspricht dem vorher beschriebenen, unterscheidet sich entsprechend der geringeren Injektionsdosis nur graduell von diesem.

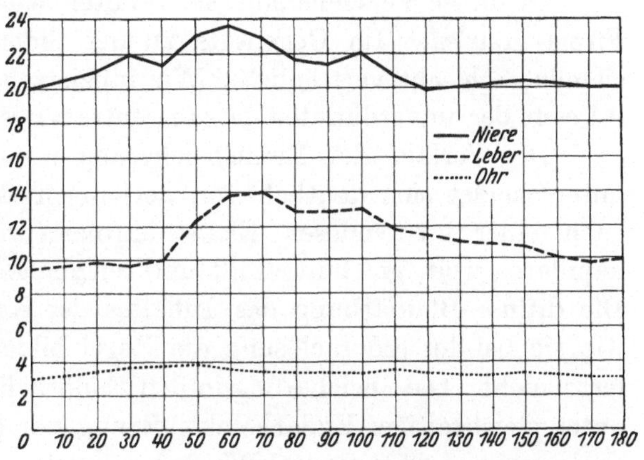

Abb. 23. Verlauf der Atmungskurve nach intravenöser Eiseneinspritzung (0,1 Siderac).

Über den Ablauf der Gewebsreaktion in den späteren Stadien nach Einspritzung gibt die Tabelle 17 einen Überblick. Interessant ist dabei, dass der Höhepunkt der granulären Eisenspeicherung in den retikuloendothelialen Elementen der Leber und der Milz, der ungefähr 8—14 Stunden nach der

Einspritzung erreicht und mit einer entsprechenden Endothelaktivierung verbunden ist, zeitlich zusammenfällt mit dem höchsten Anstieg der Atmungskurve (soweit wir von den primären Schwankungen unmittelbar nach der Einspritzung absehen). Nachdem histologisch die Speicherung abgeschlossen ist, sinkt auch die Atmung langsam zur Norm zurück. Auch während dieser späteren Stadien konnten wir eine sichere Beeinflussung der Spaltungsvorgänge nicht nachweisen; wir können uns deshalb auf die Wiedergabe der Werte für Q_{O_2} beschränken. Die Tiere bekamen alle 0,5 ccm Sideraclösung intravenös und wurden in verschiedenen Zeitabständen bis zu 48 Stunden nach der Einspritzung getötet. Die Zahlen sind Durchschnittswerte aus 3—6 Einzeluntersuchungen.

Tabelle 17. **Werte für Q_{O_2} nach intravenöser Einspritzung von 0,5 ccm Sideraclösung.**

Zeit der Manometerablesung (in Stunden) nach der Einspritzung	Zahl der Einzeluntersuchungen	Niere	Leber	Ohr
2	3	22,8	11,8	3,7
4	3	23,4	14,7	3,8
8	4	25,7	17,6	3,7
16	6	27,4	17,4	3,5
24	4	22,2	12,0	3,5
48	3	20,4	10,4	3,4

b) Versuche mit Elektroferrol.

In dieser Versuchsreihe verwandten wir das käufliche Elektroferrol der Firma *Heyden*. Im Gegensatz zu der Sideraclösung ist diese Eisenlösung ziemlich schlecht verträglich. Wir injizierten im allgemeinen nicht mehr als 0,1 ccm der unverdünnten Lösung intravenös.

Der Verlauf der Eisenspeicherung in den retikuloendothelialen Zellen unterscheidet sich deutlich von derjenigen der Sideraclösung. Unmittelbar nach einer intravenösen Elektroferroleinspritzung findet man die Leberkapillaren weit, gut blutgefüllt und reichliche *körnige* Eisenmassen enthaltend. Die diffuse Blaufärbung des Inhaltes der Kapillaren bei der Eisenreaktion, wie sie bei der Sideraclösung die Regel bildet, findet man bei dem Elektroferrol nicht. Die Speicherung in den Endothelien, die bereits nach 30—60 Min. unter gleichzeitiger Endothelaktivierung vor sich geht, hat hier von Anfang an *granulären* Charakter. Wir haben auch den Eindruck, dass der Vorgang der Endothelaktivierung bei diesem Präparat weit stürmischer verläuft als bei der Sideraclösung. Aus unseren Untersuchungen geht weiterhin hervor, dass (entsprechend der schlechten Verträglichkeit bei der Injektion) die Zellschädigungen wesentlich stärker sind, soweit man dies aus den früher eintretenden Absterbeerscheinungen des überlebenden Gewebes schliessen darf. Als Beispiel der Gewebsreaktion auf eine Einspritzung geben wir auf Tabelle 18 und Abb. 24 die Ergebnisse eines Versuches wieder. Es handelt sich um eine 17 g schwere Maus, die 1 Minute nach der intravenösen Einspritzung von 0,1 ccm Elektroferrol getötet wurde; Beginn des Versuches 15 Minuten nach der Tötung. Wir beschränken uns wieder auf die Angaben für Q_{O2} und $Q_{CO_2}^{N_2}$, da die Glykolyse unter aëroben Bedingungen keine Abweichungen gegenüber der Norm aufwies.

Tabelle 18. **Werte für Q_{O_2} und $Q_{CO_2}^{N_2}$ nach Elektroferroleinspritzung.**

Zeit der Manometerablesung (in Minuten) nach der Einspritzung	Niere		Leber		Ohr	
	Q_{O_2}	$Q_{CO_2}^{N_2}$	Q_{O_2}	$Q_{CO_2}^{N_2}$	Q_{O_2}	$Q_{CO_2}^{N_2}$
20	14,0	3,8	6,4	3,2	3,6	2,2
30	19,2	4,2	9,2	3,2	3,7	2,0
40	22,8	4,2	14,4	3,4	3,6	2,3
50	26,0	4,4	15,0	3,3	3,6	2,0
60	22,0	4,0	12,4	3,0	3,4	2,0
70	19,4	2,8	13,0	2,8	3,2	2,0
80	21,0	1,9	11,4	2,7	3,4	1,9
90	17,6	1,6	12,0	1,9	3,2	2,1
100	14,3	1,9	9,7	1,6	3,0	1,7
110	7,4	0,8	6,4	1,8	3,0	1,1
120	3,2	0,4	3,0	0,6	1,9	0,6
130	3,0	—	0,6	0,2	1,4	0,4

Ein bei Beginn des Versuches fixiertes Leberstückchen zeigte folgendes *histologische* Bild: Kapillaren sehr weit, enthalten reichlich Blut und körnige Eisenmassen. Letztere sind vielfach den Endothelien dicht aufgelagert. In vielen Endothelien bereits geringe körnige Eisenspeicherung. Deutliche Schwellung der Kapillarendothelien. Nach Beendigung des Versuches ist die körnige Eisenspeicherung in den retikuloendothelialen Zellen wesentlich stärker, ebenso die Endothelakitvierung.

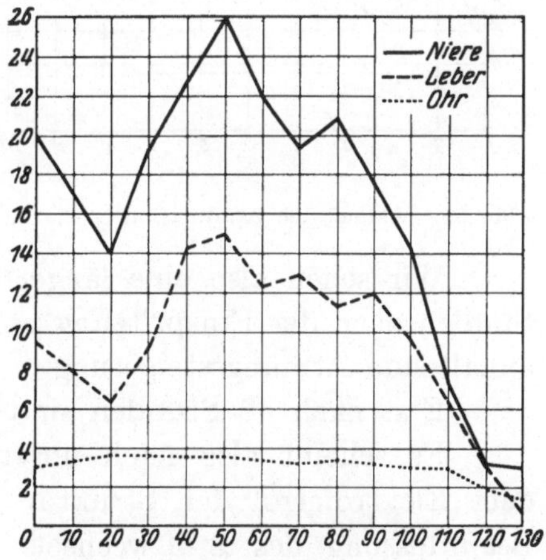

Abb. 24. Verlauf der Atmungskurve nach intravenöser Einspritzung von 0,1 ccm Elektroferrol.

Aus den Stoffwechselmessungen geht hervor, dass dieser Speicherungsvorgang nur mit einer kurz dauernden Atmungssteigerung verbunden ist, dass aber dann sowohl Atmung als Gärung rasch unter die Norm sinken.

In den späteren Stadien nach einer Einspritzung sind die Stoffwechselvorgänge wieder gleichmäßiger. Wir geben auf Tabelle 19 und Abb. 25 eine Übersicht der Werte für Q_{O_2} und $Q_{CO_2}^{N_2}$, die in Abständen von mehreren

Stunden bestimmt wurden. Die Werte sind Durchschnittszahlen von 3—6 Einzeluntersuchungen.

Tabelle 19. **Werte für Q_{O_2} und $Q_{CO_2}^{N_2}$ nach Elektroferroleinspritzung.**

Zeit der Manometer-ablesung (in Stunden) nach der Einspritzung	Zahl der Einzelbe-stimmungen	Niere		Leber		Ohr	
		Q_{O_2}	$Q_{CO_2}^{N_2}$	Q_{O_2}	$Q_{CO_2}^{N_2}$	Q_{O_2}	$Q_{CO_2}^{N_2}$
2	3	9,8	2,8	6,4	3,2	3,4	2,4
4	4	19,6	3,0	9,8	3,0	3,5	2,6
8	3	22,4	3,0	11,4	2,8	3,3	2,5
14	6	23,8	2,9	12,0	3,0	3,0	2,5
18	6	24,0	3,4	12,2	3,1	3,2	3,0
24	3	24,0	4,1	11,7	2,8	3,0	2,4
48	3	21,0	3,2	9,6	3,1	2,7	2,6

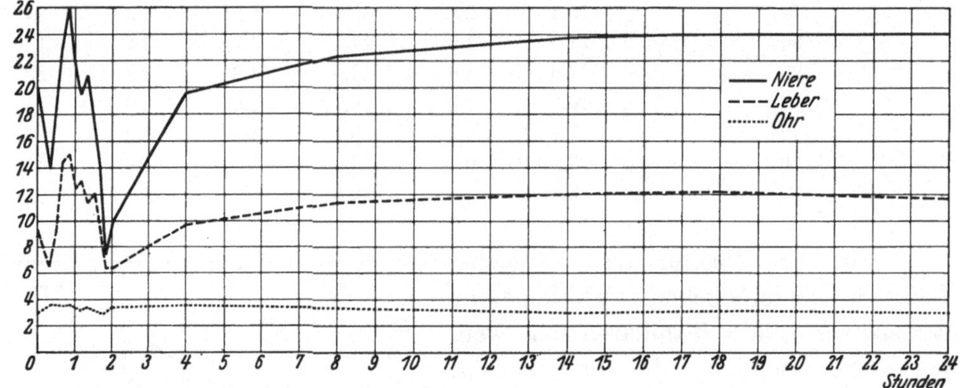

Abb. 25. Ablauf der Atmungskurve bis zu 24 Stunden nach intravenöser Elektroferroleinspritzung.

Wir sehen also eine länger dauernde Atmungshemmung in den ersten Stadien nach der Einspritzung und dann eine nur geringe, aber ziemlich lang anhaltende Atmungssteigerung.

Erst nach 48 Stunden sind wieder normale Werte erreicht.

Es scheint also nach unseren Versuchen mit der Sideraclösung und dem Elektroferrol der Struktur des Eisens eine wesentliche Rolle bei der Beeinflussung des Stoffwechsels zuzukommen. Sicher ist jedenfalls, dass nicht das Eisen schlechthin, sondern die Art der Anwendung eine entscheidende Rolle spielt.

c) Versuche mit Elektrokollargol.

Wir benutzten die käufliche Kollargollösung der Firma *Heyden*. Von diesem Präparat gilt dasselbe bezüglich der Verträglichkeit bei der Maus wie für das Elektroferrol. Wir spritzten im allgemeinen 0,1—0,2 ccm intravenös. Unmittelbar nach einer Einspritzung findet man grosse Mengen Kollargol intrakapillär, in feinen Körnchen verteilt, in der Leber und Lunge. Die intrazelluläre Speicherung in den Leberendothelien in körniger Form setzt im allgemeinen 1—2 Stunden nach der Einspritzung ein und ist ca. 12—16 Stunden später abgeschlossen, d. h. es findet sich dann kein freies Kollargol mehr innerhalb der Kapillaren. In der gleichen Zeit, in der die intrazelluläre Kollargolspeicherung in der Leber zunimmt, verschwinden die Kollargolteilchen aus den Lungenkapillaren. In den späteren Stadien findet man die Lungenkapillaren ganz frei von Kollargol, nur vereinzelte Zellen (Histiozyten) des peribronchialen und perivaskulären Gewebes zeigen intrazelluläre Speicherung.

Der Ablauf der Gewebsreaktion in der Leber hat weitgehende Ähnlichkeit mit derjenigen nach Elektroferroleinspritzung, so dass es uns scheint, als ob die vorübergehende Atmungssteigerung beim Elektroferrol keine spezifische Eisenwirkung, sondern eine ganz unspezifische Reizwirkung darstellt. Auf eine ausführliche Wiedergabe unserer Versuchsprotokolle können wir hier verzichten.

Fast regelmäßig konnten wir unmittelbar im Anschluss an eine Injektion einen deutlichen Abfall der Atmung feststellen, von dem nur die Niere und die Leber betroffen wurden. Die äussere Haut blieb in ihrem Stoffwechsel unverändert. Die tiefsten Werte, die zwischen 20 und 30 Minuten nach der Einspritzung beobachtet wurden, betrugen bei der Niere 14,7 und bei der Leber 5,3. Innerhalb 2 Stunden steigen die Werte zur Norm, nach weiteren 8—14 Stunden über die Norm. Die Höchstwerte wurden erreicht bei der Niere nach 16 Stunden ($Q_{O_2}=24{,}0$) und bei der Leber nach 20 Stunden ($Q_{O_2}=14{,}3$). In den meisten Fällen sind normale Atmungswerte nach 24, in wenigen Ausnahmen erst nach 48 Stunden erreicht.

4. Versuche mit Farbstoffen.

Wir benutzten in dieser Versuchsreihe ausschliesslich *saure* Farbstoffe, und zwar *Trypanblau* und *Lithionkarmin*. Bezüglich der Speicherungsvorgänge im Retikuloendothel sei hier auf die ausführliche Literatur, insbesondere auf die Arbeiten von *Ribbert*[1]), *Goldmann*[2]), *Evans* und *Schulemann*[3]), *v. Moellendorff*[4]), *Suzuki*[5]) und *Aschoff-Kyiono*[6]) hingewiesen. Die Beeinflussung der Nierenatmung durch die Speicherung dieser Farbstoffe ist bereits von *Oonk*[7]) eingehend untersucht. Abgesehen von unwesentlichen Abweichungen können wir seine Angaben bestätigen, wie das aus unseren unten mitgeteilten Versuchsprotokollen hervorgeht. Hier müssen wir auch noch die Arbeit von *Yabusoe*[8]) erwähnen, der mittels der *Warburgschen* Methode die Beeinflussung

---

[1]) *Ribbert*, Z. allgem. Physiologie 4 (1904). — [2]) *Goldmann*, Die äussere und innere Sekretion des Organismus im Lichte der vitalen Färbung. Tübingen 1909. — [3]) *Schulemann*, Biochem. Z. 80, 1 (1917); *Evans* und *Schulemann*, Fol. haemat. 19, 207 (1915). — [4]) *v. Moellendorff*, Anat. H. 53 (1915); Koll. Z. 23 (1918); Erg. Physiol. 18 (1920); Abderhaldens Handbuch 5 (1921). — [5]) *Suzuki*, Morphologie der Nierensekretion. Jena 1912. — [6]) *Aschoff*, Erg. inn. Med. 26, 1 (1924); *Kiyono*, Die vitale Karminspeicherung. Jena 1914. — [7]) *Oonk*, Zieglers Beitr. 79, 756 (1928). — [8]) *Yabusoe*, Biochem. Z. 168, 227 (1926).

der Tumorglykolyse durch Anilinfarbstoffe untersucht hat. Er fand z. B.
bei Zusatz einer 10^{-4} mol. Lösung von Trypanblau eine Hemmung der Tumorglykolyse um 24%; das Lithionkarmin wurde nicht untersucht. Es ist in
diesem Zusammenhang interessant, dass wir auch in unseren Versuchen eine,
allerdings geringe, und nicht immer deutliche Beeinflussung der anaëroben
Glykolyse der Leber und der Nieren beobachten konnten.

a) Versuche mit Trypanblau.

Wir verwandten das Trypanblau in einer 1%igen wässerigen Lösung.
Um eine möglichst intensive Allgemeinspeicherung zu erzielen, injizierten wir
den Farbstoff (0,1 ccm) subkutan, unter die Rückenhaut, da die intravenöse
Einspritzung einer gleichgrossen Menge im allgemeinen nicht vertragen wird.
Die starken Stoffwechselschwankungen, wie wir sie im Anschluss an alle
intravenösen Einspritzungen beobachten konnten, bleiben bei dieser Art der
Farbstoffzufuhr aus. Ablesungen in kürzeren Zeitabständen geben im allgemeinen zu jedem Zeitpunkt nach der Einspritzung gleiche Werte, d. h.
der Ablauf der Atmungs- und Glykolysekurve ist linear. Schwankungen
ergeben sich ausschliesslich in grösseren Zeitabständen von mehreren Stunden.
Die histologische Kontrolle zeigte uns, dass die Veränderungen, die besonders
die Atmungsgrösse betreffen, ausschliesslich abhängig sind vom Vorgang der
granulären Farbstoffspeicherung. Ist der Farbstoff vollständig granulär
gespeichert, so sinken die Werte für die Atmung wieder zur Norm. Stärkere
Zellschädigungen, wie wir sie vielfach nach intravenösen Injektionen anderer
Reizkörper sahen und die sich an einem frühen Auftreten von Absterbeerscheinungen erkennen lassen, konnten wir hier nicht beobachten.

Wegen der Einzelheiten der Veränderungen an der Niere in Speicherung
und Atmung sei hier nochmals auf die Untersuchungen von *Oonk* hingewiesen,
die wir bestätigen können. Der Verlauf der Speicherung an der Leber entspricht weitgehend demjenigen der Niere. Etwa eine Stunde nach einer Einspritzung findet man in der Leber noch vorwiegend eine *diffuse* Blaufärbung
der Endothelien, an der sich auch die Zellkerne beteiligen. Mitunter sind auch
die Leberzellen leicht diffus gebläut. Dann beginnt eine von Stunde zu Stunde
deutlicher werdende *granuläre* Speicherung ausschliesslich im Protoplasma
der Leberendothelien, die zwischen 8 und 16 Stunden den Höhepunkt erreicht
und fast unverändert bis zu 48 Stunden bestehen bleibt. Spätere Stadien
haben wir nicht mehr untersucht.

Auf Tabelle 20 haben wir die Ergebnisse unserer Untersuchungen in
Abständen von mehreren Stunden zusammengestellt.

Die angegebenen Zahlen sind Durchschnittswerte von 3—4 Einzeluntersuchungen. Wir stellen fest, dass bei gleichzeitiger geringer Verminderung
der anaëroben Glykolyse eine Atmungssteigerung erfolgt, die die Leber und
Niere betrifft, während die Atmung der Haut unverändert bleibt. Die
Steigerung erreicht ihren Höhepunkt bei der Niere 4—8 Stunden, bei der

Leber 8—16 Stunden nach der Einspritzung. Sie fällt zeitlich zusammen mit der höchsten Ausbildung der granulären intrazellulären Speicherung.

Tabelle 20. **Werte für Q_{O_2} und $Q_{CO_2}^{N_2}$ nach Trypanblauspeicherung. (1,0 ccm).**

Zeit der Manometer- ablesung (in Stunden) nach der Einspritzung	Zahl der Einzel- bestimmungen	Niere		Leber		Ohr	
		Q_{O_2}	$Q_{CO_2}^{N_2}$	Q_{O_2}	$Q_{CO_2}^{N_2}$	Q_{O_2}	$Q_{CO_2}^{N_2}$
1	3	23,8	1,7	9,4	3,2	3,4	2,6
4	3	24,0	2,0	7,3	2,8	3,2	2,3
8	4	22,2	1,9	11,2	2,4	3,2	2,4
16	4	19,4	2,0	13,0	2,2	3,5	2,6
24	3	19,6	2,1	10,2	2,8	3,3	2,4
48	3	20,0	1,9	9,8	3,0	3,4	2,3

b) Versuche mit Lithionkarmin.

Die Beeinflussung der Nierenatmung durch Lithionkarmin ist gleichfalls bereits durch *Oonk* untersucht. Die Ergebnisse unserer Untersuchungen, die die Angaben *Oonks* bezüglich der Nierenatmung bestätigen, entsprechen den Versuchsergebnissen mit Trypanblau. Auch hier ist der Zusammenhang zwischen der Speicherung und der Beeinflussung des Stoffwechsels insbesondere der Gewebsatmung unverkennbar. Die Verringerung der Glykolyse fehlt; die Atmungssteigerung betrifft wieder nur die Leber und Niere, die äussere Haut bleibt wieder in ihrem Stoffwechsel unverändert. Die in Tabelle 21 zusammengestellten Zahlen sind Durchschnittswerte von 2—4 Einzeluntersuchungen. Wir spritzten den Tieren 1 ccm einer 2%wässerigen Lösung von Lithionkarmin subkutan.

Tabelle 21. **Werte für Q_{O_2} und $Q_{CO_2}^{N_2}$ nach Lithionkarmineinspritzung.**

Zeit der Manometer- ablesung (in Stunden) nach der Einspritzung	Niere		Leber		Ohr		Zahl der Einzel- untersuchungen
	Q_{O_2}	$Q_{CO_2}^{N_2}$	Q_{O_2}	$Q_{CO_2}^{N_2}$	Q_{O_2}	$Q_{CO_2}^{N_2}$	
1	21,4	3,0	9,4	3,2	3,4	2,4	2
4	24,0	2,8	12,3	2,9	3,1	2,0	2
8	23,8	2,8	13,7	3,2	3,3	2,3	3
16	21,0	3,1	11,4	3,3	3,6	2,6	4
24	20,2	2,6	10,0	2,9	3,3	2,0	2
48	19,7	2,9	10,1	2,7	3,1	2,2	2

C. Zusammenfassung.

Nach der von *Warburg* angegebenen Methode wird die *Beeinflussung des Organstoffwechsels durch die parenterale Einverleibung von Reizkörpern* untersucht. Eine besonders exakt arbeitende Thermoregulationsvorrichtung ermöglicht uns dabei die Bestimmung des Organstoffwechsels in sehr kleinen Zeitabständen. Nachdem wir feststellen konnten, dass die intrazelluläre Aufnahme der Reizkörper auch noch nach der Tötung des Tieres vor sich geht, haben wir die Versuchsanordnung derart gestaltet, dass ein unmittelbarer Vergleich der anatomischen Veränderungen bzw. der Speicherungsvorgänge mit den Veränderungen des Zellstoffwechsels möglich war.

Bei der von uns gewählten Versuchsanordnung konnten wir zeigen, dass *der Vorgang der vitalen Speicherung auch am überlebenden Gewebe verfolgt werden kann*. Eine speicherbare kolloidale Lösung, die man bei der Tötung eines Tieres unmittelbar nach der intravenösen Einspritzung grösstenteils noch frei im Lumen der Kapillaren (z. B. der Leber) findet, wird im Verlaufe von 2 bis 3 Stunden zum grössten Teil von den Retikuloendothelien aufgenommen, falls das überlebende Gewebe unter geeigneten Bedingungen gehalten wird.

Sehr interessante Beobachtungen kann man auch an der *überlebenden Niere* nach parenteraler Reizkörperzufuhr machen. Die im Anschluss an eine intravenöse Einspritzung beim lebenden Tier stark geschwollenen „geblähten" Glomeruli kontrahieren sich auch am überlebenden Gewebe im Verlaufe von 2—3 Stunden, so dass sie nachher nur noch einen kleinen Teil der Kapsel ausfüllen. Gleichzeitig tritt aus den Glomerulus-Kapillaren Flüssigkeit in den freien Kapselraum aus.

Wir untersuchten die Wirkungen von Eiweisslösungen, von Tusche, von kolloidalen Metallen und von Farbstoffen. Allen Reizkörperwirkungen ist eine eigenartige Beeinflussung des Organstoffwechsels gemeinsam. Untersucht man Atmung und Gärung eines Organs, so findet man in gleichen Zeitabständen gleiche Stoffwechselgrössen. Ermittelt man also die Menge des verbrauchten Sauerstoffs oder der gebildeten Milchsäure in bestimmten Zeitabständen, so findet man für gleiche Zeiten gleiche Werte. Graphisch registriert ergibt das einen linearen Verlauf der Stoffwechselvorgänge, und zwar so lange, bis sich am überlebenden Gewebe Absterbeerscheinungen bemerkbar machen. Durch die parenterale Reizkörperzufuhr wird nun dieser lineare Verlauf derart geändert, dass die Stoffwechselwerte für gleiche und kleine Zeiteinheiten besonders unmittelbar im Anschluss an eine Einspritzung in ihrer Grösse stark variieren. Wir bekommen also jetzt nicht mehr einen linearen Ablauf, sondern eine durch kürzere Steigungen und Senkungen unterbrochene Stoffwechselkurve; die Kurve bewegt sich in rhythmischen Schwankungen wie die Kurve eines intermittierenden Fiebers. Ob sich diese Kurve oberhalb oder unterhalb der Norm bewegt, ist einmal abhängig von der Art des Reizkörpers selbst, ferner von der Menge und der besonderen Struktur der kolloidalen Lösung. Für die meisten Reizkörper lässt sich im allgemeinen im Anschluss an die intravenöse Einspritzung eine schnell vorübergehende Senkung des Stoffwechsels (der Atmung und der Gärung) feststellen, die nach kurzer Zeit in eine für die verschiedenen Reizkörper verschieden lang andauernde Stoffwechselsteigerung übergeht. Am deutlichsten machen sich diese Veränderungen an der Gewebsatmung bemerkbar.

Die stärkste *Steigerung der Atmung* konnten wir mit einer kolloidalen Lösung von Eisenoxyd erzielen. Die Wirkung eines von uns benutzten *Eisenpräparates* (Kolloidale Eisenlösung „Siderac" Promonta) zeigte auch insofern eine Abweichung von allen übrigen Reizkörpern bezüglich der Beeinflussung des Organstoffwechsels, als die sonst regelmäßig nachzuweisende anfängliche Hemmung der Stoffwechselvorgänge hier ausblieb, vielmehr die Atmung kontinuierlich bis zu einem Maximum anstieg, um dann wieder zur Norm abzusinken.

Injiziert man einen Reizkörper wiederholt und in grösserer Menge, so findet man eine eigenartige *Umstellung des Leberstoffwechsels:* die Atmung sinkt unter die Norm, die anaërobe Glykolyse steigt und bleibt zu einem kleinen Teil auch unter aëroben Bedingungen messbar.

Alle diese Veränderungen, an denen sich vorzugsweise die Leber, weniger die Niere und in geringem Maße auch die äussere Haut beteiligen, sind mit bestimmten anatomischen Veränderungen verbunden, die sich mit einem Schlagwort als *Endothelaktivierung* zusammenfassen lassen. Wir können sagen, dass alle Vorgänge, die zu einer Endothelaktivierung führen, auch gleichzeitig Stoffwechselsteigerungen hervorrufen, falls sie in geeigneter Weise dosiert werden. Ruft aber eine oft wiederholte Einspritzung *Wucherungsvorgänge am Endothel* hervor, so ändert sich der Stoffwechsel im Sinne einer Atmungshemmung und einer Steigerung des Spaltungsstoffwechsels. Es entspricht also der Stoffwechsel der einer einmaligen Reizkörpereinspritzung folgenden Endothelaktivierung demjenigen einer *akuten* exsudativen Entzündung; der Stoffwechsel der nach mehrfachen Reizkörpereinspritzungen erfolgenden Endothelwucherung entspricht dagegen demjenigen eines *regenerativen* Vorgangs. Wegen dieser Ähnlichkeit der anatomischen und der stoffwechselchemischen Veränderungen könnte man die Wirkung parenteral einverleibter Reizkörper als eine leicht verlaufende und zeitlich eng zusammengedrängte *Entzündung des gesamten Endothels*, vorzugsweise des Retikuloendothels, bezeichnen, wenn aus anderen Gründen der Ausdruck „Entzündung" nicht besser für einen ganzen Erscheinungskomplex reserviert bliebe, von dem die beschriebenen Endothelveränderungen nur einen Teilvorgang darstellen.

X.

Aus dem Senckenbergischen Pathologischen Institut der Universität zu Frankfurt a. M. (Direktor: Prof. Dr. B. Fischer-Wasels) und aus dem Universitäts-Röntgeninstitut im städtischen Krankenhaus Sachsenhausen (Direktor: Prof. Dr. H. Holfelder).

Der Einfluss der Röntgenbestrahlung auf den Milchsäurespiegel des Blutes.

Untersuchungen an Patienten mit malignen Tumoren.

Von

Dr. G. Joos und Dr. J. Heeren.

Durch die Arbeiten *O. Warburgs*[1] und seiner Mitarbeiter wurde gezeigt, dass im Stoffwechsel der Karzinomzellen das Verhältnis zwischen Oxydation und Gärung zu Gunsten der Gärung verschoben ist. Die Karzinomzelle lebt zum grössten Teil auf Kosten der Energie, die bei der Spaltung von Zucker zu Milchsäure frei wird. Dabei werden von den Karzinomzellen pro Stunde 10 bis 12% ihres Eigengewichts an Milchsäure gebildet.

Für die Kenntnis der biologischen Wirkungen der Röntgenstrahlen speziell auf das Karzinomgewebe liegt infolgedessen die Untersuchung der Frage nahe, ob die Röntgenbestrahlung einen Einfluss auf den Spaltungsstoffwechsel der Karzinomzellen ausübt. Wäre dies der Fall, so müsste dieser Einfluss an Veränderungen des Milchsäurehaushalts des Organismus erkennbar sein. Beim Menschen steht uns zur Untersuchung dieser Frage nur die Milchsäureanalyse im Blut zur Verfügung. Dabei ist aber zu betonen, dass aus Veränderungen des Blutmilchsäurespiegels keine weitgehenden Schlüsse auf die Verhältnisse im Gewebe gezogen werden können.

Dass Milchsäure vom Tumor an das Blut abgegeben wird, geht aus einem Versuch *Coris* hervor. *Cori*[2] fand bei einem Unterarmsarkom in dem Venenblut der erkrankten Seite einen höheren Milchsäurespiegel als in dem Venenblut der gesunden Seite. Ebenso fand *Noah*[3] bei einem malignen Tumor der Fossa supra- und infraclavicularis den Milchsäurespiegel des venösen Blutes gegenüber dem des arteriellen Blutes im Tumorgebiet um 38% gesteigert. Im allgemeinen aber ist der Blutmilchsäurespiegel des Karzinomkranken gegen die Norm deshalb nicht erhöht, weil die aus dem Tumor in grösserer Menge ins Blut diffundierende Milchsäure von der Leber zu Glykogen resynthetisiert wird. Auf die Fähigkeit der Leber zur Resynthese von Milchsäure zu Glykogen haben zuerst *Embden* und *von Noorden*[4] hingewiesen;

später haben *Schumacher*[5] und *Beckmann*[6] am Menschen gezeigt, dass die Leber an der Beseitigung der Blutmilchsäure beteiligt ist. Beim Karzinomkranken findet sich eine Erhöhung des Milchsäurespiegels im Blut nur dann, wenn gleichzeitig eine Schädigung der Leber vorliegt (*Schumacher*[7], *Büttner*[8]u.a.). Auch wir sahen bei unseren Karzinomkranken keine eindeutige Erhöhung des Milchsäurespiegels mit Ausnahme von Fall 3 (Tab. 1), bei dem ausgedehnte Lungen- und Lebermetastasen nach Mammakarzinom vorhanden waren. In Fall 1, bei dem Lebermetastasen bei der Autopsie bestätigt wurden, lag der Blutmilchsäurewert noch so nahe an der Grenze zur Norm, dass man daraus nicht unbedingt auf Lebermetastasen hätte schliessen können.

Im folgenden soll über Versuche berichtet werden, die wir über die Beeinflussung des Blutmilchsäurespiegels durch Röntgenbestrahlung am karzinomkranken Menschen ausgeführt haben.

Die Milchsäure im Blut wurde nach der *Fürth-Charnaßschen* Methode in der von *Embden* und *Hirsch-Kauffmann* angegebenen Weise bestimmt. Dabei wurden auch die neuerdings von *Friedemann, Cotonio* und *Shaffer* eingeführten wesentlichen Verbesserungen zur Anwendung gebracht. Die Methode, deren auch wir uns in allen Einzelheiten bedienten, ist unlängst von *Lehnartz*[9] genau beschrieben worden.

Die Blutproben zur Milchsäurebestimmung wurden bei den nüchternen Patienten nach einstündiger völliger Körperruhe aus der ungestauten Armvene entnommen. Zur Ausführung von Parallelbestimmungen genügten etwa 5 ccm.

In der ersten Versuchsreihe wurden die Blutproben unmittelbar vor der Bestrahlung und wenige Minuten nach der Bestrahlung entnommen. In der zweiten Versuchsreihe wurden die zweiten Blutproben 4 bis 6 Stunden nach der Bestrahlung entnommen, wobei sorgfältig darauf geachtet war, dass die Patienten in der Zeit zwischen der Bestrahlung und der zweiten Blutentnahme völlige Bettruhe gewahrt hatten. Zum Teil wurde in diesen Versuchen das Blut auch wenige Minuten nach der Bestrahlung untersucht.

Die Bestrahlungen wurden mit dem grossen Siemensbestrahlungsgerät nach Prof. *H. Holfelder* ausgeführt. Bei der bequemen Einstellungsmöglichkeit dieses Gerätes war es möglich, dass die Patienten vor, während und nach der Bestrahlung jede Muskeltätigkeit vermeiden konnten.

Die Bestrahlungsbedingungen waren folgende: Es wurde eine harte, mit 0,5 mm Kupfer gefilterte Strahlung von 190 bis 200 KV-Spannung und von 6 Milliampère Röhrenstrom verwandt. Der Fokushautabstand war in allen Fällen 40 cm. Die Dosen und Feldgrössen bei den einzelnen Patienten sowie die bestrahlten Körperregionen sind aus den Tabellen ersichtlich.

Mit einer einzigen Ausnahme fanden wir bei allen untersuchten Karzinomfällen in den *wenige Minuten nach der Bestrahlung* entnommenen Blutproben eine gegenüber dem Ausgangswert deutliche *Erhöhung des Milchsäurespiegels* (vgl. Tab. 1). Die Zunahme der Blutmilchsäure beträgt, bezogen auf den vor der Bestrahlung erhaltenen Wert, bei den einzelnen Patienten 10 bis 40$^0/_0$. Eine Parallele zwischen der Grösse der Strahlendosis und der Grösse der Milchsäurevermehrung im Blut konnten wir nicht feststellen. Die stärksten Erhöhungen zeigten die beiden Fälle von Magenkarzinom, bei denen ein relativ kleiner Strahlenkegel auf das Hypochondrium gerichtet war.

Tabelle 1. Blutmilchsäurespiegel bei Karzinompatienten nach der Bestrahlung.
Entnahme des Blutes zur Analyse *sofort* nach der Bestrahlung.

Nr.	Patient	Diagnose	Milchsäure in mg % *vor* Bestrahlung	Milchsäure in mg % *nach* Bestrahlung	Differenz des Milchsäure-spiegels in mg %	Feldgrösse cm	Anzahl der H. E. D.	Körperregion
1 18. Januar 28	D.	Magenkarzinom, Lebermetastasen	14,84	21,43	+ 6,59	10/15	40%	Abdomen
2 20. Januar 28	D.	Magenkarzinom, Lebermetastasen (2. Bestrahlung)	14,38	17,25	+ 2,87	20/24	40%	Abdomen
3 31. Januar 28	Schi.	Mammakarzinom Lungenmetastasen	20,16	23,46	+ 3,30	10/45	25%	R. Seite von links
4 3. Februar 28	N.	Sarkom am Hals	10,48	11,22	+ 0,74	8/10	40%	Supra-klavikulargrube
5 7. Februar 28	W.	Ösophagus-karzinom	13,88	13,78	— 0,10	8/10	80%	R. Schulterblatt
6 9. Februar 28	B.	Lungenkarzinom	9,32	11,72	+ 2,40	10/15	40 + 50%	R. u. Lungen-lappen
7 10. Februar 28	S.	Mammakarzinom	11,61	13,01	+ 1,40	20/24	2 mal 90%	R. Brustwand äussere Zange
8 13. Februar 28	E.	Tumor (Sarkom?) am Hals	9,74	10,85	+ 1,11	10/15	2 mal 35%	R. Hals von vorn und hinten
9 20. Februar 28	H.	Periostales Sarkom des linken Oberschenkels	12,11	13,50	+ 1,39	20/24	20%	Knie
10 24. Februar 28	Sch.	Rektumkarzinom	10,82	11,34	+ 1,52	8/10	2 mal 60%	Grosses und kleines Becken
11 6. März 28	R.	Lippenkarzinom	8,93	10,47	+ 1,54	8/10	110%	Lippen
12 16. März 28	B.	Mammakarzinom	11,69	14,41	+ 2,72	20/24	3 mal 50%	Brustwand
13 20. März 28	A.	Magenkarzinom	11,66	14,96	+ 3,30	8/10	50%	Hypochondrium

Um auszuschliessen, dass in diesen Untersuchungen die Erhöhungen des Milchsäurespiegels durch Nebenumstände bedingt waren, wie sie etwa trotz aller Sorgfalt bei der Einstellung des Bestrahlungsgerätes und bei der Vorbereitung des Patienten hätten auftreten können (Muskelbewegungen), wurden Kontrollversuche durch Scheinbestrahlung ausgeführt. Dabei wurde der Patient wie gewöhnlich an das Bestrahlungsgerät gebracht, die Einstellung vorgenommen und dem Patienten sozusagen eine Bestrahlung vorgetäuscht. Die im Anschluss an diese Scheinbestrahlung vorgenommenen Milchsäure-analysen ergaben, dass in einem Fall eine Erhöhung des Blutmilchsäurespiegels um 0,63 mg $^0/_0$, in einem anderen Falle eine Erniedrigung um 0,21 mg $^0/_0$ eingetreten war (vgl. Tab. 1a). Änderungen des Blutmilchsäurespiegels durch die bei der Bestrahlung notwendigen Manipulationen liessen sich also weitgehend vermeiden.

Tabelle 1a. Kontrollversuche.
Scheinbestrahlung bei derselben Versuchsanordnung.

Nr.	Patient	Diagnose	Milchsäure in mg% *vor* Scheinbestrahlung	Milchsäure in mg% *nach* Scheinbestrahlung	Differenz des Milchsäurespiegels in mg%
1 13. März 28	B.	Mamma-karzinom	10,19	10,82	+ 0,63
2 17. März 28	R.	Lippen-karzinom	8,72	8,51	− 0,21

In einer weiteren Versuchsreihe wurde der *Milchsäurespiegel im Blut 4 bis 6 Stunden nach der Bestrahlung* bestimmt. Dabei zeigte sich, dass in allen untersuchten Fällen der Blutmilchsäurespiegel gegenüber dem vor der Bestrahlung erhaltenen Wert deutlich *vermindert* war (vgl. Tab. 2). Die Milchsäureverminderung im Blut beträgt bei den einzelnen Patienten 20 bis 35$^0/_0$.

In Versuch 1 und 2 der Tab. 2 ist der Blutmilchsäurespiegel der Patienten vor, wenige Minuten nach und 4 bis 5 Stunden nach der Bestrahlung untersucht. Kurze Zeit nach der Bestrahlung findet sich eine Erhöhung des Milchsäurespiegels, 4 bis 5 Stunden später aber eine Verminderung, die etwa 30$^0/_0$ des vor der Bestrahlung vorhandenen Wertes beträgt.

In der uns zugänglichen Literatur konnten wir keine Angaben über Veränderungen des Blutmilchsäurespiegels nach Röntgenbestrahlung finden. *Rother*[10] bestrahlte eine Lebersuspension in vitro und fand nachher keine Vermehrung des Milchsäuregehaltes. Bei einer durchströmten und bestrahlten Leber fand er sogar eine Verminderung der Milchsäureabgabe an die Durchströmungsflüssigkeit.

470   G. Joos und J. Heeren,

Tabelle 2. Milchsäurespiegel bei Karzinompatienten nach der Bestrahlung.
Entnahme des Blutes zur 2. Analyse einige Stunden nach der Bestrahlung.

Nr.	Patient	Diagnose	Milchsäure in mg$^0/_0$ vor Bestrahlung	Zeit der Blutentnahme nach Bestrahlung	Milchsäure in mg$^0/_0$ nach Bestrahlung	Differenz des Milchsäurespiegels in mg$^0/_0$	Feldgrösse cm	Anzahl der H. E. D.	Körperregion
1 28. Febr. 28	S.	Magenca.	13,70	5 Min. 4 Std.	15,79 10,61	+ 2,09 — 3,09	8/10	40%	Magen
2 1. März 28	W.	Colonca.	12,76	5 Min. 5 Std.	14,33 8,42	+ 1,57 — 4,34	8/10	2mal 60% 1mal 80%	Grosses und kleines Becken
3 15. März 29	P.	Magenca.	12,95	4 Std.	9,26	— 3,69	8/10	40%	Magen
4 19. März 29	B.	Magenca.	16,98	5³/₄ Std.	12,41	— 4,57	20/24	35%	Magen

Mit der aktuellen Reaktion des Blutes nach Bestrahlung beschäftigen sich mehrere Arbeiten. *Hussey*[11] stellte (mit der kolorimetrischen Methode nach *Cullen*) fest, dass nach Bestrahlung beim Kaninchen eine Verschiebung der aktuellen Blutreaktion nach der alkalischen Seite eintrat. *Hirsch* und *Peterson*[12] fanden beim Menschen 2 Stunden nach der Bestrahlung eine deutliche Abnahme des Blut-p_H, 24 Stunden später jedoch eine Zunahme (bestimmt durch Gaskettenmessung).

Krötz[13] bestimmte im Blut nach Bestrahlung das Kohlensäurebindungsvermögen, berechnete das p_H nach der *Hasselbalchschen* Gleichung und untersuchte die Anionen- und Kationenbilanz. Er konnte zeigen, dass es unmittelbar nach der Bestrahlung zu einer Azidose kommt, die von einer Hypokapnie des Blutes und einer Zunahme des Anionendefizits im Serum begleitet ist. Wenige Stunden nach der Bestrahlung aber schlägt die aktuelle Reaktion des Blutes nach der alkalischen Seite um, wobei im Blut eine Hyperkapnie besteht. In beiden Stadien aber, sowohl dem hypo- wie hyperkapnischen, findet sich eine Erniedrigung der alveolaren Kohlensäurespannung, die über Tage hin festgehalten wird.

Diese Senkung der alveolaren Kohlensäurespannung scheint uns für die Deutung unserer Versuche besonders wichtig. Der eine von uns (*Joos*[14]) konnte in Untersuchungen an gesunden und karzinomkranken Menschen zeigen, dass zwischen Veränderungen der Kohlensäurespannung im Blut und Veränderungen des Milchsäurespiegels sehr enge Beziehungen bestehen. Bei der durch willkürliche Überventilation erzeugten Hypokapnie und Senkung der alveolaren Kohlensäurespannung kommt es im Blut zu einer oft über 50$^0/_0$ betragenden Erhöhung des Milchsäurespiegels. Umgekehrt tritt bei Inhalation eines kohlensäurehaltigen Gasgemisches eine Erhöhung der Kohlensäurespannung und gleichzeitig eine Erniedrigung der Milchsäurewerte im Blut ein. Die Ursache für die Veränderung des Milchsäurespiegels ist dabei weniger in der Änderung der Wasserstoffionenkonzentration des Blutes zu suchen, als vielmehr in der primären Änderung der CO_2-Spannung mit den durch diese bedingten sekundären Änderungen des Mineralhaushalts (*Gollwitzer-Meier*[15]) und Stoffaustauschs zwischen Gewebe und Blut.

Krötz bezieht die im Anschluss an die Bestrahlung eintretende flüchtige Azidose auf das Auftreten saurer Eiweissumbauprodukte im Serum, die spätere Alkalose aber auf eine Steigerung der Erregbarkeit des Atemzentrums. Für ihr Auftreten wird die nach der Bestrahlung vorhandene Verschiebung des Kationen- und Phosphorsäureanionen-Äquivalentgleichgewichts im Blutserum verantwortlich gemacht.

Da während des hypokapnischen Frühstadiums ein primär durch die Röntgenbestrahlung hervorgerufener vermehrter Säureeinstrom aus dem Gewebe ins Blut stattfindet, so wäre es denkbar, dass auch die Milchsäurevermehrung im Blut durch die direkte Wirkung der Röntgenstrahlen auf das Gewebe bedingt sein könnte. Für die Eiweisskörper ist experimentell nachgewiesen, dass bei Bestrahlung mit Röntgenstrahlen eine Säuerung von Eiweisslösungen eintritt (*Wels*[16]). Eine Milchsäurevermehrung konnte aber im In vitro- und Durchströmungsversuch nach Bestrahlung nicht gefunden werden (*Rother*[10]). Es erscheint uns deshalb viel wahrscheinlicher, dass ähnlich wie in den Überventilationsversuchen von *Joos* die Milchsäurevermehrung im Blut, d. h. also die vermehrte Diffusion von Milchsäure aus dem Gewebe in das Blut, durch die Erniedrigung der alveolaren Kohlensäurespannung bedingt ist. Durch die Milchsäureausschwemmung aus dem Gewebe und Zunahme der Blutmilchsäure aber kommt es, besonders durch Resynthese in der Leber, zu einer vermehrten Milchsäurebeseitigung im Organismus. Allmählich wird so das zweite Stadium erreicht, in dem die Erniedrigung des Blutmilchsäurespiegels nachweisbar ist.

Zu unseren Untersuchungen standen uns nur Patienten mit malignen Tumoren zur Verfügung. Auf Grund der oben ausgeführten Überlegungen fassen wir die Vermehrung der Blutmilchsäure nach Röntgenbestrahlung nicht als direkte Folge der Bestrahlungswirkung auf das krebskranke oder auf das Gewebe überhaupt auf, sondern wir glauben, dass die Veränderungen des Blutmilchsäurespiegels erst sekundär bedingt sind. Danach ist die eingangs aufgeworfene Frage, ob die Röntgenbestrahlung einen nachweisbaren Einfluss auf den Spaltungsstoffwechsel der Karzinomzellen ausübt, dahin zu beantworten, dass ein solcher Einfluss aus den vorliegenden Ergebnissen an Hand der Milchsäureanalysen des Blutes nicht nachgewiesen werden kann. Jedenfalls erscheint uns eine Deutung unserer Untersuchungen in diesem Sinne nicht angängig.

Zwischen Wachstum und Zellglykolyse bestehen enge Beziehungen (*Warburg*[17], *Györgi*, *Brehme* und *Brahdy*[18], *Hentschel*[19]) und die Milchsäureanhäufung im Organismus ist von wesentlicher Bedeutung als Wachstumsreiz (*Vollmer*[20]). Bekannt ist die allgemein wachstumshemmende Wirkung der Röntgenstrahlen und es erscheint durchaus möglich, dass die Ausschwemmung von Milchsäure aus dem Gewebe ins Blut, auf welchem Wege sie auch vor sich gehen mag, und ihre vermehrte Beseitigung im Organismus mit ein Faktor der wachstumshemmenden Strahlenwirkung ist.

Zusammenfassung.

In Untersuchungen an Patienten mit malignen Tumoren wird festgestellt, dass wenige Minuten nach Röntgenbestrahlung der Milchsäurespiegel des Blutes um 10 bis $40^0/_0$ erhöht ist. 4 bis 6 Stunden später findet sich dagegen eine Erniedrigung des Blutmilchsäurespiegels um 20 bis $35^0/_0$.

Die Vermehrung der Blutmilchsäure wird nicht als direkte Folge der Strahlenwirkung auf das krebskranke oder auf das Gewebe überhaupt angesehen, sondern es wird angenommen, dass die im Anschluss an die Bestrahlung eintretende Erniedrigung der alveolaren Kohlensäurespannung die Erhöhung des Milchsäurespiegels bedingt. Die später nachweisbare Verminderung der Blutmilchsäure wird auf eine vermehrte Milchsäurebeseitigung im Organismus bezogen.

Literaturverzeichnis.

1. *Warburg*, Stoffwechsel d. Tumoren. Monographie, Berlin 1926. — 2. *Cori*, J. of biol. Chem. **397** (1925). — 3. *Noah*, Klin. Wschr. 1927 H. 31. — 4. *Embden* u. *v. Noorden*, Zbl. Physiol. Path. d. Stoffw. Neue Folge, **1906**, Nr. 1, 1. — 5. *Schumacher*, Klin. Wschr. 1928, 7. — 6. *Beckmann*, Klin. Wschr., 1927 H. 47. — 7. *Schumacher*, Klin. Wschr., **1926**, H. 12. — 8. *Büttner*, Klin. Wschr., **1926**, H, 33. — 9. *Lehnartz*, Z. physiol. Chem. **179**, 1 (1928). — 10. *Rother*, Strahlenther. **167** (1928). — 11. *Hussey*, J. of gener. physiol. 4, 511 (1922). — 12. *Hirsch* und *Peterson*, J. of americ. med. assoc. **80**, 1505 (1923). — 13. *Krötz*, Biochem. Z. **151**, 146 (1924). — 14. *Joos*, Frankf. Z. Path., 36. — 15. *Gollwitzer-Meier*, Biochem. Z. **160**, 433 (1925). — 16. *Wels*, Klin. Wschr. **1924**, H. 3. — 17. *Warburg*, Biochem. Z. **160**, 307 (1925). — 18. *Györgi*, *Brehme* und *Brahdy*, Jb. Kinderheilk. **118**, 178 (1927). — 19. *Hentschel*, Klin. Wschr. 1928, 1086. — 20. *Vollmer*, Klin. Wschr. **1927**, H. 38.